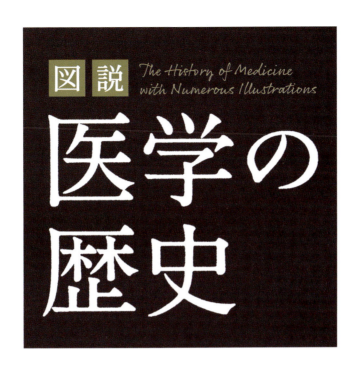

坂井建雄
順天堂大学保健医療学部・特任教授

医学書院

図説　医学の歴史

発　行	2019年5月15日　第1版第1刷Ⓒ
	2024年7月15日　第1版第3刷

著　者　坂井　建雄
　　　　　さかい　たつお

発行者　株式会社　医学書院
　　　　代表取締役　金原　俊
　　　　〒113-8719　東京都文京区本郷1-28-23
　　　　電話　03-3817-5600(社内案内)

印刷・製本　三美印刷

本書の複製権・翻訳権・上映権・譲渡権・貸与権・公衆送信権(送信可能化権を含む)は株式会社医学書院が保有します.

ISBN978-4-260-03436-4

本書を無断で複製する行為(複写，スキャン，デジタルデータ化など)は，「私的使用のための複製」など著作権法上の限られた例外を除き禁じられています．大学，病院，診療所，企業などにおいて，業務上使用する目的(診療，研究活動を含む)で上記の行為を行うことは，その使用範囲が内部的であっても，私的使用には該当せず，違法です．また私的使用に該当する場合であっても，代行業者等の第三者に依頼して上記の行為を行うことは違法となります．

JCOPY　〈出版者著作権管理機構　委託出版物〉
本書の無断複製は著作権法上での例外を除き禁じられています．複製される場合は，そのつど事前に，出版者著作権管理機構(電話 03-5244-5088, FAX 03-5244-5089, info@jcopy.or.jp)の許諾を得てください．

まえがき

　本書『図説 医学の歴史』では，医学という学問が古代文明とともに誕生し，どのように発展して現在の高度な医療を生み出すまでになったか，その進化の道筋を描いている。これまで特定の時代や領域の医学について膨大な研究が積み重ねられ，少なからぬ数の医学史書が著されており，本書ではそれらの研究・著作を参考にしている。しかしこれまでの医学史書がしばしば既存の研究や著作の記述や評価を援用していたのに対し，本書ではそれぞれの時代の原典資料に遡りそれらを調査して，まったく新たに医学の歴史を描き直すことを試みた。

　これまでの医史学研究ではまず医学系の人たちを中心にして，歴史上の医学のさまざまな事実が明らかにされ，その意義が説明されてきた。そこでは，現在の医学のルーツやパラダイムの変換が探し求められ，その対象となった個人や業績がしばしば大きく称えられる。そして対象となる時期より前の医学は，水準の低いものであると含意されることになる。そういった医学史上の大発見やパラダイム変換の歴史を積み重ねても，得られるものは少ない。真の意味での医学の発展の歴史を客観的に評価するためには，原典資料を調査してそれぞれの時代の医学・医療の実情を明らかにし，さらにそれらを，比較検証することが不可欠である。

　1980年頃からは医学系ではない人たちが医史学の研究に多く取り組むようになり，医療と社会の関わりという新しい視点を医史学に取り入れてきた。英語の"medicine"は幅広い意味を有しており，日本語では「医学」，「医療」，「医薬」と訳し分けられる。医学は医師になる人たちが学ぶ学問であり，医療はその実践としての診断・治療であり，医薬は治療に用いられる薬品である。非医学系の人たちによる研究はすばらしい成果を上げているが，その対象とするものはおもに医療の歴史であり，医学そのものの歴史に踏み込むことは難しい。医史学は医の歴史であり，医学史と医療史の両方を含むものと言ってよいだろう。

　私は歴史上の原典資料に基づいた医史学研究をこれまで積み重ね，さらに本書を執筆することを通して，医学の歴史において重要ないくつかの問題を発見し解決できたと考えている。第1に18世紀以前のヨーロッパの医学，とくに医学教育の内容を明らかにしたことである。19世紀になって西洋医学が大きく変容し現代の医学へと発展したことは知られているが，それ以前の医学・医療については水準が低かったとして軽視されがちで，医学教育の内容を掘り下げる研究が乏しかった。これについては本書の第1部で詳しく述べられる。第2に19世紀の医学において，

何が変革の原動力になったのかを明らかにしたことである。病理解剖による臓器の病変の検証，顕微鏡による組織学と実験的な生理学による器官のミクロの構造と機能の解明，診察技術の開発による身体機能と病的変化の客観的評価，麻酔法と消毒法による外科手術の適用範囲の拡大，病原菌の発見による伝染病の克服が挙げられる。これについては本書の第2部で詳しく述べられる。第3に20世紀以後の医学の発展のさまざまな側面として，基礎医学により臓器の機能が細胞・分子のレベルまで解明されたこと，医学におけるさまざまな分野，すなわち薬学と薬理学，病理学と免疫学，脳と心の医学，発生と生殖の医学，臨床医学の諸分野が18世紀以前からの医学の伝統の上に発展したこと，診断・治療技術の発展が医療水準の向上をもたらしたことである。これについては第3部で詳しく述べられる。

　本書の全体を通して提起され解決された，最後のそして最重要の問題がある。西洋医学だけがなぜ19世紀になって大きく変容し現代の高水準の医学をもたらすことができたのか，西洋医学が世界の他の伝統医学と違っている点は何なのか，という問題である。古代文明から生じたすべての医学は西洋医学であれ他の伝統医学であれ，病気を癒やす方法を経験的に編み出して治療していた。治療としては健康に役立つ食品や植物薬が用いられ，これに加えて中国伝統医学では鍼灸，西洋医学では瀉血も用いられた。このような経験的医療ではある程度の治療効果がすぐに得られるが，知見が検証・蓄積されることがなく，医療の着実な進歩・発展は期待しがたい。それと並行して人体と病気について推論的考察が行われ客観的な証拠によらずにさまざまな理論が生み出され，医学・医療に権威と信頼を与えていた。これに対して西洋医学では，古くから動物と人体の解剖が行われ身体の構造が言語により詳細に記述され，ルネサンス期以後には画像により明確に描写されてきた。このような人体についての科学的探求は，治療にすぐに役立つことはないが，知見が検証・蓄積されて着実に進歩・発展していくことができる。人体の構造の解明から，病気の原因・病態の解明に至るまで長い年月を要したが，西洋医学はこの科学的探求の力によって19世紀から発展を始め，20世紀になってその進歩を加速させ，現代の高度な医療をもたらしたのである。この西洋医学の特徴と医史学研究の意義については，第4部で述べられる。

2019年4月

八王子にて　坂井建雄

目次

まえがき ………………………………………………………………………… iii

第1部　古代から近世初期までの医学 …………………………………… 1
Part 1. Medicine from ancient to the early modern.

第1章　古代における医療の始まり　——さまざまな文明と医療 ……………… 4
Beginning of medicine in the ancient — medicine in the ancient civilizations.

第2章　古代ギリシャの医学　——西洋医学のルーツ ……………………………… 22
Medicine in the ancient Greek — origin of the Western medicine.

第3章　古代ローマの医学　——ガレノスによる古代医学の集大成 ……………… 38
Medicine in the Roman era — culmination of the ancient medicine.

第4章　ビザンチンとアラビアの医学　——古代医学の継承と展開 ……………… 56
Medicine in the Byzantine and Arabian — inheritance and compilation of the ancient medicine.

第5章　中世ヨーロッパの医学　——10〜15世紀，医学教育の始まり ……………… 70
Medicine in the medieval Europe — beginning of medical education in the 10 to 15th centuries.

第6章　16世紀の医学　——印刷技術による情報革命 ……………………………… 84
Medicine in the 16th century — Information revolution by printing techniques.

第7章　17世紀の医学　——古代からの人体観の克服 ……………………………… 107
Medicine in the 17th century — conquest of the ancient recognition of human body.

第8章　18世紀の医学　——知識と理論の拡散 …………………………………… 128
Medicine in the 18th century — diversifying knowledge and theories.

第9章　近世までの中国と日本の医学　——漢方医学の発展と西洋医学の受容 …… 153
Medicine in the pre-modern China and Japan — development of the Sino-Japanese medicine and acceptance of the Western medicine.

第 2 部　19 世紀における近代医学への変革　　181

Part 2. Evolution to the modern medicine in the 19th century.

第 10 章　病理解剖と疾患概念の変化　——臨床医学の成立　　184
Pathological anatomy and changing concept of diseases — birth of clinical medicine.

第 11 章　実験的生理学と細胞説の衝撃　——基礎医学の成立　　202
Experimental physiology and impact of cell theory — birth of basic medicine.

第 12 章　診断技術の開発　——臨床検査の始まり　　229
Development of diagnostic techniques — beginning of clinical investigation.

第 13 章　麻酔法と消毒法　——外科手術の近代化　　248
Anesthesia and sterilization — modernizing surgical operations.

第 14 章　伝染病克服への道のり　——衛生学と細菌学の始まり　　270
Long journey to overcome infectious diseases — beginning of hygiene and bacteriology.

第 15 章　明治期の日本の医学　——西洋医学の移植　　289
Medicine in Japanese Meiji era — transplantation of the Western medicine.

第 3 部　20 世紀からの近代医学の発展　　325

Part 3. Development of the modern medicine in the 20th century and after.

第 16 章　生命維持機能とその調節　——臓器の生物学　　328
Visceral function and its regulation — biology of the vital organs.

第 17 章　人体を作るミクロの素材　——細胞と遺伝子の生物学　　351
Microscale components of the human body — biology of the cells and genes.

第 18 章　植物薬から現代の新薬まで　——医薬の歴史　　369
From herbals to the modern drug development — history of pharmacy.

第 19 章　病気の原因と生体防御　——病理学と免疫学の歴史　　397
Pathogenesis of diseases and defense mechanism — history of pathology and immunology.

第 20 章　脳と心の医学 ──神経科学，精神医学，神経学の歴史 ……………………………… 418
　　　　　Medical science of brain and mentality — history of neuroscience, psychiatry and clinical neurology.

第 21 章　発生と生殖の医学 ──発生学，産婦人科学，生殖医療 ………………………………… 441
　　　　　Medical science of embryonal development and reproduction — embryology, gynecology, obstetrics and reproductive medicine.

第 22 章　臨床医学のさまざまな領域 ──小児科学，皮膚科学，眼科学，整形外科学，腫瘍医学 … 463
　　　　　Various fields of clinical medicine — pediatrics, dermatology, ophthalmology, orthopedics and oncological medicine.

第 23 章　20 世紀以降の医療技術 ──現代医療発展の原動力 ……………………………………… 487
　　　　　Medical technology in the 20th century and after — progressive development of the modern medicine.

第 24 章　20 世紀以降の日本の医学 ──戦前，戦後，高度成長と情報化・グローバル化 ………… 508
　　　　　Medicine in Japan in the 20th century and after — Before and after the war, Japanese economic miracle, information society and globalization.

第 4 部　医史学について …………………………………………………………………… 529
Part 4. On the history of medicine.

第 25 章　医史学の歴史 ──医学史のさまざまなあり方 …………………………………………… 532
　　　　　Historiography of medicine — various types of history of medicine.

第 26 章　現代における医史学の課題 ──18 世紀以前から現在への西洋医学の発展 …………… 556
　　　　　Mission of the history of medicine in the modern era — Development of the Western medicine from the 18th century and before to the present era.

あとがき ……………………………………………………………………………………… 573
文献 …………………………………………………………………………………………… 577
図版出典 ……………………………………………………………………………………… 615
索引 …………………………………………………………………………………………… 621

装丁　長谷川周平

第1部
古代から近世初期までの医学
Part 1. Medicine from ancient to the early modern.

第1部　古代から近世初期までの医学
Part 1. Medicine from ancient to the early modern.

■古代ギリシャ・ローマ世界が生み出した西洋医学

人類は古代から世界のいくつかの地域に文明を生み出し、そこに医療と医学の記録が残されている。古代ギリシャ・ローマ文明は言葉を用いて知を徹底的に分析するという特徴を持ち、そこで生まれた西洋医学では動物や人体を精細に解剖して、身体の構造を記述し機能を推定した。古代ローマのガレノスは自ら動物の解剖を行うとともに古代の医学文書を集大成して、体液のバランスを重視した精緻な医学理論を作り上げた。ガレノスの膨大な著作は、アラビア世界および中世以後のヨーロッパにおいて医学の権威として尊重された。

ヨーロッパでは10世紀後半からのサレルノ医学校で医学教育が創始され、古代とアラビアの文書をもとに医学教材が編まれた。12～13世紀からは大学で医学教育が行われ、16世紀のヴェサリウス以後に人体解剖が活発に行われ、解剖学の新発見をもとに人体の機能がさまざまに推定された。

18世紀までのヨーロッパの大学の医学教育では、医学が理論と実地の2つに分けられ、それに解剖学・外科学と植物学・薬剤学が加わり、合わせて4教科が教えられていた。第1の医学理論 theoretica は医学の理論的基礎を扱うもので、教材としては『アルティセラ』、アヴィケンナの『医学典範』、16世紀以後に新たに著されたさまざまな「医学理論書」が用いられた。内容は①生理学、②病理学、③徴候学、④健康学、⑤治療学の5部門に分けられ、その中心となる生理学では長らくガレノスの体液理論が教えられていたが、18世紀には機械論や生命力により人体の機能が説明されるようになり、生理学が医学理論から独立した。第2の医学実地 practica は個別の疾患を各論的に扱うもので、教材としてさまざまな「医学実地書」が11世紀から著された。その内容は局所性の疾患を頭から足までと全身性の熱病を扱うのが基本型で、18世紀には症状・病態にしたがって配列するようになり、それを極端に推し進めて植物の種のように体系的に分類する疾病分類学が18世紀後半に現れて一世を風靡した。第3は解剖学・外科学である。解剖学では人体の構造を肉眼的に探求し記述するだけでなく、17世紀からは顕微鏡による観察も行われ、人体の機能がさまざまに議論され推論された。18世紀からは学習者向けの簡便な解剖学書や、機能についての推論を排した解剖学書が編まれた。外科学では、外傷・脱臼・骨折の治療および体表の疾患のみが対象であった。第4は植物学・薬剤学である。これについては第2部の第18章で扱うが、18世紀までは植物由来の治療薬が用いられ、16世紀から各都市や大学に薬草園・植物園が作られ、各都市では植物薬のリストと製剤法を記した薬局方が編まれた。

18世紀までの西洋医学における診断・治療の能力は、他の伝統医学と同程度のものであった。解剖学をもとにした外科学だけがやや優れていたが、その範囲は外傷と体表の疾患に限られていた。解剖学は人体の構造について詳細を明らかにし、それに基づいて人体の機能についての理解は深まっていたが、18世紀まで診断・治療の発展にはほとんど貢献していなかった。

■古代から18世紀までの医学の歴史

現在知られている最古の文明は紀元前3500年頃のメソポタミアに生まれ、次いでエジプトで紀元前

3200年頃に生まれた．さらに紀元前2500年頃にはインドで，中国では紀元前1700年頃に文明が現れた．文明のあるところでは必ず医療が行われ，医学に関わる記録が残されるようになった（第1章）．

古代ギリシャでは紀元前5～4世紀のヒポクラテスの弟子たちなどの文書が『ヒポクラテス集典』として残され，その時代の医療をよく知ることができる．紀元前3世紀のアレクサンドリアでは，ヘロフィロスとエラシストラトスらが人体解剖を行い，人体の構造と機能についての理解を深めた（第2章）．

古代ローマは高度な文明と社会を長期間にわたって実現した．2世紀のガレノスは自ら動物を解剖するとともに古代の医学書を集大成し理論化して，膨大な著作を執筆した．中世からルネサンス期にかけてガレノスは医師の君主とみなされ，その著作は権威あるものとして尊敬を集めた（第3章）．

ローマ帝国の分裂と西ローマ帝国の滅亡後に西洋古代の医学書は東方に伝えられ，アラビアの医師たちにより体系的に整理された．アヴィケンナの『医学典範』はアラビアの代表的な医学書で，ガレノスの医学を集大成し，ヨーロッパでの医学教育に広く用いられ，大きな影響を与えた（第4章）．

南イタリアでは10世紀後半にサレルノ医学校と呼ばれる医学教師の共同体が生まれ，ヨーロッパの医学教育の原型を作った．11世紀頃からアラビア語の医学書が次々とラテン語に翻訳された．12～13世紀からヨーロッパに大学が生まれ，モンペリエ，パリ，パドヴァの医学部が傑出していた（第5章）．

16世紀から印刷本により医学書が普及した．ヴェサリウスはガレノスの解剖学と自らの人体解剖をもとに，多数の精細な解剖図を含む『ファブリカ』を出版し，人体解剖が最先端の研究分野になった．大学での医学教育では医学理論と医学実地が2つの主要な教科となった（第6章）．

17世紀にはハーヴィーが血液循環論を発表してガレノスによる3大内臓と脈管の説を否定し，デカルトはアリストテレスの自然学を否定して機械論的な自然観を提唱した．人体解剖を通して人体の構造に新しい発見があり，人体の機能についてさまざまな推論がなされた（第7章）．

18世紀初頭にライデン大学のブールハーフェは医学教育を大幅に改革した．ソヴァージュは疾患を植物の種のように分類する「疾病分類学」を編み出した．疾患の原因についての理論は錯綜して，さまざまな理論が提唱された．モルガーニは多数の病理解剖を生涯にわたって積み重ねて発表した（第8章）．

中国では南宋および元の時代（12～14世紀前半）に，古代以来の古典医学書を統合・整理して新たな学説が生み出され，金元4大家の学説が一世を風靡した．明清の時代（14世紀後半～19世紀）には，古典医書の原初の形を復興する研究が行われた．日本では戦国時代末期から江戸時代初期（16～17世紀前半）に中国宋代の李朱医学を引き継いだ後世方派が興隆したが，17世紀後半から古代の『傷寒論』を理想とする古方派が現れ，とくに吉益東洞の簡明な学説と実用的な処方は一世を風靡した．戦国時代末期から江戸時代初期には，ポルトガル人から伝えられた南蛮医学，オランダ人から長崎の通詞により伝えられた紅毛流医学が外科学を中心に受容された．『解体新書』（1774）の出版以後にオランダの医学書・科学書を翻訳し研究する蘭学が盛んになり，とくにシーボルトの来日（1823～1829）以後に隆盛となり，漢蘭折衷の医学がひろく行われた．

第1章
古代における医療の始まり
―― さまざまな文明と医療

Beginning of medicine in the ancient ― medicine in the ancient civilizations.

　長い進化の過程を経て約400万年前にアウストラロピテクス属（猿人）がアフリカに登場し，約200万年前にはヒト属（ホモ属）が現れた。約150万年前に現れた原人（ホモ・エレクトゥス）は火を使用し，狩猟を行い，50〜25万年前にはホモ・サピエンスが現れた。そのうちのネアンデルタール人（旧人）は絶滅し，新人（ホモ・サピエンス・サピエンス）が世界中に広がった。こうして登場した現生の人類は，石器や土器を用いて狩猟や農耕を行い，次第に複雑な社会を作り上げていった。そして長い先史時代を経て紀元前4000〜3000年頃から，世界のいくつかの地域で文明が出現した。現在知られている最古の文明は紀元前3500年頃のメソポタミアに生まれ，次いでエジプトで紀元前3200年頃に生まれた。さらに紀元前2500年頃にはインドで，中国では紀元前1700年頃に文明が現れた。人間の病気を癒やす業である医療とその知識である医学が，いつ頃生まれたのかは定かではないが，文明のあるところでは必ず医療が行われ，医学に関わる記録が残されるようになった（図1-1）。

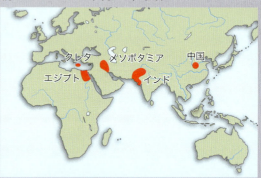

図1-1　古代文明の発祥地図

■メソポタミア文明と医療

　世界最古の文明は，メソポタミア（現在のイラク，クウェートのあたり）のティグリス川とユーフラテス川の流域で起こったと考えられている。メソポタミア文明の歴史は紀元前3500年頃から約3,000年間にわたって続き，その間にシュメール，バビロニア，アッシリアの3つの民族・国家が興亡した。

　シュメールは，メソポタミア南部を指す古代の呼び名であり，この地域にシュメール語を話す人たちが紀元前4000年頃から定住していた。紀元前3500年頃にメソポタミア南部に都市国家ウルクが現れ，都市文化が栄えた。ウルク文化の後期には青銅器が使われ始め，文字が発明された。最初の頃は粘土板に絵文字を刻んでいたが，それが徐々に形を変えて楔形文字が誕生した。ウルクで用いられた粘土板文書の大半は，行政・経済の記録である。シュメール人が残した粘土板文書の中でとくに

有名なものに『ギルガメッシュ叙事詩』がある。ギルガメッシュは紀元前2600年頃に実在したウルクの王と考えられ，その物語は他の言語にも翻訳され後世に広く伝えられた(図1-2)。

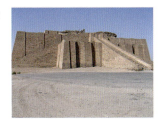

図1-2　復元されたウルクのジグラト（階段状の神殿）

シュメール人の社会では，かなり初期から複雑な宗教儀式が行われ，擬人化された多数の神々が信仰され，都市の発展とともに神の代理人として神官が登場し，政治的な権力と経済的な特権を持つようになった。古代の医療は宗教と密接に結びついており，神官層の一部が医療を担ったと考えられる。粘土板文書によると，メソポタミアには3種類の医療者がいた。第1はバールーbaruという卜占師で，前兆を解釈して診断と予後を決定した。第2はアーシプashipuと呼ばれる祈祷師で，どの神や悪魔が病気を引き起こしたかを判断し，魔術や呪文によって病気を起こす悪霊を追い出し，患者と神を和解させるための儀式を行った。バールーとアーシプは多方面の占いや祈祷を行い，その仕事は病人を診ることだけではなかった。第3はアースーasuと呼ばれる真の医師で，経験に基づいて薬草を処方し，外傷に対しては洗浄，包帯，膏薬を処置した。

メソポタミアにさまざまな民族が侵入し混乱する中から，紀元前1792年にハムラビ王がバビロン（現在のバグダード南方約90 km）を首都として古バビロニア王国を樹立した。古バビロニア王国は高度な行政組織をもち，有名なハムラビ法典を残している。1901年にイランのスサでハムラビ法典の石柱が発見され，現在ではルーブル美術館に所蔵されている(図1-3)。これは誰もが読めるように神殿の中庭に置かれていたが，紀元前12世紀に奪われてスサに移されていた。ハムラビ法典は楔形文字を用いてアッカド語で書かれた282条からなり，家族，土地，商業のほかさまざまな問題を網羅していた。この法律は新たに制定されたというよりも，既存の法律を編纂して公表したものである。その215条から224条に医療費についての規定がある[1]（表1-1）。

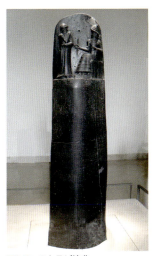

図1-3　ハムラビ法典

ここでは，外科治療の料金だけが定められ，内科疾患の治療は定められていない。外科治療の報酬は高く，外科の仕事が高く評価されていたことが分かる。5シクルは高級住宅1年分の賃料に相当し，職人の親方の日当は30分の1シクルであった。

古バビロニア王国は紀元前1600年頃までに没落し，メソポタミア北部のアッシリアにはさまざまな民族が勃興し混乱が続いた。紀元前8世紀からアッシリア帝国が版図を拡大し，ペルシャ湾からエジプトまで広がる大帝国を築き上げた。アッシリア帝国が紀元前612年に滅亡してから200年ほど後に，ギリシャ人のヘロドトス(紀元前484～425)が『歴史』[2]の中でメソポタミアの医療について報告をしている。

「この国には医者というものがいないので，病人は家に置かず広場へ

メソポタミア文明と医療　　5

表1-1 ハムラビ法典中にある医療関係の条文(215〜224条)

215. もし医師が人に大きな手術をメスにより施して人を治療し，あるいは，人の腫瘤をメスで切り開いて人の眼を治療した時は，銀10シクルを取る。
216. もし賤民の子の時は，銀5シクルを取る。
217. もし人の奴隷の時は，奴隷の主は医師に銀2シクルを与える。
218. もし医師が人に大きな手術をメスにより施して人を死亡させ，あるいは，人の腫瘤をメスで切り開いて人の眼を潰した時は，彼の手を切り取る。
219. もし医師が人(＊奴隷)に大きな手術をメスにより施して人を死亡させた時は，その奴隷に相当する奴隷を賠償する。
220. もし彼の腫瘤をメスで切り開いて彼の眼を潰した時は，その(奴隷の)価格の半分を銀にて支払う。
221. もし医師が人の折れた骨を治療し，あるいは痛む腫れ物を治療した時は，傷の主は医師に銀5シクルを与える。
222. もし賤民の子である時は，銀3シクルを与える。
223. もし人の奴隷である時は，奴隷の主は医師に銀2シクルを与える。
224. もし牛あるいは馬の医師が牛あるいは馬に大きな手術をメスにより施して治療した時は，牛あるいは馬の主は銀6分の1シクルを医師に謝礼として与える。

連れてゆく。通行人は自分がその病人と同じような病気を患ったことがあるか，または他人の患ったのを見たことがあるかすると，病人の傍へ行って病気について知恵を授ける。そして自分が同じ病気を直した〔原文ママ〕時試みた療法，あるいは自分の知っている他の恢復者の試みた療法を，病人に教え，試みることをすすめるのである。そして誰でも病人にどういう病気か訊ねずに，知らぬ顔をして通り過ぎてはならぬことになっている」(松平千秋訳『ヘロドトス 歴史』，巻1，197)。

医者がメソポタミアにいなかったというのは事実ではないが，伝聞を書き記したものと考えられる。

■エジプト文明と医学

エジプト文明は，メソポタミアより少し遅れてナイル川沿いに生まれ，3000年以上にわたり存続して高度な文明を作り上げた。ナイル川は毎年一定の季節に氾濫して養分の豊かな泥土を運んできて，氾濫原の農地に安定した豊富な農業生産をもたらした。ナイル川から離れると広大な砂漠が広がって外界から遮断され，外敵の侵入を受けることも外の世界に影響を与えることも少なく，エジプト文明はピラミッドなどの壮大な遺跡と数多くの洗練された芸術作品，そしてヒエログリフという芸術的な絵文字文書など，独自の文化を創り上げた。

古代のエジプトでは，紀元前3000年頃の第1王朝から始まり，紀元前30年に滅亡したプトレマイオス朝まで，30あまりの王朝が生起した。その歴史は，エジプトが繁栄した古・中・新の3つの王国時代とその間の中間期，およびその前後のいくつかの時代に区分される。古王国時

表1-2 古代エジプト王朝

初期王朝時代（紀元前 3000～2625 年）
第 1 王朝（3000～2800 年），第 2 王朝（2800～2675 年），第 3 王朝（2675～2625 年）
古王国時代（紀元前 2625～2130 年）
第 4 王朝（2625～2500 年），第 5 王朝（2500～2350 年），第 6 王朝（2350～2170 年），第 7・8 王朝（2170～2130 年）
第 1 中間期（紀元前 2130～1980 年）
第 9・10 王朝（ヘラクレオポリス朝：2130～1980 年），第 11 王朝（テーベ朝：2081～1938 年）
中王国時代（紀元前 1980～1630 年）
第 11 王朝（統一王朝：2040～1991 年），第 12 王朝（1938～1759 年），第 13・14 王朝（1759～1630 年）
第 2 中間期（紀元前 1630～1523/39 年）
第 15 王朝（ヒクソス朝：1630～1523 年），第 16 王朝（1630～1523 年），第 17 王朝（テーベ朝：1630～1539 年）
新王国時代（紀元前 1539～1075 年）
第 18 王朝（1539～1292 年），第 19 王朝（1292～1190 年），第 20 王朝（1190～1075 年）
第 3 中間期（紀元前 1075～656 年）
第 21 王朝（1075～945 年），第 22 王朝（945～712 年），第 23 王朝（838～712 年），第 24 王朝（727～712 年），第 25 王朝（ヌビア朝：760～756 年）
末期王朝時代（紀元前 664～332 年）
第 26 王朝（サイス朝：664～525 年），第 27 王朝（第 1 次ペルシア支配：525～405 年），第 28 王朝（409～399 年），第 29 王朝（399～380 年），第 30 王朝（381～343 年），第 31 王朝（第 2 次ペルシア支配：343～332 年）
ヘレニズム時代（紀元前 332～30 年）
第 32 王朝（マケドニア朝：332～305 年），第 33 王朝（プトレマイオス朝：305～30 年）

代の第 4 王朝にはギザの大ピラミッド群とスフィンクスが造られた。中王国時代にはエジプト語が成熟して成熟した文章語が書かれ，文学作品が次々と生み出されるようになった。新王国時代の第 18 王朝には早逝したツタンカーメン王がおり，第 19 王朝のラムセス 2 世はアブ・シンベル神殿を建造した。ヒエログリフ解読の端緒となったロゼッタ・ストーンは，ヘレニズム時代の第 33 王朝に作られた石碑である（表1-2，図1-4）。

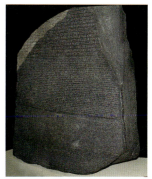

図1-4 ロゼッタ・ストーン

　古代エジプトの医学を記録した 2 つの重要なパピルス文書が残されている。どちらも 19 世紀後半にルクソールの商人からイギリス人のスミスが購入した。そのうちドイツ人のエーベルスが譲り受けたエーベルス・パピルスはドイツのライプツィヒ大学が所蔵し，もう 1 つのスミス・パピルスはアメリカのニューヨーク医学会が所蔵している。

　エーベルス・パピルス[3]は第 18 王朝（紀元前 15 世紀）頃に書かれたもので，それ以前から伝えられた内容を含んでいる。幅 30 cm，長さ 20 m で，110 頁からなり（内 2 頁欠），879 項目を含んでいる。その内容は主として薬剤の処方（815 項目）であるが，医療用の呪術（10 項目），予後（4 項目）の他，理論的な記述（44 項目）も含んでいる。薬剤処方では，植物を中心に何種類もの材料を組み合わせて薬を作り，外用薬としては軟膏，膏薬，湿布，内用薬としては水薬，糖剤，丸薬，その他に嗅ぎ薬，うがい薬，坐薬，浣腸などさまざまな形態の薬を用いていた。薬に用い

表1-3　エーベルス・パピルスに記載されている疾患名

頭痛	虚弱	不規則な歯牙
片頭痛	肝臓疾患	歯槽膿瘍
眩暈感	腺肥大	鼻風邪
便秘	腫瘍，良性と悪性	咽喉炎
下痢	脂肪腫	舌の疾患
消化不良	皮膚腫瘍	聾
疝痛	神経と血管の腫瘍	耳の分泌と潰瘍
赤痢	禿頭	眼の疾患
黒色便	脱毛症	盲
痔核	ふけ症	眼瞼炎
肛門の炎症	湿疹	癌
腹部の腫瘤と炎症	膿痂疹	結膜浮腫
サナダ虫	疥癬	霰粒腫
回虫	スズメバチと毒グモの刺傷	白内障
線虫	ワニの咬傷	眼瞼外反
鉤虫	火傷の第1〜5日	眼瞼内反
多尿	外傷	肉芽
頻尿	膿瘍	出血
尿閉	壊疽	水眼症
膀胱炎	膿疱と化膿	炎症
前立腺肥大	月経不順	虹彩炎
狭窄	無月経	角膜白斑
結石	白帯下	眼筋麻痺
心臓痛	出産，堕胎，授乳の介助	瞼裂斑
動悸	乳房の疾患	翼状片
心臓の不調	子宮脱	ブドウ膜腫
アテローム	女性生殖器の潰瘍と疾患	睫毛乱生

　られた材料の一部には薬効の認められるものもあり，蜂蜜や油脂が多く用いられた。薬効がなくても無害なものも多かったが，中には不潔なものも用いられた。処方の対象としてさまざまな疾患があげられているが，その多くは身体症状である(表1-3，図1-5)。

　スミス・パピルス[4]は第16，17王朝(紀元前1500年)頃に書かれたもので，幅33cm，長さ4mで，17頁からなる。その内容は外科的な症例について，病状，予後と治療を説明するものである。病状の異なる48症例を含んでおり，頭部の外傷を中心に，胸部と上腕の外傷も扱っている。本来はこれ以外の体部の外傷についての記述も扱っていたが，その部分は失われたものと思われる(表1-4，図1-6)。

　エジプトには2種類の医師がいた。1つは神官医師 wab Sekhmet で，患者にとりついているものを見いだして，追い出したり破壊したりする。魔法，呪文，護符などを用いる。また外科を担当したとも考えられる。もう1つは医師 swnw で，内科疾患の治療を行う。さらに医師はさまざまな専門に分かれており，眼科医 swnw irty，胃腸医 swnw khet，肛門医 neru pehuyt，歯科医 ibeh などがいたことが知られている。エジプトの医師が専門に分かれていることについて，ギリシャ人のヘロドトスは『歴史』の中で次のように述べている。

表1-4 スミス・パピルスの症例

症例1	頭部の外傷を負った人の治療，傷は頭蓋骨に届くが，開いていない。	症例25	顎の脱臼の治療。
症例2	頭部の開いた外傷の治療，傷は骨に達している。	症例26	口唇の外傷の治療。
症例3	頭部の開いた外傷の治療，傷は骨に達して壊している。	症例27	オトガイの開いた外傷の治療。
症例4	頭部の開いた外傷の治療，傷は骨に達して頭蓋を分けている。	症例28	ノドの外傷の治療。
症例5	頭蓋骨折をした頭部の開いた外傷の治療。	症例29	頸の脊椎の開いた外傷の治療。
症例6	頭蓋骨折の治療，脳が露出している。	症例30	頸の脊椎のねんざの治療。
症例7	頭部の開いた外傷の治療，傷は骨に達して頭蓋の縫合を壊している。	症例31	頸の脊椎の脱臼の治療。
症例8	頭部の皮膚の下の頭蓋骨折の治療。	症例32	頸の脊椎の変位の治療。
症例9	顔の前面の外傷の治療，頭蓋冠を骨折している。	症例33	頸の脊椎の挫傷の治療。
症例10	眉の先端の外傷の治療。	症例34	鎖骨の脱臼の治療。
症例11	鼻軟骨の骨折の治療。	症例35	鎖骨の骨折の治療。
症例12	鼻腔の骨折の治療。	症例36	上腕の骨折の治療。
症例13	鼻の骨折の治療。	症例37	外傷を伴う上腕の骨折の治療。
症例14	鼻の外傷の治療。	症例38	上腕の挫傷の治療。
症例15	頬の穿孔の治療。	症例39	胸部の扁平な発疹の治療。
症例16	頬の裂傷の治療。	症例40	胸部の外傷の治療。
症例17	頬の骨折の治療。	症例41	胸部の外傷・感染の治療。
症例18	こめかみの外傷の治療。	症例42	胸部の肋骨の牽引の治療。
症例19	こめかみの穿孔の治療。	症例43	胸部の肋骨の脱臼の治療。
症例20	こめかみの外傷の治療，傷は骨に達し，こめかみを貫いている。	症例44	胸部の肋骨の骨折の治療。
症例21	こめかみの裂傷の治療。	症例45	胸部の球状の腫瘤の治療。
症例22	こめかみの骨折の治療。	症例46	胸部の水疱の治療。
症例23	耳の外傷の治療。	症例47	肩甲骨領域の開いた外傷の治療。
症例24	顎の骨折の治療。	症例48	背部の脊椎の牽引の治療。

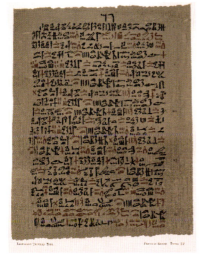

図1-5 エーベルス・パピルス

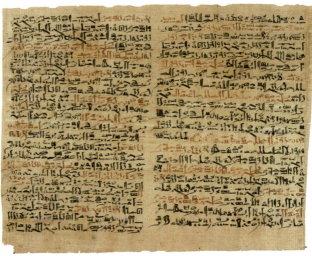

図1-6 スミス・パピルス

「エジプトでは医術が次のように専門別に分化している。それぞれの医者は一種類の病気のみを扱い，いくつもの病気を扱うことはない。従って，至る所医者だらけという有様で，眼の医者，頭の医者，歯の医者，腹部の医者，患部不明の疾患の医者，等々がある。」（松平千秋訳，巻2, 84）

エジプト文明と医学 9

エジプトでは古くからミイラが作成され，そのために腹壁を切り開いて胸腹部内臓を摘出し，鼻から鉤状の器具を差し込んで脳を掻き出すなどの操作が行われた。死体を扱うエジプトの伝統は，医学とも関わりがある。小アジアのカルケドン出身のヘロフィロス（紀元前330頃～260頃）とギリシャのケア島出身のエラシストラトス（紀元前315頃～240頃）は，プトレマイオス朝時代にエジプトのアレキサンドリアで医師として活躍し，初めて人体解剖を行った人物として知られている。アレキサンドリアにはその後も解剖学の伝統が残り，2世紀のガレノスもアレキサンドリアに人体の骨格標本があり，ここで解剖学を学ぶことを勧めている。

■インドの文明と医療

　インド亜大陸では紀元前2250～1750年頃に，インダス川流域に広大な文明が形成された。その代表的な都市遺跡は，インダス川中流域のモヘンジョダロと，その支流域のハラッパーである。遺跡にみられる高度な都市計画から行政組織がきわめて発達していたこと，多様な発掘物から遠く離れた地域と交易を行い高度な経済活動を営んでいたことが推測される。印象や象形文字が確認されているが，その内容はまだ解読されておらず，この文明の医療についてはよく分からない。

　インダス文明は紀元前1750年頃から衰退し，その頃に半農半牧の生活を送っていたアーリア人が集団でインドに移住してきて次第に広がった。都市文化はその後長らく失われたが，やがてガンジス川流域が人口密集地となり，新たな都市文化が形成された。紀元前7世紀の終わりには，インド北部に16の王国が成立していた。

　アーリア人の宗教ではバラモンと呼ばれる司祭が儀式を司り，バラモン教はその後のインド文明の中核となった。バラモン教の聖典は「ヴェーダ」と呼ばれ，4種の根本聖典がある。『リグ・ヴェーダ』は最も重要なもので，祭儀で唱えられる神々への讃歌を集めている。『サーマ・ヴェーダ』は祭儀で旋律にのせて歌われる讃歌を集めたもの，『ヤジュル・ヴェーダ』は祭儀を担当する祭官が護持する散文で，儀式の行

医学史上の人と場所
People and Place in Medical History

イムホテプ　Imhotep

　イムホテプは古代エジプト第3王朝のジェセル王に仕えた宰相で，その王墓を設計・建造した。また医師としても優れ，死後に医学の神として崇拝され，後世にはギリシャ神話の医学の神アスクレピオスと同一視された。スミス・パピルスの著者ではないかと考えられている。ルーブル美術館にはイムホテプの座像が所蔵されており，エジプトのサッカラにはイムホテプ博物館がある。

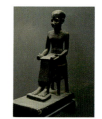

イムホテプ像

表1-5 チャラカ・サンヒターの内容

第1巻	総論編(スートラ・スターナ sutra-sthana, 30章):一般原理と哲学を扱う。
第2巻	病理編(ニダーナ・スターナ nidana-sthana, 8章):8つの主要な疾患の原因を扱う。
第3巻	診断編(ヴィマーナ・スターナ vimana-sthana, 8章):病気の診断に関することを扱う。
第4巻	身体編(シャリーラ・スターナ sarira-sthana, 8章):解剖学,発生学など身体観を述べる。
第5巻	感覚編(インドリヤ・スターナ indria-sthana, 12章):感覚による診断と予後を扱う。
第6巻	治療編(チキツァー・スターナ cikitsa-sthana, 30章):病気の治療を扱う。
第7巻	毒物編(カルパ・スターナ kalpa-sthana, 12章):植物由来の薬を扱う。
第8巻	成就編(シッディ・スターナ siddhi-sthana, 12章):代表的な治療法を扱う。

作とともに呼びかける言葉を集めたものである。『アタルヴァ・ヴェーダ』では呪術的な儀式・典礼が記されている。ヴェーダはアーリア人がインドに定住する過程で形成され,長い年月にわたって口承で伝えられ,紀元前1300年頃から文字に書き留められるようになり,紀元前1000年頃にできあがったと考えられる。アーリア人社会の歴史を知るための重要な情報源である。『アタルヴァ・ヴェーダ』にはさまざまな病気を鎮静するための呪文や護符が述べられ,薬草についても言及されているが,体系的な記述はない。

インドの伝統医学はアーユル・ヴェーダ Ayurveda と呼ばれ,寿命(Ayus)の学(veda)の意味である。4つの根本ヴェーダに付随する副ヴェーダの1つとされる。アーユル・ヴェーダの重要な文献として,チャラカによる2世紀頃の『チャラカ・サンヒター Caraka samhita』,スシュルタによる4世紀頃の『スシュルタ・サンヒター Sushruta samhita』がある。また6〜7世紀頃のヴァグバタは先の2つの内容を折衷して『アシュターンガ・サングラハ Ashtanga samgraha』を著し,後に継承・発展されて『アシュターンガ・フリダヤ・サンヒター Ashtangahrdaya samhita』が編まれた。

チャラカは2世紀頃のカニシカ王の侍医であったとされる。『チャラカ・サンヒター』[5,6]は内科を主体とした書物で,その内容は紀元前8世紀頃に書かれた『アグニヴェーシャ・タントラ』にさかのぼる。それをもとにチャラカがその大部分を編纂したが,第6巻第14章以後の部分は6世紀以後に付け加えられたと考えられている。内容は8巻120章で構成されている。第1巻は医学の一般原理と哲学を扱い,第4巻では人体の解剖学と発生学を扱う。病気そのものに関することは第2,3,5巻で扱い,治療と薬に関することは第6,7,8巻で扱われる(表1-5,図1-7)。

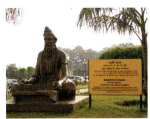

図1-7 インド,ハリドワールのチャラカ像

『チャラカ・サンヒター』の第6巻は30章からなり,おもに内科的な病気の処置を扱っている。その内容を見ると,全身性の熱病の他に,さまざまな身体症状が疾患として認識されていたことが分かる。第28章のヴァタヴァディ vatavyadhi は,精気 vayu, vata の異常を意味し,顔面麻痺,片頭痛,筋萎縮,骨粗鬆症などを含んでいる。第29章のヴァ

表1-6 チャラカ・サンヒター第6巻の内容

第1章	促進的処置	第16章	黄疸の処置
第2章	催淫的処置	第17章	しゃっくりと喘息の処置
第3章	熱病の処置	第18章	慢性咳の処置
第4章	内部出血の処置	第19章	赤痢の処置
第5章	腹部腫瘤の処置	第20章	嘔吐の処置
第6章	尿異常の処置	第21章	丹毒の処置
第7章	慢性皮膚病の処置	第22章	多渇症の処置
第8章	肺労咳の処置	第23章	中毒の処置
第9章	不潔の処置	第24章	アルコール中毒の処置
第10章	癲癇の処置	第25章	2種(外的と内的)の外傷の処置
第11章	胸部の外傷と消耗の処置	第26章	3つの重要器官(尿,心臓,頭部)の異常の処置
第12章	腫脹の処置	第27章	大腿麻痺の処置
第13章	蕁麻疹の処置	第28章	ヴァタ・ヴァディ(精気の異常)の処置
第14章	痔核の処置	第29章	ヴァタラタ(四肢の疼痛)の処置
第15章	下痢の処置	第30章	女性生殖器の異常の処置

表1-7 スシュルタ・サンヒターの内容

第1部　プルヴァ・タントラ Purva-tantra
　第1巻　総論編(スートラ・スターナ sutra-sthana, 46章)：医師の心得, 生理(血液, 体液, 排泄物など), 手術法, 看護法, 食物など
　第2巻　病理編(ニダーナ・スターナ nidana-sthana, 16章)：種々の病気の病理学
　第3巻　身体編(シャリーラ・スターナ sarira-sthana, 10章)：解剖学, 発生学, 産科学など
　第4巻　治療編(チキツァー・スターナ cikitsa-sthana, 40章)：種々の病気の治療法
　第5巻　毒物編(カルパ・スターナ kalpa-sthana, 8章)：防毒法
第2部　ウッタラ・タントラ Uttara-tantra(66章)：アーユル・ヴェーダ独特の生命観, 身体論, 病理論に基づき, さまざまな課題を扱う。

　タラタ vatarakta は精気と血液 rakta の異常を意味し, リウマチや動脈硬化性阻血など四肢の疼痛をもたらす疾患である。ともにアーユル・ヴェーダ特有の疾患概念である(表1-6)。

　スシュルタの人物像については不明である。『スシュルタ・サンヒター』[7]は外科を主体とした書物で, その内容は紀元前6世紀頃にさかのぼり, 紀元2世紀頃に完成したと考えられる。内容は2部からなり, 第1部はスシュルタが著したとされる『プルヴァ・タントラ Purva-tantra』で5巻120章からなる。第1巻は総論, 第2巻は病理, 第3巻は身体, 第4巻は治療, 第5巻は毒物を扱う。第2部は後に付け加えられたウッタラ・タントラ Uttara-tantra で66章からなる(表1-7)。

　『スシュルタ・サンヒター』第1部の第4巻は40章からなり, おもに外科的な病気の治療を扱っている。その内容を見ると, 第1～23章が体表から処置できるさまざまな疾患を扱っている。外傷や骨折, 脱臼, さらに尿路や肛門の疾患, 皮膚の疾患などが治療の対象になっている。第24章からは健康法や病気の予防法を扱っている(表1-8)。

　アーユル・ヴェーダでは, 人体はダートゥ dhātu と呼ばれる7種類の組織からなると考えられている。①ラサ rasa はリンパなどの体液, ②

表1-8 スシュルタ・サンヒター第1部第4巻の内容

第1章	炎症性潰瘍の2種類
第2章	外傷と古傷の治療
第3章	骨折と脱臼の治療
第4章	ヴァタ・ヴァディ(神経障害)の治療
第5章	マハ・ヴァタ・ヴァディの治療
第6章	アサス(痔核)の治療
第7章	アスマリ(尿路結石)の治療
第8章	バガンダラ(肛門瘻孔)の治療
第9章	クシュタ(皮膚疾患)の治療
第10章	マハ・クシュタ(大皮膚疾患)の治療
第11章	プラメア(尿路の疾患)の治療
第12章	プラメア・ピダクシ(プラメアによる膿瘍と発疹)の治療
第13章	マドゥ・マハの治療
第14章	ウダラ(腹部の異常を伴う水腫)の治療
第15章	ムダ・ガブ(難産)の治療
第16章	ヴィドゥラディ(膿瘍)と腫瘤の治療
第17章	丹毒と乳房疾患の治療
第18章	グランティ(腺腫大),ウパチ,アヴダ(腫瘤),ガラ・ガンダ(甲状腺腫)の治療
第19章	ヴリディ(陰嚢ヘルニア,水腫,腫瘤),ウパダ・ムザ(生殖器疾患),スリパダ(象皮病)の治療
第20章	ガシュドゥラ・ロガ(軽い病気)の治療
第21章	陰茎の古傷の治療
第22章	口の病気の治療
第23章	ソーファ(腫脹)の治療
第24章	衛生と予防的手段の規則
第25章	さまざまな疾患の治療
第26章	虚弱な人の力と男性力を増す治療
第27章	エリクサと回春剤の処方と使用法
第28章	エリクサと,記憶を改善し精神機能を活発にし,寿命を延ばす治療薬
第29章	内在する病原的傾向と衰弱を阻止する回復剤と抗生剤
第30章	精神的・身体的悩みを取り除く強壮剤
第31章	スネハの医療使用
第32章	スヴェダ(罨法,発汗法)を用いた治療
第33章	下剤と催吐剤で治る病気
第34章	催吐剤と下剤の乱用から生じる異常の治療
第35章	ネトラとヴァスティの大きさと分類およびその医療応用
第36章	パイプとヴァスティの乱用から生じる不運の治療
第37章	エヌヴァツァナ・ヴァスティとウタラ・ヴァスティによる治療
第38章	ニルダ・ヴァスティの応用法とそれによる治療
第39章	患者に現れる苦痛な症状の治療
第40章	ドゥーマ(香煙),ナスヤ(嗅ぎ薬),カヴァラ(うがい薬)の使用による治療

ラクタ rakta は血液,③マーンサ māmsa は筋肉と間質,④メーダ meda は脂肪組織,⑤アスティ asthi は骨などの支持組織,⑥マッジャー majjā は骨髄と神経組織,⑦シュクラ shukra は生殖組織に相当する。これらの他にマラ malas と呼ばれる排泄物がある。

　アーユル・ヴェーダの医学では,3種類の根本要素が重視される。①ヴァータ vāta は風の元素から生じたもので,あらゆる運動を引き起こし制御する。②ピッタ pitta は火の元素から生じたもので,消化・代謝・熱産生などの活動を行う。③カパ kapha は水の元素から生じたもので,

インドの文明と医療　13

防御・保持・抵抗などの機能を営む。これらの3要素は身体を維持しており，健康な時にはそのバランスが保たれているが，そのどれかが過剰になりバランスが崩れると病気になる。これらはドゥーシャdosaと呼ばれ，自然界を支える根本要素であり人の身体を支える働きをするが，バランスを崩して害をもたらす場合がある。通常の生活では3要素のバランスを保つような正しい食事が大切であるが，病気に対しては吐剤，下剤，浣腸剤，瀉血などを用いて，汚染された過剰なドーシャを体外に出して浄化する。

アーユル・ヴェーダに基づく医学は，現在でもバングラデシュ，インド，ネパール，パキスタン，スリランカをはじめ，東南アジアのさまざまな国で実践されている。これらの国の医学校では現代医学と並行してアーユル・ヴェーダ医学が教えられ，またアーユル・ヴェーダ医学の研究も行われている。

■中国文明と医学

中国文明は紀元前16世紀頃に黄河の流域に生まれ，漢民族による国家が統一したり分裂したり，また異民族に支配されたりしながらも，現在に至るまで3,700年にわたって高度な文明を維持し続けている。中国文明がこれほどまでに類のない継続性と独立性を保ち続けた理由は，南北5,500 km，東西5,200 kmに及ぶ広大な国土と黄河，揚子江，西江という大きな河川をもち，さらに西方の険しい山岳地帯によって外界から遮断されるという地理的条件によるところが大きい(表1-9)。

中国の文明の確実な始まりとされるのは，殷王朝(紀元前16世紀～1027年)である。殷王朝は当初，河南省鄭州市の鄭州商城(二里岡遺跡)を王都とし7代ほどの王が続いたが，紀元前14世紀から混乱が生じて各地に中規模の都城が作られ，複数の王が並立したと思われる。100年ほど後に武丁が混乱を収拾して殷王朝を再統一し，河南省安陽市の殷墟を王都として8代ほどの王が続いた。殷王朝は厚い城壁で囲まれた大きな都市を築き，その遺跡からは精緻な装飾を施した青銅器や玉器，さらに文字を彫刻した亀の甲羅や家畜の肩甲骨(甲骨)が多数発見されている。甲

表1-9 古代中国王朝

殷王朝	(紀元前16世紀～1027年頃)
西周王朝	(紀元前1027年頃～770年)
春秋時代	(紀元前770～479年)
戦国時代	(紀元前479～221年)
秦王朝	(紀元前221～206年)
前漢王朝	(紀元前206～後8年)
新王朝	(8～23年)
後漢王朝	(25～220年)

骨の裏側に小さな孔を穿ち，熱した金属棒を差し込んで加熱し，表面にできたひび割れの方向と長さから占いの結果を読み取り，それを文字として甲骨の上に刻んだものである(図1-8)。この甲骨文字は現在の漢字の祖型である。殷王朝は紀元前1027年頃に，西方からやってきた周の武王によって滅ぼされた。

周王朝は鎬京(陝西省西安市にあったとされる)を王都として10代続いたが，反乱によってしばらく国内が混乱した。紀元前770年に第13代の平王が諸侯によって擁立されて東の洛邑(河南省洛陽付近)に移り，その周辺を支配する小国となった。それ以前を西周，以後を東周と呼び，これ以後は春秋戦国時代と呼ばれ，いくつもの国が覇権を巡って争いあった。前半の春秋時代には各地に数多くの国が並立したが，弱小国は次々と併呑されて，後半の戦国時代には秦・楚・斉・燕・趙・魏・韓の7国に収斂した。鉄器は戦国時代の頃から使われるようになった。戦国時代には諸子百家と呼ばれる思想家たちが登場した。孔子(紀元前551〜479)の弟子たちは儒家と呼ばれ，武力による覇権を批判し，仁義の道を実践して上下の秩序を重んじること，国家を徳によって治めることを唱えた(図1-9)。これに対して法家は厳格な法という基準によって治める法治主義を説いた。春秋戦国時代の混乱は紀元前221年に秦の始皇帝によって収拾された。

秦王朝は咸陽(陝西省咸陽市)を王都とし，絶大な権力をもち阿房宮や万里の長城を建設し，巨大な始皇帝陵を造営した。始皇帝はまた諸子百家などの書物を提出させて焼き払い(焚書)，批判的な儒者を虐殺した(坑儒)ことで知られる。始皇帝の死後まもない紀元前206年に秦は漢によって滅ぼされた。

漢は約400年にわたって中国を統治し，中国の文明，国家，民族の形成に大きな役割を果たした。短期間の新王朝を挟んで前半は前漢，後

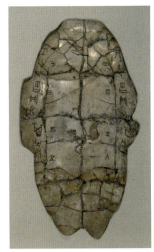

図1-8　亀の甲羅に書かれた甲骨文字

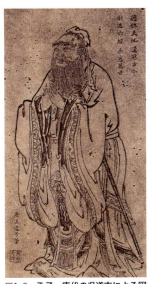

図1-9　孔子，唐代の呉道玄による図

医学史上の人と場所
People and Place in Medical History

扁鵲

扁鵲は春秋戦国時代に生きたとされる伝説上の名医である。司馬遷の『史記』の「扁鵲倉公列伝」によると，若い時に長桑君という隠者と知り合い，10年あまり接した後，その医術の秘伝を受けた。授けられた秘薬を飲むと，30日ほどして塀の向こう側の人を透視できるようになり，病人を診ると一目で内臓の病変が見えるようになったという。虢の国では突然死したと思われた皇太子がまだ生きていることを見抜き，薬と鍼の治療で生き返らせて人々を驚かせた。斉の国では王の桓公の顔色を見て重病であることを見抜き治療を勧め，5日ごとに会う度に病気の進行を察してさらに治療を勧めたが，王は扁鵲を信じないで治療をしなかった。15日後に扁鵲は王の顔を遠くから見ただけで退出し，王は気になり人を遣ってその訳を尋ねさせたところ，扁鵲は病気が神様でも救えない段階になったと答え，王はその5日後に亡くなった。

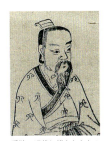

扁鵲　明代に描かれたもの

中国文明と医学　15

表1-10 史記列伝，扁鵲倉公列伝に見られる倉公（淳于意）の医案

	患者	病名	原因
1	斉の侍御史成	疽	飲酒と房事の過度
2	斉王の中子の子供らの召使い	気鬲	心に憂悶があり，たびたび強いて飲食
3	斉の郎中令循	湧疝	房事の過度
4	斉の中御府の長官信	熱病の気	流水に浴してひどく寒さを覚えやがて発熱
5	斉王の太后	風癉	汗を流してまだ乾かぬうち，外に出て乾かす
6	斉の章武里の曹山跗	肺の消癉，寒熱病を併発	激怒してすぐ房事
7	斉の中尉潘満如	遺積瘕	過飲過色
8	陽虚侯の丞相趙章	迥風	深酒
9	済北王	風蹶胸満	汗を出して地上に横臥
10	斉の北宮司空の命婦出於	疝気が膀胱に宿る	尿意をもよおしながら，これを忍んで房事
11	もと済北王の乳母	熱蹶	飲酒大酔
12	済北王	内関	汗を流しすぎ
13	斉の中大夫	齲歯	風にあたって口を開いたまま臥寝，食後に口をすすがない
14	菑川王の美人	懐妊し満期で産まれない	——
15	斉の丞相の舎人に使われていた奴僕	脾臓の気を傷める	汗を流し炎暑にあぶられて，冷たい外気にあたる
16	菑川王	蹶上	髪をあらってまだ乾かぬうちに臥寝
17	斉王の王后の弟宋建	腎痺	重量のものを持ち上げる
18	済北王の侍者である韓女	体内が冷えこんで月経が通じない	男子を欲情しながら，満足を得られない
19	臨菑の氾里の女子薄吾	蟯瘕（蟯虫症）	寒湿の気が鬱結
20	斉の司馬淳于	迥風	飽食して疾走
21	斉の中郎破石	肺を傷める	落馬して石の上に倒れる
22	斉王の侍医遂	臃（癰）の出そうな顔色	体内に熱があって小便の通じない者が五種の薬石を服用
23	斉王がもと陽虚侯であったころ	肺臓の痺	房事の過度
24	安陽の武都里の成開方	沓風	しばしば酒を飲み，大酔して大風の気にあたる
25	安陵の阪里の公乗項処	牡疝	一事の過度

半は後漢と呼ばれる。前漢の時代に書かれた司馬遷（紀元前147頃〜87頃）による『史記』は，漢代以前の歴史を記した現存する最古の歴史書である。その「列伝」の扁鵲倉公列伝には伝説上の名医の扁鵲の伝記が収められており，その医書を受け継いだ前漢の倉公（淳于意）が紀元前167年に記したとされる25種の医案が収録されている。その多くは内科的な疾患であり，外貌や脈の性質に基づいて診断が行われ，生活上の不摂生が原因とされており，治療には薬剤の他に鍼と灸が用いられている[8]（表1-10）。

さらに1973年に湖南省長沙市の馬王堆3号漢墓から多数の医書が出土し，中国と日本の学者によってその内容が解読された。紀元前168年に埋葬されたもので，前漢時代の医療内容について貴重な情報を与えてくれる。絹に書かれた帛書10篇と竹簡3篇，木簡1篇が含まれている。古代の医書は4種類に分類されており，①「医経」は医学総合理論書の類，②「経方」は薬物を中心とした治療書・処方集，③「房中」は男性のための性医学書，④「神仙」は不老長寿のための神仙術の書物である。馬王堆漢墓医書には，これら4種類のすべてが含まれている。

表1-11 「五十二病方」の内容

1	諸傷：各種の外傷。	26	諸食病：(本文欠)
2	傷痙：「痙とは，外傷をうけて風邪が傷に侵入し，からだが硬直して曲げられなくなるもの。」	27	諸□病：(本文欠)
		28	癃病：排尿障害。
3	嬰児索痙：「赤子の索痙。索痙とは，生まれた時に長い間，湿気の多いところに居ると，骨についた肉が硬直して口が開かず，筋がひきつって体を伸ばしにくい病気。」	29	弱□淪：排尿疾患(詳細不明)。
		30	膏弱：ねっとりした尿の出る疾患。
		31	腫囊：「(陰囊が)黒くなり中味がつまり，腫れがひかないもの。」
4	嬰児病癇：「赤子が癇にかかった時。」		
5	嬰児瘈：「赤子のひきつけ。赤子の引きつけとは，白眼をむき，脇腹が痛み，呼吸があえぎ，糞は未消化で青い。」	32	㿉：鼠径ヘルニア。
		33	脈：痔疾の一種。
		34	牡痔：外痔核ないし外痔瘻。
6	狂犬齧人：制御のきかなくなった犬による咬傷。	35	牝痔：外痔瘻ないし内痔核による症候。
7	犬筮人傷：「犬が人を咬んだ傷。」	36	朐養：痔の一種，外痔瘻か完全痔瘻。
8	巢：(病態不明)	37	疽：皮膚のできもので，根が深く触っても動かないもの。
9	夕下：(病態不明)		
10	毒烏喙：「烏頭の毒にあたった時。」	38	□：(本文欠)
11	[蠆+虫]：「さそりにさされた場合。」	39	火闌：火傷。
12	蛭食：「ヒルが人のすねやももや…に食いつき，その中に寄生した場合。」	40	胻腏：すねの火傷。
		41	胻傷：「すねの傷。」
13	虺：猛毒性の蛇。	42	加：痂，皮膚病の一種。
14	疣：いぼ。	43	蛇齧：「蛇にかまれたとき。」
15	癲疾：癲癇。	44	癰：皮膚のできもので，根が浅くて触ると動くもの。
16	白處：白斑症。		
17	大帶：(病態不明)	45	漆：漆かぶれ。
18	冥病：「冥とは，虫が噛んで穴をあけたものである。」	46	蟲蝕：虫くわれによる皮膚潰瘍。
		47	乾騷：乾燥性・搔痒性の皮膚疾患。
19	罐：(病態不明)	48	身疕：「身体にできたできもの。特定の名称がないできもので痒い場合。」
20	□：(本文欠)		
21	[疕]：(病態不明)		
22	馬不癇：(病態不明)	49	蠱：種々の中毒症。
23	□不癇：(本文欠)	50	魅：小児の疾患，詳細不明。
24	羊不癇：(本文欠)	51	去人馬疣：乳頭状のいぼ。
25	蛇不癇：(本文欠)	52	[癭]：顔面にできる創瘍，面疔の類。

とくに『五十二病方』[9]は52種の疾患について治療法を記したもので，前漢時代においてどのような疾患が認識されていたかを知る重要な情報源である。扱われている疾患は，外傷や皮膚のできものなど体表から見える疾患が大部分である(表1-11，図1-10)。

紀元1世紀の頃に知られていた中国の重要な書籍を列挙した目録がある。後漢の時代に書かれた『漢書』[10]という漢代の歴史書の中の芸文志である。その中の方技書は当時の医学書で，4種類に大別されていた。「医経」には7書216巻があげられているが，その筆頭の『黄帝内経』18巻のみがかろうじて現在まで伝わっている。現存する『素問』と『霊枢』がこれにあたるとされる。『素問』[11]はもともと全9巻81篇からなったと言われるが，伝来の間に一部が失われ，現在では全24巻ないし12巻に再編されている。その内容は生理・衛生・病理などの医学理論に重きが置かれ，1世紀前半までに原内容と標題が成立したと考えられている。『霊枢』[12]は全81篇が揃って伝来しており，その内容は診断・治療・鍼灸術に重きが置かれ，2世紀前後までに原内容が成立した

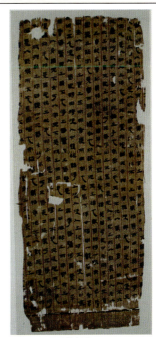

図1-10 馬王堆帛書

中国文明と医学 17

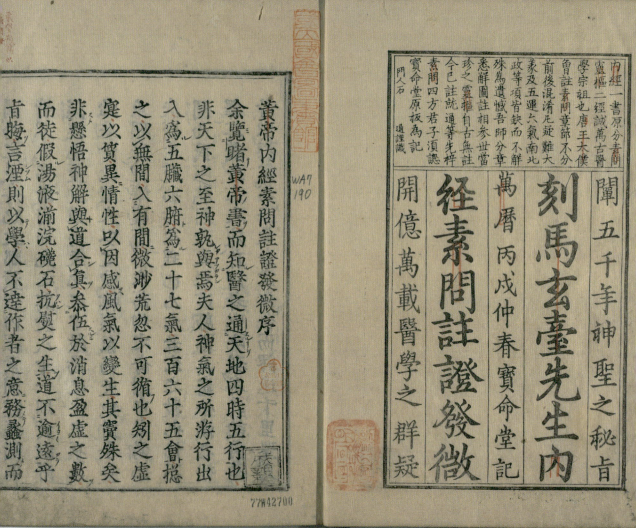

図1-11 黄帝内経素問註証発微 (慶長13年刊)

と考えられている。古くから鍼灸術の経典とされ『針経』とも呼ばれ，全9巻であったことから『九巻』とも呼ばれた(図1-11)。

『黄帝内経』全編を通じて，陰陽五行説という哲学思想が一貫して流れており，その後の中国医学に大きな影響を与えた。陰陽説は世界のあらゆる物質・現象を，陰と陽という2つの相対する性質に分けて把握しようとするものである。たとえば

陽	日	天	昼	夏	晴	雄	明	熱	大	白	高	速	男	実	表	上	急	腑	気	衛
陰	月	地	夜	冬	曇	雌	暗	寒	小	黒	低	遅	女	虚	裏	下	慢	臓	血	栄

といった対応関係があげられる。陰陽の関係は一定したものではなく，対立し統一し，消長し転化することにより物事が進行する。陰が極まると陽に転じ，陽が極まると陰に転じる。陰の中にも陽があり，陽の中に

も陰がある。

　五行説は，万物を木・火・土・金・水の5つの要素に分類して認識しようとする考え方である。五行はもともと，土を中心とした4つの方位に対応する。4方位にはさらに対応する季節や色，さらに四神が想定されている。平城京や平安京などの宮城の南面中央には朱雀門が置かれ，高松塚古墳の壁には南に朱雀，北に玄武，東に青龍，西に白虎が描かれている。五行説はここから生じ，世界のあらゆるものは5つの要素のいずれかに分類される。5つの要素の間にはたがいを生み出していく相生関係とたがいを抑え制御する相剋関係がある。人体の内臓では陰にあたる五臓(肝，心，脾，肺，腎)と陽にあたる五腑(胆，小腸，胃，大腸，膀胱)，また感情や感覚器も5つの要素のいずれかと特異的な親和性と関連性がある。陰陽五行のバランスがとれていれば健康であり，何らかの原因でバランスがくずれると病気になる(図1-12, 13)。

	方角	季節	色彩	音階	惑星	動物	臓	腑	感情	味覚	感覚器	組織
木	東	春	青	角	木星	鶏	肝	胆	怒	酸	眼	筋
火	南	夏	赤	徴	火星	羊	心	小腸	喜	苦	舌	血脈
土	中央	土用	黄	宮	土星	牛	脾	胃	思	甘	唇	肌肉
金	西	秋	白	商	金星	馬	肺	大腸	憂	辛	鼻	皮毛
水	北	冬	黒	羽	水星	猪	腎	膀胱	恐	鹹	耳	骨

　『霊枢』の経脈編では，陰陽五行説に結びつけられて，12の正経脈が設定されている。まず陰と陽が分かれ，陽には太陽，陽明，少陽の3種，陰には太陰，少陰，厥陰の3種の経脈がある。それらを手足に割り当てて12の経脈ができ，それが12種類の内臓(6臓6腑)と結びつけられている。内臓はもともと5臓と5腑であったものが，12の数に合

医学史上の人と場所
People and Place in Medical History

神農と黄帝

　古代中国の神話伝説に，三皇五帝という8人の帝王が登場する。三皇は神として崇められ，五帝は聖人として敬われた。神農は三皇の1人に数えられ，古代中国の人々がまだ漁労と狩猟で食物を得ていた頃に，木で鋤を作って農耕を教え，植物性の薬物を発見して疾病治療の手立てを教えたとされている。後漢時代に成立した中国最古の本草書は神農の名を冠して『神農本草経』と題されている。東京の湯島聖堂には神農を祀る神農廟があり，毎年11月23日に神農祭が行われている。

　黄帝は五帝の1人に数えられる。司馬遷の『史記』の五帝本紀では五帝の第一にあげられ，姓は公孫，名を軒轅といい，神農の晩年に国が乱れた時にこれを平定して帝位に就いた。黄帝に続いて孫の顓頊，その従兄弟の子の嚳，その子の堯，その娘婿の舜が帝位に就き，これが五帝とされる。中国医学の礎とされる『黄帝内経』は，黄帝と臣下の岐伯との問答という形式でおもに書かれている。

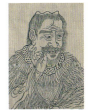

神農

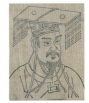

黄帝

中国文明と医学　19

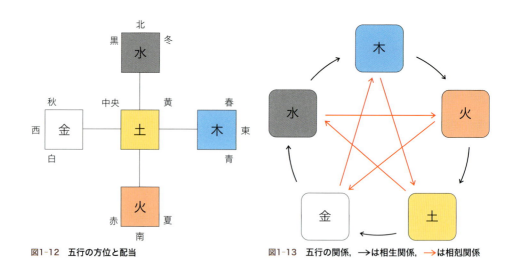

図1-12 五行の方位と配当　　　　図1-13 五行の関係，→は相生関係，→は相剋関係

わせるために心包と三焦が加えられた。経脈は，鍼灸の治療の部位を決めるための基準になっている。前漢時代の馬王堆漢墓帛書の『足臂十一脈灸経』と『脈法』では，11種類の経脈が記されており，経脈の原型はすでに成立していた。しかしその頃に鍼はまだ用いられておらず，灸治療のための経脈であり，また陰陽五行説ともまだ結びついていなかった。

『霊枢』経脈編の12正経脈

		手	足
陽	太陽	⑥手の太陽小腸経	⑦足の太陽膀胱経
	陽明	②手の陽明大腸経	③足の陽明胃経
	少陽	⑩手の少陽三焦経	⑪足の少陽胆経
陰	太陰	①手の太陰肺経	④足の太陰脾経
	少陰	⑤手の少陰心経	⑧足の少陰腎経
	厥陰	⑨手の厥陰心包経	⑫足の厥陰肝経

　後漢時代の張仲景(2世紀後半〜3世紀初頭)は，清廉潔白な人物で江南の長沙の太守を務めた。医学にも秀でていたが，一族の多くが傷寒(急性熱性病)で亡くなったのに心を痛め，多くの医学書・薬物書・処方集を参考にして傷寒と雑病に関する医学書(『傷寒雑病論』と呼ばれる)を著した。その著作は西晋時代に王叔和によって再編集され，その後に傷寒を扱う部分と雑病を扱う部分とが分かれ，前者は『傷寒論』として，後者は節略された形で『金匱要略』として現代に伝わっている。現存する『傷寒論』[13]は全10巻22篇からなり，腸チフスに似た急性熱性病とその治療を扱っている。『金匱要略』[13]は全25篇からなり，さまざまな疾患(循環器，呼吸器，泌尿器，消化器，皮膚，女性生殖器，精神)の症状と治療，救急救命法，食物の禁忌を扱っている。張仲景の医学書では，いくつかの生薬を巧みに組み合わせて種々の病態に対応する複合処方が大きな特徴になっている。『傷寒論』と『金匱要略』の処方は後世の医師た

ちに愛用され，また現在の漢方治療においてもその処方がよく利用され，応用価値がきわめて高い。

『難経』という鍼灸に関連する書物がある。著者は不明だが張仲景が『傷寒論』の自序でこの著作に言及しており，後漢の時代に成立したと考えられている。『黄帝内経』の難解な部分81ヵ所について問答形式で論説している。後世にこの本の注釈書がいくつも書かれ，そのうち元の時代に書かれた『難経本義』は，日本の江戸時代に広く読まれてベストセラーの医書になった。

『神農本草経』[14]は漢方で用いる個々の生薬について解説した書物で，後漢代(1～2世紀)に成立したと考えられる。その原本は唐代までに散逸したが，後の本草書にその内容が保存されており，宋代や明代の本草書をもとに明・清代の学者により復元され出版されている。『神農本草経』には365種の漢方薬が収載され，うち植物薬が252種，動物薬が67種，鉱物薬が46種である。それらは上・中・下品に3分類され，上品120種は君主の役目をし，生命を養うもので毒性がなく，長期に服用しても害がない。中品120種は臣下の役目をし，体力を養うもので使い方次第で無毒にも有毒にもなり，注意して用いる必要がある。下品125種は召使いの役目をし，病気を治療するもので有毒であり，長期間服用してはならず，多くのものは寒熱の邪気を取り除き，胸腹部の腫瘤を破壊する。

『黄帝内経』，『神農本草経』，『傷寒雑病論』はその後の中国医学の発展の理論的基礎となり，3大古典として尊重されている。

医学史上の人と場所
People and Place in Medical History

華佗

華佗は後漢の時代の傑出した名医であり，その伝記は『後漢書』の「方術伝」と『三国志魏書』の「方技伝」に載っている。沛国譙(現在の安徽省亳県)の出身で，安徽，山東，江蘇，河南などの地を巡り，病人を救い，行く先々で民衆の深い信頼と敬愛を受けた。百歳近くになっても壮年のままの容姿で，周囲の人からは仙人と言われた。官職に就くよう招かれても，華佗は自由を好み応じなかった。魏の名将の曹操は，持病の頭痛と眩暈に苦しみ，華佗の評判を聞いて召して，鍼の治療を受けたところたちどころに治癒した。華佗は曹操に仕えるのを嫌って帰り，再三の招きを拒んだことから逆鱗に触れてとらえられ，死罪に処せられた。華佗はいく通りもの医術を会得し，不老長寿の術に精通していた。外科の分野では麻沸散という麻酔薬を用いて開腹手術を行ったとされる。鍼灸に造詣が深く，後世の人は脊椎両傍の24穴位を「華佗挟脊穴」と命名している。養生を重視して体育・鍛錬を提唱し，体操療法である五禽の戯を考案して弟子の呉普に授けた。

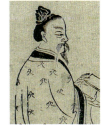

華佗　明代に描かれたもの

第2章
古代ギリシャの医学
──西洋医学のルーツ

Medicine in the ancient Greek — origin of the Western medicine.

　エーゲ海の島々では，紀元前 2500 年頃から海沿いに町や村が生まれ，クレタ島を中心にクレタ文明が栄えた。その象徴ともいえる壮大なクノッソス宮殿は紀元前 2000 年頃に建設され，紀元前 1600 年頃に最盛期を迎えるが，その 1 世紀後にはクノッソス宮殿をはじめ各地の王宮は破壊され，紀元前 14 世紀前半にクレタ文明は消滅した。クレタ文明では粘土板に線文字で記した文書が残されているが，紀元前 1700 年頃から用いられた古い線文字 A はまだ解読されておらず，紀元前 1450 年から紀元前 1375 年に作成された線文字 B はギリシャ語で書かれている。

　紀元前 18 世紀から 17 世紀にかけてギリシャに北方から侵入したアカイア人は，クレタ文明の影響を受けながら，軍事色の強いミケーネ文明を作り上げた。ペロポネソス半島のミケーネはその重要な町である。ミケーネ帝国は紀元前 15 世紀から紀元前 14 世紀にかけて最盛期を迎え，その文明はギリシャ本土全域と多くの島に広がった。紀元前 13 世紀の終わりに主要な都市が地震によって破壊され，ミケーネ文明は滅亡する。その後，ギリシャとエーゲ海沿岸は混乱し暗黒時代を迎えるが，紀元前 1000 年頃からギリシャ語を話す人たちが定着し，紀元前 8 世紀の後半には各地にポリス（都市国家）が成立した。このポリスで生まれた古代ギリシャ文明では，合理的な思考と知識の探求に大きな価値を認め，その精神はその後のヨーロッパに引き継がれて西洋文明が発展する礎となった。

■古代ギリシャの歴史と文明

　ギリシャの歴史では競技を伴うオリンピア祭が紀元前 776 年に初めて開かれたとされ，この年がギリシャ暦の元年とされている。ギリシャ語の異なる方言を話すドーリア人，イオニア人，アイオリス人が，共通の言語を土台にして一つの文化を共有するという意識を持ち出したのである。ギリシャ語は単なる事実を述べるだけでなく，ホメロスの叙事詩に見られるような豊かな表現力を持つようになった。ホメロスの『イリアス』と『オデュッセイア』は，吟遊詩人が語り継いできた口承の物語が，紀元前 700 年より少し前あたりにエーゲ海東岸のイオニア地方で現在伝えられるような形になったと考えられる。

　ギリシャのポリスは谷間に位置することが多く，たがいに山で隔てられて各地の方言と独自性を強く残していた。その政体はポリスにより異なるが，当初は少数の貴族が統治する貴族政，民衆と結んで貴族を倒し

表2-1　古代エーゲ海文明とギリシャ文明

紀元前 2200〜2000 年	クレタ島にクレタ文明が起こる。
紀元前 2000 年	クレタ島にクノッソス宮殿が完成。
紀元前 1600〜1200 年	ミケーネ文明が栄える。
紀元前 776 年	最初のオリンピア祭開催，ギリシャ暦の元年。
紀元前 750〜700 年	ギリシャ人が地中海に植民を開始，ギリシャ語のアルファベットが作られる。
紀元前 507 年	アテナイでクレイステネスの政治改革。
紀元前 500〜479 年	ペルシャ戦争，ギリシャがペルシャに勝利。
紀元前 461〜430 年	アテナイでペリクレスが指導者となる。
紀元前 431〜404 年	ペロポネソス戦争，アテナイとスパルタの戦い。
紀元前 359〜336 年	マケドニアのフィリッポス2世の治世。
紀元前 336〜323 年	アレクサンドロス大王の治世。
紀元前 315〜301 年	アレクサンドロス帝国の分裂。
紀元前 148〜145 年	ローマがマケドニアとギリシャを併合。
紀元前 88〜64 年	ローマが小アジアを征服。
紀元前 30 年	ローマが最後のヘレニズム王国のエジプトを併合。

た独裁者による僭主政，さらに寡頭政や立憲政，さらに民主政の政体が生まれた。民主政が最も進んだのはイオニア人のアテナイで，紀元前6世紀末にクレイステネスの改革により民主政が始まった。アテナイはギリシャ世界のリーダーとして，他のポリスの政体にも大きな影響を与えた。もう1つの有力ポリスであるドーリス人のスパルタは対極的な政体をとった。スパルタは重装歩兵を中心とした軍国主義のポリスで，農業に依存して商業を認めず，戦士である少数の貴族が多数の農奴を支配していた。紀元前6世紀の後半にアケメネス朝ペルシャが小アジアに進出し，紀元前500年からペルシャ戦争が始まり，ギリシャのペロポネソス同盟軍はスパルタを中心とする陸軍とアテナイを中心とする海軍の働きによりペルシャ軍を撃退した。ヘロドトスの『歴史』はペルシャ戦争の原因と経緯を記したものである。その後，ペルシャの脅威に対抗するためにアテナイを盟主とするデロス同盟が結成されて安定期を迎えたが，ポリス間での衝突が激しくなりギリシャ世界が二分してペロポネソス戦争が勃発する。スパルタを中心とするペロポネソス同盟軍に対して，海軍力で有利なアテナイは籠城戦を行うが，シチリア遠征の失敗などもあって降伏する。トゥキュディデスの『戦史』はペロポネソス戦争の歴史を体系的に記したものである（表 2-1，図 2-1）。

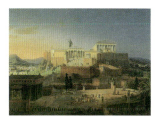

図2-1　アテナイのアクロポリスの復元図

古代ギリシャには，あらゆる事物に合理的な説明ができるのではないかという哲学的な問題を考究する人たちが現れた。彼らは形而上学や論理学，数学などの抽象的な思考を通じて世界や自然の本質に到達できると考えていて，科学と哲学が一緒になったようなものであった。その知的活動は小アジアのミレトスで始まり，南イタリアやシチリアなどのギリシャ植民市にも広がっていった。紀元前6世紀にミレトスのタレスは世界の根源は何かという問いを考え，それは水であるという説を唱えた。紀元前5世紀にエンペドクレスは，土・水・空気・火が物質の根

古代ギリシャの歴史と文明　23

表2-2 古代ギリシャの科学者・哲学者

	出身地／活躍地	生没(活躍)年(紀元前)	学問分野
タレス	ミレトス	625～547 頃	自然哲学
アナクシマンドロス	ミレトス	610～540 頃	自然哲学
アナクシメネス	ミレトス	585～525 頃	自然哲学
ピュタゴラス	サモス／クロトン	582～497 頃	数学
クセノファネス	コロフォン	565～470 頃	自然哲学
ヘラクレイトス	エフェソス	540～480 頃	自然哲学
パルメニデス	エレア	540～450 頃	自然哲学／エレア派
アルクマイオン	クロトン	490～430 頃	医学
ゼノン	エレア	490～425 頃	自然哲学／エレア派
アナクサゴラス	クラゾメナイ／アテナイ	500～428 頃	自然哲学
エンペドクレス	アクラガス	493～433 頃	自然哲学／4元素説
メリッソス	サモス／エレア	490～430 頃	自然哲学／エレア派
レウキッポス	ミレトス／エレア	440～430 頃に活躍	自然哲学／エレア派
メトン	アテナイ	433 頃に活躍	天文学
エウクテモン	アテナイ	433 頃に活躍	天文学
ヒポクラテス	キオス	470～400 頃	数学
ソクラテス	アテナイ	469～399	哲学
ヒポクラテス	コス／テッサリア	460～370	医学
ディオゲネス	アポロニア／アテナイ	440 頃に活躍	自然哲学
デモクリトス	アブデラ	460～370 頃	自然哲学／原子論
アルキュタス	タラス	420～35 頃	数学，天文学
プラトン	アテナイ	428～347	哲学
エウドクソス	クニドス	408～355 頃	数学，天文学
カリッポス	キュジコス／アテナイ	370～300 頃	天文学，数学
アリストテレス	スタゲイラ／アテナイ	384～322	哲学，自然学
ヘラクレイデス	ポントス／アテナイ	390～310 頃	哲学
テオフラストス	エレソス／アテナイ	370～285 頃	哲学
プラクサゴラス	コス	325～275 頃	医学
エウクレイデス	アレクサンドリア	300 頃に活躍	数学
エピクロス	サモス／アテナイ	341～270	哲学／エピクロス派
ゼノン	キティオン／アテナイ	335～263	哲学／ストア派
ストラトン	ランプサコス／アテナイ	335～269 頃	哲学
クレアンテス	アッソス／アテナイ	331～232	哲学／ストア派
アリスタルコス	サモス	310～230 頃	哲学，天文学
クテシビオス	アレクサンドリア	270 頃に活躍	数学
ヘロフィロス	カルケドン／アレクサンドリア	330～260 頃	医学
エラシストラトス	ケオス／アレクサンドリア	315～240 頃	医学
アルキメデス	シラクサ	287～212	天文学，数学
クリュシッポス	ソロイ／アテナイ	280～207 頃	哲学
エラトステネス	キュレネ／アレクサンドリア	275～194 頃	地理，数学
アポロニオス	ペルゲ／ペルガモン	242～190 頃	数学

源であると主張し，その後この4元素の考えが主流になり，ルネサンス期になるまで西洋の科学と医学を支配していくことになる．自然の原理について考察する自然哲学から始まり，数学や天文学の分野で大きな成果を上げる．とくに後世の思想に大きな影響を与えたのはプラトンとアリストテレスの2人である．プラトン（紀元前428～347）は真・善・美といったイデアは，永遠で不変の世界に存在する真の実体であり，感性によって知覚できるものではなく，魂によってのみ近づけるものと考え

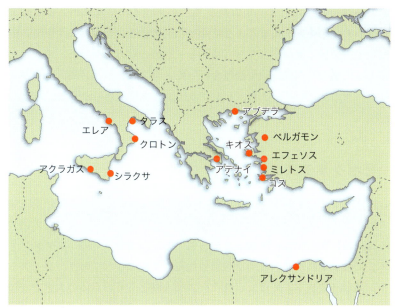

図2-2　古代ギリシャの科学者・哲学者の活躍地

た。『国家』は理想の国家を描いた代表作であり，人間には理性，激情，欲望の3種類の魂が宿っており，そのどれが優勢になるかによって，個人のあり方や国家のあり方が左右されると述べている。アリストテレス（紀元前384〜322）は自然学に強い関心を持ち，『動物誌』10巻，『動物部分論』4巻，『動物運動論』，『動物進行論』，『動物発生論』を著している。アリストテレスの動物学の著作は，動物の構造と機能に注目して重要な多くの問題に光を当て，医学にも大きな影響を与えた（表2-2，図2-2）。

　古代ギリシャにおいてアスクレピオスは医学の守護神であり，その神殿アスクレペイオンは病者の治療施設でもあった。紀元前5世紀頃にギリシャのエピダウロスに建てられたものが最も古く，よく補存されている。アテナイのアクロポリスの南斜面のものは，紀元前420年頃に

医学史上の人と場所
People and Place in Medical History

アスクレピオス

　アスクレピオスはギリシャ神話に登場する名医である。アポロンの息子であるが，母親が死んだためにケンタウロスの賢者ケイロンに育てられ，医学に才能を示した。しかし死者を次々と蘇らせたためにゼウスの雷によって撃ち殺され，死後天に上げられてへびつかい座になったとされる。杖に蛇の巻き付いた「アスクレピオスの杖」のモチーフは，医学の象徴として広く用いられている。

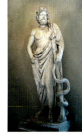
アスクレピオス

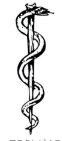
アスクレピオスの杖

古代ギリシャの歴史と文明　25

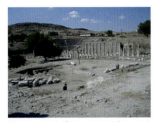

図2-3　ペルガモンのアスクレペイオン　坂井建雄撮影

建てられた。紀元前350年頃からアスクレペイオンには病気の治癒を願う多くの巡礼者が集まるようになった。祈願者は聖域内の至聖所に宿泊して，翌日に夢の内容を神官に話して治療の処方を受けた。その処方によって温泉や運動施設で治療を行った。コス島，バロス島，イタリアのローマのティベリーナ島，トルコのペルガモンのものが著名である（図2-3）。

■ヒポクラテスの医学

古代ギリシャの医師の中に，きわめて著名な1人の人物がいる。コス島に生まれたヒポクラテス（紀元前460頃〜375頃）である。ヒポクラテスは同時代からすでに医師として有名であり，プラトンの『プロタゴラス』ではヒポクラテスの名は医師の代表者と見なされており，アリストテレスの『政治学』ではヒポクラテスは人間としての身体の大きさではなく，医師として大きな人物だと紹介されている。1世紀の古代ローマのケルススは『医学論』[1]の中で医学の歴史を述べて，ヒポクラテスは学識と弁証の才に長け，医学を哲学から独立させることに貢献した重要な人物と記している。2世紀のガレノスはヒポクラテスをプラトンやアリストテレスと並ぶ古い偉大な人物として称え，その言葉をよく引用し，その著作の注釈書を数多く著している。ヒポクラテスは中世・ルネサンス期以後のヨーロッパの医師たちに深く尊敬された。ヒポクラテスの文書のいくつかはサレルノ医学校（→5章p.70）で編まれた医学教材集『アルティセラ』の中核に組み入れられた。ヒポクラテスに関係のある文書を集めた著作集は16世紀以後繰り返し出版されている。とくに17世紀末のイギリスのシデナム（→7章p.126）は医学の理論よりも臨床での観察を重視してヒポクラテスの医学を賞揚し，「イギリスのヒポクラテス」と呼ばれるようになった（図2-4，5）。

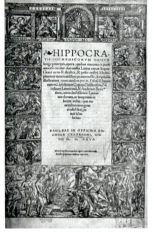

図2-4　ヒポクラテス全集　（1526年刊）

『ヒポクラテス集典』[2]は，ヒポクラテスに関係のある70篇あまりの医学文書を収めた著作集である。その文書の多くはヒポクラテスの弟子

医学史上の人と場所　People and Place in Medical History

デモケデス　Democedes of Croton

デモケデスは南イタリアのクロトンで生まれて，紀元前500年頃に名医として知られ，波乱に満ちた生涯を送ったことが，ヘロドトスの『歴史』第3巻に書かれている。デモケデスはクロトンで医師になり，アイギナ島，アテナイを経てサモス島に移り，僭主ポリュクラテスに仕えた。しかし僭主が暗殺されてペルシャのダレイオス王の捕虜になった。そこで王の足首の傷を穏やかに治療して認められ，王に仕えた。しかし策を巡らして脱出し，生地のクロトンに帰って闘技士ミロンの娘と結婚した。この時代の給料をもらって働いた医師の例として，また波乱に富んだ生涯と成功をした医師として著名である。

26　第2章　古代ギリシャの医学

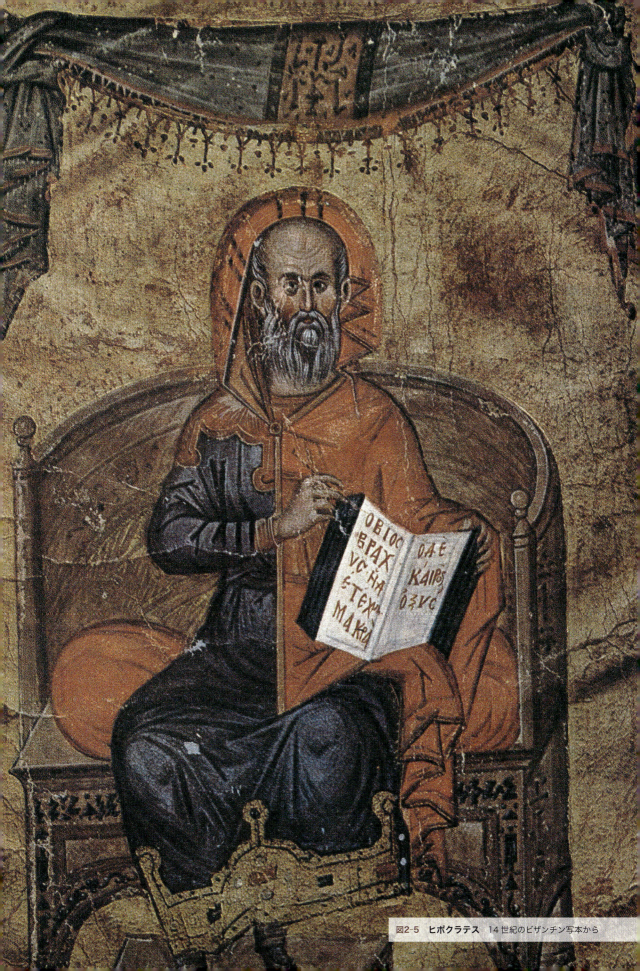

図2-5　ヒポクラテス　14世紀のビザンチン写本から

たちや同時代の人たちによって書かれたものであり，少し後の時代に書かれたものも含まれている。『ヒポクラテス集典』の文書はその内容からいくつかの群に分けられる。まずコス学派による著作として，①外科的な著作である「頭部の損傷について」，「骨折について」，「関節について」，「診療所内において」，「梃子の原理を応用した整復法」など，②患者の状態を詳細に観察した「予後」，「流行病」全7巻，③病気の原因を自然現象として説明する「神聖病について」，「空気，水，場所について」，「箴言」などがある。クニドス学派による著作としては，④病気の原因として4種類の体液を想定する「体内風気について」，「古来の医

医学史上の人と場所
People and Place in Medical History

ヒポクラテスと『ヒポクラテス集典』
Hippocrates of Cos（紀元前460～370）

ヒポクラテスは古代ギリシャの医師で，古くから「医学の父」と呼ばれ古代における最も著名な医師である。コス島で紀元前460年頃に生まれ，医学の神であるアスクレピオスの子孫でコス島に定住したとされる貴族の家系である。父親のヘラクレイデスはペルシャ戦争に参加した。妻の名前は不明であるが，2人の息子のテッサロスとドラコンはいずれも医師であり，娘は弟子のポリュポスの妻になった。ヒポクラテスは人生の前半を生地のコス島で過ごし，医師として有名になった。トラケアのアブデラに呼ばれて哲学者のデモクリトスを治療し，またペルシャのアトラクセルクセス1世（紀元前464～424）から手紙で招かれたが断っている。後半生は祖先の故地であるテッサリアで過ごし，息子や弟子とともに各地で患者を治療し，紀元前370年頃にラリッサで亡くなった。ヒポクラテスの伝記として最重要のものは，1～2世紀のエフェソスのソラノスによる「ヒポクラテスの生涯」[P1]で，その当時に残されていた古い資料をもとに書かれている。またガレノスの著作，とくに「最良の医師は哲学者でもあること」の中に，ヒポクラテスへの言及が含まれている。

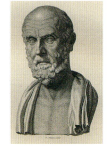

ヒポクラテス

『ヒポクラテス集典』に含まれる文書の多くはヒポクラテスの時代に遡るものであるが，文体や内容から複数の著者によるもので，多くは息子や弟子たちが執筆したと考えられている。どの著作がヒポクラテス自身の筆になるかは古代からさまざまに考察され，紀元前3世紀のタナグラのバッキウス（紀元前275頃～200）は約20著作，西暦1世紀のエロティアヌスは約40著作を真正のヒポクラテス文書と考えていた。19世紀には真正と認められる著作数は激減し，リトレ（1801～1881）の『ヒポクラテス全著作』[P2]では11著作のみをヒポクラテスによると認め，イギリスのアダムス（1796～1861）の『ヒポクラテス真正著作』（1849）[P3]には17著作が収録されている。しかし古代の伝承でヒポクラテスのものとされるいくつかの文書（「古来の医術について」，「関節について」，「流行病第1巻」，「予後」）でも明らかな文体の違いがあり，現在ではヒポクラテス自身の著作がどれであるかを割り出すのは絶望視されている。むしろ文書の内容をもとに著者のグループ分けが行われ，①コス学派によるもの（外科的著作群，「流行病第1～7巻」，「体液について」，「空気，水，場所について」，「神聖病について」，「予後」，「急性病の摂生法について」，「箴言」），②クニドス学派によるもの（婦人科著作群，「疾病について第2, 3巻」，「内科疾患について」），③それ以外の哲学的著作群（「肉質について」，「食餌法について」，「七について」）より遅い時期の群（「心臓について」，「品位について」，「医師の心得」，「医師について」）が区別されている。

表2-3 『ヒポクラテス集典』の内容（番号はリトレ版ヒポクラテス全集の順序）

1	古来の医術について	37	食餌法について，第2巻
2	空気，水，場所について	38	食餌法について，第3巻
3	予後	39	夢について（食餌法について，第4巻）
4	急性病の摂生法について	40	疾病について，第2巻
5	急性病の摂生法について（後代の追加篇）	41	疾病について，第3巻
6	流行病，第1巻	42	内科疾患について
7	流行病，第3巻	43	婦人の自然性について
8	頭部の損傷について	44	7ヶ月児について・8ヶ月児について
9	診療所内において	45	生殖について
10	骨折について	46	子供の自然性について
11	関節について	47	疾病について，第4巻
12	梃子の原理を応用した整復法	48	婦人病，第1巻，第2巻
13	箴言	49	不妊症について
14	誓い	50	処女の病について
15	法（医の本分）	51	重複妊娠について
16	流行病，第2巻	52	胎児の切断除去について
17	流行病，第4巻	53	解剖について
18	流行病，第5巻	54	歯牙発生について
19	流行病，第6巻	55	腺について
20	流行病，第7巻	56	肉質について
21	体液について	57	七について
22	予言，第1巻	58	予言，第2巻
23	コス学派の予後	59	心臓について
24	術について	60	栄養について
25	人間の自然性について	61	視覚について
26	健康時の摂生法について	62	骨の自然性について
27	体内風気について	63	医師について
28	液体の利用法について	64	品位について
29	疾病について，第1巻	65	医師の心得
30	疾患について	66	分利について
31	人体の部位について	67	分利の日について
32	神聖病について	68	書簡集
33	損傷について	69	アテナイ人の決議
34	痔について	70	祭壇演説
35	痔瘻について	71	テッサロニスによる特使としての演説
36	食餌法について，第1巻		

術について」，「人間の自然性について」，「疾病について」第2・3巻，「内科疾患について」，⑤婦人科的著作の「婦人病」全2巻，「不妊症について」などがある。どちらにも属さないものとして⑥哲学的な医学である「肉質について」，「食餌法について」全3巻，「七について」，後の時代のものとして⑦「心臓について」，「品位について」，「医師の心得」，「医師について」などがある（表2-3）。

　ヒポクラテスの文書は紀元前3世紀にすでに古典として評価され，アレクサンドリアの図書館で集められて『ヒポクラテス集典』の原初形ができたと考えられる。このときすでに現在の形に近いものができたとする見方もあるが，最近の見解では3段階でできあがったと考えられている。紀元前3世紀のアレクサンドリアではコス学派の著作と考えら

れる約20篇の文書が集められ，1世紀頃までにクニドス学派などの著作約20篇が新たに加えられ，さらに中世の写本の段階で加えられて現在のヒポクラテス集典ができあがったというものである。1526年に初めて出版されたギリシャ語のヒポクラテス集典には68篇が含まれ，標準版としてよく用いられるフランスのリトレによる1839～61年のヒポクラテス集典では71篇が含まれている。

「流行病」[3]全7巻はコス派の代表的な著作と考えられ，そのうち第1巻と第3巻は，成立年代が最も古いもので，タソス島の3年間の気候と42症例の病状と経過が記録されている。ヒポクラテス自身の臨床記録をもとに書かれたと考えられている。これらの症例の記録にあたって，ヒポクラテスは病名をつけることを避けて，それぞれの症例の病状と経過を綿密に記録することを心がけている。古代における疾患の概念は現代のものと大きく違っているので，古代の病名からその疾患がどのようなものであったかを判断するのは困難だが，ヒポクラテスが記録した症例については，その症状と経過から疾患の種類をある程度判断することができる。ヒポクラテスの42症例は，いずれも急に発熱して全身状態が悪くなり，身体の痛みや下痢，尿の異常を認め，しばしば精神錯乱や痙攣を起こしており，重篤な急性感染症と考えられる。42症例のうちで17例は最終的に発汗して熱が下がり回復しているが，25例は死亡しており，死亡率はかなり高い。回復例では経過の短いもので3日間，長いもので120日間，平均で30日間であり，死亡例では経過の短いもので2日間，長いもので120日間，平均で19日間であった（表2-4）。

古代ギリシャの医療においては，このような急性感染症が最重要の疾患であり，とくに有効な治療手段があるわけではなかった。古代ギリシャの医師たちは私的に治療を行い，そのような治療しようのない疾患に対処して得意客を獲得しなければならなかった。その際に病気の予後

医学史上の人と場所
People and Place in Medical History

コス島

コス島は，エーゲ海南東部で小アジア（トルコ）の沿岸にある東西40 km，南北8 kmほどの島である。コス島の北東端に島の中心となるコスの町がある。この町の広場には大きなプラタナスの木があり，この下でヒポクラテスが弟子たちを教えたという伝説がある。しかしこの木はせいぜい500年前からのものであり，現在のコスは新しい町でヒポクラテスの時代にはなかった。コスの考古学博物館にはヒポクラテスのものとされる大理石像があるが，髪の毛が豊かであり，禿頭であったとされるヒポクラテスの姿と違っている。コスの町から南西3 kmほどの丘の上はアスクレペイオンの遺跡がある。ヒポクラテスより少し遅れて紀元前4世紀に建てられたものであるが，アスクレピオス神を祀る神殿であるとともに神官による医療が行われた。

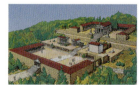

コス島のアスクレペイオンの復元図
（R. Herzogによる）

表2-4 『ヒポクラテス集典』の42症例

1	ピリスコス	高熱，精神錯乱	6日目に死亡
2	シレノス（20歳）	発熱，精神錯乱，胃腸症状	10日目に死亡
3	ヘロポン	急な高熱，精神錯乱，脾腫，両脚痛	17日頃に分利
4	タソスのピリノスの妻	産後14日から発熱，頭頸腰痛，痙攣，錯乱	20日目に死亡
5	エピクラテスの妻	産後2日から高熱，頭頸腰痛，錯乱	27日頃一旦平熱，80日頃に分利
6	クレアナクティデス	不規則熱，頭左胸痛，赤色尿	80日目に高熱，発汗して分利
7	メトン	発熱，鼻出血	5日目に分利
8	エラシノス	発熱，錯乱譫妄	5日目に死亡
9	タソスのクリトン	足の親指の激痛，精神錯乱，高熱	2日目に死亡
10	クラゾメナイの男	高熱，頭頸腰痛，難聴，錯乱	20日目に一旦分利，40日目に回復
11	ドロメアデスの妻	分娩後2日から高熱，季肋部痛，錯乱	6日目に急死
12	ある男	嘔吐，高熱，季肋部痛，精神錯乱	11日目に死亡
13	ある女性	妊娠3ヶ月で発熱，頸頭右手痛，右手麻痺，痙攣，錯乱	14日目頃に分利
14	メリディエ	頭頸胸痛，高熱	11日目に分利
15	ピュティオン	両手の震え，高熱	10日目に分利
16	ヘルモクラテス	発熱，頭腰痛，難聴，錯乱	27日目に死亡
17	デレアルケスの園に寄宿の男	発熱，脾腫，錯乱，昏睡	40日目に発汗，分利
18	タソスのピリステス	嘔吐，苦痛，難聴，高熱，痙攣	5日目に死亡
19	デマイネトスの家に宿泊のカイリオン	飲酒後発熱，痙攣，錯乱	7日目に一旦分利，20日目に分利
20	エウリュアナクスの娘	発熱，肛門部化膿，錯乱	10日目に軽快，19日目に死亡
21	アリスティオンの家の女性	咽喉炎，発熱，頸胸部腫瘤	5日目に死亡
22	嘘つきたちの広場近くに宿泊の若者	発熱，下痢，錯乱	6日目に死亡
23	ティサメノスの家に宿泊の女性	嘔吐，季肋部痛，発熱	死亡
24	パンティミデスの家のある女性	流産後に発熱，不眠，錯乱	7日目に死亡
25	オイケテスの妻	妊娠5ヶ月で流産，昏睡，不眠，錯乱	7日目に死亡
26	嘘つきたちの広場近くに宿泊の女性	分娩後発熱，悪心，下痢，疼痛，錯乱，昏睡	14日目に死亡
27	タソスのアルテミス神殿向こうに寄宿のパロス島の男	急な高熱，昏睡，錯乱	20日目と40日目に平熱，120日目に死亡
28	タソスで冷泉近くに宿泊の女性	分娩後3日目に高熱，錯乱	80日目に死亡
29	タソスのヘラクレス神殿向こうに宿泊のピュティオン	過労と不摂生で悪寒，高熱，痛み，錯乱，昏睡	10日目に死亡
30	ある譫妄性熱病患者	嘔吐，高熱，錯乱，痙攣	4日目に死亡
31	ラリサの禿頭の男	右腿痛，高熱，錯乱，下痢	4日目に死亡
32	アブデラのペリクレス	急な高熱，鼻出血，濃厚な尿	4日目に分利
33	アブデラ聖堂脇に宿泊の少女	焼熱病様の熱，錯乱，難聴，両脚痛	27日目に発汗，分利
34	アブデラのペリクレストラキア門近くに宿泊のアナクシオン	急な高熱，右側胸部痛，咳	20日目に一旦分利，34日目に分利
35	アブデラのヘロピュトス	焼熱病性の高熱，胆汁様嘔吐，錯乱，右股関節痛	80日目に一旦好転，120日目に分利
36	アブデラのニコデモス	性行為と飲酒後に発熱，悪心，心窩部痛，錯乱	24日目に発汗，分利
37	タソスの悲観的性質の女性	不眠，食欲不振，発熱，痙攣，昏睡	3日目に分利
38	ラリサのある少女	高熱，錯乱，鼻出血	6日目に発汗，分利
39	アブデラのアポロニオス	長期の衰弱，腹部膨満，黄疸，鼓腸，錯乱，発熱	34日目に死亡
40	キュジコスのある女性	難産後に高熱，下痢と便秘，意識低下，痙攣	17日目に死亡
41	タソスの平地に宿泊のデレアルケスの妻	急性の高熱，譫妄	21日目に死亡
42	メリボイエのある若者	飲酒と性行為後に発熱臥床，錯乱	24日目に死亡

を推し量ることは，医師たちにとって患者の信頼をつなぎ止めるのに有用な方途であった。「予後」[4]は，ヒポクラテスの症例観察を基礎にして，予後の一般的な原則を導き出したものである。

> 医者が病気の予測を仕事としていることは非常にすばらしいと私は思う。実際，病人のそばにいて，その症状の現在と過去と未来の様子をあらかじめ知り予言して，患者がつい言い漏らしていることまですっかり説明してやれば，病人のことをよく知っているといっそう信頼されるようになり，こうして人々はあえて自分の体を医者に委ねる気になるものである。（大槻真一郎編『新訂ヒポクラテス全集』，岸本良彦訳「予後」から）

とくに「箴言」[5]は予後について述べた文章を短い警句のような形にして集めたもので，含蓄のある語録として後世の人たちに愛読された。

> 人生は短く，術のみちは長い。機会は逸し易く，試みは失敗することが多く，判断は難しい。医師は自らがその本分をつくすだけでなく，患者にも看護人にもそれぞれのなすべきことをするようにさせ，環境もととのえなければならない。（大槻真一郎編『新訂ヒポクラテス全集』，石渡隆司訳「箴言」から）

「空気，水，場所について」[6]は風，水，太陽など人間を取り巻く外的条件と病気との関連について述べた文書で，前半部では気候や場所が人間の健康状態に及ぼす影響について，後半ではギリシャの周辺地域に住む諸部族の生活様式について述べている。さまざまな土地を巡回する医師たちが，それぞれの都市に起こりやすい病気の類型を予知するのに役立つように書かれている。

「神聖病について」[7]は癲癇性の疾患について述べた文書である。癲癇は治癒しにくく説明が難しいために神がかりの病気と信じられていたが，他の病気と同様に自然の原因により生じると捉えている。

> 神聖病と呼ばれている病気についての事情は，つぎのとおりである。この病気は，他の病気とくらべて何ら神的でもなければ神聖でもないと私には思われる。この病気も他の病気と同じように自然を原因とし，そこから生じるのである。ところが，この病気が他の病気と少しも似ていないことから，人々は自分たちの経験不足とこの病気の不思議な性質のために，この病気の性質や原因を何か神的なものと考えた。そして彼らは，事の真相を知ることが難しいために，この病気をいまだに神的なものとして通そうとしている。（大槻真一郎編『新訂ヒ

ポクラテス全集』，石渡隆司訳「神聖病について」から）

　クニドス派のものと考えられる著作では，病気の原因を温・冷・湿・乾の4つの基本性質の不均衡によって説明しようとする。「人間の自然性について」では，人間の身体が血液，黄胆汁，黒胆汁，粘液の4種類の体液で構成されるとする。病気がこれら4体液の不均衡によって生じること，さらに季節などの外的な要因がこれに加わることを説明している。血液は温・湿で春に強まり，黄胆汁は温・乾で夏に強まり，黒胆汁は冷・乾で秋に強まり，粘液は冷・湿で冬に強まる。この4体液の理論は後世の医師たち，とくにガレノスによって採り上げられて大きな影響を与えた。このような理論を認めつつも，哲学的な考え方によって医術が縛られてはならないと，「古来の医術について」[8]では明確に述べられている(図2-6)。

　だから私としては，目に見えない困難な事柄の場合に必要となる新規な前提は，医術には必要ないと思う。それらについて誰かが何かを言おうとすれば，どうしても想定が必要になってくる。たとえば天のことや地下のことについて。それがどんなものかをよく知って語ろうとする場合には，言っている当人にも聞き手にも，それが真実かどうか明らかではないだろう。というのも，それを拠り所にすれば確実なことが必ずわかってくるというようなものは，およそ存在しないからである。（大槻真一郎編『新訂ヒポクラテス全集』，大槻マミ太郎訳「古来の医術について」から）

　ヒポクラテスの医学では，外的な影響を受けて体液の4つの種類が増減し，そのバランスが崩れて病気になるという考え方が基本にある。そのため治療の方法としては，身体が本来持つ自然治癒力を増強するような食餌療法，散歩，休息，睡眠，体操，沐浴，マッサージが中心にな

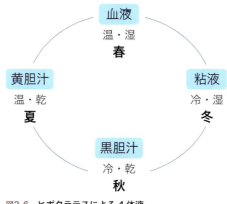

図2-6　ヒポクラテスによる4体液

る。積極的な治療法としては，過剰な悪性体液を痰，鼻水，膿汁，汗，尿，大便などの形で体外に排出させる治療が行われる。具体的な治療法としては，以下のようなものがある。

①消化管に悪性体液が滞留した場合には，催吐剤，下剤，浣腸剤が用いられる。下剤と浣腸剤には植物性のさまざまのものが用いられている。

②頭部(脳)に悪性体液が滞留した場合には，鼻に棒状の刺激剤を詰め込んでクシャミを起こして鼻水(粘液)を排出させたり(「疾患について」第2節)，口に何かを含ませて唾液の分泌を促進したり(「疾患について」第4節)する。

③肺の内部に悪性体液が滞留した場合(肺炎，肺膿瘍)には，燻蒸剤を吸入したり(「疾病について第2巻」第47節)，煎じ薬を注入したり(「内科疾患について」第6節)して，痰や膿の排出を促進する。

④胸腔や腹腔に悪性体液が滞留した場合(胸膜炎，膿胸，腹膜炎)には，メスで切開しカニューレを挿入して膿を排出させる(「疾病について第2巻」第60節)。

⑤皮下や肉質(筋肉)に悪性体液が滞留した場合には，蒸気浴や温浴により発汗を促したり(「急性病の摂生法について」第18節)，利尿剤によって尿の排出を促したり(「疾病について第3巻」第17節)する。

⑥血液に悪性体液が貯まった場合には，吸い玉を当てたり静脈を切開したりして瀉血を行う。そのため血管についての解剖学的知識が重要になる。「骨の自然性について」という文書には，全身の静脈についての記述がある。

『ヒポクラテス集典』の中で最もよく知られている文書は「誓い」[9]であろう。ごく短い文書で，師弟の誓いと医師の戒律・守秘義務が述べられている。おそらくコスの医学校が血族の者たち以外に開かれて授業料を取って教えるようになった時に書かれた，生徒との間の契約の文書であったと考えられる。

■ヘレニズム期の文明と医学

ペルシャでは紀元前404年にダレイオス2世が亡くなり，その後の混乱でアケメネス朝は没落した。ギリシャではペロポネソス戦争(紀元前431～404年)を経てアテナイとスパルタも衰退していった。その頃ギリシャ北部のマケドニアではフィリッポス2世が紀元前359年に王位に就き，歩兵戦術の改良と攻城術の採用により，勢力を拡張していった。紀元前336年にフィリッポス2世が暗殺されると，王位を継いだアレクサンドロスはギリシャのポリス都市を服従させ，東方に向かって空前絶後の大遠征を行って，ギリシャ，エジプトから東方のインドに至るまでの大帝国を建設した。アレクサンドロスは10年間の大遠征の最中の

紀元前323年に病没するが，征服された地域には部下のギリシャ人たちによるヘレニズム諸国が成立した。エジプトにはプトレマイオス朝が成立して，その後300年近くにわたって支配した。アジアではセレウコス朝シリアが巨大な王国を作ったが，紀元前3世紀に部分的に崩壊して小アジアにペルガモン王国が生まれた。本国マケドニアにはアンティゴノス朝が成立してギリシャを支配した。

ヘレニズム諸国ではギリシャ語が公用語として用いられ，ギリシャ文化が広まった。エジプトのアレクサンドリアと小アジアのペルガモンには古代社会最大の図書館が建設され，数多くの著作が集められ，学問の研究が行われた（図2-7）。この時代の書物にはエジプトで産出するパピルス紙が用いられたが，エジプトからパピルスの供給が絶たれるとペルガモンでは羊皮紙を開発して製法を確立した。またアテナイでは，プラトンの設立したアカデメイアとアリストテレスの設立したリュケイオンという学園が存続していた。

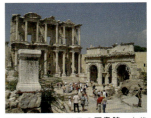

図2-7　エフェソスの図書館　古代の姿を残す数少ない古代図書館　坂井建雄撮影

ヘレニズム期にも著名な医学者たちがいたことが知られている。その著作は現存していないが，ローマ時代の医学著作，とくにガレノスの著作の中で言及されたり引用されたりしている。とくにカルケドンのヘロフィロスとケオスのエラシストラトスはエジプトのアレクサンドリアで医師として活動し，人体解剖を人類史上で初めて行い，人体の構造と機能についての理解を大いに深めたことが特筆される。

紀元前3世紀頃にプトレマイオス朝は威信を高めるために有力なギリシャ人学者たちを招聘し，ヘロフィロスもその時期にアレクサンドリアにやってきて，国家の認知のもとで人体の解剖を行った。さらに死体のみではなく，死刑を宣告されたエジプト人の身体で生体解剖を行ったとされている。この事情をローマ時代の著述家ケルススは『医学論』[1)]の序文で報告している。

これらの見解に加えて，身体内部に様々な痛みや病気が生じている場合，それらの部位に無知な人は誰もそうした苦痛に対して治療を施すことができない。したがって，死んだ人の身体を切開し，その内臓や

医学史上の人と場所
People and Place in Medical History

アレクサンドリア

アレクサンドリアは，ナイル川の河口の1つに位置し，人口400万人ほどでエジプト第2の大都市である。アレクサンドロス大王により建設され，プトレマイオス朝の首都として，また商業と文化の中心地として繁栄した。王の庇護の元で各地から優秀な学者を集めて学堂ムセイオンで科学や哲学の研究を行い，古代世界で最大級の図書館を建設して膨大な蔵書を集めた。数学者のユークリッド，アルキメデス，プトレマイオスなどが活躍した。

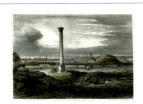

アレクサンドリアのポンペイウス柱　古代から残る数少ないアレクサンドリアの遺跡　1850年頃の絵画

ヘレニズム期の文明と医学

腸管を子細に調べることが必要になってくる。彼らのみるところでは，これを最も徹底して行ったのはヘロフィルスとエラシストラトスであった。この2人は王たちの許しを得た上で，牢獄から請け出した犯罪者の生きた身体を切開し，まだ息のあるうちに，自然がいままで覆い隠していた内部を観察した。すなわち，まずそれらの位置，色，形状，大きさ，配列，硬さ，軟らかさ，滑らかさ，結びつきを，ついで，個々のものの突起と陥没を観察し，何が他の部分に入りこんでおり，何が他の部分をそのうちへ取り込んでいるかに注意を向けた。（ケルスス，石渡隆司訳『医学論』序論，第23〜24節から）

ヘロフィロス（紀元前330頃〜260頃）は少なくとも8編の医学書を著しており，現在では断片として伝わるに過ぎないが，2世紀のガレノスの頃まではある程度よく残っていた。ヘロフィロスは人体を解剖してさまざまな器官や部位を観察して記述した。ヘロフィロスの解剖学書の第1巻は脳と神経，第2巻は肝臓と腹部内臓，第3巻は生殖器，第4巻は血管と心臓を扱っていた。肝臓の記述は人体の解剖に基づいており，細密で正確である。小腸の始まりの部分の長さを12本指と呼んで，そこからこの十二指腸 duodenum の名が生まれた。眼球を解剖しておもな膜を区別し，そのうちの1つを網にたとえて，そこから網膜 retina の名が生まれた。大脳と小脳を明確に区別し，脳を神経系の中枢だと認めて，心臓を中枢と考えるアリストテレスの見解を退けた。感覚神経と運動神経の違いを初めて認めた。硬膜静脈洞の一部の静脈洞交会を確認し，後にヘロフィロスのブドウ絞り器 torcular Herophili と呼ばれるようになった。脳底の動脈が網状に分かれるのを見いだして，後に怪網 rete mirabile と呼ばれるようになるが，これは人間にはなく家畜に見られるものである。脳室を記述し，その中で動脈と静脈が集まるのを見いだして，後に脈絡叢 choroid plexus と呼ばれるようになる。第4脳室が最も重要であると考え，その下部にある筆尖 calamus scriptorius という窪みについて説明している。

ヘロフィロスは医学についての著作も著している。『脈について』では，病気の診断に役立てるために脈の種類を細かく分類しており，脈による診断法はガレノスなど後の著者により継承・発展されて，中世・ルネサンス期以後まで広く用いられた（図2-8）。『産婆術』は，分娩についての最初の著作である。『眼について』は，眼の解剖学，生理学，治療を扱っている。『治療法』はさまざまな治療手段を扱っており，『通説への反論』では，月経が女性の健康にも出産にも有益であるという通説に反対し，人によって有益にも有害にもなると論じている。

エラシストラトス（紀元前315頃〜240頃）は解剖学的知見に基づいて，心臓や脈管など人体の機能について深く考察した。『一般原理』は人体

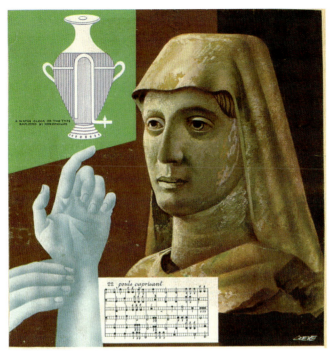

図2-8 ヘロフィロスと水時計

生理学について初めての包括的な著作とみなされ，真空嫌忌 horror vacui により空虚に向かって物質が動くという原則によって人体のさまざまな機能を論じている。空気は外界から，蒸発によって肺の中に生じた空隙に向かって吸い込まれる。空気中に含まれる精気 pneuma は肺から静脈性動脈（肺静脈）を通って心臓に送られ，精製されて生命的 vital なものになり動脈に入る。生命精気はさらに脳で処理されて霊魂的 psychic なものになり，末梢神経に入る。この説はヘロフィロスの師であるプラクサゴラスによる，動脈により運ばれる精気が随意運動の要因であるとする説を受け継いだものであり，後にガレノスにより継承・発展されて広まり，17世紀のハーヴィーの血液循環論により否定された。エラシストラトスは静脈が血液のみを含み，動脈が精気のみを含むと考えた。動脈を切ると精気が抜け出て真空が生じ，静脈の血液が細い吻合 anastomosis を通じて動脈に流入して出血するとした。心臓の4つの弁の働きを理解し，1方向にのみ送ると考えた。またギリシャ医学でよく用いられる瀉血，強烈な吐剤，下剤などの激しい治療法を批判した。

　ヘロフィロスとエラシストラトスは，人体解剖を通して人体の構造と機能についての知見を増やし理解を深め，それを通して医学において人体が探求すべき対象であることを初めて示した。その後，医学知識の整理や編纂は行われたが，新たな研究は長らく停滞した。2世紀の古代ローマの頃に解剖学と生理学は復活し，とくにガレノスによって継承・発展されて，その後の西洋の医学に大きな影響を与えていくことになる。

第3章
古代ローマの医学
―― ガレノスによる古代医学の集大成
Medicine in the Roman era — culmination of the ancient medicine.

　古代ローマは，イタリア中部の都市国家から始まり，領土を拡大して地中海世界の全域を支配する大帝国を作り上げた。その発展の過程で政治体制は王政，共和制，帝政へと移り変わったが，道路網を整備し，効率的な統治機構を作り上げ，他民族をローマ市民として取り込むことにより，高度な文明と安定した社会を長期間にわたって実現した。古代ローマには，古代ギリシャの高い文化が受け継がれ，さらにキリスト教が取り込まれて，その後のヨーロッパの発展の礎となった。

■古代ローマの歴史と社会

　ローマの建国神話によると，ローマの町は雌オオカミに育てられたロムルスとレムスという双子の兄弟により建設されたが，やがて2人が対立し，紀元前753年にロムルスがレムスを倒してローマを建国したとされる。ローマの王は初期はラテン人で，のちにエトルリア人の王が登場し，紀元前509年に王が追放されて共和政国家になった(表3-1)。
　共和政初期のローマは，周辺地域の征服に乗り出し，戦いで打ち破った相手国の住民にもローマ市民権を与えて取り込み，紀元前4世紀頃までにイタリアの中部から南部に勢力を広げていった。共和政の中期には3次にわたるポエニ戦争を戦ってカルタゴを滅ぼし，地中海周辺に勢力を広げていった。第1次ポエニ戦争ではシチリア島，サルディニア島，コルシカ島を占領し，第2次ポエニ戦争ではカルタゴを占領し，第3次ポエニ戦争ではカルタゴを徹底的に破壊した。その間にマケドニアを滅ぼして属州とし，ペルガモン王国を遺贈され，エーゲ海を制して属州アジアを設置し，さらに南フランスを属州とする。領土の拡大とともに貧富の差は拡大し，職業軍人が政治的発言力を増していった。共和政の末期にはグラックス兄弟が護民官に就任して政治改革を試みるが殺害され，有力な将軍マリウス，スッラ，ポンペイウス，カエサルなどが次々と登場して大きな権力を握った。圧倒的な権力を握ったカエサルが殺害され，その後を継いだオクタヴィアヌスにより帝政ローマが始まった(図3-1)。
　帝政の初期はアウグストゥスの即位(紀元前27)からユリウス・クラウ

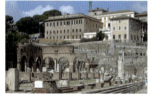

図3-1　フォロロマーノ，ユリウスのバジリカとセヴェルス帝の凱旋門
坂井建雄撮影

表3-1　古代ローマの年表

紀元前	
753年	伝説上のローマの建国
509年	共和制の開始
450年	十二表法の制定
264〜241年	第1次ポエニ戦争
218〜201年	第2次ポエニ戦争
149〜146年	第3次ポエニ戦争
148年	マケドニアを滅ぼして属州とする
133年	ペルガモン王国を遺贈される
129年	エーゲ海を制覇して属州アジアを設置する
121年	南フランスを属州とする
88〜82年	マリウス軍とスッラ軍による内戦
49〜45年	カエサル軍とポンペイウス軍による内戦
44年	ユリウス・カエサルが暗殺される
32〜31年	オクタヴィアヌスがアントニウス・クレオパトラ軍を破る
27〜68年	ユリウス・クラウディウス朝(アウグストゥス帝, ティベリウス帝, カリグラ帝, クラウディウス帝, ネロ帝)
68〜69年	内乱期
69〜96年	フラヴィウス朝(ウェスパシアヌス帝, ティトゥス帝, ドミティアヌス帝)
96〜180年	5賢帝時代(ネルヴァ帝, トラヤヌス帝, ハドリアヌス帝, アントニヌス・ピウス帝, マルクス・アウレリウス帝)
193年	セプティミウス・セヴェルス帝がセヴェルス朝を開く
212年	帝国内の全自由民にローマ市民権を付与
313年	ミラノ勅令によりローマ帝国がキリスト教を公認
325年	ニカイア公会議でアリウス派を弾劾
391年	テオドシウス帝によるローマ帝国のキリスト教化
395年	ローマ帝国が東西に分裂する
418年	トゥールーズに西ゴート王国が誕生
476年	西ローマ帝国最後の皇帝が廃位

ディウス朝の5代，フラヴィウス朝(69〜96)の3代，5賢帝時代(96〜180)を経てその後の混乱まで，ローマ帝国が最も繁栄を誇った安定した時代である．中期はセヴェルス朝(193〜235)の5代から多数の軍人が乱立した軍人皇帝時代(235〜284)まで，軍事力によって統治し内乱を抑える危機の時代である．後期はディオクレティアヌス帝の即位(284)から東西分割(395)の頃まで，キリスト教が浸透し公認されるようになるとともに，ローマ帝国の東と西の文化的な違いが拡大していった．

ローマは実用的な分野でとくに大きな成果を上げ，広大な領土の隅々にまで舗装された道路網，都市生活を豊かにする浴場や競技場や水道など大規模な建造物を建設した．公用語としてはラテン語を用いたが，ギリシャ文明の遺産を受け継いで教養ある人々はギリシャ語も用いた．さらにキリスト教はローマの社会に受け入れられ，古典の文明と結びついて引き継がれていった(図3-2)．

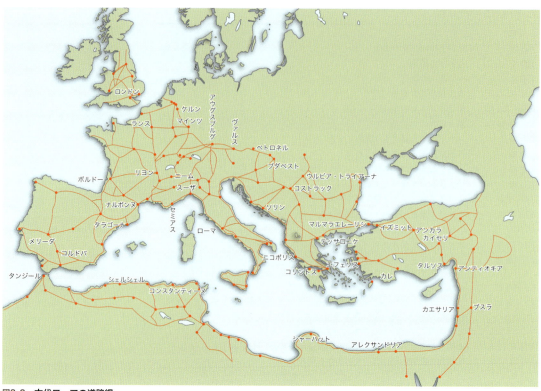

図3-2 古代ローマの道路網

■古代ローマの医学

　共和政のローマは領土を拡大し，ギリシャを征服してその医学に触れるようになったが，それ以前のローマには経験的な民間医療があった。政治家の大カトー（紀元前234〜149）は『農業論』を著し，その中に民間医療の処方を記しているが，キャベツとワインをベースに魚やサソリやカタツムリなどを入れた浄化剤を用いたり，消化不良と排尿困難にザクロを用いたりするが，脱臼には呪文がよく効くとも述べている。ギリシャの医学がローマに受け入れられるのには少なからぬ困難があった。大プリニウス（22〜79）の『博物誌』[1]によれば，紀元前219年にアルカガトゥスというギリシャの医者が初めてローマにやってきて，メスと焼灼を荒っぽく用いたので評判を落とし，追い出されてしまった。また大カトーはギリシャの医学に対して不信感をもち，息子マルクスに対してギリシャの医者と関わることを禁じた言葉を残している。

　ギリシャの医学をローマに広めたのは，ビテュニア（現在のトルコ，黒海南岸地域）出身のアスクレピアデス（紀元前130頃〜40頃）である。アスクレピアデスの著作は残されていないが，その学説や医療についてはケルスス（25頃に活躍）『医学論』と大プリニウスの『博物誌』に紹介されており，ガレノス（129〜216）の著作の中でしばしば批判的に言及されてい

る。アスクレピアデスは，病気が体液のバランスの崩れによって生じるのではなく，微小な粒子の流れが小孔を通過できずに滞ることによって生じると考えた。そして治療に当たっては，安全に，速やかに，痛みを与えずという原則のもと，摩擦，ワイン，水浴療法，受動的な運動などを好んで用いた。アスクレピアデスには多くの弟子がいたが，とくにラオディケイア(現在のシリア，港湾都市)出身のテミソン(紀元前2～1世紀)はアスクレピアデスの治療方法を分かりやすいものに改めて広く弟子たちに教え，方法学派と呼ばれるようになった。これは理論学派と経験学派に対する第3の学派とみなされた。テミソンは治療にあたって病気の原因を重視せず，3種類の症状(緊張，弛緩，両者の混合)を区別し，それが急性か慢性か，また経過の段階(悪化，停滞，回復)によって治療法を選択した。アントニウス・ムーサ(紀元前23頃に活躍)はアウグストゥスの侍医となって紀元前23年に重病を治療した。

ギリシャの影響を受けたローマの医学がどのようなものであったか，その内容をよく伝えてくれる著作が残されている。ケルススの『医学論』[2]である。ケルススはティベリウス帝(在位14～37)の頃に活躍したローマ人で，医師ではないが博識の著述家である。農業，医学，軍事，修辞，哲学，法学の6部からなる百科全書を著し，医学の部分のみが伝存している。『医学論』はラテン語で書かれた最古の医学書であり，15世紀中頃に北イタリアで写本が発見され，1478年に印刷出版されて大いに人気を博し，19世紀末までラテン語版が54回以上出版され，ドイツ語訳，イタリア語訳，フランス語訳，英語訳が出版されている(図3-3)。

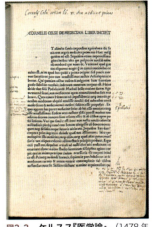

図3-3 ケルスス『医学論』(1478年刊)

『医学論』は8書からなる。医師のための医学書ではなく，市民のために自らの健康を保ち病気を治す方法について述べた著作である。第1書は医学の歴史を扱う序論に続いて，飲食物や運動など健康を保つために日常生活の中で心がけるべき諸注意が述べられる。

> 十分に活力があり自らを制することのできる健康な人は，自らを規則で縛りつける必要もないし，医師やマッサージ師を求める必要もない。そのような人は生活に変化を求め，時に応じて郊外や都会や農園で過ごし，また航海や狩りをして過ごすべきである。時には休息するが，たいていは仕事をして過ごすであろう。実際，怠惰は体を弱め，労働はこれを強くする。また，前者は老化を早め，後者は若さを保たせる。(ケルスス『医学論』第1書，第1章から，石渡隆司，渡辺義嗣訳)

第2書では内科的な疾患を診断し治療するための基礎を扱う。ギリシャ医学，とくにヒポクラテスを権威として尊重しており，さまざまな徴候をもとに病気を見いだすこと，病気を起こしやすい季節や天候に用心することを勧めている。

差し迫った病気には多くの徴候がある。それらの徴候を説明するに当たって，私は躊躇なく古代の医師たち，とくにヒポクラテスの権威に従う。というのも最近の医師たちは，治療の点ではいくらか変更を加えたけれども，古代の医師たちが病気の徴候を見事に予言したことを認めているからである。（中略）どのような季節，どのような天候においても，あらゆる年齢，あらゆる体つきの者が，あらゆる種類の病気にかかったり死んだりするわけではなく，ある種の病気はより少なく，他のものはより頻繁に生じるのである。それゆえ人がどの病気に対していつとくに用心すべきかを知ることは有用である。（ケルスス『医学論』第2書，序から，石渡隆司，渡辺義嗣訳）

第3書では全身性の疾患，第4書は身体の部位に局在する疾患，第5書は約300種の医薬とその処方，第6書は身体の部位による病気の治療法を扱う。第7書は体表疾患の外科で，体表に見える打撲傷や膿瘍，瘻などの治療，第8書は骨折や脱臼といった整形外科的治療を扱う（表3-2）。

古代ローマの最も有名な医師は2世紀のガレノスであり，それ以前の医師の著作は失われていてガレノスの著作を通して知られることが多い。3人の医師についてはその著作の一部が後世に伝えられている。エフェソス出身のルフス（紀元前1世紀後半～紀元後1世紀前半に活躍）はトラヤヌス帝の時代にアレクサンドリアで活躍した医師で，96編の医学書をギリシャ語で著した。その多くは失われたが，『医師の質問』，『腎臓と膀胱の疾患』，『痛風』，『男性色情と精漏』などが伝存しており，またガレノスの著作にもしばしば引用されている。とくに『人体の部分の名称』は医師を教育する目的で書かれた解剖学の著作であり，人体の用語の混乱を整理しており，ガレノスの解剖学の基礎にもなっている。

2人目のソラヌス（98～138）もエフェソス出身で，アレクサンドリアで学びトラヤヌス帝とハドリアヌス帝の時代にローマで活躍した。医学全般にわたって多くの著作をギリシャ語で著して，その多くは失われてしまったが，『産婦人科学』[3]が原典で残されている。また『急性病と慢性病』はギリシャ語原典では失われたが，5世紀のカエリウス・アウレリアヌスのラテン語訳により伝存している（図3-4）。

3人目のカッパドキアのアレタイオス（50～100/150～200頃に活躍）で，1世紀後半ないし2世紀後半に活躍したと考えられている。いくつもの著作を著したが失われ，『急性病と慢性病の原因と症状』4巻と『急性病と慢性病の治療』4巻[4]が16世紀になって発見されて評価された。ギリシャ語原典，ラテン語訳，ドイツ語訳，イタリア語訳，フランス語訳，英語訳が出版されている。ヒポクラテスの伝統にしたがってさまざまな病気の病状を詳しく観察して，糖尿病，喘息，片頭痛などの症状を

表3-2 ケルスス『医学論』の内容

第1書：医学の歴史を扱う序論。市民が健康を保つための一般的な原則として，飲食物のとり方，運動や散歩や旅行の際の注意，入浴や塗油や休息の仕方，吐瀉剤や下剤の用い方，季節と病気との関係や予防法など，日常生活の中で心がけるべき諸注意。
第2書：内科的な疾患を診断し治療するための基礎として，各種の徴候，治療の時期，各種の治療法（瀉血，浣腸，嘔吐，摩擦，入浴など），食事と飲料について，総論と各論が交互に述べられる。
第3書：全身性の疾患を扱う。
　第1, 2章：疾患の分類などの総論
　第3〜17章：さまざまな熱病
　第18〜27章：治療の困難な疾患として精神錯乱，全身の衰弱，嗜眠病，水腫，労咳，癲癇，黄疸，象皮病，卒中など
第4書：局在性の疾患を扱う。
　第1章：人体の解剖
　第2〜11章：頭頸部の疾患と瀉血
　第12〜26章：腹部の疾患
　第27〜28章：生殖器の疾患
　第29〜31章：四肢の疾患
　第32章：病気からの回復
第5書：300種の医薬，その処方
　第1章：総論
　第2〜17章：外用薬
　第18章：湿布薬
　第19章：膏薬
　第20章：錠剤
　第21章：腟坐薬
　第22章：乾燥した調合薬
　第23章：解毒剤
　第24章：鎮痛剤
　第25章：丸薬
　第26章：外傷の治療法
　第27章：中毒
　第28章：浸蝕性の内部疾患
第6書：身体の部位による病気の治療法
　第1〜5章：頭皮と顔の疾患
　第6章：眼の疾患
　第7章：耳の疾患
　第8章：鼻の疾患
　第9〜16章：口領域の疾患
　第17章：臍ヘルニア
　第18章：外陰部と肛門の疾患
　第19章：指と爪の疾患
第7書：体表の外科治療
　序：総論
　第2〜5章：外傷，膿瘍，瘻
　第6〜13章：頭頸部
　第14〜17章：腹部
　第18〜30章：泌尿生殖器と肛門
　第31〜33章：四肢
第8書：整形外科的な治療
　第1章：全身の骨
　第2〜10章：骨と骨折の治療
　第11〜25章：脱臼の治療

詳しく記述しており，コレラ，イレウスなどの消化器疾患およびハンセン病についても言及している。また人体解剖についても深い知識を持っていたことが分かる。

　古代ローマにおいて医学に関係の深い薬物について重要な著作が著された。キリキアのアナザルブス（現在のトルコ南部）出身のディオスコリデス（50〜70頃に活躍）による『薬物誌』全5巻[5]である。ディオスコリデスは軍医としてネロ帝とウェスパシアヌス帝に仕え，広く旅行して薬草と植物の知識を蓄えて『薬物誌』を著した。約600種の植物薬，約90種の鉱物薬，約35種の動物薬を含め，1,000種近い自然の生薬を報告している。『薬物誌』はローマ世界に広く浸透し，彩色図も添えられて広まり，16世紀に至るまでヨーロッパで用いられ続けた（表3-3, 図3-5）（→18章 p.370）。

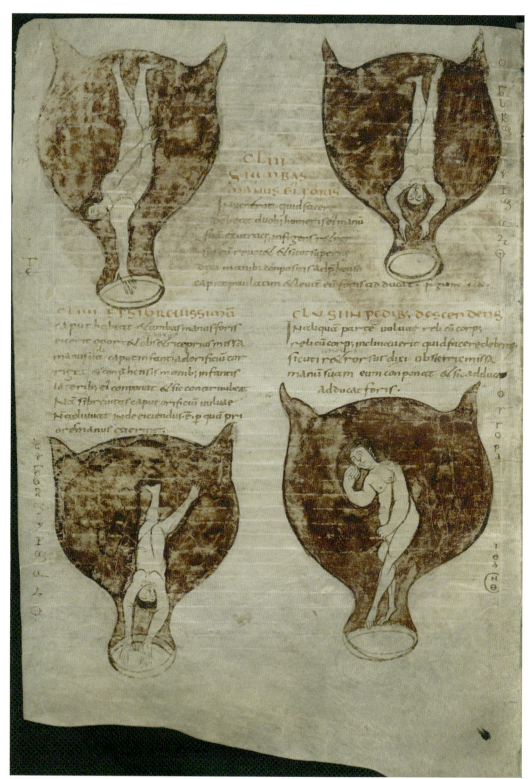

図3-4　ソラノスの写本（900年頃）に見られる胎位

表3-3 ディオスコリデス『薬物誌』の内容

第1書：芳香類，油類，香油・香膏類，樹木の露滴あるいは樹脂，木の実類
第2書：動物類，乳および乳製品，獣脂あるいは脂肪，穀物，煮野菜，刺激性のある薬草類
第3書：根類，アザミ類およびトゲのある植物類
第4書：薬草類と根類
第5書：つる植物とブドウ酒，酒類，他の果実酒，すべての鉱石類

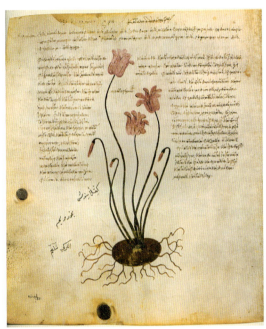

図3-5 ディオスコリデス『薬物誌』ウィーン写本からシクラメン

■ガレノス

　ガレノス(129〜216)は古代ギリシャ・ローマにおける最も偉大な医師であり，医学を中心に膨大な著作を執筆した．古代の医学文献は大部分が失われているが，ガレノスの著作は例外的にその多くが現在まで伝存している．ガレノスはそれ以前の医学著作にしばしば言及しており，古代の医学の状況を知るための最大の情報源になっている．中世からルネサンス期にガレノスは医師の君主とみなされ，その著作は権威あるものとして尊敬を集めた．中世・ルネサンス期にガレノスの著作はラテン語に訳され，15世紀末から17世紀初頭にかけてガレノス全集[6,7]が繰り返し出版された(図3-6，表3-4)．

　ガレノスは医学の膨大な著作を書き残し，その中で古代のさまざまな医学思想を集大成した．その著作のテーマは医学の幅広い領域にわたり，①医学一般の総論的著作に加えて，②自然学の著作では，身体を作る体液，その基礎となる元素，能力の定義や区別を明確にし，③解剖学

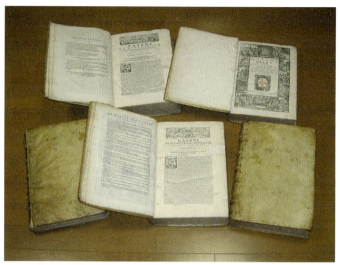

図3-6　ガレノス全集ラテン語訳　（1625年版）　坂井建雄蔵

表3-4　ガレノスの年譜

129年	ペルガモンに生まれる。建築家の父親から数学，幾何学を学んだ。
143年	ストア派とプラトン派の哲学を学ぶ。
146年	父親の意向により，医学を学ぶ。
148/9年	父親が死去。その後数年間，スミュルナ，コリントス，アレクサンドリアに遊学し，解剖学とヒポクラテス文書について専門家から学ぶ。『論理学入門』を執筆。
157年	ペルガモンに帰り，剣闘士の医師になる。
162〜166年	第1次ローマ滞在。公開で討論と動物解剖示説を行う。『ヒポクラテスとプラトンの学説について』第1〜6巻，『身体諸部分の用途について』第1巻，『初心者のために骨について』，『初心者のために脈について』を執筆。
166年	ローマの疫病，ガレノスはペルガモンに帰郷。
168年	マルクス・アウレリウス帝のドイツ遠征軍に召集される。
169年	軍役を解かれて，第2次ローマ滞在。
169〜175年	多数の著作を執筆：『ヒポクラテスによる元素について』，『混合について』，『自然の諸能力について』，『胚種について』，『呼吸の有用性について』，『身体諸部分の用途について』第2〜17巻，『ヒポクラテスとプラトンの学説について』，『痩せる食餌について』，『単純医薬の混合と諸能力について』11巻の一部，『治療法について』14巻の一部，『養生法について』6巻，『小球を使う運動』など。
176年	マルクス・アウレリウス帝のローマ帰還。この時期までに皇帝を含めローマ市民の多数のエリートから庇護を受ける。
176〜180年	ヒポクラテス著作について多数の注解を執筆。
180年	コンモドゥス帝の即位。
180〜192年	『食物の諸力について』3巻，『自著の順序について』，ヒポクラテス著作について多数の注解を執筆。
192年	ローマの大火でガレノスの著書の一部が焼失。
193年	セヴェルス帝の即位。
193〜216年	『霊魂の能力は身体の混合に依存すること』，『胎児の形成について』，『医術』，『自著について』などを執筆。
216年	ガレノス死去。

の著作では，卓越した解剖の技術を駆使して全身の骨格，筋肉，血管，神経を詳細に記述し，④生理学の著作では，解剖に基づいてあらゆる器官や部位の機能を説明し，それらに基づいて⑤養生法の著作では健康を保つ食餌や運動について，⑥疾患学の著作では疾患と症状について，⑦徴候学の著作では尿や脈など診断の方法について，⑧治療学の著作では

瀉血などの治療法について，⑨薬剤学の著作では薬剤の種類と性質，使用法について扱う。その他に⑩ヒポクラテスの著作への注解・反論，⑪自伝的内容の著作もある。ガレノスの著作では，自身の理論を自身の見解を正当化するために古典の著作とくにヒポクラテスとプラトンが援用され，他の学派や個人が強く批判されるが，これは優れたギリシャの文化を取り入れて，知的な激しい競争が行われる古代ローマの社会状況を反映したものである（表3-5）。

　ヘレニズム期のアレクサンドリアではヘロフィロスとエラシストラトスが人体解剖を行ったが，ローマ時代には人体解剖は行われず，ガレノスは人間の代わりにバーバリー猿を解剖した。また剣闘士の医師さらにドイツ遠征の軍医として人体の内部をわずかに見る機会があった。『解剖手技』全15巻[8]と骨，筋，神経，血管の解剖についての各論的な著作[9]では，身体の構造が詳しく記されている。骨については，四肢と体幹の骨の形状が記述され，頭蓋については全体の形状と縫合を観察して蝶形骨を区別している。筋については，筋を関節の運動ごとにまとめて数を列挙し，詳細に記述している。神経については脳神経を頭蓋からの通路によって7対を区別し，脊髄神経も椎間孔によって正確に把握し，交感神経幹も観察している。血管については静脈の記述がきわめて詳細である。

　器官の機能を明らかにするために，ガレノスは動物の生体を用いて実験を行った。尿管を結紮したり切開したりする実験を行い，膀胱ではなく腎臓が尿をつくることを示した（『自然の諸能力について』第1巻第13章）。脊髄をさまざまな高さで切断して，下肢・体幹・上肢の麻痺が生じることを観察し，脊髄が身体の運動と感覚を支配することを示した（『解剖手技』第9巻第13章）。反回神経を圧迫したり結紮したりすると動物が声を出せなくなることを観察し，反回神経が喉頭筋を支配することを示した（『解剖手技』第11巻第4章）。

　『身体諸部分の用途について』[10]は人体構造の機能について述べた生理学の著作であり，それぞれの器官が固有の用途のために作られていること，無駄な器官は身体の中に1つもないことを論じている。第1～3巻は上肢と下肢を扱い，手は知的な動物である人間にふさわしい道具であり，足は歩行にふさわしい道具であることを論じている。第4，5巻は腹部の器官，第6，7巻は胸部の器官，第8～12巻は頭部の器官を扱っている。腹部では肝臓，胸部では心臓，頭部では脳が主要な器官であり，肝臓から出た静脈は栄養に富む静脈血を，心臓から出た動脈は生命精気を含む動脈血を，脳から出た神経は精神精気を含む神経液を全身に送ると考えた。

　すべての神経の根源は脳と脊髄であり，その脊髄そのものの根源もま

表3-5　ガレノスの主要な著作（現存するもの）

1) **医学一般**
   医学の勧め，最良の学説について，最良の医師は哲学者でもあること，初心者のために諸学派について，最良の学派について，医術，経験学派の概要，医学の経験について，直接的原因について

2) **自然学**
   ヒポクラテスによる元素について（2巻），混合について（3巻），自然の諸能力について（3巻）

3) **解剖学**
   解剖手技（15巻），初心者のために骨について，静脈と動脈の解剖について，神経の解剖について，嗅覚器について，子宮の解剖について，身体諸部分の用途について（17巻），初心者のために筋の解剖について

4) **生理学**
   筋の運動について，呼吸の原因について，呼吸の有用性について，胚種について（2巻），胎児の形成について，自然状態において動脈に血液は含まれているか，我々の身体の最良の構成，良い習慣について，霊魂の能力は身体の混合に依存すること，霊魂の疾患を知り治療すること，霊魂の不全を知り治療すること，黒胆汁について，脈の用途について，ヒポクラテスとプラトンの学説について（9巻）

5) **養生法**
   保健は医学と運動のどちらか，小球を使う運動，養生法について（6巻），食物の諸力について（3巻），大麦スープについて，痩せる食餌について

6) **疾患学**
   疾患の種類について，疾患の原因について，症状の種類について，症状の原因について（3巻），熱病の種類について（2巻），疾患の経過について，動悸・痙攣・硬直について，麻痺状態について，反自然的な腫瘤について，不均衡な状態について，呼吸困難について（3巻），疾患部位について（6巻）

7) **徴候学**
   初心者のために脈について，脈の種類について（4巻），脈の診断について（4巻），脈の原因について（4巻），脈による予後について，発作について（3巻），分利の日について（3巻）

8) **治療学**
   治療法について（14巻），グラウコン宛の治療法について（2巻），瀉血についてエラシストラトスへの反論，瀉血についてローマのエラシストラトス派への反論，瀉血による治療法

9) **薬剤学**
   単純医薬の混合と諸能力について（11巻），部位による複合医薬について（10巻），種類による複合医薬について（7巻），解毒剤について（2巻），ピソ宛のテリアカについて（2巻）

10) **注解・反論**
    ヒポクラテスの『人間の自然性について』注解，ヒポクラテスの『急性病の食餌法について』注解（4巻），ヒポクラテスの『体液について』注解（3巻），ヒポクラテスの『予言について』注解（3巻），ヒポクラテスの『流行病』注解（16巻），ヒポクラテスの『箴言』注解（7巻），リュコスへの反論，ユリアヌスへの反論，ヒポクラテスの『関節について』注解（4巻），ヒポクラテスの『予後』注解（3巻），ヒポクラテスの『骨折について』注解（3巻），ヒポクラテスの『診療所において』注解（3巻）

11) **自伝**
    自著について，自著の順序について，自分の意見について，苦痛の回避

た脳であり，すべての動脈の根源は心臓であり，静脈の根源は肝臓であり，また神経は脳から魂の能力を得ており，動脈は心臓から脈拍の能力を，静脈は肝臓から成長の能力を得ており，それは『ヒポクラテスとプラトンの学説について』の中で証明した。神経の用途は知覚と運動を，根源から各部分へと伝達することである。動脈の用途は本性に基づいて暖かさを保持し，魂的な精気を養うことである。血液の生成とまたすべての部分への運搬のために，静脈が生じた。（坂井建雄・池田黎太郎・澤井直訳『ガレノス　身体諸部分の用途について』第1分冊，京都大学学術出版会から）

この3大臓器と脈管の生理学説は広く受け入れられ（→16章 p.328），

1628年にハーヴィーの血液循環論によりようやく否定された(図3-7)。

　ガレノスは人体の自然学的な基礎として，4つの元素と基本的な質，およびその混合からなる4種類の体液を想定した。自然についてのこの単純な4構成要素の考え方は，古代の哲学者たちとりわけヒポクラテスとアリストテレスに遡る。ガレノスの『自然の諸能力について』[11]では4元素と混合の理論を発展させ，熱・冷，乾・湿という2組4種類の性質を病気のなりたちと関連づけた。身体に含まれる4種類の体液は，2組4種類の性質の組合せからなる。血液は熱と湿の組合せ，黄胆汁は熱と乾の組合せ，粘液は冷と湿の組合せ，黒胆汁は冷と乾の組合せである。2組の性質の均衡のとれた混合が健康をもたらし，不均衡な混合それ自体が病気であると論じる。さらに医療の目的は不均衡な混合の原因を知って，それを自然状態に戻すことである，と述べている(図3-8)。

　健康学は，健康を保持したり完全な健康を回復したりするのに何をすべきかの学問である。教養ある市民にとって健康は，芸術や哲学と並んで一生涯かけて追求するべきものの一つであり，医師を雇って食物や入浴，マッサージ，運動などを処方させた。ガレノスの『養生法について』[12]では第1巻で養生法の総論，第2巻で運動とマッサージ，第3巻

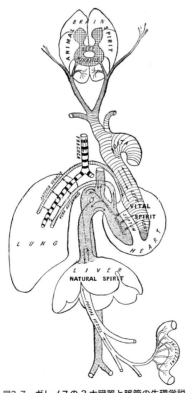

図3-7　ガレノスの3大臓器と脈管の生理学説

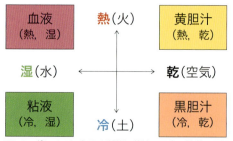

図3-8 ガレノスによる4種類の体液，元素，性質の関係

で運動後の処置と疲労，第4巻で疲労の種類と処置，第5巻でさまざまな疾患の診断・治療・予防，第6巻で病的状態の予防を扱っている。

　ガレノスの疾患学では，疾患と症状が理論的に考察され，その分類や原因が論じられる。ガレノスが述べる疾患と症状は現在とはやや意味が違っていて，疾患は構造が異常な（自然に反する）ために機能に障害を起こしており，症状はその発見に役立つものであり，両者は必ずしも区別されない。等質部分の疾患では通路の狭窄ないし拡張により，あるいは4つの元素ないし質（温，冷，湿，乾）の過不足により不均衡が生じる。器官の疾患は，正常な形状・大きさ・数・配置が変化して生じるものである。全身の疾患は，連続性の分断が原因として提唱される。

　ガレノスの治療学の主著は『治療法について』全14巻[13]であり，医師が治療法を判断する際の参考になるように，いくつかの疾患の例で治療法についての考え方を示している。第1部（第1，2巻）では治療法の理論的な基礎，第2部（第3～6巻）は連続性の分断による疾患，第3部（第7～12巻）は熱病など悪い混合による疾患，第4部（第13，14巻）では異常な腫脹による器官の疾患を扱っている。

　ガレノスの薬剤学には，単純医薬と複合医薬について，膨大な著作がある。植物性の薬剤を中心にして，動物性と鉱物性のものも扱われている。ディオスコリデスの『薬物誌』など薬用植物についての古代の知識をおもな典拠にして，4つの元素と質の理論を枠組みにして記述されている。

　ガレノスは，それまでの医学に関する幅広い知識を選別し，医学が扱うさまざまなテーマごとに総合して著作の形にまとめた。詳細な観察に基づいて明晰に表現し，的確な定義を与えて明快な分類と合理的な説明を行って，その後の医学研究の礎を築いた。ガレノスの解剖学はほぼそのままの形で16世紀のヴェサリウスの『ファブリカ』に引き継がれ，そこから近代的な解剖学と医学が出発した。ガレノスの生理学と自然学の内容はアラビアのアヴィケンナが体系的に整理して『医学典範』を著し，また医学理論書となってヨーロッパの医学教育に広く用いられた（→4章 p.64）。ガレノスの疾患学と治療学は再編成されてサレルノ医学

校において医学実地書となり，18世紀までヨーロッパの医学教育と診療に用いられ続けた．古代ギリシャ・ローマの医師たちがその知的な探求を通して言語化してきた多様で断片的な情報は，ガレノスというフィ

> **医学史上の人と場所**
> People and Place in Medical History
>
> **ガレノス　Galen Claudius（129～216頃）**
>
>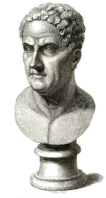
>
> ガレノスの肖像
>
> ガレノスは古代ローマ時代のギリシャの医師で，古代の医学文献を渉猟し動物の詳細な解剖を行って，医学全般（人体，体液，病気，医薬など）にわたって多数の理論的な著作を著し，中世・ルネサンス期には医師の君主として尊敬された．小アジア西北部のペルガモン（現在のトルコのベルガマ）に建築家ニコンの一人息子として生まれた．幼少時から裕福なエリートとしてギリシャ語の教育を受け，父親から数学と幾何学を学んだ．14歳の頃からストア派とプラトン派の哲学を学んだ．17歳の頃，父親が夢で見た神のお告げにより，医学をサテュルスに学ぶようになった．しかし19歳の頃に父親が亡くなり，20歳の頃からペルガモンを離れて，スミュルナでペロプスに，コリントスでヌミシアヌスに学び，さらに2年間ほどアレクサンドリアで解剖学とヒポクラテス文書について専門家から学んだ．28歳の頃にペルガモンに帰り，4年間ほど剣闘士の医師を務めた．32歳の頃にペルガモンを離れ，おそらくリュキア（現在のトルコ南部），シリア，キプロスなどを数ヶ月旅行し，ローマに到着した．ローマでは4年間にわたって公開での討論と動物解剖示説を行い，自然学と解剖学などについていくつか著作を著した．しかし37歳の頃にローマを疫病が襲い，ガレノスはペルガモンに帰郷した．しかしその2年後にマルクス・アウレリウス帝に呼ばれてドイツ遠征軍に加わったが，翌年に軍役を解かれてローマに戻り，皇子のコンモドゥスの侍医となった．その後ローマではもはや公開での討論や解剖示説をやめて多数の著述を行い，また皇帝を含めローマのエリートたちから庇護を受けるようになった．192年のローマの大火では，平和の神殿に保管してあった著作が焼失するという不運に見舞われたが，長命で晩年まで著述を行ったと考えられる．ガレノスについては同時代の資料の中に言及がなく，おもにガレノスの著作に含まれる自伝的な記述をもとに生涯が読み解かれている．
>
> 　ガレノスが古代の医学文献と解剖学をもとに集大成した古代医学の資産は，その後の西洋医学の歴史と深く関わっている．ガレノスの医学はアラビアに伝えられて体系的に編纂され（→本書第4章），中世・ルネサンス期にアラビア語とギリシャ語からラテン語に翻訳されて西洋医学の再興をもたらし（→第5章），16世紀には印刷技術によりガレノスの著作が出版されて広まるとともに，解剖学による人体の探究をもたらした（→第6章）．17～18世紀には血液循環論によるガレノス生理学の否定と新しい機械論的自然観の勃興により，ガレノスを含む古代の文献は，科学・医学の主要な関心事ではなくなった（→第7・8章）．しかし19世紀には医学史が新たな研究の対象となり，キューン版のガレノス全集（1821～1833），ガレノスの解剖学著作のフランス語訳（1854～1856）などが出版された（第25章）．20世紀後半からガレノスの医学についての関心が徐々に高まり，『解剖手技』の前半部分のギリシャ語原典からの英語訳（1956），後半部分のアラビア語訳からの英語訳（1962），『身体諸部分の用途について』の英語訳（1968）などが出版されている．アメリカのテムキン（1902～2002）による『ガレニズム』（1973）[P1)]はガレノス医学の影響について俯瞰した基本となる著作であり，ハンキンソンによる『ガレノスのケンブリッジ必携』（2008）[P2)]は最近のガレノス研究の集大成である．

ルターを通して一定の形にまとめ上げられ，その後の西洋医学の基礎となったのである。

■ローマ帝国の衰退からヨーロッパの中世へ

　ローマ帝国は5賢帝の時代が終わり3世紀に入ると，ゲルマン民族が侵入を繰り返して社会が動乱し，経済状況も悪化した。東部のギリシャ語圏と西部のラテン語圏の間で文化的な違いが拡大し，東方のギリシャ正教会と西方のローマ・カトリック教会が対立して，ローマ帝国は東西に分裂した(395)。ゲルマン人の部族は西ローマ帝国を滅ぼし(476)，ローマ・カトリックに改宗するとともに，ヨーロッパ諸国の原型となる国々を生み出した。東ゴート族はイタリアを支配して王国を作ったが，テオドリック王(在位493〜526)の死後まもなく東ローマ帝国により追い払われ，その後にランゴバルド族がイタリアを支配した。西ゴート族はトゥールーズを首都として王国を作った(418)が，フランク族により追い出されてイベリア半島に移り，ムスリム軍の侵略(711)により滅亡した。フランク族はクロヴィス王(在位481〜511)の下で王国(メロヴィング朝)を作り，パリを首都としてフランスの地域を支配した。フランク王国はカロリング朝に引き継がれ(751)，シャルルマーニュ王が領土を拡大し，ローマ教皇により戴冠されて西ローマ皇帝(カール大帝)になった(800)。北方ではアングロ・サクソンの部族がブリテン島に移動し，ケルト系のブリトン人を周辺のアイルランド，ウェールズ，スコットランドに追いやった(表3-6)。

　ヨーロッパ諸国の形成とともに，ローマ・カトリック教会に2つの制度が誕生して，ギリシャ・ローマの古代文明を中世以降のヨーロッパ

医学史上の人と場所
People and Place in Medical History

ペルガモン

　小アジア(トルコ)の西部にベルガマという人口10万人ほどの小都市がある。その北の丘の上にペルガモンのアクロポリス遺跡がある。紀元前3世紀半ばからヘレニズム王国の1つのアッタロス朝の首都となったが，紀元前133年に王が領土を共和政ローマに遺贈をして王国は消滅したが，ローマのアジア属州の中心都市として繁栄した。アクロポリス遺跡は，宮殿，トラヤヌス神殿，眺めのすばらしい円形劇場，ゼウスの大神殿，図書館などの遺跡がある。ゼウスの大神殿の石材と彫刻はベルリンのペルガモン博物館に移されて復元・展示されている。ペルガモンの図書館は，アレクサンドリアの図書館に次ぐ大規模なものであった。用紙のパピルスがエジプトからの輸出停止などにより不足した時に，代替の用紙として羊皮紙がペルガモンで生産されるようになった。ここから羊皮紙の名(ドイツ語のPergament，英語のparchment，フランス語のparchemin)が由来した。

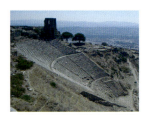

ペルガモン，アクロポリスの円形劇場
坂井建雄撮影

表3-6　ローマ帝国衰亡期・滅亡後の年表

395 年	ローマ帝国が東西に分裂する
418 年	トゥールーズに西ゴート王国が誕生
476 年	西ローマ帝国最後の皇帝が廃位
493 年	イタリアに東ゴート王国建国
496 年	フランク族の王クロヴィスがカトリックに改宗
507 年	西ゴート王国がイベリア半島に移る
526 年	東ゴート王国のテオドリック王が死亡
527〜565 年	ユスティニアヌス帝の治世,「ローマ法大全」編纂,旧ローマ帝国の大部分を一時的に統一
529 年	ヌルシアの聖ベネディクトゥスがモンテ・カッシーノに修道院を設立
587 年	西ゴート王国のレカーレド王がカトリックに改宗
590〜604 年	聖グレゴリウス 1 世が教皇を務める
711 年	ムスリム軍がイベリア半島を攻略
751 年	ピピン 3 世(短躯王),カロリング朝を創始
771 年	シャルルマーニュ,単独のフランク王となる
800 年	シャルルマーニュがローマ教皇により戴冠され,西ローマ皇帝(カール大帝)となる。
843 年	ヴェルダン条約によって,フランク王国が 3 分される
871〜899 年	アルフレッド大王,ウェセックスの王となる

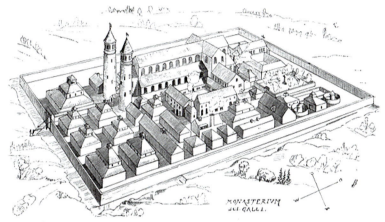

図3-9　830 年頃のスイス,ザンクト・ガレン修道院の復元図

文明につなぐ役割を果たした。第 1 の修道院制度は,エジプトで聖アントニウスがエジプトの砂漠で隠遁生活に入った(285 頃)のが始まりとされ,4 世紀には断食などを含む禁欲的な修道生活が地中海東岸地方で確立し,フランスの地中海地方へと広まった。529 年にヌルシア(イタリア,ウンブリア州の町)出身の聖ベネディクトゥスがモンテ・カッシーノに修道院を建て,修道院生活を送るための新しい戒律を作った。ベネディクトゥスの戒律は広く普及し,ヨーロッパの修道院の統一的な規則として採用されるようになった。第 2 の教皇制度は,ローマ司教に教皇という特別の権威を認めるもので,5 世紀の聖レオ 1 世(在位440〜461)から始まる。とくに 6〜7 世紀の聖グレゴリウス 1 世(在位590〜604)は,修道士出身で初の教皇となり,ローマの行政と外交,教会の規律と倫理の改革,ヨーロッパ各地への信仰の拡大に手腕を発揮し,教会の権威を高めた(図 3-9)。

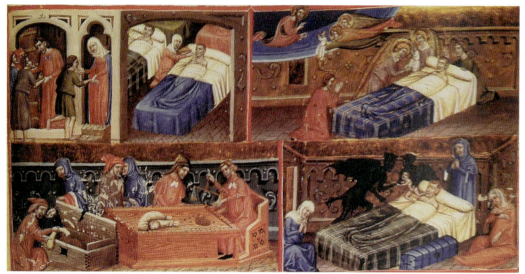

図3-10　修道院での貧しい病者の治療

　古代ローマでは医学の著作はギリシャ語で書かれていたが，ローマ帝国が東西に分裂すると，西方のラテン世界ではギリシャ語の医学著作が少しずつラテン語に訳されるようになった。カエリウス・アウレリアヌス(4～5世紀)はソラノスの著書をラテン語に訳して『産婦人科学』と『急性病と慢性病』[14]を著した。6世紀中頃にはヒポクラテスとガレノスの著作の一部，オリバシウスの著作が北イタリアでラテン語に訳されており，ラヴェンナで講義に使われたと考えられる。ディオスコリデスの『薬物誌』もラテン語に訳された。4世紀頃に書かれたアプレイウスの『薬草書』も広く使われたが，この著者は2世紀の著述家のアプレイウス(124～170)とは別人である。これらの初期のラテン語の著訳書では，ギリシャ語で書かれた医学書のうちで予後，食餌，治療法，病気と症状の名称，薬剤などの実用的な部分はよく伝えられたが，解剖学と生理学などの理論的な部分は概略のみが伝えられた。セビリアの神父イシドールス(?～636)の著した『語源』全20巻[15]はさまざまな学問分野を要約した百科全書で，その第4巻ではこの当時に知られていた医学の概要が記されている。

　キリスト教がローマ帝国に浸透し公認されたことは，古代ローマの医学にとくに影響を与えなかったようだ。ローマ・カトリックはローマの文明を伴ってゲルマン民族の諸王国に広まった。これとともに教会や聖人の聖地といった信仰の場で治療が行われるようになった。教父たちの著作では，人体の解剖学や生理学などの医学理論は聖書の記述に従属するものとして扱われ，病気は人間の罪や堕落によって生じると捉えられていた。中世初期には都市が縮小して医療を実践する世俗の医師たちは次第に減っていき，修道院が医療を継承し実践する場所になっていっ

た。7世紀以後にはおもに修道院で，ヒポクラテス，ガレノス，ディオスコリデスなど古代ギリシャ・ローマの著作が書写され，学習され，修道士たちは必要に応じて簡単な医療技術を学び，処方を収集し，料理や医薬のための薬草を栽培した(図3-10)。

　修道院で行われていた医療の内容を知るための手がかりが，12世紀のドイツの修道女ヒルデガルト(1098～1179)の著作から得られる。ディジボーデンベルクとルベルツブルクの女子修道院長を務め，幼い頃から霊的な幻視を体験して尊敬を集め，2012年に聖人に列せられた。医学に関する著作『被造物の種々の精妙なる本性に関する書』は，写本の過程で2部に分かれた。第1部『単純医学の書』(通称『フィジカ』)[16]は，自然界で薬として役立つものを集めたもので，第1書では230種の植物を扱い，以下の書で元素，樹木，石と宝石，魚，鳥，動物，爬虫類，金属を扱っている。第2部『複合医薬の書』(通称『病因と治療』)[17]は5書からなり，第1書で宇宙と元素，第2書で人間の本性と病の原因，第3，4書で治療法，第5書で生と死の徴候，月経と気質を扱っている。聖書に基づく神への信仰が随所に盛り込まれているが，医学的な内容としては基礎としての自然学と生理学，体液のバランスを重視する病理学，食餌と養生法を中心とする治療と植物薬を中心とする医薬など，ガレノスなど古代以来の伝統的な医学に基づいたものになっている。

第4章
ビザンチンとアラビアの医学
―― 古代医学の継承と展開

Medicine in the Byzantine and Arabian
—— inheritance and compilation of the ancient medicine.

　ローマ帝国が東西に分かれ，西ローマ帝国は滅亡したが，その文明はコンスタンティノープルを首都とする東ローマ帝国（ビザンツ帝国）に継承された．さらに東方のアラビアではイスラム教が誕生し，さまざまな民族に広がり，イスラムの国家が勃興して東は中央アジアからインドまで，西はアフリカからイベリア半島にまで勢力を拡大した．古代ギリシャの医学と文化はアラビアに伝わり，アラビア語によるすぐれた著訳書が著され，その後のヨーロッパにも伝えられて大きな影響を与えることになる．

■ビザンツ帝国（東ローマ帝国）とその医学

　コンスタンティノープル（現在のイスタンブール）は330年にコンスタンティヌス帝により建設され，ローマ帝国が東西に分裂した後はビザンツ帝国（東ローマ帝国）の首都となり，キリスト教圏で最大の都市として繁栄した．ビザンツ帝国では，神の代理人である皇帝が専制的な君主であり，ギリシャ語が公用語として用いられた．ユスティニアヌス皇帝（在位527～565）のときに一時的にイタリア，北アフリカ，南スペインの領土を回復するが，ランゴバルド族によりイタリアを奪われ，ササン朝ペルシャの脅威やスラブ人のバルカン半島への進入，7世紀以後にはイスラム勢力の攻撃のために版図を縮小した．コンスタンティノープルは東西交易の要衝として繁栄し，政治的・宗教的な伝統のもとに壮麗な文化を誇ったが，帝国は次第に衰退し領土を狭めた．13世紀には第4回十字軍により略奪されラテン帝国（1204～1261）によって支配され，その後も首都とその周辺を版図として生き延びるが，1453年にオスマン帝国の攻撃により首都が陥落し滅亡した（表4-1，図4-1）．

　4，5世紀の頃から書物の形態に大きな変化が生じた．それ以前の書物は，長いパピルスの用紙を巻物にした巻子本 scroll であったが，この頃から丈夫な羊皮紙を用いて製本された冊子本 codex が登場し，よく用いられるようになった．巻子本は口述されたものを書き取るのに適しており，また1巻のサイズがほぼ一定で上限がある．これに対して冊子本では他の参考文献を脇に置いて必要な箇所を書き写すのに適してお

表4-1 ビザンツ帝国（東ローマ帝国）の年表

330	コンスタンティヌス1世，ローマ帝国の都をビザンティウムに移し，コンスタンティノープルと改称
395	ローマ帝国が東西に分裂する
527〜565	ユスティニアヌス1世の治世
551	ビザンツ帝国が西ゴート族から南スペインを奪う
726〜843	聖像破壊運動の時代
1014	ビザンツ皇帝バシレイオス2世，ブルガリア軍を破る
1200頃	ヴェネツィアがビザンツ帝国と西ヨーロッパの交易を独占
1453	オスマン帝国軍がコンスタンティノープルを攻略

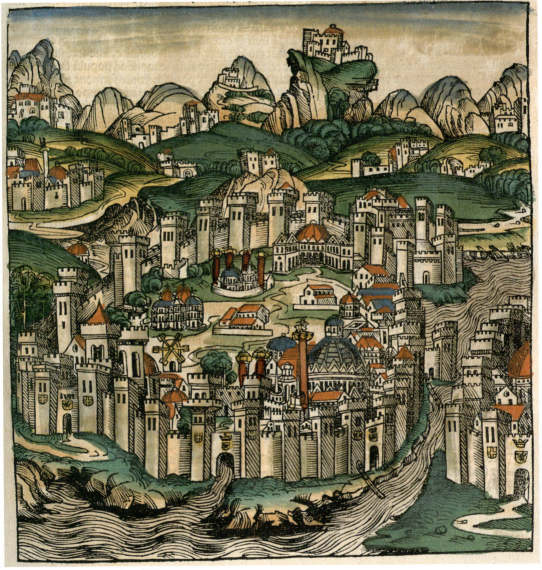

図4-1 コンスタンティノープルの絵図

ビザンツ帝国（東ローマ帝国）とその医学　57

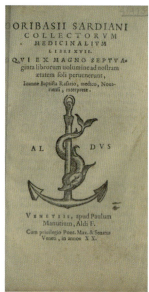

図4-2 オリバシウス『エウスタティウス宛要約』パリ，(1554年刊)

り，巻や章の長さに制限がない。ビザンツ帝国の医師たちはそのような冊子本の特性を生かして，ガレノスなど先駆者の著作を抜粋したり要約したりして使いやすく編纂された著作を生み出した。とくに4人の医師が著名である。

オリバシウス(320〜400に活躍)はペルガモン(現在のトルコのベルガマ)の名家の出身で，反キリスト教の立場をとったユリアヌス帝(正帝在位360〜363)に副帝の時代から仕えた。オリバシウスは『医学集成』70巻[1]を著したが，これは有名なギリシャ・ローマの医師たちの著作からの抜粋要約を集めたもので，25巻ほどが伝存している。現在では散逸した医学書も含まれていて，貴重な歴史的資料となっている。また『医学集成』を要約した『エウスタティウス宛要約』9巻と『エウナピウス宛』4巻もよく読まれて，ラテン語，シリア語，アラビア語に翻訳され，『医学集成』の失われた部分を再構築するのに役立っている。またガレノスの『解剖手技』からの抜粋[2]も著している(図4-2)。

アエティウス(530〜560に活躍)はアミダ(現在のトルコのディヤルバクル)の出身のキリスト教徒で，アレクサンドリアで医学を学び，コンスタンティノープルで医師として働きビザンツ皇帝に仕えた。主著は『4つの書』[3]と呼ばれ，各書が4部に分かれて16巻からなる。ガレノス，オリバシウスなどの著作からの抜粋に自己の知見を加えたものであるが，エジプトで流行した聖ブラシウスの呪文などの魔術的なものも記されている。

アレクサンドロス(525頃〜605)はリュディアのトラレス(現在のトルコ)の医師の息子で，兄弟にはアヤソフィア大聖堂の建設者もいた。その生涯は困苦に満ちたものであったが，ガリア，スペイン，アフリカに旅行し，ローマで医師として働いた。古代の医学理論から抜粋するのではなく，自身の観察に基づいてさまざまな疾患の治療法を考案した。主著の『医術に関する12書』[4]はアラブでも読まれ，ラテン語にも訳された。

パウルス(640に活躍)はアイギナ島(エーゲ海，サロニコス湾)に生まれ，アレクサンドリアで医学を学び，アラビア人に征服されたあともアレクサンドリアで医師として働いた。『医学大要7書』[5]という医学百科事典を著した。オリバシウスの著作をもとにガレノスの医学を紹介したものである。第1書は体液説に基づいた健康法と食餌，第2書は熱病，第3書は身体の部位別の病気，第4書は皮膚病と腸の寄生虫，第5書は中毒，第6書は外科，第7書は種々の医薬を扱う。古代の医学の内容がよくまとめられており，とくに第6書には独自の記述が随所に見られて優れている。

これら4人の医師たちの著作の他に，ビザンツ帝国で書かれて中世のヨーロッパに影響を与えた2つの著作がある。テオフィロス(7世紀前半に活躍)による『尿について』とフィラルトゥス(9世紀に活躍)による

表4-2 『アレクサンドリア集成』の内容と対応するガレノスの医学書

	『アレクサンドリア集成』のタイトル	対応するガレノスの著作
1	「学派について」集成	初心者のために諸学派について
2	「医術」集成	医術
3	「脈拍について小著」集成	初心者のために脈について
4	「グラウコンへ」集成	グラウコン宛の治療法について
5	「元素について」集成	ヒポクラテスによる元素について
6	「自然の力について」集成	自然の諸能力について
7	「混質について」集成	混合について
8	「初心者のための解剖について」集成	初心者のために骨について，初心者のために筋の解剖について，神経の解剖について，静脈と動脈の解剖について
9	「発熱の種類について」集成	熱病の種類について
10	「発作について」集成	発作について
11	「原因と症状について」集成	疾患の種類について，疾患の原因について，症状の種類について，症状の原因について
12	「体内器官の病気を知ることについて」として知られる「罹患した部位について」集成	疾患部位について
13	「脈拍について大著」集成	脈の種類について，脈の診断について，脈の原因について，脈による予後について
14	「分利の日について」集成	分利の日について
15	「治療法について」集成	治療方について
16	「健康維持について」集成	養生法について

『脈について』である。この2人の著者の生涯については不明である。これらの著作はアラビア語に訳され，それがヨーロッパにもたらされて11世紀末にラテン語に訳されて医学教材のための文書集『アルティセラ』[6]の中核に組み込まれて広まった。尿と脈による診断法は，中世からルネサンス期の医師により幅広く用いられた。

　古代末期のアレクサンドリアでは，ガレノスの16点の著作選集が医学教育の教材として重視されたことが知られており，「十六書」と呼ばれる。それを要約して追加説明を加えた『アレクサンドリア集成』[7]という著作群が6世紀ないしそれ以後に編まれ，アラビアに伝えられてそこでの医学教育にも広く用いられた。アラビア語写本として伝存している（表4-2）。

■アラビアの歴史と社会

　古代のオリエントでは，紀元前9世紀頃の混乱の中からメソポタミア北部を中心とするアッシリアが大帝国を築き（〜紀元前612），これに続いてバビロンを首都とする新バビロニア王国（紀元前625〜536）がネブカドネザル王（在位紀元前604〜562）のもとで繁栄した。これに代わって東方のイラン高原から興ったアケメネス朝ペルシャ（紀元前550〜330）は，大帝国を築いてギリシャ遠征（紀元前492〜449）を試みたがギリシャの連合

表4-3　アラビア諸国の年表

224	アルダシール1世がパルティア最後の皇帝を破り，ササン朝ペルシャ帝国が成立
260	シャープフル1世がローマ皇帝ウァレリアヌス帝を破る
363	シャープフル2世がローマ皇帝ユリアヌスを破る
570	メッカでムハンマド誕生
578	ササン朝のセイロン島遠征
591	ホスロー2世がビザンツ皇帝マウリキウスの支援を得て帝位に復帰
651	ササン朝最後の皇帝ヤズダジルド8世が殺害される。アラブ人がペルシャを征服
661	ダマスクスを首都とするウマイヤ朝の成立
750	アッバース朝が成立，首都をバグダードとする
756	コルドバに後ウマイヤ朝が成立
909	ファーティマ朝が成立
973	カイロがファーティマ朝の都となる
1010	スペインで小候国乱立の時代が始まる
1055	セルジューク・トルコがバグダードを占領
1071	セルジューク・トルコが小アジアでビザンツ軍を破る
1096〜1099	第1回十字軍
1099	十字軍がエルサレムにキリスト教国家を樹立
1237	モンゴル軍がヨーロッパに侵入
1250	エジプトでマルムーク朝が成立
1300	オスマン帝国が始まる
1453	オスマン帝国がコンスタンティノープルを占領

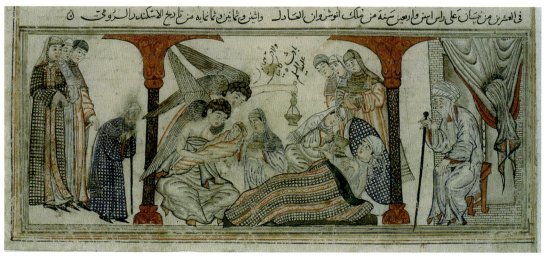

図4-3　ムハンマドの誕生

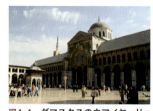

図4-4　ダマスクスのウマイヤード・モスク

軍に敗れ，さらにアレクサンドロスの大遠征により滅亡した。その後継者によるセレウコス朝シリア（紀元前312〜紀元前63）は，イラン東北部から興った遊牧民族のパルティア（紀元前248〜後224）に代わり，ペルシャの伝統を受け継いだササン朝ペルシャ（226〜651）はビザンツ帝国（東ローマ帝国）との間で対立・抗争を繰り返した。

ムハンマド（マホメット）（570頃〜632）が啓示を受けて創始したイスラム教は，社会全体を包む宗教であり，さまざまな民族に広がって，オリ

60　第4章　ビザンチンとアラビアの医学

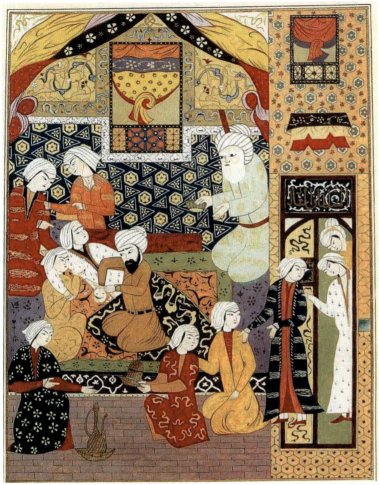

図4-5　アラビアでの出産の情景，イスタンブール

エントを中心に数々の帝国を生み出した。ウマイヤ朝(661〜750)はダマスクスを首都とし，アラブ人を中心とした帝国であった。東方ではメソポタミアからイラン高原まで，西方では北アフリカからイベリア半島までを支配する大帝国を築いた。アッバース朝(750〜1258)はバグダードを首都とし，アラブ人に限らず中東全域の民族を巻き込むイスラムの帝国を築いた。ウマイヤ家の青年がスペインのコルドバに後ウマイヤ朝(756〜1031)を樹立し，ここで学問と文化が栄え，中世のヨーロッパに大きな影響を与えた。アッバース朝は946年に実権を失って名目的な存在となり，イスラム世界は分裂状態になった。カイロを首都とするファーティマ朝(909〜1171)，シリアを中心とするハムダーン朝(905〜1004)，イラクとイラン西部のブワイフ朝(932〜1062)，中央アジア西南部のサーマーン朝(875〜999)などさまざまな王朝が乱立した(表4-3，図4-3，4)。

　アラブ人の築いたイスラム文明は，アッバース朝で最盛期を迎え，異文明の文献がアラビア語に翻訳され，古代ギリシャの思想や文化がアラ

ビアに持ち込まれたが，それらは後にヨーロッパにもたらされて古代の文化が再発見され，ヨーロッパの文化が再興するきっかけとなった。哲学ではプラトンやアリストテレス，数学ではユークリッド，医学ではヒポクラテスやガレノスの著作などがアラビア語に訳されて読者に提供された。またそれらを元に新たな著作も編まれた。医学書の翻訳や著述を行った，数々の有名な医師たちが知られている（図4-5）。

■中東アラビア地域の医学

中東のアラビア地域では，バグダードを中心としたアッバース朝において文化が発展した。この頃にギリシャ語で書かれた医学書がシリア語やアラビア語に多数翻訳され，それらを元に臨床の知見も加えて新たな著作が数多く編まれた。

フナイン・イブン・イスハーク（ラテン名：ヨハニティウス；809～873）は，アッバース朝の時代のネストリウス派のキリスト教徒で，ユーフラテス河畔のヒーラで薬剤師の父親のもとに生まれた。バグダードで宮廷医のマーサワイヒから医学を学んだが破門され，各地を放浪してギリシャ語を猛勉強して習熟し，バスラでアラビア語文法も究めた。語学の実力をマーサワイヒから認められ，知恵の館で行っている翻訳活動をカリフから任されて総指揮をとるようになった。フナインは息子や甥など

表4-4　フナイン・イブン・イスハークらが翻訳したガレノスの著作

医学一般	『初心者のために諸学派について』，『医術』
自然学	『ヒポクラテスによる元素について』2巻，『混合について』3巻，『自然の諸能力について』3巻
解剖学	『解剖手技』15巻，『初心者のために骨について』，『初心者のために筋の解剖について』，『神経の解剖について』，『静脈と動脈の解剖について』
生理学	『身体諸部分の用途』17巻
疾患学	『症状の原因について』，『型について』，『疾患部位について』6巻
徴候学	『初心者のために脈について』，『脈の種類について』4巻，『脈の診断について』4巻，『脈の原因について』4巻，『脈による予後について』4巻，『発作について』3巻，『分利の日について』3巻
治療学	『治療法について』14巻，『グラウコン宛の治療法について』

表4-5　フナイン・イブン・イスハーク『医学問答集』の内容

第1章	自然要素（身体の構成要素）について
第2章	自然から外れた状態（病気）について
第3章	病気の原因について
第4章	徴候について
第5章	治療について
第6章	単純薬品および複合薬品について
第7章	脈拍について
第8章	医学理論の別の区分について
第9章	発熱と腫瘍について
第10章	尿について

の協力者とともにギリシャ語の著作を，キリスト教徒のためにはシリア語に，イスラム教徒のためにはアラビア語に翻訳した．翻訳に当たってまず原典の写本を複数集めて正確なテキストを決定し，また原文の言葉を単に置き換えるのではなく，原文の意味を自然なアラビア語やシリア語で表現することを目指した．フナインたちが翻訳した文献は，ヒポクラテス，ディオスコリデス，ガレノスなどの医学の著作が多数であるが，プラトンやアリストテレスのものもある．以前からの貧弱な翻訳を優れたものにしたものも，また新しく訳されたものもある．ガレノスの著作については医学一般，自然学，解剖学，生理学，疾患学，徴候学，治療学の重要な著作が含まれている．とくに『解剖手技』15巻のうち第9巻の後半以降の部分はギリシャ語原典が失われて，フナインらによるアラビア語訳からその内容を知ることができる．またフナインは『アレクサンドリア集成』をもとにして医学教育の入門書として『医学問答集』を執筆し，甥のフバイシュの追補により全10章として完成され，アラビア語圏で医学の入門書として広く用いられた．その第5章途中まで(および第8章の大部分と第9章の一部)が『ヨハニティウスの医学入門』としてラテン語に訳され，サレルノ医学校で編まれた医学教材集『アルティセラ』[6]の中核的な教材となって重視された(表4-4, 5)（→19章 p.397）．

　ムハンマド・イブン・ザカリーヤー・アル・ラージー（ラテン名：ラーゼス；865頃〜925/932）は，アッバース朝の時代にテヘラン南郊のライで生まれた．若い頃は音楽や哲学に興じて30歳代になってから医学を学んだという伝説があるが，実際は若い頃から医学を学び，故郷のライで病院を営み，バグダードの病院長に任命された．優れた臨床家および医学教師であった．白内障になったが，その手術を断って失明したと伝えられ，また晩年には過労がたたって右手が麻痺し，故郷のライで亡くなった．大著113編，小著28編を執筆したと伝えられる．最も有名な著作は『アルマンソールの書』[8]でライの知事マンスール・イブン・イスハークのために著したものである．その内容は10章からなり，①解剖学，②生理学，③薬剤学，④健康学，⑤化粧品，⑥旅行者への処方，⑦外科，⑧中毒，⑨疾患とその治療，⑩熱病，を扱っている．12世紀にクレモナのジェラルドによりラテン語訳され，15世紀末以降に繰り返し出版された．とくに第9章は頭から足へ部位別に疾患を扱っており，とりわけよく出版され用いられた．最大の医学書は『医学体系』で，ギリシャ・ローマ，インド，シリアの書物から病気や治療に関する文章を抜き出し自らの症例観察を加えたものが死後に編集されたものである．シシリーのユダヤ系の医師ベン・サーリムによって1279年に『包括』[9]としてラテン語訳されて何度か出版された．『天然痘と麻疹』[10]はギリシャ・ローマやビザンチンに知られていない疾患を扱っ

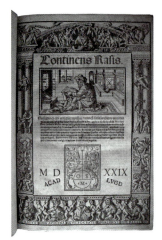

図4-6 ラーゼス『包括』(1529年刊)

ので，12世紀のラテン語訳に加えて18世紀にも新たにラテン語に訳され，19世紀に英語訳されている(図4-6)。

アリー・イブン・アルアッバース(ラテン名：ハリー・アッバス；994頃没)は，アフワーズ(現在のイラン西部)でゾロアスター教徒の家に生まれ，シーラーズの医師から医学を学び，ブワイフ朝のアドゥドゥ王の侍医を務めた。ラーゼスなどのそれまでの医学著作に満足せず，医師に必要な知識を網羅した包括的な医学書として『医術の鑑』を著した。イブン・スィーナーの『医学典範』が現れるまで盛んに用いられた。11世紀にコンスタンティヌス・アフリカヌスは原著者名を示さずに自由にラテン語で編訳し，『全医術』という標題で広く用いられた。12世紀のアンティオキアのステファヌスは原著者名を示してラテン語に訳し，『王の書』[11]として1492年に出版されている。

イブン・スィーナー(ラテン名：アヴィケンナ)による『医学典範』[12]はアラビア医学の最高峰と目される医学書で5巻からなる。第1巻は医科学の総論で，4つの教説からなる。第1教説は医学の総論と自然学を扱い，6論からなる。第1論では医学の定義と主題を扱い，医学が理論と実地に分かれること，アリストテレス哲学に基づいて病気に4つの原因(質量因，起動因，形相因，目的因)があることを述べる。第2論ではガレノスの自然学・生理学に基づいて，4つの元素(土，水，空気，火)について，第3論では基本的な気質(熱，冷，湿，乾)とその混合，諸器

医学史上の人と場所
People and Place in Medical History

イブン・スィーナー（アヴィケンナ）　Ibn Sina, Avicenna（980〜1037）

　イブン・スィーナー(ラテン名：アヴィケンナ)は，アラビアの医学者・哲学者で，イスラム，ギリシャ，インドの諸学を極め，論理学・自然学・哲学などを総合的に述べた『治癒の書』，医学の理論と実地を集大成した『医学典範』などを著し，「学問の頭領」と呼ばれイスラム世界で尊敬された。ブハラ(現在のウズベキスタン)でサーマーン朝のペルシャ人官吏の子として生まれ，幼い頃からイスラム，ギリシャ，インドの学問，とくに哲学，医学，数学，天文学などを深く学んだ。16歳の時にスルタンの病気を治療して，宮殿内の図書室への出入りを許され，豊富な図書から多くを学んだ。しかしサーマーン朝が滅亡し父親も亡くなって以降，各地の宮廷で医師または宰相として仕えながら政治的な浮沈が激しく，しばしば身の危険にさらされる放浪の生活を送った。各地を転々とする中で哲学と医学の著作を数多く著し，最後はハマダーンで没した。医学の主著の『医学典範』はギリシャ・ローマに由来する医学理論を体系的に整理し，臨床的な知見を加えて集大成した総合的な医学書で，医学の基本となるものとして広く用いられた。12世紀ないし13世紀にスペインのトレドでゲラルドゥスによりラテン語訳され，13世紀末から北イタリアの大学で教材としてよく用いられた。ラテン語訳は1473年以後1658年までの間にパドヴァ，ヴェネツィア，リヨンなどで少なくとも26版が出版されてヨーロッパ各地に広まり，17世紀まで医学の教材として使われ続けた。

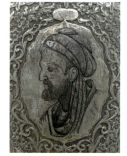

イブン・スィーナー

表4-6 イブン・スィーナー（アヴィケンナ）『医学典範』の内容

第1巻　医科学の一般的な事物
- 第1教説　医学の定義と主題，自然の事物
  - 第1論　医学の定義と主題
  - 第2論　元素
  - 第3論　混合
  - 第4論　体液
  - 第5論　器官（1. 骨，2. 筋，3. 神経，4. 動脈，5. 静脈）
  - 第6論　身体の能力（自然的，生命的，神経的）
- 第2教説　疾患の分類，原因と症状
  - 第1論　疾患
  - 第2論　疾患の原因
  - 第3論　徴候と症状（総論，脈，尿）
- 第3教説　健康の保持と養生法（小児期，成人期，高齢期，病弱期，気候変化）
- 第4教説　治療法の分類（疾患，不調，浄化，腫脹，切開，鎮痛）

第2巻　単純医薬
- 序論
  - 第1論　医学において必要な処置と医薬の価値の知識について一般的典範
    - 第1章　個別の医薬の混合
    - 第2章　実験により個別の医薬の混合を知る
    - 第3章　理性により個別の医薬の混合を知る
    - 第4章　個別の医薬の作用と能力を知る
    - 第5章　自然の医薬の性質と用途を決める規則と例
    - 第6章　医薬の収集と保管
  - 第2論　個別の医薬の力の認識
    - 個別の医薬の列挙（語音順）

第3巻　疾患の各論，人体の器官を冒す疾患，頭から足へ，現れたものと隠れたもの
- 第1教説　頭部の病気一般
- 第2教説　神経の病気
- 第3教説　眼の病態
- 第4教説　耳の病態
- 第5教説　鼻の病態
- 第6教説　舌と口の病態
- 第7教説　歯の病態
- 第8教説　歯肉の病態
- 第9教説　咽喉の病態
- 第10教説　肺と胸部の病態
- 第11教説　心臓の病態
- 第12教説　乳房とその病態
- 第13教説　食道と胃と周囲の病態
- 第14教説　肝臓とその病態
- 第15教説　胆嚢，脾臓，それらの病態
- 第16教説　腸の病態
- 第17教説　肛門の病気
- 第18教説　腎臓の病態
- 第19教説　膀胱の病態と尿
- 第20教説　男性生殖器の病態
- 第21教説　女性生殖器の病態
- 第22教説　体肢の器官の病態

第4巻　全身の病気
- 第1教説　熱病
  - 第1論　一過性熱
  - 第2論　腐敗による熱について総論
  - 第3論　消耗熱
- 第2教説　予後と分利の判断
  - 第1論　分利とそれを見分ける手段，よい分利と悪い分利，その区分と判断
  - 第2論　分利の日と時間
- 第3教説　腫脹と膿疱
  - 第1論　その熱いものと腐敗するもの
  - 第2論　冷たい膿瘍とその経過
  - 第3論　癩
- 第4教説　連続性の破断，骨折と副木に関わるもの以外に
  - 第1論　体肢の外傷
  - 第2論　擦過，摩擦，打撲，捻挫，転倒，衝突，破裂，出血など
  - 第3論　潰瘍
  - 第4論　神経の連続性の破断，骨の連続性の破断の回復に関係しないもの
- 第5教説　整復
  - 第1論　脱臼と整復
  - 第2論　骨折一般の基礎
  - 第3論　各部位の骨折
- 第6教説　毒
  - 第1論　経口毒の配置について知られることの基礎，動物由来でない毒の治療について詳論
  - 第2論　動物由来の経口毒
  - 第3論　咬傷の処置一般。毒虫よけ。蛇咬傷の治療と各種
  - 第4論　人と動物による咬傷
  - 第5論　毒虫による刺傷と咬傷
- 第7教説　容貌
  - 第1論　毛髪の病態と雲脂
  - 第2論　皮膚の色の病態
  - 第3論　皮膚を傷めるもの，色以外で
  - 第4論　身体と体肢に関する状態

第5巻　複合薬の処方，解毒薬
- 序論　複合医薬の必要性
- 第1教説　重要な複合薬
  - 第1論　解毒薬，重要な練り薬
  - 第2論　緩下薬
  - 第3論　緩下性と非緩下性の練り薬
  - 第4論　小児用の粉薬，口用粉薬，口中滴下薬
  - 第5論　嗽薬
  - 第6論　飲料，濃縮液
  - 第7論　ジャムと蜂蜜
  - 第8論　錠剤
  - 第9論　煎じ薬と丸薬
  - 第10論　油薬
  - 第11論　軟膏と膏薬
  - 第12論　各部位に適した軟膏，粉剤などの複合薬
- 第2教説　薬局方（頭から足へ各部位）

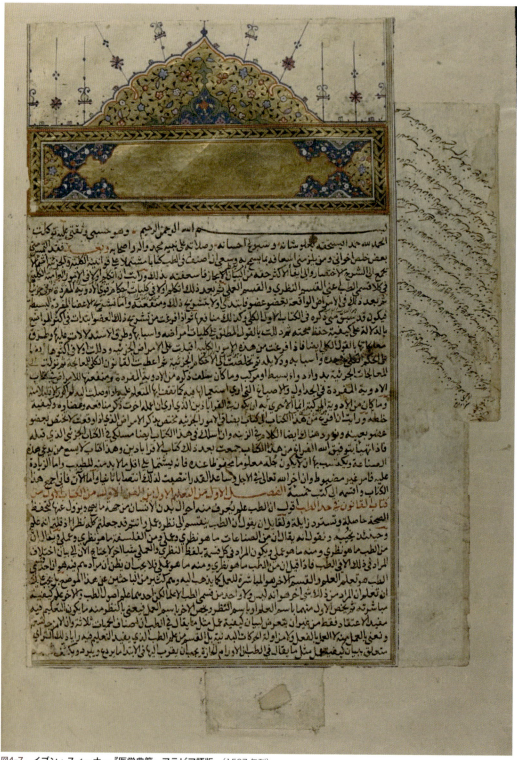

図4-7　イブン・スィーナー『医学典範』アラビア語版　（1597年刊）

官の気質，年齢と性別による気質について，第 4 論では体液の区分とその生成の仕組みについて述べる。第 5 論では人体の器官(骨，筋，神経，動脈，静脈)を扱う。第 6 論は身体の能力に 3 種類(自然的，生命的，神経的)を区別する。第 2 教説は病気の分類，原因と症状を，第 3 教説は健康を保持する方法を，第 4 教説は治療法を扱う。

第 2 巻では，医薬についての総論に続いて，約 800 種の単純医薬を，語音順に扱う。第 3 巻は局所性の疾患についての各論で，身体の各器官を冒す疾患を頭から足へと順に扱う。第 4 巻は部位を特定できない疾患についての各論で，熱病とその経過，腫脹，外傷，中毒，外貌を扱う。第 5 巻は複合治療薬を扱い，総論に続いてさまざまな形状の複合薬を 12 種に分けて扱う(表 4-6, 図 4-7)。

アリ・イブン・イーサー（ラテン名：イェス・ハリー；1010 に活躍）は，バグダードの医師で，眼科治療の著作を著した。ラテン語に訳され『眼科医の覚え書き』[13]がよく知られている。

セラピオンの名で知られる 2 人のアラビアの医師の著作が，ラテン語訳でよく知られている。1 人は 9 世紀後半の人で，病気と治療についてのギリシャとアラビアの文書を元にシリア語で医学書を書き，ラテン語に訳されて『実地要約』[14]として出版されよく読まれた。2 人目は 11 世紀の人で，ギリシャとアラビアの文書を元にアラビア語で医薬書を書いたが失われ，ラテン語訳の『単純医薬誌』[15]がよく読まれた。

■アンダルスと北アフリカのアラビア医学

後ウマイヤ朝とその後のイスラム諸国に支配されたイベリア半島の地域は，アンダルス Al-Andalus と呼ばれる。アンダルスではコルドバに図書館が建設され，多数の文献の書写や翻訳が行われた。またレコンキスタによりキリスト教勢力による領土の回復が進むと，12～13 世紀にトレドの翻訳研究所でアラビア語，ギリシャ語，ユダヤ語の文献がラテ

医学史上の人と場所
People and Place in Medical History

トレド

トレドは，スペイン中央部でマドリードの南 70 km ほどのところにある人口 8 万人ほどの小都市である。ローマ帝国で重要な都市となり，西ゴート王国の首都になった。711 年にウマイヤ朝により征服されたが，1085 年にカスティーリャ王国により再征服された。12～13 世紀にはトレドに多くの学者が集まり，各種文献のアラビア語からラテン語への翻訳が活発に行われた。16 世紀にはクレタ島出身の画家エル・グレコがトレドで活躍した。市域は城壁によって囲まれ，大聖堂，アルカサルを始め古代ローマ以来の文明が残されて，世界遺産に指定されている。

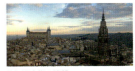

トレド市街の眺望

ン語に翻訳され，ヨーロッパの文化に大きな影響を与えた(図4-8)。

アブー・アル＝カースィム・アッ＝ザフラウィー（ラテン名：アルブカシス；936〜1013）はコルドバの近郊で生まれ，コルドバで生涯を過ごした。アンダルスの最大の臨床医の一人で，とくに外科に優れていた。多数の著作を残したが，主著は30巻からなる『医学の方法』で，医学と外科学の百科事典である。そのうちの外科と外科器具の部分が12世紀にクレモナのジェラルドによりラテン語訳され，『外科学』[16]として出版された(→13章 p.250)。また医薬書も著しており，そのラテン語訳の『準備の書』[17]もよく用いられた(図4-9)。

アリ・マルウィン・イブン・ズール（ラテン名：アヴェンゾアル；1094〜1162）は，アンダルスの有名な医者の一族の出身でセビリアで生まれ，イスラム，神学，言語学，文学を学び，父から医学を学んだ。ムラービト朝の王の侍医となったが，王の不興をかって逃亡して投獄され，これを倒したムワッヒド朝によって解放されて，医学の診療と教育に専念し著述を行った。『医薬と治療の促進』[18]が有名で，1281年にラテン語訳されて『Liber Teisir』ないし『Abhomeron』の表題で出版され，ラーゼスやアヴィケンナの著書とともにヨーロッパの大学で教科書としてよく用いられた。

イブン・ルシュド（ラテン名：アヴェロエス；1126〜1198）は，コルドバの名家に生まれ，法学と医学を学び，セビリアの法官になったが，ムワッヒド朝王に謁見して宮廷侍医になり，コルドバの大法官も務めた。アリストテレスの著作の大部分の注解や哲学の著作を多数著し，それらがラテン語に訳されてヨーロッパにおけるアリストテレス哲学の研究と普及に大きな影響を与えた。医学書としてはアリストテレス哲学に基づいて医学を体系化しようとした『医学総論』[19]があり，1255年にラテン語に訳され，『Colliget』の表題で1482年以後に繰り返し出版された。

モーシェ・ベン＝マイモーン（ラテン名：マイモニデス；1138〜1204）はコルドバのユダヤ人の家に生まれ，ムワッヒド朝のユダヤ教迫害を避けてアンダルス南部を転々とした後，モロッコとパレスチナを経てエジプトのカイロに落ち着いた。ここでユダヤ教団を主宰し，またサラディンとその息子の侍医を務めた。医師としても神学・哲学者としても高い名声を得た。10編ほどの医学書が伝存しているが，『マイモニデス師箴言』[20]，『健康処方』[21]がラテン語に訳され出版されている(図4-10)。

イブン・バイタール（1197〜1248）はスペインのマラガで生まれ，セビリアで植物学を学んだ。北アフリカを経て中東を旅行し，カイロでアイユーブ朝のスルタンに仕えて植物学を研究し，広く各地に出かけて植物採集を行って，薬剤について重要な著作を著した。『単純医薬と食餌提要』[22]は，語音順に1,400種の植物，動物，鉱物性の医薬を集めたもので，ラーゼスやアヴィケンナなどの書物と自身の観察に基づいて書かれ

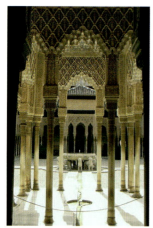

図4-8　スペイン，グラナダのアルハンブラ宮殿

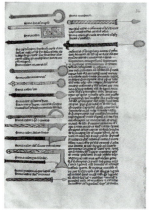

図4-9　アッ＝ザフラウィー『外科学』14世紀のラテン語訳手稿から

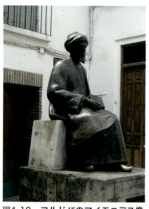

図4-10　コルドバのマイモニデス像

ている。イスラム世界に広く普及し，19世紀にドイツ語とフランス語に翻訳された。

イブン・アル・ナフィス（1213〜1288）はダマスクスで生まれて医学，イスラム，宗教法，論理学，文法を学び，カイロに移ってマムルーク朝のスルタンの侍医を務めて富を築き，多数の著作を著して学者としても評価された。論理学，神学の著作の他に，医学では眼科書，『医学典範』の要約書などを著した。『医学典範』への注解書を著しているが，その解剖学に関する部分に肺循環についての先駆的な発見が含まれていることが1924年にドイツで発見されて注目された。

■ユナニ医学

ギリシャ医学を受け入れて発展したアラビア医学は，現在でもユナニ医学と呼ばれてパキスタンやインドで広く行われている。ユナニ医学は，中国医学，インド伝統医学（アーユルヴェーダ）とともに世界三大伝統医学の一つとされる。ユナニという語は，「ギリシャの（イオニアの）(Yunani)」を意味するアラビア語ないしペルシャ語から由来する。パキスタンとインドでは，政府がユナニ医学を正式に承認している。ユナニ医学校ではイブン・スィーナーの『医学典範』などによって医学教育が行われ，学術資格をもった治療者を育てている。また家庭の中で伝統的なユナニ医学の修業を積んで治療を行う者もいる。

ユナニ医学では，ガレノス医学に由来する体液理論に基づいて，人体を構成するものに7つのカテゴリーがあると考えている。
①アルカン arkan は，元素に相当し，自然界に存在する空・火・土・水の4要素などである。
②ミザジ mizaj は，気質に相当し，身体の物理化学的な要素である。
③アクラ akhlat は，身体の構造的な要素であり，体液も含まれる。
④アダ a'da は，完全に発育し成熟した器官である。
⑤ルー ruh は，活力ないし生命力である。
⑥クワ quwa は，体力ないしエネルギーである。
⑦アファル af'al は，肉体的な機能で生化学的な過程も含まれる。

これらのうちミザジが重要な位置を占め，病理学，診断，治療の基礎になっている。多血質，粘液質，胆汁質，憂鬱質の4つの体液のどれが優勢かによって，患者の気質が決定される。

よく用いられているイブン・バイタールの『単純医薬と食餌提要』には，植物性の医薬を中心に約1,400種類の薬剤が掲載されている。薬剤は単独で用いられる場合も，複数の薬剤を調合して使用する場合もある。形状では，煎薬，浸剤，錠剤，粉剤，糖衣剤，シロップ剤，液剤などさまざまな種類が用いられる。

第5章
中世ヨーロッパの医学
―― 10〜15世紀，医学教育の始まり
Medicine in the medieval Europe
— beginning of medical education in the 10 to 15th centuries.

　ローマ帝国が東西に分裂し(395)，ゲルマン系の諸部族が侵入して西ローマ帝国が消滅(476)して以後，その領域にはゲルマン系の諸部族が王国を樹立した。その後キリスト教がそれらの部族や王国に広まってヨーロッパ世界の基礎を築いた。1000年頃までこれらの地域は地中海沿岸地域を除いて生産性が低く人々の生活に余裕がなく，またイスラムやバイキングなど周囲からの侵略により絶えず圧迫されていた。

　1000年頃を境にヨーロッパ世界では，農業生産力が高まり，人口が増え始め新たな発展が始まった。第1は国民国家が芽生え始めたことで，イギリスにノルマン朝，フランスにカペー朝が生まれ，スペインではイスラムからの領土再征服運動(レコンキスタ)が始まった。ドイツとイタリアでは国民国家の形成が遅れたが，言語が民族的なまとまりをもたらすようになっていった。第2は外の世界への進出が始まったことで，十字軍は1096年の第1回から1202年の第4回まで繰り返し東方に遠征した。12世紀以降に多くのドイツ人がエルベ川から東の地域で続々と移住していった。さらに船と航海技術の進歩を背景に15世紀には大航海時代が始まり，ヨーロッパ諸国は世界中に進出していった。第3はキリスト教と学問的な探究が相補的に発展したことである。キリスト教は世俗的な権力から独立した権威を形成し，12世紀頃から古代ギリシャ・ローマの哲学・科学を取り込んで体系的な教義を築いていった。古代ギリシャ・ローマの伝統を再生する動きが，神の世界から離れて人間や自然に強い関心をもつルネサンスの芸術や科学を生み出していった(表5-1)。

　中世のヨーロッパでは，10世紀後半に南イタリアのサレルノに医学校が生まれて多くの医師を育てた。アラビア語やギリシャ語の医学書が相次いでラテン語に翻訳されるようになり，医学の内容が豊かになっていった。12世紀前半には南フランスのモンペリエにも医学校ができて名声を得た。12〜13世紀にヨーロッパ各地に教師と学生の共同体として大学が生まれて，医学部は神学部，法学部とともに上級学部の1つに位置づけられた。フランスではパリに外科医の共同体のサン・コーム学院が生まれ，イタリアではボローニャ大学とパドヴァ大学でスコラ学に基づいて医学が教えられ，多くの著作を生み出していった(図5-1)。

■サレルノ医学校

　10世紀頃の南イタリアとシチリアは，地中海を介した交易によってヨーロッパの中でも経済的に豊かな地域であった。また古代ギリシャ・ローマの伝統に加えて，9世紀にはアラビア人がシチリアと南イタリアの一部を征服し，ユダヤ人も数多く移住して，国際的な文化の交流が

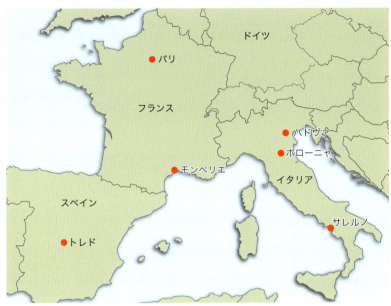

図5-1　中世ヨーロッパの医学関連地図

表5-1　中世ヨーロッパの年表

711〜1492年	スペインのレコンキスタ（領土再征服運動）
910年	クリュニー修道院の設立
962年	オットー1世，教皇ヨハネス12世よりローマの帝冠を受け，神聖ローマ帝国の皇帝となる
1066年	ノルマン人のイングランド征服
1095年	ウルバヌス2世，クレルモン公会議で，第1回十字軍を宣言する
1100〜1300年	ヨーロッパ各地で大学が創始される
1122年	ウォルムス協約（叙任権闘争）
1200年頃	ヴェネツィアが商業・軍事大国として台頭
1309年	教皇庁のアヴィニョン移転
1337〜1453年	イングランドとフランスの間の百年戦争
1453年	オスマン帝国によるコンスタンティノープル陥落
1492年	コロンブス，大西洋を渡り，新大陸を発見
1498年	ヴァスコ・ダ・ガマ，喜望峰を周航しインドに到達

　あった。そのような異文化の交錯の中で，10世紀後半にサレルノに優れた医師が集まり弟子たちを教えるようになった。サレルノ医学校はこのように医学教師の共同体として始まり，多くの医師を育ててヨーロッパ中に広く知られるようになった。13世紀中葉からは学校組織が整えられるようになったが，その一方でヨーロッパ各地に設立された大学の陰に隠れて，サレルノ医学校の活動は目立たなくなっていった。10世紀後半から13世紀中葉まで，サレルノ医学校の存在を示す直接の文書記録はないが，その活動は医師たちの残した医学文書から，早期，盛期，晩期に分けられている（表5-2）。

　早期サレルノ（10世紀後半〜11世紀末）では，個人的に徒弟を教える医師たちがいて，医学教師の緩やかな共同体が生まれたと考えられる。古代

表5-2 サレルノ医学校の医師と著作

早期サレルノ（10世紀後半～11世紀末）
ガリオポントゥス『受難録』
ペトロケルス（1035～1050頃に活躍）『実地』
アルファヌス1世『人間の性質について』（訳，4世紀のネメシオス著）
コンスタンティヌス・アフリカヌス『全医術』（ハリー・アッバス著），『入門』（訳，ヨハニティウス著），『箴言』と『予後』（訳，ヒポクラテス著）

盛期サレルノ（11世紀末～12世紀末）
バルトロメウス『サレルノ，バルトロメウス先生実地』
マウルス
ムサンディヌス
ニコラウス（1150頃に活躍）『ニコラウスの解毒薬』
マテウス・プラテアリウス（?～1161）『単純医薬書』
ヨハネス・アフラキウス（1040頃～1100頃）『急性病の治療論文』
アルキマタエウス（12世紀）『アルキマタエウス実地』
ヨハネス・プラテアリウス父（?～?），ヨハネス・プラテアリウス子（1120～1150に活躍）『実地要綱』
トロータ（12世紀の第2四半期に活躍）『トロータによる実地』
コフォ（12世紀の初の3分の1のうちに活躍）『コフォの実地』
ロゲリウス（1140以前頃～1195頃）『外科学』

晩期サレルノ（12世紀末～13世紀中葉）
ウルソ『箴言と注釈』，『元素の混合』，『質の作用』，『医薬の作用』，『味と香りの段階』，『色について』
ヨハネス・デ・サンクト・パウロ（12世紀から13世紀初に活躍）『医学日課書』，『単純医薬の作用』，『種々の医薬の有益と有害の作用』，『食用花』
ジル・ド・コルベイユ
ブルーノ・ダ・ロンゴブルゴ

ギリシャ・ローマの著作が伝存しており，そこから教育のために必要な内容が選別され，著作としてまとめられた。この時期に数多くの医師が活躍したはずだが，その多くの名前は不明である。数人の医師が著作を通して名前が知られている。ガリオポントゥス（1035頃～1050頃に活躍）は『受難録』[1]を著しており，同時代の資料の中で学識ある医師との言及がある。この著作は，古代から伝存したギリシャ語の文書を元に書かれ，局所的な疾患を頭から足への順に列挙し，全身性の熱病を加えてその治

医学史上の人と場所

サレルノ

サレルノは南イタリアでナポリから南東に50 kmほどのところに位置する人口13万人ほどの小都市である。ティレニア海につながるサレルノ湾に面しており，古い歴史を持つ港湾都市である。紀元前6世紀からエトルリア人の町があり，紀元前2世紀にローマの植民市になった。774年にはランゴバルド人のベネヴェント公国の首都となった。839年には王国として独立したが，アラビア人の侵略や内紛に悩まされ，11世紀末にはノルマン人の支配下になった。12世紀末からのホーエンシュタウフェン朝の支配下では，ナポリが優遇されてサレルノの地位は低下した。サレルノの名を高めた医学校は，10世紀後半に医学教師の共同体として始まった。

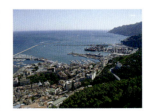

サレルノ市街の眺望

72　第5章　中世ヨーロッパの医学

療を扱ったもので，その後の医学実地書の嚆矢とされる(図5-2)（→19章 p.402）。

アルファヌス1世(1015頃～1085)はサレルノで医学を学び，モンテ・カッシーノの修道士を経て1058年にサレルノの大司教になった。アラビア語文献の翻訳を奨励してコンスタンティヌス・アフリカヌス(?～1087?)をモンテ・カッシーノ修道院に呼んだ。コンスタンティヌスはアラビア語から多数の著作をラテン語に訳した。その中には古代のギリシャ語の著作やアラビア語で新たに編まれた著作が含まれ，失われていた古代の医学文書の内容をサレルノを通してヨーロッパに伝えた。

盛期サレルノ(11世紀末～12世紀末)では，コンスタンティヌスによってラテン語に訳された古代およびアラビアの多くの著作を利用して，これに注釈 commentary を加えたり，概説 compendium を作ったりする同化の時代が始まった。

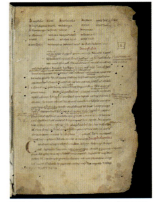
図5-2　ガリオポントゥス『受難録』
12世紀初頭の手稿

この時期には医学教材集『アルティセラ』[2]の文書に注釈がつけられるようになった。バルトロメウス(1150頃～1180に活躍)，マウルス(1130頃～1214)，ムサンディヌス(12世紀終盤に活躍)はこの時期の代表的な教師で，多数の注釈を残している。これらの注釈は，医学校での授業のテキストとして用いられ，さらに授業で行われた討論を反映してさらに注釈の充実が図られたと思われる(→6章 p.100)。

古代から伝承した多数の薬剤の処方を収めた薬剤書(『ニコラウスの解毒薬』[3]，プラテアリウスによるとされる『単純医薬書』[4])が編まれた(図5-3)(→18章 p.372)。また多数の医師たちが医学実地書を著している。また外科も盛んで，ルッジェロ(1140以前～1195頃)は『外科学』[5]を著している。サレルノでは12世紀初頭から動物の解剖が何度か行われていたことが，残されている文書から明らかにされている。『ブタの解剖学』はその第1回のもので，14世紀初頭の第4回まで解剖の記録の文書が残されている。

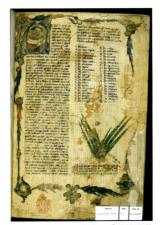
図5-3　プラテアリウス『単純医薬書』　1280～1310年頃の手稿

晩期サレルノ(12世紀末～13世紀中葉)では，独自性の高い著作が著されるようになる。サレルノで学びヨーロッパ各地で活躍する医師たちが多く現れ，サレルノ医学校の名声は高まる。ウルソ(?～1225)はサレルノの最後の偉大な教師であり，アリストテレス自然哲学を応用して，理論的な著作を多数著した。ヨハネス・デ・サンクト・パウロ(12～13世紀初頭に活躍)はサレルノ大司教の下で学び，サレルノで教え，実用的な4つの医学書を著している。ジル・ド・コルベイユ(1140頃～1224頃)はサレルノのムサンディヌスの元で学び，サレルノで教えたが，パリに移りフィリップ2世の侍医になる。医学に関する韻文の著作を多数著し，パリにサレルノの医学を広めた。ブルーノ・ダ・ロンゴブルゴ(1200頃～1286)はサレルノで学び，パドヴァ大学で最初に解剖学を教授した。

『サレルノ養生訓』[6]は13世紀後半以後に成立した，養生法について

述べた韻文集で，最初期のものは364編の詩で6つの非自然的事物(空気，飲食物，運動と休養，睡眠と覚醒，充満と排出，感情)を扱う。その後の版では次第に詩の数が増えていき19世紀に編纂されたものでは3,520編に膨れあがっている。サレルノの医学を反映したものであるが，サレルノで編まれたものかどうかは明らかでない(図5-4)。

『アルティセラ』[2]は，サレルノで編まれた医学教材集だが，12世紀末から13世紀にかけてパリ，モンペリエをはじめヨーロッパ各地の大学に広まり，さらにウィーン，エアフルト，チュービンゲンなどドイツ語圏の大学でも医学の理論的な教材として広く用いられた(図5-5)。

個別の疾患を採り上げてその原因・診断・治療・治療などについて記した医学実地書も，サレルノで始まった。11世紀前半のガリオポントゥスの『受難録』[1]が最初のもので，局所的な疾患を頭から足への順に並べ，全身的な熱病を加えた基本形のものが多い。サレルノ医学校の教師たちだけでなく，その後もヨーロッパ各地で医学の教科書としてあるいは医師の必携書として繰り返し書かれた。時代が進むとともに女性疾患や外科疾患などの項目を加えたり，また別の構成を持つものも現れたりしたが，基本形を保ちながら18世紀末まで出版され続けた。

サレルノ医学校では，13世紀中葉から大学医学部が勃興するまでの時期に多数の医師を教育して送り出しただけでなく，医学理論と医学実地という医学教育の2つの主要な側面と，さらにそれらに用いられる基本的な教材を生み出して，その後のヨーロッパの医学教育の枠組みを作り上げたことが評価される。

■アラビア語とギリシャ語の医学書のラテン語への翻訳

中世のヨーロッパでは，古代ギリシャ・ローマの医学文献がいくつか伝存し用いられていたが，アラビアに伝えられたものはそれに比べて質・量ともにはるかに豊かなものであり，それらに基づいた著作も数多く書かれていた。アラビア語の医学文献をヨーロッパに紹介しラテン語に翻訳する仕事は，11世紀末に南イタリアで始まり，12世紀にはスペインでも活発に行われた。

南イタリアでアラビアの医学書のラテン語訳に取り組んだ最初の人物は，コンスタンティヌス・アフリカヌスである。コンスタンティヌスはカルタゴで生まれた商人で，ラテン語の医学書が乏しいことを知ってアラビア語の医学書を多数サレルノに運んできた。大司教アルファヌス1世と知り合って，その勧めでモンテ・カッシーノ修道院に入って修道士となり，医学書のラテン語訳に従事した。ギリシャ語で書かれたヒポクラテスの『予後』，『急性病の摂生法について』，ガレノスの注釈のついた『箴言』，ガレノスの『医術』，『治療法について(14巻)』，フィラル

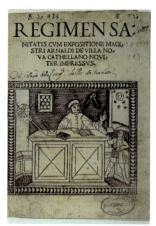

図5-4 『サレルノ養生訓』(1480年パリ刊)

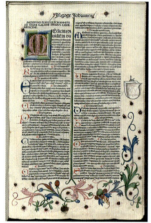

図5-5 『アルティセラ』(1483年ヴェネツィア刊)

トゥス『脈について』などのアラビア語訳をラテン語に訳したもの，また アラビア語で書かれたイブン・イスハークの『医学問答集』（『ヨハニティウスの医学入門』），イブン・アルアッバースの『王の書』（『全医術』）などがある。サレルノ医学校で編まれた医学教材集『アルティセラ』の中核には，コンスタンティヌスが訳した『医学入門』，『箴言』，『予後』，『脈について』が取り入れられた。『王の書』はアンティオキアのステファヌス（12世紀前半に活躍）によって新たに訳され，コンスタンティヌスの訳が不完全なこと，また原著者の存在を明らかにしていないことが批判された。シシリーではやや遅れてベン・サーリム（13世紀後半に活躍）がラーゼスの『包括』をラテン語に訳している。

　イベリア半島ではイスラム教徒に占領された領土を回復するレコンキスタが進み，1085年にトレドがキリスト教徒により再征服され，アラビア語を話すキリスト教徒たちの協力によってトレドが学問の重要な中心地になった。トレドの大司教レイモンドの努力によって大聖堂の図書館で多数の学者たちが翻訳作業に携わるようになった。ギリシャ語で書かれたアリストテレスの哲学書，プトレマイオスの天文学書，ユークリッドの数学書などのラテン語訳に加えて，アラビア人による科学書も訳された。医学書では，クレモナのゲラルドゥス（1114〜1187）がヒポクラテス『箴言』，ガレノス『医術』，『混合について』，『治療法について』，『ヒポクラテスの「急性病の食餌法について」注解』をアラビア語訳から，さらにラーゼス『アルマンソールの書』と『小医学入門』，アヴィケンナ『医学典範』，セラピオン『実地』，アルブカシス『外科学』といったアラビア語の大きな医学書をラテン語に訳している（図5-6）。

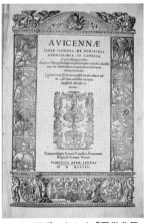

図5-6　アヴィケンナ『医学典範』ラテン語版　（1544年刊）　坂井建雄蔵

　この他にアラビア語からラテン語に訳された医学書は数多くあり，訳者不明のものも少なくない。『器官の用途』10巻[7]は，ガレノスの『身体諸部分の用途について』17巻の前半部分に対応し，不完全なアラビア語訳から12世紀にラテン語に訳されたものであるが，ガレノスの解剖学・生理学の詳細を含んでいて広く用いられた。14世紀初頭にはニコロ・ダ・レッジョによるギリシャ語原典からの訳が現れて置き換えられたが，ラテン語訳ガレノス全集の1490年ヴェネツィア版，1515〜1516年パヴィア版，1528年リヨン版にも収録されている。

　古代ギリシャの哲学書や科学書，さらに古代ローマの医学書などももともとギリシャ語で書かれた著作も，当初はアラビア語訳からラテン語に訳されていたが，ビザンツ帝国などに伝存していた原典がもたらされて，ギリシャ語からラテン語に次々と翻訳されるようになった。その最初期の翻訳者として著名なのはピサのブルグンディオ（1110〜1194）で，新約聖書の福音書，アリストテレスの諸著作とくに『生成消滅論』，『ニコマコス倫理学』，ガレノスの『初心者のために諸学派について』，『養生法について』6巻，『熱病の種類について』，『脈の種類について』を

訳している。またドミニコ会修道士のウィリアム・ファン・ムベーカ（1215〜1286）は，アリストテレスのほぼ全著作を訳しており，ガレノスの著作では『食物の諸力について』を訳している。

ヒポクラテスとガレノスの重要な医学書をラテン語に訳した最も重要な翻訳者はニコロ・ダ・レッジョ（1280頃〜1350頃）である。ニコロはナポリのアンジュー家の依頼を受けて，1308〜1345年にかけて多数の医学書を翻訳した。ヒポクラテスの『箴言』，『予後』，『急性病の摂生法について』を訳し，またガレノスの著作のうち医学一般に関するものでは『初心者のために諸学派について』，『最良の学派について』，『経験学派の概要』，『直接的原因について』，解剖学では『子宮の解剖について』，『身体諸部分の用途について』17巻，生理学では『呼吸の原因について』，『呼吸の有用性について』，『胚種について』2巻，『我々の身体の最良の構成』，『良い習慣について』，『霊魂の能力は身体の混合に依存すること』，養生法では『痩せる食餌について』，疾患学では『反自然的な腫瘤について』，『呼吸困難について』，治療学では『グラウコン宛の治療法について』，『瀉血による治療法』，薬剤学では『部位による複合医薬について』10巻，など多岐にわたっている。

アラビア語とギリシャ語からラテン語への翻訳活動は，11世紀後半から始まり，14世紀頃まで南イタリアとスペインを中心に行われ，医学のあり方に大きな影響を与えた。古代からの文献的な遺産を豊富に利用できるようになった結果，医学の著作において実践的なものに加えて理論的な要素が充実し，医学と自然哲学の結びつきが強調され，さらに医学の議論において論理性がより重視されるようになった。新しく設立された大学において，ラテン語で新たな医学書が書かれるようになり，医学実地書 practica，外科書 chirurgia，既存の文書に対する注釈 commentaria，対診録 concilia などさまざまな種類の医学書が現れて，医学の内容をより豊かなものにしていった。

■中世の大学医学部

大学は，中世のヨーロッパが新たに生み出した高等教育機関である。その本質的な特徴は，教師と学生が作る自律的・自治的な共同体であって，教育内容と研究対象を自ら決めて実行し，公認された学位を授与する権利を有していることである。このような大学は12〜13世紀にヨーロッパで自然発生的に生まれ，王や教皇の勅許により権利を獲得し，中世およびそれ以後にヨーロッパ各地に作られ，さらに近世以後に世界中に広まった。

中世の大学では，自由学芸学部で学問の基礎となる7つの学科(3学 trivium の文法学，論理学，修辞学と，4科 quadrivium の幾何学，算術，天文

学，音楽）が教えられた。さらに上級の学部として神学部，法学部，医学部が置かれていた。ルネサンス以後には，時代により，また国により学部の構成は変化していった。

　中世の大学医学部では，フランスのモンペリエとパリ，北イタリアのボローニャとパドヴァが，著名な医師を有して多くの学生を輩出し，傑出していた。

　モンペリエには 12 世紀前半から医学校があり，サレルノ医学校から強い影響を受けてアラビア医学に基づいた医学を教えたが，サレルノ医学校への強い対抗心をもち名声を得るようになった。12 世紀にサレルノで学んだジル・ド・コルベイユは，パリに赴く前にモンペリエに立ち寄り，サレルノ医学校の医学的成果を講演しようとして聴衆から袋叩きにされたと伝えられている。1220 年にはローマ教皇特使のコンラート枢機卿により医学部の学則が認可され，1289 年に教皇ニコラウス 4 世の勅書により大学として正式に認められた。有名な医師や外科医を多数輩出している。

　アルナルドゥス（1240 頃～1311）はアラゴンで生まれてモンペリエで医学を学んで学位を得た。1281 年にアラゴン王家の侍医になり，ペドロ 3 世とその後継者に仕え，外交官としても活躍した。1289～1301 年にはモンペリエ大学医学部での教育に携わり，その後に教皇の侍医を務めた。また医学と宗教について多数の著作を著した。医学書としては実用的・教育的なものが多く，『医学実地要覧』[8]は個別の疾患の治療法を扱った著作で，4 部に分かれて部位別の疾患（①頭部，②胸腹部，③生殖器）と全身性の熱病を扱っている。またサレルノ由来の健康法を扱った韻文集『サレルノ養生訓』[6]を編集して，広く流布した。

　ベルナール・ド・ゴードン（1258 頃～1330）は中世のモンペリエ大学の最も有名な教師で，病気の診断と治療法について多数の医学書を著した。とくに有名なのは『医学の百合 Lilium medicinae』[9]で，個別の疾患を扱う実用的な著作で，7 部に分けて疾患を列挙し（①熱病，②脳機能，

医学史上の人と場所
People and Place in Medical History

モンペリエ

　モンペリエは南フランス，マルセイユの西 170 km ほどに位置する人口 26 万人ほどの都市で，モンペリエ大学を有し，ラングドック・ルシヨン地域圏の首府である。モンペリエの町は 10 世紀末に初めて記録に現れ，サンティアゴ・デ・コンポステラへの巡礼路の宿場町として栄えた。12 世紀前半から医学校ができて多くの医学生を育て，1289 年にはモンペリエ大学が正式に認められその医学部となった。

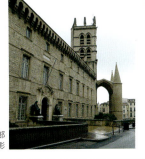

モンペリエ大学医学部
加藤公太撮影

③頭部，④胸部，⑤胃腸，⑥肝，脾，腎，⑦生殖器)，その診断・治療について必要な情報(病状，原因，診断，予後，治療，解明)を明快に述べている。若い未熟な医師のために書かれたものであるが，経験を積んだ医師にもよく用いられた。

　アンリ・ド・モンドヴィル(1260頃〜1320)はノルマン出身でパリとモンペリエで医学を学び，1301年にフランス王の宮廷侍医と軍の外科医になり，1304年からはモンペリエで医学と外科学を教えた。モンドヴィルは外科技術の実用書として5部からなる『外科学』[10]を著そうとしたが未完成に終わった。第1部の解剖学，第2部の外傷の処置，第5部の外科解毒薬の部分が手稿として残されており，第3部の外科処置の雑論は一部のみ残り，第4部の骨折と脱臼の処置は書かれなかった。それまでの伝統的な外科は手技のみを扱っていて，大学で教育を受ける学識のある医師から見下されたが，モンドヴィルは外科が理論と技術の両者を含み，大学で教えられるべきものであると主張した。

　ギ・ド・ショーリアク(1290頃〜1368)はフランス南部で生まれ，トゥールーズとモンペリエで医学を学び，さらにボローニャで解剖学を学んだ。パリに立ち寄ってからリヨンで医師および外科医として働き，1348年からアヴィニョンで教皇の侍医を務めた。主著の『大外科学(目録Inventarium)』[11]は外科についての一種の百科全書で，ガレノス，アヴィケンナ，アルブカシスなどの古典の著作だけでなく，サレルノ医学校の医師やモンドヴィルなどの著作からの数多くの引用を含んだ外科についての文献的知識の集大成である(→13章 p.251)。標準的な外科学書として，また外科医の必携書として広く用いられてラテン語で広まった他に，15世紀までに中世フランス語，中世英語，イタリア語，カタルニア語，オランダ語，ヘブライ語に訳された。1477年頃に最初に印刷出版され，16世紀までの間に少なくとも36回出版されている(図5-7)。

　ヴァレスクス(1380〜1418に活躍)はポルトガル出身でパリとモンペリエで医学を学び，モンペリエで教えたとも言われるが定かではない。1401年の疫病の経験をもとに『伝染病と疫病』[12]を著した。『フィロニウム(実地)』[13]は個別の疾患を扱う医学書で広く読まれた。7書からなり，頭から足まで局所性の疾患(①頭部，②眼・耳・鼻・口，③胸部，④胃腸，⑤肝・脾・腎，⑥生殖器)と全身性の⑦熱病を扱い，薬剤学から外科学まで広い内容を含んでいる。付属の外科論文では膿瘍を扱っている。1490年にリヨンで出版され，16世紀までの間に少なくとも11回出版されている。

　パリ大学は12世紀末にカトリック教会の下に生まれ，1200年にフランス王フィリップ2世の勅許状を得て，1211年に教皇の勅令により公式に認められた。3つの上級学部(神学部，法学部，医学部)と自由学芸学部を備えていたが，当初は神学部が中心であって医学部は目立たなかっ

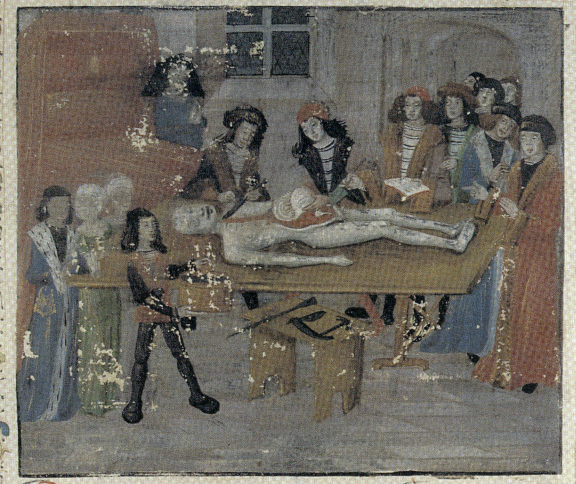

Du nom de dieu misericord cy commence le premier traictier de cesté oeure qui parle de lanathomie et contient doug doctrines. La premiere doctrine parle de la nathomie des membres qui sont vniuersielz et simples. La seconde sera des membres propres particuliers et composi. La premiere doctrine contient .v. chappitres. Le premier chappitre vniuersiel qui parle de la nathomie et de la nature des membres du corps

liure qui se intitule de vtilite des parties ou peultime chappitre y sont quatre vtilites de la science de anathomie. La vne qui est la tresgrande pour aumiration de la puissance de dieu. La seconde pour cognoistre les parties des patiens. La tierce pour pronostiquer des

PARCE QVE selon Galien numere des medicins on .xbij.

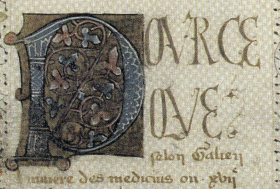

図5-7　ショーリアク『大外科学』中世の写本から，女性の解剖を示す細密画

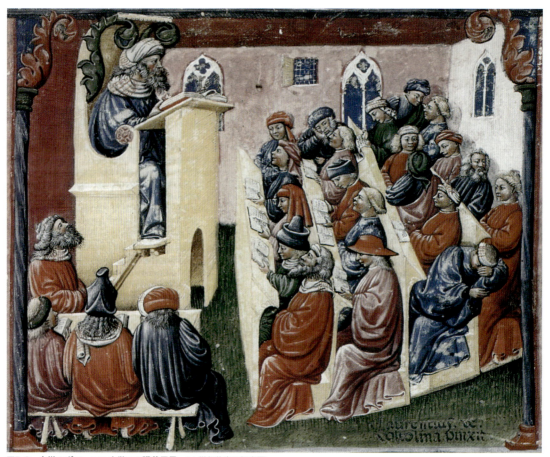

図5-8 中世のボローニャ大学での講義風景　14世紀後半の細密画

た。サレルノで学んだジル・ド・コルベイユがパリにサレルノの医学を伝えて教えた。13世紀のパリには外科を得意とする医師たちがイタリアから集まっていて，1260年頃に外科医組合を結成しサン・コーム学院 Collège Saint-Côme と名乗った。ランフランキ（1245頃～1306）はボローニャ大学で医学を学び，ミラノとリヨンで医師として働き，1295年にパリに移って医学を教えた。主著の『外科学』(1296)[14]は5論からなり，総論に続いて，各部の外科を頭から足への順に解剖学と外科治療を含めて扱い，末尾に傷の治癒を促す解毒薬を扱った。この著作は外科学を単なる手技の集成ではなく理論的なものに改めようとするもので，後のアンリ・ド・モンドヴィルやギ・ド・ショーリアクの外科学に大きな影響を与えた。

　北イタリアのボローニャ大学とパドヴァ大学では，13世紀の後半以後にスコラ学的な医学が主流となった。スコラ学は11世紀以降にキリスト教神学者や哲学者によって作り上げられた学問のスタイルで，まず権威のある書物を読んで解説し(lectio)，次にそのテーマに関して定期的に問題を提起して討論が行われ(disputatio)た。議論においては観察され

た事実に基づいて帰納的に結論を導くのではなく，権威の書物を根拠として演繹的な方法で結論が導かれた．医学においてはヒポクラテスやガレノスなどの古代の著作とアヴィケンナやラーゼスなどのアラビア語の著作が典拠とされた．難しい問題に対して解説するために注釈commentariaが書かれるなどして，膨大な量の文献が生み出されるようになった（図5-8）．

スコラ学的医学の中心的な人物は，ボローニャ大学のタッデオ・アルデロッティ（1206/15～1295）である．アルデロッティはフィレンツェで生まれ，おそらくフランシスコ会とドミニコ会の教育を受け，1260年代にボローニャで教えるようになった．アルデロッティと弟子たちは，医学の標準的な教材として用いられていた『アルティセラ』の文書とアヴィケンナの『医学典範』に詳細な注釈を書いて，医学が自律的な学問分野でその知識を論理的に学習すべきであることを示し，ヒポクラテスとガレノスの医学にアリストテレスの自然哲学を組み入れて医学を哲学に結びつけた．知識を重視する一方で，スコラ学的な医師たちは臨床的な観察も重視して，『対診録』[15]という形式でその記録を書き残している．

モンディーノ・デ・ルッツィ（1275～1326）はフィレンツェに生まれ，ボローニャ大学で医学を学んだ後，医師として働きボローニャ大学で教えた．この頃大学では刑死体を用いた人体解剖が行われ，腐敗しやすい腹部から，胸部，頭部，体肢へと4日間で解剖されていた．モンディーノはこの人体解剖の内容を『解剖学』（1316）[16]として著し，標準的な解剖学書として16世紀まで広く用いられた（図5-9）．

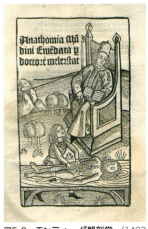

図5-9　モンディーノ『解剖学』（1493年版）から解剖の情景

ジェンティーレ・ダ・フォリーニョ（1280頃～1348）はシエナでアルデロッティの甥のディノ・デル・ガルボ（?～1327）から医学を学び，シエナとペルージアの医学部で教えた．アヴィケンナの『医学典範』の注釈，『対診録』[17]を著しており，これらはよく読まれた．

医学史上の人と場所 People and Places in Medical History

ボローニャ

ボローニャは北イタリアでヴェネツィアの南西120 kmほど，アペニン山脈とポー川の平野の間に位置する人口37万人ほどの都市である．古代から町があり，ローマ帝国の衰亡後にはさまざまな勢力に支配されたが，11世紀頃に自由都市として独立した．その頃からボローニャでは法学が教えられるようになり，1088年にはヨーロッパ最古のボローニャ大学が創設されたとされている．中世のボローニャ大学では法学部が最も有名であったが，1260年頃から医学の授業が始まり，医学部も高い評価を得るようになった．プッチーニのオペラ『ジャンニ・スキッキ』は13世紀末のフィレンツェが舞台で，そこに登場するスピネロッチオ医師は，自分の腕前とボローニャ大学で医学を学んだことを誇らかに自慢する．

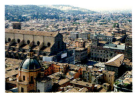

ボローニャ旧市街．マッジョーレ広場とサン・ペトロニオ聖堂

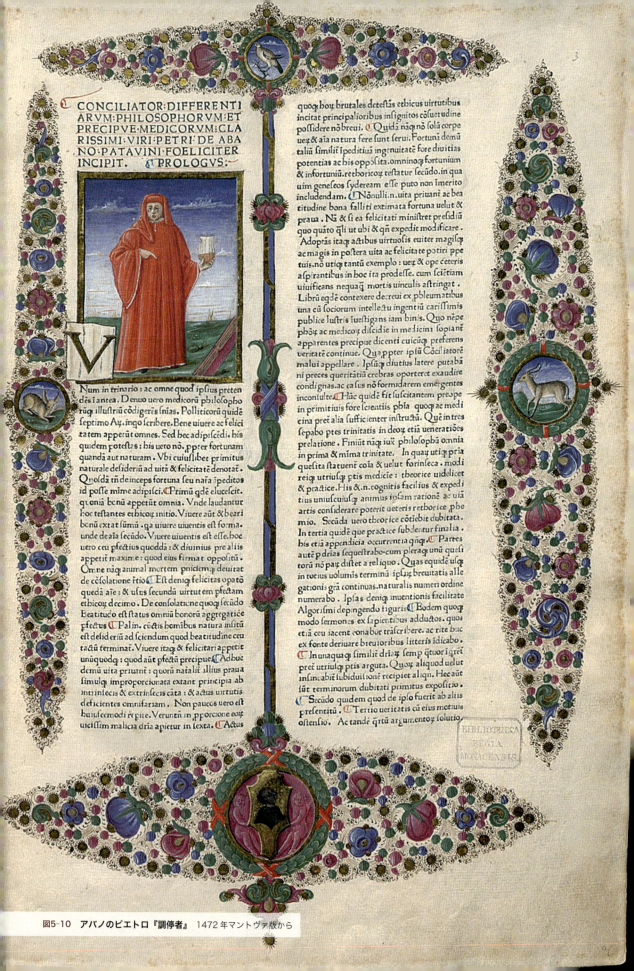

図5-10 アパノのピエトロ『調停者』1472年マントヴァ版から

パドヴァ大学の医学部は，やや遅れて13〜14世紀にアバノのピエトロ(1250頃〜1316頃)によって名を高めた。ピエトロはパドヴァの近くで公証人の息子として生まれ，パリで哲学と医学を学び，パリで教えたが，1303年からパドヴァで医師として働き，1307年からパドヴァ大学で教えるようになった。その間に教皇の侍医を務め，またヨーロッパ各地を訪ねてコンスタンティノープルでアリストテレスの原典を求めたりした。最も著名な著作は『調停者』(1303，1310改訂)[18](図5-10)で，医学と哲学の権威の間で意見の食い違う110の相違differentiaについて論じた包括的な医学書である。ピエトロは医学を理論と実地とに分けて，理論は自然の原理についての知識に基づき，実地においては理論にしたがって食餌などを処方するとした。アリストテレス，ガレノス，アラビアの哲学者たちの説を折衷して，4種類の元素と性質が混合して人体や物質を作り上げていると想定した。また医学についての雑多な問題を扱ったアリストテレスの『問題集』の解説(1310)，『中毒について』(1310?)[19]を著し，これらもよく読まれた。

15世紀ではバルトロメオ・モンタニャーナ(?〜1460)はパドヴァ大学で医学の教授を務め，その著書の『対診録』[20]は広く読まれた(図5-11)。ミケーレ・サヴォナローラ(1385〜1468)は，フィレンツェで火刑に処せられた宗教改革者の祖父で，パドヴァとフェラーラで医学を教え，『医学実地』[21]，『熱病の実地規範』[22]など疾患についての医学書を著している。

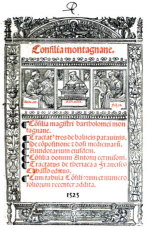

図5-11　バルトロメオ・モンタニャーナ『対診録』(1525年)リヨン版の扉

中世の大学医学部　83

第6章
16世紀の医学
──印刷技術による情報革命

Medicine in the 16th century — information revolution by printing techniques.

　カトリック教会や神聖ローマ帝国といった既存の権威が低下し，1500年頃までにヨーロッパでは国民を統合する形の国民国家が形成された。イギリスではテューダー朝のエリザベス1世(在位1558～1603)の時代に国力が安定し，カトリックから離れて英国国教会が作られた。フランスではヴァロワ朝が続きイタリアを巡ってハプスブルク家と争ったが，1589年からブルボン朝に代わった。スペインではレコンキスタを達成して1479年に統一スペイン王国が誕生し，1516年に即位したカール5世は1519年に神聖ローマ皇帝となった。その一方でドイツはハプスブルク家のもとで多くの領邦に分かれており，イタリアは教皇領や共和国(ヴェネツィア，ジェノヴァ，フィレンツェ)，公国(サヴォイア，ミラノなど)に分裂し，外国による支配を受けていた。ネーデルラントではスペインの支配に反乱して1568年から独立戦争が始まった。

　16世紀頃からヨーロッパでは農業技術の進歩と新しい農地の開拓によって農業生産が増加し，また商業活動も活発になって人口が増え始めた。またオスマントルコがコンスタンティノープルを征服して地中海を制圧すると，イタリアの商業活動が低下して，ドイツやネーデルラントの商業活動が発展していった。また16世紀からヨーロッパ諸国は海外への進出を始めた。ポルトガルは喜望峰を越えてインド洋からアジアに達し，17世紀初頭までアジアとヨーロッパの間の貿易を独占した。スペインは大西洋を越えて新大陸に達し，中米と南米の植民地から金や銀をはじめ莫大な利益を獲得した。

　人文主義者の活動によってもたらされた人間中心の世界観は，宗教的な権威に大きな打撃を与え，宗教改革をもたらした。ドイツ人のルターは「95箇条の提題」を公表して宗教改革の口火を切り，ルター派のプロテスタントがドイツに広がり，カルヴァン派はフランスとその周辺に広まった。カトリック教会においてもこれに対抗する自己改革が行われ，熱心なカトリック教徒がイエズス会を結成して世界中で布教活動を行った(表6-1)。

■古典ギリシャ・ローマ医学書の翻訳・出版

　活版印刷の技術は15世紀中頃にグーテンベルクによって開発された。1500年頃までの揺籃期本incunabulaでは，手写本codexを模した豪華な本で少部数が印刷された。16世紀に入ると，大量部数の書物が印刷されるようになり，情報革命をもたらした。書物はそれまでの情報の貯蔵庫から，情報の伝達手段へとその役割を変えた。宗教改革が広まるにあたっては，活版印刷により作られた大量の印刷物が大いに役立った。医学書も印刷出版されて多くの人に広まり，また新たな著作もよく書か

表6-1　16世紀とその前後のヨーロッパの年表

1479	統一スペイン王国の誕生
1492	コロンブス，大西洋を渡り，新大陸を発見
1498	ヴァスコ・ダ・ガマ，喜望峰を周航しインドに到達
1517	ルターが「95箇条の提題」を公表
1519	カール5世が神聖ローマ皇帝に即位
1521	ウォルムス帝国議会によるルターへの帝国追放令
1540	イエズス会が教皇により認可
1543	ヴェサリウスが『ファブリカ』を出版
1555	アウグスブルクの和議によりドイツのカトリック派とプロテスタント派が和解
1558～1603	エリザベス1世の治世
1568	ネーデルラントがスペインの支配に反乱してオランダ独立戦争が始まる
1588	スペイン無敵艦隊に対するイングランドの勝利

れるようになった。

　15世紀末にケタム(1420頃～1468/1470)の『医学叢書』[1]という図入りの医学書が出版されて，大いに人気を博した。この本は手稿として伝来した中世由来の文書を集めたもので，1491年にヴェネツィアで初めて出版された。その内容は，①尿診，②瀉血，③占星術，④女性の疾患，⑤外傷，⑥身体の部位と疾患，⑦疫病，の7編からなる。木版による尿診の解説図，瀉血部位の図，身体と星座の対応図，妊娠女性の図，外傷の人体図，疾患の人体図が添えられている。1493年以降の版では人体解剖図が含まれており，解剖学者と示説者と執刀者が分担するこの当時の一般的な人体解剖の情景が描かれている。ケタムはドイツ生まれの医師で，ウィーンで医師として活躍し，解剖学の講義や示説を行ったが，『医学叢書』を著したり編纂したりしたわけではなく，この手稿を保持していて出版の際に名前をつけられたものと思われる。ラテン語版(1491，1493，1495，1500，1501，1513，1522)の他に，イタリア語版(1509)，ドイツ語版(1513，1515，1534，1549，1584)，スペイン語版(1517)が出版されている(図6-1)。

　大学での医師の教育に用いられる教材も，15世紀後半から印刷・出版されて広く用いられるようになった。サレルノ医学校で編まれた教材集の『アルティセラ』と，アヴィケンナの『医学典範』のラテン語訳は，1470年代から繰り返し出版された。古代ギリシャ・ローマの医学書も，ラテン語に訳されて出版されるようになった。ガレノスのさまざまな医学書も1470年代から，全集は1490年から出版されるようになった。『ヒポクラテス集典』が出版されるようになったのは，やや遅れて1520年代からである。

　ガレノスの医学文書は，数において膨大であり，内容においても多岐にわたっている。そのラテン語訳は12世紀のブルグンディオや無名の翻訳者らによって始められた。初期の翻訳には不正確なものが多かったが，14世紀のニコロ・ダ・レッジョによる翻訳は良好な原典を選び出

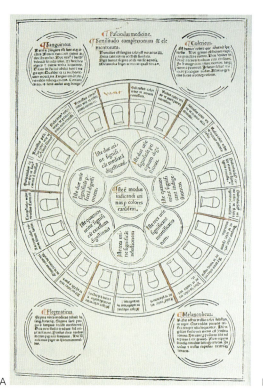 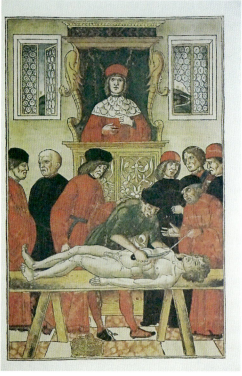

図6-1 ケタム『医学叢書』(1495年版)から尿診の図(A),(1493年版)から人体解剖図(B) 坂井建雄蔵

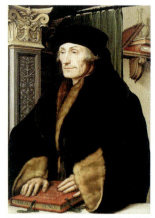

図6-2 エラスムス ホルバインによる

して正確に訳されており，高い評価を得てよく用いられた。15世紀後半に印刷技術によって書物が印刷・出版できるようになると，医師や人文学者たちによってギリシャ語原典が精力的に探究され，新たなラテン語訳や古い翻訳の改善が行われた。イタリアのレオニチェノ（1428～1524）はフェラーラ大学で医学を教え，ガレノスの医学書の翻訳を精力的に行ってフェラーラの名声を高めた。ガレノスの医学書では『医術』，『自然の諸能力について』，『ヒポクラテスの「箴言」注解』，『ヒポクラテスによる元素について』，『筋の運動について』，『グラウコン宛の治療法について』等を訳している。オランダのエラスムス（1467～1536）は高名な人文学者でギリシャ劇をラテン語に訳し，ギリシャ語新約聖書を出版して宗教改革に大きな影響を与えたが，ガレノスの医学書では『最良の学説について』，『医学の勧め』，『最良の医師は哲学者でもあること』を訳している（図6-2）。イギリスの医師リナクル（1460～1524）はパドヴァ大学に留学し，オックスフォードで教え，国王ヘンリー8世の侍医になった。リナクルはおもに病気と治療についての著作を訳し，『自然の諸能力について』，『混合について』，『不均衡な状態について』，『養生法について』，『症状の原因について』，『症状の種類について』，『治療法について』などを訳している。ドイツの医師フックス（1501～1566）はチュー

ビンゲン大学の教授で，医学と植物学について多くの著書を著した。フックスはおもに病気についての著作を訳し，『疾患の原因について』，『疾患の種類について』，『症状の原因について』，『症状の種類について』，『熱病の種類について』，『瀉血による治療法』，『発作について』などを訳している。ドイツのアンデルナハ出身のギュンター（1505～1574）は，ルーヴァン，ストラスブール，パリの医学部で医学の教授を務めた。ガレノスのさまざまな著作を訳しており，とくに解剖生理学に関する『解剖手技』，『ヒポクラテスとプラトンの学説について』，『自然状態において動脈に血液は含まれているか』などが著名で，医学一般に関する『最良の学説について』，病気に関する『分利の日について』，『反自然的な腫瘤について』，医薬に関する『種類による複合医薬について』，『部位による複合医薬について』，『解毒剤について』など多数の著作を訳している（図6-3）。

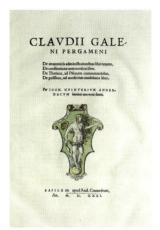

図6-3　ギュンター訳のガレノス『解剖手技』（1531年版）

　とくに解剖生理学の著作は，ガレノスの医学の根幹をなすもので16世紀以後の医学の発展に大きな影響を与えた。『身体諸部分の用途について』[2]は，その前半部分が12世紀に『器官の用途』として不完全なアラビア語版からラテン語に訳され知られていたが，14世紀初頭にニコロ・ダ・レッジョによりギリシャ語原典から訳され1528年に出版されて定番となった。『自然の諸能力について』[3]は無名の訳者による翻訳があったが，リナクルによるラテン語訳が1523年に出版されて定番となった。16世紀になってガレノスの解剖学の文書が新たに見いだされ，『神経の解剖について』と『静脈と動脈の解剖について』[4]はパリのフォルトルスによって訳されて1526年に出版された。『解剖手技』[5]はガレノスの解剖学の最重要の文書であるが，1531年のギュンターによるラテン語訳によって広まった。『初心者のために骨について』[6]はローマのバラミウスが原典を見いだしてラテン語に訳し1535年に出版した。『初心者のために筋の解剖について』[7]のラテン語訳はさらに遅れて，ガダルディヌスが1550年に出版した。ギュンターはガレノスの解剖学の内容を整理して『解剖学教程』（1536）[8]を著している。

　ガレノスの医学書のラテン語訳は個別の著作として，数編を含んだ著作集として，あるいは後述の『アルティセラ』という教材集の一部として，1473年から1599年までの間に少なくとも611編が出版されている。ガレノスの著作を網羅した全集は，ギリシャ語原典としては3回出版されており，1525年のアルドゥス版[9]はその後のガレノス著作の研究が発展する契機となった。ラテン語訳の全集は1490年にヴェネツィアで2巻本として初めて出され，1533年まで7回出版された。1541～1542年のジウンタ版[10]はその当時に得られる最善の原典をもとに新たなラテン語訳を含めてガレノス全集を大きく拡張し，この新しい水準で1563年まで9回出版された。その後1565年から1625年までヴェネ

表6-2　ガレノス全集の出版状況

ギリシャ語原典

1525	ヴェネツィア（Aldus）	フォリオ	5巻
1538	バーゼル（Andreas Cratander）	フォリオ	5巻
1821〜1833	ライプツィヒ（Cnobloch）	8折版	20巻（22冊）

ラテン語版

1490	ヴェネツィア（Filippo Pinzi）	フォリオ	2巻
1502	ヴェネツィア（Bernardino Benali）	フォリオ	2巻
1513, 1514	ヴェネツィア（Bernardino Benali）	フォリオ	2巻
1515, 1516	パヴィア（Giacomo Pocatela）	フォリオ	3巻
1522	ヴェネツィア（Lucantonio Giunta）	フォリオ	3巻
1528〜1533	ヴェネツィア（Lucantonio Giunta）	フォリオ	4巻＋2巻
1528	リヨン（In Chalcographia Gabiana）	4折版	3巻
1541, 1542	ヴェネツィア（Giunta）	フォリオ	7巻＋3巻
1541〜1545	ヴェネツィア（Farri）	8折版	7巻
1542	バーゼル（Hieronymus Froben）	フォリオ	9巻
1549	バーゼル（Hieronymus Froben）	フォリオ	9巻
1549〜1551	リヨン（Jean Frellon）	フォリオ	4巻
1550	ヴェネツィア（Giunta）	フォリオ	7巻＋3巻
1556	ヴェネツィア（Giunta）	フォリオ	7巻＋3巻
1561, 1562	バーゼル（Hieronymus Froben）	フォリオ	9巻
1562, 1563	ヴェネツィア（Vincenzo Valgrisi）	フォリオ	9巻
1565	ヴェネツィア（Giunta）	フォリオ	7巻＋3巻
1576, 1577	ヴェネツィア（Giunta）	フォリオ	7巻＋4巻
1586	ヴェネツィア（Giunta）	フォリオ	7巻＋4巻
1596, 1597	ヴェネツィア（Giunta）	フォリオ	7巻＋4巻
1609	ヴェネツィア（Giunta）	フォリオ	7巻＋4巻
1625	ヴェネツィア（Giunta）	フォリオ	7巻＋4巻

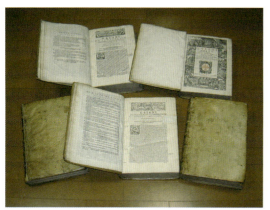

図6-4　ガレノス全集（1625年）ヴェネツィア版　坂井建雄蔵

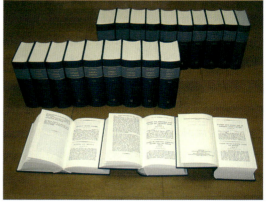

図6-5　ガレノス全集（1821〜1833年）キューン版　坂井建雄蔵

ツィアのジウンタが7巻と補遺を加えた全集を6回出版している。1821〜1833年に出版されたキューン版[11]は，ギリシャ語原典とラテン語訳が併記されてガレノス著作集の標準的な版としてよく用いられている（表6-2，図6-4, 5）。

ヒポクラテスの医学文書のうちで『箴言』や『予後』などはサレルノ医学校で注目され，教材として用いられてきた。しかしヒポクラテスに

表6-3 『ヒポクラテス集典』の出版状況

ギリシャ語原典
　ヴェネツィア：1526
　バーゼル：1538
　フランクフルト：1595, 1621, 1624
　ジュネーヴ：1657〜1662
　ライデン（ギリシャ語＋ラテン語訳）：1665
　ライプツィヒ（ギリシャ語＋ラテン語訳）：1825〜1827
　パリ（ギリシャ語＋フランス語訳）：1839〜1861

ラテン語訳
　ローマ：1525
　バーゼル：1526, 1546, 1554, 1558
　リヨン：1535, 1553, 1554, 1555, 1562, 1564, 1567, 1576
　ヴェネツィア：1546, 1575, 1588, 1619, 1679, 1737〜1739
　パリ：1546, 1639
　フランクフルト：1595, 1596, 1624
　ジュネーヴ：1657〜1662
　ウィーン：1743〜1749
　ナポリ：1757
　ローザンヌ：1769〜1771, 1784
　アルテンブルク：1806
　ライプツィヒ：1846〜1847, 1894〜1902, 1927

フランス語訳
　パリ：1697, 1786〜1799, 1826, 1836〜1837, 1838, 1855, 1932〜1934, 1953〜1955

ドイツ語訳
　アルテンブルク：1781〜1792
　グロガウ：1837〜1838
　ベルリン：1847
　ミュンヘン：1895〜1900
　シュトゥットガルト：1934

英語訳
　ロンドン：1849
　ニューヨーク：1886, 1891
　スプリングフィールド：1950

スペイン語訳
　バルセロナ：2001

日本語訳
　東京：1985

関係する文書を集めた文書集『ヒポクラテス集典』が知られるようになったのは16世紀になってからである。『ヒポクラテス集典』はまずラテン語訳[12]が1525年にローマで出版され、翌1526年にギリシャ語版[13]がヴェネツィアのアルドゥスから出版されて、これ以後に繰り返し出版されるようになった。1526年のアルドゥス版に用いられた手稿は後にフランス王フランソワ1世に献呈され、現在はパリの国立図書館に残されている。ギリシャ語版は少なくとも9版が出版され、1839〜1861年にパリで出版されたリトレ版[14]が標準的な版とみなされている。ラテン語訳は16世紀に19版、17世紀に5版、18世紀に5版、19世紀に3版、20世紀に1版が出版されている。この他にフランス語訳が8版、ドイツ語訳が5版、英語訳が4版、スペイン語訳が1版、日本語訳が1版、刊行されている（図6-6，表6-3）。

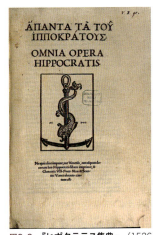

図6-6 『ヒポクラテス集典』（1526年）ギリシャ語版

■ヴェサリウス以前の解剖学

　紀元前3世紀のアレキサンドリアにおけるヘロフィロスとエラシストラトスによる人体解剖と、2世紀のローマにおけるガレノスの詳細な動物の解剖のあと、新たな解剖の記録は長らく途絶える。サレルノでは10世紀後半から医学の教育が始まり、12世紀初頭からブタなどの動物の解剖を行った記録が文書として残されるようになる。ボローニャ大学のアルデロッティ（1223〜1295）の文書の中に、人体解剖を見たことを推測させる文言が見られ、その弟子のモンディーノ（1275〜1326）は人体解剖を行って1316年に『解剖学』を著している。モンディーノの人体解

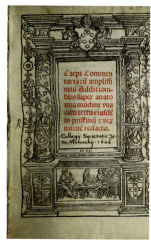

図6-7 ベレンガリオ・ダ・カルピ『モンディーノ解剖学注解』（1521年版）

剖以後，イタリアの各地で人体解剖が行われたことが，残された記録から推測される。南フランスのモンペリエではイタリアの影響を受けて，モンドヴィル（1260頃～1320）が解剖学の講義を行い，ショーリアク（1290頃～1368）が著書『大外科学』の中に解剖学の記述を残し，1340年に大学規則により人体解剖が認知されるようになった。このように14世紀以降のイタリアと南フランスを中心にヨーロッパの大学では，人体解剖は医学教育の一環としてある程度行われるようになった。

1316年に書かれたモンディーノの『解剖学』[15]は，標準的な解剖学書として広く用いられ，1478年以降に繰り返し出版され，ケタムの『医学叢書』の1493年以降の版にも収録されている。またモンディーノの『解剖学』の注釈・解説書が，ベレンガリオ・ダ・カルピとコルティによって出版されている（図6-7）。

16世紀に入ると，イタリアの医師たちが新たに解剖学書を著すようになった（表6-4）。ベネデッティ（1450～1512）はパドヴァで医学を教えてヴェネツィアで医師として活躍し，『人体構造誌』（1502）[16]を著した。アキリーニ（1463～1512）はボローニャ大学で医学を学び，おもに哲学者として活躍したが，『解剖学注釈』（1520）[17]を著した。とくにベレンガリオ・ダ・カルピ（1460～1530）はボローニャ大学で外科学と解剖学を教

表6-4 ヴェサリウス以前の解剖学書の出版状況

モンディーノ『解剖学』（1316年執筆）
　パヴィア（1478, 1487, 1507），ボローニャ（1482, 1514），パドヴァ（1484）ライプツィヒ（1493），ヴェネツィア（1494/1495, 1507, 1538, 1575, 1580），トリノ（1501），ストラスブール（1513），ジュネーヴ（1519），不明（1527），リヨン（1528, 1531），マールブルク（1541）

ベネデッティ『人体構造誌』（1502）
　ヴェネツィア（1502），パリ（1514），ケルン（1527），不明（1527），ストラスブール（1528）

アキリーニ『解剖学注釈』（1520）
　ボローニャ（1520）

ベレンガリオ・ダ・カルピ『モンディーノ注解』（1521）
　ボローニャ（1521）

ベレンガリオ・ダ・カルピ『小序説』（1523）
　ボローニャ（1523），ストラスブール（1530），ヴェネツィア（1535）

マッサ『解剖学入門書』（1536）
　ヴェネツィア（1536, 1559）

ドリアンダー『人頭の解剖学』（1536）
　マールブルク（1536, 1537）

ギュンター『解剖学教程』（1536）
　バーゼル（1536, 1539），ヴェネツィア（1540），リヨン（1541），パドヴァ（1550），ヴィッテンベルク（1585）

ドリアンダー『モンディーノ解剖学』（1541）
　マールグルク（1541）

カナーノ『人体筋肉図示解剖』（1541/1543）
　フェラーラ（1541/1543）

エティエンヌ『人体各部解剖』（1545）
　パリ（1545，フランス語版 1546）

コルティ『モンディーノ解剖学解説』（1550）
　パヴィア（1550），リヨン（1551），ヴェネツィア（1580）

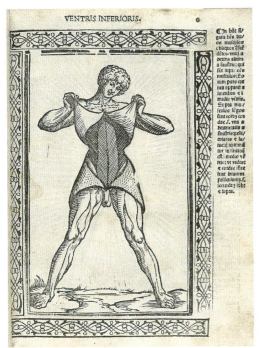
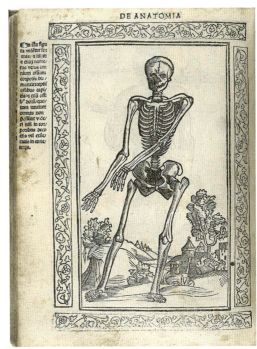

図6-8　ベレンガリオ・ダ・カルピ『小序説』（1523年版）から，腹壁の筋の解剖(A)，骨格人(B)

え，自ら多数の人体解剖を行って，『モンディーノ注解』(1521)[18]とその要約版にあたる『小序説』(1523)[19]を著した。これらにはモンディーノ自身の解剖所見も豊富に収録され，また本文中に多数の解剖図を用いた解剖学書として特筆される(図6-8)。

　モンディーノ以後，新たな解剖所見と解剖図を加えた解剖学書が書かれるようになった。マッサ(1485〜1569)はパドヴァで医学を学びヴェネツィアで医師として働いて，自らの解剖の知見を加えて『解剖学入門書』(1536)[20]を著した。ドリアンダー（1500〜1560)はパリで医学を学んでマールブルクで医学を教えた。ドリアンダーの『人頭の解剖学』(1536)[21]は頭部の詳しい解剖図を多数掲載しており，また多数の解剖図を収めた『モンディーノ解剖学』(1541)を編集・出版している(図6-9)。カナーノ(1515〜1579)はフェラーラで医学を教え教皇ユリウス3世の侍医を務めた。『人体筋肉図示解剖』(1541/1543)[22]を出版し，上肢の筋肉の解剖を精緻な銅版画による解剖図で示したが，広まらなかった(図6-10)。エティエンヌ(1505〜1564)はパリの出版者の一族の出で，パドヴァで哲学を，パリで医学を学んだ。外科医のリヴィエールと協力して図入りの解剖学書『人体各部解剖』[23]を準備したが，トラブルのために出版が遅れて1545年にラテン語版が，1546年にフランス語版が出版された。ヴェサリウスの『ファブリカ』に先立って出版されていれば，初めての本格的な解剖図入りの解剖学書として大きな反響を呼んだと思われる(図6-11)。

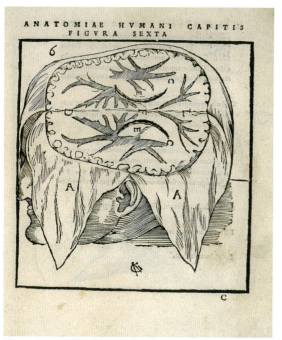

図6-9 ドリアンダー『人頭の解剖学』（1536年版）から脳室の解剖

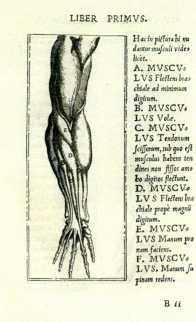

図6-10 カナーノ『人体筋肉図示解剖』（1541/1543年版）から前腕屈筋の解剖　坂井建雄蔵

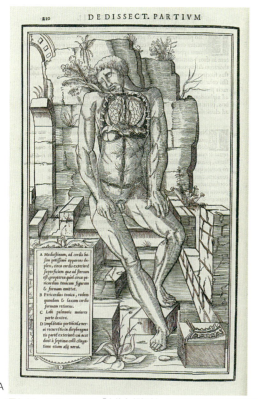

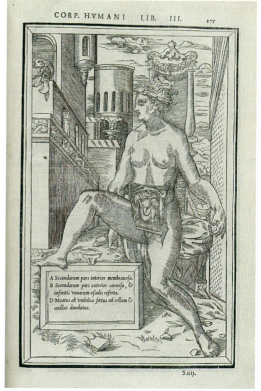

図6-11 エティエンヌ『人体各部解剖』（1545年版）から胸部内臓の解剖（A）と女性生殖器の解剖（B）

92　第6章　16世紀の医学

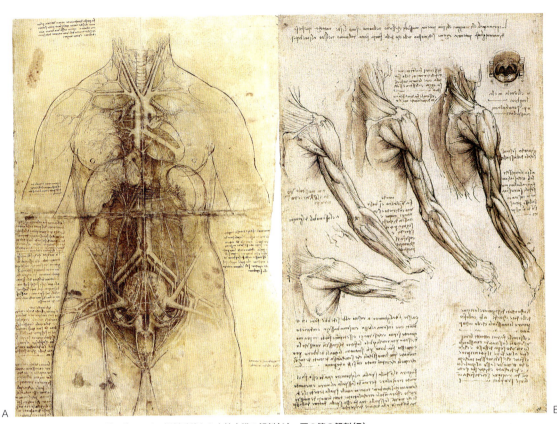

図6-12　レオナルド・ダ・ヴィンチの解剖手稿から女性内臓の解剖(A),肩の筋の解剖(B)

　15世紀末から16世紀にかけて,人体の造形のために芸術家たちが人体解剖を行うことがあった。その最も著名な例は,ミケランジェロとレオナルド・ダ・ヴィンチによるものである。ミケランジェロ(1475～1564)は17歳頃からフィレンツェで解剖示説に参加し,また自ら人体を解剖して,その経験がダビデ像(1501～1504,フィレンツェ)やシスティナ礼拝堂天井画(1508～1512,ローマ)などの迫真の人体表現に生かされている。1540～1550年にはローマでも人体解剖を行い,解剖学書の出版を企図したが実現しなかった。レオナルド・ダ・ヴィンチ(1452～1519)はミラノ在住の1487年頃から解剖学に関心をもって解剖図を含む手稿を書いており,フィレンツェに移った1504年頃からサンタ・マリア・ヌオヴァ病院で人体解剖を行って解剖図を描き手稿として残した。それらの手稿は公表されなかったが,イギリスのウィンザー城に保管されており,時代の水準を遙かに超えた迫真の解剖図は驚嘆すべきものである(図6-12)。

■ヴェサリウスの解剖学

　16世紀に入って医学部で人体解剖が活発に行われるようになり,ガ

レノスの解剖学が再発見され，活版印刷による多数の書物の出版が可能になり，さらに人体解剖をもとにした洗練された人体表現と，高度な木版画の技術と表現力が利用できるようになり，こういった当時の学問と技術と芸術の粋を利用して，ヴェサリウス(1514〜1564)は近代医学の出発点と目される解剖学書『ファブリカ』と『エピトメー』という2冊の解剖学書をもたらした。

『ファブリカ』[24]はフォリオ判(約43 cm×約29 cm)700頁超の巨大な本で，本文7書の内容は，①骨格，②筋肉，③血管，④神経，⑤腹部内臓，⑥胸部内臓，⑦頭部の器官，である。前半4書の系統別の扱いと，後半3書の局所的な扱いを組み合わせて全身を網羅している。解剖学の記述は詳細であるが，その内容はガレノスの解剖学をもとに書かれており，精緻で芸術的な多数の解剖図が添えられている(表6-5)。『エピトメー』[25]はさらに一回り大きな判型であるが20頁ほどで，本文は6章からなり，①骨格，②筋，③消化器・肝臓・門脈と静脈，④心臓・肺・動脈，⑤脳・末梢神経，⑥生殖器，を扱っている。第3〜6章の部分はガレノス生理学に沿った内容になっている(→16章 p.329)。

『ファブリカ』と『エピトメー』の意義は，両者に共通する扉絵によく表現されている。扉絵には，階段状の解剖劇場の中で人体を解剖するヴェサリウスと見学する観客が描かれている。この時代の人体解剖は3人の共同作業，すなわち書物を読み上げる解剖学者，メスで人体を切り開く執刀者，棒で臓器を指し示す示説者によって行われるのが通例であったが，ヴェサリウスは解剖台の前に立ち3つの仕事を1人で行っている。共同作業による人体解剖では，書物に書かれていることを解剖

医学史上の人と場所
People and Place in Medical History

ヴェサリウス　Vesalius, Andreas（1514〜1564）

ヴェサリウスは1514年にブリュッセルで生まれた。家系は代々，神聖ローマ皇帝の宮廷侍医で，父親はその宮廷薬剤師を務めていた。ヴェサリウスはルーヴァン大学で学んだ後，18歳からパリ大学で医学を学び，ガレノス医学の手ほどきを受けるとともに，人体解剖の際の助手を務めて，医学教授のギュンターから評価された。21歳の時に戦争のためにパリ大学を離れ，しばらく故郷で過ごしたが，翌年北イタリアに向かい，パドヴァ大学で医学の学位をとるための試験を受けた。そこでガレノス医学についての学識と解剖の技量とを認められて，外科学と解剖学の教授になった。『6枚の解剖図譜』(1538)を出版し，また解剖示説と講義とで評価を高めた。パドヴァでの5年間のガレノスの研究と人体解剖とをもとに，『ファブリカ』と『エピトメー』という2冊の解剖学書を1543年に出版した。本の出版とともにヴェサリウスはパドヴァ大学を辞して学問の世界から離れ，神聖ローマ皇帝カール5世の宮廷侍医となった。カール5世の引退後は息子のスペイン王フェリペ2世の宮廷侍医となった。パドヴァの解剖学教授ファロピオの病没を機に，パドヴァ大学に戻るために1564年に宮廷を辞したが，休暇でエルサレムを訪れた帰りの航路で病没した。

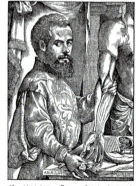

ヴェサリウス『ファブリカ』(1543)から

表6-5 ヴェサリウス『ファブリカ』各書の表題と含まれる章の数，頁数

表題	章の数，頁数
ブリュッセルのアンドレアス・ヴェサリウス著，『人体構造論』	
第1書　この書は全身を支えて保持するもの，またあらゆるものを安定させかつ固着させるものに充てられている	[40章，1～168頁]
第2書　この書はあらゆる腱に，また随意かつ我々の意志に従う運動の器官としての筋肉に充てられており，またこの書に属する図版のほとんどは，各章の本文の前にいまあるような配置で，図解してある	[62章，169～356頁]
第3書　この書は静脈と動脈の身体全体の系列を叙述し，その独自の図版はそれらにふさわしい章の前に掲げる	[15章，357～414頁]
第4書　この書は神経だけを扱い，その特有の図版はそれにふさわしい章の前に示す	[17章，415～454頁]
第5書　この書は食物と飲物によって作られる栄養の器官と，またそれから諸部分が連結され近接しているために，生殖に役立つ器官に充てられる。この書に特有のすべての図を順次にまた同時に，すぐ冒頭に掲げている。同じ図が，ここかしこで非常に多くの章の前に置かれることにならないように	[19章，455～558頁]
第6書　この書は，心臓とそれに役立つ器官に充てられ，すぐ前に本書に固有の図を掲げる，ここでもまた同じ図がここかしこ各章の前に置かれなくてもよいように	[16章，559～604頁]
第7書　この書は，動物性機能の座としての脳と，感覚器官について扱う。そしてその始めの部分にその特有のほとんど全ての図版をすぐ前の2章と同様に例示する	[19章，605～659頁]

体の中で確認することに終始し，書物の記述の誤りを訂正することができない。しかし解剖学者自らが執刀して観察することにより，人体の中に真実を探し求めることができるようになった。実際ヴェサリウスは，ガレノスの解剖学がサルの解剖に依拠しており人体の構造とは異なる内容がしばしば含まれることを指摘した。こうして人々に，権威の書物ではなく自然の造形物である人体の中にこそ真実があることを教え，ここから人体を探究する科学としての医学が始まったとされるのである（図6-13）。

　『ファブリカ』が大きな影響を及ぼしたのは，その記述内容もさることながら，全編にちりばめられた芸術的な迫力ある解剖図によるところが大きい。第1書の末尾に収められた3葉の骨格人の図，第2書の冒頭にある14葉の筋肉人の図はとくに秀逸である。これらの図は人体解剖に理解のある芸術家の協力によって描かれたものであり，おそらくヴェネツィアで活躍していたティツィアーノ（1488/1490～1576）の工房の画家によるものと考えられる。木版画用の版木はヴェネツィアで彫られアルプスを越えて運ばれ，バーゼルのオポリヌスにより本文とともに印刷され出版された。ヴェサリウスは単なる学者の枠に収まらず，当時の最新の学術，芸術，印刷技術の粋を結集して歴史に残る大プロジェクトを実現したのである（図6-14～16）。

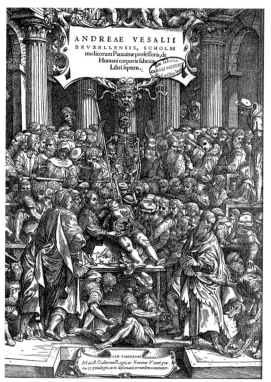
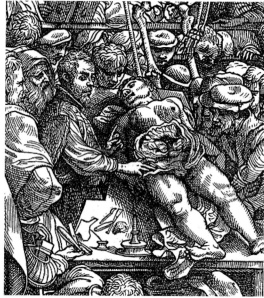

図6-13　ヴェサリウス『ファブリカ』(1543年版)から扉(A), 拡大図(B)

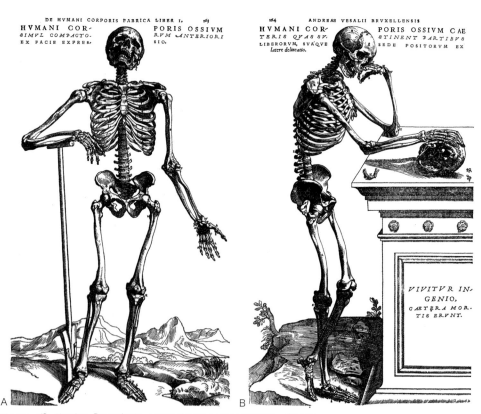

図6-14　ヴェサリウス『ファブリカ』(1543年版)から骨格人前面(A), 側面(B)

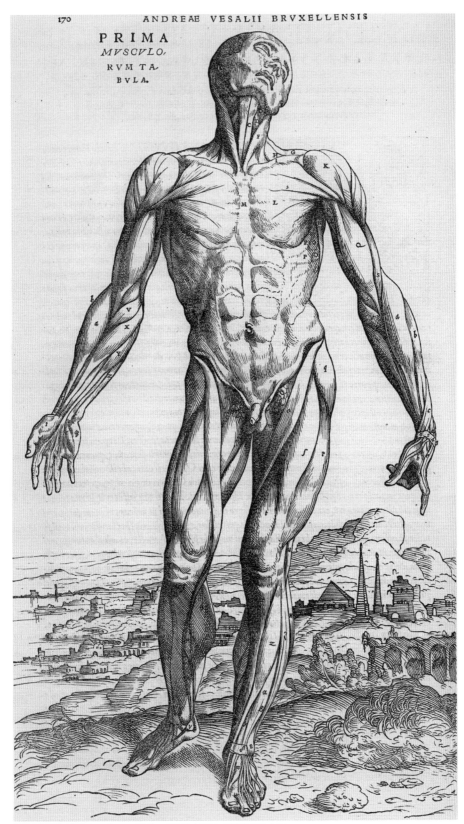

図6-15　ヴェサリウス『ファブリカ』(1543年版)から筋肉人第1図

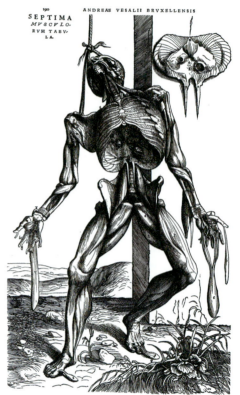

図6-16 ヴェサリウス『ファブリカ』(1543年版)から筋肉人第7図

■ヴェサリウス以後 16世紀の解剖学

　ヴェサリウスは『ファブリカ』と『エピトメー』を出版するとともに皇帝カール5世の宮廷侍医となり、パドヴァ大学を辞してからは解剖学の教育・研究に携わることはなかった。その後コロンボ(1510頃～1559)が一時パドヴァで教えたが、ピサとローマに移り、没後に『解剖学』(1559)[26]が出版された。ファロピオ(1523～1562)は1551年からパドヴァ大学の外科学の教授になり、その『解剖学的観察』(1561)[27]は、多数の新しい発見と『ファブリカ』への批判を含んでいる。エウスタキウス(1500/1510～1574)は、ローマ大学で解剖学を教え、腎臓、聴覚器、静脈系、歯などについての小論を『解剖学小論』(1564)[28]として発表した。また銅版画による多数の解剖図を作り、没後長らくして再発見されて1714年に出版されている(図6-17)。

　ヴェサリウス以後で16世紀の最大の解剖学者は、ファブリキウス(1533～1619)である。ファブリキウスは1565年にパドヴァ大学の解剖学と外科学の教授になり、1613年に引退するまで、解剖学の教育と研究を精力的に行い、ヨーロッパ各地から多数の弟子を集めて育てた。『静

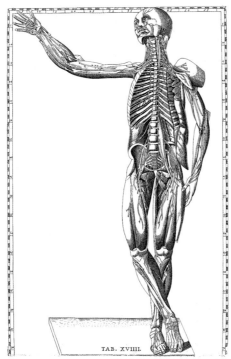

図6-17 エウスタキウス『解剖学図譜』(1714年版)から脊髄神経の図　坂井建雄蔵

脈の小さな戸』(1603)[29]は静脈弁を発見した論文で，ハーヴィーの血液循環論の礎となった。『形成された胎児』(1600)[30]と『卵とヒヨコの形成』(1621)[31]は，発生学の観察の記録として，その後の発生学の研究に大きな影響を与えた(→21章 p.443)。

16世紀末頃には，ヴェサリウス以後の解剖学の進歩を踏まえて，解剖学の知見を集大成するような解剖学書が出版されるようになった。バウヒン(1560〜1624)はバーゼルの解剖学と植物学の教授で，その『解剖劇場』(1605)[32]はそれまで作用や番号で記述されていた筋肉に固有の名称を新たに与えて，解剖学用語の基礎を築いた。ラウレンティウス(1558-1609)はモンペリエ大学の医学の教授でフランス王室の侍医になり，その『解剖学誌』(1600)[33]は解剖学の未解決の問題を採り上げてさまざまな見解を整理し，解剖書誌学の先駆けとなった(図6-18, 19)。

■16世紀の医学教育

14世紀頃からヨーロッパの大学医学部では，医学理論 theoretica と医学実地 practica という2つの教科が区別されるようになった。医学理論は元素や体液など人体と自然についての普遍的な原理を学び，医学実地では個別の疾患についての診断や治療を学んだ。

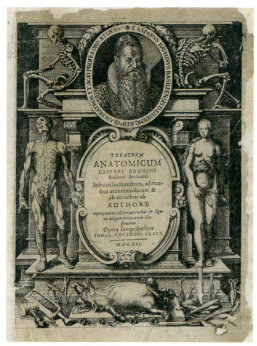
図6-18　バウヒン『解剖劇場』（1621年版）　坂井建雄蔵

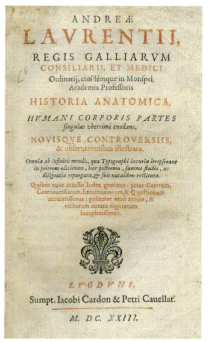
図6-19　ラウレンティウス『解剖学誌』（1623年版）　坂井建雄蔵

　医学の理論的な教育の教材として最初に用いられたのは，サレルノ医学校で編まれた『アルティセラ』という教材集である。その中核となる文書は7つあり，ガレノスの『医術』（"Tegni"，"Ars parva" とも呼ばれる）およびその入門書と見なされるヨハニティウスの『入門』では，自然の要素，自然から外れた状態，病気の原因，徴候，治療，単純医薬と複合医薬，脈拍など，医学において必要な基礎知識を扱う。ビザンチンの医師による『脈について』と『尿について』は，病気の診断において重要視された徴候の脈と尿を扱う。ヒポクラテスの『予後』は，多数の症例観察に基づいて，予後の一般的な原則を述べており，『急性病の摂生法について』は急性病の患者の養生法，とくに食餌法について述べており，『箴言』は，予後についての予言的な命題を簡潔な言葉で述べている。ヴェネツィア版は1483から9回出版され，これらの中核文書にガレノスとヒポクラテスの著作をいくつか付け加えて出版されている。パヴィアの1510年版とそれ以後のリヨン版ではアラビアの医学書のラテン語訳が加えられるようになり，アヴィケンナの『医学典範』の一部（第1巻の第1，2，4教説，第4巻の第3，4，5教説）と『医学の歌』，ラーゼスの『アルマンソールの書』の第9書の疾患各論が含まれている（表6-6）。

　アヴィケンナの『医学典範』は14世紀初頭にトレドでゲラルドゥスによってラテン語に訳されて広く流布した。『医学典範』は5巻からなり，第1巻は医学の総論で，①自然と人体，②疾患の原因と診断，③

表6-6 『アルティセラ』の出版状況

1476	パドヴァ（Nicolaus Petri of Haarlem）	フォリオ
1483	ヴェネツィア（Hermann Liechtenstein of Cologne）	フォリオ
1487	ヴェネツィア（B. de Tortis）	フォリオ
1491	ヴェネツィア（Philippum de Pinzis）	フォリオ
1493	ヴェネツィア（Octavianus Scotus）	フォリオ
1500	ヴェネツィア（Johannes et Gregorius de Gregoriis）	フォリオ
1502	ヴェネツィア（Johannes et Gregorius de Gregoriis）	8折版
1506	パヴィア（Bartholomeus de Morandis）	8折版
1507	ヴェネツィア（Petrum Bergomensem de Quarengiis）	8折版
1510	パヴィア（Bartholomeus de Morandis）	8折版
1513	ヴェネツィア（ed. Gregorius a Vulpe）	フォリオ
1515	リヨン（Bartholomei Troth）	8折版
1519	リヨン（Constantini Fradin）	8折版
1523	ヴェネツィア（Octaviani Scoti）	4折版
1525	リヨン（Jacobi. q. Francisci de Giuncta Florentini）	8折版
1527	リヨン（Jacobus Myt）	4折版
1534	リヨン（Jacobi. q. Francisci de Giuncta Florentini）	8折版

健康の保持，④治療法を扱う。第2巻は単純医薬，第3巻は身体の各部の病気，第4巻は全身の病気，第5巻は複合治療薬を扱う。ガレノス医学の内容がよく整理されて体系的に扱われており，とくに第1巻が医学の理論的教育によく用いられた。1473年にストラスブールで初めて出版され，1658年までに26回出版された。また一部を抜粋した版や，注釈を加えたもの，『アルティセラ』に加えられたものが多数出版されている。ヘブライ語訳，アラビア語版も出版され，英語訳が1999～2014年に出版されている。『医学典範』はとくに北イタリアのパドヴァとボローニャで医学の教材として大いに用いられた（表6-7, 8, 図6-20）。

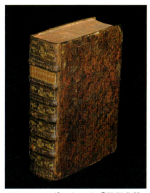

図6-20 アヴィケンナ『医学典範』ラテン語訳（1544年版）坂井建雄蔵

16世紀中頃に，医学理論の新しい教材としてフランスのフェルネル（1497～1558）は『医学』（1554）[34]を著し，後に『普遍医学』（1567）[35]の表題でさらに広まった。フェルネルの『医学』は3部（生理学，病理学，治療学）からなり，最後に「事物の隠れた原因」という論文を載せている。第1部の生理学では元素，混合，精気，霊魂，体液などガレノス生理学の重要な要素を扱う（→19章 p.399）。第2部の病理学では疾患とその原因，症状と徴候，診断に役立つ脈と尿を扱う。第3部の治療学では瀉血，浄化，薬品の種類を扱う。いずれもガレノスの医学書に基づいた人体と病気の治療に関する総論的な内容で，アヴィケンナの『医学典範』の第1巻によく似ている。フェルネルは序文の中で医学理論は予後学と健康学を加えて5部からなると述べているが，これらは書かれていない（図6-21）。

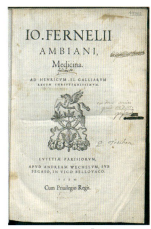

図6-21 フェルネル『医学』（1554年版）

16世紀にはフェルネル以後にも医学理論書がいくつか出版されている。ドイツのチュービンゲン大学のレオンハルト・フックス（1501～

表6-7 アヴィケンナ『医学典範』第1巻の内容

第1教説	医学の定義と主題，自然の事物	（生理学）
第1論	医学の定義と主題	
第2論	元素	
第3論	混合	
第4論	体液	
第5論	器官（1. 骨，2. 筋，3. 神経，4. 動脈，5. 静脈）	
第6論	身体の能力（自然的，生命的，神経的）	
第2教説	疾患の分類，原因と症状	（病理学）
第1論	疾患	
第2論	疾患の原因	
第3論	徴候と症状（総論，脈，尿）	
第3教説	健康の保持と養生法（小児期，成人期，高齢期，病弱期，気候変化）	（健康学）
第4教説	治療法の分類（疾患，不調，浄化，腫脹，切開，鎮痛）	（治療学）

表6-8 アヴィケンナ『医学典範』の出版状況

ラテン語訳

1473	ストラスブール（Adolf Rusch）	フォリオ
1473	ミラノ（P. de Lavagnia）	フォリオ
1476	パドヴァ（Johannes Herbort）	フォリオ
1479	パドヴァ（Johannes Herbort）	フォリオ
1482〜1483	ヴェネツィア（Petrus Maufer, Nicolaus de Contugo et Socii）	フォリオ
1486	ヴェネツィア（Petrus Maufer et Socii）	4折版
1490	ヴェネツィア（Petrus Maufer et Socii）	フォリオ
1495	ヴェネツィア（Baptista de Tortis）	フォリオ
1498	リヨン（Johann Trechsel）	フォリオ
1500	ヴェネツィア（Simonem Papiensem）	4折版
1505	ヴェネツィア（Octaviani Scoti）	4折版
1507	ヴェネツィア（Paganinus de Paganinis）	4折版
1510〜1512	パヴィア（Jacob de Burgofranco）	フォリオ
1520〜1522	ヴェネツィア（Octaviani Scoti）	フォリオ
1522	リヨン（Jacobi Myt）	4折版
1527	ヴェネツィア（Lucantonio Giunta）	フォリオ
1544	ヴェネツィア（Giunta）	フォリオ
1555	ヴェネツィア（Giunta）	フォリオ
1556	バーゼル（Joannes Hervagios）	フォリオ
1562	ヴェネツィア（Giunta）	フォリオ
1564	ヴェネツィア（Vincentium Valgrisium）	フォリオ
1580	ヴェネツィア（Franceiscum Zilettum）	4折版
1582	ヴェネツィア（Giunta）	フォリオ
1595	ヴェネツィア（Giunta）	フォリオ
1608	ヴェネツィア（Giunta）	フォリオ
1658	ルーヴァン（Hieronymi Nempaei）	フォリオ

他の言語

1491	ナポリ（Azriel ben Joseph Ashkenazi）	フォリオ（ヘブライ語）
1593	ローマ（Typographia Medicea）	フォリオ（アラビア語）
1981	東京（朝日出版社）	8折版（日本語，第1.1巻）
1993〜2002	ニューデリー（Jamia Hamdard）	4折版（英語，第1, 2, 5巻）
1999〜2014	シカゴ（KAZI Publications）	4折版（英語）

表6-9　16世紀のおもな医学実地書の出版状況

イタリア
- パドヴァ大学
  カピヴァッキオ(1523〜1589)『医学実地すなわち人体のすべての疾患の診断と治療の方法』(1589)
- ボローニャ大学
  ヴィットリ(1450〜1520)『医学実地』(1520)
- ナポリ大学/ギムナジウム
  ポルヴェリノ(fl. 1586〜1589)『今日の用法による人体各疾患治療著作』(1589),『疾患医学実地』(1589)

フランス
- モンペリエ大学
  ロンドレ(1507〜1566)『人体全疾患治療法』(1566)
  フェーネ(?〜1573)『医学実地』(1573)
  ジュベール(1529〜1582)『医学実地最初の3書』(1572)
- ランス大学
  フランボアジエル(1560〜1636)『医学典範3書』(1595)

ドイツ
- チュービンゲン大学
  フックス(1501〜1566)『人体各部の病気の治療,頭先から足底まで熱病を含む4書』(1539),『人体全体とその内部と外部の障害の治癒5書』(1543)

オランダ
- ライデン大学
  ドドネウス(1516〜1585)『医学実地』(1585)

スペイン,ポルトガル
- コインブラ大学
  ヴェイガ(1513〜1579)『医学実地』(1579)

1566)による『医学教程』(1555)[36]は副題が「ヒポクラテス,ガレノスその他の古代人による文書を驚くほどに正しく解するために有用な」で,内容は,①生理学,②健康学,③病理学,④徴候学,⑤治療学,の5書からなるガレノス医学に基づいた医学理論書である。オランダのライデン大学のヨハネス・ヘウルニウス(1543〜1601)の『医学教程』(1592)[37]は講義記録を抜粋したもので,内容は①生理学,②病理学,③徴候学,④治療学の4書からなる。フランスのパリ大学のリオラン1世(1539〜1606)は,フェルネルの『普遍医学』で扱われるさまざまな主題について注釈を著し,さらにその要約版として『普遍医学提要』(1598)[38]を著した。いずれもフェルネルの『普遍医学』を学習するための教材として書かれたものである。

医学実地の教材にあたる医学実地書は,当初はサレルノ医学校の医師たちによって書かれ,15〜16世紀にはイタリアとフランスをはじめ各国の医師たちによって多く書かれた。医学実地書は初期の頃から局所性の疾患を頭から足へと順番に網羅し,さらに全身性の熱病を加えた形で書かれ,多くはこの基本型を保ちながら書かれ続けた(表6-9)。

ロンドレ(1507〜1566)はモンペリエ大学で医学を学び,1545年に同大学の教授になり,枢機卿の侍医を務め,1556年に同大学の総長となった。ロンドレによってモンペリエの名声が高まり,ドイツから多くの学

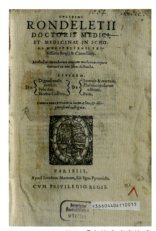

図6-22 ロンドレ『人体全疾患治療法』 1567 年版

生がモンペリエに留学した。ロンドレは『人体全疾患治療法』(1566)[39] という医学実地書を著している。頭から足まで局所性の疾患と全身性の熱病に加え、病気の診断法、イタリア病(梅毒)、薬剤についての著作を含んでいる。16 世紀の代表的な医学実地書である(図6-22)(→ 19 章 p.403)。

■医学の変化の兆し

サレルノ医学校の頃から 17〜18 世紀まで、医学教育の中核は医学理論と医学実地であり、その内容にあまり変化がなかった。このことは疾患についての古代以来の考え方が、17〜18 世紀まで基本的に踏襲されていたことを意味している。しかしそこに新しい変化の兆しがいくつか現れるようになった。

フラカストロ(1478〜1553)はパドヴァ大学で哲学と医学を学び、卒業後しばらく論理学を教え、故郷のヴェローナで開業した。医学詩『シフィルスあるいはフランス病』(1530)[40]を著して梅毒の特徴を記して、由来を新大陸に求め、ハンセン病と区別した。梅毒 syphilis の名はここから

医学史上の人と場所
People and Place in Medical History

フェルネル　Fernel, Jean François（1497〜1558）

フェルネルはフランスの医学者で、ガレノスの医学を体系的に整理した医学書を著し、ヨーロッパの医学教育に大きな影響を与えた。フランス北部のアミアンの裕福な宿屋の息子で、パリ大学で哲学、数学、医学を学び、医学の学位を取得し(1530)、数学と医学の研究を続けながら医師としての診療し、1534年からパリ大学の教授としてヒポクラテスとガレノスの講義を行った。医学の教材として生理学に相当する『医学の自然的部分について』(1542)を著し、これを含む包括的な『医学』(1554)を著し、フランス国王アンリ II 世の侍医(1556)になった。『医学』は 1567 年から『普遍医学』に表題を変えて出版され、アルプス以北のヨーロッパの大学で医学の教材として広く用いられた。

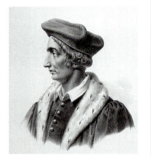

フェルネル

医学史上の人と場所
People and Place in Medical History

フラカストロ　Fracastoro, Girolamo （1478〜1553）

フラカストロはイタリアの医師で生都ヴェローナで開業し、伝染病についての著作が有名で後世に広く知られる。北イタリアのヴェローナに生まれ、パドヴァ大学で医学を学んで学位をとり(1502)、しばらく論理学を教えたが政治的な紛争のためにヴェローナに戻って開業し、医師として名声を博したが、湖畔にも住居を置いて思索や著述にふけり優雅な生活を送った。医学詩『シフィルスあるいはフランス病』(1530)と『伝染と伝染病と治療』(1546)は伝染病について考察した著作の嚆矢とされ、後世に名が知られている(→ 14 章 p.274)。

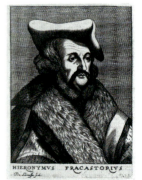

フラカストロ

由来する。『伝染と伝染病と治療』(1546)[41]を著し、さまざまな伝染病を記述して病気の伝染に3つの様式を区別した(→14章 p.281)。病原体にあたる概念を持っていたわけではないが、細菌学の先駆けと見なされることがある。

スイス生まれのパラケルスス(1493〜1541)はアラビア医学やガレノス医学を継承する医学の権威者たちを攻撃し、神秘思想や占星術、錬金術に基づいた新しい医学を唱えた。人体の働きをアルケウスという霊的な気体によって説明し、独自の診断・治療法を唱えた。水銀を梅毒の治療に用いるなど、金属化合物を医薬品に採用した。とくに化学(錬金術)の医学への応用に関して、後世に大きな影響を与えた。

外科手術の著作は15世紀においてもおもにガレノスやアラビアの文献をもとに注釈書や著作が書かれていた。14世紀に火薬がヨーロッパに伝えられて、銃や大砲が戦争に使用されるようになり、銃創が外科治療の対象になった。スペインの外科医のヴィーゴ(1450〜1525)は銃創が

医学史上の人と場所 People and Place in Medical History

パラケルスス　Paracelsus〔Theophrastus Philippus Aureolus Bombastus von Hohenheim〕(1493〜1541)

パラケルススはスイスの医学者で各地を遍歴し、古代以来の伝統的医学を批判し、神秘思想、占星術、錬金術を交えた独自の医術を編み出して、少なからぬ信奉者を得て後世に影響を与えた。スイスで生まれてイタリアのフェラーラ大学で医学を学び、ザルツブルク、ストラスブール、バーゼルと移り、印刷業のフローベンの知己を得てバーゼルの市外科医と教授になった。他の医師たちと抗争してバーゼルを去り、各地を転々とした。古代以来の体液説に反対して、多数の著作を著したが、生前に刊行されたものは少なく、死後にパラケルススの医学を信奉する人たちが手稿を探し出して出版した[P1]。

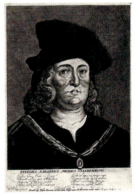
パラケルスス

医学史上の人と場所 People and Place in Medical History

パレ　Paré, Ambroise (1510〜1590)

パレはフランスの外科医で、銃創に対する温和な治療法や血管結紮法を編み出し、身分の低い床屋外科医の出身から王室侍医となって外科医の地位を高め、フランス語で外科書を著して後世の外科学に大きな影響を与えた。フランス西部のラヴァルで生まれ、理髪師のもとで外科の修業をした。パリ市民病院の外科医、さらに軍医となってイタリアに従軍し、国王アンリ2世の外科医、シャルル9世とアンリ3世の主任外科医となった。銃創に対して軟膏や油による温和な治療法を行い、また四肢離断術の際などに焼灼ではなく血管の結紮による止血を考案した。外科に関して『火縄銃その他の火器による創傷の治療法』(1545)、『頭部の外傷と骨折の治療法』(1561)など多数の著作をフランス語で著し、集大成となる『著作集』(1575)[P2]は多数の版を重ね、ラテン語、ドイツ語、オランダ語、英語にも訳されて広まった(→13章 p.252)。

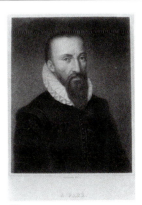
パレ

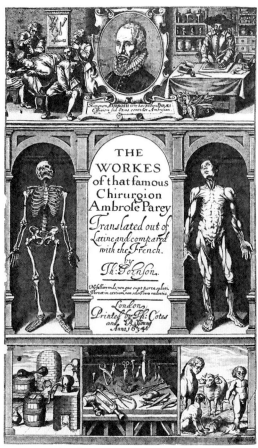
図6-23 パレ著作集，英語訳（1634年版）坂井建雄蔵

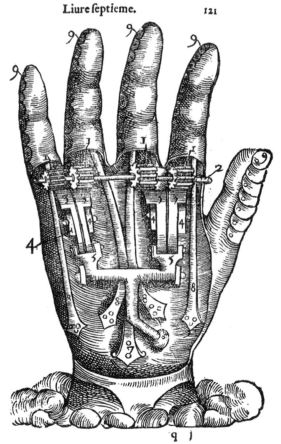
図6-24 パレ『外科10書』(1564)から鉄の手　坂井建雄蔵

火薬中毒を起こすという理論を作り，烙鉄や熱油で傷を焼灼するという乱暴な治療法を提唱した。この治療法はイタリアとフランスに広まって，多くの兵士たちの傷を悪化させて無用に苦しめることになった。フランスの外科医パレ(1510～1590)は，銃創に対して軟膏や油による温和な治療法を行い，また四肢離断術の際などに焼灼ではなく血管の結紮による止血を考案した。フランス語で多数の外科学書を著して外科学の発展に寄与し，それまで理髪外科医として低く見られていた外科医の地位を高めて，外科学の父と呼ばれている（図6-23, 24）。

第7章
17世紀の医学
——古代からの人体観の克服
Medicine in the 17th century — conquest of the ancient recognition of human body.

　17世紀のヨーロッパでは，国民を統合する国民国家の形が次第に明確になった。スペインから独立したオランダは，アジアに進出して香料貿易により発展した。イギリスは失政もあって一時的に内戦(1642〜1649)と共和政(1649〜1660)を経験したが，1660年にステュアート朝が復活し，3次にわたる英蘭戦争を戦いインドに進出した。フランスはブルボン朝のもとで数多くの戦争に勝利を収めて強国となり，文化の黄金期を迎えた。スペインはカトリック王国であり，アメリカ大陸に広大な植民地を有していた。ドイツは多くの領邦に分割され30年戦争(1618〜1648)の戦場となって荒廃し，中心となるハプスブルク帝国は東欧を含む多民族国家であり続けた。イタリアは教皇領といくつもの共和国に分割され，南イタリアはスペインによって支配されていた。

　活字印刷の技術によって印刷物が普及し，教育が広く行き渡って，識字率が高まった。科学は宗教の束縛から解き放たれて自然に向き合うようになり，解剖学や博物学など自然の事物を観察し記載するそれまでの記述的な方法論に対し，仮説を立てて実験により検証するという新しい実証的な方法論が生み出された。新しい方法論と情報量の増大があいまって17世紀の科学では，天文学においては天動説から地動説への転換，物理学ではニュートン力学の登場など世界観を変える大きな発展があり，科学革命と呼ばれている(表7-1)。

■古代からの自然観・人体観の克服

　16世紀頃から古代の著作がさかんに翻訳・出版され，医学においてはヒポクラテスとガレノス，自然学においてはアリストテレスの著作が権威とみなされるようになった。その一方で16世紀後半以後には天体や人体など自然界の事物の観察や実験を通して，古代の権威の説に誤りが含まれることも気づかれるようになった。

　古代においては地球の周りを太陽や星が回ると考える天動説が一般的であった。古代のアリストテレスは地上の世界(月下界)と天体の世界(天上界)を区別し，宇宙の中心である地球の周りを全天体が公転していると考えた。2世紀のプトレマイオスは主著『アルマゲスト』で天動説を体系化し，太陽と惑星がそれぞれ固有の速さで地球の周りを公転し，恒星を含む硬い天球がその周りを包み込んでいると主張した。これに対してポーランドのコペルニクス(1473〜1543)は地動説を唱え，没後に出版

表7-1　17世紀とその前後のヨーロッパの年表

1602	オランダ東インド会社の創立
1618～48	30年戦争でドイツが荒廃
1628	ハーヴィーが血液循環論を提唱
1630	イギリスがアメリカにボストンを建設
1632	ガリレオが『天文対話』で地動説を提唱
1637	デカルトが『方法序説』で新しい哲学体系を提唱
1638	ポルトガルが日本から撤退
1642～48	イギリスの内戦（ピューリタン革命）
1652	英蘭戦争（第1次：1652～54，第2次：1665～67，第3次：1672～74）
1660	ロンドンで王立協会が創立
1661	イギリスがインドの拠点としてボンベイを獲得
1666	パリで科学アカデミーが創立
1687	ニュートンが『自然哲学の数学的諸原理』で新しい力学体系を提唱
1688～89	イギリスの名誉革命

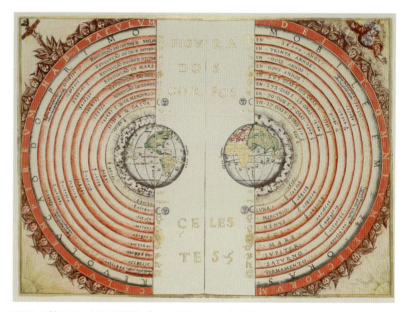

図7-1　プトレマイオスの天球図　『コスモグラフィア』(1568)から

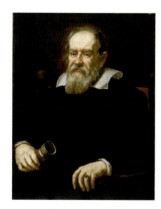

図7-2　ガリレオ

された『天体の回転について』(1543)の中で地球が太陽の周りを公転するとした方が天体の運動をより簡潔に説明できると主張した。イタリアの科学者ガリレオ(1564～1642)は望遠鏡を製作して天体観測を行って木星の衛星や太陽の黒点について報告し，地動説を擁護する立場で『2大世界体系についての対話』(1632)を著した。ガリレオはローマ教皇庁の異端審問で有罪とされ，この著作は禁書となった（図7-1，2）。

物体の運動について古代のアリストテレスは，物体が一定の速度で落下し，その速度は重さに比例して通過する媒体の密度に反比例すると考えていた。これに対してガリレオは晩年に力学の研究を行って『新科学対話』(1638)を著し，時計を用いた定量的な実験をもとに，物体を投射した時に水平方向と垂直方向の運動が独立であり，水平には等速で垂直

には一定加速度で運動し，その軌跡は放物線を描くことを数学的に示した．

医学においては，ガレノスの3大内臓と脈管の説が問題となった．この説では，肝臓で作られた栄養に富む静脈血が静脈を通して全身に分配され，心臓では左室で作られた生命精気に富む動脈血が動脈を通して全身に分配され，脳底で作られた動物精気に富む神経液が末梢神経を通して全身に分配される．人体解剖が始まると，人体の構造でこの説に合わないところが気づかれるようになった．ヴェサリウスは，心室中隔がしっかりした壁になっていて，ガレノスが主張するように右室から左室に血液が滴り出ることがないのに気づいていた．セルヴェトゥス(1511〜1553)とコロンボは，右室の血液がむしろ肺動脈，肺，肺静脈を通って左心に達すると考えていた．またファブリキウスは静脈の各所に弁があることを見いだしていたが，逆流を防ぐものではなく，ガレノス説に合わせて静脈血の分配を遅らせるためのものと考えていた．

イギリスのハーヴィー(1578〜1657)は，1628年に『動物の心臓ならびに血液の運動に関する解剖学的研究』(略称『心臓と血液の運動』)[1])を出版して，ガレノスの3大内臓と脈管の説を否定し，血液が心臓から送り出されて動脈と静脈を通して循環することを3部に分けて論証した．第1の部分は心臓の働きについての論証で，心臓と動脈の拍動が心室の収縮力により生じることを論じて生命力による動脈血の膨張を否定し(第2〜5章)，右心室の血液が肺を通過して左心室に達することを論じる(第6，7章)．第2の部分は血液の循環についての論証で，心臓から送り出される血液量が膨大であること(第9，10章)，動脈を通って全身に送られる血液量が膨大であること(第11，12章)，生体の静脈弁で血液の逆流が防がれ，血液が静脈から心臓に戻ること(第13章)を示している．第3の部分(第15〜17章)は，血液循環がもたらす意義についての議論である．ハーヴィーの血液循環論は，ガレノスの3大内臓と脈

医学史上の人と場所
People and Place in Medical History

ハーヴィー　Harvey, William (1578〜1657)

ハーヴィーはイギリスの医師で，解剖学の研究に基づいて血液循環論を発表し，古代のガレノスに由来する生理学説を否定して大きな反響を呼んだ．ケンブリッジ大学で医学を学び，イタリアに留学してパドヴァ大学のファブリキウス(1533〜1619)のもとで学んだ．ロンドンで開業し，王立内科医協会で解剖学の講義を行い，1628年に血液循環論を発表した．チャールズ1世の侍医になり，内戦(1642〜1648)の時期にはオックスフォードに赴いて同大学で教鞭を執り，マートン・カレッジ寮長を務めた．発生学の研究も行って『動物の発生についての研究』(1651)を著して，発生学の先駆者としても評価された．

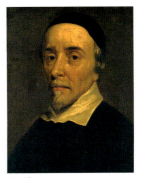

ハーヴィー

古代からの自然観・人体観の克服　109

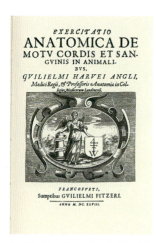

図7-3 ハーヴィー『動物の心臓と血液の運動についての解剖学的考察』（1628）扉，坂井建雄蔵

管の説を全面的に否定するもので，ヨーロッパ各国に大きな反響を引き起こした。フランスのリオラン2世（1580～1657）などガレノス医学の支持者は批判論を展開したが，イギリスとネーデルラントで支持者が現れ，1650年頃までには広く受け入れられるようになった（図7-3, 4）。

フランスのデカルト（1596～1650）は，古代以来の自然観や人体観のほころびが次第に明らかになってきたところで，新たな自然観・人体観を体系的に再構築しようと試みた。デカルトはポワティエで法学を学びオランダ軍に務めた後，各地を転々として数学，幾何学，屈折光学を研究し，新しい自然学を作り上げることを企図した。『世界論』と『人間論』を執筆するがガリレオが断罪されたのを知って公刊を断念し，『方法序説』（1637）[2]を刊行した。その序論ではあらゆる懐疑の前に揺るがない「思惟する我」の存在から出発して哲学の基礎を論じ，その第5部でハーヴィーの血液循環論を紹介している。『省察』（1641）では新たに構築する形而上学の詳細について述べている。『哲学原理』（1644）では新たな自然学の構想として，粒子が宇宙を作る基本物質であること，3つの粒子の渦巻き運動から太陽を始めとする恒星，天に充満する微細物質，彗星や地球などの遊星が作られるという理論を述べている。デカルトは近代哲学の祖としばしば評価されるが，その業績と影響は単に哲学の領域に限られるものではない。古代からの哲学・自然哲学とキリスト教の思想が合体して作り上げてきた当時の諸学問のあり方を根底から問い直し，数学的な方法論と機械論的な世界観に基づいて新しい学問の体系を提案して大きな影響を与えた。

イギリスのニュートン（1642～1727）は，微積分法の発明などで数学を大きく発展させ，数学を自然現象に応用して『自然哲学の数学的諸原理

医学史上の人と場所
People and Place in Medical History

デカルト　Descartes, René（1596～1650）

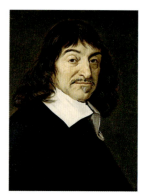

デカルト

　デカルトはフランスの哲学者で，古代のアリストテレス由来の哲学・自然学に変わる根本的な懐疑に立脚した合理的な哲学と機械論に基づく自然学の構築を企図して，近代哲学の祖と評される。フランス中部のトゥレーヌ県で生まれ，イエズス会が運営する学校で教育を受け，ポワティエ大学で法学を学び，フランス軍の見習士官としてヨーロッパ各地を転々とした後，パリに滞在（1625～1627）して数学と幾何学，屈折光学などを研究して独自の哲学的方法論を形成した。オランダに転居（1628）して新しい自然学の著作を執筆したが，ガリレオの断罪（1633）によって公刊を断念した。屈折光学，気象学，幾何学に『方法序説』を付して出版し（1637），さらに形而上学についての『省察』（1641），自然学の体系書として『哲学原理』（1644）を刊行し，人間の心身問題と道徳論についての『情念論』（1649）を著した。クリスティーナ女王に招かれてスウェーデンにわたったが（1649），ストックホルムで病没した。アリストテレスに由来する古代の自然観とスコラ哲学に対して，思惟する我の存在から出発する形而上学と機械論に基づく新しい自然学の構築を企図して，その後の哲学と自然科学のあり方に大きな影響を与えた。

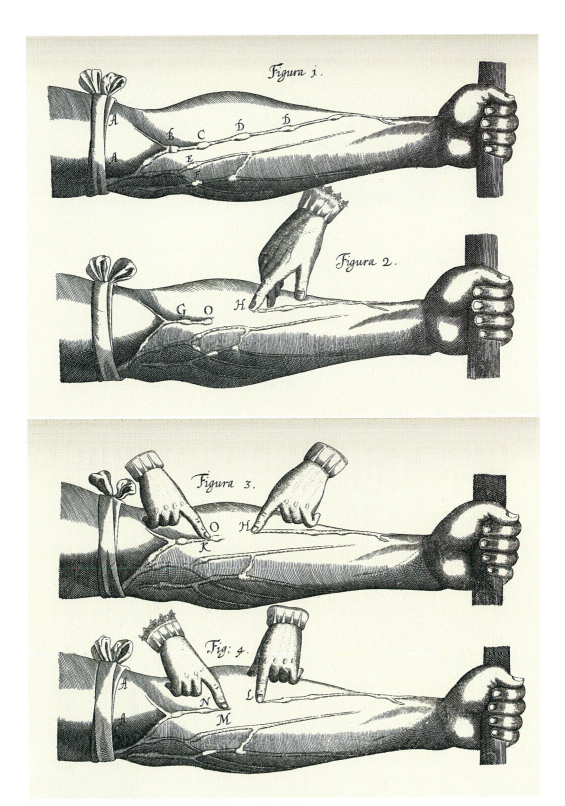

図7-4 静脈弁の働きを示す図
ハーヴィー『動物の心臓と血液の運動についての解剖学的考察』(1628)から，坂井建雄蔵

古代からの自然観・人体観の克服　111

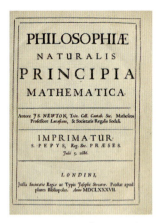

図7-5 ニュートン『プリンキピア』(1687)扉

(プリンキピア)』(1687)を著し，万有引力の法則によって天体の運動を解明し，運動方程式により物体の運動を数学的に扱い古典力学を創始した。光学についても研究して『光学』(1704)を著し，反射望遠鏡を製作した。定量的な観測に基づいて自然現象を定量的・数学的に扱うニュートンの方法は，その後の科学研究のあり方に大きな影響を与え，実証主義的な科学の礎になったと評される(図7-5)。

■医学理論に対する批判・異論

古代のガレノスの医学理論は，アヴィケンナの『医学典範』やフェルネルの『普遍医学』などの医学理論書として体系化されて大学医学部で教えられ，16世紀には広く受け入れられていた。17世紀になると，この標準的な理論に対する批判や異論がさまざまな形で登場するようになった。人体の機能や病気を化学で説明しようとする立場は医療化学 iatrochemistry と呼ばれることがある。これに対して機械論 mechanical philosophy は人体を含めて自然現象全般を機械的に説明しようとする立場であり，とくに運動を力学的に説明する立場は医療物理 iatrophysics と呼ばれることがある。

医療化学の始まりに位置するのはパラケルスス(1493〜1541)であり，古代以来の医学理論に初めて正面切って反対したことで知られる。人体の働きをアルケウス archaeus という霊的な気体によって説明し，独自の診断・治療法を唱えた。しかし生前に出版されたものはわずかで，おもに弟子や信奉者たちによって手稿が探し出され出版された。ウルスタディウスの『哲学者の天国』(1525)[3] は蒸留物の作製と使用について標準的な著作としてよく読まれ，化学的方法で薬剤の純粋な成分やエキスを抽出するために広く用いられた。

ブリュッセルの医師ヘルモント(1579〜1644)は，古代以来の4元素・体液説もパラケルスス説も批判して，化学に基づいた独自の医学理論を

医学史上の人と場所 People and Place in Medical History

ヘルモント　Helmont, Johannes Baptista van（1579〜1644）

ヘルモントはフランドルの医師で，錬金術・化学の研究を行い，医学思想家として後世に大きな影響を与えた。ブリュッセルで生まれ，ルーヴァン大学で数学などを学び，さらに医学を学んで医学の学位を取得した(1599)。ヨーロッパ諸国を遍歴して，医療のための化学に関心を寄せた。ブリュッセル近郊に住んで研究を行い(1609)，ブリュッセルに移った(1616)。実験によりさまざまな種類の気体を生成して「ガス gas」と呼んだ。独自の医化学思想を提唱し，旧来の思想家や当代の新思想の学者たちとも論争して，医学思想に大きな影響を与えた。没後に著作集『医学の始源，即ち自然学の未聞の基礎』が出版されている。

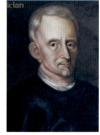

ヘルモント

作り上げた。自然界の元素は水であり，発酵素の作用によって種子に変えられてさまざまな物体に変化すると考えた。その変化の原理をある種の精気的なガスであるとして，アルケウス archaeus と名付けた。ヘルモントは旧来の思想家たちともまた新思想の学者たちとも激しく論争した。1621 年に武器膏薬(武器によって生じた傷を癒すために武器そのものに処置を加える)の説を批判して，聖職者の怒りを買って異端審問を受けて自宅に幽閉され，生前には著書の刊行も禁じられた。没後に息子の手で著作集『医学の始原』(1648)[4]が刊行された(図 7-6)。

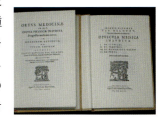

図7-6　ヘルモント『医学の始原』(1648)　『医学小品集』(1648)，坂井建雄蔵

シルヴィウス(1614～1672)はフランス系でドイツに生まれ，オランダのライデン大学で医学を学んだ。しばらくドイツのハーナウとアムステルダムで開業し，ライデン大学の医学教授になって医学理論と医学実地を教えた。ハーヴィーの血液循環論を支持し，デカルトとも知り合いになった。パラケルススとヘルモントの影響を受けて化学に強い関心を持ち，生命と病気を酸とアルカリの対立および沸騰する発酵作用により説明しようとした。酸性とアルカリ性の物質の調和が崩れたり間違った場所に集まったりした状態をアクリモニア acrimonia と呼び，酸性アクリモニアに対してはアルカリ性薬剤を，アルカリ性アクリモニアに対しては酸性の薬剤で治療をした。討論形式の生理学書『医学討論10 題』(1663)[5]および身体機能に基づいて疾患を分類・配列した新しい形式の医学実地書『医学実地新理念』(1671～1674)[6]を著した(図 7-7)。

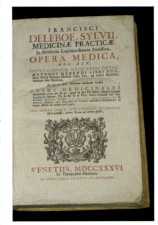

図7-7　シルヴィウス『医学著作集』(1736)，坂井建雄蔵

イギリスのウィリス(1621～1675)はオックスフォード大学で神学と医学を学んで 1660 年に教授となり『脳の解剖学』(1664)を著したが，1667 年にロンドンで開業して臨床家としても名声を博した。『医哲学 2 論』(1659)[7]を著し，第 1 部の「発酵について」では，すべての自然現象が 5 種類の化学的粒子(精気，硫黄，塩，水，土)の作用と発酵により説明できると論じた。第 2 部の「熱病について」では，血液中のこれらの粒子の発酵により熱病の原因が説明でき，治療の指針となることを示した。

自然界の事象を運動や力学によって説明しようとする機械論を初めて体系的に論じたのは，デカルトである。デカルトの人体と脳の機能についての理論は，没後に出版された『人間論』(1648 年頃に完成，1662 年に出版)[8]と『情念論』(1649)[9]の中で述べられている。デカルトはガレノスに由来する生理学をもとに，精気のような生命的な原理を極力排除して，物質的あるいは化学的に説明しようとする。栄養が付与される過程については古代以来の枠組みにしたがって，食物が胃で消化され，乳糜が分離して肝臓に運ばれ粒子が微細化されて静脈血となり，心臓での発酵により血液化が進んで動脈血になるといった説明をする。古代以来の霊魂(ラテン語で anima，フランス語で âme)を脳の機能(＝精神)という意味に再定義し，機械論的に説明しようとする。脳の機能は，脳室内に含ま

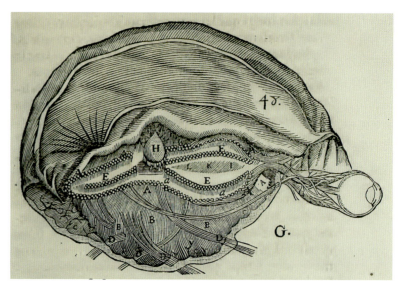

図7-8　脳の中の松果　デカルト『人間論』(1677)から

れる動物精気によって行われ，神経を伝わってきた感覚は脳室内の動物精気に多様な運動を引き起こし，それが脳室の中心に位置する松果体を動かして，精神に感覚や情念を引き起こす。逆に精神は松果体を動かし，それによって脳室内の動物精気を動かし，動物精気が神経を通って筋肉に流れるようにする。このように精神と身体が松果体を介して相互作用するとデカルトは考えた(図7-8)。

　デカルトの機械論は，医学にも大きな影響を与えた。医学理論の生理学においてはそれまで古代からの体液説に基づいて人体の機能が説明されていたが，新たに血液循環論を前提として，栄養の付与，血液化，精気，呼吸などの内臓機能や，筋肉運動について機械論的な説明を与えることが試みられるようになった。機械論に基づく新たな生理学の著作が書かれるようになり，しばしば「オエコノミア・アニマリス Oeconomia animalis(動物的秩序)」と題された。イギリスの医師チャールトン(1620〜1707)は『栄養，生命，意志運動の自然誌』(1659；ラテン語訳『動物的秩序について』)[10]を著し，これは英語で書かれた最初期の生理学の著作である。グローニンゲン大学の医学教授ドゥーシング(1612〜1666)は，動物的秩序についての3部作(『動物の栄養付与について』，『動物の究極的栄養分について』，『動物の運動について』1660〜1661)[11-13]を著した。ライデン大学の医学教授クラーネン(1620〜1689)は『動物的秩序，血液循環のために短く素描された』(1685)[14]を著しており，設問に答える形式で第1部では生命維持能，第2部では精神機能と呼吸機能について扱っている。没後には『人間についての自然学医学的論文』(1689)[15]が刊行された。クラーネンは人体を時計のような機械になぞらえており，機械論的生理学の頂点と目されている。

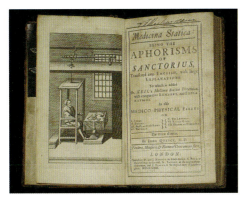

図7-9　秤の上で食事するサントーリオ　『医学静力学理論』英語訳(1723)から　坂井建雄蔵

　イタリアのサントーリオ(1561〜1636)はパドヴァ大学教授を務めのちにヴェネツィアで開業した。ガリレオと親しく,『医学静力学理論』(1614)[16]を著し,椅子型の秤で体重を計測し飲食物と排泄物で説明のつかない体重減少から不感蒸泄の存在を報告した(図7-9)。イタリアのボレリ(1608〜1679)はメッシーナとピサで数学教授を務め,ガリレオの弟子たちを通して影響を受けて,生物現象を物理学で処理しようとした。没後に出版された『動物の運動について』(1680〜1681)[17]では,骨格と関節に対する筋肉の作用とそれによる身体の運動を力学的に説明することを試みた(図7-10)。ローマ大学の医学教授バリーヴィ(1668〜1707)は『実地医学について』(1696)[18]を著し,ヒポクラテスに回帰して臨床観察を重んじること,ガリレオの定量的な方法に基づくこと,医学理論が解剖学・生理学・病理学的な観察をもとに構築されるべきことを論じた。サントーリオ,ボレリ,バリーヴィは,しばしば医療物理派の代表者とみなされる。

■人体構造の探求

　ヴェサリウスの『ファブリカ』(1543)によって解剖学が時代の最先端の科学となり,多くの医師たちが人体を解剖の研究を行って,新しい構造を発見したり,新しい理解をもたらしたりした。

　リンパ管は,毛細血管からにじみ出た組織液と蛋白質を集めて血管系に戻す脈管であり,いわば血液循環の脇道である。リンパ管を初めて報告したのは,イタリアのアセリ(1581〜1625)による『乳糜管』(1627)[19]である。しかしアセリが観察したのは,腸間膜の中を走るリンパ管の一部のみである。その後,フランスのペケー(1622〜1674)はイヌの胸管が鎖骨下静脈に注ぐことを示し(1651)[20],トマス・バルトリン(1616〜1680)は『胸の乳糜管』(1652)[21]で,腸のリンパ管が胸管につながることを示した。こうして,組織液を静脈系に戻すリンパ管系の役割が明らかにされ

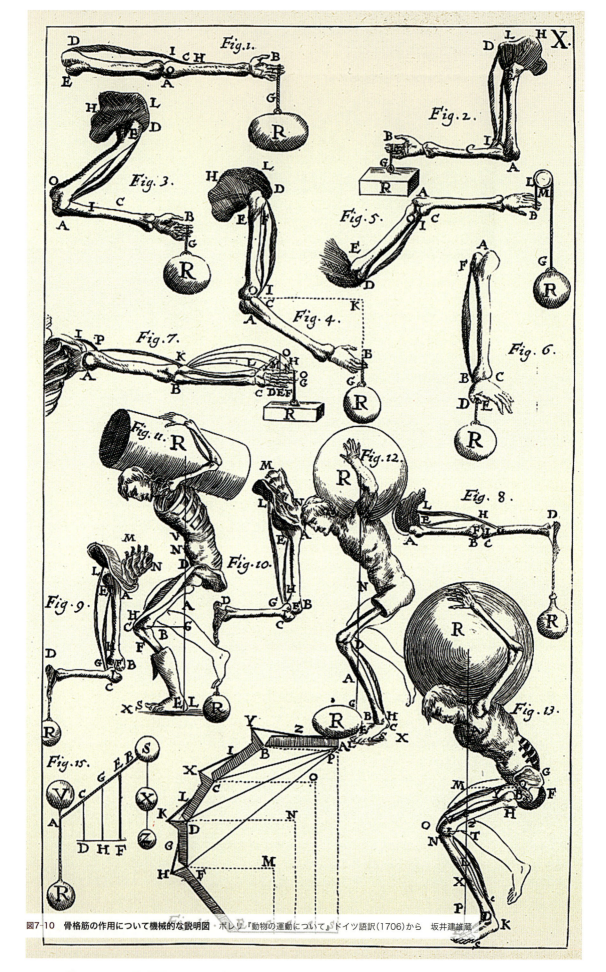

図7-10　骨格筋の作用について機械的な説明図　ボレリ『動物の運動について』ドイツ語訳（1706）から　坂井建雄蔵

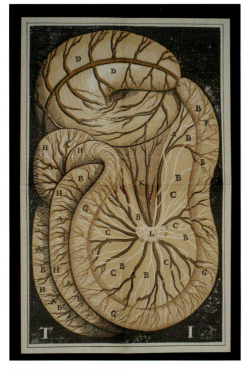

図7-11 腸間膜の乳糜管の図
アセリ『乳糜管』(1627)から，坂井建雄蔵

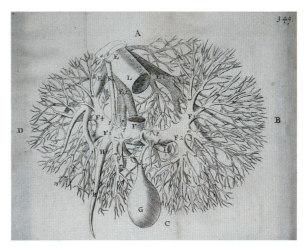

図7-12 肝臓内の門脈枝と肝静脈枝の解剖図
グリソン『肝臓の解剖』(1581)から

た(図7-11)。

　肝臓はガレノス説において，心臓および脳とともに，人体における最重要の3つの器官の1つであった。腸で吸収された栄養が門脈を通して肝臓に送られ，そこで静脈血に仕立て上げられ，静脈を通して全身に栄養を分配すると考えられていた。イギリスのグリソン(1597〜1677)は肝臓を詳細に解剖して『肝臓の解剖学』(1654)[22]を著して，肝臓の中で分かれた門脈の枝と肝静脈の間に繋がりがないこと，また門脈の枝と胆管の枝が，共通の線維鞘に包まれていることを示した(図7-12)。

　古代ガレノス以来，中世・ルネサンス期までの通念では，脳の機能は前後に並ぶ3つの脳室に蓄えられた神経液によって営まれ，第1の脳室では聴覚，視覚，嗅覚の感覚を集めて共通感覚を形成し，第2の脳室では共通感覚を受け取って思考と判断を行い，第3の脳室では記憶を貯蔵すると考えられていた。イギリスのウィリスは脳を詳細に解剖して『脳の解剖学』(1664)[23]を著した。ウィリスはそれまで重視されていた脳室に代わって脳の実質に注目して詳しく観察し，脳の機能が脳室ではなく実質に宿り，大脳が思考を司り，小脳が生命機能の中心であると考えた。視床 thalamus opticus という言葉を新しく作り，大脳基底核に対して線条体 corpus striatum という言葉を用いた。脳の動脈を詳しく観察し，大脳動脈輪を記述している(図7-13)。

人体構造の探求　117

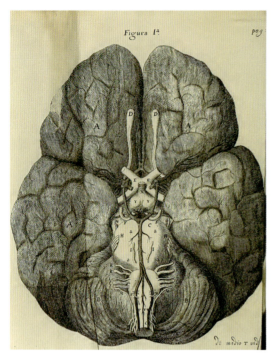

図7-13　脳の底面
ウィリス『脳の解剖学』(1666 年版)から，坂井建雄蔵

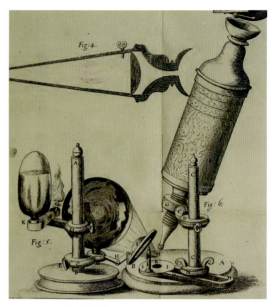

図7-14　フックの顕微鏡
『ミクログラフィア』(1665)から，坂井建雄蔵

　膵臓，唾液腺，胸腺，甲状腺など内臓領域の肉質構造は，古代以来「腺(ギリシャ語でἀδήν，ラテン語でglandula)」と呼ばれ，血管などを保護するクッションのようなものと考えられていた。イギリスのワルトン(1614～1673)は全身のさまざまな腺を調べて『腺学』(1656)[24]を著した(→16章 p.344)。ワルトンは腺の多くが導管を有することを示し，液を分泌する器官(外分泌腺)であることを明らかにした。ワルトンがこの著作で扱った腺には，甲状腺，下垂体などの内分泌腺，胸腺，脾臓，扁桃などの免疫器官，精巣や卵巣などの生殖器官も含まれている。さらに脳が「腺 glandula」なのか「髄 medulla」なのかも論じている。

　顕微鏡が発明されたのは16世紀の末の頃，ネーデルラントのヤンセン親子によると言われている。その顕微鏡を工夫して，17世紀にはヨーロッパの医師や学者たちが人体や生物など自然界の事物や構造を観察した。

　イギリスではフック(1635～1702)が顕微鏡を用いて動物，植物，鉱物など自然界のさまざまな事物を観察し，『ミクログラフィア』(1665)[25]を著した(図7-14)。その中でコルクの薄片に「小さな孔が多数あるのを報告し，小室という意味で「セル cell」と呼んだ。生命の単位である細胞を観察したものである。ネーデルラントではレーウェンフク(1632～1723)が微生物，原生動物，精子など微細な生物体を観察し，多数の著

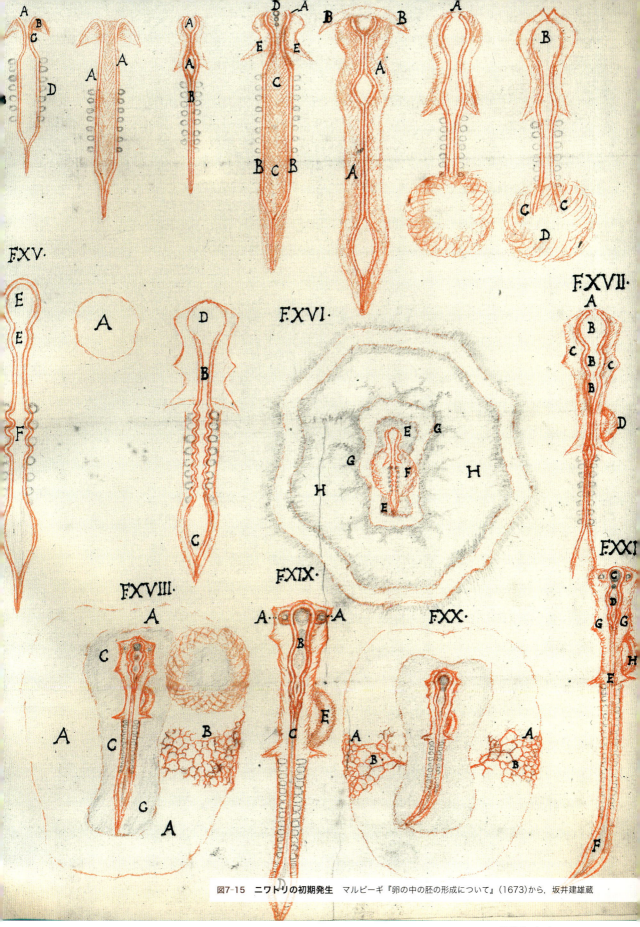

図7-15 ニワトリの初期発生 マルピーギ『卵の中の胚の形成について』(1673)から,坂井建雄蔵

人体構造の探求 119

作を発表した(→14章 p.282)。

イタリアのマルピーギ(1628〜1694)は，人体と動物体のさまざまなミクロの構造を観察して新しい知見をもたらした。『肺について』(1661)[26]という書簡の第2信では，肺の小さな袋(肺胞)の壁に細い毛細血管の網工が見られ，動脈から肺に送られた血液が毛細血管を通って静脈に抜けることを報告した。ハーヴィーにより血液が全身を循環することが知られるようになったが，動脈の末端と静脈の末端がどのようにつながるかが不明であった。毛細血管は動脈の末端と静脈の末端をつないでおり，その発見により末梢での血液循環の経路が明らかになった。『内臓の構造についての解剖学的研究』(1666)[27]は，肝臓，脳皮質，腎臓，脾臓などについて6編の論文を収録し，その中の「腎臓について」では，動脈に黒い液体を注入して動脈の枝の末端につながる「小さな腺」を発見した。これは血液から尿を濾過する糸球体の存在を初めて示したものである。また『卵の中の胚の形成について』(1673)[28]ではニワトリ胚の発生過程を報告し，脊索・体節・神経管など初期胚での形態形成の過程を初めて観察したものである(図7-15)。

■医学教材としての解剖学書

ヨーロッパの大学医学部では，14世紀頃から医学理論と医学実地が主要な2つの教科になり，16世紀頃から外科学と解剖学が重要な教科として教えられるようになった。

解剖学の教材となる解剖学書は，16世紀にヴェサリウスの『ファブリカ』(1543)と『エピトメー』が出版され，その詳細で精緻な解剖図が高く評価されて広く用いられた(→6章 p.93)。17世紀に入って，解剖学の学習に便利な新たな解剖学書が求められるようになり，また解剖学の新たな発見とハーヴィーによる血液循環論を踏まえて，解剖学書の内容も変わっていった。

ヴェスリング(1598〜1649)はドイツに生まれ，ヴェニスとライデンで医学を学び，パドヴァ大学の解剖学と外科学の教授になった。1638年に植物学の教授に転じ，パドヴァ大学の植物園を整備した。著書の『解剖学類聚』(1641)[29]は，各章ごとに簡潔な解剖図を添えた使いやすさと，血液循環やリンパ管の発見をいち早く取り入れたことで好評を博した。ラテン語で少なくとも9版，英語訳(2版)，ドイツ語訳，オランダ語訳が出版されている(図7-16)。

バルトリンはデンマーク出身で，ライデン，パドヴァ，バーゼルで医学を学び，1646年にコペンハーゲンに戻り，1649年に解剖学教授になった。父親の著した『解剖学教程』(1611)[30]を増補改訂して1641年に出版し，1651年以後は『改新解剖学』[31]として出版した。『改新解剖

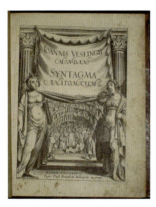

図7-16 ヴェスリング『解剖学類聚』
(1647年版)，坂井建雄蔵

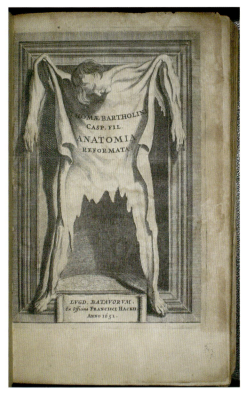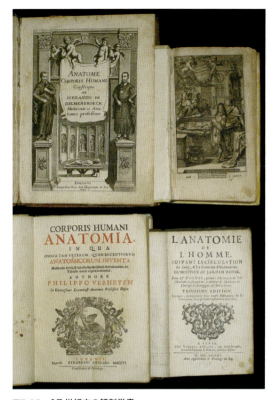

図7-17　バルトリン『改新解剖学』（1651），坂井建雄蔵

図7-18　17世紀末の解剖学書
左上：ディーメルブリュック『人体解剖学』（1672），右上：ブランカールト『改新解剖学』（1695年版），左下：フェアハイエン『人体解剖学』（1706年版），右下：ディオニス『人体解剖学』（1698年版），坂井建雄蔵

学』は巻末に血液循環を実験的に示したワレウス（1604〜1649）からの書簡を収録し，また後の版ではリンパ管についての記述を加えるなど，解剖学の新しい発見を取り込んで改訂を繰り返した．バルトリンの解剖学は『解剖学教程』の改定版として3版，『改新解剖学』としてラテン語版が1686年まで少なくとも12版が出され，フランス語訳，ドイツ語訳，英語訳（2版），オランダ語訳（5版）も出版されて，多くの人に読まれた（図7-17）．

　17世紀の前半のヴェスリングとバルトリンはパドヴァ大学の解剖学の伝統を継承して解剖学書を著したが，17世紀後半になるとパドヴァとは関係を持たないアルプス以北の医師たちが解剖学書を書くようになった．

　ディーメルブリュック（1609〜1674）はライデンで哲学と医学を学び，フランスのアンジェで学位を得て，しばらくナイメーヘンで市医を務めた．1646年にユトレヒトに移り，1649年に教授になり解剖学と医学を教えた．1637〜1638年のペスト流行の体験を元に『疫病について』（1644）を書いた．ユトレヒトで書いた『人体解剖学』（1672）[32]は「多くの新たな発見と，さまざまな観察によって彩られた」という副題がつけ

医学教材としての解剖学書　　121

られ，ラテン語版で少なくとも4版，英語訳2版とフランス語訳2版が出版されている。

ブランカールト（1650〜1704）はアムステルダムの医師で，多数の著書があり，とくに『医学辞典』（1679）[33]が有名で大いに人気を博した。『改新解剖学』（1678）[34]は「当世の学説に合わせて用意され」と副題がつけられ，オランダ語版で3版，ラテン語版で2版，ドイツ語訳2版が出版されている。

フェアハイエン（1648〜1710）はベルギー生まれで，若い頃は農夫で後に神学者になり，脚を切断してから医学を学び，1689年にルーヴァン大学の解剖学教授，1693年に外科学の教授になった。『人体解剖学』（1693）[35]は「古代と現代の解剖学者が新しい方法で発見したすべてのことを分かりやすく記述した」と副題がつけられ，ラテン語版で少なくとも14版，ドイツ語訳4版とオランダ語訳が出された。

ディオニス（1650〜1718）はパリ王立植物園の解剖学と外科学の教授になり，多数の弟子を育てた。国王ルイ14世の信任が厚く，宮廷侍医と名誉職を務めた。多数の著書をフランス語で書いたが，『人体解剖学』（1690）[36]は「血液循環と最新の発見にしたがう」という副題がつけられ，フランス語で書かれ少なくとも12版，ラテン語訳2版，英語訳2版が出されている。ディオニスの『外科手術講義』（1707）[37]は標準的な外科学書として広く用いられた（→13章 p.252）。フランス語版で少なくとも15版，オランダ語訳，英語訳2版，ドイツ語訳が出されている（図7-18）。

■ 17世紀の医学教育

医学理論の教材として『アルティセラ』は16世紀前半まで，『医学典範』は16世紀末まで繰り返し出版されたが，17世紀に入ると両者はあまり用いられなくなった。これらに代わって医学理論書が広く用いられた。フェルネル（1497〜1558）の『普遍医学』（1567）は17世紀に入ってもラテン語で15版，「第3部治療論」のみが4版，フランス語訳で「第1部生理学」，「第2部病理学」（4版），「第3部治療学」（4版）も出版されている。さらに17世紀には新たな医学理論書が次々と出版され，とくにドイツの諸大学とネーデルラントのライデン大学で多くの医学教授が医学理論書を著した。その多くは『医学教程』といった表題がつけられており，①生理学，②病理学，③徴候学，④健康学，⑤治療学の5部からできている。医学実地の教材としての医学実地書も17世紀にヨーロッパの各地の大学で多くの医学教授により著された。その多くは，局所性の疾患を頭から足まで部位別におよび全身性の熱病を扱っている（表7-2，3）。

ゼンネルト（1572〜1637）はシレジアで生まれてヴィッテンベルク大学

表7-2　17世紀の医学理論書の出版状況

ドイツ	・ランズベルク大学
	マイヤー（fl. 1602～1603）『医学教程初歩』(1603)
	・ヴィッテンベルク大学
	ゼンネルト(1572～1637)『医学教程5書』(1611)
	・イェナ大学
	メビウス(1611～1664)『医学教程要約梗概』(1662)
	・アルトドルフ大学
	ホフマン(1572～1648)『医学教程6書』(1645)
	ブルーノ(1629～1709)『一般医学教義』(1670)
	・ライプツィヒ大学
	エトミュラー（1644～1683)『医学理論と実地一般指導』(1685)
	・マールブルク大学
	ヴァルトシュミット(1644～1689)『理性的医学教程』(1688)
	・ギーセン大学
	ヴァレンティニ(1657～1729)『医療指針』(1691)
	・フランクフルト
	ユンケン(1648～1726)『折衷的近代医学基礎』(1693)
	・ハレ大学
	ホフマン(1660～1742)『医学の基礎』(1695)
	・コンスタンツ大学
	ヴィカリウス(1644～1716)『普遍医学基礎』(1698)
オランダ	・ライデン大学
	ヤッカエウス(1585～1628)『医学教程』(1624)
	デューシング(1612～1666)『普遍医学要約』(1649)
フランス	・モンペリエ大学
	リヴィエール(1589～1655)『医学教程』(1655)
イタリア	・ナポリ大学
	トッツィ（1638～1717)『医学第1部理論』(1681)
チェコ	・プラハ大学
	ツァイドラー（1616～1686)『医学教程5書』(1692)

で学び，同大学の教授を1602年から終生務めた。医学理論と医学実地の両面にわたって浩瀚な教科書を著し，後の医学教育に大きな影響を与えた。『医学教程5書』(1611)[38]は医学理論の教科書で，①生理学，②病理学，③徴候学，④健康学，⑤治療学からなる。第1書の生理学では混合，精気，霊魂の能力と作用などガレノス生理学の重要な概念を扱っている(→19章 p.400)。ラテン語で7版が出ている。ゼンネルトはまた『自然科学要略』(1618)[39]という自然学の教科書を著しており，自然学は古代のアリストテレスに遡り，学問の基礎として多くの大学で教えられていた。8書からなり，①哲学の本性，②宇宙，③元素，④気象，⑤大地，⑥霊魂，⑦感覚的霊魂，⑧理性的霊魂を扱っている。ラテン語で9版が出ている。『化学についてアリストテレスとガレノスの一致と不一致』(1619)[40]は医学に化学を持ち込み，アリストテレスとガレノスとパラケルススなどの学説を調和させようとした著作で，医療化学派の先駆けとなった。ラテン語で4版がでている。ゼンネルトは大部な医学実地書を，2群に分けて著している。一つは『熱病について4書』

表7-3 17世紀のおもな医学実地書の出版状況

イタリア	・パドヴァ大学
	メルクリアーレ(1530〜1606)『医学実地』(1601)
	サッソニア(1551〜1607)『実地著作』(1607)
	・ボローニャ大学
	コルテシ(1553/4〜1634)『医学実地』(1634)
	・ナポリ大学
	トッツィ(1638〜1717)『医学実地』(1688)
フランス	・ランス大学
	フランボアジエル(1560〜1636)『疾患全種類を方式的に治療するための医学法則』(1608)
	・パリ大学
	フォンテーヌ(?〜1621)『人体疾患治療実地』(1611)
	・モンペリエ大学
	リヴィエール(1589〜1655)『医学実地』(1641),『熱病の治療法』(1645)
スイス	・バーゼル大学
	プラッター(1536〜1614)『実地』(1602〜1608)
ドイツ	・ヴィッテンベルク大学
	ポイツァー(1525〜1602)『実地すなわち内部疾患治療方法』(1602)
	ゼンネルト(1572〜1637)『熱病について4書』(1619),『医学実地』(1628〜1635)
	ロルフィンク(1599〜1673)『医学の順序と方法』(1669)
	・イェナ大学
	メビウス(1611〜1664)『医学実地要約梗概』(1664)
	・マールブルク大学
	ヴァルトシュミット(1644〜1689)『理性的医学実地』(1689)
オランダ	・ハルデルウェイク大学
	シュミッツ(1621〜1652)『医学実地必携』(1652)
	・ライデン大学
	シルヴィウス(1614〜1672)『医学実地新理念』(1671〜72)
スペイン	・ヴァレンシア大学
	ロドリゲス・デ・ヒルバウ(1625頃〜1693)『ヴァレンシア医学実地』(1671)
オーストリア	・ウィーン大学
	ソルバイト(1624〜1691)『医学実地』(1680)

(1619)[41]で全身性の熱病を扱い，①熱病一般，②腐敗熱，③消耗熱，④疫病・疫病熱・悪性熱からなる。ラテン語で7版が出ている。もう一つは局所性の疾患を扱う『医学実地』(1628〜1635)[42]で全6書からなり，第1書(1628)は頭部の疾患，第2書は胸部の疾患，第3書は腹部の疾患，第4書は女性の疾患と小児の疾患(→22章 p.463)，第5書は表在性の疾患，第6書は隠れた疾患を扱う(→13章 p.252)。5版が出ている。医学実地書は11世紀から18世紀末まで繰り返し書かれ，多くは局所性(頭から足へ)と全身性(熱病)を組み合わせた基本型を有していたが，ゼンネルトの医学実地書はその最大のものであり，古典的な医学実地書の頂点と見なされる。ゼンネルトの『著作集』(1641)[43]も7版出されている(図7-19)。

モンペリエ大学のリヴィエール(1589〜1655)も医学教科書を著し，広く受け入れられた。医学実地書としては，局所性の疾患を部位別に扱う『医学実地』(1641)[44]と全身性の熱病を扱う『熱病の治療法』(1645)[45]を著している。『医学実地』はラテン語で15版，英語訳で4版が出され，

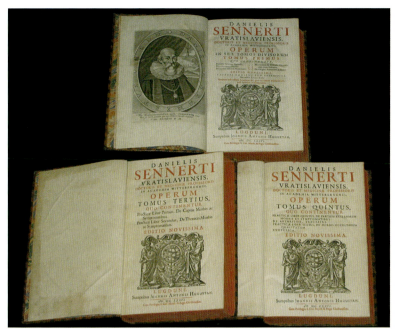

図7-19　ゼンネルト『著作集』（1706年版），坂井建雄蔵

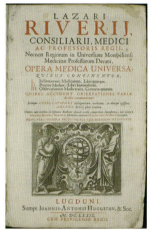

図7-20　リヴィエール『医学著作集』
（1679年版），坂井建雄蔵

モンペリエの医師ラ・カルメットによる『改新リヴェリウス』（1688）[46]という改訂ラテン語版が8版，その英語訳が2版出されている。『医学教程』（1655）[47]はラテン語版が9版，英語訳も出版されている。5書からなり①生理学，②病理学，③徴候学，④健康学，⑤治療学である。生理学では元素，混合，体液，精気と内在熱などガレノス生理学の基本的な概念を扱っており，血液循環は考慮されていない。リヴィエールの『医学著作集』（1663）[48]は18版が出されている（図7-20）。

医学史上の人と場所
People and Place in Medical History

ゼンネルト　Sennert, Daniel（1572～1637）

　ゼンネルトはドイツのヴィッテンベルク大学の医学教授で，古代以来の医学と自然学を集大成し，自らの臨床経験を加えて膨大な著作を著し，当時の医学と哲学に少なからぬ影響を与えて「ドイツのガレノス」と評された。シレジアのブレスラウ（現在のポーランド，ヴロツワフ）で高齢の靴職人の息子として生まれ，母親の励ましによって学業で頭角を現し，ヴィッテンベルク大学で医学を学んだ。医師免許と学位を取得（1601）して医学教授に就任（1602）して終生務め，1637年にヴィッテンベルクを襲った疫病により病没した。医学理論，自然学，化学，医学実地について数多くの著作を著し，これらは古代以来の医学を集大成して体系的に整理するとともに，自らの症例観察を取り入れたもので高く評価された。

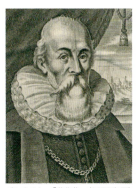

ゼンネルト，『著作集』（1676年版）
から，坂井建雄蔵

17世紀の医学教育　**125**

■臨床観察の重視

　古代のヒポクラテスも，病床での患者の観察から学ぶことを重要視し，多数の症例の記録を残している（→2章 p.26）。中世以後のサレルノ医学校や大学医学部でどのような医学教育が行われたか，授業のやり方や使用された教材については残された記録からかなりよく分かっているが，患者を前にした教育についての情報は乏しい。

　16世紀のパドヴァ大学のダ・モンテ（1498〜1552）は，ヒポクラテス，ガレノス，アヴィケンナの著作を用いて授業を行ったが，臨床観察を重視して『医学相談』(1554)[49]を執筆し，患者の病床で学生を教育したとされるが，その臨床教育の実態については不明である。

　17世紀にライデン大学のオット・ヘウルニウス（1577〜1652）は，病床での臨床実地教育を1636年から新たに始めた。後任のシルヴィウスは病床での症例提示を増やして毎日行うこととし，病理解剖も行って医学理論と医学実地を結びつけようとした。

　17世紀の医師たちは，臨床的な観察を通してさまざまな病気を観察し報告していた。猩紅熱 scarlatina は溶血性連鎖球菌による感染症の一つで，ドイツのゼンネルトは1619年に猩紅熱の流行を経験し，その特徴的な発疹と落屑を記録している。くる病はビタミンDの不足が主な原因となる小児の骨の軟化症で，古代から漠然と知られていたが，イギリスのグリソンは『くる病』(1650)[50]を著して「くる病 rachitis」という病名を提案した。イギリスのウィリスは『合理的薬剤学』(1674)[51]の中でさまざまな病気の観察を報告しているが，それまで多尿 diabetes として知られていた糖尿病患者の尿が甘いことを初めて記している。結核は感染部位によって症状が多様で，労咳 phthisis（肺結核），瘰癧 scrofula（リンパ節結核），尋常性狼瘡 lubus vulgaris（皮膚結核）などと呼ばれていたが，

医学史上の人と場所
People and Place in Medical History

シデナム　Sydenham, Thomas（1624〜1689）

　シデナムはイギリスの医師で，ロンドンで開業して臨床的観察と経験に基づいた著作を著して高く評価され，イギリスのヒポクラテスと呼ばれている。イギリス南西部の小村で清教徒の家庭に生まれ，オックスフォード大学に入学し，一時学業を中断して内戦に参加したが医師になり，ロンドンで医師として開業した(1655)。王立内科医協会の免許を取得し(1663)，悪疫のためにしばらくロンドンを離れ(1655)，その間にロンドンでの臨床観察をもとに最初の著作『熱病の治療方法』(1666)を執筆した。その後の臨床観察を加えて『急性病の病記と治療についての医学的観察』(1676)を著した。ヒポクラテスに傾倒して臨床的観察と経験を重んじ正確で詳細な疾病記述を行った。イギリス国内では医学界からの反対に遭ったが，ライデン大学のブールハーフェにより高く評価されて広く知られるようになった。

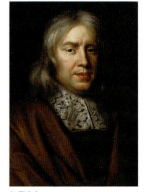

シデナム

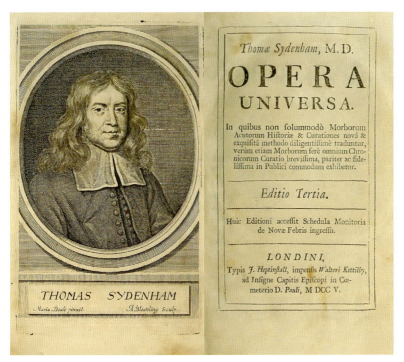

図7-21 シデナム『全著作集』(1705)

イギリスのモートン(1637〜1698)は『労咳学』(1689)[52]という結核について最初の医学書を書いた。

　イギリスのシデナム(1624〜1689)は，市井の医師で大学での教職に就くことはなかったが，17世紀後半に古代ギリシャのヒポクラテスに倣って患者を注意深く観察して正確な記録を出版し，バリーヴィやブールハーフェなど医学を改革しようとする大陸の医師たちに高く評価され，「イギリスのヒポクラテス」と呼ばれた。シデナムは生前に6編の著作を刊行し，没後に1編が刊行された。『熱病の治療方法』(1666)[53]は1665年までにシデナムがロンドンで経験した疾患について治療法を述べたもの。『急性病の病記と治療についての医学的観察』(1676)[54]はその改訂版で，1666〜1675年に経験した疾患を加え，伝染性疾患が大体や大気の影響を受けるという流行素因の理論を主張した(→14章 p.273)。『痛風と水腫についての論文』(1683)[55]では，自身が経験した痛風の症状が生き生きと描写されている。没後の『処方集約』(1693)[56]は，実地によく用いる14種の薬剤処方と，61の疾患の治療法を述べたもので，シデナムの著作で最も広く読まれた。シデナムの著作全集は各国で繰り返し出版され，ラテン語版が17世紀に6版，18世紀に19版，19世紀に4版が出されており，英語訳が20版，ドイツ語訳が7版，フランス語訳が7版，イタリア語訳が4版，スペイン語訳が1版出されている(図7-21)。

第8章
18世紀の医学
——知識と理論の拡散
Medicine in the 18th century — diversifying knowledge and theories.

　18世紀のヨーロッパでは国民国家が成立し，覇権を争ってしばしば戦争を起こし，また海外に進出して植民地を広げていた。スペイン継承戦争(1701〜1714)ではスペイン・フランスに対して，イギリス・オランダ・オーストリアなどが戦った。オーストリア継承戦争(1740〜1748)では，オーストリアをイギリスが支援し，プロイセンをフランスとスペインが支援し，両者の間で戦いが行われ，それと並行してイギリスとフランスがアメリカ新大陸とインドの植民地で戦った。七年戦争(1756〜1763)は，プロイセンとそれを支援するイギリスに対し，オーストリア・ロシア・フランスなどが戦った。アメリカは独立戦争(1775〜1783)を経てイギリスから独立した。フランス革命(1789)では王政が倒れ，ナポレオン軍がヨーロッパ各国を相手に戦った。

　18世紀後半から19世紀にかけて，ヨーロッパの産業の大きな変革がイギリスから始まって西ヨーロッパに広がり，文明のあり方そのものにも大きな影響を与えた。一つは農業革命と呼ばれるもので，農法や農地利用などの変革によって食糧の生産量が18世紀半ばから徐々に増加し，19世紀から著しく増加するようになった。もう一つは産業革命と呼ばれるもので，織機の改良による毛織物工業の生産性向上，製鉄技術の改良による鋼鉄の生産，新しい動力源としての蒸気機関，効率的な移動手段としての鉄道や蒸気船の登場によって，工業生産が増加して都市化が進んだ。これらの変革を経て，18世紀前半まで農民と職人から成り立っていたヨーロッパの社会を，都市生活を中心とする社会へと少しずつ変えていった。

　16世紀以後に印刷物が広まって，ヨーロッパ各国で識字率が向上した。17世紀には天文学において地動説，医学において血液循環論，物理学において万有引力の法則が提唱され，古代以来の自然観や人体観が打ち砕かれた。こうして「啓蒙」という新しい思想が18世紀に生まれ，自然界の現象を物理・科学の法則で説明できるという楽観主義に立ち，宗教に対して懐疑的で過去の権威を否定した。啓蒙思想の根底には知性に対する信頼があり，理性と知識を合わせ持つことでよりよい未来を実現できると確信していた。知の集大成を目指してフランスのダランベール(1717〜1783)とディドロ(1713〜1784)が編纂した『百科全書』全28巻(本文17巻，図版11巻)は，科学・芸術・技術などの知の集大成を目指し1751年から1772年まで20年以上をかけて刊行された。フランスのビュフォン(1707〜1788)の『博物誌』全36巻は，自然界のあらゆる事物を網羅する百科事典で，1749年から1788年まで40年近くをかけて刊行された(図8-1)。スウェーデンのリンネ(1707〜1778)は植物をはじめとする自然界の分類体系を考案し，『自然の体系』(1735初版，1758〜1759第10版)や『植物の種』(1753)を発表した。18世紀には多数の美術品や標本を集めた美術館・博物館が次々と造られ公開された。大英博物館は1759年に開館，エルミタージュ美術館は1764年に設立，ウフィッツィ美術館は1769年に公開，プラド美術館は1764年に設立，ルーブル美術館は1793年に開館している(表8-1，図8-2)。

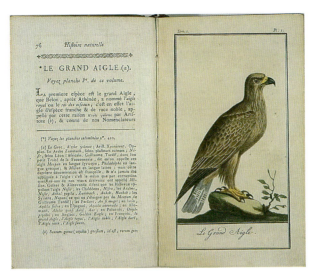

図8-1 ビュフォン『博物誌』鳥類第1巻（1785）から大鷲　京都大学附属図書館蔵

表8-1　18世紀のヨーロッパの年表

1701～1714	スペイン継承戦争
1735	リンネが『自然の体系』を刊行
1740～1748	オーストリア継承戦争
1740～1786	プロシアのフリードリヒ2世の治世
1749～1788	ビュフォンが『博物誌』を刊行
1751～1772	ディドロとダランベールが『百科全書』を刊行
1756～1763	イギリスとフランス間の7年戦争
1759	大英博物館が開館
1762～1796	ロシアのエカテリーナ2世の治世
1768	クックが最初の航海に出る
1769	ワットが蒸気機関を改良
1772	ロシアとプロイセンによるポーランドの分割
1774～1792	フランスのルイ16世の治世
1775～1783	アメリカ独立戦争
1789	フランス革命

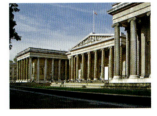

図8-2　大英博物館

■医学理論から生理学の分離

18世紀初頭のライデン大学医学部で教授を務めたブールハーフェ（1668～1738）は優れた講義により高い評判を呼び，ヨーロッパ各国から多くの学生を集めて育て，「ヨーロッパ全体の教師 Communis Europae praeceptor」と呼ばれた。ブールハーフェは医学理論の教科書として『医学教程』，医学実地の教科書として『箴言』を著し，どちらもそれまでの医学教育のあり方を変える革新的なもので，多くの版が出され各国語に翻訳され，弟子たちによって注釈や解説が書かれた。また化学の教科書として書かれた『化学要論』（1732）は，その後数十年にわたって標準的な化学の教科書と評価された（図8-3，4）。

ブールハーフェの『医学教程』（1708）[1]は，①生理学，②病理学，③

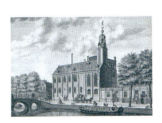

図8-3　1763年頃のライデン大学本部

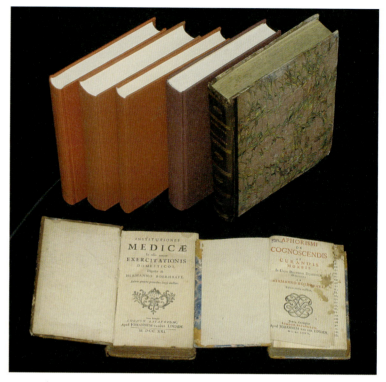

図8-4 ブールハーフェの著作
前列左から『医学教程』(1721年版),『箴言』(1727年版),後列左から書簡集3巻(1962),演説集(1983),全集(1751),坂井建雄蔵

医学史上の人と場所
People and Place in Medical History

ブールハーフェ　Boerhaave, Herman（1668～1738）

　ブールハーフェは牧師の子としてライデン近郊に生まれ，ライデン大学で神学と哲学を学び，独学で医学を学んでハルデルウェイク大学で医学の学位を得た。聖職者への道を捨ててライデンで医師として開業し，数学，物理学，解剖学，植物学，化学を研究した。1701年にライデン大学の医学の講師に任用され，医学理論と医学実地の講義を担当した。授業の人気が高く聴講する学生が急速に増えて，医学理論の教科書『医学教程』(1708)と医学実地の教科書『箴言』(1709)を出版した。1709年に植物学の教授となり，1714年から臨床実地指導を始め，1718年には化学の教授も兼任して以前から続けていた化学の講義を公式に引き受けた。ブールハーフェの化学の講義の聴講記録がフランスやイギリスで出版されたために，『化学要論』(1732)を出版した。ブールハーフェは，18世紀以前の医学教育の主要な授業科目のうち，解剖学以外のほとんどの科目を教えた傑出した医学教師であった。

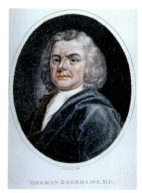

ブールハーフェ

　ライデン大学にはヨーロッパ各国から多くの学生が集まり，英語圏から690人，ドイツ語圏から600人の学生がブールハーフェのもとで学んだ。優秀な学生たちがブールハーフェの新しい医学教育を受け継いで各国に広がり，スイス出身のハラーはゲッティンゲン大学で，スウィーテン(1700～1772)とデ＝ハエン(1704～1776)はウィーン大学で，モンロー1世(1697～1767)とラザフォード(1695～1779)はエジンバラで医学を教えた。植物分類学の祖リンネもブールハーフェに私淑していた。ハラーはブールハーフェを「ヨーロッパ全体の教師 Communis Europae praeceptor」と呼んでいる。

徴候学，④健康学，⑤治療学からなる伝統的な5部構成であるが，生理学の部分がほぼ半分を占めていること，元素や体液といったガレノスの体液説をもはや扱わないことが大きな特徴になっている。ブールハーフェは人体のさまざまな器官が線維や微細な管によって構成されていると考え，その中の液体の流れによって器官の機能を機械論的に説明しようとした（図8-5）。

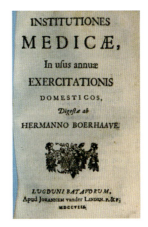

図8-5　ブールハーフェ『医学教程』(1708)

27. 人間の体は2つの種類の部分，固体と液体からなっている。
28. 固体あるいは管は，液体を閉じ込めるものである。あるいは機械学的な法則によって形作られた道具であり，ある定められた運動がその定められた位置によって果たされうるように互いに結びついている。その運動の実施は機能と呼ばれる。実際，これらの固体は，てこ，船，支柱，縄，ふいご，絞り器，斜面，滑車，濾し器，篩，管，貯蔵器として我々に現れる。それゆえ，我々の体において固体部分の作用は機械学的な法則と一致して果たされ，それを通じてのみ説明されうるのである。
すべての液体はその管の中に，含まれて，動かされ，運動へと限定され，混ぜられ，隔てられ，変えられるのであり，そのときその管はそれ自身と結合した道具と共に動き，これらの壁を限定し，変え，傷ついたものを回復する。
それゆえ，これらの液体の採用は静水力学，湿度測定，水力風琴，機械の法則と一致して果たされる。
それゆえ，主としてそれを通じて液体の一般的な特性が説明されうるのであり，常に保持されているとともに正確である原則によるこの特定の液体の実験を通じて知られるのである。
〔ブールハーフェ『医学教程』(1708)から，坂井建雄，澤井直訳〕

　病理学以下の部分では，伝統的な医学理論の内容がほぼ踏襲されている。病理学では病気の本性，病気の原因，病気の症状について論じている。徴候学では総論に続いて，診断に役立つ徴候として脈，呼吸，尿が採り上げられる。健康学はごく短く，予防と長命が採り上げられる。治療学では自然治癒力を助長する治療方針と，強心薬と解毒剤などが採り上げられる。
　『医学教程』は1708年の初版に続いてラテン語で25版，オランダ語訳(2版)，ドイツ語訳(4版)，フランス語訳(3版)，英語訳(6版)，イタリア語訳が出版されている。また弟子のハラー（1708〜1777）が注釈書として『医学教程の学術講義』(1739〜1744)[2]を出版している。
　ブールハーフェの『医学教程』以後に，伝統的な5部構成の医学理論書は次第に書かれなくなった。その一方で，生理学の部分だけを取り

表8-2　ハラー『生理学初歩』(1747)の内容

1. 線維	13. 筋	25. 大網
2. 細胞の織物，脂肪	14. 触覚	26. 脾臓
3. 動脈，静脈	15. 味覚	27. 肝臓，胆嚢
4. 血液の循環	16. 嗅覚	28. 膵臓
5. 心臓	17. 聴覚	29. 小腸
6. 動脈の一般的役割	18. 視覚	30. 乳糜管
7. 人体の血液と体液の性質	19. 内部感覚	31. 大腸
8. 分泌	20. 睡眠	32. 腎臓，膀胱，尿
9. 栄養	21. 空腹，口渇，摂食，飲水	33. 男性生殖器
10. 呼吸	22. 咀嚼	34. 処女の子宮
11. 声，発話	23. 嚥下	35. 妊娠子宮
12. 脳	24. 摂食に対する胃の作用	

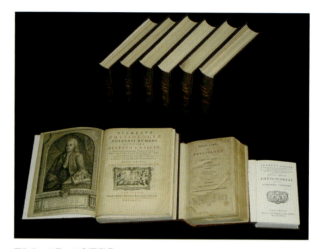

図8-6　ハラーの生理学書
『人体生理学原論』(1757〜1766，上と下左)，『生理学初歩』英語訳1803年版(下中)，1747年版(複製，下右)，坂井建雄蔵

出した著作が出版されるようになった。ブールハーフェの『医学教程』のロンドン1741年版と，ドイツ語訳1754年版は「生理学」の表題である。ハラーは新たに『生理学初歩』(1747)[3]を出版し，生理学の教科書として広く用いられ，ラテン語で8版，英語訳(6版)，イタリア語訳，フランス語訳，ドイツ語訳(5版)が出版されている。さらに多くの著作を引用した生理学の大著『人体生理学原論』全8巻(1757〜1766)[4]を刊行して，生理学を一つの学問分野として位置づけた。ハラーの生理学書ではブールハーフェと同様に，古代ガレノス以来の4種類の元素や体液はもはや扱われることなく，身体を構成する素材として線維fibraと細胞の織物(細胞組織)tela cellulosaを採り上げている。人体のさまざまな器官を採り上げてそれぞれの機能が説明されている。線維は液体を通す微細な管でブールハーフェがすでに採り上げたものである。細胞組織は現在の細胞の概念とは無関係で，線維によって織りなされた織物のようなもので内部に液を含み，臓器の内部や周囲にあって神経や血管の被膜となる，すなわち現在の組織間質などの疎性結合組織にほぼ相当すると考

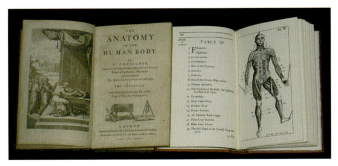

図8-7　チェセルデン『人体解剖学』　左から1763年版，1713年版（複製），坂井建雄蔵

えてよい（表8-2，図8-6）。

■解剖学の教材

18世紀には，簡潔な記述と分かりやすい解剖図を備えて学習に適した解剖学書が出版され大いに人気を博した。とくに高い人気を得たのは，イギリスのチェセルデンとドイツのクルムスの解剖学書である。

チェセルデン（1688～1752）は，1711年に床屋外科医になるとすぐに解剖学を教える講座を開いて『人体解剖学』（1713）[5]を英語で出版した。1718年には聖トマス病院の外科医になり，白内障，膀胱結石切除などの手術法を工夫して，外科医としても名声を博した。『人体解剖学』は第1巻が骨と関節，第2巻が筋，第3巻が腹・胸・頭の内臓と脈管・神経，第4巻が生殖器・胎児と感覚器を扱っている。全体的な内容は，運動器の扱いが大きく，外科学に役立つ解剖学になっている。各巻末につけられた複数の図版は，本文との関連があまり緊密ではないが，その代わりに解剖図を増やしたり，差し替えたりが柔軟に行える利点がある（図8-7）。

クルムス（1689～1745）はダンチヒで医業を開業し，1722年に『解剖学

> ### 医学史上の人と場所
> People and Place in Medical History
>
> #### ハラー　Haller, Albrecht von（1708～1777）
>
> ハラーはスイスの医学者で，生理学の著作と研究および医学全般についての多数の文献学の著作により大きな影響を与えた。ライデン大学のブールハーフェのもとで医学を学び，しばらくベルンで開業した。新設されたゲッチンゲン大学で解剖学・外科学・植物学教授になり（1736），退職した後は故郷のベルンに戻り（1753），余生を著述に捧げた。
>
>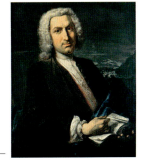
>
> ハラー

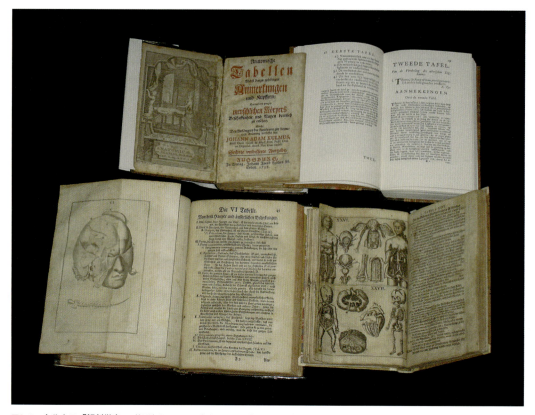

図8-8 クルムス『解剖学表』 前列左から1741年版，1725年版，後列左から1758年版，オランダ語1734年版（複製），坂井建雄蔵

表』[6]をドイツ語で出版し，1725年にダンチヒのギムナジウムの教授になった。『解剖学表』は版を重ね，ラテン語版，オランダ語版，フランス語版も出されている。オランダ語版は江戸時代で鎖国下の我が国にもたらされ，前野良沢と杉田玄白によって翻訳され，『解体新書』となったことは有名である。『解剖学表』の内容は28の表に分かれ，各表には1葉の図版があり，本文は箇条書きの摘要と解説文に分かれている。28の表の内容は，最初の3表が総論，第4～5表が全身の骨格，第6～12表は頭部の器官と全身の神経，第13～18表は胸部の器官と全身の血管，第19～24表は腹部の器官，第25～27表は骨盤の器官と胎児，最後の第28表は全身の筋を扱う。全体として頭から骨盤まで，上から下に進む構成をとっている。また脳に続いて全身の神経，心臓に続いて全身の血管，生殖器に続いて胎児を扱うといったように，機能的な関連により配置されているところもある（図8-8）。

　人体の機能を扱う生理学が医学理論から離れて独立した学科として認められるようになると，解剖学もそれに対応して，機能についての議論を排除して構造のみを扱う解剖学書が現れるようになった。ウィンスローの解剖学書である。

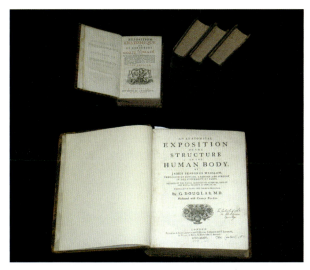

図8-9　ウィンスロー『人体構造の解剖学示説』
1732年版(上)と英語訳1734年版(下)．坂井建雄蔵

　ウィンスロー（1669～1760）はデンマークで生まれ，オランダおよびパリで医学を学び，パリに出てデュヴェルネのもとで解剖学を学んだ。王立植物園でデュヴェルネ（1648～1730）の解剖助手を務め，王立植物園の解剖学教授になった。『人体構造の解剖学示説』（1732）[7]はフランス語で書かれ，ドイツ語訳，英語訳，イタリア語訳，ラテン語訳が出されている。内容はヴェサリウスの『ファブリカ』を踏襲し，骨，筋，血管，神経に続いて，腹部内臓，胸部内臓，頭部の器官を扱っている。ウィンスローが序文で述べているように，解剖を通して見られる人体の構造に記述を限定しており，機能についての説明や仮説に基づく推論を排除している（図8-9）。

■医学実地から疾病分類学へ

　ブールハーフェは個別の疾患を扱う医学実地についても，『箴言』（1709）[8]というまったく新しい医学実地書を著した。17世紀までの医学実地書では，局所性の疾患について頭から足へ部位別に配列し，さらに全身性の熱病を扱うのが基本型であった。ブールハーフェの『箴言』では疾患を分類することを止めて，96の疾患を列挙するに留めた。疾患を分類することそのものに無理があると考えたからではないだろうか。しかし配列されている疾患を詳しく見ると，6群に区分されることが分かる。第1群（13項）は軽微な体質性の疾患，第2群（19項）は外傷性・体表性の疾患，第3群（21項）は全身的な熱性疾患，第4群（21項）は局所的な急性疾患，第5群（13項）は慢性疾患，第6群（9項）はその他の疾患であり，疾患の症状ないし病態によって疾患が区分されている。ブー

表8-3 18世紀のおもな医学実地書

イタリア	・パヴィア大学 　ブルセリウス(1725〜1785)『医学実地教程』(1782〜1785)
ドイツ	・ギーセン大学 　ヴァレンティニ(1657〜1729)『確実医学実地』(1711〜1715) ・ハレ大学 　ユンカー(1679〜1759)『理論実地医学概観』(1718) 　シュタール(1660〜1734)『シュタール実地』(1728)＊ 　ホフマン(1660〜1742)『系統的理性的医学』(1718〜1739)＊ 　アルベルティ(1682〜1757)『医学序論』(1718〜1721)＊ ・インゴルシュタット大学 　モラシュ(1682〜1734)『熱病と頭部疾患の医学実地学術講義』(1725) ・ヘルムシュテット大学 　ハイスター(1683〜1758)『医学実地提要』(1743)＊ ・ライプツィヒ大学 　ルートヴィヒ(1709〜1773)『臨床医学教程』(1758) ・ロストック大学 　フォーゲル(1750〜1837)『実地医学提要』(1781〜1816)
オランダ	・ハルデルウェイク大学 　ゴルテル(1689〜1762)『精選医術』(1744),『医学実地体系』(1752) ・ライデン大学 　ブールハーフェ(1668〜1738)『箴言』(1709)＊ 　ウーステルディク(1740〜1817)『実地医学指針』(1783) ・ユトレヒト大学 　ウーステルディク・シャハト(1704〜1792)『実地医学教程』(1753)
スイス	・バーゼル大学 　ツヴィンガー(1658〜1724)『医学実地劇場』(1710)

＊症状・病態別の配列をもつ医学実地書

ルハーフェは明示的にではないにしても，疾患を症状・病態によって分類するという新しい方法を提示した(図8-10)。

『箴言』は1709年の初版に続いてラテン語で32版，オランダ語訳(2版)，ドイツ語訳(5版)，フランス語訳(3版)，英語訳(6版)が出版されている。また『箴言』に注釈をつけた版が『医学実地』[9]の表題でラテン語版が3版，英語訳が出版されている。ファン・スヴィーテン(1700〜1772)による『箴言』の注釈[10]が1742年からラテン語版で13版，オランダ語訳，ドイツ語訳，フランス語訳，英語訳が出されている。

疾患を局所性(頭から足へ)と全身性(熱病)とに分ける11世紀以来の伝統的な形式は，疾患を検索しやすいという実用性では優れているが，疾患の本質に関係するものではなかった。疾患を症状・病態により配列するブールハーフェの方法は，より疾患の本質に迫るものと認められ，18世紀の医学実地書に多く用いられるようになった。そして18世紀後半には症状・病態別の配列をさらに発展させたまったく新しい疾病分類学が登場した。疾病分類学はモンペリエ大学のソヴァージュが始めたもので，18世紀後半から19世紀にかけて数多くの疾病分類学書が出版された(表8-3)。

ソヴァージュ(1706〜1767)はモンペリエ大学で医学を学び，疾患を植

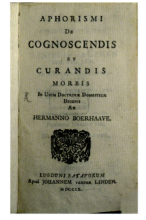

図8-10 ブールハーフェ『箴言』(1709)

表8-4 疾病分類学の内容をもつ18世紀の医学書

ソヴァージュ（フランス，モンペリエ）『方式的疾病分類学』（1763）
フォーゲル（ドイツ，ゲッティンゲン）『人体病変の認識と治療の学術講義』（1772）
カレン（イギリス，エディンバラ）『方式的疾病分類学概要』（1769）
カレン（イギリス，エディンバラ）『医学実地第一線』（1777～1784）
ゼレ（ドイツ，ベルリン）『臨床医学』（1781）
ウェブスター（イギリス，エディンバラ）『実地医学体系』（1781）
フランク（オーストリア，ウィーン）『人の病気の治療綱要』（1792）
ピネル（フランス，パリ）『哲学的疾病記述論』（1797）

物学の方式に従って行い，その概略を『疾患の新しい綱』（1731）[11]として発表した。1752年にモンペリエ大学の植物学教授になり，『方式的疾病分類学』（1763）[12]を発表した。この著作では疾患は症状の類似性にしたがって10綱，43目，295属に分類され，計2,308種の疾患を認めていた。疾病分類学の方式は，18世紀後半から19世紀前半にかけて，ヨーロッパ各国の臨床医学書に広く採用された（表8-4）。

■人体と病気についてのさまざまな理論

4種類の元素と体液で人体の働きや病気の成り立ちを説明する古代のガレノス以来の理論が否定されて，18世紀にはこれに代わる説明を求めて，さまざまな医師たちが新たな理論を提案した。

ドイツのホフマン（1660～1742）はイエナで医学を学び，ネーデルラント，イギリスに遊学して1693年にハレ大学の医学教授になった。『医学の基礎』（1695）[13]は医学理論の内容（生理学，病理学，徴候学，健康学，治療学）を簡潔な箴言形式で述べたもので，デカルトの影響を強く受けて機械論的粒子論の立場に立ち，液体部分（血液，リンパ，精気）が中空の線維からなる固体部分（神経，血管など）を通って運動し伝達されて身体の変化が起こると論じている。この機械論的な説明は，ブールハー

医学史上の人と場所

ソヴァージュ　Sauvages, François Boissier, de Lacroix（1706～1767）

ソヴァージュはモンペリエ大学の植物学の教授で，疾患を植物の種と同様に分類する疾病分類学を発表して大きな反響を呼んだ。南フランスのアレで生まれ，モンペリエ大学で医学を学んで学位を得て（1726），しばらくパリで過ごして疾患の分類についての研究を行い疾病分類の概略を『疾患の新しい綱』（1731）として発表した。モンペリエに戻って困窮者のための医療職に就いて（1734），植物園の管理を担当し（1740），植物学教授になった（1752）。スウェーデンの植物学者リンネと交流をもってたがいに刺激を受けて，主著の『方式的疾病分類学』（1763）を発表した。この著作で示された疾病分類学は一世を風靡し，18世紀後半から19世紀初頭にかけて医学書の多くが疾病分類学の方式を採用した。

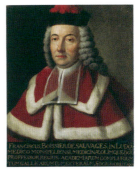

ソヴァージュ

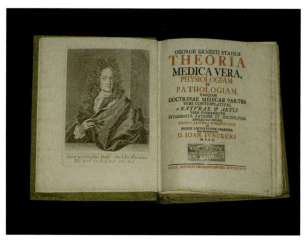

図8-11　シュタール『真性医学理論』（1737年版）　坂井建雄蔵

フェにも共有された。『系統的理性的医学』（1718〜1739）[14]では4巻に分けて医学理論を体系的に展開した。

　シュタール（1660〜1734）はイエナで医学を学び，ホフマンの推挙によって1694年にハレ大学の教授になった。次第にホフマンとの関係が悪くなり，1715年に大学を辞してベルリン宮廷の侍医になった。『真正医学理論』（1708）[15]は生理学と病理学からなる医学理論書で，生命における霊魂 anima の働きを強調した。生命は運動性と感覚性を備えるために粘液と油脂の性状をもち，そのため不安定で消耗しやすいが，霊魂は生体物質の解体を防ぐ働きがある。霊魂はまた生体を活性化して，胎芽の発生や成長，肺での呼吸，血液の循環，胃での消化など目的に適ったさまざまな営みを導く。シュタールの霊魂は「自然 natura, physis」とも呼ばれ，物質的なものではなく，生命現象を理解するために仮定されたものである。生命現象を説明するために霊魂などの非物質的な原理を仮定する理論は生気論 vitalism と呼ばれ，シュタールの理論はその後の生気論に大きな影響を与えた。シュタールはまた化学の研究を行い，燃焼が物質中のフロギストン（燃素）が逃げ出すことにより起こるという説を提唱した（図8-11）。

　オランダのガウプ（1705〜1780）はハルデルウェイク大学とライデン大学で医学を学び，フランスに遊学してしばらく医師として開業し，1734年にライデン大学の教授になった。『医学病理学教程』（1758）[16]は病理学総論（医学理論の病理学にあたる）と病理学各論（医学実地にあたる）からなり，フランス語，ドイツ語，英語，オランダ語にも訳されて広く読まれた。ガウプの医学理論は折衷的で，ブールハーフェの機械論をもとにハラーの刺激感応性の原理を取り入れたもので，生体内の生命力 vis vitalis を強調し，これが身体の内外からの刺激によって活性化されるとした。さらに感覚を司る霊魂力 vis animalis が霊魂と生命力の間をつ

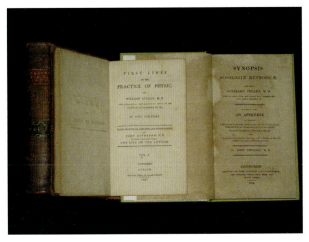

図8-12　カレン『方式的疾病分類学概要』（1814年版），『医学実地第一線』（1782年版）　坂井建雄蔵

なぐと考えた。

　スコットランドのカレン（1710〜1790）は，グラスゴー大学で医学を学び，1751年からグラスゴー大学，1755年からエディンバラ大学の教授を務め，医学理論と医学実地の講義を担当した。『方式的疾病分類学概要』（1769）[17]では独自の疾病分類を行い，症状と病態に基づいて疾患を①発熱性 pyrexiae，②神経性 neuroses，③悪液性 cachexiae，④局所性 locales の4綱に分類した。『医学実地第一線』全3巻（1777〜1784）[18]は英語で書かれ，あらゆる種類の臨床家に役立つ手引書として広く受け入れられ，ラテン語，フランス語，ドイツ語，イタリア語に訳された。①発熱性疾患，②神経性疾患，③悪液性疾患を扱った。ホフマンやハラーの学説から示唆を得て，神経系が身体の機能や病気の成り立ちに重要な役割を果たすと考え，新しい体系を作りあげた。神経力が刺激によって高まると固体部分の緊張が高まって攣縮を生じ，逆に神経力が低下すると無力を生じ，そこからさまざまな病気が発生すると考えた（図8-12）。

　ブラウン（1735〜1788）は20代半ばからラテン語の知識を利用して自活しながら，エディンバラ大学で医学を学んだ。カレンの保護を得て大学の講義を聴講するなどしたが，仲違いをしてセント・アンドルーズ大学で医学の学位を得た。独自のブラウン学説を標榜し，神経系に根本的な活性力 exciting power が宿り，環境からの作用により興奮の過剰や欠乏が生じて病気になると唱えた。活性力が不足した虚弱 asthenic では，阿片やアルコールなどの強壮剤を処方し，活性力が過剰な強壮 sthenic では瀉血や浄化を処方した。攻撃的な弁舌によって学生たちの人気を博し，『医学原理』（1780）[19]を著したが，素行の悪さと深酒によって短い波乱の生涯を終えた。

　デカルトの動物機械論はフランスで大きな反響を呼び，医師や哲学者たちは動物が精神的な霊魂を有するか，苦痛を感じるか議論するように

なった。ラ・メトリー(1709〜1751)はブールハーフェの機械論的生理学をフランスに紹介し,『人間機械論』(1748)[20]を著して人体と精神活動を機械論に基づいて定量的に探求すべきだと主張した。これに対してモンペリエでは生命的な原理を重視する生気論が有力であった。

ボルドゥ(1722〜1776)はモンペリエ大学で医学を学び,パリに出て開業し,ディドローと交遊し社交界の人たちを診療し,医学実地に関する論文や書簡を多数執筆した。腺の分泌作用が物理学や化学で説明できないと考えて医化学派とブールハーフェを激しく批判し,各器官に特有の生命力が備わり,生命原理としての自然によって統合されるという生気論的な主張を展開した。

バルテス(1734〜1806)はモンペリエ大学で医学を学び,しばらくパリで過ごして百科全書などに寄稿したが,1760年にモンペリエ大学の医学教授になり,1781年に大学を辞してパリに出て,国王の侍医や科学アカデミー会員などを務めた。『人間科学の新原理』(1778)[21]では,身体(物体)および精神(魂)の他に生命という第3の原理が存在し,理性的意志による統括が不可能な不随意運動や組織の反応などは生命原理 principe vital が支配すると主張した。『人と動物の運動の新機構』(1798)[22]では解剖学的な分析に基づいて,ボレリのような単純な医療物理学では歩行や水泳の際に必要な筋肉の繊細な調節が説明できないと批判した。この他にも多数の著述を発表して,生命原理についてのバルテスの主張は大きな反響を呼んだ(図8-13)。

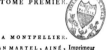

図8-13 バルテス『人間科学の新原理』(1778)

18世紀後半から19世紀初頭にかけてドイツでは,ヘーゲル(1770〜1831)やシェリング(1775〜1854)から強い影響を受けて,生命的な原理を追求する生気論や統一的な原理を求める自然哲学が隆盛であった。ブルーメンバッハ(1752〜1840)はイエナとゲッティンゲンで医学を学び,学位論文『人類の自然変異について』(1775)[23]では顔の形状と皮膚の色で人種を分類して形質人類学の基礎を築いた。ゲッティンゲン大学の医学教授(1776〜1840)を終生務めた。『形成力と生殖』(1781)[24]を著し,身体を作る3つの構成要素として物質(液体),構造(固体),生命力を区別し,生命力によって物質と構造の相互作用が生じると考えた。生理学の教科書『生理学教程』(1786)[25]では,生命現象として形成,運動,感覚の3種類を区別し,それらに関わる生命力として形成を導く形成力 nisus formativus,運動を導く収縮性 contractility と刺激感応性 irritability,感覚を導く感覚性 sensibility を認めている。ライル(1759〜1813)は,ハレ大学(1788〜1810)とベルリン大学(1810〜1813)で医学教授を務め,生理学の雑誌を創刊して「生命力について Von der Lebenskraft」(1796)[26]を発表し,生命物質の化学変化において生命力が作用すると主張して注目を集めた。

オーストリアの医師メスメル(1734〜1815)は,天体から発して神経系

を通して人体に作用する動物磁気があると考え，それを施術者のメスメルから患者に鉄棒やロープなどを通して与えることで病気を治療できると主張して実践し，ウィーンでは非難されてパリに移り，しばらく流行した。しかし医学界からは強く批判され，メスメルの理論も否定された。

人体機能の探求

ハラーは，ブールハーフェの機械論的生理学を引き継いで『生理学初歩』(1747)という生理学教科書を著すだけでなく，動物を用いて人体の機能についてさまざまな生理学的実験を行った。とくに有名なのは『人体の感覚性と刺激感応性部分』(1752)[27]である。刺激感応性という概念はイギリスの医師グリソン(1597〜1677)が『胃腸論文』(1677)[28]で用いたもので，胃腸の壁を作る線維が刺激を受けて収縮することを意味していた。ハラーは生きている動物を解剖してさまざまな器官に刺激を与えてその反応を観察した。その結果，筋肉のみが刺激に応じて収縮することを観察してその性質を刺激感応性 irritability と呼び，神経は刺激を霊魂につたえるのでその性質を感覚性 sensibility と呼んだ。ハラーの実験は，人体の器官を材質によって区別し，それぞれの材質(組織)に結びつく特定の機能を明らかにする画期的なものであった。

ビシャ(1771〜1802)はリヨンで医学を学び，フランス革命後の混乱期にパリに出て外科医のドソーの弟子となり，その没後に自宅で解剖教室を開き，人体解剖の示説や動物実験による器官の機能の研究を行った。『諸膜論』(1799)[29]では，人体を構成するさまざまな膜を区別し，それぞれの膜の基礎となる解剖学的構造と生理学的な機能の違いを示した。『一般解剖学』(1801)[30]では有機的生命と動物的生命の区別(植物機能と動物機能)，解剖学的な神経，脈管，筋，腺などの区別に基づいて，人

表8-5　ビシャ『一般解剖学』の内容

一般的考察
組織一般
細胞組織(*①疎性結合組織)　　暗色血液の脈管組織(*⑤静脈)
動物的生命の神経組織(*②体性神経)　　毛細管組織(*⑥毛細血管)
有機的生命の神経組織(*③自律神経)　　発散組織(*⑦汗腺)
赤色血液の脈管組織(*④動脈)　　吸収組織(*⑧リンパ管)

いくつかの器官に特有の組織
骨組織(*⑨骨)　　粘液組織(*⑯粘膜)
骨髄組織(*⑩骨髄)　　漿液組織(*⑰漿膜)
軟骨組織(*⑪軟骨)　　滑液組織(*⑱滑膜，滑液包)
線維組織(*⑫密性結合組織)　　腺組織(*⑲外分泌腺)
線維軟骨組織(*⑬線維軟骨)　　真皮組織(*⑳真皮)
動物的生命の筋組織(*⑭骨格筋)　　表皮組織(*㉑表皮)
有機的生命の筋組織(*⑮平滑筋)　　毛組織(*㉒毛)

*筆者による注釈

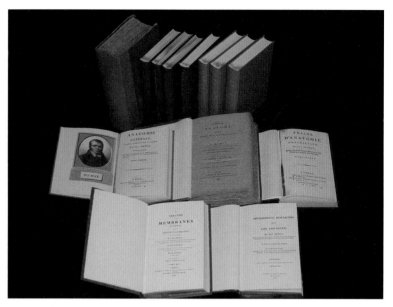

図8-14 ビシャの著作
前列左から『諸膜論』英語訳(1813年版)複製，『生と死の生理学的研究』英語訳(1809年版)複製，中列左から『一般解剖学』(1821年版)複製，英語訳1824年版，『記述解剖学提要』(1801〜1803年版)複製，後列は『一般解剖学』英語訳，フランス語版，『記述解剖学』，坂井建雄蔵

体を構成する素材として22種類の組織を分類し，単純な観察，酸とアルカリ，煮沸，乾燥などの実験に基づいて各組織の性質を調べ，形態，構築，特性，発生などを記述している。器官の素材として組織を位置づけるビシャの着想は，19世紀中盤以後に顕微鏡の観察に基づく組織の概念に受け継がれていった(表8-5，図8-14)(→10章 p.184)。

ガルヴァーニ(1737〜1798)はボローニャ大学で医学を学び，解剖学の講師，産科学の教授になった。カエルの筋標本を用いた実験を行い，2種類の金属を神経にあてると大きな筋痙攣が起こることを見いだして「筋運動への電気の効果」(1791)[31]という論文で報告した。この発見は，神経と筋の働きが電気的な現象を含むことを示し，神経生理学の研究の端緒となり，また友人のボルタに影響を与えて電池を発見するきっかけとなった(図8-15)。

有機物を酸素で燃焼させてエネルギーを獲得する呼吸という現象は，人体の生命活動の最重要の基礎である。呼吸および燃焼という化学反応についての研究は17世紀のボイル(1627〜1691)の化学研究から始まり，18世紀末のラヴォアジェによる酸素の発見によってその本質が明らかにされた。メイヨウ(1641〜1679)はガラス容器の口を水面下に沈めて密閉し，その中で物質を燃焼させたり動物を窒息させたりして，呼吸や燃焼が空気中の成分を消費することを見いだし，「ニトロ性精気 spiritus nitro-aereus」と呼んだ(1674)。シュタールは，物質中に含まれる燃素 phlogiston が大気中に逃げ出すことで燃焼が起こると説明し，この燃素

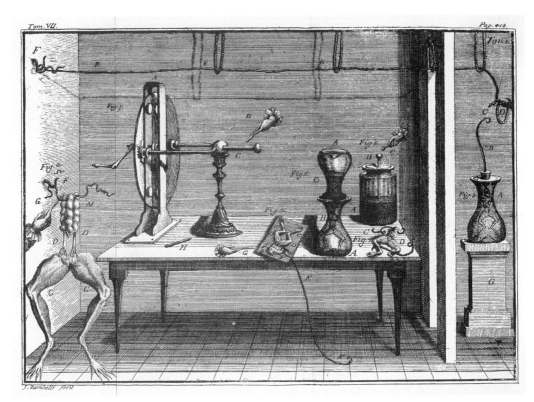

図8-15 ガルヴァーニによるカエルの筋肉の実験　ガルヴァーニ「筋運動への電気の効果」(1791)から

説は燃焼を説明する説として広く受け入れられた。イギリスの牧師のプリーストリー (1733〜1804) は化学の実験を行って10種類ほどの気体を分離し，その中に燃焼を助ける気体(酸素)を見いだして「無燃素気 dephlogisticated air」と名付けた(1775)。スウェーデンの薬剤師シェーレ (1742〜1786) も1772年頃に酸素を分離していたが，その実験結果を記した著書が出版されたのは1777年であった。

　ラヴォアジェ (1743〜1794) はパリで生まれ，マザラン大学校で数学，物理学，化学，天文学を学んだ。ボージュへの地理学調査に参加して水の試料を分析した論文を書き科学アカデミー会員になった。研究費をまかなうために徴税請負人になり，化学の研究を行った。プリーストリーから情報を得てその実験を追試し，その気体を「酸素 oxygen」と命名した。酸素と水素が結合して純粋な水ができること，動物が酸素を消費して出る熱量と炭素が燃焼する熱量が同じであることを実験で確認し，動物の呼吸が燃焼と同じものであることを示した。さらに重要な化学物質にふさわしい名前を新たにつけ，その用語を用いて化学の教科書『基礎化学原論』(1789)[32]を著した。ラヴォアジェの業績は広く認められたが，革命後の混乱期に旧政府の徴税請負人は革命裁判にかけられ，ラヴォアジェも死刑に処せられた(図8-16)。

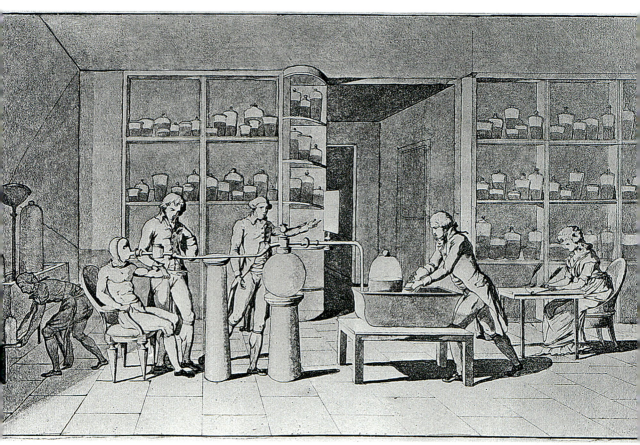

図8-16　呼吸の実験をするラヴォアジェ

■ 病理解剖

　ヴェサリウスの『ファブリカ』(1543)以後に人体解剖が盛んに行われると、生前の疾患と対応づけた観察も行われるようになった。16世紀ではバーゼルのプラッター(1536～1614)が人体解剖も行い臨床医としても活躍して、最晩年に出版した『人の病気の観察』(1614)[33]で生涯に行った700症例の観察と300体以上の解剖の所見を述べている。デルフトのフォレースト(1522～1597)はオランダのヒポクラテスとも呼ばれた臨床医で、『医学観察と治療』(1584～1611)[34]と題して約1,350臨床例の記録を生涯にわたって出版し続け、病理解剖も行っている。17世紀ではナポリのセヴェリノ(1580～1656)が『腫瘤の本性について』(1632)[35]を著し、それまで膿瘍 abscess と呼ばれていたさまざまな腫瘤について記載した。アムステルダムのトゥルプ(1593～1674)はレンブラントに解剖示説の絵を注文した医師だが、その『医学的観察』(1641)[36]は多数の症例の記録と解剖所見を記載し、木版画で示している。ジュネーヴの医師ボネー(1620～1689)は中年で聴力を失ってから著述に専念し、古今の

表8-6　モルガーニ『解剖によって明らかにされた病気の座および原因』(1761)の内容

第1巻　頭部の異常
1) 頭部の疼痛
2) 卒中一般，とくに血液性の卒中
3) 同じ血液性の卒中
4) 漿液性卒中
5) 血液性でも漿液性でもない卒中
6) 他の昏睡性疾患
7) 脳炎，傍脳炎，譫妄
8) 凶器，憂鬱，恐水症
9) てんかん
10) 痙攣，痙攣性運動
11) 麻痺
12) 水頭症，水脊柱症
13) カタル，眼の疾患
14) 耳と鼻の疾患，どもり

第2巻　胸部の異常
15) 呼吸の障害，とくに原因が胸部の外にあるもの，肺の中にあるもの，とくに結石によるもの
16) 呼吸の障害，胸部ないし心膜の水腫によるもの
17) 呼吸の障害，胸部の心臓，大動脈の動脈瘤によるもの
18) 同上
19) 窒息，咳
20) 乳房，側部，背部の疼痛
21) 同上
22) 血痰，膿性の痰，喘息，癆
23) 動悸，心臓の疼痛
24) 奇異脈
25) リュポテュミア，卒倒
26) 突然死，とくに胸部の血管の異常によるもの
27) 同上，心臓の異常によるもの

第3巻　腹部の異常
28) 奇異空腹，飢餓死，嚥下障害
29) しゃっくり，人の反芻，胃の疼痛
30) 嘔吐
31) 腸のプロフラヴィア，無血性ないし血性
32) 便秘，痔核
33) 直腸の脱出
34) 腸の疼痛
35) 同上
36) 下肋部の腫瘍と疼痛
37) 黄疸，胆汁結石
38) 水症，腹水，鼓腹，腹膜の水腫，我々が切傷水腫と呼ぶもの
39) 他の腹部の内部腫瘍
40) 腰部の疼痛
41) 尿の停止
42) 水生成の困難，熱尿，他の尿に関する異常
43) ヘルニア
44) 淋病
45) 子宮の下降，その上昇，と女性が呼ぶもの
46) 性交の障害，両性の不妊
47) 月経流の異常，女性の帯下
48) 偽妊娠，中絶，分娩の失敗

第4巻　外科的および普遍的異常
49) 熱
50) 腫瘍
51) 頭部の外傷と打撲
52) 同上
53) 頸，胸部，背部の外傷と打撲
54) 腹部，腰部，体肢の外傷と打撲
55) 潰瘍と壊疽
56) 骨の骨折と脱臼，他の運動を損なう異常
57) 関節炎すなわち痛風，他の体肢の疼痛
58) 梅毒
59) 毒によってもたらされる異常

第5巻　前掲の巻に加えられる事柄
60) 卒中
61) 熱のない譫妄
62) てんかん，痙攣，麻痺
63) 盲目，失語，アンギナ
64) 胸部の異常の多く
65) 腹部の異常のほとんど
66) とくに膀胱の異常
67) 両性の生殖部の異常，しかしとくに女性で
68) 熱，腫瘍
69) 頭部と胸部の打撲と外傷，関節の異常，梅毒
70) 同上，第66書簡の後半で約束したもの，同時に腹部と胸部の異常の一部

著作に書かれた病理解剖の記述を集大成して『墓，すなわち実地解剖学』(1679)[37]という大著を著した。

イタリアの解剖学者モルガーニ(1682～1771)は，多数の症例を観察しその病理解剖を行って，自らの所見をもとに金字塔的な病理解剖の著作を出版した。モルガーニはボローニャ大学で医学を学び，肉眼解剖と顕微鏡を用いた研究を行って『解剖学雑録』(1719)[38]を著し，その業績を認められてパドヴァ大学の解剖学教授になった。臨床症状と器官の病変

病理解剖　145

の関係について調べたが，ボネーの『墓』の記述に満足できず，自分の観察をもとに新たに研究を始めた。その記録を書簡として友人に送り，その励ましもあって70通もの書簡を書き，それをまとめたものが『解剖によって明らかにされた病気の座および原因』(1761)[39]である。ここに記録された患者の病歴および解剖所見は詳細で驚くほどの長さであり，またおびただしい文献引用があり，臨床所見と解剖所見が見事に対比されている。しかし疾患の名称および分類については，11世紀以来の医学実地書の基本型である古風な考え方を踏襲しており，第1巻は頭部，第2巻は胸部，第3巻は腹部の疾患を扱い，第4・5巻では外科的および全身性の疾患を扱っている。いずれにしてもブールハーフェ以後の症状・病態別の分類や，ソヴァージュの疾病分類学は採用されていない。モルガーニの病理解剖では疾患を部位別に扱っているが，ガレノス以来の体液説に依拠した伝統的な医学実地書の枠組みに依拠していたために，新たな疾患概念を生み出すには至らなかった。臓器の病変による疾患という新しい疾患概念の成立には，19世紀以後のパリを中心とした医師たちの登場を待たねばならなかった(**表8-6，図8-17**)。

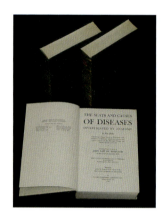

図8-17　モルガーニ『解剖によって明らかにされた病気の座および原因』英語訳(1980年版)　坂井建雄蔵

■ 18世紀の外科学

18世紀には各国に著名な外科医が現れるようになった。

ドイツのハイスター(1683〜1758)は，ギーセン，ライデンなどで医学を学び，ハルデルウェイク大学で学位を得て，1710年にアルトドルフ大学の解剖学と外科学の教授になり，1720年にヘルムシュテット大学に移った。人気のある教科書を多数著し，『解剖学提要』(1717)[40]はラテン語で18版以上を重ね，英語訳，フランス語訳，ドイツ語訳，スペイン語訳，オランダ語訳，イタリア語訳も出版されている。医学理論書の『医学の基礎』(1736)[41]と医学実地書の『医学実地提要』(1743)[42]も著し

医学史上の人と場所
People and Place in Medical History

モルガーニ　Morgagni, Giovanni Battista（1682〜1771）

モルガーニはパドヴァ大学の医学教授で，多数の病死体の解剖を行ってその所見を集大成して出版し，病理解剖学の創始者として知られている。北イタリアのフォルリの名家に生まれ，ボローニャ大学で医学と哲学を学んで学位をとり(1701)，解剖学の助手を務めて病死体の解剖に関心をもった。パドヴァ大学の解剖学第2教授となり(1711)，『解剖学雑録』(1719)を出版した。長年にわたって病死体の病理解剖を行って諸学者との間に書簡を交換し，その書簡を集大成した記念碑的な大著『解剖によって明らかにされた病気の座および原因』(1761)を著した。それまで病理解剖の所見についての報告は散見していたが，多数の病死体の病理解剖所見を記録したのは初めてであり，大きな反響を呼んだ。

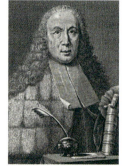

モルガーニ

ている(→19 章 p.404)。ハイスターの『外科学』(1719)[43]はドイツ語で書かれ多数の図を掲載して大いに広まり，ラテン語訳，フランス語訳，英語訳，スペイン語訳，オランダ語訳，イタリア語訳が出されている。大槻玄沢訳の『瘍医新書』(1792)[44]はそのオランダ語訳からの重訳である。

　18 世紀前半のイギリスではチェセルデンが著名である。聖トマス病院の徒弟として外科を学び，またカウパーから解剖を学んだ。1711 年に床屋外科医になるとすぐに解剖学を教える講座を開き，その講座のために『人体解剖学』(1713)を出版し数多く版を重ねた。1718 年には聖トマス病院の外科医になり，白内障，膀胱結石切除などの手術法を工夫して，外科医としても名声を博した。

　18 世紀後半のイギリスでは，ハンター兄弟が著名である。兄のウィリアム・ハンター(1718〜1783)はグラスゴー大学に入り哲学などを学んだが，1739 年からエジンバラ大学で医学を学び，ロンドンに移って勉学を続けた。1746 年から解剖教室を作って多くの優秀な弟子を育て，1747 年に外科組合への入会を許された。1750 年にグラスゴー大学から医学の学位を取得し，シャルロッテ女王の侍医になり，手術の技術が高く産科医として活躍した。『妊娠子宮の解剖学』(1774)[45]は子宮内の胎児を観察して描いた画期的な図譜であった。弟のジョン・ハンター(1728〜1793)は兄の助手として解剖教室で働き(1748〜1759)，病院で外科学を学んで外科医となり(1756)，陸軍の軍医を務め(1760〜1763)，ロンドンで外科病院を開業し，『人歯の博物誌』(1771)[46]は歯科学に大きな変革をもたらし，『血液，炎症，銃創の論文』(1794)[47]は炎症と化膿についての先進的な研究である(→13 章 p.260)。

　18 世紀後半のフランスでドソー(1744〜1795)は最も高名な外科医である。地方の床屋外科医のもとで修業し，1760 年代にパリに出て外科組合で学んだ人体解剖の個人授業が好評を博し社会的な地位を築いてオテル・デューの外科主任に任じられた。オテル・デューでの外科学教育を

医学史上の人と場所
People and Place in Medical History

ジョン・ハンター　Hunter, John (1728〜1793)

　ジョン・ハンターはイギリスの解剖学者で，ロンドンで外科病院と解剖学教室を開き，膨大な比較解剖学の標本を集めて博物館を作り，その標本が外科医協会のハンター博物館に残されている。スコットランドに生まれ，ロンドンに出て兄のウィリアム・ハンター(1718〜1783)の解剖学教室で働き(1748〜1759)，チェセルデンとポットの下で外科学の修行をした。陸軍の軍医を務め(1760〜1763)，ロンドンで外科病院を開業し，兄の解剖教室を引き継いで運営した。聖ジョージ病院の外科医，ジョージ 3 世の特別外科医，軍医総監を務めた。多くの資金と時間を投じて比較解剖学を研究し，多数の標本を蒐集して自宅に博物館を作った。残された標本は，外科医協会に買い取られハンテリアン博物館となっている。

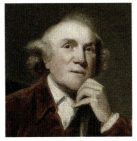

ジョン・ハンター

改革してビシャを始め優秀な弟子を育てた。血管結紮法を大腿骨骨折の副木など外科処置にさまざまな改良を加え，没後にビシャの編集による『外科著作集』(1798)[48]が出版されている。

■ 18世紀の医療技術

18世紀までの医学では，病気を診断する方法は医学理論の中の徴候学で教えられていた。医師たちは診察の際に，患者が自分の病状を訴える言葉，および患者の態度と身体の観察を通して病気を診断した。身体の観察では，尿，脈，呼吸の3つがとくに注目された。患者の尿をガラス瓶に入れて，色や濁りを観察する方法は尿診 uroscopy と呼ばれ，そのために用いるガラス瓶は医師に必須の道具であった(図8-18)。患者に触れて脈をとることはあっても，脈の速さを正確に計ることはなく，「強く早く拍動する」とか「跳ねるがごとく，たまに結滞」のように感触を描写するにとどまった。体温を測るための器具はなく，患者の身体に触れて体温を見積もることも稀であった。18世紀後半に，身体内部の状態を知るためのまったく新しい診断技術の打診法が開発された。

アウエンブルッガー（1722～1809）はウィーン大学のファン・スウィーテンのもとで医学を学び，スペイン病院の主任医師になった。1754年に胸部を叩いた時の音に差異があることを見いだし，『ヒト胸部打診の新考案』(1761)[49]として発表した。打診法では，肺の部位と心臓の部位で反響が異なることから，心臓の大きさを見積もることができる。また肺に病変がある場合に音が変化して濁ったり大きく共鳴したりする。体内の病変を客観的に評価できる初めての診断技術であったが，当時の医師たちに注目されることはなかった。当時の医師たちは品位を重んじて，患者の身体に直接触れることを嫌っていたし，アウエンブルッガーの論文が短く病気を見分けるための打診音の違いが明確に説明されていなかったことも，打診法が広まらなかった理由であろう。打診法の意義は，19世紀初頭にフランスのコルヴィサールによって認められ，広められた。

人類は古代以来，さまざまな感染症に悩まされてきた。腺ペストはペスト菌による感染症で齧歯類のノミによって媒介され，何度かヨーロッパを襲ったが，14世紀中葉の大流行は黒死病として恐れられた。天然痘は天然痘ウイルスによる感染症で，ヒトからヒトに感染し，2～3世紀のローマ帝国，8世紀の日本などでの流行が知られ，16世紀以後にはヨーロッパなどの人口の密集した地域で流行し，高い死亡率のために恐れられた。結核は感染部位によって多彩な症状を示し，肺型は労咳 phthisis，リンパ節型は瘰癧 srofula，皮膚型は尋常性狼瘡 lupus vulgaris などと呼ばれ，それぞれ別の病気と考えられていた。これらの感染症を

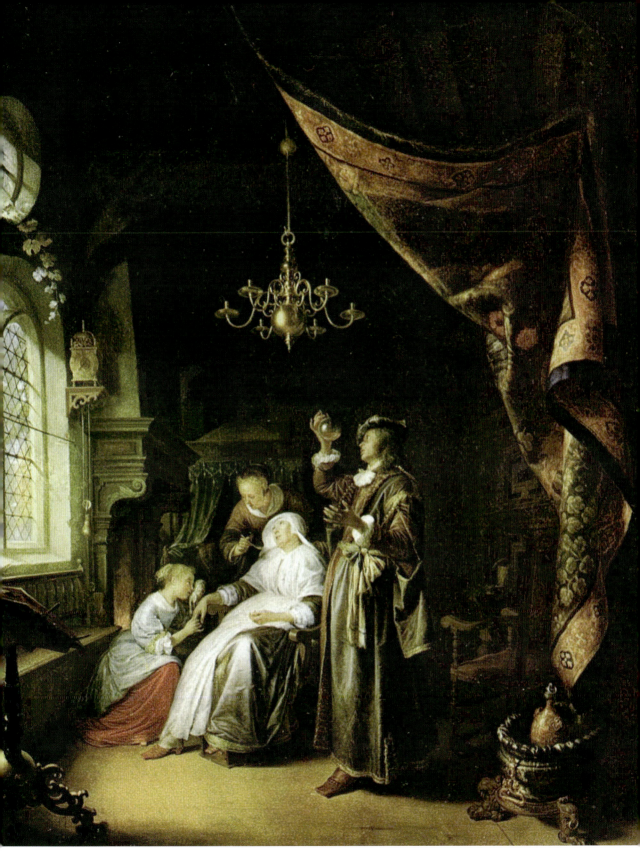

図8-18　医師による尿診

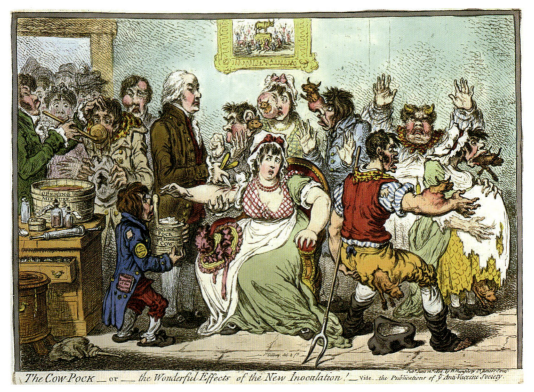

図8-19　種痘を恐れる人たちを描いた戯画　1802年頃

　予防したり治療したりする効果的な手段を，人類は長らく持っていなかった。天然痘の感染を抑制する種痘は，18世紀末に開発されてたちまちのうちに世界中に広がり，人類を天然痘の恐怖から解放した。

　天然痘から回復したら二度と感染しないという経験に基づいて，健康な人に天然痘を人工的に植え付けてその後の感染を予防する人痘は古くから各地で行われていた。イギリス人のモンタギュ夫人が1717年にコンスタンティノープルに滞在している時に息子に，1721年にロンドンで娘に人痘接種を受けさせてよい結果を得て，多くの書簡を書いて広めたことから，人痘接種法は18世紀後半にイギリスと大陸諸国に広まった。しかしときに典型的な天然痘を発症して稀に死亡することがあり，さらに天然痘の流行源となる危険も考慮しなければならなかった（図8-19）。

　ジェンナー（1749〜1823）はロンドンでジョン・ハンターの弟子となって医学を学び，故郷のバークリーに帰って外科医として開業した。牛痘というウシの流行病が感染するとその後天然痘に罹らないことは，牧場で仕事をする人たちに知られており，ジェンナーは1771年頃にある搾乳婦からその話を聞いていた。1796年頃から牛痘を人体に接種する試験を行い，自然に牛痘に罹った例も含めて23の症例をまとめて『牛痘の原因および作用に関する研究』（1798）[50]を発表した（→ 14章 p.272）。

ジェンナーの研究はすぐに注目され認められ，翌年には種痘の普及を図るためにイギリスにジェンナー協会が設立され，大陸の各国にも種痘が速やかに広まった。種痘はさらにアジアにも広まり，1805年には中国で大規模に接種され，幕末の日本では1849年に大坂に緒方洪庵が除痘館を，1858年には江戸のお玉が池に83名の医師が種痘所を設立した。

■医療施設としての病院の成立

中世のヨーロッパでは，病院は教会や修道院によって設立され，貧者や家族のない人たちを保護する場所であった。15世紀末頃からは病院で医療も行われるようになり，16世紀後半頃から役割が分化していくつかの型の病院が登場した。第一に急性疾患にかかった貧者を治療するところ，第二に疫病や天然痘などの伝染病患者を世話するところ，第三に不具者や浮浪者など仕事のない人々を収容するところである。18世紀頃から，病院は次第に医療の場所という性格を強めていった。

イギリスに現存する最古の病院は，1123年に修道士が創設した聖バーソロミュー病院 St. Bartholomew's Hospital である。貧民の救済や巡礼者への食事提供を行っていたが，16世紀前半の宗教改革により一時閉鎖され再開した後，医師による診療が行われるようになり，現存する建物は1730〜1760年代に建築された。

イギリスでは18世紀に裕福な市民が資金を寄付して寄付財団病院 voluntary hospital が次々と創設された。銀行家のヘンリー・ホエアが発起したウェストミンスター病院 Westminster Hospital(1719)，書籍商・出版業のトマス・ガイが私財を投じたガイ病院 Guy's Hospital(1726)，レインズボロー伯爵とゆかりの人たちによる聖ジョージ病院 St George's Hospital(1733)，外科医ら7名が疾病貧民救済のために設立したロンドン病院 London Hospital(1740)，20名の篤志家の発意で設立したミドルセクス病院 Middlesex hospital(1745)など，18世紀の間にロンドンに7つの総合病院が設立された。

ヨーロッパの大陸諸国の病院の多くは，教会や政府が設立した公的なものが多く，市民などの寄付による民間の病院は少ない。

フランス最古の病院は651年にパリ司教が設立したオテル・デュー Hôtel-Dieu で，貧者の救済を行っていた。裕福な市民や貴族が貧者の医療のために1613年にシャリテ病院 Hôpital de la Charité を設立した（図8-20）。1656年には火薬工場の跡地に大規模なサルペトリエール病院 Hôpital de la Salpêtrière が作られた。17世紀には貧者のための施設が別に作られて，病院では医療の役割が強まり，18世紀にはしっかりとした医療施設になった。1778年には財務大臣ネカーの夫人の寄付によりネカー病院 Necker Hospital が設立され，1801年に小児病院を併設した。

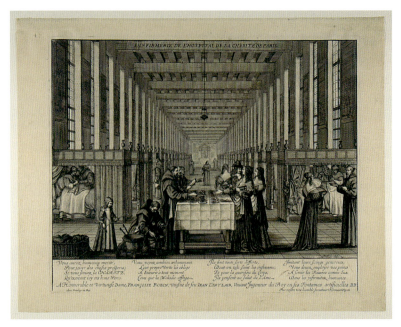

図8-20　1639年頃のパリのシャリテ病院

　ドイツではプロイセン王フリードリヒ1世が1709年にベルリンに病院を設立し，1713年には医学校が併設され解剖劇場を建設した．1727年に慈善を意味するシャリテ Charite と命名され，1810年にベルリン大学となった．

　オーストリアではウィーン総合病院 Wiener Allgemeine Krankenhaus が17世紀末に設立され，傷病兵や貧者を収容していた．ウィーン大学医学部には小規模な病棟があった．スウィーテンはブールハーフェのもとで医学を学び，1745年に女帝マリア・テレジアに招かれてウィーン大学医学部の教育を改革した．ウィーン総合病院は18世紀に何度か拡張され，1784年には再編成されて医療以外の施設を切り離し，医療機関として再出発した．パヴィア大学からフランク（1745〜1821）が招かれて総合病院長（1795）およびウィーン大学教授（1804）となり，病院と大学の改革を行った．フランクは『完全な医事警察体系』（1779〜1819）[51-53] を著し，第1巻（1779）では結婚，妊娠，出産などの衛生管理，第2巻（1780）では性病などの対策，第3巻（1783）では衣食住や衛生施設の問題，第4巻（1788）では事故や犯罪の認知と予防などの法医学，第5巻（1813）では法医学に加えて死体処理の問題，第6巻（1817〜1819）では医学の教育，機関，試験，免許などの制度を扱い，近代衛生学の基礎を築いた（図8-21）（→14章 p.278）．

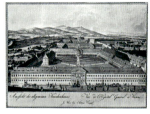

図8-21　1784年頃のウィーン総合病院

　18世紀に医療施設としての病院が成立すると，病院で死亡した患者の病理解剖が広く行われるようになり，19世紀の病理解剖を基礎とした新しい医学への発展の道筋が開けることになった．

第9章
近世までの中国と日本の医学
——漢方医学の発展と西洋医学の受容

Medicine in the pre-modern China and Japan
— development of the Sino-Japanese medicine and acceptance of the Western medicine.

　中国では後漢王朝の末期に黄巾の乱(184)により動乱し，華北の魏(220)，四川の蜀(221)，華南の呉(222)が建国して三国時代が始まった。晋(西晋)は司馬氏が魏の元帝から禅譲を受けて建国し(265)，呉を滅ぼして(280)中国を統一した。その後再び混乱・分裂していた中国は，隋によって統一(589)された。飛鳥時代の推古朝から遣隋使が派遣されて，中国の文化を日本にもたらした。隋は第2代煬帝の失政によって滅亡し，代わって唐が建国(618)した。唐は中央アジアまで支配する大帝国となり，経済が発展して外国との交易も盛んになり，国際色豊かな文化が花開き，300年近く中国を支配した。日本からは飛鳥時代から平安時代(630〜894)まで繰り返し遣唐使が送られ，中国の先進的な技術や仏教の経典などの文物がもたらされた。唐の滅亡(907)から宋(北宋)の成立まで華北では5つの王朝が交代し，華中華南では地方政権が興亡し，五代十国時代と呼ばれる。
　宋(北宋)は建国(960)して中国を再び統一したが，満洲の女真族が建国した金によって首都開封が陥落(1127)し皇帝と皇族が捕縛された。皇帝の弟が即位して宋(南宋)を再興し，杭州を首都とした。宋では士大夫と呼ばれる学識を持った富裕階級が活躍し，産業・経済が大いに繁栄した。科学技術が発展して，造船技術と方位磁石を用いた羅針盤で航海が安全になり，火薬を用いた武器で軍事力が向上し，さらに印刷技術が普及して書物が大量に出版されて広まった。宋と日本の間に正式な国交はなかったが，平安時代と鎌倉時代に貿易による経済交流が行われた。チンギス・ハンに始まるモンゴル帝国は，国号を元として宋を滅ぼし(1279)中国を再び統一した。14世紀に入ると元の国内が次第に乱れ，江南から起こった明が建国(1368)して，漢民族により再び中国が統一された。室町時代の第三代将軍足利義満は明と国交を樹立し，勘合を用いて正式に貿易が行われた。満洲の女真族は清を建国し，明を滅ぼして首都を北京に定めた(1644)。清は大帝国を築いたが，19世紀に入ると西欧列強が進出し，内乱により疲弊した。
　日本では3世紀頃に大和朝廷が成立して日本列島で支配を広げていき，6世紀後半から8世紀初頭まで奈良県の飛鳥に本拠を置いた(飛鳥時代)。8世紀初頭から末にかけては奈良の平城京が都になり，律令体制が形成・強化された(奈良時代)。8世紀末から12世紀末までは京都の平安京が都になり(平安時代)，11世紀頃から次第に地方分権的な体制に移行し，荘園領主の地位が向上し武士の力が強くなっていった。12世紀末から14世紀頃まで，鎌倉幕府を中心とする武家政権が京都の公家政権と並立した(鎌倉時代)。14世紀頃から16世紀頃まで，京都の室町に足利氏による幕府が置かれ(室町時代)，15世紀後半以後は戦国大名が各地に割拠した。16世紀終盤から17世紀初頭まで，織田信長と豊臣秀吉が政権を掌握し(安土桃山時代)，ポルトガルとの南蛮貿易が活発に行われた。17世紀初頭から徳川氏による江戸に幕府を置き(江戸時代)，キリスト教を禁止し長崎の出島での管理貿易を徹底して海外との交流を強く制限し鎖国を行った(表9-1)。

表9-1 古代以後〜近世初期の中国と日本の時代区分

中国	日本
三国時代：魏・呉・蜀(220〜280)	
西晋王朝(265〜316)	
五胡十六国時代(304〜439)	
南北朝時代：華北魏・華南4王朝(439〜589)	
隋王朝(581〜618)	飛鳥時代(592〜710)
唐王朝(618〜907)	奈良時代(710〜794)
五代十国：華北5王朝・華中華南10国(907〜960)	平安時代(794〜1185)
宋王朝：北宋(960〜1127)，南宋(1127〜1279)	
元王朝(1279〜1368)	鎌倉時代(1185〜1333)
明王朝(1368〜1644)	室町時代(1333〜1573)
	安土桃山時代(1573〜1603)
清王朝(1644〜1912)	江戸時代(1603〜1868)

■六朝と隋唐の医学書

　西晋の時代には，『脈経』と『甲乙経』という2つの重要な医学書が著された。

　『脈経』10巻は西晋の王叔和(210〜280)の著した総合医学書で，280年頃に成立した。脈診をはじめとする診断法と経絡の概念や治療法について記している。『黄帝内経』をはじめ当時伝存していた医学書を引用して編纂したもので，基本的な中国医学書として後世に重んじられた。

　『甲乙経』（もと10巻，現伝本は12巻）は王叔和とほぼ同時代の皇甫謐(215〜282)が著した針灸医学書である。正式には『黄帝三部針灸甲乙経』といい，黄帝内経に関する『素問』，『針経』，『明堂』の3書の内容を身体部位・病気・事類別に編集し直したもので，針灸学の典範として後世に尊重された。現伝の12巻では，巻1〜6で臓腑・経脈・経穴・脈状など生理と病理の総論を扱い，巻7〜12は経穴による治療を病状ごとに扱った各論になっている。

　『本草経集注』3巻は梁の陶弘景(456〜536)が，『神農本草経』を増注して著した本草書で，薬物を自然界の属性によって分類し，その後の本草書に大きな影響を与えた。

　隋唐の時代には，3つの有名な医学書が著された。

　『諸病源候論』50巻は，隋の煬帝の詔勅によって多くの医家が集められ，巣元方(550〜630)によって編纂された総合医学書で，610年に完成した。古代から隋代に至る各種の病因と症候についての記載を集めて系統的に分類・整理し，67門，1739の症候に分類したものである。現存する隋代の唯一の医書であり，その後の疾病分類法の規範となった。

『千金方』30巻および続編の『千金翼方』30巻は，唐の孫思邈（541～682）の著した医学全書で，前者は652年に，後者は682年に完成した。『千金方』は最初に総論として医の倫理，治病略例，診候，処方，用薬を解説し，次に疾病・養生の各論として婦人病と小児病から始めて232部門を扱っている。『千金翼方』は道教的な色彩が強く，内容も体系的ではなく薬物，本草，内科的疾患，養生・治療法，外科的疾患，徴候，針灸，呪文などを扱っている。

『外台秘要方』40巻は，唐の王燾（670～755）が著した医学全書で，752年頃に完成した。唐代以前の数多くの医学書を渉猟し，重要な内容を抽出して簡潔に紹介したもので，理論面では『諸病源候論』に依拠し，疾病分類は『千金方』に基づいている。出典が明記されているために文献的価値が高い。

■宋・金・元の医学

中国での書物の印刷は唐代に始まったが，印刷物のほとんどは仏典であった。北宋になると印刷技術が飛躍的に発達し，さまざまな書籍が数多く出版されるようになった。古代以来の医学書も『傷寒論』をはじめ各種出版されて広まり，それらを元に新たな医学書もさまざま著されて医学の発展に大きく貢献した。とくに古代以来の古典医学書で現在にまで伝わるものの多くは，北宋の刊本を元にして後に印刷出版されたものである。

『太平聖恵方』100巻（992）は宋の太宗の勅命により，王懐隠（982～992に活躍）らが編纂した医学処方集で，宋代以前の医学処方書と当時民間で経験的に行われていた処方を収集して集大成した書物である。内容は1,670部門に分けられ，収録された処方は16,834種に上る（図9-1）。

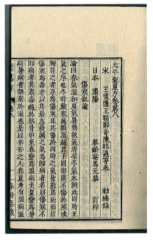

図9-1 『太平聖恵方』巻8
研医会図書館蔵

華北が金によって征服された南宋の時代，さらに元によって中国全土が支配された時代には，さまざまな医学理論が新たに生み出された。これらは中国医学の3大古典の『黄帝内経』，『神農本草経』，『傷寒雑病論』を理論的に統合すると標榜し，陰陽五行説と運気学説からなる内経理論によって病理・薬理を整理して，新たな治療体系を提案するものであった。代表的な主導者として金元の4大家と呼ばれる医師たちがいて，それぞれ学派を形成した。

劉完素（1120～1200）は河北河間の出身で，その学説は火熱論と呼ばれ，火熱が人体にさまざまな疾患を起こす原因であると主張した。心火を降ろして腎水を益することを治療の中心とし，寒涼の薬を多用することから，後世の人々から「寒涼派」と呼ばれた。

張子和（1156～1228）は河南考城の出身で，その学説は攻邪論と呼ばれ，病気は邪気から生じ，邪気を攻めれば病気が治ると主張した。邪気を攻

めるために汗(発汗)・吐(催吐)・下(さまざまな排出)の3法を用いることから、「攻下派」と呼ばれた。

李東垣(1180〜1251)は河北易州の出身で、その学説は脾胃論と呼ばれ、五行の土である脾胃の働きを重視して、脾胃が傷つき元気が衰えると病気になると主張した。甘温の剤で脾胃を補益することを治療の主眼としたことから、「補土派」と呼ばれた。漢方薬の1つで有名な補中益気湯を創案した。

朱丹渓(1281〜1358)は浙江義烏の出身で、その学説は相火論と呼ばれ、正常な状態では肝と腎に納まり安定している相火が、動き出して不安定になり病気や死の原因になると主張した。治療においては陰の不足を補うために滋陰降火の剤を盛んに用いたことから、「養陰派」と呼ばれた。

4大家の前2者は、瀉法に重点を置いており劉張医学と呼ばれ、後2者は補養を主軸としており李朱医学と呼ばれる。

■ 明・清の医学

薬物の素材を扱う本草書は、後漢時代に成立した『神農本草経』を元に、新しい知見を加えて内容を充実させた新たな本草書が次々と書かれてきた。明代には本草書の数が大きく増えて、内容もきわめて豊かになった。とくに大きな2つの本草書がある。『本草品彙精要』42巻は、考宗の勅命により劉文泰らが編纂し1505年に完成した。精緻な彩色画を入れた豪華本で宮廷内にて愛玩されたが、近代まで出版されなかったために広く知られることがなかった。『本草綱目』52巻は、李時珍(1518〜1593)の編著で1578年に完成し、1596年に刊行された。それまで広く用いられていた宋代の唐慎微(1056〜1136)の『証類本草』(1082年頃)の内容をはるかに凌駕し、1,892種の薬物について産地、性質、製薬法、効能などを解説し、1,109枚の線画の挿絵をつけ、11,096種の処方を掲載している。『本草綱目』は繰り返し出版され、周辺諸国にも早くから伝えられて広く用いられた。日本には1604年までに渡来し、江戸時代の本草研究に大きな影響を与えた(図9-2)。

明清の医学者たちは、4大家をはじめとする金元の医学を引き継いで拡充させていった。数々の医学書が出版されたが、とくに日本に強い影響を与えたのは、熊宗立と龔廷賢の著作である。熊宗立(1409〜1481)は建陽の出身で、儒と医を兼ね、また出版事業家として自己の著述を含め多数の書物を刊行した。『医書大全』(1446)は10冊からなり、序文と目録(1冊)、歴史上の医家の事跡を書いた『医学源流』(1冊)に続いて本文24巻(8冊)では疾患を分類して治療法を解説している。龔廷賢(1522〜1619)は江西省臨川の出身で、代々の医家の家系である。名医として知られ、多数の医学書を出版し、その多くが日本でも出版された。とくに

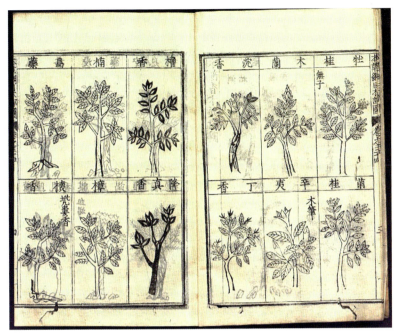

図9-2　本草綱目木部図『重訂本草綱目』第34巻から　額田文庫デジタルコレクション

『万病回春』8巻(1587)と『寿世保元』10巻(1615)は江戸の医学界で広く用いられた。

　明清代には古典医書についての研究も行われ，『黄帝内経』，『難経』，『傷寒論』に考証と注釈を加えた著作が刊行された。とくに清代の喩嘉言(1585〜1670)の『傷寒尚論篇』8巻(1648)と程応旄の『傷寒論後条弁』6集(1670)は，伝存する『傷寒論』の中に後世の加筆を見いだし，原初の形を復興することを目指したもので，日本に伝えられて江戸時代に古方派が勃興するきっかけとなった。

　針灸書としては明代に徐鳳(1390〜1450)が『針灸大全』6巻(1439)を，高武(1506〜1541活躍)が『針灸聚英』4巻(1519)を著し，日本にもたらされて曲直瀬道三の『針灸集要』(1563以前)に引用され，江戸時代の針灸学に大きな影響を与えた。楊継洲(1522〜1620)の『針灸大成』10巻(1601)は明代までの針灸学の集大成と目される大著で，清代に爆発的に広まったが，日本で翻刻されることはなく影響も小さい。

■古代・中世の日本の医学

　古代の大和朝廷は朝鮮と交流があり，6世紀頃までは朝鮮を経由して中国文化を取り入れていた。医学に関しては百済からの帰化渡来人の役割が大きかったが，『日本書紀』には允恭天皇3年(446)に新羅に良医を求めたこと，継体天皇7年(513)に五経博士が来日し以後百済から医薬

を含む専門学者が定期的に派遣されたこと，欽明天皇 14 年(553)に百済に医博士の派遣を求めたことが書かれている。平安時代初期の『新撰姓氏録』には，呉国王の孫の智聡が医薬書を含む経典類 164 巻と仏像や楽器を携えて来日したことが書かれており，欽明天皇 23 年(562)のことと考えられている。中国医学書が到来した最初の記録である。

推古天皇 15 年(607)からの遣隋使，舒明天皇 2 年(630)からの遣唐使によって，日本と中国の交流は密接になった。恵日(え にち)(7 世紀前半)は百済からの帰化人の徳来の 5 世の子孫で，遣隋使に加わって中国で医学を学び，唐の建国後の 623 年に帰国した。唐が方式整備の珍国で常に交流を持つべきことを上奏し，630 年の第 1 回遣唐使の副使に任ぜられて再び唐に渡った。654 年にも遣唐使として 3 度目の入唐を果たした。恵日の子孫は医学を専門として薬師を称した。

大宝律令(701 成立)と養老律令(757 施行)には医疾令が含まれている。散逸して現存しないが，復元作業によって内容が明らかにされている。医生には甲乙(『甲乙経』)，脈経(『脈経』)，本草(『本草経集注』)，小品(『小品方』)，集験(『集験方』)，針生には素問，黄帝針経(『霊枢』)，明堂，脈決，流注(『明堂流注図』)，偃側(えんそく)(『偃側図』)，赤烏神針(『赤烏神針経』)などが学習すべき書籍として指定され，これらの医書は日本にも，もたらされていたと推測される。

奈良時代から平安時代にかけて，遣唐使は医学を含む中国の文物を日本にもたらしたが，838 年を最後に中断され，894 年に廃止された。それまでに唐代のおもな医書のほとんどが輸入されていた。平安時代には日本の医家による中国医書の注解書がいくつか書かれたが，伝存していない。

現存する日本最古の医書は，隋唐医学を集大成して平安時代に書かれた『医心方』30 巻(984)[1]である。著者の丹波康頼(たんばのやすより)(912〜995)は丹波の出身で，その家系は中国後漢の霊帝の子孫で日本に帰化した阿智王から始まり，その 8 世の子孫とされている。医療・医学に精通し，京に召されて丹波宿禰(すくね)の姓を賜り，針博士・医博士となった。『医心方』30 巻を 982 年に完成させ，984 年に朝廷に献上した。その功績により丹波家は以後 900 年にわたって宮廷医として不動の地位を獲得した。『医心方』の内容は医学の全領域を網羅して，本草学，養生学，性医学にまで及んでいる。記述のほとんどは中国の六朝，隋唐代の医学関連書からの引用・抜粋で成り立っている。病気の分類法は隋の『諸病源候論』に基づいており，引用された書物の多くが失われて現存しないため，唐以前の中国医書の内容を知る上でかけがえのない資料になっている。『医心方』は長らく宮中そして和気(半井)家に秘蔵されていたが，1860 年に江戸幕府の医学館から影刻出版されて世に出た。原本は 1982 年に半井家から文化庁に 27 億円の巨費で買い上げられ，1984 年に国宝に指定された

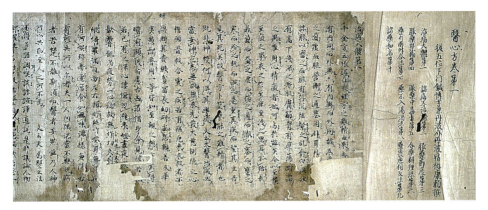

図9-3 丹波康頼『医心方』第1巻

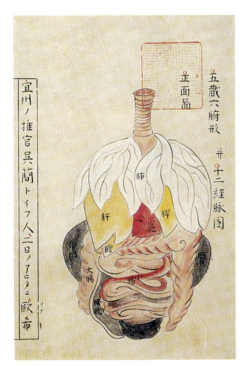
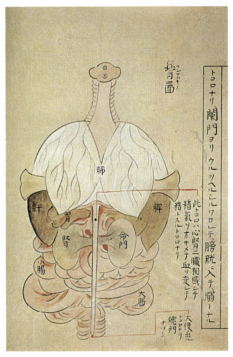

図9-4 梶原性全『頓医抄』の解剖図　日本医史学会編：図録日本医事文化資料集成 第2巻, 1977, 三一書房

（図9-3）。

　鎌倉時代末期には，新しく渡来した宋代の医学文献をもとに，中世最大の医学全書『頓医抄』と『万安方』が書かれた。著者の梶原性全（1266～1337）は鎌倉に生まれ，奈良の西大寺で修行するかたわら医学を学び，再び鎌倉に戻って医療活動を行った。『頓医抄』50巻[2]は1302～1304年に，平易な漢字仮名交じり文で書かれた。疾病の分類法は『諸病源候論』に準拠し，内容的には宋政府が刊行した『太平聖恵方』100巻（992）という医学処方集の影響を強く受けており，自己の経験も記している。中国の最新医学文献を咀嚼し，民衆医療に供する目的で書かれた画期的

古代・中世の日本の医学　159

な医学書である。『万安方』62巻³⁾は 1313〜1327 年に漢文で書かれた。内容は質量ともに『頓医抄』をはるかに凌駕し，元代に刊行された最新の中国医学書も引用し，子孫に伝えるべき医学典範として書かれている。『頓医抄』には人体の内景の初めての図解が収められている。宋の時代に行われた人体解剖をもとに描いた中国の「欧希範五臓図」への言及があるので，これをもとに描かれたと考えられている。中国医学で内臓としてあげられる五臓（肝，心，脾，肺，腎）と六腑（胃，大腸，小腸，胆，膀胱，三焦）のうち三焦以外の内臓の位置や形状が具体的に描かれている（図9-4）。

■近世・江戸期における漢方医学

戦国時代末期から江戸時代初期にかけて，曲直瀬道三と養子玄朔は日本の漢方医学を大いに発展させた。曲直瀬道三（1507〜1594）は京都出身の臨済宗の僧で，関東の足利学校で学び田代三喜（1465〜1537）から中国宋代の李朱医学を学んだ。京都に戻って医業に専念し，時の権力者と有力大名を診療して名声を得た。また啓迪院と称する医学校を開いて多数の弟子を育てた。晩年に自らの治療経験をもとに，中国明代の医学書を典拠として『啓迪集』8巻（1574）⁴⁾を編述し，正親町天皇に献上した。第1巻は中風・傷寒，第2〜5巻は内科的疾患，第6巻は外科的疾患と老人，第7巻は婦人，第8巻は小児の病を扱い，各病の名称，原因，症状，診断法などを記載している。曲直瀬玄朔（1549〜1631）は道三の妹の子で曲直瀬家を継いだ。玄朔は豊臣秀吉に仕えたが，秀次の切腹に際し一時常陸に配流され（1595），庶民の生活を見聞した。後陽成天皇の病に際して京都に呼び戻されて天皇を全快させ（1598），医師として絶大な名声を得た。『医学天正記』（1607 成立，1627 刊）⁵⁾は玄朔 28 歳から 30 年間の診療記録で，著名人を含む 345 症例を記載している。

医学史上の人と場所
People and Place in Medical History

曲直瀬道三（1507〜1594）

曲直瀬道三は安土桃山時代の医師で，数々の有名武将を診療して高い名声を挙げた。京都で生まれ，仏門に入って関東の足利学校で学び，さらに田代三喜から最新の李朱医学を学んだ。還俗して京都に帰り（1545），啓迪院を開いて医業に専念した。出雲に出向いて毛利元就を治療し，さらに将軍足利義輝や，細川晴元，三好長慶など数々の有力武将を診療して名声を得た。診断治療（察証弁治）についての良書がないのを残念に思い，中国医学書を典拠として疾患別処方集（医方書集）『啓迪集』を著した（1574）。宣教師のルイス・フロイス（1532〜1597）は道三を日本第一の医師であり，医術に秀でて希有の才幹を備えると評している。道三の流れをくむ李朱医学を重んじる医学は，後世方派と呼ばれる。

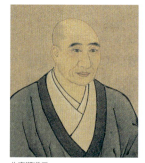

曲直瀬道三

貝原益軒(1630〜1714)は福岡藩の藩医で京都に遊学して本草学や朱子学を学んだ。70歳を過ぎて引退し著述に専念して多数の本草書や思想書を著した。最晩年に書かれた『養生訓』8巻(1713)[6]は，実体験に基づいた養生法についての指南書で，天地父母の恩をうけて生育された身の長寿をまっとうするために，身体の養生と精神の養生を説いている。江戸時代の養生論は19世紀前半(文化文政期)に最盛期を迎えるが，益軒の『養生訓』はその先駆的な著作である。

　16世紀末の文禄・慶長の役(1592〜1598)の際に朝鮮から活字印刷技術が日本にもたらされ，17世紀の前半(慶長〜寛永)に古活字出版が広まり，とくに多数の中国医書が出版された。17世紀後半(元禄)には社会が安定し，1枚の板に彫刻する整版印刷による出版が盛んになった。とくに江戸の岡本一抱(1654〜1716)は中国医書の日本語入門書や注解書を多数出版して，中国医書の日本化を進めた。その中で，古代の『傷寒論』を聖典と考え，それを理想とする医学を作ろうとする古方派が現れ，日本の漢方の大勢を占めるようになる。それに対し金元・明の医書に準拠する田代三喜から曲直瀬父子へとつながる医学は後世方派と呼ばれる。

　古方派の始まりは，名古屋玄医(1628〜1696)である。玄医は京都の生まれで，病弱のために官に仕えることなく市井の医者として過ごし，古代以来の医学書を幅広く研究し，明代の喩嘉言の著書に触発されて，『傷寒論』のように症状の診察を重視すべしという実証的医療を主張し，後世方派の理論的医学を批判した。

　後藤艮山(1659〜1733)は江戸で生まれて儒学と医学を学び，京都に移って(1685)医業を開いた。独学で中国医書の数々を読み解き，人体内に充塞する元気が留滞することで病気になるという独自の一気留滞説に到達した。『傷寒論』に基づく治療と有効な民間療法を積極的に用い，湯治，灸，熊胆などを多用した。医学を革新して，古方派の祖とされ，多数の弟子を育てた。

　香川修庵(1683〜1755)は姫路に生まれ，京都で古方派の伊藤仁斎から儒学を，後藤艮山から医学を学んだ。本草や古今の医書を学んで採るべきところを採り，親試実験によって確かめて新しい医療に道を開こうとし，独自の儒医一本論を唱えた。

　山脇東洋(1705〜1762)は京都に生まれ，京都医界の名門で父の医学の師である山脇玄脩(1654〜1727)の養子となり，翌年に玄脩が亡くなり家督を相続した。山脇家は祖の玄心が曲直瀬玄朔に師事し代々後世方派であったが，東洋は後藤艮山に師事し古医方を学んだ。官許を得て初めて観臓(解剖見学)を行い，その記録を『蔵志』(1759)として刊行した。

　吉益東洞(1702〜1773)は安芸広島出身で畠山姓，のちに曾祖父の吉益姓を継いだ。古方派の影響を受けて張仲景の医方の研究に傾注し，京都に上って医業を行った(1738)が貧苦の生活が続いた。たまたま山脇東洋

に認められてから名声を得て，多くの諸侯や名士を治療し多数の門人も集まった．東洞は万病一毒説を創案し，病気はすべて一つの毒から生じ，毒の存在部位の違いで病状が異なるに過ぎず，薬という毒で病気の毒を征し，毒を除けば病を治療できると主張した．治療としては『傷寒論』と『金匱要略』の主要な薬方を選び，陰陽説の素養がなくても処方できる実用的な『類聚方』(1764)[7]を著した．『薬徴』(1771成立, 1785刊)[8]では古代以後の本草家たちの説を批判し，張仲景の薬方を親試実験によって確かめて53種の薬物の薬効と用法を紹介した．陰陽五行説を否定した東洞の簡明な学説は多くの医師を魅了し，江戸期の医学界を風靡した．

永富独嘯庵(1732～1766)は下関の出身で医師永富氏の養子となり，山脇東洋に入門した．東洋の勧めで東洋嫡子の東門とともに越前の奥村良竹から吐方を学んで『吐方考』(1763)[9]を著し，さらに長崎に遊学して吉雄耕牛のもとで蘭学を修めた．大坂に出て開業し，漢方と蘭方の融合を目指して著述を行ったが，早逝した．『漫遊雑記』(1764)[10]などの著書や門人を通して後世に少なからぬ影響を及ぼした．製糖も手がけて地域の殖産振興にも尽力した．

江戸時代の我が国の医学の独創的な業績として，産科学における正常胎位の発見がある．賀川玄悦(1700～1777)は彦根に生まれ，母方の賀川家の養子となり，京都に出て医学を独学で学んだ．産科術を研究して鉗子による手術的分娩法を考案し，多くの産婦の命を救って名声を高めた．無学のために儒者に執筆を依頼して『子玄子産論』4巻(1765)[11]を刊行した．玄悦は妊婦の腹を指で触った経験から妊娠5ヶ月以後胎児が頭部を下に背を前方に向けるのが正常胎位であると主張し，これは西洋でもスコットランドの産科医スメリー(1697～1763)が『解剖図譜および産科実地の説明と要約』(1754)[12]で唱えたばかりの最新知見であった(図9-5)．

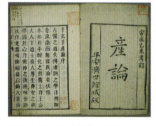

図9-5　賀川玄悦『子玄子産論』

明の李時珍が著した『本草綱目』52巻(1596)は，1604年までに日本に到来し，繰り返し翻刻出版されて江戸時代の博物学の形成に大きく寄与した．また漢方医による本草書も17～18世紀を通じて数々出版された．また徳川吉宗(将軍在位1716～1745)は享保の改革を行うとともに医学に強い関心を持ち，薬草・薬種の国産化を意図して薬園の新設や拡大を行った．日本の本草学の最高峰と目されるのは，小野蘭山(1729～1810)の『本草綱目啓蒙』である．蘭山は京都に生まれて松岡恕庵(1669～1747)のもとで本草学を学び，独立して私塾衆芳軒を開き本草学を教えた．採薬以外には門を出ず寝食を忘れるほどに研究に熱中し，名声が高まって門人が集まった．幕府に召されて江戸に出て(1799)医学館で本草学を教え，諸国を回って採薬調査を行った．『本草綱目啓蒙』48巻(1803～1806)[13]は医学館における講義録を孫の小野職孝がまとめたもので，『本

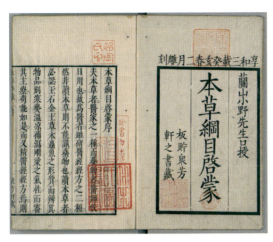
図9-6　小野蘭山『本草綱目啓蒙』

草綱目』の配列にしたがって国産の動植物・鉱物の和漢名，品種の異同，方言，薬効などを詳細に収録している（図9-6）。

　18世紀後半以後に江戸の医学館を中心とした医師たちが，古典漢籍医書の考証学的研究を発展させ，考証学派と呼ばれている。考証学派の端緒をなす目黒道琢（1739～1798）は会津出身で，江戸に出て曲直瀬玄佐（7代目道三）から医学を学んで塾頭となり，多紀家の医学校躋寿館で創設時（1765）から医学を教え，幕府直轄の医学館となるとき（1791）に教授になり，34年間にわたって医学を講義した。

　多紀元簡（1755～1810）は儒学とともに父の多紀元悳（1732～1801）から医学を学び，医学館で助教として医学を教え，将軍侍医となった。一時左遷されている時期に医籍の蒐集・校訂を行い，考証学の基盤を確立した。伊沢蘭軒（1777～1829），子の多紀元堅（1795～1857），などの考証医学者を育てた。著書に『傷寒論輯義』（1801序，1822刊），『金匱要略輯義』（1806成立，1811刊），『素問識』（1806序，1837刊），『霊枢識』（1808成立，1863刊）などがある。

　多紀元堅（1795～1857）は元簡の第5子で別に一家を興し，将軍侍医となった。父の考証学の学風を継いで，古典医籍の蒐集，校訂，復刻を行い，渋江抽斎（1805～1858），森立之（1807～1885）などの考証医学者を育てた。著書に『傷寒論述義』（1827成立，1838刊），『金匱玉函要略述義』（1842成立，1854刊），『薬治通義』（1836成立，1839刊）などがある。

■近世・江戸期における西洋医学の受容

　日本とヨーロッパの交流は，室町時代末の1543年にポルトガルの商船が種子島に漂着した時から始まる。この時に伝来した鉄砲は，日本の戦国大名の興亡に大きな影響を与えた。イエズス会の創設者の1人で

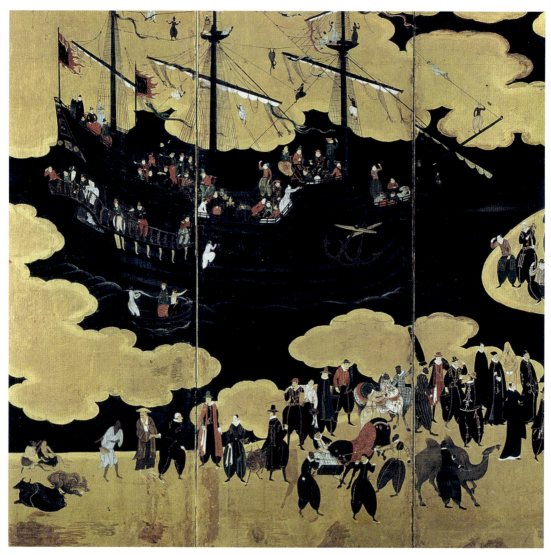

図9-7　狩野内膳「南蛮図屏風」

　スペイン人宣教師のザビエル(1506〜1552)は1549〜1551年に来日して山口の大内善隆と大分の大友義鎮(号宗麟，1530〜1587)のもとで布教に成功した。ポルトガル人宣教師たちによりキリスト教が広まり，織田信長の庇護によりポルトガルやスペインとの間の南蛮貿易が活発になった。豊臣秀吉はバテレン追放令(1587)を出してポルトガル人による宣教と貿易を制限した。16世紀の宣教師による医学はキリシタン医学，南蛮人(ポルトガル人，スペイン人)によりもたらされた医学は南蛮流外科と呼ばれ，合わせて南蛮医学と総称される(図9-7)。

　オランダ商船リーフデ号の臼杵漂着(1600)から，オランダと日本の交流が始まった。江戸幕府はオランダとイギリスを優遇し，ポルトガルとスペインとの貿易を制限した。キリスト教を禁じる禁教令(1612〜1613)，

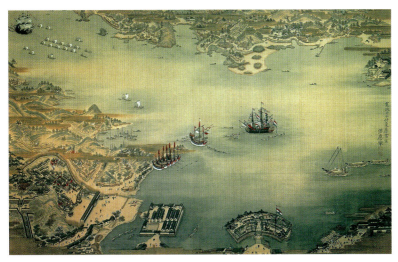

図9-8 円山応挙「長崎港の図」 長崎歴史文化博物館蔵

表9-2 近世・江戸期の医学関係年表

1543	ポルトガル船の種子島漂着, 鉄砲伝来
1587	豊臣秀吉によるバテレン追放令
1600	オランダ商船リーフデ号の臼杵漂着
1612～1613	江戸幕府による禁教令
1633～1639	江戸幕府による鎖国令
1641	オランダ商館が平戸から長崎に移転
1649～1651	カスパル・シャンベルゲルの来日
1713	貝原益軒が『養生訓』を刊行
1716～1745	徳川吉宗による享保の改革
1759	山脇東洋が『蔵志』を刊行
1764	吉益東洞が『類聚方』を刊行
1774	杉田玄白が『解体新書』を刊行
1803～1805	貝原益軒の『本草綱目啓蒙』が刊行
1804	華岡青洲が全身麻酔による乳癌手術に成功
1823～1829	シーボルトの来日

　業績不振によるイギリスの撤退(1623)，数次にわたる鎖国令(1633～1639)により鎖国が完成し，1641年以降オランダとの貿易は長崎の出島で行われるようになった。江戸時代初期に紅毛人(オランダ人，イギリス人)によりもたらされた医学は紅毛流外科と呼ばれる(図9-8)。

　徳川吉宗(将軍在任1716～1745)は享保の改革を行って財政を安定させ，キリスト教に関係のない漢訳洋書の輸入を緩和した。オランダ語の学習と学術・文化・技術の研究(蘭学)が広まった。杉田玄白と前野良沢による『解体新書』(1774)の刊行を機に，オランダ語の著作の翻訳・出版が活発になった。シーボルト(1796～1866)は商館医として来日し(1823～1829)医学を教えたが，帰国の際に禁制品を持ち出そうとしたことが発覚して国外追放となり(シーボルト事件)，その後しばらく蘭学は停滞した。黒船来航と開国(1854)以後，英語などを通して学術・文化・技術が

学ばれる(洋学)ようになった(表9-2)。

　ヨーロッパの医学を日本に初めてもたらしたのは，ポルトガル人のアルメイダ(1525〜1583)である。アルメイダは外科医の免許を持ち，アジアとの貿易で財をなし，1552年に来日の際にトーレス神父に出会って信仰を深めた。1555年に2度目の来日をし，イエズス会に全財産を寄進して修道士となり，日本での医療と布教に献身した。大友宗麟の援助を得て1557年に西洋式病院を開き，アルメイダが外科を，日本人医師キョウゼン・パウロと後にミゲル＝内田・トメーが漢方を担当した。大友氏は1578年に島津氏に敗れて衰退し，1586年の島津軍の大分侵攻により病院も壊滅したと思われる。聖職者が医療に関わらず布教活動に専念するようにとのイエズス会からの禁令(1560)のため，アルメイダは大分を離れて横瀬浦(佐世保湾)，口之津(島原)，天草の各地に布教し，長崎に教会を開いた(1567)。司祭に叙せられて(1580)布教を続け，天草の河内浦で病死(1583)した。

　ポルトガル人宣教師フェレイラ(1580頃〜1650)は，来日(1609)して島原の有馬セミナリヨで日本語を学びつつ布教を行い，禁教令(1612, 13)後も京大坂，長崎で潜伏しながら布教を続けたが捕縛された(1633)。厳しい拷問に耐えきれずに転宗し，禅僧沢野忠庵となった。外科の心得があって，南蛮通詞の西吉兵衛(?〜1666)とその子西玄甫(げんぽ)(?〜1684)らに外科を教えた。その外科術は，西流外科として広まった。

　栗崎道喜(1582〜1665)は肥後で生まれて幼時に長崎に移り，おそらくルソンに渡って南蛮流の外科を学び，帰国して長崎で開業した。口述書に『外科秘訣』がある。その外科術は栗崎流として代々伝えられ，幕末まで伝存した。

　ドイツ出身のカスパル・シャンベルゲル(1623〜1706)は外科医となって経験を積み，オランダ東インド会社と契約してアジアに赴き，商館医として来日(1649)した。特使一行に随行して江戸に参府(1650)し，医師としての技量を認められて幕府の要請でしばらく江戸に残り，翌年春にも参府し，秋には日本を離れた。数年間東南アジアで勤務した後，故郷のライプツィヒに戻り，蓄えた財をもとに豪商としての地位を築いた。カスパルが江戸で行った医療の報告書が『阿蘭陀外科医方秘伝』(1650)としてまとめられ，後世に伝えられた。長崎で日本人の医師たちがカスパル流の外科術を学んでいる。河口良庵(1629〜1687)は肥前松浦出身で，カスパルから学んだ外科術と出島商館医から入手した医学資料をもとに，漢方医学と融合し体系化することを試みた。伊良子(いらこ)道牛(1671〜1734)は熊本出身でカスパルの帰国後に長崎でカスパル流外科を学び，京都で開業して紅毛流外科と漢方医学を折衷した伊良子流外科医として名声を得た。伊良子流外科は明治維新まで継承された(図9-9)。

　16世紀中葉からの鎖国の時代にあっても，西洋医学は長崎のオラン

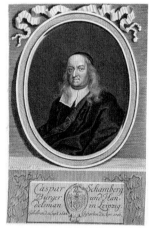

図9-9　シャンベルゲル　1706年頃

ダ通詞たちを通して伝えられた。本木良意(1628〜1697)はオランダ大通詞を務め，レメリンの解剖図譜『小宇宙鑑』(1619)[14]の蘭訳本『小宇宙図目録』(1634, 1645, 1667)[15]を訳し，1682年には完成させていた。その訳本は現存しないが，福岡藩医原三信(？〜1711)による写本(1687)が伝存し，『和蘭全躯内外分合図』(1772)[16]として出版されている。楢林鎮山(ならばやしちんざん)(1648〜1711)はオランダ大通詞の傍らオランダ商館医から西洋医学を学び，晩年は医学に専念した。スクルテトゥスの『外科の武器庫』(1656)，パレの『著作集』(1575)からの抜粋と，オランダ商館医の口述情報，自らの経験を加えて大著『紅夷外科宗伝』(1706序)を著した。その内容は西玄哲や伊良子光顕の著作を通して広まった。吉雄耕牛(1724〜1800)は通詞による医学の頂点と目される。通詞職の傍ら出島の商館医たちと交流し，外科だけでなく内科の診断や治療も学んで，多くの門人に医学を教えた。耕牛の家は輸入調度品や文物にあふれ，2階の「オランダ坐敷」を訪ねた多くの文人墨客が感嘆の声を記している。『解体新書』には求められて序文を書いている。

我が国の人体解剖は，『解体新書』刊行以前からすでに始まっていた。官許を得た初めての観臓(解剖見学)は，古方派の漢方医山脇東洋(1705〜1762)によって行われた。東洋は若い頃から五臓六腑説に疑問をもち，西洋医学書を入手して人体解剖の願いを強め，若狭小浜藩主が京都所司代となり同家藩医が東洋の門人となったのを機会に解剖許可願いを出させ，1754年に京都六角獄舎で公許により初めての人体解剖を見学した。その記録を5年後に『蔵志』(1759)[17]として刊行した。東洋の観臓に対して，解剖が残酷なことであり死体を見ても益はないとの批判もあったが，刑死体の解剖を行う医師たちが次々と現れ，解剖図を巻物として残したり出版したりした。江戸時代の医師による解剖図の多くには，西洋の解剖図とは異なる独自の特徴がある。西洋医学では骨，筋，血管，神経が注目されるのに対し，江戸の解剖図では漢方医学で注目される内臓

医学史上の人と場所
People and Place in Medical History

山脇東洋（1705〜1762）

山脇東洋は江戸時代中期の医師で，日本で初めて官許を得て男性囚人の死体解剖を行い，その記録『蔵志』(1759)を著した。京都の医師清水立安の子として生まれ，父の師の山脇玄脩の養子となり(1726)，家督を継いだ。後藤艮山から唐以前の古医方を学び，実証的な医学を主張した。漢方の五臓六腑説に疑問を持ち師の艮山に相談したところ，人体に代わるカワウソの解剖を勧められて試みたが納得がいかず，人体解剖を強く望んでいた。弟子の小浜藩医から京都所司代を務める藩主に解剖許可願いを提出させて許可され，京都西郊外の刑場六角獄舎で屈嘉という刑死人の解剖に立ち合って観臓した。その1ヵ月後に囚人への感謝の供養を行い，5年後に『蔵志』(1759)を刊行した。東洋の先駆的な行動により，その後全国各地で人体解剖が行われるようになった。

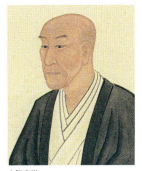

山脇東洋

表9-3 江戸時代のおもな人体解剖と解剖図譜

年	解剖体	場所	関係した医師	解剖図など
1754	男（屈嘉）	京都	山脇東洋	蔵志(1759)
1758	屍体	京都	伊良子光顕	——
1758	男屍体	萩	栗山孝庵	九蔵図志
1759	女屍体	萩	栗山孝庵	女体解剖図志
1765 以前	屍体	?	平壺賀甲叔	腑分けの図(1765)
1769	男刑屍体	福井	半井彦, 山室知将	減鑑
1770	男屍2体	京都	河口信任	解屍編(1772)
1771	女屍体	京都	山脇東門	玉砕臓図(1775)
1771	女（青茶婆）	江戸	前野良沢, 杉田玄白ら	——
1773 以前	——	——	中井履軒	越俎弄筆(1773)
1776	男屍体	京都	山脇東門	男人内景真図
1783	男屍体	伏見	小石元俊, 橘南渓	平次郎臓図
1785	豊吉	一関	菊池崇徳ら	——
1787	男屍体	萩	栗山幸庵	剔剥図志
1791	刑屍2体	広島	星野良悦	人骨模型製作
1792	男屍体	松山	岡崎良安	——
1793 以前	男屍体	日光	諸葛君測, 晃俊章	解屍新編
1796 以前	男屍体	?	中井藍江	発鞭臓図(1796)
1796	男刑屍体	大坂	宮崎或	三之助解剖図
1797	男刑屍体	京都	柚木太淳	解体瑣言
1798	男刑屍体	京都	三雲環善, 山脇東海ら	施薬院解男体蔵図
1800	女刑屍体	大坂	大矢尚斎	婦人内景之略図
1802	屍体	京都	三谷公器	解体発蒙
1805	男屍体	福井	浅野道有	——
1808	男（新介, 勘介）	京都	海上随鴎	——
1812	男刑屍体	京都	藤林普山, 小森玄良	解観大意
1819 以前	屍40体以上	?	南小柿寧一	解剖存真図(1819)
1819	屍体	中津	村上玄水	——
1821	男刑屍体	京都	小森玄良, 池田冬蔵ら	解臓図賦
1822	女刑屍体	仙台	佐々木中沢	存真図版
1823	男屍体	久留米	酒井元貞	——
1825	刑屍体	宇和島藩	晋済	——
1828	男女刑屍体	福井	平野玄察, 妻木敬蔵ら	女屍解試略次
1833	無宿者屍体	越後	長岡藩	——
1836	屍10体余	大坂	小出君徳	導草案私録
1839	刑屍体	福井	半井伸庵, 田代万貞ら	——
1840	屍体	野州壬生	勾坂梅俊	解体正図
1840	男（無宿辰五郎）	甲州	小野通仙, 森沢三省ら	——
1841	刑屍体	博多	百武万里, 武谷元立ら	——
1844	刑屍体	島原	市川保定, 賀来佐一郎ら	——
1849	刑屍体	福井	橋本左内ら	——
1854	女刑屍体	名古屋	石黒通庵, 伊藤主介	——

がよく描かれる。西洋の解剖図では銅版画により白黒の線描で形状が描かれるのに対し、江戸の解剖図では彩色の絵巻物で臓器の色合いや質感がよく描かれる。西洋の解剖図では身体の部分や器官が個別に描かれるのに対し、江戸の解剖図では解体されていく刑死体そのものが描かれる。しかし『解体新書』以後には、西洋の解剖学と解剖図の影響が次第に色濃くなっていく（表9-3, 図9-10～13）。

　オランダ語の解剖学書を翻訳した『解体新書』(1774)は、西洋医学の内容を本格的に日本に伝えるもので、これを契機に西洋の医学書や自然科学書が多数翻訳され蘭学の発展に大きく寄与した。この翻訳事業の端緒は、小浜藩医の杉田玄白(1733～1817)と中津藩医の前野良沢(1723～

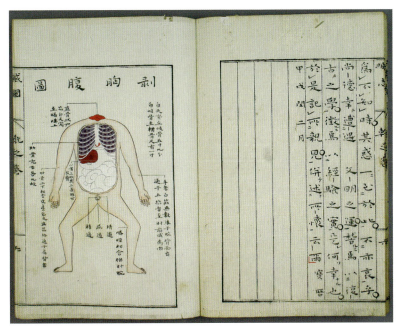

図9-10　山脇東洋『蔵志』(1759)剝胸腹図　早稲田大学図書館蔵

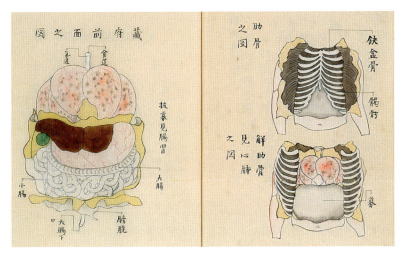

図9-11　河口信任『解屍編』(1772)から胸部内臓の図　京都大学附属図書館蔵

1803)が，ドイツ人医師クルムス(→8章 p.133)の『解剖学表』(1722)[18]の蘭訳本(1734)[19]をそれぞれ携えて，江戸小塚原刑場での腑分けを見学した(1771)ことである．人体の構造について漢方の五臓六腑説が誤っており，オランダの解剖学書の図が正確なことに感嘆して，翌日から良沢邸に数人が集まり翻訳作業を開始した．翻訳の方針として 28 の表の冒頭の箇条書き部分のみを訳し，詳細な説明文は省略して，1 年有余で翻訳はほぼできあがった．評判の確認と前宣伝を兼ねて要約図の『解体約図』(1773)[20]を刊行し，翌 1774 年に『解体新書』全 4 巻と序図 1 巻[21]

近世・江戸期における西洋医学の受容　　169

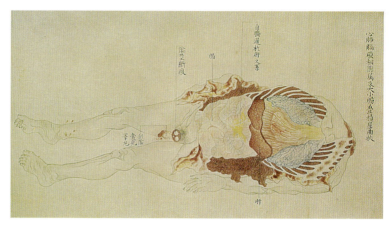

図9-12 小石元俊『平次郎臓図』から腑分けの図
日本医史学会編：図録日本医事文化資料集成 第2巻，1977，三一書房

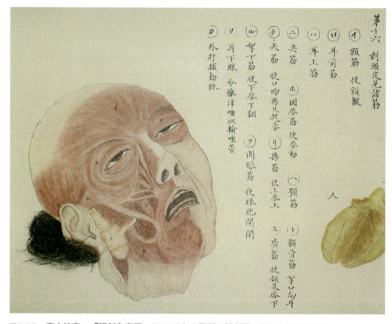

図9-13 南小柿寧一『解剖存真図』(1819)から頭部の解剖図　複製，坂井建雄蔵

医学史上の人と場所
People and Place in Medical History

杉田玄白（1733〜1817）

　杉田玄白は江戸時代中後期の蘭学者で，前野良沢とともにオランダの解剖学書を翻訳し，『解体新書』(1774)と題して刊行した。若狭小浜藩医の子として江戸に生まれ，家督を継いで藩医となった(1753)。人体解剖とオランダ語に強い関心を持っていたが，オランダ語の解剖学書（クルムスの『解剖学表』(1722)のオランダ語訳）を入手して腑分けを見学し(1771)，その解剖図の正確さに強い感銘を受けた。前野良沢を盟主として翻訳を開始し，予告編となる『解体約図』(1773)を刊行して評判を確認し，原書の主要部のみを訳出して『解体新書』(1774)を刊行した。この出版は大きな反響を呼び，これ以後，オランダ語の学習と翻訳が活発に行われ蘭学の時代が始まった。

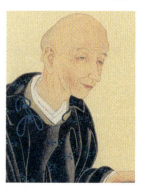

杉田玄白

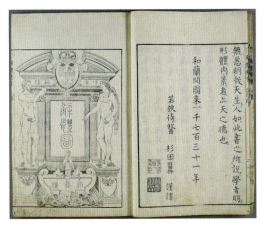
図9-14 『解体新書』扉図

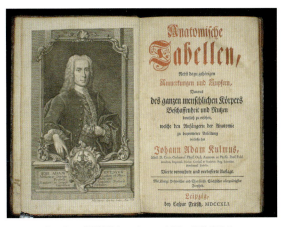
図9-15 クルムス『解剖学表』(1741年版) 坂井建雄蔵

を刊行した。玄白は83歳の時に『蘭学事始』を執筆し、翻訳時の苦労を回顧している(図9-14, 15)。

蘭学の隆盛に伴い、漢方医の中にも西洋医学を積極的に学ぼうとする人たちが現れ、漢蘭折衷医と呼ばれる。その代表と目されるのは、全身麻酔により乳癌手術を行った華岡青洲(1760〜1835)である。青洲は紀伊国那賀郡の医家の子息で、京都で吉益南涯(1750〜1813)から吉益流の古医方を、大和見立(1750〜1827)からカスパル流外科を学び、父の死去(1785)により帰郷して家業を継いだ。乳癌手術に麻酔を用いるために、漢方の麻酔薬の処方を研究し蔓陀羅華を主体とする経口麻酔薬の麻沸散(通仙散)を開発し、全身麻酔下での乳癌摘出手術に世界で初めて成功した(1804)(→22章 p.480)。青洲が手術をした乳癌患者は143人にのぼり、青洲の学塾兼医院の春林軒には全国各地から多くの弟子が集まった。春林軒が手狭になったために弟の鹿城(1779〜1827)が堺に診療所を開き(1811)、後に大坂中之島に合水堂を開き(1816)弟子の教育を行った。本間棗軒(1804〜1872)は水戸の出身で、江戸に出て漢方を原南陽(1753〜

医学史上の人と場所
People and Place in Medical History

前野良沢(1723〜1803)

前野良沢は江戸時代中後期の蘭学者で、杉田玄白らとともにオランダの解剖学書を訳して『解体新書』(1774)の刊行に導いた。筑前藩士の家に生まれて中津藩医の養子となり、東洞流医学の医師となった。藩主の命を受けて長崎通詞と交流してオランダ語を学んだ。江戸小塚原刑場で杉田玄白とともに腑分けに立ち合って、オランダ語の解剖学書〔クルムスの『解剖学表』(1722)のオランダ語訳〕の翻訳を仲間とともに行った。その後は蘭書の翻訳に専念し、天文・地理・語学など幅広い関心をもって著述を行った。「蘭化(オランダ人の化け物)」と評された。

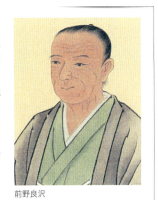
前野良沢

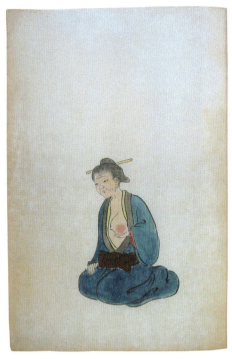
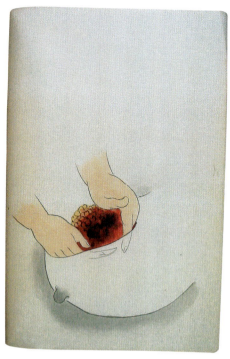

図9-16 『青洲先生療乳嵓図記全』から，(A)藍屋利兵衛母 60 歳，(B)乳癌手術の図

1820)から，蘭方を杉田立卿(1787～1846)から学び，晩年の華岡青洲に入門した(1827)。その後長崎でシーボルトからも学んだが，青洲を生涯の師と仰ぎ，華岡流外科手術を発展させた(図9-16)。

『解体新書』の刊行を契機として，オランダ通詞以外の人たちがオランダ語の学習や翻訳に取り組むようになり，蘭学が興隆した。大槻玄沢(1757～1827)は一関藩医で杉田玄白の弟子となり，長崎通詞のもとでオランダ語を学んで，江戸本材木町に蘭学塾芝蘭堂を開いた。ドイツの外科医ハイスター Heister, Lorenz(1683～1758)の『外科学』(1719)の蘭訳本(1741)[22]の第3巻までを訳して『瘍医新書』(1825)[23]を出版し，玄白か

医学史上の人と場所
People and Place in Medical History

華岡青洲 (1760～1835)

華岡青洲は江戸後期の紀伊の医師で，経口麻酔剤の麻沸散を開発して全身麻酔下で乳癌摘出手術に世界で初めて成功し(1804)，全国から多くの門人を集めて華岡流外科手術を広めた。紀伊の医家に生まれ，京都で古方派の吉益南涯，紅毛流外科の大和見立に師事した。麻酔を用いた乳癌手術を目指して中国古代の麻酔について文献的に研究し，20年間に渡って蔓陀羅華の実とトリカブトを主成分とする麻酔薬の研究と動物実験を行って，実母と妻の協力による人体実験によって麻沸散を完成させた。青洲は全身麻酔による乳癌手術を多数行い，家塾の春林軒に全国から多数の弟子が集まり，華岡流の外科手術は全国に広まった。

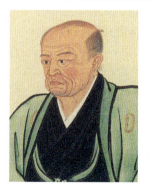

華岡青洲

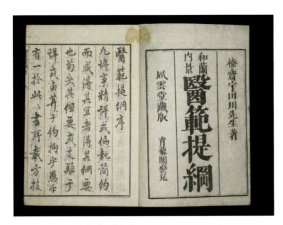 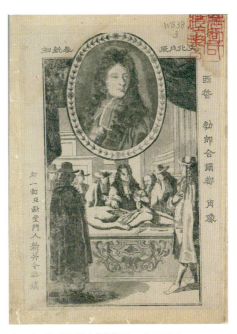

図9-17　宇田川玄真『医範提綱』(1805)　坂井建雄蔵　　　図9-18　『医範提綱内象銅版図』(1808)扉

ら『解体新書』の改訂を託されて『重訂解体新書』13巻・付図1巻(1826)[24]を刊行した。宇田川玄随(1755〜1797)は津山藩医で大槻玄沢の弟子となり，西洋医学の内科書を翻訳した。原書はオランダのゴルテル(1689〜1762)のオランダ語内科書『精選医術』(1744)[25]を訳して我が国最初の西洋医学書『西説内科撰要』の3巻(1793)[26]を刊行し，玄随没後に小石元俊の援助で全18巻が完結(1810)した。宇田川玄真(1769〜1835)は伊勢の農家出身で玄随の弟子となり，玄随の没後に宇田川家を継いだ。翻訳と著述に精励して多くの弟子を指導した。ブランカールト(1650〜1702)の『改新解剖学』(1678)[27]など諸種の西洋解剖学書を訳して集成し『遠西医範』30冊としたが刊行はされず，講義の要点を筆録したものが『医範提綱』3巻(1805)[28]として刊行された。その付図『医範提綱内象銅版図』(1808)[29]も刊行された(図9-17, 18)。『医範提綱』は最良の医学書と評価され，標準的な蘭学教科書として広く用いられた。宇田川榕菴(1798〜1846)は大垣藩医の子息で玄真の養子となり，漢方と蘭学を学習した。西洋植物学書を学んで『植学啓原・理学入門』3巻・付図1巻(1833)[30]を著し，イギリスのヘンリー(1774〜1836)の『化学要約』(1801)の独訳からの蘭訳本『初心愛好家のための化学』(1803)[31]をもとに他の化学書や自身の知見を加えて『舎密開宗』18巻(1837)[32]を著した。坪井信道(1795〜1848)は美濃の出身で漢方を学び，『医範提綱』を見て衝撃を受けて広島で蘭方を学び，江戸に出て宇田川玄真に入門し，江戸深川に安懐塾を開業した(1829)。ブールハーフェの医学実地書『箴言』の高弟ファン・スウィーテンによる注釈書の蘭訳本『ブールハーフェ箴言注

近世・江戸期における西洋医学の受容　173

解』(1760〜1791)³³⁾を『万病治準』(訳稿本，21巻，1826訳了)として和訳した。多数の門人を育て，シーボルト門下の伊東玄朴とともに，江戸の蘭方医学界を二分するほどの人気があった。

シーボルト(1796〜1866)はオランダ商館医として19世紀初頭に来日し，西洋の医学を日本人に直接教えて江戸後期の蘭学に大きな影響を与えるとともに，日本の文物を調査してヨーロッパに紹介し，日本に対する世界の関心を高めた。シーボルトはオランダ陸軍軍医として東インドに赴任し(1822)，オランダ商館医として来日(1823)した。長崎奉行の許可を得てオランダ通詞の家で診療を開始し，さらに郊外に鳴滝塾を開いて医学を教えた(1824)。商館長とともに江戸に参府(1826)したのを機会に，蘭学者たちと交流して医学知識を伝え，また日本の博物資料を精力的に収集していった。帰国にあたって箱詰めの荷物の中に海外持ち出し禁止の日本地図(伊能図)などが見つかり(1828)，関与した日本人50名ほどが処分され，シーボルトは国外追放(1829)となった。いわゆるシーボルト事件である。シーボルトはオランダ帰国後に，蒐集した日本の資料を整理し，『日本』全7巻(1832〜1852)³⁴⁾，『日本植物誌』30分冊(1835〜1870)，『日本動物誌』5部篇43分冊(1833〜1850)などを刊行した(図9-19)。

シーボルトは鳴滝塾で40人ほどの門人を教えた。伊東玄朴(1800〜1871)は肥前の農民出身で漢・蘭方の医学を学び，長崎通詞の下僕となって蘭学を学び，シーボルトに入門した。江戸で開業し(1828)，佐賀藩医となり(1831)，象先堂を開いて(1833)多くの弟子を教えた。将軍家定の重病で奥医師に任命され(1858)，蘭方医の登用に尽力した。種痘の普及に努め，佐賀藩での日本初の種痘(1849)のために建言し，蘭方医83名を糾合してお玉が池種痘所を設立し(1858)，幕府の西洋医学所取締と

医学史上の人と場所
People and Place in Medical History

シーボルト　　Siebold, Philipp Franz Balthasar von (1796〜1866)

シーボルトはドイツの医師・博物学者で，鎖国時代の長崎にオランダ商館医として来日して日本に西洋医学を伝えるとともに，日本の文献・資料を収集して帰国後に日本を世界に紹介した。シーボルトはドイツの名門の医家の子としてヴュルツブルクで生まれ同大学で医学・博物学などを学んだ。東洋研究に強い関心を持ち，オランダ東インド会社の日本商館医となって長崎に来日した(1823)。出島で勤務する他に郊外の鳴滝に塾を開き，日本人に医学や自然科学を教授した。絵師の川原慶賀(1786〜1862)に日本の自然と文物について多数の写実画を描かせ，博物調査を行った。オランダ商館長の江戸参府に随行して日本調査と資料収集を行った。帰国時(1828)に禁制品を国外に持ち出そうとしたことが露見して国外追放処分(1829)となった。帰国後は日本で蒐集した多くの資料を整理して日本に関する種々の著作を行った。開国後に再来日を果たし(1859)，幕府の貿易顧問を務めて帰国した(1862)。

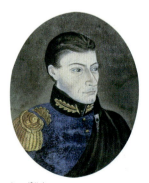

シーボルト

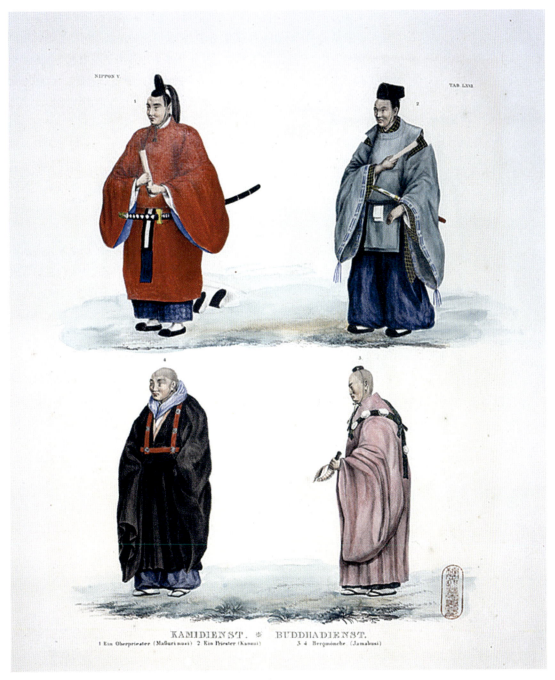

図9-19 シーボルト『日本』第2冊から神道と仏教　福岡県立図書館蔵

なった(1862)。高野長英(1804〜1850)は水沢出身で医家の養子となり，無断で江戸に出て苦学して蘭学を学んだ。友人らの援助で長崎に旅立ち(1825)，シーボルトに入門した。シーボルト事件のためにしばらく潜伏したが，江戸で開業して(1830)，西洋生理学書『(西説)医原枢要』(内編5巻，外編7巻，1832)を出版した。蛮社の獄で逮捕され(1839)，5年の牢

近世・江戸期における西洋医学の受容　175

獄生活から脱獄して自害した。高良斎(1799～1846)は徳島の眼科医の養子で，長崎通詞に入門して蘭学を学び(1817)一時帰郷，再度長崎に出てシーボルトに入門し信頼された。シーボルト事件で禁固刑を受けたが釈放され，シーボルトの娘イネの養育を託され，徳島で開業し(1831)，大坂に出て家塾超然堂で蘭方医学を教えた(1836)。戸塚静海(1799～1876)は掛川藩医の子息で，宇田川玄真から蘭学を学び，鳴滝塾に入門した。シーボルト事件に連座したが無罪となり，高良斎に代わって鳴滝塾の塾頭を解散(1831)まで務めた。江戸に出て開業し(1832)，外科医として名声を高め，伊東玄朴，坪井信道とともに江戸の3大蘭方医の1人と評された。お玉が池種痘所の設立に参加し，幕府奥医師(1858)，西洋医学所教授(1861)となった。

　天然痘の予防法として，天然痘患者の痘漿や痘痂を接種する人痘法がアジアで広く行われていた。鼻孔から吸入させる中国式の人痘法が『医宗金鑑』(1742)により日本にもたらされ(1752)，秋月藩医の緒方春朔(1747～1810)が藩内の子供たちに人痘接種を始め(1790)，1,100人以上に接種した。ジェンナーによる牛痘法はシーボルトが試みたものの接種に失敗し，シベリアに抑留された中川五郎次(1768～1848)はシベリアでの抑留から帰国し(1812)，牛痘接種による種痘を行い(1824頃)，松前，秋田，津軽に一時広まった。1840年代には種痘についての情報が中国経由で日本にもたらされ，広く知られるようになった。佐賀藩医楢林宗建(1802～1852)は牛痘取り寄せを提言して許可され，オランダ商館医モーニッケがもたらした痘痂が宗建の子供らに接種され種痘に成功した(1849)（図9-20）。この痘苗は同年中に佐賀城下にまた江戸に伝えられ，さらに全国各地に広まった。江戸の医師たち83名により設立されたお玉が池種痘所(1858)は，後に幕府の西洋医学所となり(1861)，明治維新後に東京大学医学部に発展した。

■江戸期の医学教育

　18世紀中頃から，諸藩が医学校を設立して医師の勉励を支援するようになった。早い時期に設立された医学校として，熊本藩の医学寮再春館(1756)，仙台藩の藩校明倫養賢堂での医学教育(1760)，薩摩藩の鹿児島医学館(1773)，豊後岡藩の医学校博済官(1787)，秋田藩の藩校御学館に併設された医学館(養寿局)，徳島藩の寺島学問所での医学教育(1795)，紀州藩の医学館(1791)，米沢藩の医学校好生堂の設立(1792)と再興(1806)，彦根藩の藩校に併設された医学寮(1799)がある。藩による医学校の設立は18世紀末から増えていくが，この時期に医師の数も増えていき，長崎を通して輸入される薬種も増加した。地方の村でも寺子屋での初等教育が広まり，医療需要も高まって医師を雇うようになった。

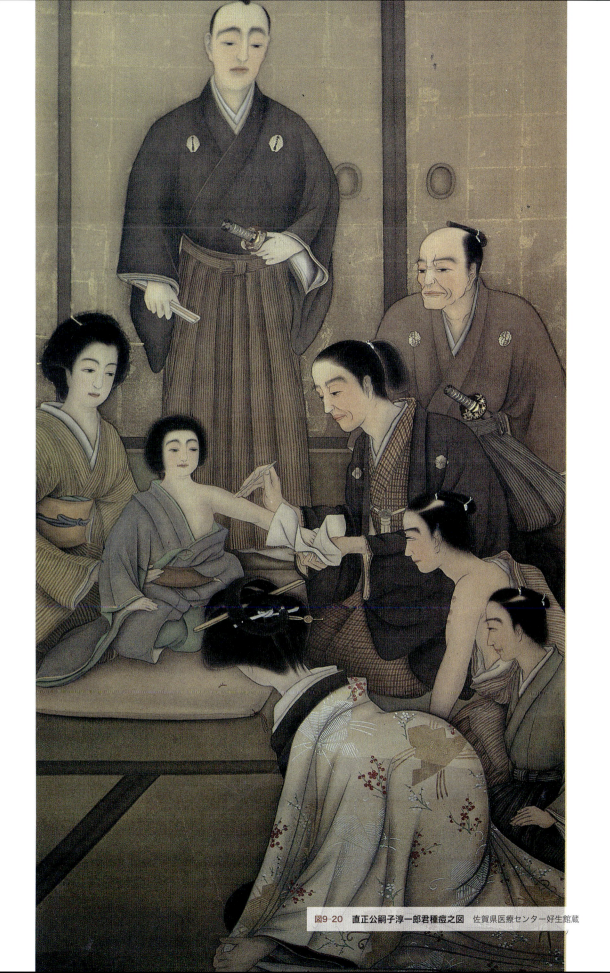

図9-20　直正公嗣子淳一郎君種痘之図　佐賀県医療センター好生館蔵

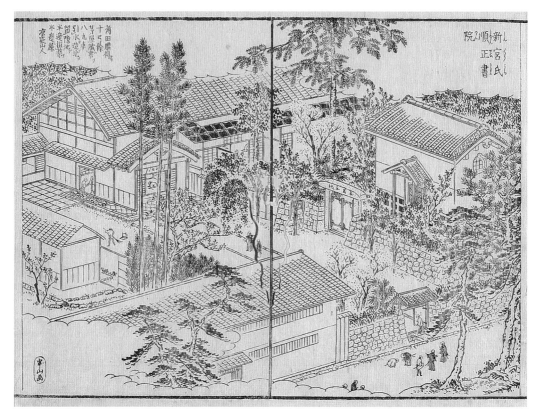

図9-21　**新宮氏順正書院**　花洛名称図会(1864)から，国際日本文化研究センター蔵

　　　　地方に増加した医師は，医学研修の機会を求めるようになり，他の医師たちとともに医学研修会を作ったり，藩の医学校で学んだり，さらに医学の先進地に遊学するようになった。こうして江戸や京大坂，長崎には，有力な医学塾がいくつも軒を並べ，多くの門人を輩出した。

　　　多くの門弟を集めた最初期の医学塾に，京都の曲直瀬道三と玄朔(1549〜1631)による啓迪院がある。曲直瀬父子は後世方派で，『本草綱目』や『万病回春』などの中国医書を用い，李朱医学を基本とした曲直瀬流の医術を教えた。門人の数には諸説があるが，門人帳(『當門弟之日記』)には全国諸藩から599人が記載されている。18世紀初頭の後世方派の山脇玄脩は京都で名医として評判が高く，全国から弟子を集め門人帳には223人の名前が記録されている。玄脩の養子が山脇東洋である。同じ頃に古方派の祖の後藤艮山は京都で開業して，香川修庵，山脇東洋などの弟子を育て，門人は200人を超えたといわれる。吉益東洞は独自の万病一毒説と実用的な処方により一世を風靡し，長男の南涯(1750〜1813)，その養子の北洲(1786〜1857)が跡を継いで多数の医師を育て，吉益家門人録に東洞門527人，南涯門354人，北洲門126人が記録されている。

『解体新書』(1774)以後には蘭学が活発になり，とくに長崎通詞志築忠雄門人の馬場佐十郎(1787～1822)が地図編纂のために江戸に呼ばれ(1808)，オランダ文法を教授して，江戸の蘭学者の語学力が向上した。大槻玄沢の芝蘭堂は江戸の蘭学の中心で，門人名簿の『載書』には94人の門人の署名がある。

　漢方とカスパル流外科を学び，経口麻酔により乳癌手術を行った華岡青洲の下には，全国から多数の弟子が集まった。和歌山の春林軒と弟の鹿城による大坂の合水堂を合わせて，門人録に1,883人の名が記されている。

　19世紀には蘭方医学・蘭学の塾が盛況となった。新宮涼庭(1787～1854)は長崎でオランダ通詞の吉雄権之助から蘭学を学び，京都室町で開業(1819)して大人気の流行医となり，南禅寺西に順正書院を開いた(1839)。医学教育では生象(解剖)・生理・病理・外科・内科・博物・化学・薬の8学科を定めて教えた。人気の高い医学塾で多くの門人を集め，また文化人が多く訪れる文化サロンでもあった。建物が今も南禅寺に残り，国指定の有形文化財となっている（図9-21）。

　緒方洪庵(1810～1863)は足守藩(岡山)の出身で大坂の中天游(1783～1835)から蘭学を学び，江戸に出て(1831)坪井信道と宇田川玄真にも入門した。一時郷里と大坂に戻り(1835)，さらに長崎で修学して(1836)，大坂で適々斎塾(適塾)を開いた(1838)。ドイツの内科医フーフェラント(1762～1836)の『医学必携』(1836)の蘭訳本(1841)[35]の実地編13綱と婦人病と小児病の項を翻訳し，没後に『扶氏経験遺訓』30巻(1857)[36]として刊行された。適塾では塾頭の統率の下で塾監が補佐をし，塾生は学力別に分かれて文法の学習や合同研究会での会読を行い，試験によって進級した。徹底した実力主義の蘭語教育で，塾生は蘭語力を磨いた。門下生自筆の姓名録には，全国から集まった636人の名が記されている。適

医学史上の人と場所
People and Place in Medical History

適塾

　適塾は江戸時代後期に大坂・船場にあった蘭学塾である。緒方洪庵(1810～1863)が長崎遊学から帰って大坂の瓦町に開いた(1838)。過書町(現在の北浜3丁目)の商家を購入して移転した(1845)。適塾には多数の入門生があり，「ヅーフ」と呼ばれるDoeff編蘭和辞書の写本を用いて塾生が切磋琢磨してオランダ語の書物の翻訳を行った。洪庵は江戸幕府奥医師と西洋学問所頭取となって江戸に移住し，養子の拙斎がその後の塾生の教育を担当した。洪庵が江戸で客死(1863)した後，明治初年に適塾は閉鎖された。適塾の門下生は約3,000人ともいわれ，その中には池田謙斎(東京帝国大学医学部総理)，大鳥圭介(学習院院長)，大村益次郎(日本近代陸軍の創設者)，佐野常民(日本赤十字社初代総裁)，高峰譲吉(アドレナリンの発見者)，長與専斎(内務省初代衛生局長)，福沢諭吉(慶應義塾の創立者)など多くの著名人がいる。

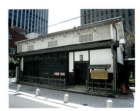

適塾，坂井建雄撮影

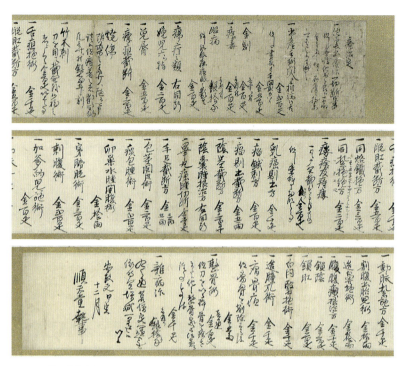

図9-23　順天堂療治定　(1854)　順天堂大学蔵

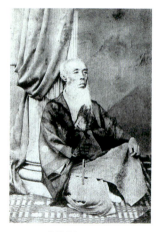

図9-22　佐藤泰然　順天堂大学提供

塾の建物は大阪の北浜に残っており，大阪大学医学部は適塾の後身である。

　佐藤泰然(1804〜1872)は川崎生まれで，蘭方医に入門し，長崎に遊学(1835)してオランダ語と医学を学び，江戸に戻って和田塾を開き(1838)，医学教育と医療活動を行った。佐倉藩主の招きにより佐倉に移って順天堂を開き，蘭方医学の教育に加えて外科手術により高い評価を得て，優秀な門弟が集まった。外科手術にあたって患者から承諾書をとり，治療の内容によって治療代を定めるなど，医療に近代的な契約関係を導入した。順天堂は第2代堂主佐藤尚中のときに東京に移って順天堂医院となり，発展して順天堂大学となった。順天堂は現在につながる最古の医学塾である(図9-22, 23)。

第 2 部
19 世紀における近代医学への変革
Part 2. Evolution to the modern medicine in the 19th century.

第2部　19世紀における近代医学への変革

Part 2. Evolution to the modern medicine in the 19th century.

■19世紀の世界

　18世紀の終盤あたりからヨーロッパは変革の時代に入った。イギリスは北米に広大な植民地を有していたが，独立戦争を経てアメリカ合衆国として独立し(1776)，フランスでは政治と経済の行き詰まりによりフランス革命(1789)が起こって王政が倒れ，ナポレオンの統治(皇帝在位1804～1814, 15)を経て自由と民主主義の国に生まれ変わった。ウィーン会議(1815)によりヨーロッパ列強間のバランスはしばらく保たれた。18世紀後半にイギリスで始まった産業革命は，19世紀中葉にはヨーロッパ各国にも広まって生産力を高めるとともに，フランス革命から生まれたナショナリズムと自由主義はヨーロッパ各国に次第に浸透して，19世紀中葉には各地で革命が勃発した。19世紀には科学技術の発展を背景に経済が急速に成長し，産業社会の下で貧困者が急増するなど社会構造が大きく変化した。社会的平等を主張する社会主義が唱えられ，マルクスはプロレタリアートによる革命を予言する共産主義を主張した。

　東方ではオスマン帝国が弱体化してクリミア戦争が勃発し(1853～1856)，これを契機としてヨーロッパ各国に変革が起こった。サルディニア王国はオーストリアに戦勝(1859)してイタリアを統一し(1861)，プロイセンはオーストリアを破り(1866)，ドイツを統一してドイツ帝国を建国し(1871)，オーストリアは弱体化してハンガリーの自治を認め，墺洪二重帝国となった(1867)。ロシアは長らく後進国であったが，ニコライ1世が農奴を解放して(1861)近代化に取り組むようになった。

　独立したアメリカ合衆国はモンロー主義をとってヨーロッパ列強から距離を置き，アメリカ大陸に国土を広げた。合衆国南部では綿花栽培のために黒人奴隷が急増し南北が対立して南北戦争が起こったが(1861～1865)，その後も経済は成長して多くの移民を集めるようになった。イギリスはアジアに進出してアヘン戦争(1839～1860)で中国に権益を確保し，ムガール帝国を滅ぼしてインド帝国を成立させ(1877)，アフリカではケープ植民地を占領し(1806)，オセアニアではオーストラリア(1828)とニュージーランド(1840)を植民地として大英帝国を築き，ヴィクトリア女王(在位1837～1901)のもと革命を回避しながら改革と自由化を進めて繁栄した。(表：18世紀末～19世紀の欧米の動き)

■19世紀の医学の歴史

　19世紀に西洋の医学は大きく変貌した。第1に，18世紀からヨーロッパ各国で病院が医療機関としての性格を強めるとともに大きな病院が建設され，病院で亡くなった患者の病理解剖が広く行われるようになった。病理解剖を通して臓器の病変が注目されるようになり，病気の原因についての考え方が変化し，体液の不均衡によって病気が生じるという古代以来の考え方は消えていった(第10章)。第2に，フランス革命後のパリで自然科学の研究が活発に行われ，また1830年代以降にドイツの各地の大学で実験的な生理学，顕微鏡を用いた組織学，有機物質を分析する生化学など基礎的な医学研究が飛躍的に発展した。こうして臨床医学から区別される形で，教育・研究の分野として基礎医学が成立した(第11章)。新たに発展した基礎医学の助けを受けて，身体を診察したり生理機能を測定したりする技術が新

18世紀末〜19世紀の欧米の動き

1776年	アメリカ独立宣言
1789年	フランス革命
1799年	フランスで統領政府成立，ナポレオンが第1統領となる
1815年	ワーテルローの戦い，ウィーン会議
1825年	イギリスで世界最初の鉄道が開業
1830年	フランス7月革命
1835年	モールスが電信機を発明
1837年	イギリス・アイルランド連合王国でヴィクトリア女王が即位
1842年	阿片戦争終結，中国が西洋諸国に開国
1848年	ヨーロッパ各地で革命勃発，マルクス『共産党宣言』
1850〜1864年	中国で太平天国の乱
1852年	フランスで第2帝政
1853〜1856年	クリミア戦争
1859年	イタリア独立戦争が始まる，ダーウィン『種の起源』
1861年	イタリア統一，ロシアで農奴解放
1861〜1865年	アメリカ南北戦争，北軍が勝利する
1863年	ロンドンで世界最初の地下鉄が開業
1866年	普墺戦争，ドイツが勝利する
1867年	オーストリア・ハンガリー帝国成立，マルクス『資本論』
1868年	日本の明治維新
1869年	スエズ運河開通
1870〜1871年	普仏戦争，ドイツが勝利する
1871年	ドイツ統一
1876年	ベルが電話機を発明
1877〜1878年	露土戦争
1878年	エジソンが白熱電灯を発明，アームストロングが水力発電機を発明
1881年	ベルリンで世界最初の市街電車が開業
1884〜1885年	ベルリン会議でアフリカの分割を決める
1885年	インド国民会議，ダイムラーとベンツが自動車を発明
1894〜1895年	日清戦争
1895年	リュミエールが映写機を発明
1896年	マルコーニが無線電信装置を発明
1899年	中国で義和団事件（〜1900年），南アフリカでボーア戦争（〜1902年）

患の診断の能力を高めていった（第12章）。

外科学では，体表の病変を切除したり，外傷に包帯をしたりといった外科的な処置や，骨折と脱臼の整復といった整形外科的な処置は，古代から行われていた。18世紀までの外科手術は，身体を切り裂く苦痛のために短時間で終える必要があり，また感染の危険のために内臓領域を扱うことが困難であった。19世紀に全身麻酔と消毒法が実用化されて，外科手術は苦痛のない安全なものに変わり，その応用範囲が多種多様な臓器に広がった（第13章）。

ヨーロッパの医学では，古代ギリシャ・ローマ以来長らく，病気は体液の不均衡によって生じると考えられていた。流行病の原因についても，毒性の物質によるのか伝染する病原体によるのかという意見の対立が続いていた。19世紀後半には，重要な伝染病について病原体が次々と発見され，またワクチンなど免疫力を利用する予防や治療が始まった（第14章）。

日本では幕末にオランダ軍医ポンペが医学伝習を行い，19世紀に再編成された新しい西洋医学を教えた。明治維新後に東京大学医学部に招かれたドイツ人教師たちは基礎医学と臨床医学を体系的に教えて，卒業生たちは全国の医学校と病院に赴任して全国に西洋医学を広めた。明治期には医学教育と医師資格付与の制度が制定・改革され，当初は江戸時代以来の医師たちが免許を得て開業していたが，次に医術開業試験に合格した医師たちが登場し，医学専門学校を卒業した医師たちが主流になり，さらに大学を卒業した医師たちも増えていった。日本においては官公立などの公的な病院は少なく，個人の医師と民間の病院が医療のおもな担い手であった（第15章）。

第10章
病理解剖と疾患概念の変化
―― 臨床医学の成立

Pathological anatomy and changing concept of diseases
— birth of clinical medicine.

　18世紀後半にイタリアのモルガーニ(1682〜1771)が多数の病理解剖例に基づいて『解剖によって明らかにされた病気の座および原因』(1761)を著して以来，病理解剖は病気の原因を解明するための研究手段として注目されるようになった。また18世紀にヨーロッパ各国で病院が医療機関としての性格を強め，大きな病院が次々と作られたことから，病院で亡くなった患者の病理解剖が広く行われるようになっていた。体液の不均衡により病気が生じるという古代以来の考え方は，19世紀に入ると病理解剖を通して変化し，臓器の病変によって病気が生じると考えられるようになった。

■ 19世紀フランスの臨床医学―パリ学派

　フランス革命が始まり，政治的な混乱の中で医学校と病院は改組され，若手の医師たちに活躍の場が与えられて，医学に大きな革新の波が押し寄せた。19世紀前半のパリで活躍した医師たちは，患者の臨床的な病状の観察と病理解剖による病変の調査を通して病気の原因について新たな概念を生み出し，パリ学派と呼ばれている。

　ビシャ（1771〜1802)はリヨンで医学を学び，フランス革命後の混乱期にパリに出て高名な外科医のドソーの愛弟子になった。ドソーの没後に自宅で解剖教室を開き(1797)，人体解剖の示説や動物実験による器官の機能の研究を行い，病理解剖に着想を得た重要な著作を次々と著した。ビシャは『一般解剖学』(1801)[1]の序文で，病理解剖が病気の原因について深い洞察を与えるという期待を述べている(→8章p.141)。

　病理解剖学が新しい予期せぬ衝撃を受ける時代になったように思える。この科学は，慢性病のゆっくりと進行する退化から生じる有機的変化の科学を含むだけでなく，身体の機能の従属的な部分が経験するあらゆる同様の変化の微細で詳細な探索も含む。ある種の熱病と神経疾患を除いて，病気の科学のすべてはこの科学の手の届く範囲に入っている。(中略)医学の実地は，長い間精密科学から除外されていた。死体の研究と病的所見が，病気の状態の生体の恒常的で慎重で徹底的

な観察と結びついたなら，そこに明瞭で議論の余地のない称号が与えられるだろう，とくに診断学の手段において。(中略)もし病気が占める部位を知らなかったとしたら，観察に何の価値があるだろうか？(中略)死体をいくつか解剖してご覧なさい。観察だけでははっきりしなかった不明瞭なことが直ちに氷解するだろう。(ビシャ『一般解剖学』序文から，坂井建雄訳)

コルヴィサール(1755〜1821)はシャンパーニュ地方の出身で，パリのシャリテ病院で働き(1788)，臨床と病理解剖を結びつけて教育とすぐれた臨床能力で高い評価を得た。新たな医学校としてできた健康学校の臨床医学の教授(1794)，コレージュ・ド・フランスの医学教授(1797)，ナポレオンの侍医長(1804)を務めた。『心臓および大血管の疾病に関する研究』(1806)[2]は打診による診断と病理解剖の所見をもとにした画期的な著作で，心膜の疾患，心筋の疾患，心臓弁の疾患，心臓のその他の疾患，大動脈瘤を区別している。アウエンブルッガー(1722〜1809)による打診についての埋もれていた著作『ヒト胸部打診の新考案』(1761) (→8章 p.148)をフランス語に翻訳(1808)[3]して広く紹介した(図10-1)。

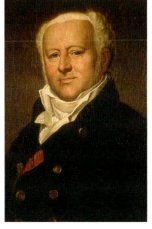

図10-1　コルヴィサール

ラエンネック(1781〜1826)はブルターニュの出身で，パリの健康学校でコルヴィサールから学び，一時市井で開業した後，ネカー病院に勤めた。間接聴診法を開発して肺と心臓の正常と異常のさまざまな音を区別し，病理解剖の所見と合わせて『間接聴診法』(1819)[4]を著した。コレージュ・ド・フランスの教授(1822)を務めたが早逝した(図10-2)。

ブルセー(1772〜1836)はブルターニュの外科医の子息で，パリの健康学校で学び，ナポレオン軍の軍医になった(1803)。ヴァル・ド・グレイス軍病院に勤め，既存の医学を攻撃する過激な学説で一世を風靡した。処女作の『慢性炎症の病誌』(1808)[5]では肺と胃腸の炎症が死の主

医学史上の人と場所
People and Place in Medical History

ビシャ　Bichat, Marie François Xavier (1771〜1802)

　ビシャはフランスの解剖学者で短命に終わったが，多数の病理解剖と深い考察による著作により，19世紀前半の医学の変革と発展に大きな影響を与えた。ジュラの貧しい医者の子で，モンペリエ大学で医学を学びリヨンの病院で解剖学と外科を学び(1791)，短期間従軍し，パリに出てオテル・デューの著名な外科医ドソー(1738〜1735)のもとで学び寄寓した。ドソーが急逝(1795)するとビシャは師の遺稿を整理して出版した(1798)。私的な解剖教室を開いて(1797)動物の生体解剖や解剖示説を行い，若手の医師を集めて「医学改革協会」を組織し(1796)，人類大病院の医員になり(1800)，精力的に病理解剖を行った。『諸膜論』(1799)から始まるビシャの著作は，自ら行った実験と病理解剖の経験の上に深い洞察を加えたもので，大きな反響を呼んだ。

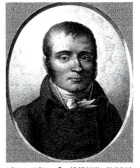

ビシャ，ビシャ『一般解剖学』(1821)から，坂井建雄蔵

19世紀フランスの臨床医学―パリ学派

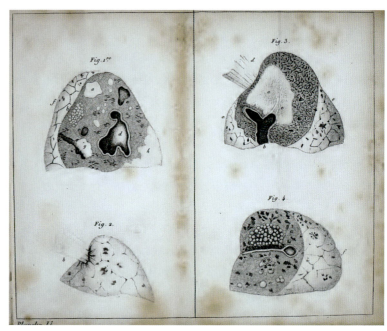

図10-2　ラエンネック『間接聴診法』から，肺病変の図

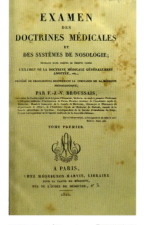

図10-3　ブルッセー『医学諸学説と疾病分類諸体系の吟味』(1821)

要な原因であると主張した。主著の『一般に認められている医学学説と現代疾病分類体系の吟味』(1816)[6]ではそれまでの疾病分類学が病気の表面的な作用のみを採り上げていること，とくにピネルの本態性熱病の学説を激しく攻撃した。第2版の『医学諸学説と疾病分類諸体系の吟味』(1821)[7]および第3版(1829～1834)ではヒポクラテス以来のあらゆる医学および同時代の医学にも批判の目を向けた。ブルッセーは正常な生理機能が過剰な外的刺激や過敏によって逸脱して病気になるとする「生理学的医学」を標榜し，ほとんどの病気が胃腸炎から生じるとしてヒル

医学史上の人と場所
People and Place in Medical History

ブルッセー　Broussais, François Joseph Victor（1772～1836）

　ブルッセーはフランスの医師で，古今の医学学説や疾病分類学を激しく批判して熱心な追随者を集めた。ブルターニュの外科の子で，郷里の病院で医学を学び，パリの健康学校に入学し(1798)，ビシャにも学んだ。ナポレオン軍の軍医(1803)として戦争に参加し，ヴァル・ド・グレイス軍病院 Hôpital Val-de-Grâce（軍医学校）の教授(1814)になった。処女作の『慢性炎症の病誌』(1808)では，肺と胃腸の炎症が死亡の最大の原因であると主張した。『一般に認められている医学学説と現代疾病分類体系の吟味』(1816)およびその第2版(1821)と第3版(1829～1834)では，従来の医学諸学説のみならず同時代のピネルの疾病分類体系についても公然と批判し，正常な機能が炎症や過剰な外的刺激によって傷害されて病気になるとする「生理学的医学」を主張し，多くの信奉者を得た。胃腸の炎症を鎮めるためにヒルによる大量の瀉血を推奨したが，1832年のコレラ流行の際にその治療法に効果のないことが明らかになり，ブルッセーの学説は信頼を失った。

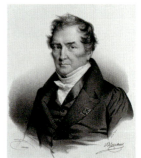

ブルッセー

を用いた瀉血を推奨したために，結核やリウマチや精神病に至るまであらゆる病気で瀉血が行われヒルが大量に消費された(図 10-3)。

ルイ(1787～1872)はシャンパーニュの出身でランスで医学を学び，しばらくロシアのオデッサの宮廷に勤めたが，パリに戻って(1820)友人のショメルの厚意によりシャリテ病院で研究を行い，結核についての研究(1825)[8]では結核が全身に広がる病気であることを明らかにし，胃腸炎についての研究(1829)[9]では腸チフスが独立した疾患であることを明らかにした。ブルッセーからの批判に対して再批判を発表し(1834)[10]，瀉血の治療効果を定量的に検証して無効であることを証明した(1835)[11]。

アンドラル(1797～1876)はパリの医家の子息で，若くしてパリ大学衛生学教授(1828)，内部病理学教授(1837)，ブルッセーの後任として一般病理学治療学教授(1839)となり，長年にわたりパリの医学界の第一人者と目された。『医学臨床』はシャリテ病院で自身が扱った多数の症例について臨床講義と病理解剖の所見を記した著作で，初版 4 巻(1823～1827)[12]は熱病(第 1 巻)，胸部(第 2～3 巻)，腹部(第 4 巻)の疾患を，第 2 版 5 巻(1831～1833)[13]は腹部(第 1～2 巻)，胸部(第 3～4 巻)，脳(第 5 巻)の疾患を扱う。『病理解剖学概論』2 巻(1829)[14]は病理解剖の教科書で，第 1 巻の総論では病気の原因として循環，栄養，分泌，血液，神経の障害を扱い，第 2 巻の各論では消化器，循環器，呼吸器，分泌装置，生殖器，神経の病変を扱う。『内部病理学講義』3 巻(1836)[15]は内科疾患の教科書で，消化管，横隔膜以上の消化管，循環器，呼吸器の疾患のそれぞれについて解剖所見，原因，症状，経過，予後，処置を述べる。いずれも大家による教科書として人気を集め，英語，ドイツ語，スペイン語，イタリア語にも翻訳された(図 10-4，5)。

クリュヴェイエ(1791～1874)は軍外科医の子息で外科医のデュピュイトランに入門し，モンペリエ大学で外科教授(1823)，パリ大学外科教授(1825)，病理学教授(1836)になった。リトグラフによる優れた解剖図を用いた病理解剖図譜『人体病理解剖学』6 巻(1829～1842)[16]および『一般病理解剖学概論』5 巻(1849～1864)[17]を出版して，病理解剖学の発展と普及に貢献した(図 10-6)。

CLINIQUE
MÉDICALE,
OU
CHOIX D'OBSERVATIONS
RECUEILLIES A LA CLINIQUE
DE M. LERMINIER,
ET PUBLIÉES SOUS SES YEUX
PAR G. ANDRAL FILS,
PREMIÈRE PARTIE.
FIÈVRES.
A PARIS,
CHEZ GABON ET COMPAGNIE, LIBRAIRES,
RUE DE L'ÉCOLE-DE-MÉDECINE;
1823.

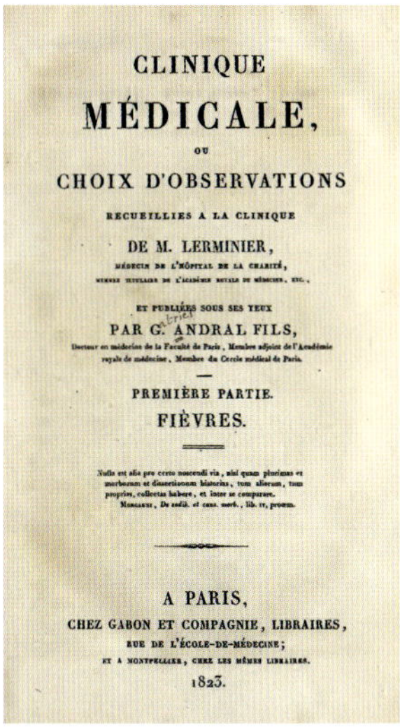

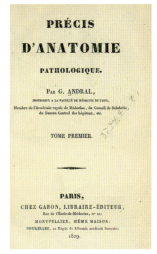

図10-4　アンドラル『医学臨床』第 1 巻　(1823)

PRÉCIS
D'ANATOMIE
PATHOLOGIQUE.
PAR G. ANDRAL,
PROFESSEUR A LA FACULTÉ DE MÉDECINE DE PARIS,
Membre de l'Académie royale de Médecine, du Conseil de Salubrité, du Bureau Central des hôpitaux, etc.
TOME PREMIER.
PARIS,
CHEZ GABON, LIBRAIRE-ÉDITEUR,
Rue de l'École-de-Médecine, nº 10;
MONTPELLIER, MÊME MAISON;
BRUXELLES, au Dépôt de Librairie médicale française.
1829.

図10-5　アンドラル『病理解剖学概論』(1829)

19 世紀イギリスの臨床医学

イギリスで医学部をもつ大学はオックスフォードとケンブリッジのみで，長らく古代ギリシャ・ローマの古典文書の解釈を主に教えて停滞していた。18 世紀にスコットランドの大学で医学教育が改革されて，多くの学生が集まり優れた医師が輩出されるようになった。エディンバラ大学では 1726 年に医学部が作られ，ライデン大学のブールハーフェのもとで医学を学んだモンロー1 世(1697～1767)が解剖学を，ホイット

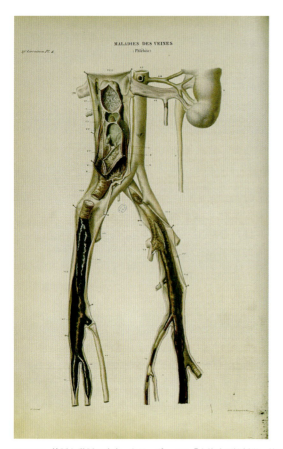 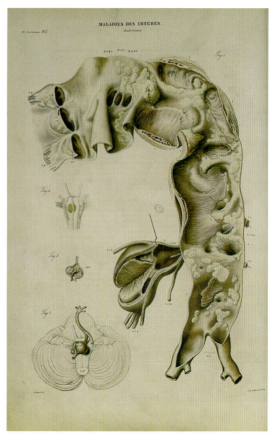

図10-6　静脈と動脈の病変，クリュヴェイエ『人体病理解剖学』第2巻，第2部から

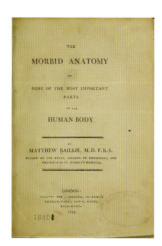

図10-7　ベイリー『人体の最重要器官の病死解剖学』(1793)

(1714〜1766)が理論医学を教えるようになって医学教育を改革した。グラスゴー大学では18世紀はじめ頃から医学教育が始まり，カレン(1710〜1790)が医学教授に任命されて(1751)医学教育を改善した。

イギリスでも18世紀末頃から病理解剖が盛んに行われるようになった。ベイリー(1761〜1823)はグラスゴー出身で，ロンドンに出て叔父のウィリアム・ハンター(1718〜1783)に弟子入りし，オックスフォード大学で医学の学位を得て，聖ジョージ病院の医師になった。病理解剖学の教科書『人体の最重要器官の病死解剖学』(1793)[18]とその付属図譜『一連の版画および説明』(1803)[19]を刊行した(→19章 p.406)。エディンバラ大学ではモンロー一族が代々解剖学教授を務めており，モンロー3世(1773〜1859)は『食道，胃，腸の病死解剖学』(1811)[20]を著した(図10-7〜9)。

イギリスではパリ学派の影響を受けて，1820年代からロンドンの病院で患者の臨床観察を病理解剖と合わせた研究が行われ，いくつかの疾患が新たに発見された。ブライト(1789〜1858)はガイ病院の医師で，猩紅熱発症後に水腫となって死亡した患者の病理解剖で腎臓に病変があることを発見して『症例の報告』(1827)[21]として発表した。この発見によ

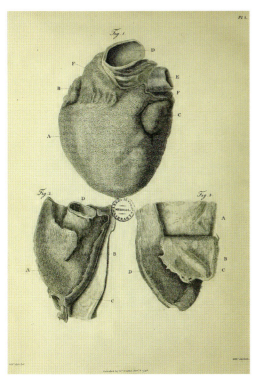

図10-8 ベイリー『一連の版画と説明』(1803)から心臓の解剖の図

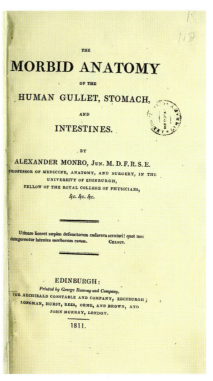

図10-9 モンロー3世『食道,胃,腸の病死解剖学』(1811)

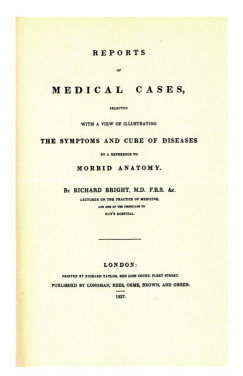
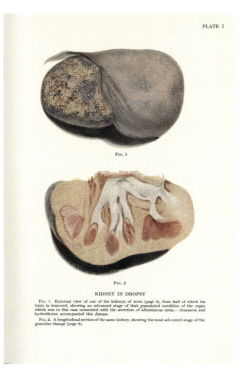

図10-10 ブライト『症例の報告』(1827),扉と図版1,坂井建雄蔵

19世紀イギリスの臨床医学 189

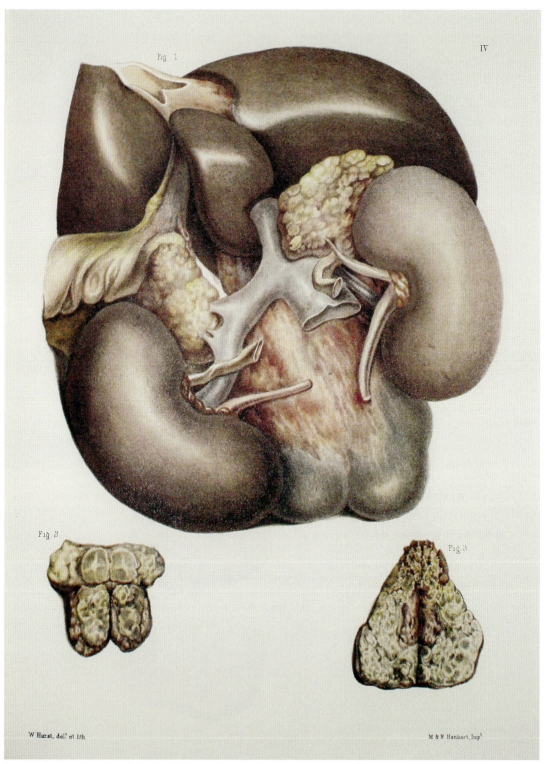

図10-11　アジソン『副腎の疾患の体質的および局所的影響』(1855)から図版4　坂井建雄蔵

り，腎臓病はブライト病と呼ばれるようになった。ブライトの同僚のホジキン(1798〜1866)は炎症を伴わないリンパ節と脾臓の腫大を報告した(1832)[22]。これがホジキン病(悪性リンパ腫の一種)の最初の症例報告である。またアジソン(1793〜1860)は『副腎の疾患の体質的および局所的影響』(1855)[23]で原発性慢性副腎皮質機能低下症(アジソン病)の症例を報告した(図10-10, 11)。

アイルランドのダブリンでも，エディンバラで学んだ医師たちが活躍していた。チェーン(1777〜1836)はダブリンのミース病院に勤め，1818年の剖検例の報告でチェーン・ストークス呼吸を正確に記載した。その36年後にミース病院のストークス(1804〜1878)は『心臓と大動脈の疾患』(1854)[24]で同じ症状が心臓弁の障害が原因で起こることを記載している。グレーヴス(1796〜1853)はエディンバラで医学を学んだ後，ドイツとフランスに遊学して，ダブリンのミース病院に勤め，慢性甲状腺腫(グレーヴス病 Graves disease，バセドウ病 Basedow disease)の症例を1835年に報告[25]している(図10-12)。

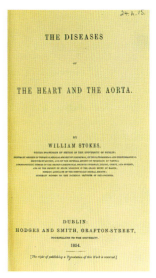

図10-12 ストークス『心臓と大動脈の疾患』(1854)

19世紀ドイツ語圏の臨床医学

ウィーンの大規模な総合病院とウィーン大学医学部は19世紀初頭にフランク(1745〜1821)により改革されて面目を一新したが，その後しばらく低迷していた。ロキタンスキー(1804〜1878)はチェコの出身でプラハとウィーンで医学を学び，総合病院病理主任とウィーン大学病理解剖学教授になった。フランスの病理解剖と医学から強い刺激を受けて，同僚の内科学教授スコダと協力して病理解剖の研究を精力的に行った。『病理解剖学提要』(1842〜1846)[26]を著し，さまざまな疾患の病理変化を正確に記述して，病理解剖学を学問として樹立するとともに，病理解剖所見が臨床診断に役立ち科学的根拠となることを示した。その一方で性急な体系化を試みて，血液の全身的ないし局所的な混和の異常 Dyskrasie

医学史上の人と場所
People and Place in Medical History

ブライト　Bright, Richard (1789〜1858)

ブライトはロンドンのガイ病院のすぐれた臨床家であり，腎臓病の症例と剖検記録を発表し，腎臓病(ブライト病と呼ばれた)の存在を明らかにした。裕福な銀行家の子として生まれ，エディンバラ大学で医学を学んで学位をとり(1813)，しばらくヨーロッパ各地を巡ってガイ病院に勤めて(1820)，診療と教育に従事した。有名な『症例の報告』(1827)を発表し，猩紅熱の後でタンパク尿と全身浮腫を呈して死亡した患者の腎臓に肉眼的な病変が見られることを報告した。これによりブライト病 Bright's disease は腎疾患の代名詞となった。

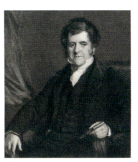

ブライト

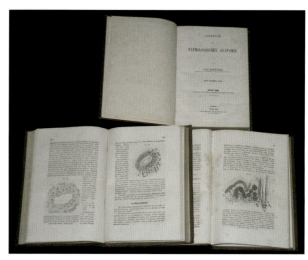

図10-13　ロキタンスキー『病理解剖学教科書』(1855～1861)，坂井建雄蔵

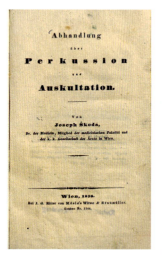

図10-14　スコダ『打診聴診論集』(1839)

によりあらゆる病気が起こるとする説(クラーシス説 Krasenlehre)を主張したが，激しい批判を浴びた。改訂版の『病理解剖学教科書』全3巻(1855～1861)[27]では，クラーシス学説はもはや取り上げられなかった(図10-13)。

スコダ(1805～1881)はチェコの出身でウィーン大学で医学を学び，総合病院の医師として働いた。『打診聴診論集』(1839)[28]を著し，打診音と聴診所見を客観的に区別し正確に記述して，胸部疾患の診断を進歩させた。その一方で確実な治療法がないことを表明する態度が，「治療ニヒリズム」として批判された(図10-14)。

ドイツでは，ヴァイカルト(1742～1803)がイギリスのブラウン(1735～1788)の『医学原理』(1780)をドイツ語に翻訳(1795)して紹介し(1798)[29]，神経系の活性力の過不足によって病気の成因を説明するブラウン学説が

医学史上の人と場所
People and Place in Medical History

ロキタンスキー　Rokitansky, Carl Freiherr von (1804～1878)

　ロキタンスキーはオーストリアの病理学者で，多数の病理解剖から数々の疾患を区別し，体系的な病理解剖学書を著した。ボヘミアの行政官の子として生まれ，プラハとウィーンの大学で医学を学び学位を得て(1828)，病理解剖学の助手(1828～1832)を務め，員外教授(1834)，正教授(1844)となった。ウィーン総合病院で臨床医と協力して膨大な数の病理解剖を行い，さまざまな臓器病変を区別して新たな疾患を報告した。病理解剖所見を体系的に整理して『病理解剖学提要』(1842～1846)と改訂版の『病理解剖学教科書』(1855～1861)を刊行し，病理解剖学の発展に大きく寄与した。血液の混和の異常 Dyskrasie が疾患の原因になると主張して，フィルヒョウから批判を受けることとなった。

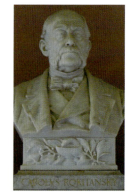

ロキタンスキーの胸像
坂井建雄撮影

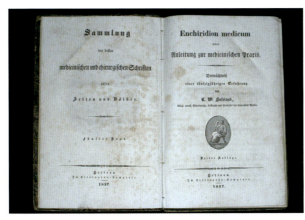

図10-16　フーフェラント『医学必携』（1837年版），坂井建雄蔵

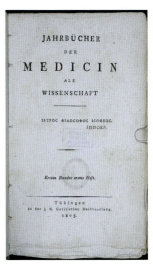

図10-15　『学問としての医学年報』第1巻

一時ドイツに広まった。バンベルクの医師マルクス（1775〜1816）と哲学者のシェリング（1775〜1854）は『学問としての医学年報』（1806〜1808）[30]を刊行して，医学を観念的な自然哲学と結びつけた。このロマン主義医学はたちまちドイツ各地に広まって，19世紀初頭のドイツの医師たちは多かれ少なかれその影響を受けた（図10-15）。

19世紀初頭のドイツではフーフェラント（1762〜1836）が高名な医師として知られ，イエナとベルリンで医学を教え，その著作は広く読まれた。とくに『医学必携』（1836）[31]はオランダ語訳が日本にもたらされ，緒方洪庵による『扶氏経験遺訓』，杉田成卿による『医戒』として一部が紹介されている。19世紀前半にはすでにフランスやイギリスで病理解剖が広く行われ，診断法や疾患の概念も大きく変わってきていたが，フーフェラントの医学は18世紀までの伝統的な医学を基調とした古風なものであり，時代の流れから取り残されようとしていた（図10-16）。

医学史上の人と場所
People and Place in Medical History

フーフェラント　Hufeland, Christoph Wilhelm（1762〜1836）

フーフェラントはドイツの医師で18世紀末から19世紀初頭にかけて名声の高い医師であった。ヴァイマールに生まれ，イエナとゲッティンゲンの大学で医学を学んで卒業し（1783），郷里で開業して著述を行った。イエナ大学の医学教授とワイマールの宮廷侍医に任ぜられ（1793），ゲーテやシラーなどの文人たちと交流し主治医となり，高い名声があった。ベルリンに招かれて医学校の医学教授とシャリテ病院長になり（1798），ベルリン大学の病理学と治療学教授になり（1810），ベルリン医師外科医協会（後のフーフェラント協会）を設立した。多数の著作があるが，とくに一般向けに書かれた『長命法』（1796）はベストセラーになり，『医学必携』（1836）は英語，フランス語，オランダ語に訳され，さらに蘭訳本は日本にもたらされて緒方洪庵によって訳されて『扶氏経験遺訓』となり，巻末の「医師の諸関係」は杉田成卿により『医戒』（1849）として訳出された。

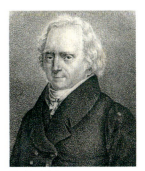

フーフェラント

19世紀ドイツ語圏の臨床医学　193

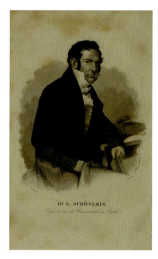

シェーンライン（1793～1864）はバンベルクの出身で，ランズフートとヴュルツブルクで医学を学び，ヴュルツブルク大学の病理学と治療学の教授となった(1819)．それまでの講義中心の教育を廃して，病院の豊富な症例を用いた臨床実地教育を行い，高い評価と人気を得た．講義録を学生が編纂して『一般特殊病理学と治療』(1832)[32]として無断で出版した．反動的な政治状況の中で解任されて新設のチューリヒ大学に移り(1833)，招かれてベルリン大学に移り(1840)名声を高めた．シェーンラインはロマン主義医学の影響を受け，病状の観察と病理解剖所見をもとに疾病分類学の再構築を試みて，疾患を形態関係 Morphen，血液関係 Haematosen，神経関係 Neurosen の3群に分類した．小児のアナフィラキシー性紫斑病を記載し，シェーンライン・ヘノッホ紫斑病として知られている(図10-17)．

1840年頃からナショナリズムが高まり，ドイツでは自由主義的な改革とドイツ統一を求める学生運動が高まり，医学においてもロマン主義医学に反発して若い医師たちが改革を主張するようになった．その改革運動の旗手となったヴンダーリッヒ(1815～1877)は，チュービンゲン大学でシェーンラインから医学を学んで医師となり，1837～1838年，1839～1840年にパリで，1840年にウィーンで医学を学んだ．『ウィーンとパリ』(1841)[33]という小冊子を刊行してドイツの医学の保守的な状況を批判し，友人のローザー(1817～1888)とともに『生理学的医術記録』(1842～1859)[34]という学術雑誌を創刊して医学の改革を主張した．チュービンゲン大学の員外教授(1843)，正教授(1846)，ライプツィヒ大学の聖ヤコブ病院正教授・病院長(1850)になり名声を高めた．医学書としては『病理学と治療提要』(初版3巻1846～1854，第2版4巻1852～1856)[35]，さらに『特殊病理学と治療基礎』(1858)[36]を出版した．ヴンダーリッヒの最大の業績は体温測定に関するもので，入院患者に対して継続的に体温を測定して体温の変化を記録し，『病気における体温の性状』(1868)[37]を刊行した(図10-18)．

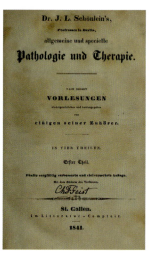

図10-17　シェーンライン『一般特殊病理学と治療』第5版(1841)

フレーリクス(1819～1885)はゲッティンゲン大学で医学を学び，特殊病理学と治療の員外教授となり(1846)，化学的な研究を行った．キール大学(1850)，ブレスラウ大学(1852)，シェーンラインの後任としてベルリン大学(1859)の教授となり，洞察の深い臨床講義と顕微鏡と化学を用いた医学研究で成果を上げた．とくに腎臓病（ブライト病）における尿毒症とその機序についての研究(1851)[38]，種々の肝臓病についての研究『肝臓病の臨床』(1858～1861)[39]，糖尿病の研究(1884)[40]ですぐれた成果を上げて，実験病理学の開拓に貢献した(図10-19)．

フィルヒョウ(1821～1902)は病理学者として大きな影響を与えたが，人類学の研究にも貢献し，また衛生学・公衆衛生学状況の改革のために政治家としても活動した．病理学の領域では『病理解剖生理学および臨

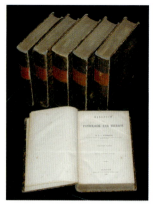

図10-18　ヴンダーリッヒ『病理学と治療提要』
第2版(1852～1856)，坂井建雄蔵

床医学記録』（1847〜，現『フィルヒョウ記録』）[41]）を創刊して臨床観察，実験病理学，病理組織学の研究を推進し，数多くの発見をした。白血病を発見して悪性疾患と判断して「白血病 Leukämie」と命名し，静脈炎について研究し，下肢の静脈の血栓が肺塞栓症を起こすことを示した。『細胞病理学』（1858）[42]）では細胞説に基づいて病気の原因を細胞の病的変化によって説明し，その後の実験病理学と病理組織学の発展に大きく寄与した。「細胞はすべて細胞から omnis cellula e cellula」という標語はフィルヒョウによって広められ，細胞が生命の単位である原則を強く印象づけた（図10-20）。

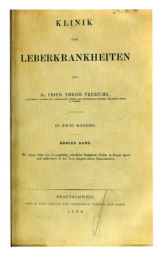

図10-19　フレーリクス『肝臓病の臨床』（1858）

■西洋医学における疾患概念の変遷

　西洋医学における疾患についての考え方は，19世紀に大きく変化した。個別の疾患を扱う実用的な医学書が疾患をどのように分類し扱ってきたかを調べると，その変化の様子がはっきりと分かる。

　ヨーロッパで個別の疾患を扱う医学書は，11世紀末頃から書かれるようになり，「医学実地」という表題をしばしば持っていた。医学実地はまた医学理論とともに，大学医学部における2つの主要な学科の1つであった。最初の医学実地書は，サレルノ医学校のガリオポントゥスによって書かれた『受難録』で，局所的な疾患を頭から足まで部位別に配列し，それに全身的な熱病を加えている。これが医学実地書の基本型となり，同様の形式の医学実地書が18世紀まで数多く書かれた。アラビアのアヴィケンナが著した『医学典範』（→4章 p.64）は第3巻で局所性の疾患，第4巻で全身性の疾患を扱っているが，12世紀ないし13世紀にラテン語訳されて大学の医学教育で広く用いられるようになった。18世紀初頭にライデン大学のブールハーフェは『箴言』（→8章 p.129）と

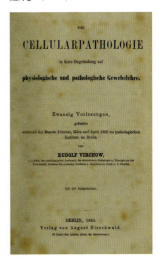

図10-20　フィルヒョウ『細胞病理学』（1858）　坂井建雄蔵

医学史上の人と場所
People and Place in Medical History

フィルヒョウ　Virchow, Rudolf Carl（1821〜1902）

　フィルヒョウは19世紀ドイツの医学における巨人である。ベルリン大学で医学を学び，シャリテ病院で解剖学者フロリープ（1804〜1861）の助手（1844），後任の主任（1846），ヴュルツブルク大学（1849）とベルリン大学の病理解剖学教授（1856）になった。臨床観察，動物実験，病理解剖・組織学の上に医学を再構築することを主張し，『病理解剖生理学および臨床医学記録』（1847〜）を創刊した。ベルリン大学で1858年に行った講義をもとにした『細胞病理学』（1858）は，細胞説に基づいて病気の原因を細胞の病的変化によって説明するもので大きな影響を与えた。フィルヒョウはまた1848年はじめに発疹チフス流行の調査のためにシレジアに派遣され，悲惨な現実を目の当たりにして社会改革の必要性を主張し，政治改革のために1861年からプロイセン議会の議員としても活動した。1870年以後には形質人類学の研究に傾注した。

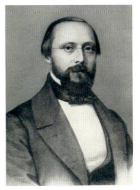

フィルヒョウ

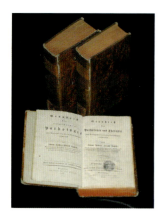

図10-21 コンラディ『病理学と治療基礎』
第2版(1817～1820), 坂井建雄蔵

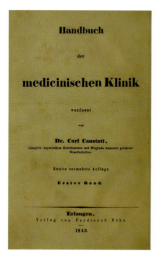

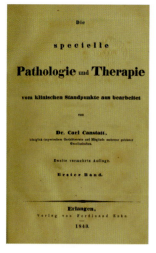

図10-22 カンシュタット『臨床的視点からの特殊病理学と治療』
第2版(1843年版)

いう医学実地書を著したが、ここでは96の疾患が列挙され、症状・病態に基づいて配列されている。これ以後18世紀には症状・病態によって疾患を分類した医学実地書が出版されるようになった。18世紀後半にモンペリエ大学のソヴァージュは『方式的疾病分類学』(1763)(→8章 p.136)を出版し、症状・病態の類似性にしたがって疾患を植物の種と同様に分類する疾病分類学を創始した。

個別の疾患について病態・診断・治療などを扱う各論的な医学書は、19世紀にその内容と構成が大きく変化し、4つの型を経て変遷した。①疾病分類型、②折衷型、③器官系統型、④感染症重視型である。

ソヴァージュが『方式的疾病分類学』(1763)により疾病分類学を提唱して以後、18世紀後半から19世紀初頭にかけて、疾患を症状と病態に基づいて植物と同様に分類する疾病分類学が一世を風靡し、個別の疾患を扱う医学書は疾病分類学の形式で編まれ、さまざまな分類の方式が提唱された。コンラディ(1780～1861)はマールブルクに生まれ、マールブルクで医学を学んで学位を得て(1802)、同大学の員外教授(1803)、正教授(1805)、ハイデルベルク大学の教授と病院長(1814)、ゲッティンゲン大学の教授と病院長(1823)を務めた。主著の『病理学と治療基礎』(1811～1816, 第2版 1817～1820)[43]は疾病分類型の医学書の代表的なもので、疾患を10綱に分類している。そのオランダ語訳は江戸末期の日本に伝えられ、シーボルトの弟子の児玉順三(1806～1861)により翻訳され、『公氏医宗玉海』全3冊(1860)として翻訳出版されている(表10-1, 2, 図10-21)。

1830年頃から疾病分類的な疾病項目と局所的な疾病項目の両方を含む折衷型の医学書が出版されるようになる。カンシュタット(1807～1850)はレーゲンスブルクで生まれ、ウィーンおよびヴュルツブルクでシェーンラインから医学を学び、パリに留学して故郷で眼科を開業した。エアランゲン大学の病理学教授になった(1843)が肺結核で早逝した。主著の『臨床的視点からの特殊病理学と治療』(1841～1847)[44]は折衷型の医学書の代表的なもので3部からなり、①総論、②全身性疾患、③器官系統別の局所的疾患を扱っている。19世紀前半のドイツで高い人気を博して版を重ね、オランダ語訳が出て幕末の日本にもたらされ、坪井信良が翻訳し『侃斯達篤内科書』(1865)として出版された(表10-3, 図10-22)。

1840年頃からは、局所的な疾患を器官系統別に配列する器官系統型の医学書が出版される。ニーマイヤー(1820～1871)はマグデブルクに生まれ、ハレ大学で医学を学び(1839～1843)、同大学の助手となり、プラハとウィーンに留学してしばらく開業した後、グライフスヴァルト大学(1855)、チュービンゲン大学(1860)で医学教授を務めた。主著の『特殊病理学と治療教科書』全2巻(1858～1861)[45]は内科学の標準的な教科書として広く受け入れられ、第10版(1879)まで版を重ね、英語、フラン

表10-1　個別の疾患を扱う19世紀のおもな医学書〔坂井建雄（2011）に基づく〕

〔疾病分類型〕
トマス（イギリス，ソールズベリー）『近代医療実地』（1801）
ピネル（フランス，パリ）『臨床医学』（1802）
クラーク（イギリス，ロンドン）『近代医療実地』（1805）
ホーフェン（ドイツ，ニュルンベルク）『実用医術提要』（1805）
フーパー（イギリス，ロンドン）『医師必携』（1809）
コンラディ（ドイツ，マールブルク）『病理学と治療基礎』（1811〜1816）
ライマン（オーストリア，ウィーン）『特殊医学病理学と治療提要』（1816）
シューラン（ドイツ，ドレスデン）『人体の特殊病理学と治療教科書』（1831）
ノイマン（ドイツ，トリア）『人間の病気について，各論』（1832〜1834）
シェーンライン（ドイツ，ヴュルツブルク）『一般特殊病理学と治療』（1832）
バウムゲルトナー（ドイツ，フライブルク）『特殊疾病治療学提要』（1835）
フーフェラント（ドイツ，ベルリン）『医学必携』（1836）
ポスナー（ドイツ，ベルリン）『特殊病理学と治療提要』（1845〜1847）

〔折衷型〕
グレゴリー（イギリス，ロンドン）『医療の理論と実地概論』（1828）
マッキントッシュ（イギリス，エディンバラ）『病理学の原理と医療の実地』（1831）
カンシュタット（ドイツ，エアランゲン）『臨床的視点からの特殊病理学と治療』（1841〜1842）
ヴンダーリッヒ（ドイツ，ライプツィヒ）『病理学治療提要』（1846〜1854）
ヒューベナー（ドイツ，ハイデ）『特殊病理学と治療』（1850〜1852）
タナー（イギリス，ロンドン）『医学実地提要』（1854）
ヴンダーリッヒ（ドイツ，ライプツィヒ）『特殊病理学と治療基礎』（1858）
ハウシュカ（オーストリア，ウィーン）『特殊病理学と治療概要』（1855〜1857）
レーベルト（スイス，チューリヒ）『実用医学提要』（1855）
キッセル（ドイツ）『特殊病理学と治療提要』（1863）
ハーツホールン（アメリカ，フィラデルフィア）『医学の原理と実践要説』（1867）
ジャクー（フランス，パリ）『内部病理学概論』（1870〜1871）

〔器官系統型〕
ダングリソン（アメリカ，フィラデルフィア）『医学の実地，特殊病理学と治療の論考』（1842）
リヒテル（ドイツ，ドレスデン）『内部臨床基礎』（1855〜1856）
ニーマイヤー（スイス，チューリヒ）『特殊病理学と治療教科書』（1858〜1861）
クンツェ（ドイツ，メルゼブルク）『実用医学概論』（1863）
バーソロー（アメリカ，フィラデルフィア）『医学実地論考』（1880）
デュラフォイ（フランス，パリ）『内部病理学提要』（1880）
アイヒホルスト（スイス，チューリヒ）『特殊病理学と治療提要』（1885）
ドルンブリュート（ポーランド，シュフィエボジツェ）『内科学概論』（1892）
シュヴァルベ（ドイツ，ベルリン）『特殊病理学と治療基礎』（1892）
コレ（フランス，リヨン）『内部病理学概論』（1899）

〔感染症重視型〕
シュトゥリュンペル（ドイツ，エアランゲン）『内科疾患の特殊病理学と治療教科書』（1883）
オスラー（アメリカ，ボルティモア）『医学の原理と実地』（1892）
メリング（ドイツ，ハレ）『内科学教科書』（1901）

表10-2 コンラディ『病理学と治療基礎』第2版，第2部『特殊病理学と治療基礎』(1819～1820)の内容

第1綱　熱病について
第2綱　炎症について
第3綱　発疹について
第4綱　異常な流出について
第1節　血液流出と流出すべき血液の抑制ないし抑圧について
第2節　腹部流出と他の病的排出と流出
第5綱　悪液質
第6綱　寄生動物の形成を伴う疾病
第7綱　痙縮性疾病
第1節　植物的生命の器官において
第2節　随意運動のための筋肉において顕著なもの
第8綱　感覚器と神経の抑圧ないし無力を伴う疾病
第9綱　内部感覚の異常と共通感覚の亢進と変調を伴う疾病
第10綱　感覚の亢進と変調で特徴づけられる疾病
第1目　外部感覚に関するもの
第2目　疼痛性疾病

表10-3 カンシュタット『臨床的視点からの特殊病理学と治療』第2版(1843～1847)の内容

第1部　疾病の基本的諸形態
第2部　特異的疾病過程
第1綱　急性外因性疾病
第2綱　体質性悪液質
第3部　各論的局所病理学
第1綱　頭部の疾病
第2綱　脊髄の疾病
第3綱　個々の神経と神経領域の局所病理学
第4綱　気道の疾病
第5綱　循環器の疾病
第6綱　動脈と静脈の疾病
第7綱　乳糜産生系の疾病
第8綱　尿産生系の疾病
第9綱　生殖系の疾病
第10綱　腹膜の疾病
第11綱　外皮の疾病

ス語，スペイン語，ハンガリー語，ロシア語，トルコ語に訳された．明治維新後に日本に輸入されて東京大学医学部をはじめ各地の医学校での医学教育に用いられた．佐藤尚中(1827～1882)はオランダ語訳本から日本語に訳して，呼吸器・循環器・消化器の部分を『済衆録』全14巻(1879～1882)として出版した(表10-4，図10-23)．

　1880年頃から登場した感染症重視型の医学書では，冒頭で感染症を扱い，続いて局所的な疾患を器官系統別が扱われる．シュトゥリュンペル(1853～1925)はリトアニアで生まれてエストニアで育ち，プラハ大学とライプツィヒ大学で医学を学んだ．卒業後に助手(1875)，員外教授(1883)となり，エアランゲン大学(1886)，ブレスラウ大学(1903)，ウィーン大学(1909)，ライプツィヒ大学(1915)で教授を務めた．主著の『内科

表10-4　ニーマイヤー『特殊病理学と治療教科書』(1858〜1861)の内容

第1巻，第1部
　呼吸器の疾病
　循環器の疾病
第1巻，第2部
　消化器の疾病
　肝臓と胆道の疾病
第2巻，第1部
　泌尿器の疾病
　生殖器の疾病
　男性生殖器の疾病
　女性生殖器の疾病
　神経系の疾病
第2巻，第2部
　皮膚の疾病
　運動器の疾病
　体質性疾病

表10-5　シュトゥリュンペル『内科疾患の特殊病理学と治療教科書』(1883)の内容

第1巻
　急性全般性感染疾病
　呼吸器の疾病
　循環器の疾病
　消化器の疾病
第2巻，第1分冊
　末梢神経の疾病
　血管運動性と栄養性神経症
　脊髄の疾病
　延髄の疾病
　脳の疾病
　既知の解剖学的基礎のない神経症
第2巻，第2分冊
　泌尿器の疾病
　運動器の疾病
　血液と物質代謝の異常（体質性疾病）

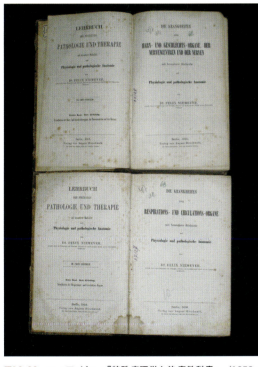

図10-23　ニーマイヤー『特殊病理学と治療教科書』（1858〜1861），坂井建雄蔵

疾患の特殊病理学と治療教科書』全2巻(1883)[46]は発刊当初から評価の高い医学書で，第32版(1934)まで改訂を続け，英語，フランス語，ポルトガル語，ロシア語に訳されている．日本では保利聰(1858〜1899)と舟岡英之助(?〜1929)が訳して『斯氏内科全書』全5巻(1895〜1901)として出版された（表10-5，図10-24）．

西洋医学における疾患概念の変遷　199

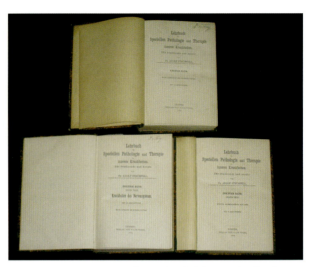

図10-24 シュトゥリュンペル『内科疾患の特殊病理学と治療教科書』
第3版(1886),坂井建雄蔵

■西洋医学における疾患についての理論

　医学実地とならぶもう1つの学科である医学理論では，自然と人間に関する普遍的な原理や病気の原因について議論される。ヨーロッパの医師たちは，病気の原因についてさまざまな理論を生み出してきた。

　ヒポクラテスの医学では，病気の原因が温・冷・湿・乾の4つの基本性質の不均衡によって説明されている。体液の不均衡は，病気の原因としてそれ以後の医師たちに広く受け入れられた。2世紀のガレノスは体液の不均衡の他に，通路の狭窄ないし拡張，連続性の破断を疾患の原因として付け加えている。

　アラビアのアヴィケンナはガレノスの医学書を体系的に整理して『医学典範』を著し，医学理論を扱う第1巻の第2教説で疾患と症状の原因を扱っている。フェルネルはガレノスの原典に遡って医学理論書の『医学』(1554)を著し，その第2部の病理学で疾患と症状の総論，徴候学，疾患の各論を扱っている。

　16世紀以後に錬金術や化学に関心を持つ医師たちが，体液説に反対してさまざまな医学理論や治療法を編みだした。パラケルススは，古代以来の体液説に始めて正面から反対した。人体の働きをアルケウスという霊的な気体によって説明し，独自の診断・治療法を唱えた。パラケルススの医学を信奉する人たちは手稿を探し出して出版したが，その学説は普及することはなかった。17世紀にブリュッセルのヘルモントは，体液説もパラケルスス説も批判し，自然界の元素である水が発酵素の作用によって種子に変えられてさまざまな物体に変化するとし，その変化の原理をアルケウスという精気的なガスに求めた。ライデン大学のシル

ヴィウスは化学に強い関心を持ち，生命と病気を酸とアルカリの対立および沸騰する発酵作用により説明しようとした。酸とアルカリの調和や場所が異常な状態をアクリモニアと呼び，酸性ないしアルカリ性の薬剤で治療した。18世紀初頭にハレ大学のシュタールは，生命現象を説明するために霊魂の働きを強調し，霊魂が生体物質の解体を防ぎ，生体を活性化して発生や成長，臓器のさまざまな機能を営むと主張した。

　デカルトの哲学，さらにニュートン力学の大きな成功を受けて，17世紀後半から生体の働きを物理的・力学的に説明しようとする機械論的生理学が盛んになった。18世紀初頭にライデン大学のブールハーフェは医学理論書『医学教程』(1708)を著し，ガレノス以来の体液説を排して機械論に基づいた生理学を展開したが，疾患の原因について新たな説明を与えることはできなかった。

　エディンバラ大学のカレンのもとで学んだブラウンは独自のブラウン学説を標榜し，神経系に根本的な活性力 exciting power が宿り，環境からの作用により興奮の過剰や欠乏が生じて病気になると唱えた。ブラウン学説は18世紀末にドイツに紹介されて一時的に広まった。19世紀初頭にパリのブルッセーは既存の医学を激しく攻撃して生理学的医学を標榜し，ほとんどの病気が胃腸炎から生じるとしてヒルを用いた瀉血を推奨して一時的に人気を博したが，やがて見捨てられた。いずれも検証できる十分な根拠がなく独断的に原理や学説が打ち出されたもので，疾患についての考え方を変えることはなかった。

　19世紀に入って疾患についての考え方が大きく変わり，臓器の病的変化により疾患が生じると考えられるようになったが，それは個別の疾患についての臨床観察や病理解剖所見といった検証可能な事実に基づいたものであった。またフィルヒョウの細胞病理学説は広く受け入れられたが，それは細胞が生命の単位であるとする細胞説がシュライデンとシュヴァンにより提案されただけでなく，その後の組織学的観察や実験的な生理学研究により細胞の増殖過程が明らかにされるなど検証可能な裏付けを得ていたという経緯がある。

　疾患についての理論は検証可能な事実の裏付けによって発展するものであり，裏付けのない理論は一時もてはやされたとしてもいずれ空理空論として見捨てられてしまう。ロキタンスキーは，さまざまな疾患の病理変化を正確に記述して病理解剖学を学問として樹立したが，その一方で性急な体系化により提案したクラーシス説 Krasenlehre は批判を浴びて顧みられることはなかった。

第11章
実験的生理学と細胞説の衝撃
――基礎医学の成立

Experimental physiology and impact of cell theory — birth of basic medicine.

　フランス革命後の19世紀初頭のパリでは，自然科学の研究が活発に行われ，動物学・比較解剖学と実験生理学で成果を上げた。ドイツでは研究を行う機関として新たな大学がベルリンを始め各地に作られ，1830年代以降に実験的な生理学，顕微鏡を用いた組織学，有機物質を分析する生化学など基礎的な医学研究が飛躍的に発展し，教育・研究の分野として基礎医学が成立した。

■ 19世紀初頭のフランス―比較解剖学と実験生理学

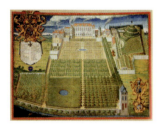

図11-1　1636年頃の王立植物園

　パリの王立植物園は1626年にルイ13世の治下に医学教育施設として創設され，ディオニス（1650～1718），デュヴェルネ（1648～1730），ウィンスロー（1669～1760）らが解剖学を教えた。18世紀には医療との結びつきが弱まり，とくにビュフォンが管理者となった時代（1739～1788）には自然誌の展示が充実して，革命下の1793年に自然誌博物館に改組された。自然誌博物館は動物学と比較解剖学研究の中心となった（図11-1）。
　キュヴィエ（1769～1832）はフランス生まれでドイツで生物学を学び，自然誌博物館の館員（1795）と教授（1802），コレージュ・ド・フランスの博物学教授（1799）になって動物学と比較解剖学の研究で高い業績を挙げ，フランスアカデミー会員（1818），パリ大学の総長（1819）に任じられ，フランスの科学界に君臨した。『比較解剖学講義』全5巻（1800～1805）[1]では，動物の身体の構造がそれぞれの食性や運動性に相応しい構造をもつことを明らかにした。『動物界』（1817）[2]では動物界を体制の異なる脊椎動物，軟体動物，関節動物，放射状動物の4群に分類した。
　ジョフロア（1772～1844）は自然誌博物館の動物学教授（1793）となり，ナポレオンのエジプト遠征に科学者として同行した（1798～1801）。比較解剖の研究を行い，『解剖哲学』（1818～1822）[3]では，哺乳類の耳小骨と魚類の鰓蓋の骨が対応することなど，脊椎動物の骨格の相同関係を明らかにした。1830年に軟体動物と脊椎動物の間にも対応関係があると主張し，キュヴィエとの間に激しくアカデミー論争を戦わせた。
　マジャンディー（1783～1855）はパリで動物を用いた生理学実験を教える教室を開き，多くの医学生や卒業生を集めて成功した。科学アカデ

表11-1　マジャンディー『生理学基礎概論』(1816～1817)の内容

生理学の定義と区分	栄養の機能
予備的考察	消化
身体とその区分	乳糜の吸収と経路
関係の機能	リンパの吸収と経路
感覚	静脈血の経路
視覚	呼吸すなわち静脈血の動脈血への変化
聴覚	動脈血の経路
嗅覚	分泌
味覚	濾胞分泌
触覚	栄養
感覚一般	生殖
脳の機能	睡眠
声とその作用	死
声	
態度と運動	

ミー会員になり(1821)，コレージュ・ド・フランスで医学を教えた(1830)。『生理学基礎概論』(1816～1817)[4]はそれまでの理論を重視した生理学書と異なり，観察事実と生理学実験を強く志向し，マジャンディーや同僚の実験結果を豊富に収載し，第4版(1834)まで改訂を重ね，英語，ドイツ語にも翻訳された。『多くの新薬の調製と用法の公式』(1821)は医師のための薬品マニュアルで，それまでの植物製剤ではなく新たに発見・抽出されたアルカロイドなど多数の薬品を収録して大きな影響を与えた。また『実験病理学的生理学雑誌』(1821～1831)[5]を刊行して実験生理学的な研究成果を数多く発表し，とくに脊髄神経の根を切断する実験により前根が運動性で後根が感覚性であることを証明し(1822)[6]，アナフィラキシーの現象を発見し，嘔吐と嚥下の機構についても研究した(表11-1)。

医学史上の人と場所
People and Place in Medical History

マジャンディー　　Magendie, François (1783～1855)

マジャンディーはフランスの生理学者で，生理学，薬剤学，病理学における近代的な実験的研究の創始者として位置づけられる。ボルドーで外科医の息子として生まれ，家族とともに革命直後のパリに移り(1791)，外科医の弟子となった(1799)。比較解剖に興味を持って自然史博物館で動物解剖を学び，健康学校に入学し(1803)，学位を得た(1808)。医学校の解剖学助手に一時なり(1811～1813)，教室を開いて動物を用いた生理学実験を教え，多くの医学生や卒業生を集めて成功した。事実と実験を重視して書かれた『生理学基礎概論』(1816～1817)，発見・抽出された新薬を多数掲載した『多くの新薬の調製と用法の公式』(1821)は，その後の生理学と薬剤学のあり方に大きな影響を与えた。また『実験病理学的生理学雑誌』(1821～1831)を刊行して実験生理学的な研究成果を数多く発表した。科学アカデミー会員になり(1821)，コレージュ・ド・フランスで医学を教えた(1830)。

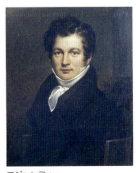

マジャンディー

フルーラン(1794～1867)はモンペリエで医学を学んで学位を得て，パリに出てキュヴィエの知遇を得て科学アカデミー会員(1828)，自然誌博物館の教授(1830)，コレージュ・ド・フランスの教授(1855)になった。神経生理学の研究を行い，『脊椎動物の神経系の機能に関する実験的研究』(1824，第2版1842)[7]を著した。動物の大脳や小脳を除去してその機能の違いを明らかにし，呼吸中枢が延髄に局在することを発見した。

■ 19世紀初頭のドイツ―比較解剖学と発生学

ドイツでは18世紀末から19世紀初頭にかけて，生命的な原理を追求する生気論や統一的な原理を求める自然哲学が隆盛となり，比較解剖学と発生学が強い関心を集めた。文豪のゲーテ(1749～1832)は人間の顎間骨を発見し(1784)[8]，植物の形も研究して，「形態学 morphologie」の語を創案した。オーケン(1779～1851)はシュヴァーベン出身でフライブルクで医学を学び，シェリングの知遇を得てゲッティンゲン大学で教え(1805)，イェナ大学の自然誌の教授(1807)になった。政治的活動のために免職となったが(1819)，ミュンヘン大学(1828)，チューリヒ大学(1833)の教授になった。イェナ大学の教授就任論文「頭蓋骨の意味について」(1807)[9]で頭蓋を椎骨の延長とみなす頭蓋椎骨説を主張し，その先取権を巡ってゲーテと争った。『自然哲学教科書』全3巻(1809～1811)[10]，『全階層の一般博物誌』(1833～1841)[11]など人気のある多数の著作を著している(図11-2)。

発生学においては，個体発生の段階がさまざまな動物の体制の段階に類似することがまず注目されるようになった。メッケル(1781～1833)は祖父の代以来ハレ大学の解剖学教授で，ハレとゲッティンゲンで医学を学び，ハレ大学の解剖学，外科学，産科学の教授になり(1808)終生務めた。高等動物の胚段階と下等動物の成体とが類似していることを主張する論文(1811)[12]を発表している。ベーア(1792～1876)はエストニアの出身でドルパト大学(現在のタルトゥ)で医学の学位を得て，ヴュルツブルクで比較解剖学を学び，ケーニヒスブルク大学の教授(1816)になり解剖学と動物学を教えた。動物の発生学を研究し，『動物の発生学について，観察と考察』全2巻(1828～1837)[13]を著した。さまざまな動物の発生過程を詳しく観察し，初期胚に胚葉が作られ，そこから形態形成が生じることを明らかにし，発生学の創始者と見なされている。ライヘルト(1811～1883)はベルリン大学のミュラーのもとで学び，ドルパト大学(1853)，ベルリン大学(1858)で解剖学教授を務めた。鳥類と哺乳類の耳小骨が魚類の鰓弓と相同であることを論文(1837)[14]で明らかにし，発生期の第2鰓弓の軟骨はライヘルトの名で呼ばれている(図11-3)。

19世紀の初頭のドイツで，チェコ出身のプルキンエ(1787～1869)はブ

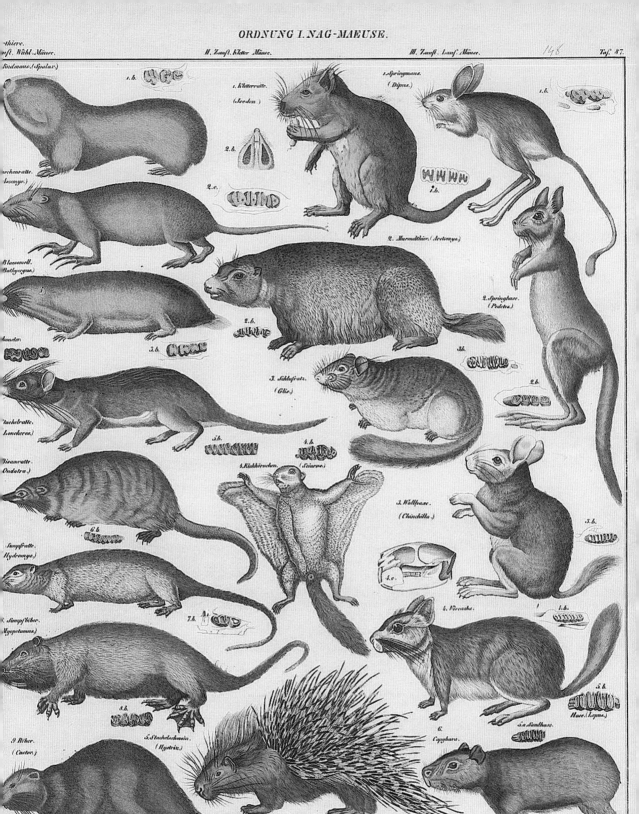

図11-2　オーケン『全階層の一般博物誌』(1833)

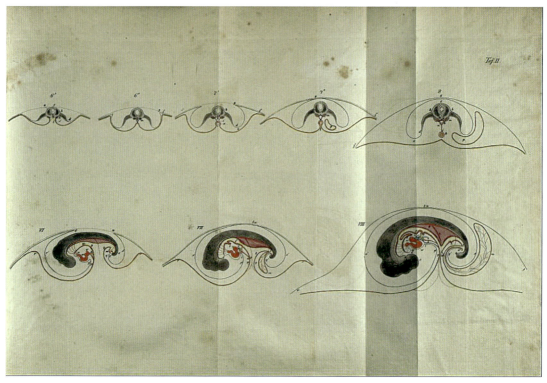

図11-3　ベーア『動物の発生学について，観察と考察』第1巻(1828)から，初期胚の胚葉形成

レスラウ大学(1823)とプラハ大学(1850)で生理学教授となり，生理学と組織学で目覚ましい業績を挙げた．視覚生理学では暗所で青色をよく感知するプルキンエ現象(1819)[15]，小脳皮質の大型ニューロンのプルキンエ細胞(1837)[16]，心臓の刺激伝導系の末梢部にあたるプルキンエ線維(1839)[17]を発見した．

■19世紀中葉以後のドイツ―基礎医学研究

ドイツでは19世紀中葉にベルリン大学教授のミュラーが実験的な生理学研究を行い，多数の優秀な弟子を育てて，その後の基礎医学研究発展の礎を築いた．19世紀中盤にライプツィヒ大学のルートヴィヒは国内および外国から多くの研究者を集めて，精密な実験機器を用いて生理学研究をさらに発展させた．

ミュラー(1801～1858)はボン大学の解剖学教授(1830)，ベルリン大学の解剖学教授を務めた(1833)．『人体生理学提要』全2巻(1834～1840)[18]を著し，新しい生理学の着想が溢れており，細胞説などの最新の知見を含んでいて多くの生理学者を刺激した．基礎医学の雑誌『解剖学生理学科学的医学記録』[19]を創刊し(1834)，数々の重要な研究成果がここで発

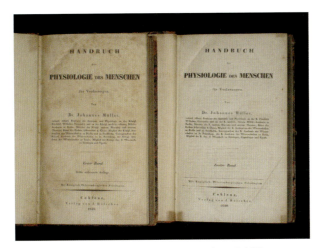

図11-4　ミュラー『人体生理学提要』（1838/40）　坂井建雄蔵

表された。視覚の中枢機構について研究し，中腎傍管（ミュラー管 Müllerschen Gang）を記載している。ミュラーの没後は雑誌は2部に分かれ，生理学はデュボア＝レイモンが，解剖学はライヘルトが編集を担当した。1840年頃からは人体生理学から離れて海洋生物学に傾注した。ミュラーの研究室は優秀な弟子を数多く輩出した（表11-2，図11-4）。

　ヘルムホルツ（1821～1894）はベルリン大学で医学を学び（1838），しばらくシャリテ病院の医師，軍医として務め，ケーニヒスベルク大学生理学教授（1849），ボン大学（1855），ハイデルベルク大学（1858）教授を経てベルリン大学物理学教授（1871），新設の国立理工学研究所の総裁（1887）を務

医学史上の人と場所
People and Place in Medical History

ミュラー　Muller, Johannes Peter（1801～1858）

　ミュラーはドイツの生理学者で，解剖学，生理学，発生学，動物学など基礎医学の幅広い分野で重要な研究を行い，多数の優秀な弟子を育てて，実験的な生理学の創設者と見なされている。コブレンツの靴工の息子で，ボン大学（1818年創設）に入学して（1819）医学を学び，卒業後にベルリン大学の解剖学生理学研究室〔ルドルフィ（1771～1832）教授〕に留学して最新の生化学についても学んだ。ボン大学で学位を得て（1824），解剖学生理学の講師（1824）になり，就任講演では生理学研究において正確な観察，文献などの理解，実験の重要性を強調した。感覚生理学についての論文（1826），腺や生殖器の発生についての著作（1830）を著し，教授に就任した（1830）。ベルリン大学のルドルフィ教授の死去により後任に選ばれ（1832），ベルリンに移った（1833）。『人体生理学提要』全2巻（1834～1840）には新しい生理学の着想が溢れており，細胞説などの最新の知見を含んでいて多くの生理学者を刺激した。基礎医学の雑誌『解剖学生理学科学的医学記録』を創刊し（1834），ミュラーの没後は2部に分かれて生理学はデュボア＝レイモンが，解剖学はライヘルトが編集を担当した。医学部長や学長も務めて多忙を極め，晩年には学生たちとの葛藤や身の回りの不幸によってメランコリーに襲われ，原因不明の急死をとげた。

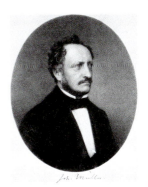

ミュラー

表11-2 ヨハネス・ミュラー『人体生理学提要』第3版(1838/1840)の内容

序論
生理学各論第1書：広範に広がる生命体液について，体液の移動について，脈管系について
1．血液，2．血液循環と血管系，3．リンパ液とリンパ管系
生理学各論第2書：体液の生命化学的変化と構造部分について
1．呼吸，2．栄養，成長，再生，3．排出，4．消化，乳糜化，分解産物の排出
生理学各論第3書：神経の物理学
1．神経の性質一般，2．知覚神経，運動神経，生命神経，3．神経原理の力学，4．個々の神経の個性，
5．神経系の中枢部分
生理学各論第4書：運動について，声と発語について
1．動物運動の器官，現象，原因，2．さまざまな筋運動，3．声と発語
生理学各論第5書：感覚について
予備概念，1．視覚，2．聴覚，3．嗅覚，4．味覚，5．触覚
生理学各論第6書：精神生命について
1．精神一般の性質，2．精神表現，3．精神と生物の相互作用
生理学各論第7書：生殖について
1．等質生殖と異質生殖，2．有性生殖
生理学各論第8書：発生について
1．卵の発生と受精，2．器官の発生と胎児の組織，3．出生と生後発達

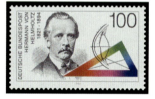

図11-5　ヘルムホルツの記念切手

めた。化学変化により骨格筋の収縮と熱が生じることを示し(1848)[20]，神経の伝導速度を測定し(1850)[21]，中耳の耳小骨による音の伝導の仕組みを解明した(1868)[22]。眼科の検査に役立てるために，網膜を観察する検眼鏡 ophthalmoscope(1851)[23] と角膜曲率計 ophthalmometer(1855)[24] を開発した。物理学に転じてからは電磁気学の研究を行い，光の三原色説を発表した(1852)（図11-5）。

デュボア＝レイモン(1818～1896)はベルリン大学で医学を学び(1843)，動物の電気現象についての研究を行い，ミュラーの後任としてベルリン大学の生理学教授(1858)，ベルリンに新設された生理学研究所の所長(1877)になった。『動物電気についての研究』(1848, 1849, 1884)[25]を著し，高感度の測定機器を開発して筋と神経の電気活動を測定し，細胞内がマイナスの電気を持つこと，神経活動の電流を見いだして，その後の電気生理学の基礎を築いた。

ヘンレ(1809～1885)はチューリヒ大学の解剖学教授になり(1840)，ハイデルベルク大学，ゲッティンゲン大学の解剖学教授を務めた。顕微鏡を用いて腎尿細管のヘンレループを発見(1862)[26]した。『一般解剖学』(1841)[27]は細胞説に基づいた最初期の組織学書で，その後の組織学の発展の端緒となった。『人体系統解剖学提要』(1855～1871)[28]は肉眼解剖学の教科書で，人体を機能システムの器官系に分けて記述され，その後に発展する系統解剖学のスタイルを作り上げた（図11-6）。

シュヴァン(1810～1882)はデュッセルドルフの近郊で生まれ，ボン，ヴュルツブルク，ベルリンで医学を学んで学位を得て(1834)，ミュラーの助手となって消化酵素と発酵の研究を行った。植物体が細胞から構成されるというシュライデンの報告(1838)に続いて，動物体も同様に細胞

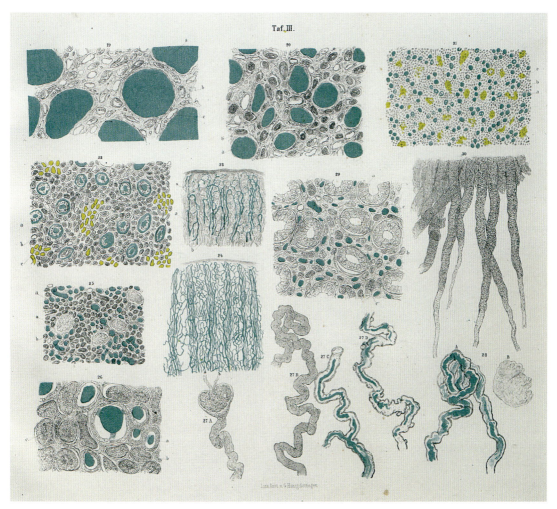

図11-6 ヘンレループの顕微鏡像

医学史上の人と場所
People and Place in Medical History

ヘンレ　Henle, Friedrich Gustav Jacob（1809〜1885）

ヘンレはドイツの解剖学者で，腎臓のヘンレループを発見し，顕微鏡による組織学と系統的な肉眼解剖学について優れた教科書を著した。ニュルンベルク近郊で生まれ，ハイデルベルクとボンで医学を学んで学位を得た（1832）。早くから基礎的な研究を目指してミュラーの助手になり，ミュラーとともにベルリンに移った（1833）。過激な学生活動に関わって逮捕されたが，教授資格を得て（1837），チューリヒ大学の解剖学教授になり（1840），ハイデルベルク大学（1844），ゲッティンゲン大学（1852）に転じた。顕微鏡を用いて人体組織の研究を行い，腎尿細管のヘンレループを発見（1862）した。細胞説に基づいた顕微解剖学書『一般解剖学』（1841）を著した。人体解剖学の教科書『人体系統解剖学提要』（1855〜1871）では人体を機能システムの器官系に分ける系統解剖学を作り上げた。『理性的病理学提要』（1846〜1853）では伝染病の原因について当時の知見を整理して，近代病理学の先駆けと評価されている（→14章 p.282）。

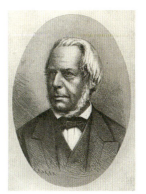

ヘンレ

19世紀中葉以後のドイツ―基礎医学研究　209

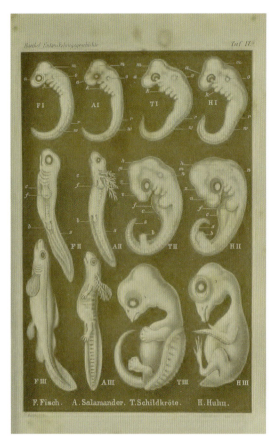 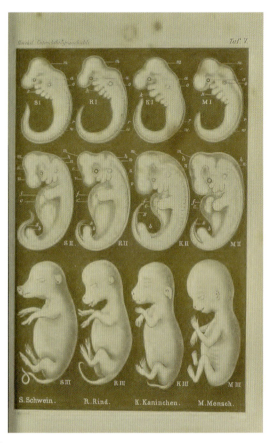

図11-7　ヘッケル『人類発生史』(1874)から，各種脊椎動物の胚形成

から構成されることを発表し(1839)，細胞が生物体の構成単位であるとする細胞説は，19世紀の医学・生物学に大きな衝撃を与えた。また末梢神経の軸索を包む神経鞘細胞を発見して，シュヴァン細胞 Schwann cell の名で呼ばれている。しかし発酵の研究で批判を受けてドイツを去り，ルーヴァン大学(1839)とリエージュ大学(1848)の教授を務めた。

プリューガー（1829～1910）はギーセン(1851)とベルリン(1855)で医学を学び，講師となって(1858)デュボア＝レイモンの下で電気緊張の研究を行い，ボン大学の生理学教授(1859)になった。栄養代謝の研究，血液のガス交換の研究で業績を上げた。1858年に創刊した『人体動物総合生理学記録』[29]はプリューガーの名を冠して現在も刊行を続けている。

ヘッケル(1834～1919)はポツダムで生まれ，ヴュルツブルクとベルリンで医学を学んで学位をとり(1857)，ミュラーから影響を受けて動物学に関心をもった。しばらく医療を行い，イェナ大学で講師(1861)，動物学研究室の員外教授(1862)，正教授(1865)になり，系統史博物館を作った(1907)。世界中に研究旅行に行き無脊椎の各種動物を研究し，ダーウィンの進化論を強力に支持し広めた。著書として『生物体の一般形態

表11-3 ルートヴィヒ『人体生理学教科書』第2版(1858〜1861)の内容

序論
第1節　原子の生理学
第2節　集合体の生理学
第3節　神経系の生理学
　Ⅰ．神経生理学総論
　Ⅱ．神経生理学各論
第4節　筋系の生理学
　Ⅰ．筋生理学総論
　Ⅱ．筋生理学各論
第5節　感覚器官の生理学
第6節　栄養の生理学
　Ⅰ．血液
　Ⅱ．(臓器各論)
　Ⅲ．(物質交換)
　Ⅳ．計量可能な物質の喪失と獲得の比較
第7節　動物熱

学』全2巻(1866)[30]，『自然創造史』(1868)[31]，『人類発生史』(1874)[32]など学術書の他に，一般向けに『宇宙の謎』(1899)[33]，『生命の不可思議』(1905)[34]などを著して広く読まれた(図11-7)。

　病理学者のフィルヒョウ(1821〜1902)についてはすでに述べた(→10章 p.194)。ミュラーのその他の弟子として，ブリュッケ(1819〜1892)はケーニヒスベルク大学の生理学教授(1848)，ウィーン大学の顕微解剖学教授(1849)になり，眼の毛様体の放射状線維を発見した。ビダー(1810〜1894)はドルパト大学の解剖学教授(1836)，生理学教授(1843)になり，心臓の心房中隔下部の神経節を発見した。フィアオルト(1818〜1884)はチュービンゲン大学の理論医学の教授(1849)，生理学の教授(1853)になり，血流速度の研究を行った。レマク(1815〜1865)はポーゼンの神経学の教授になり，無髄神経や胃の自律神経節を発見した。ビショフ(1807〜1882)はハイデルベルク大学(1836)，ギーセン大学(1843)，ミュンヘン大学(1854)で解剖学教授を務め，卵子の放線冠を発見した。ライヘルト(1811〜1883)はドルパト大学(1843)，ブレスラウ大学(1853)，ベルリン大学(1858)の解剖学教授になり，胎児期の鰓弓の研究を行った。

　ドイツの生理学研究は，ルートヴィヒが主宰したライプツィヒ大学の生理学研究所(1869)においてさらに大きく発展した。ルートヴィヒ(1816〜1895)はマールブルク大学で解剖学教授(1846)になり，チューリヒ大学(1849)，ウィーン大学(1855)に移り，ライプツィヒ大学に招かれて(1865)，新設の生理学研究所の所長となった(1869)。血圧や呼吸などの経時的な実験結果を連続的な記録を描画するキモグラフ Kymograph を開発して(1847)，物理学・化学・数学的方法で生物現象を定量的に分析する近代的な生理学研究を創始した。腎臓での尿生成機構，腺の分泌機能について研究をした。『人体生理学教科書』全2巻(1852〜1856)[35]は，

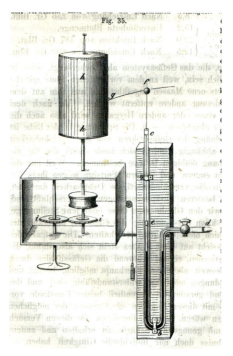

図11-9　キモグラフ
ルートヴィヒ『人体生理学教科書』第2版(1858〜1861)から，坂井建雄蔵

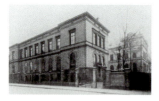

図11-8　ライプツィヒ大学の生理学研究所　1880年頃

近代的な生理学研究の指針となった。ライプツィヒ大学の生理学研究所でルートヴィヒは数多くの共同研究者とともに幅広く生理学研究を行い，多くの弟子を育てただけでなく，外国から多数の研究者を集めて育て，各国に生理学の研究を広めた(表11-3，図11-8, 9)。

医学史上の人と場所　People and Place in Medical History

ルートヴィヒ　Ludwig, Carl Friedrich Wilhelm（1816〜1895）

ルートヴィヒはマールブルク大学で医学の学位を得て(1840)，解剖学研究室の標本係(1841)，教授(1846)になり，循環生理学の研究を行って血流変化などを波形として記録するキモグラフを発明した(1847)。チューリヒ大学(1849)に移り，ウィーン大学(1855)では軍医学校のヨゼフィヌムに実験室を設けて血液ガスの研究を行った。さらにライプツィヒ大学に招かれ(1865)，ザクセン王の支援によって生理学研究所が設立され(1869)その所長となった。キモグラフを開発して生理現象の定量的な分析に道を拓き，腎臓の尿生成機構や腺の分泌機能などに多くの業績を上げた。ライプツィヒ大学の生理学研究所では多くの弟子を育てただけでなく，外国から多数の研究者を受け入れて欧米各国に生理学の研究を広めた。『人体生理学教科書』全2巻(1852〜1856)を著した。

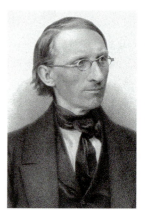

ルートヴィヒ

アメリカのボウディッチ(1840〜1911)はハーバード大学で医学を修め(1868)，フランスに留学して(1868)ベルナールのもとで学び，ドイツに移って(1869)ルートヴィヒの下で研究を行い，帰国してハーバード大学の助手(1871)，教授(1876)となり生理学の研究と教育を行い，アメリカ生理学会を設立した。心筋の収縮などの循環生理学，膝関節反射などの神経生理学，さらに栄養と身体成長の関係についての研究を行った。

ロシアのパヴロフ(1849〜1936)はサンクト・ペテルブルク大学で自然科学を(1870)，軍医学校で医学を学び(1873)，生理学の私講師になり(1883)，ドイツに留学して(1884〜1886)ライプツィヒのルートヴィヒとブレスラウのハイデンハインの下で研究を行った。帰国後に薬理学と生理学の教授になった(1890)。また実験医学研究所の生理学研究室長として消化系の神経調節の研究を行い，条件反射の現象を発見して，ノーベル生理学・医学賞を受賞した(1904)。

イギリスのスターリング(1851〜1932)はエディンバラ大学で医学を学び(1875)，留学してライプツィヒのルートヴィヒ，パリのランヴィエの元で研究に従事し，帰国してエディンバラ大学で動物学と生理学を教えた。アバディーン大学教授(1877)，マンチェスターのオーウェン学寮教授(1886)を務めた。ドイツのランドイスの生理学教科書を英語訳し，『実用組織学教科書』(1881)[36]と『実用生理学概観』(1888)[37]を著した。

スウェーデンのティーゲルシュテット(1853〜1923)はヘルシンキ大学で医学を学び(1873)，ストックホルムに移り(1881)，神経と筋の生理学を研究した。ライプツィヒの生理学研究所を訪れて(1881, 1884)からは循環生理学の研究を始め，カロリンスカ研究所で生理学教授になり(1886)，腎臓から分泌される血圧上昇物質を発見しレニン renin と名付けた。『循環系の生理学教科書』(1893)[38]と『人体生理学教科書』(1897)[39]を著した(図11-10)。

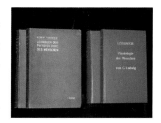

図11-10　ルートヴィヒとティーゲルシュテットの生理学教科書
坂井建雄蔵

イタリアのルチアーニ(1840〜1919)はライプツィヒに留学し(1873〜1874)，帰国してパルマ，シエナ，フィレンツェ，ローマで生理学教授を務め，小脳の研究を行った。モッソ(1846〜1910)はライプツィヒとパリに留学し，トリノに戻って脳の循環を研究し，生理学教授になった。

これ以外のルートヴィヒの弟子として，フィック(1829〜1901)はチューリヒ(1861)とヴュルツブルク(1868)で生理学教授を務め，生体内での気体の拡散を研究した。クロネッカー(1839〜1914)はベルン大学の生理学教授になり，筋，血液循環，高山病について研究した。ドレクセル(1843〜1897)ベルン大学の生化学と薬理学の教授になり，リン脂質，アミノ酸，尿素生成についての研究をした。フライ(1852〜1932)はチューリヒ(1897)とヴュルツブルク(1899)の生理学教授になり，皮膚と深部感覚の研究を行った。キューネ(1837〜1900)はハイデルベルクの生理学教授(1871)を務め，代謝と消化，筋，神経，視覚についての研究を行い，

『生理化学教科書』(1868)[40]を著した。

■細胞説の衝撃

　16世紀末に顕微鏡が開発され，17世紀にイギリスのフック(1635～1702)は初期の顕微鏡を用いて自然界の事物を観察し『ミクログラフィア』(1665)を著した。その中で植物体の中に見える小室を報告し，細胞cellと呼んでいる。その後18世紀まで植物組織の細胞は繰り返し観察され，導管や師管のもとになる構造と見なされていた。

　細胞と呼ばれるものは動物組織にも見いだされていたが，その意味するところは現在の細胞とはまったく異なるものであった。18世紀にハラー（1708～1777)は人体を構成する素材として線維と細胞組織を取り上げているが，この細胞組織は，線維によって織りなされた織物のようなもので内部に液を含み，臓器の内部や周囲にあって神経や血管の被膜となる，すなわち現在の組織間質などの疎性結合組織にほぼ相当する。ビシャ（1771～1802)の『一般解剖学』(1801)は人体を構成する素材として22の組織を区別し，その第1に細胞組織を挙げているが，これも同様の疎性結合組織に相当するものである。

　19世紀になって顕微鏡の性能が飛躍的に進歩し，植物と動物の組織

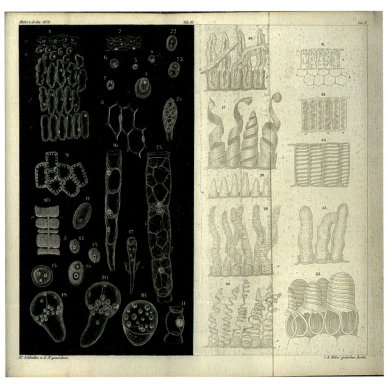

図11-11　シュライデン「植物発生についての報告」(1838)から第3〜4図版

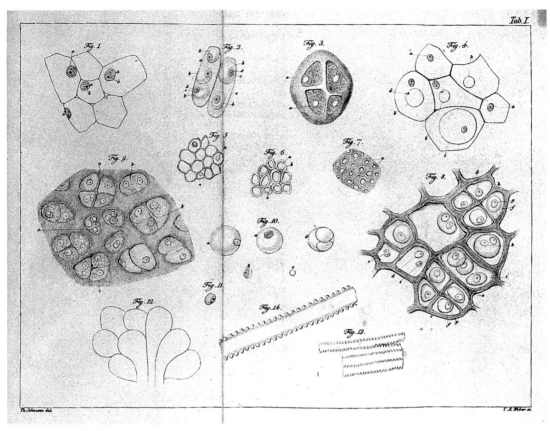

図11-12 シュヴァン「動物と植物の構造と成長における一致についての顕微鏡的研究」から第1図版

が詳しく観察されるようになり，細胞の概念に大きな変化が生じた。シュライデン(1804〜1881)は「植物発生についての報告」(1838)[41]を発表し，幼若な植物細胞に核が常に存在することを確かめ，これが成長して新しい細胞になると提唱した。その頃すでに，動物のさまざまな組織でも細胞が観察されており，シュヴァンは「動物と植物の構造と成長における一致についての顕微鏡的研究」(1839)[42]を発表して，動物組織も同様に増殖する細胞により形作られることを提唱した。シュライデンとシュヴァンの細胞芽説は，細胞の増殖の仕組みについてはその後の観察により修正されたが，細胞が増殖する能力をもつ生命の単位であることを示唆しており，19世紀の医学・生物学に大きな衝撃を与えた。動物の発生過程に見られる胚葉も人体の器官の素材である組織も特定の性質をもつ細胞集団として捉えられ，発生学と組織学は細胞説をもとに体系化された。病気の成因は細胞の病的変化に求められ，フィルヒョウによる細胞生理学説が提唱された(図11-11, 12)。

表11-4　ヘンレ『一般解剖学』（1841）の内容

人体の成分要素について	第2部
A. 窒素含有物質	各組織の構築と機能
I. タンパク質	表皮
II. 抽出物質	爪
III. 膠生成物質	粒状の色素
IV. ヘマチン	毛
V. 胆汁の構成成分	角膜の組織
VI. 尿素と尿酸	水晶体，硝子体および附属する被膜の組織
B. 窒素のない物質	結合組織
I. 乳糖	脂肪組織
II. 乳酸	弾性組織
III. 脂肪	栄養液と液を通す導管
人体の形体成分	筋組織
分類	神経組織
第1部	軟骨組織
動物性基本要素―般の形体と性状	骨組織
基本的細胞（原始細胞，核細胞，有核細胞）	歯
細胞の成立	耳石
細胞形成の物理的条件	腺
細胞の増殖	皮膚
基本的細胞の機能	
細胞間物質	
生物体	

■組織学と解剖学の体系化

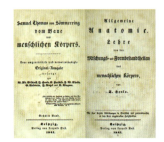

図11-13　ヘンレ『一般解剖学』

　ヘンレはチューリヒ大学の教授在職中に，『一般解剖学』(1841)を著した。細胞説に基づいて，人体の器官を構成する素材である組織の顕微鏡的構造を扱った，最初の組織学書である。内容は2編に分かれ，第1編「人体の構成成分」で蛋白質やその他の物質を扱い，第2編「人体の形態成分」で細胞および組織を扱っている。細胞分裂についての理論はシュライデンとシュヴァンの細胞芽説を踏襲しており，またさまざまな組織が列挙されているが，組織の体系的な分類は行われていない（表11-4，図11-13）。

　細胞分裂による細胞増殖という新しい知見を取り入れて，組織を体系的に分類して組織学の学問体系を作る仕事はヘンレの次の世代に委ねられた。ケリカー（1817～1905）はチューリヒで生まれ，チューリヒ，ボン，ベルリンで医学を学び，ミュラーとヘンレの授業を受け，ハイデルベルク大学で学位を得た。チューリヒ大学のヘンレの下で標本係を務め（1842），講師となり（1843），ヘンレがハイデルベルクに転出した後に生理学と比較解剖学の教授になり（1844），ヴュルツブルク大学に移った（1847）。主著の『人体組織学提要』(1852)[43]は，細胞説に基づいて組織を体系的に分類した著作で総論と各論からなり，組織学総論では細胞と

表11-5　ケリカー『人体組織学提要』(1852)の内容

序論	呼吸器
組織学総論	肺
Ⅰ．基本要素	甲状腺
A．単純基本要素：1)要素小粒，要素小	胸腺
胞，核 ／2)細胞	泌尿器官
B．高次の基本要素	副腎
Ⅱ．組織，器官，器官系	生殖器
組織学各論	A．男性生殖器
外皮	B．女性生殖器
Ⅰ．本来の意味の皮膚：A．皮膚 ／B．表皮	C．乳腺
Ⅱ．爪	血管系
Ⅲ．毛	1．心臓
Ⅳ．皮膚の腺：A．汗腺 ／B．耳垢腺 ／C．	2．血管
皮脂腺	3．リンパ管
筋系	4．血液とリンパ
骨系	感覚器
神経系	Ⅰ．視覚器：A．眼球 ／B．付属器官
神経系の要素	Ⅱ．聴覚器
中枢神経系	Ⅲ．嗅覚器
末梢神経系	
消化器系	
Ⅰ．消化管	
Ⅱ．口腸：A．口腔の粘膜 ／B．舌 ／C．口	
腔の腺 ／D．歯	
Ⅲ．嚥下器官：1．咽頭 ／2．食道	
Ⅳ．狭義の腸	
肝臓	
膵臓	
脾臓の構築	

　基本組織を扱い，組織学各論では各種臓器の組織を扱っている(表11-5)。基本組織として初版では10種類の基本組織を挙げているが，第2版(1855)では5種類の基本組織にまとめられ，少しずつ改訂して第6版(1889〜1903)で今日の4種類の基本組織(上皮組織，結合物質組織，筋組織，神経組織)に整理された。

　細胞説と組織学の登場は，肉眼的な解剖学にも大きな影響を与えた。とくに内臓の組織構造と生理機能についての理解が深まり，解剖学の教科書でもとくに内臓についての記述が大幅に拡張されかつ体系的に整理されるようになった。19世紀初頭の代表的な解剖学書であるボック(1809〜1874)の『人体解剖学提要』第3版(1842〜1843)[44]では，内臓学の部分で9項目が単純に列挙されているのみであった(図11-14)。これに対してヘンレの『人体系統解剖学提要』全3巻(1855〜1871)では，人体全体が機能システムすなわち器官系ごとに分類されており，系統解剖学の最初の解剖学書と目される。第1巻は運動器(骨格，関節，筋)，第2巻は内臓，第3巻は血管と神経を扱う。その内臓の部分は外界との関係によって体系的に整理され，皮膚および外界と連絡する内臓，連絡の

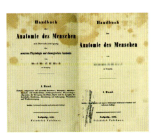

図11-14　ボック『人体解剖学提要』第3版(1842〜1843)

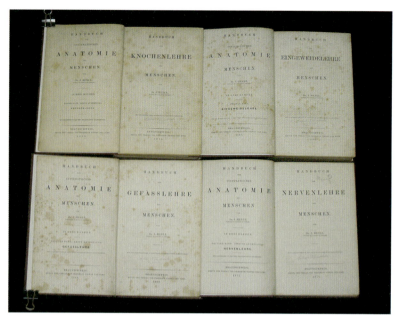

図11-15 ヘンレ『人体系統解剖学提要』(1855〜1871),坂井建雄蔵

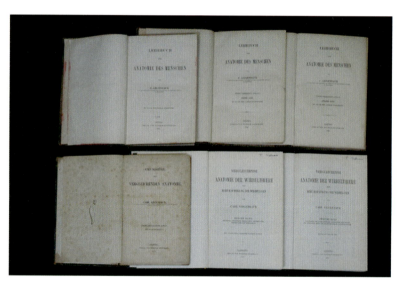

図11-16 ゲーゲンバウルの解剖学書
下段左:『人体解剖学』初版(1883),中・右:第5版(1892),上段左:『比較解剖学基礎』(1870),中・右:『脊椎動物の比較解剖学』(1898〜1902),坂井建雄蔵

ない内臓,頭部の感覚器に分類されている(図11-15)。

　ゲーゲンバウル(1836〜1903)は19世紀終盤のドイツを代表する解剖学者で,ヴュルツブルクで医学を学び,ケリカーの下で解剖学の研究を行い,イェナ大学の動物学と解剖学の教授(1856),ハイデルベルク大学の解剖学教授(1873)を務めた。進化論に基づいた比較解剖学の研究を行い,

表11-6　3種類の解剖学書の内臓学の部分，ボック(1842〜1843)，ヘンレ(1855〜1871)，ゲーゲンバウル(1883)の比較

ボック『人体解剖学提要』第2版(1842〜1843)
内臓学および皮膚学と腺学
内臓
　A．細胞組織系
　B．皮膚系
　C．腺系
　D．感覚器：I．聴覚器／II．視覚器／III．嗅覚器
　E．発声器
　F．呼吸器
　G．消化器
　H．泌尿器
　I．生殖器：I．男性生殖器／II．女性生殖器

ヘンレ『人体系統解剖学提要』第2巻(1866)
第2巻：内臓学
　第1部：外皮とその延長
　　A．外皮
　　B．外皮の内部への延長：I．消化器／II．呼吸器／III．泌尿器／IV．生殖器
　第2部：血管腺
　第3部：感覚器
　　A．視覚器，眼
　　B．聴覚器：I．聴覚器の外表部／II．聴覚器の中間部／III．聴覚器の内深部
　　C．嗅覚器

ゲーゲンバウル『人体解剖学教科書』(1883)
第4部　腸管系(消化器と呼吸器)
　総論
　粘膜／漿膜／口腔／鼻腔／咽頭／腸管／気道と肺／甲状腺／胸腺
第5部　泌尿生殖系(泌尿器と生殖器)
　総論
　A．泌尿器
　B．生殖器
　C．尿生殖洞および外生殖器
第8部　外皮と感覚器
　総論
　A．外皮：I．外皮の構造／II．外皮様構造
　B．感覚器：全般的構築／A．低次感覚器／B．高次感覚器(I．視覚器／II．聴覚器)

決定版と目される比較解剖学書(1859, 1870, 1898〜1899)および『人体解剖学教科書』(初版1883, 第8版1909)[45]を著した。この本では内臓学(および感覚器)の部分は発生学と進化論を基礎にさらに発展して，消化呼吸器，泌尿生殖器，皮膚と感覚器に分けられている。消化器と呼吸器，また泌尿器と生殖器は機能的には明確に異なるが，発生起源が共通するためにまとめられている(図11-16，表11-6)。

イギリスの解剖学書としては，クエイン(1796〜1865)の『記述実用解剖学要論』(1828)[46]が簡潔で明快な記載により人気を集め，『解剖学要論』の表題で第6版(1856)[47]まで版を重ね，クエインの没後は弟子たちにより大幅に増補改訂され，第10版(1890〜1896)[48]まで刊行された。グ

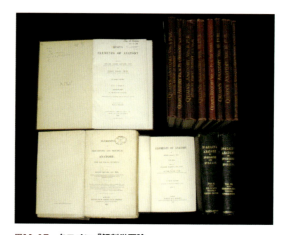

図11-17　クエイン『解剖学要論』
下段左：初版(1828)，下段右：第6版(1856)，上段：第10版(1890～1896)，坂井建雄蔵

レイ(1825～1861)の『解剖学，記述と外科』(1858)[49]は，カーター(1831～1897)の描いた正確で迫力ある解剖図によって爆発的に愛用され，イギリス版が第38版(1995)まで，アメリカ版が第30版(1985)まで改訂を続けて，英語による代表的な解剖学書としての地位を築いた。第39版以降は構成を大幅に変えて新しい解剖学書に生まれ変わった(図11-17, 18)。

19世紀後半のフランスを代表する解剖学者はテステュ(1849～1925)で，ボルドーで医学を学び，リール大学(1884)とリヨン大学(1886)で解剖学教授を務めた。主著の『人体解剖学概論』全3巻(1889～1892)[50]は，在世中に第7版(1921～1923)まで，没後に第9版(1948)まで改訂され，スペイン語とイタリア語にも訳されて広く愛用された(図11-19)。

ヨーロッパの解剖学書は14世紀のモンディーノの『解剖学』および16世紀のヴェサリウスの『ファブリカ』以来，ラテン語で書かれていたが，18世紀から各国語で書かれるものが増えてきた。人体の構造を指し示す解剖学の用語は，著者によりさまざまな名称が用いられて理解の妨げになってきた。19世紀末頃にドイツの解剖学会においてラテン語で解剖学用語を整理し統一することが企画され，ヒス(1831～1904)の編集により『解剖学用語』(1895)[51]として刊行された(図11-20)。

■有機化学から生化学へ

18世紀末にフランスのラヴォアジェは酸素を発見して動物の呼吸が緩徐な燃焼であることを示した。19世紀初頭にフランスのゲイ＝リュサック(1778～1850)とスウェーデンのベルセリウス(1779～1848)らによって化学は大きく発展した。ベルセリウスは生体物質の化学を有機化学と呼んだがその研究は難しく，有機化合物については合成が不可能だと主

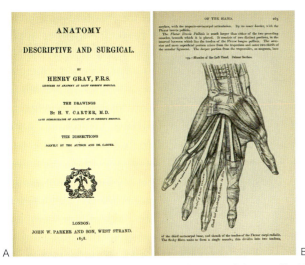
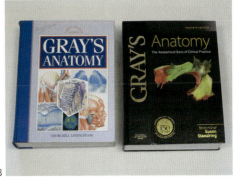

図11-18　グレイ『解剖学』　A：初版(1858)の扉と手の筋肉図。B：第38版(1995)と第40版(2008)，坂井建雄蔵

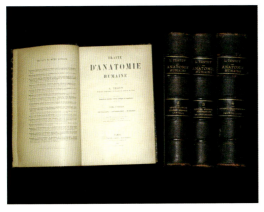

図11-19　テステュ『人体解剖学概論』
第4版(1898)　坂井建雄蔵

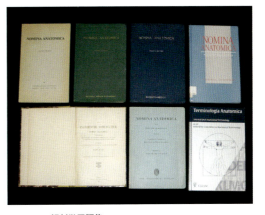

図11-20　解剖学用語集
下段左から，初版(1895)，コプシュ編(1957)，現在の"Terminologia Anatomica"(1998)，上段左から，第2版(1961)，第3版(1966)，第4版(1977)，第6版(1989)，坂井建雄蔵

　張した。ドイツのヴェーラー（1800～1882）はシアン酸塩を熱分解して尿素を合成して（1828）[52]，有機化合物が合成できないという固定観念を打ち壊した。

　有機化合物の化学はドイツのリービヒ（1803～1873）によって大きく発展した。リービヒはギーセン大学の化学教授となり（1825）有機化学で大きな業績を上げ，ミュンヘン大学に移った（1852）。有機化学の研究で数々の業績を上げただけでなく，有機化学の実地応用についても関心をもち，『有機化学とその農業と生理学への応用』（1840）[53]を出版して合成肥料を推奨し，『動物化学』（1842）[54]は副題が「有機化学の生理学と病理学への応用」となっており，生体内の化学現象について論じた。発酵についての研究では発酵が生物の関与なしで起こる化学的な現象であ

有機化学から生化学へ　221

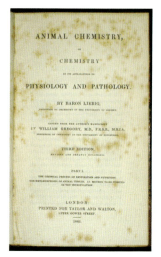

図11-21　リービヒ『動物化学』
英語訳第3版(1846)，坂井建雄蔵

ると主張し，発酵が微生物により起こると主張するパストゥールと論争して敗れた（図11-21）。

　人体の生理現象についての化学的研究を大きく発展させたのは，ドイツのホッペ＝ザイラー（1825～1895）である。フライブルクで生まれてハレ，ライプツィヒ，ベルリンで医学を学んだ（1850）。しばらく開業した後，ベルリンのフィルヒョウの化学研究室で生理化学の研究を行い，化学助教授（1860），チュービンゲン大学の応用化学教授（1861）とストラスブール大学の生理化学教授（1872）になった。血液，タンパク質，胆汁酸などの化学的分析で優れた業績を挙げた。『生理化学雑誌』（1877～）[55]を創刊し，その序文で生理化学の同義語として「生化学 Biochemie」の語を提案した。

　アルコール発酵の現象は，ブドウ酒醸造のために古くから知られており，生体内での食物の消化・吸収もしばしば発酵にたとえられていた。シュヴァンはアルコール発酵液を顕微鏡で観察して球形の微生物の酵母を見いだし，新しい微生物として発表した。しかしシュヴァンの発見はヴェーラーやリービヒらの化学者から激しい批判を浴びて，シュヴァンはドイツを去りベルギーに移った。フランスのパストゥール（1822～1895）は1850年代から発酵と腐敗の研究を行い，発酵と腐敗が微生物の働きによって起こること，微生物が自然発生することなく微生物のみから生じることを示した。

　生物の化学反応を行う酵素は，まず消化酵素として発見された。シュヴァンは豚の胃壁からタンパク消化酵素を単離してペプシンと名付けた（1836）。フランスのベルナール（1813～1878）はウシの膵液に脂肪分解作用があることを見いだし（1848），その酵素は後にリパーゼと命名された。ドイツのキューネ（1837～1900）はウシ膵液からトリプシンを発見し，「酵素 Enzym」の名を創案した（1877）[56]。

医学史上の人と場所 People and Place in Medical History

リービヒ　Liebig, Justus von（1803～1873）

　リービヒはドイツの化学者で，化学分析の技術を創案し，有機化学の研究および農学，医学，栄養学などへの化学の応用に大きく貢献した，19世紀最大の化学者と評される。ダルムシュタットの化学薬品商の子に生まれ，ボンとエアランゲンの大学で学び（1822），パリに留学してゲイ＝リュサックの下で化学を学んだ。ギーセン大学の化学教授となって（1825），設備の整った化学実験室を整備して有機化学で数々の大きな業績を挙げた。晩年にはミュンヘン大学に移り（1852），研究よりも講演や著述を中心とする生活を送り，バイエルン科学学士院院長。有機化学の実地応用についても関心をもち，『有機化学とその農業と生理学への応用』（1840）を出版して合成肥料を推奨し，『動物化学』（1842）では生体内の化学現象について論じた。『ユストゥス・リービヒ化学年報』（1840～，現『ヨーロッパ有機化学雑誌』）[P1]を創刊して化学の研究発展に貢献した。

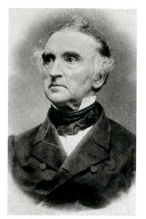

リービヒ

酵素の本体であるタンパク質についての研究は，ドイツのフィッシャー（1852〜1919）によって大きく発展した．フィッシャーはボンとストラスブールで化学を学び（1874），エアランゲン（1882），ヴュルツブルク（1885），ベルリン（1892）の化学教授を務めた．糖類を含む有機物の研究，糖類を分解する酵素の性質の研究を行い，1899年からタンパク質を研究してアミノ酸がペプチド結合をすることを示すとともに，多くのアミノ酸の構造を決定した．

■ 19世紀中葉以後―ドイツ以外の生理学

　19世紀初頭からマジャンディーは長年にわたりフランスを代表する生理学者であった．ベルナールは1840年代からコレージュ・ド・フランスでマジャンディーの実験助手を務め，19世紀後半のフランス生理学をほぼ1人で率いて，実験動物の生体解剖を用いた研究により数々の業績を挙げた．南米の矢毒クラーレが神経麻痺を起こすことを見いだし，筋肉の興奮性について研究し，交感神経の血管運動作用を発見し，肝臓の機能についてはグリコーゲンを発見し，膵液の消化作用を確認した．また体液の恒常性について「内部環境 milieu interieur」の概念を提唱した．『実験医学序説』（1865）[57]は科学の古典として名高い（図11-22）．

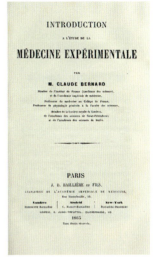

図11-22　ベルナール『実験医学序説』（1865）

　ブラウン–セカール（1817〜1894）は，ベルナールの後任のコレージュ・ド・フランスの実験医学教授で，内分泌は血管運動神経についての研究や，脊髄半側病変における反対側の感覚麻痺（ブラウン–セカール症候群）の発見で知られる．

　19世紀初頭のイギリスでは，神経系の生理学で新しい発見があった．ベル（1774〜1842）はエジンバラで医学を学び，ロンドンに出て解剖学校を開き（1805），外科医としても働きながら神経系の研究を行った．ロン

医学史上の人と場所
People and Place in Medical History

ベルナール　Bernard, Claude（1813〜1878）

　ベルナールはフランスの生理学者で，実験生理学の研究に数々の業績を挙げ，また実験的研究に哲学的な洞察を加えて大きな影響を与えた．ベルナールはブルゴーニュ地方の農家に生まれ，薬種商の徒弟となり一時文学を目指したが進路を変えてパリ大学で医学を学び，マジャンディの下で実験助手（1841〜1844）をしながら医学の学位を得た（1843）．コレージュ・ド・フランスでマジャンディの代講をしばらく務め（1847），その後任の実験生理学教授になった（1855）．ベルナールは実験動物の生体解剖を用いた研究を得意とし，栄養素の消化，肝臓の機能，血液の温度変化，自律神経など植物生理についての業績を挙げ，「内部環境 milieu interieur」の概念を提唱した．『実験医学序説』（1865）は科学の古典として名高い．

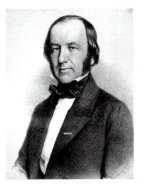

ベルナール，1858年頃

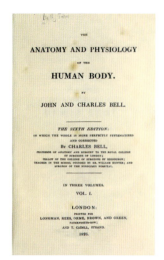

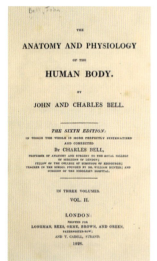

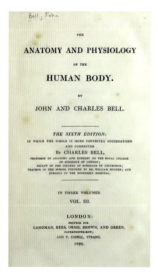

図11-23　ベル『人体の解剖生理学』
第6版(1826)

ドン大学の解剖学・外科学・生理学の教授(1827)，エディンバラ大学の外科学教授(1836)になった．生体解剖により脊髄神経の前根が運動性であることを示す実験を行い，『新しい脳解剖学の考え方』(1811)[58]という小冊子として発表した．後にマジャンディーが前根が運動性で後根が感覚性であることを証明し(1822)，ベル・マジャンディの法則と呼ばれるようになった．ホール(1790～1857)はロンドンの開業医で，さまざまな動物を使って脊髄反射の存在を示す実験を1832～1850年に繰り返し行い報告した．当初は認められなかったが，19世紀末になって評価を受けた(図11-23)．

シャーピー(1802～1880)はエディンバラの私立学校で医学を教え(1831～1836)，ロンドン大学の解剖学と生理学の教授になり(1836～1874)，多くの学生を教えた．骨質内のコラーゲン線維(シャーピー線維)を発見し，クエインの『解剖学要論』の第5版(1848)と第6版(1856)の共著者となり，第7版(1867)と第8版(1878)の改訂を行った．フォスター(1836～1907)はロンドン大学で医学を学び(1859)，しばらく開業してロンドン大学のシャーピーの下で実用生理学を教え，ケンブリッジ大学の講師(1870)，教授(1883)を務めた．心拍についての研究を行い，『生理学教科書』(1877)[59]は広く読まれた．英国生理学会(1876)を設立し，『生理学雑誌』(1878)[60]の創刊にも携わった．シェーファー(1850～1935)はロンドン大学で医学を学び，助手として生理学を教え(1874)，教授となり(1883)エディンバラ大学に移って(1899)生理学教授を務めた．『組織学要論』(1885)[61]を著し，多数の生理学者の分担による『生理学教科書』全2巻(1898～1900)[62]の編集を担当した．またクエイン『解剖学要論』の第9版(1882)と第10版(1896～1899)の改訂を担当した(図11-24, 25)．

アメリカの基礎医学はダングリソン(1798～1869)によって始められた．ダングリソンはイギリスに生まれてエジンバラ，パリ，ロンドンで医学を学び，ロンドンで開業した(1819)．ドイツのエアランゲンで学位を得て(1823)，アメリカに渡り(1825)，バージニア大学の教授になり，メリーランド大学(1833)，フィラデルフィアのジェファーソン医学校(1836)で教えた．『人体生理学』(1832)[63]はアメリカで書かれた最初の生理学の教科書で広く読まれ，臨床医学書『医学の実地』(1842)[64]を著した．ドールトン(1825～1889)はハーバード大学で医学を学び(1847)，フランスに留学してベルナールの講義を聴き(1850)，生理学に専心した．バッファロー大学，ヴァーモント医学校，ロングアイランド医学校，ニューヨークの医師外科学校で生理学を教えた．胃液の分泌，胆汁の成分と性質についての研究を行い，『人体生理学論説』(1859)[65]を著した(図11-26～28)．

■自然界における人間の位置

医学はもともと人体の健康や病気を対象とする技術であるが，人体の構造や機能を研究しようとすると，人間の材料を得ることの難しさから，動物が研究の材料としてしばしば用いられる。自然界における動物の多様性をどのように捉えるか，また人間と動物の関係をどのように考えるかは，しばしば医師たちの頭と心を悩ませる問題になった。

古代ギリシャのアリストテレス（紀元前384〜322）の『動物誌』[66]では多様な動物の特徴をよくつかみ，いくつもの基準を用いて動物を分類している。まず有血動物と無血動物（今日の脊椎動物と無脊椎動物）が区別される。有血動物では生殖様式によって，胎生の四足動物（哺乳類）と卵生の四足動物（爬虫類と両生類），鳥類，胎生の水生動物（鯨），魚類が区別される。そして人間は我々にいちばんよく知られた動物であると述べられている。

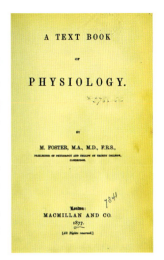

図11-24 フォスター『生理学教科書』(1877)

古代ローマのガレノス（129〜216）は，人体を解剖する代わりにさまざまな動物を解剖した。『解剖手技』[67]では6群の動物を解剖したこと（①サルの4種類，②クマ，③ブタ，④食肉類，⑤角のある反芻類，⑥角のない奇蹄類）を述べ，その中でも人によく似たサルを解剖することを推奨している。また動物の生体解剖を行って臓器の機能を調べる実験を行っており，『解剖手技』ではイヌの脊髄をいろいろな高さで切断して，麻痺の症状を観察しており，『自然の諸能力について』[68]では腎臓が尿を作ることを証明するためにイヌの尿管を結紮している。臓器の構造と機能は人と動物の種を越えて同等であることが，ガレノスにおいては暗黙の前提になっていた。

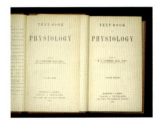

図11-25 シェーファー『生理学教科書』(1898〜1900)，坂井建雄蔵

キリスト教はローマ帝国に広まり4世紀末に公認され，ヨーロッパの文化に広く深く浸透した。キリスト教においては，人間と動物の間は巨大な壁によって隔てられている。旧約聖書の創世記には，神は自分にかたどって人間を創造し，生き物すべてを支配することを命じたと記されている。人間が他の動物とまったく異質な存在であったとしても，人間の病気を癒やすことに目的を絞った実用的な医学ではとくに支障が生じることはなかった。

中世以後のヨーロッパの大学医学部では，医学理論と医学実地が主要な教科として教えられ，また基礎教育として自然学も教えられるようになった。自然学においてはアリストテレスの著作が権威と見なされ，宇宙，元素，気象，大地，霊魂などがテーマとなった。創造主である神の叡智をよりよく知るために，人体の仕組みや自然界の事物の研究が進められた。神の下で自然界の事物は人間を頂点として動物，植物，無生物が上下に並ぶ階層的な系列をなすと考えられ，「自然の階梯 scala naturae」あるいは「存在の連鎖 chaîne des êtres」として表象された。人

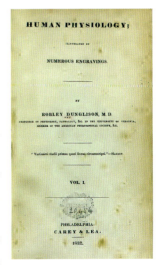

図11-26 ダングリソン『人体生理学』(1832)

自然界における人間の位置　225

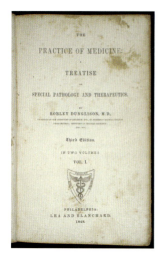

図11-27　ダングリソン『医学の実地』第3版（1848）　坂井建雄蔵

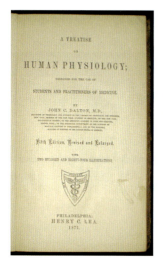

図11-28　ドールトン『人体生理学論説』第6版（1871）　坂井建雄蔵

体の代わりに動物が研究材料に用いられることがあっても，人間と動物の類似性が問題となることはなかった。ハーヴィーの血液循環論（1628）においては，冷血動物の生体解剖での観察所見が論拠の一つになっている。マルピーギはカエルの肺を観察して毛細血管を発見している（1661）（図11-29）。

17世紀のデカルト（1596～1650）は，自然界のあらゆる現象を人体も含めて機械論的に説明しようとした。古代から生命原理として知られていた霊魂を脳の機能（＝精神）として再定義し，人間だけが精神を有するとして，人間と動物を区別した。デカルトの影響を受けた機械論者の中には，動物は自動人形のようなもので，苦痛の感覚や感情を持たないと論じる者もいた。

18世紀後半には地球上の動植物が広く知られるようになり，博物学が盛んになった。18世紀末頃からは，現在の生物が古い原始的な祖先から進化したという進化論の着想が述べられるようになった。エラスムス・ダーウィン（1731～1802）の『ズーノミア』（1794～1796）[69]やラマルク（1744～1829）の『動物哲学』（1809）[70]のような素朴な進化論は，広く受け入れられることはなかった。比較解剖学と発生学の研究は19世紀初頭から活発に行われるようになり，その知見は生物の進化を予見させるものであった。比較解剖学では，人間を含むさまざまな動物の間で器官の

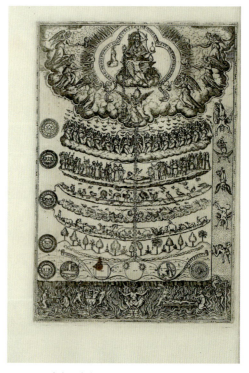

図11-29　存在の連鎖の図
ヴァラデス『キリスト教修辞学』（1579）から

相同関係が見いだされていた。発生学では，個体発生の過程と多様な動物の体制との間に類似関係が見いだされていた。しかし比較解剖学や発生学の研究者が積極的に進化論を提唱することはなかった。

イギリスのダーウィン（1809～1882）は『種の起源』(1859)[71]を著し，種の進化機構論として生存競争の結果最も生存に適した者が生き残るとする自然選択説を提唱して，進化論を主張した。進化論はさまざまな反響や批判を巻き起こしたが，ハクスリー（1825～1895）のような支持者や，ドイツのヘッケル（1834～1919）のような強力な支持者を得て，広まり定着した。進化論は自然界の多様性を，超自然的な力を排して唯物論的に説明しようとするものであった。進化論は自然界だけでなく人間社会にも援用されて大きな影響を与えた。20世紀初頭に生物の遺伝の仕組みが明らかになると，進化機構論については新たな説がさまざまに提唱され，活発に議論されている（図11-30, 31）。

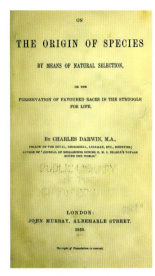

図11-30　ダーウィン『種の起源』(1859)

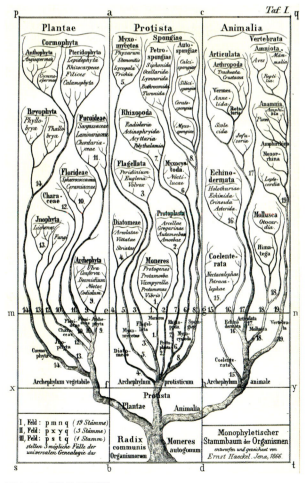

図11-31　生物界の系統樹
ヘッケル『生物体の一般形態学』(1988)から，複製，坂井建雄蔵

自然界における人間の位置　227

進化論は医学に直接関係するものではなかったが，人間についての理解に大きな影響を与えた。医学の対象は人間であり，人間についての知識と理解は医学教育の重要な基礎であり続けていた。中世・ルネサンス期の大学では，ガレノスの生理学説を基礎とする医学理論が教えられ，18世紀のブールハーフェは機械論に基づく生理学を編んだ。19世紀になって人体は実験的な生理学や顕微鏡を用いた組織学の研究対象となり，研究材料として当然のように動物が多用された。このように基礎医学においては，動物実験で得られた結果を人体に当てはめることが必要であるが，その正当な評価のためには動物と人間の関係が明示的に説明されなければならない。基礎医学研究は実験動物を用いて人体についての理解を深め医学の進歩に大きく貢献したが，進化論はそのための不可欠な基礎を与えたということができる。

第12章
診断技術の開発
——臨床検査の始まり
Development of diagnostic techniques — beginning of clinical investigation.

18世紀までの医学では，体液の不均衡によって病気になると考えられており，患者の話による病状に加えて，尿の外観，脈の性状，呼吸の状態などの徴候をもとに診断を下していた。19世紀になって病理解剖をもとに臓器の病的変化によって疾患が生じると考えられ，細胞説を元に細胞の病的変化によって疾患が生じると考えられるようになった。診断を支援するために，身体を診察したり生理機能を測定したりする技術が新たにいくつも開発され，疾患概念の変化がさらに加速されることになった。

■ 身体診察法

病状の把握や診断のために，打診と聴診，および体温測定という身体診察法が，現在でも用いられているが，これらはいずれも19世紀になって広く用いられたり，新たに開発されたりした技術である。

打診 percussion は，身体の特定の部位を指などで叩いて生じた振動を音として聴取する方法で，胸部の診察によく用いられる。ウィーンの医師アウエンブルッガー（1722〜1809）により考案され，『ヒト胸部打診の新考案』（1761)[1] として出版されたが，広まることはなかった（→8章 p.148）（図12-1）。

打診法を世に広めたのはパリのコルヴィサール（1755〜1821）である。コルヴィサールは心臓と大血管の疾患について病状の診察と病理解剖をもとに研究し，その講義を弟子が編纂し『心臓および大血管の疾病に関する研究』（1806)[2] として出版していた。アウエンブルッガーの打診法が胸部の診察に役立つことから，その著作をフランス語に訳して紹介した（1808)[3]（図12-2）。

聴診 auscultation は，体内で自然に起こる振動を音として聴取する方法で，聴診器を用いて胸部の診察によく用いられる。聴診器はパリの医師ラエンネック（1781〜1826）によって開発された。1816年頃に太った若い女性の診察をして打診ができないために，紙を巻いて筒を作って片端を患者の胸に当て反対の端に耳を押し当てたところ，心臓の音が驚くほどよく聞こえるのに気づき，間接聴診法を開発した。3年間の研究で肺と心臓の正常と異常のさまざまな音を区別し，病理解剖の所見と合わせ

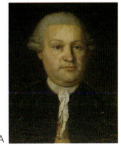
A

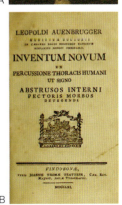
B

図12-1　アウエンブルッガー
(A) 肖像，(B)『ヒト胸部打診の新考案』(1761)

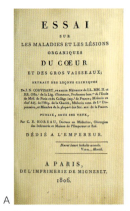
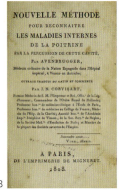

図12-2 コルヴィサール
(A)『心臓および大血管の疾病に関する研究』(1806). (B)フランス語訳, アウエンブルッガー『ヒト胸部打診の新考案』(1808)

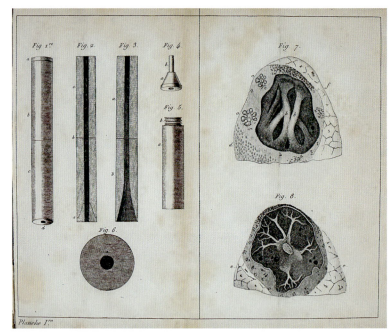

図12-3 ラエンネック『間接聴診法』(1819)から，聴診器と肺病変の図

て『間接聴診法』(1819)[4]を著した。患者の訴えを重視する旧来の医師からの批判に対してラエンネックは聴診法の長所を弁護したが，大幅に増補改訂した第2版(1826)を完成した直後に早逝した。聴診法を支持する医師も数多くおり，とくにウィーン大学のスコダ(1805～1881)は正常と病的状態における打診音と聴診音を正確に記述し，『打診聴診論集』(1839)[5]を著して，打診・聴診の普及に大きく貢献した(図12-3)。

　ラエンネックの発明した聴診器は木製の単純な筒で，使い勝手も音の聞こえもよくなかった。アイルランドの医師ラード(1822～1879)は現在使われているのと同様の，弾力性のあるチューブを用いて両耳で聞ける形の聴診器を開発したが(1851)，広まらなかった。アメリカの医師キャマン(1804～1863)が同様のものを独自に作って販売して(1852)広まった。

医学史上の人と場所　People and Place in Medical History

ラエンネック　Laënnec, René Théophile Hyacinthe（1781～1826）

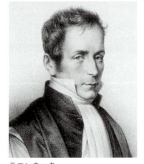

ラエンネック

　ラエンネックはフランスの医師で，肺と心臓の診断のために間接聴診法を開発し，今日の身体診察の基礎を築いた。ブルターニュの行政官の子として生まれたが，ナントの医師の叔父のもとで医学の手ほどきを受け，革命軍に加わって外科の修練をした。パリの健康学校に入り(1801)，コルヴィサールから臨床医学と心疾患の打診法を学び，病理解剖の研究を行った。『間接聴診法』(1819)を著して，心臓と肺の疾患における聴診器を用いた聴診法の有用性と，病理解剖の所見とを合わせて示した。コレージュ・ド・フランスの教授に選ばれたが(1822)，結核により早逝した。

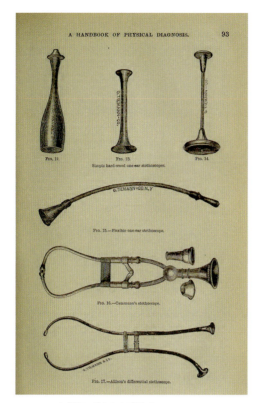

図12-4　19世紀に使われた聴診器の図

　スコットランドの医師アリソン(1813〜1877)は，2本のチューブの先にそれぞれ胸に当てる部品をつけて，胸の2ヶ所の音を同時に聞いて区別できる示差聴診器を開発した(1859)（図12-4）。

　温度計 thermometer の原理は，ある種の液体や気体が温度によって膨張し，管の中に入れておくと温度によって界面の位置が変化することで，古くから知られていたが，装置の形になったのは16〜17世紀の頃である。ガリレオは温度計の原型となる装置を作ったが(1592)，まだ目盛りはなく温度の測定はできなかった。最初の温度計は，イタリアの医師サントーリオ(1561〜1636)が作ったとされている。サントーリオは『アヴィケンナ医学典範第1書第1教説注釈』(1625)[6]を出版し，その中でさまざまな身体・自然現象を測定する装置として椅子型体重計，脈拍計，温度計，湿度計，風力計などを記述している。18世紀の初めにポーランド出身のファーレンハイト(1686〜1736)は，水銀を用いた温度計を製作し，氷と水と塩水を混ぜた温度を0度(−30℃)，氷点を32度(−0℃)，体温を96度とした目盛りを定めて，温度測定の信頼度を向上させた(1724)[7]。18世紀にはブールハーフェの弟子でウィーン大学のスウィーテン(1700〜1772)やイギリスの医師のマーティン(1702〜1741)が病床での体温測定を行った(1740)ことが知られている。19世紀にはフラン

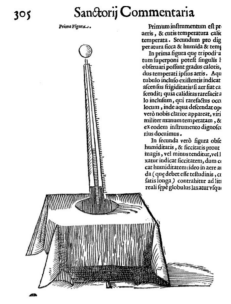

図12-5 サントーリオの温度計

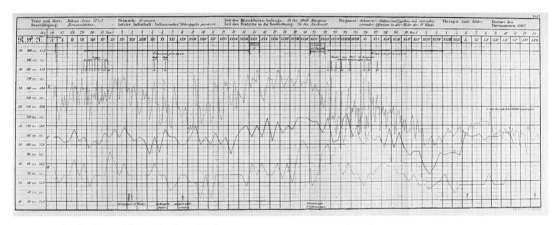

図12-6 入院患者の体温,脈拍数,呼吸数の記録 『病気における体温の性状』第2版(1870)から

　スのアンドラル(1797〜1876)が病気のときの体温変化の目安を作ろうとする(1841)など,病気の診断にあたって体温測定を利用しようとする試みがいくつかあった(図12-5)。

　ライプツィヒ大学のヴンダーリッヒ(1815〜1877)は「疾患における体温測定」(1857)[8]という論文を発表し,病床で毎日規則的に体温測定を行い,2万5千人の患者の数百万回に上る測定結果を集めて『病気における体温の性状』(1868)[9]を発表した。この著作の第1〜10章では体温測定の歴史,意義,技術,健康時の体温とその病的変化の原因などの総論を扱い,第11章では27の疾患について体温の性状について述べている。ヴンダーリッヒの著作はたちまち英語に訳され,体温測定は広く受け入れられるようになった(図12-6)。

■身体内部の観察

簡単な道具を使って身体内部の様子を外から観察することも，19世紀に本格的に始まった。

耳鏡 otoscope は外耳道と鼓膜を観察する道具で，現在のものは把手と頭部からなり，頭部では外耳道に差し込む漏斗型の筒に光源と低倍のレンズが付属している。耳鏡の試みは古くから始まっており，14世紀のフランスの外科医ギ・ド・ショーリアク(1300頃～1368)は『大外科学』(1363)[10]の中で耳や鼻の中を覗くための鏡について述べている。16～17世紀のドイツの外科医ファブリキウス(1560～1634)は『外科の治療と観察100』(1606)[11]の中で，外耳道を広げて覗くための耳鏡を図解している。ベルリンの耳鼻科医のクラマー(1801～1875)は改良した耳鏡を『耳疾患の知見と治療』第2版(1836)[12]で報告し，19世紀前半によく用いられた。現在用いられるような漏斗型の耳鏡は，ウィーンのグルーバー(1803～1872)が開発して(1838)，それを教わったダブリンのワイルド(1815～1876)がさらに改良を加えて発表した。ヴュルツブルク大学の耳科学教授トレルチュ(1829～1890)は，ワイルドの耳鏡を評価して国際的に普及させるのに協力した(図12-7, 8)。

喉頭鏡 laryngoscope は喉頭の声帯と声門を観察するための道具で，耳鼻科の診察で通常用いられるのは把手に小さな鏡の付いた間接喉頭鏡である。まっすぐな金属製の管からなる直接喉頭鏡は，乳幼児など特殊な

医学史上の人と場所 People and Place in Medical History

ヴンダーリッヒ　　Wunderlich, Carl Reinhold August（1815～1877）

ヴンダーリッヒはドイツの医師で，実験室医学の理念を主張して若くして頭角を現し，病棟での体温変化を継続的に記録して病状の判定における体温測定の有用性を示した。南ドイツの小都市ズルツで生まれ，シュトゥットガルトのギムナジウムに通い，チュービンゲン大学で医学を学んだ(1833～1837)。卒業後に州政府からの奨学金でパリに留学して数々の医師の臨床講義を聴講し(1837～1838, 1839)，またウィーンにも研究旅行に赴いて病理解剖と理学診断を見聞した(1840)。その経験をもとに『ウィーンとパリ』を著してパリとウィーンの医学の状況を紹介し，当時のドイツの医学の保守的な状況を批判した。友人のローザーとともに『生理学的医術記録』(1842～1859)を創刊した。シュトゥットガルトの病院で研修をして(1838)，チュービンゲン大学で員外教授(1843)，正教授になり(1846)，ライプツィヒ大学に招かれて特殊病理学と治療の教授および病院内科部の主任になった(1850)。内科学の教科書として『病理学と治療提要』全3巻(1846～1854)および第2版全4巻(1852～1856)を刊行し，その簡略版にあたる『特殊病理学と治療基礎』(1858)を出版した。『病気における体温の性状』(1868)は当時の不便な体温計を用いて膨大な数の患者で行った継続的な体温測定の記録に基づいたもので，体温測定が病状の判定に有用なことを示した。

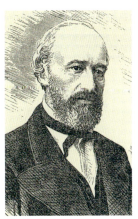

ヴンダーリッヒ

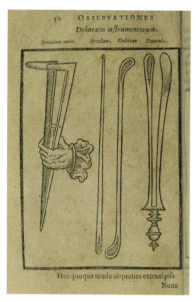

図12-7 耳鏡，消息子，小匙，支持鈎の図

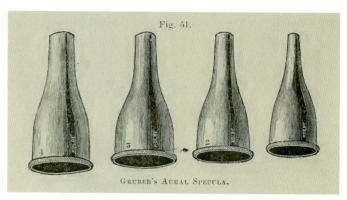

図12-8 グルーバーの耳鏡

条件の場合に用いられる。喉頭鏡を着想したのはスペインの声楽教師ガルシア（1805〜1906）で，1854年に歯科用の鏡を購入し，太陽光と反射鏡を使って照明を確保し自分の喉頭を観察したと王立協会に報告した（1859）。ウィーン総合病院医師テュルク（1810〜1868）は，ガルシアと同様の喉頭鏡を製作して臨床応用を試みたが（1855），冬のウィーンで太陽光が不足して十分な成果が得られなかった。ブダペストの生理学教授チェルマク（1828〜1873）は，テュルクの喉頭鏡を借りて喉頭の観察に成功し，『喉頭鏡とその生理学と医学への応用』（1860）[13]でその成果を発表した（図12-9）。

　検眼鏡 ophthalmoscope は，瞳孔を通じて眼球内の網膜を観察する道具で，拡大が大きく視野の狭い直像鏡，拡大が低く視野の広い倒像鏡が

医学史上の人と場所 People and Place in Medical History

ヘルムホルツ　Helmholtz, Hermann von（1821〜1894）

　ヘルムホルツはドイツの生理学者・物理学者で，生理学では神経と感覚の生理学において，物理学においては熱力学と電気力学において大きな貢献をした。ポツダムで哲学教師の子として生まれて，ベルリン大学で医学を学び（1838〜1842），軍医となった（1843〜1848）。ケーニヒスベルク大学生理学の助教授になり（1848），ボン大学の解剖学生理学教授（1855），ハイデルベルク大学の生理学教授（1858）になった。この間に神経伝導速度の測定（1850），検眼鏡の発明（1851），光の三原色説を提唱し（1852），鼓膜と耳小骨の役割を明らかにする（1868）など神経と感覚の生理学において大きな業績を上げた。その一方で物理学にも早くから強い関心を持ち，熱力学におけるエネルギー保存則を定式化（1847）していたが，ベルリン大学の物理学教授（1871）になって電磁気学の研究に転じ，理工学研究所長（1887）を務めた。

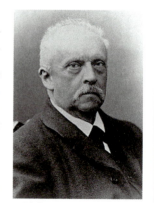

ヘルムホルツ

234　第12章　診断技術の開発

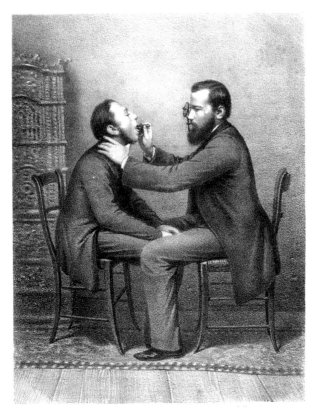

図12-9　喉頭鏡での診察の図

ある。検眼鏡を開発したのは，ドイツの生理学者ヘルムホルツ（1821～1894）で，『生体眼網膜の検査のための検眼鏡の記述』（1851）[14]として発表した。検眼鏡はヘルムホルツ以後にさらに改良を重ねられ，眼科学の発展に大きく寄与した。ヘルムホルツはさらに眼球の表面の形状を計測する角膜曲率計 ophthalmometer も開発した（1855）[15]（図12-10）。

■生理機能の検査

19世紀には疾患や病状の診断のために，人体の臓器の機能を数値で測定することも始まった。その最初の試みがイギリスの外科医ハッチンソン（1811～1861）による肺活量の測定である。ハッチンソンはロンドン大学で医学を学んで外科医となった（1836）。肺活量計 spirometer を開発して，健康な人間 2,000 人以上を対象に呼吸量の測定を行い，「肺容量と呼吸機能について」（1846）[16]という論文を発表した。打診や聴診など医師の感覚によって捉えられる所見よりも，数値的な指標のほうが理解しやすく，病気の客観的な尺度になりうるということが次第に理解されるようになった。ドイツのエアランゲンの生理学教授ヴィントリッヒ（1812～1852）は肺活量計をさらに改良して 4,000 人の症例を集めて，身

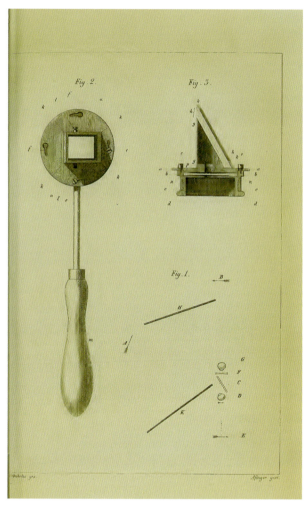

図12-10　検眼鏡の図

長，体重，年齢が肺活量に影響することを確認した。フィルヒョウ編の『特殊病理学と治療提要』第5巻第1部(1854)の「呼吸器疾患」[17]の項目を執筆した(図12-11，12)。

　眼科領域の生理学を発展させて視覚の機能測定の基礎を築いたのは，オランダの生理学者ドンデルス(1818～1889)である。ドンデルスはユトレヒト大学で医学を学び，軍医の経験をした後，眼科を専門としてユトレヒト大学の教授になり(1847)，貧窮者のための眼科病院を設立して(1859)，生理学教授になった(1862)。ドンデルスは視力測定法を定め，標準眼の視力を基準として視力を定義した(1861)。弟子のスネレン(1834～1908)はドンデルスの指示によって視力検査表を作成し発表した(1862)[18](図12-13)。ドンデルスが執筆した屈折異常についての原稿は，英訳されて『眼の遠近調節と屈折の異常』(1864)[19]として出版され，眼科学の古典となった。スイス生まれのパリの眼科医ランドルト(1846～1926)は，視力検査表の記号を改良して縁の途切れた円(ランドルト環)を

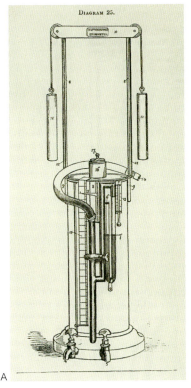
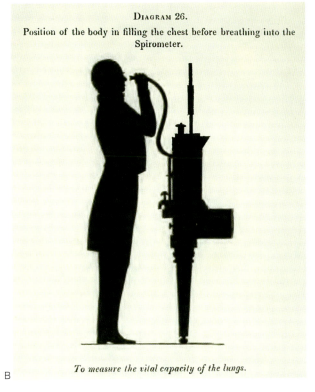

図12-11 肺活量計(A)と肺活量計測(B)の図

考案した(1876)。
　深部腱反射は，骨格筋につながる腱をハンマーなどで叩くと筋が不随意的に収縮する現象で，神経学的検査として広く用いられ，中枢神経運動系や末梢神経の障害の診断に役立てられる。ドイツの神経科医エルプ(1840〜1921)は，ハイデルベルク(1869)とライプツィヒ(1880)で内科学教授を務め，膝蓋腱反射の診断的意義を発見した(1875)。ベルリン大学の精神医学教授ヴェストファル(1833〜1890)も，同年に膝蓋腱反射について報告している。
　動脈の血圧は，血圧計 sphygmomanometer と圧迫帯と聴診器を用いて間接的に測定される。上腕を圧迫帯で巻いて血圧計で圧を測定しながら空気を送って加圧し，次いで空気を抜いて減圧しながら肘の前面で血管音を聴取し，血管音が始まる圧を最高血圧，消える圧を最低血圧とする。間接式の血圧計は，ウィーンの実験生理学の教授のバッシュ(1837〜1905)によって開発された(1881)。バッシュの血圧計は，水を圧迫帯に注入し水銀柱で圧を測定するものであった。イタリアの医師リヴァ＝ロッチ(1863〜1937)は圧迫帯を腕の周りに巻くように工夫して血圧計を現在の使いやすい形に改良した。最高血圧と最低血圧を血管音の消長で決める方法は，ロシアの医師コロトコフ(1874〜1920)により考案された。コロトコフはウクライナのハリコフ大学とモスクワ大学で医学を学び，軍

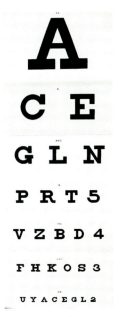

図12-13 視力検査表

生理機能の検査　237

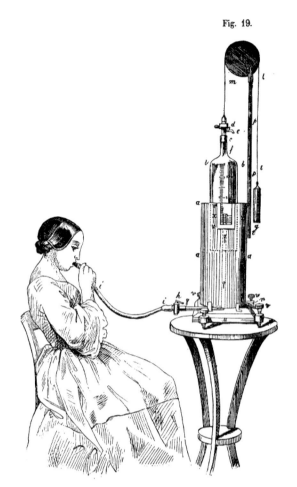

図12-12 ヴィントリッヒの肺活量計

医となってアジアに派遣され，ペテルブルグに戻って軍医アカデミーで血圧測定の方法を発表した(1905)。血圧測定の際に聴取する血管音はコロトコフ音 Korotkoff sound と呼ばれる(図12-14)。

■電気活動の検査

　人体の内部で生じる電気的活動を調べる装置に，心電計，脳波計，筋電計がある。これらの装置で記録されるのは，心筋，中枢神経，骨格筋を作る興奮性細胞の活動電位である。筋肉と神経の活動が電気と結びついていることを示したのは，18世紀のイタリアのガルヴァーニ(1737〜1798)である。ガルヴァーニはボローニャ大学の解剖学教授で，カエルの脚を解剖している時に，筋肉や神経に金属が触れると筋肉が収縮することを発見し，それが電気によるものだと考えて『筋運動への電気の効果』(1791)[20]を発表した。19世紀にベルリン大学のミュラー門下のデュボア＝レモン(1818〜1896)は，骨格筋と神経の電気現象を詳しく研究し

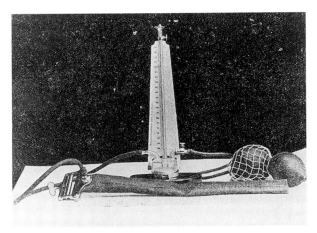

図12-14　コロトコフが用いたリヴァ＝ロッチの血圧計

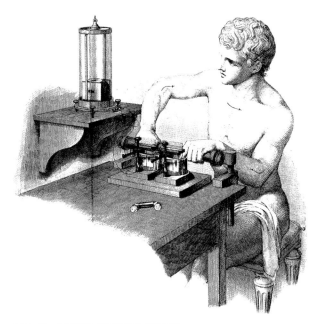

図12-15　生体電気の実験をするアポロ像

て『動物電気についての研究』(1848〜1884)[21]を著し，高感度の測定機器を開発した(図12-15)。

　人体の電気的活動の測定装置のうちで，心電計 electrocardiograph (ECG)は最も早く実用化され，心臓の不整脈や虚血性心疾患などの診断のために医療において日常的に用いられている。人体での心臓の電気活動の測定は19世紀中頃以降から試みられたが，イギリスの生理学者ウォーラー (1856〜1922) が始めて成功して論文として発表し(1887)[22]，講演によって広めた。しかし装置が複雑で難しいために，実用には適さないと考えられていた(図12-16)。

　心電計の実用化に成功したのは，オランダの生理学者アイントホー

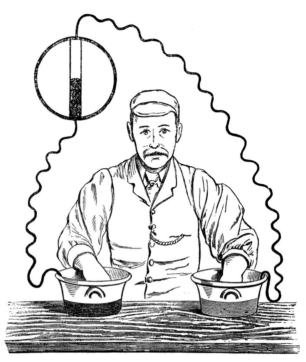

図12-16　心電図の測定法

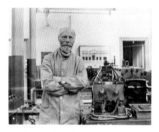

図12-17　実験室でのアイントホーフェン

フェン(1860〜1927)である。ユトレヒト大学の生理教授のドンデルスは心臓の活動電位を研究しており，アイントホーフェンはその門下生でライデン大学の生理学教授になった(1886)。アイントホーフェンは第1回国際生理学会(1889)でウォーラーの実験を見て心電計の研究を始め，測定装置を改良して実用化に成功し論文を発表した(1903〜1908)。1924年にノーベル生理学・医学賞を受賞した。アメリカの医師ヘリック(1861〜1954)は鎌状赤血球症の発見で有名だが，冠状動脈閉塞による心筋梗塞が心電図上でT波の変化を示すことを報告し(1918)，心電計の臨床的有用性を拡大した(図12-17, 18)。

　脳波計 electroencephalograph(EEG)は頭の表面においた電極によって脳の電気活動を記録する装置で，てんかんの発作型の鑑別によく用いられ，脳腫瘍や頭部外傷の診断，脳の機能状態の鑑別にも役立つ。脳の電気活動を脳波として測定できることが示されたのは，19世紀終盤のことである。イギリスのリヴァプール医学校の生理学講師キャトン(1842〜1926)は，ネコ，ウサギなどの実験動物の脳を露出して，デュボア＝レモンの開発した新しい電極を使って脳波の計測を行い報告した(1877)。

　人体での脳波の測定に始めて成功したのは，ドイツのベルガー(1873〜1941)である。ベルガーはイェナ大学医学部を卒業し(1897)，同大学の精神科に勤め，教授になった(1919)。頭皮の表面に銀針の電極を貼り付けて脳波が記録できることを発見し報告した(1929)。ベルガーの報告はイギリスの生理学者エイドリアンらによって確認され(1934)，ベルリン大

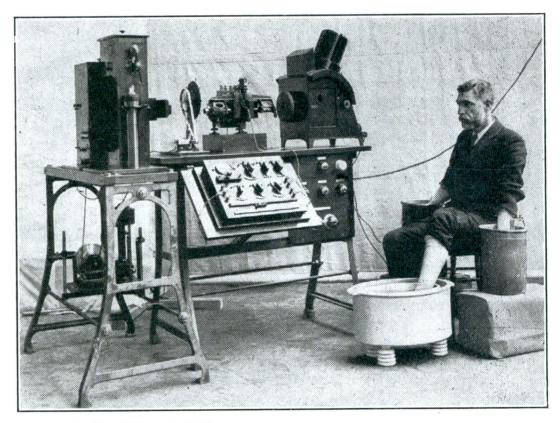

図12-18 イギリス最初の心電計 1911〜1912年

学のフィッシャーらによっててんかんの波形が発見されて(1934)、臨床的価値を高めた。

筋電計 electromyograph(EMG)は骨格筋の電気活動を記録する装置で、筋内に電極を刺入する針筋電図と体表に電極を置く表面筋電図が用いられる。19世紀末から研究はされていたが、臨床的に用いられるようになったのは1980年代以降である。

医学史上の人と場所
People and Place in Medical History

アイントホーフェン　　Einthoven, Willem（1860〜1927）

アイントホーフェンはオランダの生理学者で、高精度の検流計を開発して心臓の電気的現象を研究し、心電計の臨床応用を可能にした。ジャワで医師の子として生まれたが父の没後に家族とともにオランダに戻り、ユトレヒト大学で医学を学び(1878)、眼科の研究で学位を得たが、ライデン大学の生理学と組織学教授になった(1886)。始めは視覚と呼吸の生理学を研究したが、1890年代から電気生理学の研究を心臓に焦点を当てて行った。新たな検流計を開発して人間と動物の心臓の電気活動を記録して心電図の記録に初めて成功した(1893)。さらに心電図の波形と心臓活動の関係を研究し、臨床的に意味のある測定法を開発して、心電図の標準的な計測法を発表した(1903)。心電図は心疾患に対する基本的な診断技術となり、世界で広く用いられている。アイントホーフェンは1924年にノーベル生理学・医学賞を受賞した。

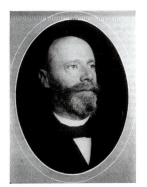

アイントホーフェン

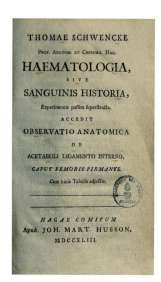

図12-19 シュヴェンケ『血液学』(1743)

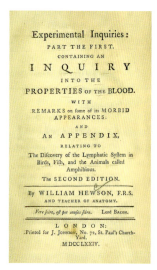

図12-20 ヒューソン『血液の性状の実験的調査』第2版(1774)

■血液と尿の検査

血液は細胞成分の血球と液体成分の血漿からなる。現在の医療では疾患と病状の診断にあたって血液を採取してさまざまな検査を行う。血液検査 blood test には，おもに血球の数や形状を顕微鏡で観察する血液学検査と血漿の成分を分析する生化学検査がある。

血液学 hematology は血球を対象とする学問分野であり，血液学検査では血球を顕微鏡で観察して，貧血などの赤血球数の異常や白血病など造血組織の癌性疾患の診断を行う。血液学の語を最初に用いたのは18世紀のデン・ハーグの解剖学教授シュヴェンケ(1693～1767)で，『血液学』(1743)[23]を著した。18世紀後半にイギリスの医師ヒューソン(1739～1774)は，血液を顕微鏡で観察して『血液の性状の実験的調査』(1771)[24]を著した。赤血球と白血球を区別し，血液凝固が細胞成分の変化によるものではなく血漿成分が固まることを示した。しばしば「血液学の父」と呼ばれる(図12-19, 20)。

19世紀に入って病理解剖学が盛んに行われるようになった頃，フランスの医学者アンドラル(1797～1876)は血液の研究を行い『病理血液学試論』(1843)[25]を著した。加熱・分離して乾燥させてから重量を量る方法で血液の成分を分析し，①小球体が12.7%，②線維素が0.3%(0.2～0.4%)，③固形成分が8%という数値を得た。8種類の疾患(多血症，貧血，発熱，フレグマシア，出血，水腫，有機的疾患，神経症)について血液成分の変化を記載した(図12-21)。

血球の数を顕微鏡で計測する技法は，1852年頃からドイツのスチュービンゲン大学の教授フィアオルト(1818～1884)によって始められたが，手技が煩雑なために普及しなかった。イギリスの医師ガワース(1845～1915)は血球数の計測のためにスライドグラスの小さな溝に10分の1 mmの格子状の区切りをつけた器具を工夫し，赤血球の減少により貧血症を診断できることを示し，「血球の計算について」(1877)[26]という論文を発表した。それでもなお血球数の計測は誤差が大きく不安定であった。スウェーデンのウプサラ大学のヘディンは，血液を遠心力で分離する「ヘマトクリット Haematocrit」という機械を開発して発表した(1889)。遠心分離機により血漿と血球を分離する方法は簡便なために急速に広まり，この方法で分離した血球の比率は現在でもヘマトクリットと呼ばれる(図12-22)。

赤血球沈降速度 erythrocyte sedimentation rate(ESR)は，抗凝固剤を加えた血液で，赤血球が自然に凝集して沈降する速度を調べる検査で，炎症の簡便な検査法として広く用いられている。ポーランドの医師ビルナツキ(1866～1911)が1897年に論文として発表したが，ポーランド語で書かれていたために広まらなかった。スウェーデンのフォーレウス(1888～

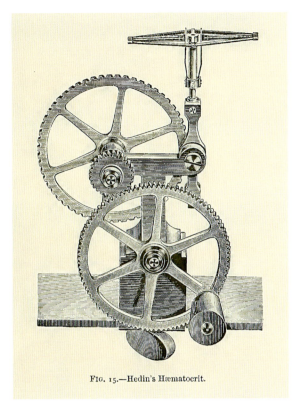

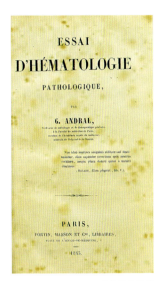

図12-21 アンドラル『病理血液学試論』(1843)

図12-22 ヘディンのヘマトクリット

1968)とベステゲーン(1891～1968)も同様の報告を1921年に行って広く知られるようになった。

　白血球の顕微鏡的な分類を可能にしたのは，エールリヒ(1854～1915)が開発したアニリン色素による染色である。エールリヒは血液の塗抹標本の三重染色を行い，さまざまな白血球の種類を区別できることを示し(1877～1880)，『血液の組織学と臨床のための染色分析研究』(1891)[27]を出版した。これにより赤血球と白血球の疾患の研究が可能になった。

　血漿，尿などの成分の化学分析も病状と疾患の診断に有用である。19世紀頃までに血液ないし尿の成分に異常が見られる疾患として，糖尿病，腎臓病，痛風が知られていた。

　糖尿病を意味するdiabetesという語はギリシャ語の「走り抜けるδιαβαίνω」に由来し，カッパドキアのアレタイオス(50～100/150～200頃に活躍)が初めて用い，多尿という意味で長らく使われていた。多尿の患者の尿が甘いことに気づいたのは17世紀のイギリスのウィリス(1621～1675)で，『合理的薬剤学』(1674)[28]に記している(図12-23)。18世紀にはイギリスの医師ドブソン(1735～1784)が尿を蒸発させて残ったものが甘いこと，その重さを量ったことを論文で報告した(1776)。19世紀にはフランスの化学者シュヴルール(1786～1889)が，糖尿病患者の血中にブド

血液と尿の検査　243

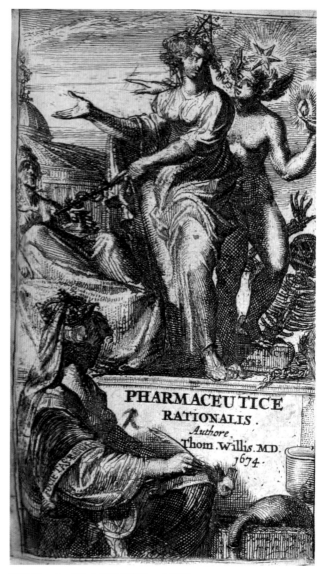

図12-23　ウィリス『合理的薬剤学』（1674）

ウ糖があることを報告した(1815)。

　慢性糸球体腎炎などの腎疾患ではしばしば尿中にタンパク質が漏出してネフローゼ症候群と呼ばれる。尿中にタンパク質が含まれるという発見は，17世紀のネーデルラントの医師デッカース(1644～1720)に遡り，『実地研究』(1694)[29]の中で尿を熱したり酸を加えたりすると凝固してミルク状になると述べている。18世紀にはイタリアの医師コトゥーニョ(1736～1822)は『坐骨神経痛注釈』(1764)[30]の第17章で，発熱性疾患で水腫を起こした兵士の尿が加熱をすると卵白のように濁ったことを記している。19世紀初頭にイギリスの医師ウェルズ(1757～1815)とブラックオール(1771～1860)は，猩紅熱後の水腫患者が蛋白尿や血尿を示すこと

をしばしば観察し報告している。ガイ病院の医師ブライト(1789～1858)は，猩紅熱後に水腫と蛋白尿を生じた患者の病理解剖で腎臓の病変を見いだし，腎臓の病変による疾患として報告した(1827)[31]。これにより蛋白尿は腎臓疾患の診断の手がかりと見なされるようになった。

イギリスの医師リース(1813～1889)は，血液と尿の成分を定量的に分析して疾患で変化することを見いだし，『健康と疾患での血液と尿の分析』(1836)[32]を著した。しかし尿中の糖を判定する方法が不安定なこと，また尿中の蛋白質が必ずしも腎疾患と結びつかないことから，尿の化学分析による検査は十分な信頼が得られなかった。

痛風は高尿酸血症が原因となって関節炎を起こす疾患である。19世紀中頃にロンドンの医師ギャロド(1819～1907)は尿酸の検査法を考案し，痛風患者の皮下組織や軟骨に尿酸塩が見られることを示した。『痛風とリウマチ性痛風の性質と治療』(1859)[33]を著し，尿酸の排泄障害ないし過剰産生によって痛風が生じると考えた。しかし尿酸の検定法が不安定なために，血中の尿酸で痛風の診断を下すことは困難であった。

少量の血液から信頼度の高い化学分析を行うことが可能になったのは，20世紀に入ってからのことである。ヨーロッパではバング(1869～1918)が大きな貢献をした。バングはノルウェイ出身でオスロ大学で医学を学び，ドイツで生理学の研究をして，スウェーデンのルント大学の医化学の教授になった。脂質の生化学の研究，生体試料の微量分析の技術を開発し，とくに血糖値の測定法で著名である。『脂質の化学と生化学』(1911)[34]，『血糖』(1913)[35]などを著した。アメリカではフォリン(1867～1934)が大きな貢献をした。フォリンはスウェーデン生まれのアメリカ市民でシカゴ大学で化学を学びドイツにも留学し，ハーバード医学校のマクリーン病院で化学研究を行って生体試料の化学分析で目覚ましい業績を挙げた。ハーバード医学校の生化学教授になり(1907)，生化学の分析法を発展させた。『血液と尿の最近の生化学研究』(1917)[36]などを著した。

■身体を侵襲する検査と注射

身体に針などを刺して試料を採取する手技や，注射器を用いて薬剤を体内に注入する方法は，19世紀から行われるようになった。

血液と尿以外の生体試料は19世紀に採取され，分析されるようになった。フランスの神経科医デュシェンヌ(1806～1875)は，筋ジストロフィーの研究のために套管針を用いて生検を行い，患者の筋肉組織を採取した(1868)。ドイツのクインケ(1842～1922)は，ベルンとキールで内科学教授を務め，脳脊髄液の採取のために腰椎穿刺を行った。

薬を投与する方法としては，経口投与する内服薬，肛門から挿入する

坐薬などが古くから用いられていた。注射器を用いて薬を体内に直接投与する注射法には，皮下注射，筋肉内注射，静脈内注射が広く用いられている。これらの注射法は19世紀になってから開発された。

皮下注射 subcutaneous injection では薬剤の吸収は緩やかで，局所にとどまりやすく，数mLまでの薬液の投与が可能である。皮下注射法はエディンバラの医師ウッド(1817〜1887)により開発された(1855)[37]。ウッドは阿片で神経痛を治療するために皮下注射法を用いた。

筋肉内注射 intramuscular injection では，薬剤の吸収は比較的速やかであり，数mLまでの薬液の投与が可能である。皮下注射法の針を深く差し込むことによって行われ，とくに開発に貢献した医師がいるわけではない。

静脈内注射 intravenous injection では薬剤がきわめて速やかに全身に行き渡り，薬液の量に制限はない。静脈内注射法はドイツのランデラー(1854〜1904)によって安全に行われるようになった。ランデラーはライプツィヒ大学の講師(1882)，員外教授(1890)を務めた。貧血患者に食塩水の静脈内注射を試み，静脈内注射法の論文を発表した(1886)[38]。

■臨床検査室の誕生

生体組織を顕微鏡で観察し診断する病理検査や，血液や尿などの生体試料の化学分析により生化学検査，細菌の有無や種類を調べる細菌学検査など，病気の診断のために多種多様な検査が行われる。こういった臨床検査を行う臨床検査室の起源は，19世紀に遡る。

19世紀のドイツの大学では，研究と学生の教育を目的として実験設備の整った研究室が次々と整備された。その最初期のものは，ギーセン大学に置かれたリービヒの化学研究室で，1826年に開設されて数々の研究成果を挙げた。ミュラーはベルリン大学の解剖学生理学教授になり(1833)，その実験室からはすぐれた弟子たちが輩出した(図12-24)。

19世紀後半にはドイツに基礎的な研究を行う重要な研究所がいくつも作られた。ベルリンではフィルヒョウ(1821〜1902)がベルリン大学の病理学教授とシャリテ病院の病理解剖主任になり，病理学研究所が作られ(1856)，数多くの医師が研究者として修練を受けた。ライプツィヒではルートヴィヒ(1816〜1895)のために生理学研究所が作られ(1869)，ドイツの生理学研究を大きく発展させた。またベルリンではコッホ(1843〜1910)のために衛生学研究所が作られ(1885)，また感染症研究所が作られてコッホはその所長となった(1891)。またフランスではパリにパストゥール研究所が作られ(1890)，狂犬病などに関するパストゥール(1822〜1895)の研究がここで行われた。

19世紀末頃から病院に付属して臨床研究所が作られ，病気の評価や

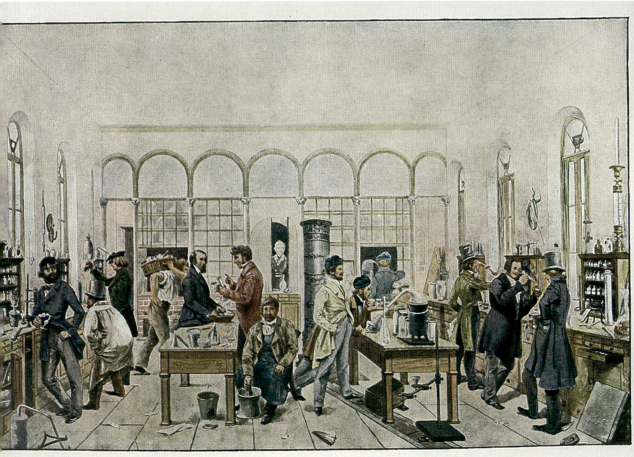

図12-24　リービヒの化学実験室　1840年頃

　治療のための新しい技術を開発するとともに，診断のために試料検査を行うようになった。ドイツではミュンヘン大学臨床医学教授のツィームセン（1829〜1902）がミュンヘン総合病院に臨床研究所を設立した（1878）。アメリカではペンシルバニア大学臨床医学教授のペッパー（1843〜1898）が，1895年に臨床医学研究所を開設した。ドック（1860〜1951）がヨーロッパに留学して（1885〜1887），ミシガン大学の臨床医学の教授になり（1891），臨床検査のための研究所を設立した（1898）。

　1890年代頃からは，イギリスとアメリカで病院内に検査室が作られるようになった。1890年代にアメリカではボルティモアのジョンズ・ホプキンス病院，ニューヨークのベルヴュー病院，イギリスではエジンバラの王立施療院，ロンドンの聖ジョージ病院に臨床検査室が作られた。20世紀に入るとイギリスとアメリカの有名病院に次々と臨床検査室が作られるようになった。

臨床検査室の誕生　247

第13章
麻酔法と消毒法
——外科手術の近代化

Anesthesia and sterilization — modernizing surgical operations.

　体表の病変を切除したり，外傷に包帯をしたりといった外科的な処置や，骨折と脱臼の整復といった整形外科的な処置は，古代から行われていた。西洋医学では解剖学によって人体の構造が明らかにされて，外科の技術は少なからず向上した。18世紀までの外科手術は，身体を切り裂く苦痛のために短時間で終える必要があり，また感染の危険のために内臓領域を扱うことが困難であった。19世紀に全身麻酔と消毒法が実用化されて，外科手術は苦痛のない安全なものに変わり，その応用範囲が多種多様な臓器に広がった。

■近代以前の外科学

　ヒポクラテスとその周辺の医師たちによる『ヒポクラテス集典』[1]は，西洋医学において現存する最古の文書集である。現在標準とされるリトレ版のヒポクラテス全集には71編の文書が含まれるが，そのうち外科的な文書としては，9編のものがある。「頭部の損傷について」では頭蓋骨の構造に続いて，頭部に生じる損傷の仕方のさまざまな種類を述べ，負傷の手当の仕方や骨にできた目に見えない疾患の見つけ方，最後に穿頭術の仕方について述べる。「診療所内において」では，包帯を用いた手当の仕方や縛り方について主に述べている。「骨折について」では，他の医者たちによって行われる腕の包帯の仕方を批判し，骨折および脱臼の手当と包帯の仕方を，前腕，上腕，足，下腿，大腿，膝，肘の順に扱い，また骨に壊死が生じた場合の処置についても述べている。「関節について」では，関節の脱臼とその整復法を，肩，肩峰，鎖骨，肘，手，顎，鼻，耳，脊柱，肋骨，股関節，脛，手首，膝，肘の順に扱い，骨折や壊疽についても述べている。「梃子の原理を応用した整復法」は，前2編の内容をほぼ要約したものである。「損傷について」は，外傷と潰瘍の処置と治療法を扱ったマニュアルのような著作である。また「痔について」と「痔瘻について」では，それぞれ痔と痔瘻の治療法が述べられる。「胎児の切断除去について」では，異常分娩の際の処置，とくに胎児を切断除去する方法や，産後の子宮脱の治療法について書かれている。ヒポクラテスの時代には，体表の病変の治療と外傷の処置，および骨折と脱臼に対する整形外科的な処置，産科的な処置が行われて

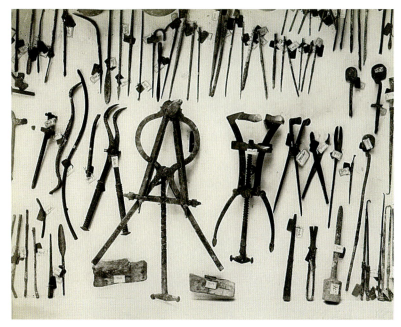
図13-1　ポンペイ遺跡から出土した古代ローマの外科器具

いたことが分かる。

　古代ローマの著述家ケルススによる『医学論』8書[2]では，最後の2書で外科・整形外科的治療を扱っている．第7書では外科的治療が扱われ，外科の歴史を述べた後，総論として打撲傷，さまざまな膿瘍，外科における徴候，瘻，飛び道具の摘出を扱い，各論として局所の治療を頭から足へと順に述べる．眼のさまざまな疾患（麦粒腫，霰粒腫，翼状片，白内障など），腸管のヘルニア（臍ヘルニア，鼠径ヘルニア，腹壁外傷によるヘルニア），尿道と膀胱の結石，死亡胎児の摘出，肛門の疾患（痔瘻，痔核）などの治療が含まれる．第8書では整形外科的治療が扱われ，骨の解剖学と骨の治療法総論を述べた後，骨折の各論を頭と上肢について部位ごとに，脱臼の各論を頭部，上肢，下肢について部位ごとに述べる．古代ローマで使われていた外科器具が，ポンペイやエフェソスなどの遺跡から多数発見されている（図13-1）．

　古代における最大の医師であるガレノスは，多数の解剖を行って人体の構造を熟知しており，またペルガモンで剣闘士の医師を務めて外科に習熟していたはずであるが，外科・整形外科的な治療に関する著作は残していない．ヒポクラテスの外科・整形外科的な著作の注釈は著している．「関節について」の注解4書，「骨折について」の注解3書，「診療所において」の注解3巻が伝存している．また『自著について』の中で，「損傷について」と「頭部の損傷について」の注解が挙げられているが現存していない．

近代以前の外科学　249

表13-1　アルブカシス『外科学』の内容　(1861年版から)

第1書　焼灼	第2書　外傷および類似	創傷
頭部と神経中心の疾患の焼灼	疾患の切開，穿刺，瀉血	瘻孔
瘰癧の焼灼	頭部のさまざまな疾患	四肢切断
肺の疾患の焼灼	腫瘍	洞
関節疾患と坐骨神経痛の焼灼	切開と穿刺のための道具	瘰疽
ヘルニアの焼灼	乳房の腫瘍	静脈瘤
疼痛の焼灼	腹部膨隆	メジナ虫
癲病の焼灼	臍の腫瘍	ウシ疾患
難聴の焼灼	癌	移ろいと呼ばれる疾患
癌と膿瘍の焼灼	水腫	矢の抜去
壊疽の焼灼	尿道と膀胱の疾患	血管切開
疣の焼灼	ヘルニア	吸角
震えの焼灼	生殖器の疾患	ヒル
膿疱と出血の焼灼	正常産と難産	第3書　整復
	肛門の疾患	骨折
	疣	脱臼
	灌腸の使用	

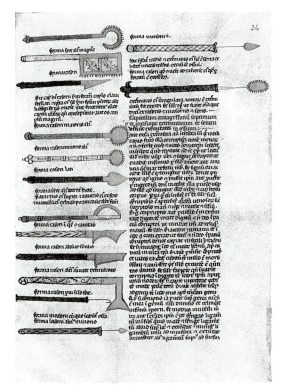

図13-2　アルブカシス『外科学』14世紀の写本から

アンダルスの医師アルブカシスは，30巻からなる『医学の方法』を著し，その一部が『外科学』[3]としてラテン語に訳され，手写本として広まった。第1書は焼灼，第2書は外傷と体表の疾患の治療，第3書は骨折と脱臼の整復を扱っている(**表13-1，図13-2**)。

表13-2 ギ・ド・ショーリアク『大外科学』(1363)の内容

序論
 章　外科学の歴史
第1論　解剖学
 第1教説　共通・普遍・単純部分の解剖学(5章)
 第2教説　複合・固有部分の解剖学(8章)
第2論　膿瘍，膿破，膿疱
 第1教説　単純部分の膿瘍，膿破，膿疱(5章)
 第2教説　複合部分の膿瘍，膿破，膿疱(8章)
第3論　外傷
 第1教説　単純部分の外傷(5章)
 第2教説　複合部分の外傷(8章)
第4論　潰瘍
 第1教説　単純部分の潰瘍(6章)
 第2教説　複合部分の潰瘍(8章)
第5論　骨折と脱臼
 第1教説　骨折の処置(8章)
 第2教説　脱臼の整復(8章)
第6論　個別の疾患
 第1教説　全身に共通の疾患(8章)
  痛風，癩病，皮膚病，体肢の衰弱と肥大，外傷，火傷，疣，体肢の離断
 第2教説　体部に固有の個別の疾患(8章)
  頭部，顔，頸，上肢，胸部，腹壁，骨盤，下肢
第7論　解毒薬
 第1教説　普遍的治療薬(8章)
 第2教説　体部に固有の治療薬(8章)

　中世のヨーロッパで最も有名な外科医は，フランスのギ・ド・ショーリアクである。ショーリアクは『大外科学』(1363)[4]を著し，標準的な外科学書として，また外科医の必携書として広く用いられてラテン語で広まった(→5章 p.78)。『大外科学』は8論からなり，序論で外科学の歴史を，第1論で解剖学，第2～5論で外科治療の総論，第6論で各論，第7論で解毒薬を扱う。外科治療の総論では，体表にできる膿瘍など(第2論)，外傷(第3論)，潰瘍(第4論)と整形外科的な骨折・脱臼(第5論)を扱い，各論(第6論)では全身性の疾患として痛風，癩病，皮膚病，体肢の衰弱と肥大，外傷，火傷，疣，体肢の離断，局所性のものとして頭部，顔，頸，上肢，胸部，腹壁，骨盤，下肢の疾患を順に扱う(図13-3，表13-2)。

　16世紀にヴェサリウスは『ファブリカ』(1543)の多数の精緻な解剖図によって人体の構造を詳細に図解した。これによって人体解剖の理解が深まり，外科学にも大きな影響を与えた。この時代にフランスの外科医パレは，外科に関して多数の著作をフランス語で著した。『火縄銃その他の火器による創傷の治療法』(1545)[5]では，銃創に対する温和な治療法や血管の結紮による止血を考案した。外科の著作をいくつか〔『外科10書』(1564)，『外科5書』(1572)，『外科2書』(1573)〕刊行し，それ

図13-3　ショーリアク『大外科学』(1585年版)　坂井建雄蔵

近代以前の外科学　251

表13-3 パレ『著作集』第2版(1579)の内容

序論，外科の真の認識に達するための導入
1) 動物論
2) 解剖学，自然と生殖部分を含む
3) (解剖学)生命部分を含む
4) (解剖学)頭部にある動物部分を含む
5) (解剖学)身体の筋と骨，および体肢の他のすべての部分の記述を含む
6) 反自然的な腫瘤，総論
7) 反自然的な腫瘤，各論
8) 新鮮で出血性の外傷，総論
9) 新鮮で出血性の外傷，各論
10) 火縄銃と他の火器の弾の外傷，その症候
11) 焼傷，挫傷，壊疽
12) 潰瘍，瘻孔，痔
13) 包帯
14) 骨の骨折
15) 脱臼
16) 外科医がとくに行ういくつかの治療と手術
17) 痛風と一般に呼ばれる関節病
18) 性病と呼ばれる大痘瘡とその症候
19) 天然痘，麻疹，幼児の虫，癩病
20) 毒，狂犬の咬傷，他の毒動物の咬傷と刺傷
21) 疫病
22) 自然のまたは偶発的な欠損を修復する方法と技術
23) 人間の発生
24) 怪物と驚異
25) 単純医薬の能力と効力，複合の調和とその使用
26) 蒸留
27) 報告と死体を保存する方法

表13-4 ゼンネルト『医学実地』第5書(1634)の内容

第1部　腫瘤(46章)
第2部　潰瘍(19章)
第3部　皮膚，毛髪，爪の瑕疵
　第1節　皮膚の瑕疵(9章)
　第2節　毛髪と爪の瑕疵(10章)
第4部　外傷(24章)
第5部　骨折(22章)
第6部　脱臼(13章)

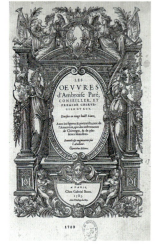

図13-4　パレ『著作集』(1585年版)

らを含めた『著作集』(1575)[6]では解剖学と外科医が行うさまざまな治療を扱い，数多く版を重ねてラテン語，ドイツ語，オランダ語，英語にも訳され，我が国では伊良子光顕がオランダ語版から『外科訓蒙図彙』(1769)として抄訳している(図13-4，表13-3)。

17世紀にドイツのゼンネルトは，ヴィッテンベルク大学で医学を教え，充実した医学理論書と医学実地書を著した。その『医学実地』全6書(1628〜1635)[7]の第5書(1634)は表在性疾患の外科的処置を扱っている。この本は6部からなり，体表の腫瘤，潰瘍，皮膚の異常と，外傷，および骨折と脱臼を扱っている。18世紀以前の外科学書の多くは大学教育を受けていない外科医のために各国語で書かれていたが，ゼンネルトのこの著作はラテン語で書かれている。部位別の疾患についての各論的な記述を含んでおらず，外科治療の総論が体系的に扱われている(表13-4)。

18世紀には，フランスのディオニスとドイツのハイスターによる外科学書がよく読まれた。ディオニスはパリ王立植物園の解剖学と外科学の教授で，『人体解剖学』(1690)と『外科手術講義』(1707)[8]をフランス語で書き，どちらも多数の版を重ね，英語，ドイツ語などに訳されてい

表13-5　ディオニス『外科手術講義』(1716年版)の内容

第1示説	外科手術に必要な道具を教える(8項)
第2示説	腹部の手術を含む(13項)
第3示説	膀胱，陰茎，子宮に行われる手術を含む(20項)
第4示説	鼠径，陰嚢，肛門の手術を扱う(18項)
第5示説	胸部と頸部で行われる手術を含む(7項)
第6示説	頭部と眼の手術を扱う(23項)
第7示説	顔のすべての部分に行われる手術を含む(16項)
第8示説	上肢で行われる手術を説明する(8項)
第9示説	下肢の手術を扱う(9項)
第10示説	生体ないし死後のすべての部分で行える手術を含む(14項)

表13-6　ハイスター『外科学』(1719)

第1部	
第1書	外傷(16章)
第2書	骨折(10章)
第3書	脱臼(12章)
第4書	腫瘤(18章)
第5章	潰瘍(9章)
第2部　手術	
第1節	いくつもの部分で行われる一般的手術(1〜36項)
第2節	頭部の手術(37〜88項)
第3節	頸部の手術(89〜94項)
第4節	胸部の手術(95〜100項)
第5節	腹部の手術(101〜154項)
第6節	上肢と下肢の手術(155〜162項)
第3部　包帯(8章)	

　る。『外科手術講義』は10示説からなり，第1示説では外科手術の道具を扱い，第2〜9示説で部位別に外科手術の説明を説明する。外科治療の総論的な内容は含まないで，部位別の疾患についての各論的な記述が中心となっている(表13-5)。

　ハイスターはアルトドルフとヘルムシュテットの大学で解剖学と外科学の教授を務め，人気のある医学書を多数著した。解剖学書の『解剖学提要』(1717)，医学理論書の『医学の基礎』(1736)，医学実地書の『医学実地提要』(1743)をラテン語で著し，『外科学』(1719)[9]をドイツ語で著した。『外科学』は3部からなり，第1部は外科的治療法を総論的に扱い，第2部は各論的に部位別に手術の方法を述べ，第3部では包帯法を扱っている。ゼンネルトの外科学書に遡る総論的な内容と，ディオニスの外科学書に遡る各論的な内容の両方を含んだ，包括的な外科学書になっている(表13-6，図13-5)。

　ジョン・ベル(1763〜1820)と弟のチャールズ・ベル(1774〜1842)は，イギリスの代表的な解剖学者・外科医である。ジョンはエディンバラで解剖学校を開き，後に外科に専念した。チャールズはロンドンに出て解剖学校を開き(1805)，ロンドン大学の解剖学・外科学・生理学の教授

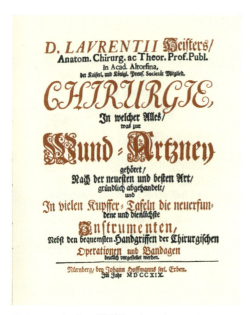
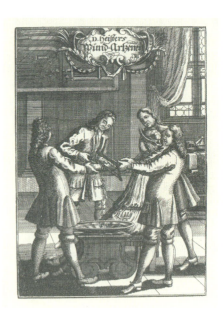

図13-5　ハイスター『外科学』（1719）　坂井建雄蔵

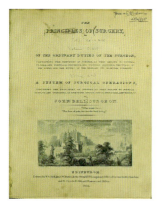

図13-6　ジョン・ベル『外科学原理』
（1801）

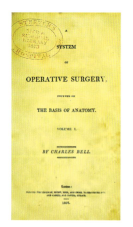

図13-7　チャールズ・ベル『外科手術体系』（1807）

(1827)，エディンバラ大学の外科学教授(1836)になった。2人は共著で『人体解剖学』(1797〜1804)[10]を著した。兄のジョンは『外科学原理』(1801〜1808)[11]を著し，弟のチャールズは『外科手術体系』(1807〜1809)[12]を著している(表13-7，図13-6, 7)。

19世紀初頭までの外科手術で治療の対象となったのは，事故や戦争による外傷，整形外科的な骨折と脱臼，体表の腫瘤や潰瘍，および外から見える身体の部位ごとの特異的な疾患であった。顔では眼の白内障や眼瞼の異常，腹部ではヘルニア，骨盤部では膀胱結石・痔疾・陰嚢水腫などが治療の対象となった。カテーテルを用いるなど少しずつ手術の方法が改良されたが，脳や胸腹部内臓の腫瘍が治療の対象となることはなかった。難産のときに胎児を救い出すために帝王切開も行われたが，母親の救命を目的としたものではなかった。

戦争による外傷を治療するのも，古代以来の医師の重要な仕事であった。ケルススの『医学論』第7書には，飛び道具の摘出が扱われ，矢，幅広の飛び道具，鉛弾や小石，毒の付いた飛び道具の摘出法が述べられている。火薬はもともと中国で発明され，ヨーロッパでは14世紀末から火薬が製造されて銃砲に用いられ，戦争の様相が大きく変わった。16世紀には，火薬の毒を消毒するために銃弾による外傷は熱した油で焼灼され，苦痛と傷の悪化をもたらしていた。16世紀のパレは卵黄やバラ油などで温和に治療する方法で良好な治療を得て，『火縄銃その他の火器による創傷の治療法』(1545)を著した(図13-8)。

穿頭術 trepanation は頭蓋に錐などで孔を空ける手術で，現在では脳

表13-7 チャールズ・ベル『外科手術体系』第2版(1814)の内容

序論
第1節　自然の通路から異物を抜去するための手術，肺の作用を回復し，嚥下の障害を取り除くために
第2節　自然の通路の妨害から生じ，ないし疾患に先立つ手術
第3節　自然の欠陥を除去する手術
第4節　膀胱切石術
第5節　ヘルニア
第6節　水瘤
第7節　静脈への手術
第8節　頭部の外傷，穿頭術
第9節　四肢切断術
第10節　眼の手術
第11節　腫瘤摘除のための手術
第12節　超自然的液体を排出する手術，すなわち穿刺術
第13節　筋と腱の収縮ないし破断による不具を軽減する手術
第14節　関節の外科処置についての観察
第15節　脊柱の疾患と外傷/脱臼/骨折
第16節　痔疾
第17節　銃創

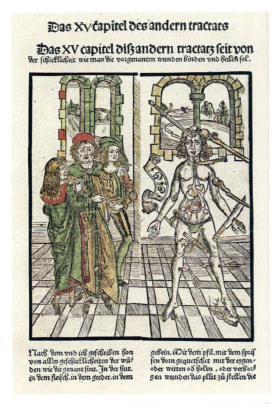

図13-8　ブルンシュヴィク『外科学』(1497)から武器による外傷治療の図　坂井建雄蔵

の血腫や膿瘍を除去して脳圧を下げるため，また検査の目的で行われる。穿頭術は，古代においては世界各地で呪術的な目的で行われ，石器時代の遺跡から穿頭術を行って治癒した痕跡のある頭蓋が見つかってい

近代以前の外科学　255

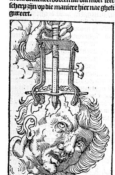
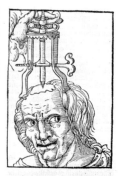

図13-9　ブルンシュヴィク『外科医の手技』(1535)から穿頭術の図

る。『ヒポクラテス集典』の「頭部の損傷について」には，頭部の外傷のときに穿頭術を行う方法についての記述がある。「流行病，第4巻」，「流行病，第5巻」には，頭部の外傷後に開頭をした症例が述べられている。ガレノスはヒポクラテスの「頭部の損傷について」の注解を書いているが，現存していない。中世からルネサンス以後も，穿頭術は痙攣や頭部の骨折の治療のために行われた。ディオニス，ハイスター，ベルの外科学書でも，頭部の手術の項目の中で穿頭術が扱われている。ベルの『外科手術体系』(第2版，1814)では，穿頭術の適応として，①骨の陥凹や変形による髄膜の刺激を抑える，②壊死した骨部分の除去，③骨と硬膜の間に広がった血液の除去，④大きく陥凹した頭蓋骨の挙上を挙げており，頭部外傷の治療に用いられていた(図13-9)。

　膀胱など尿路に生じる結石を摘出する切石術 lithotomy は，古代から行われていた。『ヒポクラテス集典』の「誓い」には，「結石患者に対しては，決して切開手術は行わず，それを専門の業とする人に任せます」(大槻マミ太郎訳)[13]と述べられている。古代ローマのケルスス(25頃に活躍)の『医学論』第7書には，切石術の発案者としてアレキサンドリアのアンモニウスの名が挙げられ，切石術の方法が述べられている。患者を切石位(仰向けで開脚して股関節と膝関節を曲げる)にして，医師は肛門

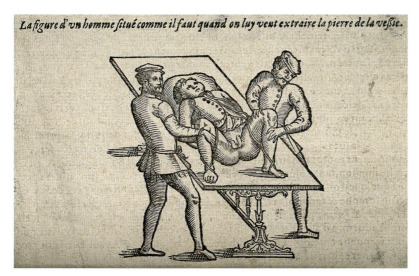

図13-10 パレ『著作集』(1628)から切石術の図

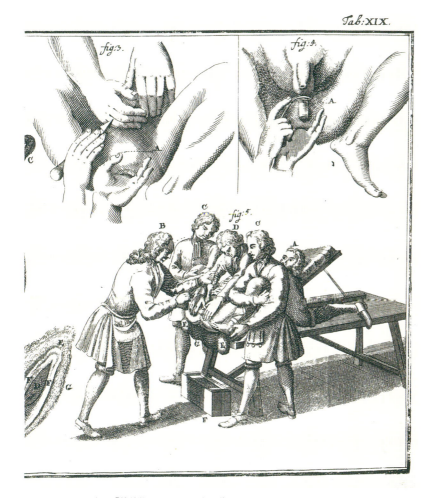

図13-11 ハイスター『外科学』(1719)から切石術の図　坂井建雄蔵

近代以前の外科学　257

に指を差し入れて石を膀胱頸まで動かし，会陰部を横切開して石を摘出する方法で，「小手術」と呼ばれる。16世紀初頭に会陰を正中で縦に切開して道具で結石を取り出す大がかりな手術が始まり，「大手術」と呼ばれ，イタリアの医師ロマーノが開発し弟子のマリアーノが広めたとされる。17世紀には会陰の左側で坐骨結節の内側から前立腺を横断して膀胱頸を切る「外側手術」が始まった。18世紀にイギリスのチェセルデン（1688～1752）は外側手術を大きく改良して，小さな孔から消息子を入れてメスで膀胱頸と尿道を切る方法で，1分以内に手術を行いよい成績を上げた，『結石の高位手術論』（1723）[14]を著した（図13-10，11）。

■麻酔法がもたらした痛みのない手術

19世紀初頭までの外科手術は，痛みをこらえさせて身体にメスを入れる，苦痛に満ちたものであった。19世紀になって麻酔法が開発されて，時間のかかる大きな手術が可能になり，外科手術の範囲が大きく広がった。

全身麻酔による外科手術を初めて行ったのは，我が国の華岡青洲（はなおかせいしゅう）（1760～1835）である。漢方の麻酔薬の処方を研究し蔓陀羅華を主体とする経口麻酔薬の麻沸散（まふつさん）（通仙散）を開発し，全身麻酔下での乳癌摘出手術に世界で初めて成功した（1804）。青洲が手術をした乳癌患者は143人にのぼり，青洲の学塾兼医院の春林軒には全国各地から多くの弟子が集まった。しかし青洲の麻酔法は，適切な用量の範囲が狭く使用法が難しいために，広く普及することがなかった。

19世紀前半に笑気（亜酸化窒素）やエーテルを吸入すると麻酔状態になることが知られて，娯楽目的であるいは実験的に用いられていた。麻酔薬として最初に広く用いられるようになったのはエーテルであり，そのきっかけをつくった最大の功労者はアメリカのモートン（1819～1868）である。モートンはボルティモア歯科大学で学び，麻酔に関心を持ちエーテルでの麻酔実験を行っていた。1846年9月30日にマサチューセッツ総合病院でエーテルによる無痛抜歯の公開実験を行い成功した。10月16日にはエーテル麻酔による下顎血管腫の切除術が行われ，無痛での手術に成功した。その手術室は今でもマサチューセッツ総合病院にあり，「エーテルドーム」と呼ばれている（図13-12）。

エーテル麻酔発見のニュースはたちまち欧米諸国に広まり，各国で麻酔下での無痛手術が行われ，麻酔法の改良や新しい麻酔法の開発が試みられた。ロンドンでは1846年12月に麻酔による最初の抜歯と下腿切断術が行われた。パリでは麻酔下での手術の成功が1847年1月に医学アカデミーで報告されている。1847年にはエーテルの使用法について著作がいくつか出され，エーテルを効率的に気化するためのさまざまな

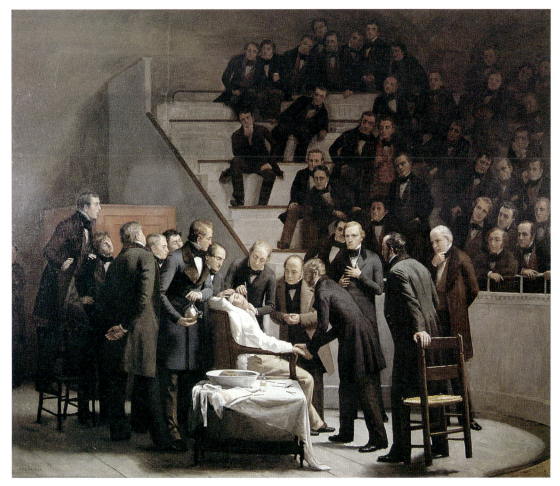

図13-12　マサチューセッツ総合病院で行われたエーテル麻酔による無痛外科手術(1846年10月16日)の絵

医学史上の人と場所
People and Place in Medical History

モートン　Morton, William Thomas Green（1819～1868）

　モートンはアメリカの歯科医で，エーテルを用いた全身麻酔による抜歯と外科手術を初めて成功させた。マサチューセッツ州で農家の子として生まれ，ボルチモア歯科大学で学び(1840～1842)，歯科医のウェルズ Wells, Horace (1815～1848)のもとで歯科診療に従事したが，仲違いしてボストンのハーバード大学の医学生となった(1844)。この頃，無痛手術の試みが行われ，ウェルズは笑気を用いた抜歯をマサチューセッツ総合病院でモートンを助手に行ったが，無痛に至らず失敗していた(1845)。モートンは麻酔に関心を持ち，ハーバード大学化学教授ジャクソン(1805～1880)からエーテル蒸気が麻酔に使えることを教わり，エーテル麻酔による無痛抜歯(1846.9.30)と外科医による頸部腫瘍の摘出術(1846.10.16)に成功した。モートンはエーテル麻酔の特許を出願したが認められず，ジャクソンはエーテル麻酔を自らの発見であると主張した。またモートンの公開実験の前に，ジョージア州の医師ロング(1815～1878)が，エーテル麻酔を用いた頸部腫瘍の外科手術を行っていた(1842.3.30)ことが知られている。

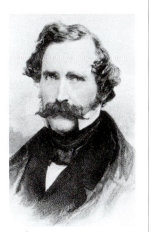

モートン

麻酔法がもたらした痛みのない手術　259

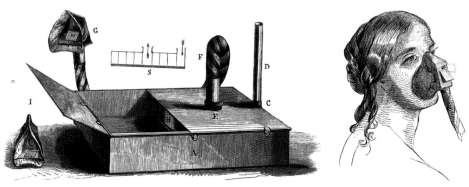

図13-13 エーテル麻酔の吸入器と吸入方法

気化器が数年のうちに開発された。パリの生理学者フルーラン（1794〜1867）は，麻酔の深さにより中枢神経の部位が順に影響を受けることを示した。

イギリスの内科医スノー（1813〜1858）は，麻酔の臨床症状を科学的に研究して麻酔の安全性を飛躍的に高めた。『外科手術でのエーテル蒸気の吸入』（1847）[15]ではエーテル麻酔の深度を5期に分類し，麻酔を安全に行うためにエーテル濃度を調整できる吸入器を製作した。1848年以後にはエーテル以外のさまざまな揮発性麻酔薬を研究し，とくにクロロフォルムを推奨した。ヴィクトリア女王が1853年4月に第8子のレオポルド王子を出産する際にスノーはクロロフォルム麻酔を担当した（図13-13）。

クロロフォルム麻酔は少量で効果があり，麻酔の導入が速やかで不快感が少ないという利点があるが，迷走神経を抑制して心停止を起こす危険や，肝障害を起こす毒性の問題がある。エーテルには引火性の問題がある。エーテルとクロロフォルムのどちらを用いるかは，国や地域によって違いがあったが，1870年代以降にはエーテル麻酔が広く用いられるようになった。笑気（亜酸化窒素）の鎮痛作用は19世紀初頭から知られ1860年代から関心を持たれていたが，1870年代に減圧弁の開発や，長時間使用のために酸素を混合するようになり，広く用いられるようになった。

■消毒法がもたらした安全な手術

外傷が化膿することは古くから知られていた。ローマ時代のケルススは『医学論』の中で炎症の4つの徴候（熱，痛み，腫脹，発赤）を挙げ，炎症から化膿に至りやすいことを述べている。中世には創傷が治癒する過程であると見なされてしばしば「めでたい膿 pus laudabile, pus bonum」と呼ばれた。18世紀のイギリスの外科医ジョン・ハンター（1728〜1793）

は，戦場での経験から炎症と治癒に関心を持ち，『血液，炎症，銃創の論文』(1794)[16]を著した。ハンターは炎症を3つの型ないし段階に分け，①粘着性炎症 adhesive inflammation では線維性の粘着によって炎症が局在化して治癒が起こり，②化膿性炎症 suppurative inflammation では炎症が進んで膿を生じ，③潰瘍性炎症 ulcerative inflammation では重篤な炎症のために壊れた組織が除去されて欠損を生じると考えた(図13-14)。

19世紀中葉にゼンメルヴァイス(1818〜1865)は，消毒による細菌感染を防止する先駆的な仕事を行った。ゼンメルヴァイスはハンガリーで生まれてウィーン大学で医学を学び，産科医になった。急死した法医学教授コレチュカ(1803〜1847)の病理解剖記録を読んで，産褥熱で亡くなった産婦と共通点があることから，産褥熱は傷口の汚染によって生じた膿血症ではないかと考えた(1847)。病理解剖をよく行う医師が担当する第1病棟で産褥熱が多く，助産婦が分娩を行う第2病棟で産褥熱が少ないこともこのことからよく説明できた。ゼンメルヴァイスは自分の担当する病棟で医師と学生の手指の消毒を実施したところ，産褥熱の発生を劇的に抑えることができた。産褥熱が創傷からの感染により生じるという本質を洞察し，的確な予防法を実践した重要な業績であった。しかしこれは産褥熱が医師により引き起こされる医原病であることを意味しており，産科教授のクライン(1788〜1856)に受け入れられなかった。ゼンメルヴァイスの説の支持者もいたが激しい反対もあり，賛否両論を巻き起こした。ウィーンを辞して故郷のハンガリーに戻り1855年にペスト大学の産科教授になった。産褥熱の予防に関する大著『産褥熱の病因，概念，予防』(1861)[17]を著したが，ヨーロッパの産科医に認められること

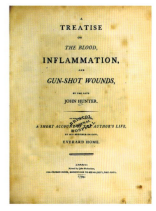

図13-14　ハンター『血液，炎症，銃創についての研究』(1794)

医学史上の人と場所
People and Place in Medical History

ゼンメルヴァイス　Semmelweis, Ignaz (1818〜1865)

　ゼンメルヴァイスはハンガリーの産科医で，ウィーン大学で医師と助産婦の手指の消毒により産褥熱を防止できることを先駆的に示したが，激しい反対にあった。ブダの商家の子として生まれ，ウィーン大学で法学から医学に転じて学位を得た(1844)。内科のスコダのもとで診断学を学び，ウィーン総合病院の第1産科病棟の助手になった(1846)。総合病院に勤めて産科病棟で産褥熱が多発していることに不思議に思い，病理解剖を行って汚れた手で産婦に触れていたために，死体の組織が血液に入って生じるのではないかと疑った。そして診察の前に塩素水で手をよく洗う規律を医師と学生に課して，産褥熱の発生を大幅に抑制することに成功した。研究結果を1847年に発表し，外国に伝わって賛否両論を巻き起こし，若手医師からの支持もあったが，産科教授を始めとする権威的な医師たちからは批判されて，ゼンメルヴァイスは激しい攻撃的な発言をするようになった。ゼンメルヴァイスは郷里に戻って産科病院医長となり(1851)，ペスト大学の産科教授を一時兼任した(1855〜1857)。産褥熱の予防に関する大著(1861)を出版したが，認められることなく精神錯乱を起こして早逝した。

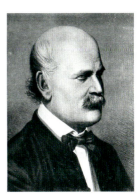

ゼンメルヴァイス

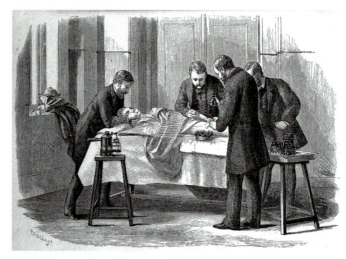

図13-16 防腐手術のための石炭酸散布

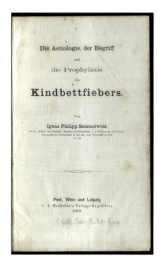

図13-15 ゼンメルヴァイス『産褥熱の病因，概念，予防』(1861)

はなかった。ゼンメルヴァイスの業績が評価されるのは，リスターが外科手術の消毒法を広めた1870年代以後である（図13-15）。

外科手術における消毒の重要性を提唱して，感染による合併症の発生を抑制して手術の安全性を高めたのは，イギリスの外科医リスター（1827〜1912）である。リスターは傷口が化膿して合併症を起こすことに悩んでいたが，パストゥール（1822〜1895）の研究から発酵と腐敗が微生物によって起こることを学び，傷口の化膿も微生物が原因ではないかと考えた。石炭酸はフランスのローランが純粋な形で単離して（1841），下水処理に用いられて悪臭を除去する効果を上げていた。リスターは1865年に11歳の少年の複雑骨折の治療で傷口に石炭酸を注ぎ，石炭酸を含ませた布で包んで処置し，壊疽を起こすことなく良好に治癒することに成功した。リスターは腐敗性膿瘍などの症例にも石炭酸を応用し，

医学史上の人と場所
People and Place in Medical History

リスター　Lister, Joseph（Lord）（1827〜1912）

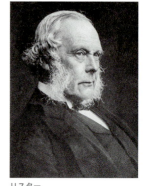

リスターはイギリスの外科医で，防腐法を提唱して手術後の死亡率の改善に成功した。ロンドン大学で医学を学び，生理学教授のシャーピー（1802〜1880）の元で顕微鏡を用いた研究を行った。エディンバラ大学の外科教授のサイムの元で外科を学び，グラスゴー大学（1860）とエディンバラ大学（1869），ロンドンのキングス・カレッジ（1877）の外科学教授を務めた。少年の複雑骨折の治療で傷口に石炭酸を注いで感染防止に成功し（1865），腐敗性膿瘍などの症例にも石炭酸を応用して，新しい防腐手術法 antiseptic method の論文を雑誌に発表した（1867〜1869）。消毒・殺菌により感染を防ぐというリスターの考え方は1870年代末までに広く受け入れられ，外科手術の安全性を大幅に向上させるのに貢献した。

リスター

1867〜1869年にかけて新しい防腐手術法 antiseptic method の論文を雑誌に発表した。1880年代にはドイツで細菌学が発達して、リスターの始めた石炭酸による消毒は行われなくなり、水蒸気・煮沸・乾熱などをもちいた滅菌法が取り入れられ、無菌手術法 aseptic method が確立していった。こうして外科手術は化膿や合併症のリスクを最小限に抑えて、安全に行えるものになった(図13-16)。

■麻酔法と消毒法以後の外科手術

麻酔法と消毒法により、胸腹部の内臓の疾患に対しても外科手術が行われるようになった。腹部内臓の手術を開拓したのは、ドイツの外科医ビルロート(1829〜1894)である。ビルロートはベルリン大学の外科教授ランゲンベック(1810〜1887)の元で助手になり、病理組織学の研究をして私講師になり(1856)、チューリヒ大学(1860)、ウィーン大学(1867)の外科教授を務めた。19世紀後半の外科学の第一人者であり、佐藤進(順天堂第3代堂主、陸軍軍医総監)はビルロートに師事した。『一般外科病理学と治療50講』(1863)[18] は、体表領域の疾患と外傷およびその合併症など伝統的な外科学の総論であったが、高い評価を得て15版(1893)以上が出版され10の言語に翻訳された。チューリヒ時代からウィーン時代にかけてすべての症例を成功例も失敗例も含めて分析・報告して、手術手技の向上を目指した。1870年代からは内臓領域の手術に取り組み、食道切除術(1872)、喉頭切除術(1873)を成功させた。胃の切除をした後にどのような生理学的変化が起こるか、胃の幅広い断端をどのように細

医学史上の人と場所
People and Place in Medical History

ビルロート　Billroth, Christian Albert Theodor (1829〜1894)

ビルロートはドイツの外科医で、消毒と麻酔を導入して腹部内臓のさまざまな切除術を考案した。ドイツ北部のリューゲン島で生まれ、父の死によって5歳からグライフスヴァルトの祖父のもとで育ち、同地とゲッティンゲン、さらにベルリンで医学を学んで学位を得た(1852)。ウィーン、パリ、ロンドンでも学び、ベルリン大学外科のランゲンベックの助手となり、病理組織学の研究を行って外科と病理解剖学の私講師(1856)になったが、チューリヒ大学の外科教授の地位を得て(1860)臨床に専心した。パリの病院では手術後の化膿と敗血症のために死亡率が高いことが知られていたが、手術を清潔に行うことで死亡率を大幅に減らすことに成功した。『一般外科病理学と治療50講』(1863)は外科学の名著として広まった。ウィーン大学の外科教授に招かれ(1867)、卵巣切除術、食道切除術、喉頭摘出術、胃切除術など新しい手術を次々と成功させた。ビルロートが高度な手術に成功することができたのは、消毒や麻酔をいち早く導入するとともに、理論的な考察に基づいて術式をよく検討したことによる。音楽をこよなく愛し、ブラームスと親交を結んだことはよく知られている。

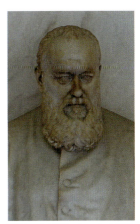

ビルロートの胸像、ウィーン大学蔵、坂井建雄撮影

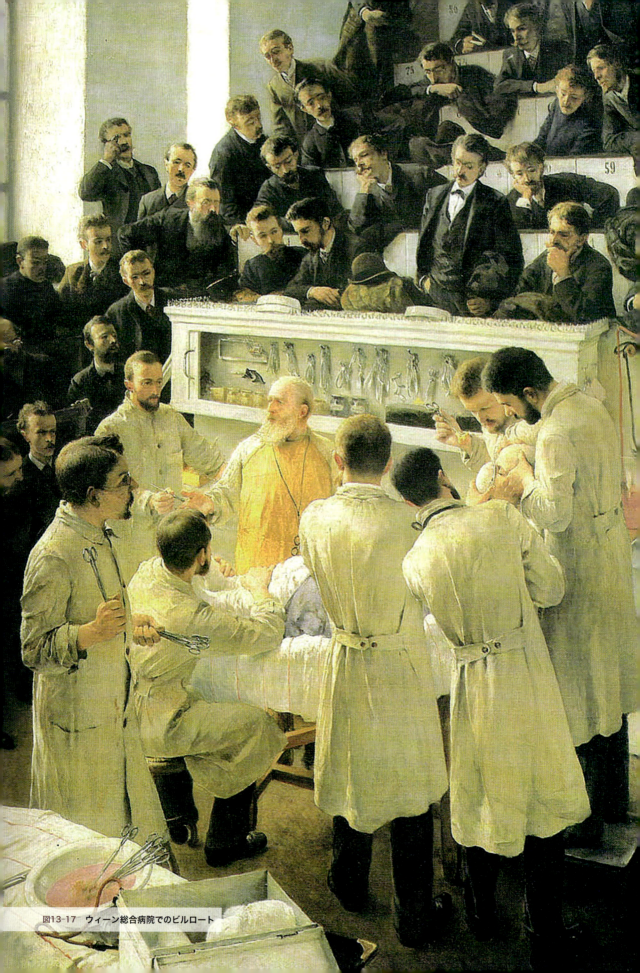

図13-17　ウィーン総合病院でのビルロート

い小腸と吻合するか，吻合部が胃酸に耐えられるかなどを動物実験で研究し，その成果を元に胃癌での幽門切除術(1881)，胃切除術(1885)を成功させた。消化管切除術の124症例を1890年に学会で報告し大きな反響を得た。胃を切除し小腸と吻合する2つの術式は，現在でもビルロートの名で呼ばれている(図13-17)。

　胆嚢切除術は，ドイツの外科医ランゲンブッフ(1846～1901)が1882年にベルリンのラザルス病院で初めて成功した。

　虫垂炎は，異物などで内腔が閉塞し腸管内細菌が感染して生じ，外科手術の対象となる。急性虫垂炎が穿孔をすると，限局性に膿瘍を形成したり，腹膜炎を起こして生命の危険もある。虫垂炎の存在が初めて気づかれたのは18世紀で，ハイスター(1683～1758)が病理解剖例で見いだしたが，この記録は注目されなかった。フランス生まれのイギリスの医師アミヤン(1680頃～1740)が，11歳の少年に鼠径ヘルニアと急性虫垂炎の手術を行った(1735)が，これも長らく知られることがなかった。1867年にアメリカのパーカー(1800～1884)は，急性虫垂炎が進行すると壊疽，穿孔性潰瘍，膿瘍といった合併症を起こして危険であることを報告した。病理解剖で入念な調査が行われるようになり，消化管穿孔の危険性が知られて虫垂炎の早期手術の必要性が認識され，クレンライン(1847～1910)がチューリヒ(1884)で，ホール(1856～1897)がニューヨーク(1886)で，モートン(1835～1903)がフィラデルフィア(1887)で虫垂切除術を行い成功させた。ハーバード大学のフィッツ(1843～1913)は虫垂炎の臨床症状を明確にして「虫垂炎 appendicitis」の病名を提唱し，マクバーニー(1845～1913)は，虫垂炎の徴候として右上前腸骨棘から臍に向かう線上で5 cmの位置の圧痛を提唱し，この位置はマクバーニー点として知られている。

　乳癌の手術は単に乳房の癌腫を切除するだけでなく，癌の転移しやすい腋窩リンパ節を合わせて切除することが必要になるが，その手術手技を確立したのは17世紀のフランスの外科医プティ(1674～1750)で，その『外科疾患とその手術論』(1774)[19]は死後に出版された。我が国の華岡青洲(1760～1835)は独自の麻酔薬を開発して，1804年以後に143人に乳癌手術を行った(→22章 p.480)。欧米では1870年代以降に，麻酔法と消毒法を用いて多くの外科医が乳癌手術を行ったが，その50%近くで局所に癌が再発して良好な成績が得られなかった。ボルティモアのジョンズ・ホプキンス大学の外科医ハルステッド(1852～1922)は，幅広い乳腺組織に加えて大胸筋と小胸筋を切除し，腋窩リンパ節を徹底的に切除する乳癌根治手術を開発して(1889)，局所再発率を6%に抑えて良好な成績を得た[20]。ハルステッドの手術は乳癌の標準的な術式として広く受け入れられた(図13-18)。

　帝王切開は子宮壁を切断して胎児を娩出させる方法で，通常の分娩が

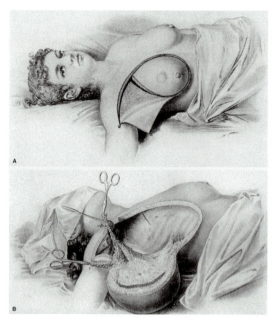

図13-18　乳癌根治手術の図

困難な場合に行われる。「帝王切開（英 Caesarean section；独 Kaiserschnitt；仏 Césarienne；羅 sectio caesarea）」の語源については諸説があり，古代ローマの遺児法（王の法 Lex regia/カエサル法 Lex caesarea）で妊婦が死亡した場合に埋葬前に子宮を開いて胎児を取り出すことを定められていたことから，あるいはラテン語の「切る caedere」から切開分娩 partus casareus の語が生じたとされる。中世から18世紀まで帝王切開はときおり行われたが，子宮から大出血を起こしたり，数日中に感染症を生じたりして，母体の死亡率はきわめて高かった。19世紀中葉まで，感染を防ぐため

医学史上の人と場所　People and Place in Medical History

ハルステッド　Halsted, William Stewart（1852〜1922）

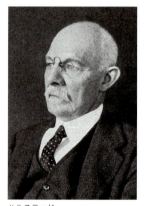

ハルステッドはアメリカの外科医で外科手術を改良し，とくに乳癌根治手術の開発により知られている。ニューヨークで生まれ，イェール大学（1870〜1874），外科医協会（1874〜1877）で学んで医師となった。一般医を務めた後，ヨーロッパに留学し（1878〜1880），帰国しておもに外科の診療に従事し，コカインによる局所麻酔を試みた。ジョンズ・ホプキンス大学に着任して，生理学実験に基づいて外科手術の技術を改良し，病理学者のウェルチ（1850〜1934），内科医のオスラー（1849〜1919），産科医のケリー（1858〜1943）とともに四天王と呼ばれ，医学部の国際的評価を高めた。乳癌の手術における古典的な手術法で局所の再発率が高いことから，大胸筋と小胸筋まで含む拡大切除術を考案してよい成績を上げた（1889）。

ハルステッド

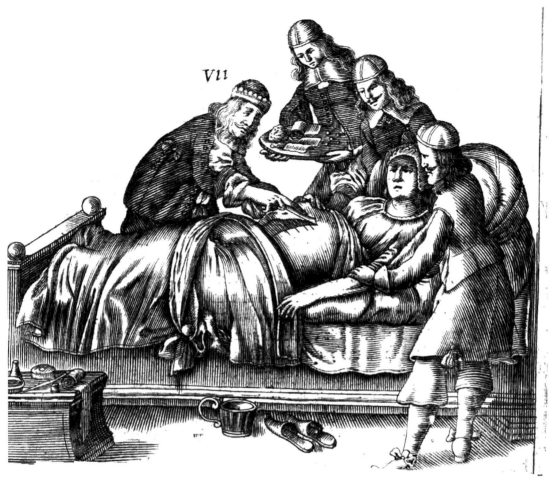

図13-19　17世紀の帝王切開術

に帝王切開後の子宮は縫合すべきでないと誤って考えられていた。イタリアの医師ポーロ（1842～1902）は，帝王切開後の出血を止めるために子宮摘出術を行って母体を助けた（1876）[21]。帝王切開後に子宮を縫合することは1850年代からときどき行われたが，ドイツの医師ゼンガー（1853～1903）の学位論文『子宮線維腫における帝王切開』（1882）[22]で子宮の縫合を提唱して広まり，帝王切開での死亡率は急速に低下した（図13-19, 20）。

　脳の外科手術は19世紀末頃から試みられた。イギリスの外科医ゴッドリー（1849～1925）は，1884年にロンドンの病院で脳腫瘍の摘出手術を行い術後28日に髄膜炎のために死亡したが，マスコミで報じられて反響を巻き起こし，その後の神経外科手術への道を拓いた。ドイツの外科医ベルクマン（1836～1907）はヴュルツブルクとベルリンで外科学教授を務め，無菌手術の確立に寄与した，さまざまな臓器の外科手術を開拓した。『脳疾患の外科処置』（1888）[23]を著し，脳ヘルニア，脳膿瘍，脳腫瘍，穿頭術による癲癇の治療，脳圧亢進に対する処置を扱っている。

麻酔法と消毒法以後の外科手術　267

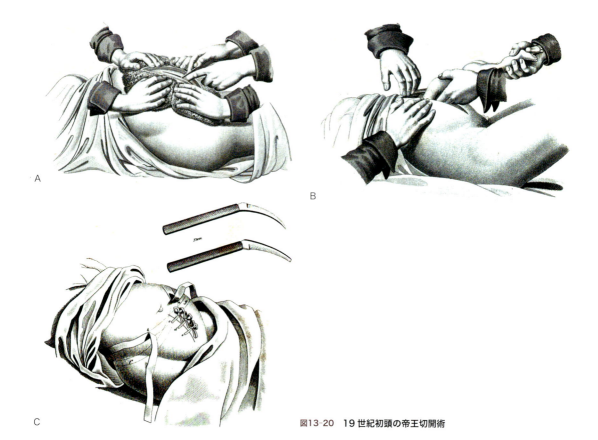

図13-20　19世紀初頭の帝王切開術

　20世紀初頭にアメリカのクッシング（1869〜1939）は，脳の手術に不可欠な止血用のクリップや電気凝固法を創案し，脳のさまざまな腫瘍を取り除く手術法を考案して高い成功率を上げた。脳の深部に位置する下垂体腺腫を切除するのにも成功した。クッシングのもとで数多くの脳外科医が修練し，北米とヨーロッパに脳外科を広めた。脳腫瘍の病理と病態に

医学史上の人と場所
People and Place in Medical History

クッシング　Cushing, Harvey Williams（1869〜1939）

　クッシングはアメリカの外科医で，脳神経外科領域の手術の開発と発展に大きな貢献をした。クリーヴランドで医師の子として生まれ，イェール大学で学び（1887〜1891），ハーバード医学校とマサチューセッツ総合病院で外科の修練をして（1895〜1896），ジョンズ・ホプキンス大学でハルステッドの下で外科医として頭角を現した（1896〜1900）。ヨーロッパに留学して見聞を広め（1900〜1901），とくにスイスのコッヘル（1841〜1917）の下で外科手術の基礎的実験を行い，帰国して正確な局在定位法による脳外科手術の開発を行って，脳外科学の手術成績を劇的に向上させた。母校のハーバード大学に移って（1912）神経外科クリニックを開き，多くの脳神経外科医を育てて世界的に評価された。

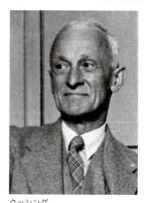

クッシング

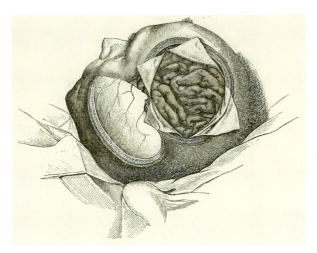

図13-21　脳の手術方法

ついても研究し,『下垂体とその異常』(1912)[24]と『髄膜腫』(1938)[25]を著した(図13-21)。

第14章
伝染病克服への道のり
―― 衛生学と細菌学の始まり

Long journey to overcome infectious diseases
— beginning of hygiene and bacteriology.

　人類の歴史の中で，さまざまな流行病 epidemics が流行し大きな災厄をもたらしてきた。流行病には何か共通の原因があるに違いないと人々は考えた。その多くはある種の病原体の感染によって生じる感染症 infectious disease であったが，栄養不足によるものや毒性の物質によるものもあった。天然痘は古代から世界中で何度も流行を繰り返した。ペストは1300年頃から1800年頃までヨーロッパを襲い，黒死病と恐れられた。梅毒は1490年代からヨーロッパで突然流行し，フランス病と呼ばれた。これらの流行病に対しては，患者を隔離したり，生活環境を改善したりする公衆衛生的な対策が採られていた。

　ヨーロッパの医学では，古代ギリシャ・ローマ以来長らく，病気は体液の不均衡によって生じると考えられ，特定の病原体の存在はほとんど想定されていなかった。16世紀のフラカストロは，伝染する病気がいくつかあることを初めて指摘したが，流行病の原因が毒性の物質によるのか伝染する病原体によるのかという意見の対立がなおも続いた。19世紀後半には，重要な伝染病について病原体が次々と発見され，またワクチンなど免疫力を利用する予防や治療が始まった。

■歴史上の流行病

　流行する病気があることは，古代から知られていた。古代ギリシャのトゥキュディデス（紀元前460頃～395）はペロポネソス戦争の歴史[1]を記述し，紀元前430年に悪性の疫病が起こったことを記している。患者は高熱と激しい咳から始まり，続いて嘔吐を起こし，7～9日で激しい痙攣と苦痛のうちに死を迎え，アテナイ軍の兵士4,000人のうち1,050人が疫病で亡くなったという。トゥキュディデスはこの病気が「飢饉 λιμός, famine」ではなく「疫病 λοιμός, plague」であると述べ，伝染性のものと考えていたようだ。この疫病の原因については発疹チフス，麻疹，天然痘などが想定されている（図14-1）。

　天然痘 smallpox は天然痘ウイルス *Variola major*（一部は *Variola minor*）による感染症で，約12日間の潜伏期間の後に急激に発症して高熱，頭痛，筋肉痛を起こし，2～5日後に特徴的な発疹を生じて膿疱を作り，感染が激しいと臓器への出血などで死亡する。確実に天然痘だと考えられる最古の記録は『続日本紀』[2]の中に残されており，735年に「豌豆瘡

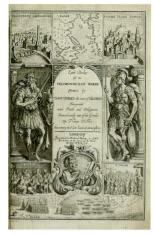

図14-1　トゥキュディデス，ホッブス訳『戦史』（1634）

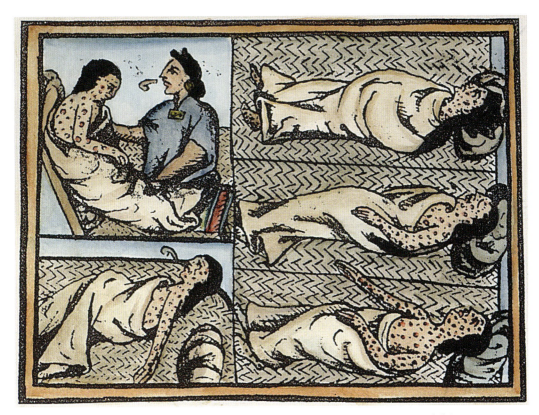

図14-2　中央アメリカに発生した天然痘患者　16世紀のフランシスコ会修道士 Bernardino de Sahagún の報告から

（俗に裳瘡という）」が流行して死者を多数出したと書かれている。737年には再度流行し，藤原氏の武智麻呂，房前，宇合，麻呂が相次いで罹患し亡くなった。アラビアのラーゼス（865頃〜925/932）は『天然痘と麻疹』[3]を著して天然痘と麻疹が別の疾患であると区別している。11世紀から13世紀にかけて行われた十字軍の遠征により，またイスラムのアンダルシア侵攻により，天然痘はヨーロッパ全土に広がった。コロンブスのアメリカ大陸発見以後，天然痘は新大陸に伝搬して大きな災厄をもたらした。ジェンナー（1749〜1823）の種痘により予防が可能となり，現在では根絶された（図14-2）。

　腺ペスト bubonic plague の原因菌は齧歯類のペスト菌 Yersinia pestis で，ノミを介して人に伝染する。感染から6日以内にリンパ節が大きく腫脹して横痃 bubo になり，その後1週間で約60％が死亡する。歴史上の腺ペストの流行は3期に分かれる。第1期は542年に始まるユスティニアヌスの疫病でコンスタンティノープルを襲い，地中海全域で200年間にわたって再燃を繰り返した。第2期は1346〜1347年にクリミアとコンスタンティノープルで始まって7年間にわたって中東とヨーロッパで猖獗を極め，黒死病として恐れられた。その死亡率は30〜50％であったと推定されている。15〜17世紀には公衆衛生の手段が工夫され

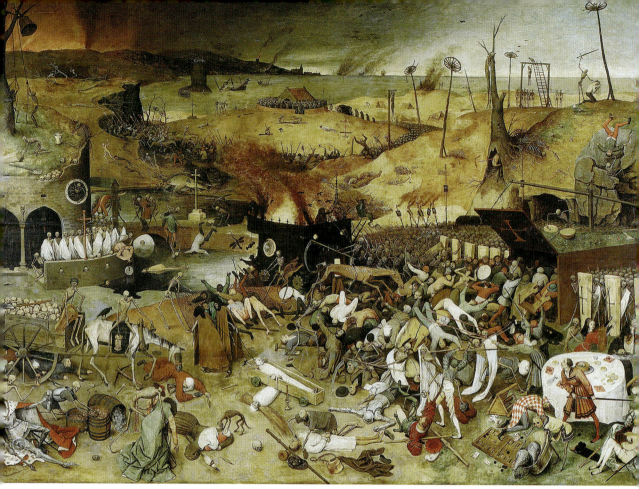

図14-3　1347年のペスト流行

医学史上の人と場所
People and Place in Medical History

ジェンナー　Jenner, Edward（1749～1823）

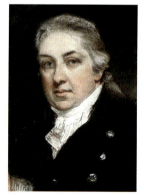

ジェンナー

　ジェンナーはイギリスの医師で，天然痘を予防するための種痘を開発した。イギリス西部のバークレーに牧師の子として生まれ，学校を出て外科医・薬剤師の徒弟になった（1761）。ロンドンに出てジョン・ハンター（1728～1793）の解剖学校に入り（1770），また外科の修練をして医学を学び，郷里に戻って開業し（1773）繁盛した。ジェンナーはかねてから，牧場関係者がウシの流行病の牛痘をしばしばうつされるが，その人は天然痘にかからないという言い伝えを聞いていた。人痘接種による予防法も知っていたが，不確実さや危険についても経験していたので，牛痘に感染した人の記録をつけながら，牛痘を人工的に接種して天然痘を予防することを考えていた。1796年5月に農家の娘が牛痘に感染した機会を利用して，その膿疱を18歳の健康な少年の腕に接種し，発熱と膿疱を生じて牛痘に感染したことを確認した。1ヶ月半後に少年に天然痘を接種したが感染することがなかった。その結果を原稿にまとめたが，王立科学協会紀要から掲載を拒否された。牛痘が再び発生した1798年に12例の牛痘接種を行って天然痘を予防できることを確認し，膿疱のカラー図版を添えた原稿を書いてロンドンに赴いたが，実験結果を受け入れる医師がほとんどなく，小冊子『牛痘の原因および作用に関する研究』（1798）[P1]を自費で出版した。この小冊子はたちまち大きな反響をよび各国語に翻訳され，種痘は世界中に広まった。

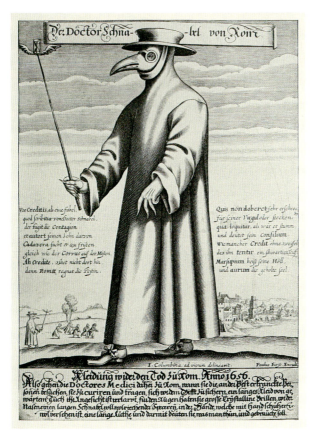

図14-4　くちばし状の仮面をつけたペスト医師

て安定していたが，19世紀中頃から第3の流行が中央アジアから広まり，世界中に拡散して20世紀初頭頃までに終息した(図14-3，4)。

　マラリアmalariaはマラリア原虫Plasmodiumによる感染症で，ハマダラカにより人から人に伝染する。おもに3種の原虫があり熱型が異なる。紀元前4世紀までマラリアはギリシャの地方病で，間欠性の熱病としてヒポクラテスにも知られていた。ローマ時代には地中海周辺地域に広がり，ケルススやガレノスの医学書にも間欠性熱病が記述されている。ローマ帝国の滅亡後，間欠性熱病の記録は影を潜めるが，17～18世紀にはアルプス以北のヨーロッパにも発生するようになり，間欠性熱病は医学実地書で扱われる重要な疾患であった。シデナム（1624～1689）はロンドンで発生したマラリアを観察し，他の病気から明確に区別した[4]。「マラリアmalaria」の語はイタリア語の「悪い空気（瘴気）malaria」から由来する(図14-5)。

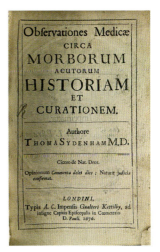

図14-5　シデナム『急性病の病記と治療についての医学的観察』（1676）

　発疹チフスepidemic typhusはリケッチアRickettsia prowazekiiによって起こる急性感染症で，衣シラミにより伝搬する。5～15日の潜伏期を経て発症し，発熱，衰弱，疼痛，広範な発疹を生じ，死亡率はさまざまである。寒冷地や劣悪な環境でよく発生し，刑務所熱jail distemper,

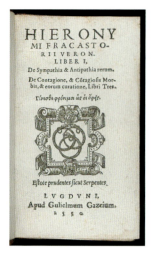

図14-6 フラカストロ『伝染と伝染病と治療』(1550年版)

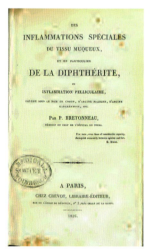

図14-7 ブルトンノー『粘膜組織の炎症とくにジフテリアについて』(1826)

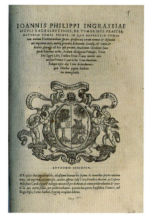

図14-8 イングラシア『反自然的な腫瘤』(1553)

morbus carcerum, 船熱 ship fever, 兵営熱 camp fever, 飢饉熱 famine fever などと呼ばれる。発疹チフスと思われる病気は，15～16世紀の戦争で繰り返し報告され，フラカストロ(1478～1553)は『伝染と伝染病と治療』(1546)[5]の中で「レンズ状ないし点状出血性」熱病として発疹チフスの特徴的な症状を報告した(図14-6)。19世紀前半に発疹チフスは劇的に流行し，1812年のナポレオンのロシア遠征で流行し，1816～1819年のアイルランドでは大流行して70万人が倒れた。発疹チフスと腸チフスは同様の発疹が出るので混同されていたが，アメリカの医師ゲラード(1809～1872)が腸チフスのみに腸病変があるのを見いだして[6]，両者は区別されるようになった。腸チフス typhoid fever はサルモネラ菌 *Salmonella* typhi の感染による全身疾患で，糞便から経口的に感染し，発症は緩やかである。発熱が続き，頭痛，咳，胃腸症状と特徴的な薔薇疹が見られる。死亡率は10%前後である。

赤痢 dysentery は血液や粘液の混じる粘液便を頻繁に排泄する急性大腸炎の総称で，おもに赤痢菌(*Shigella* 属)などの細菌によって生じ，赤痢アメーバによるものもある。糞便から経口的に感染する。この病態は古代から知られており，ガレノスも『症状の原因について』第3巻で言及している[7]。11世紀から始まる医学実地書においても腹部の疾患の1つとして必ずと言っていいほど取り上げられ，18世紀のソヴァージュ(1706～1767)の『方式的疾病分類学』(1763)[8]では第9綱「流出 fluxus」の第2目「腹部の流出 alvifluxus」の第10属「赤痢 dysenteria」に位置づけられている。1779年にフランスで猛威を振るい，少なくとも175,000人が死亡したとされる。1898年に志賀潔が赤痢菌の純粋培養に成功して病原体と同定した。

ジフテリア diphtheria はジフテリア菌 *Corynebacterium diphtheriae* による急性伝染病で，咽頭，喉頭，鼻腔などの上気道粘膜を冒して特有の偽膜を形成し，菌の産生する毒素によって循環系や神経系を傷害する。似たような病気の記述は18世紀以前の文献にも見られるが，フランス人医師のブルトンノー(1778～1862)が1820年代にジフテリアの大流行を経験して『粘膜組織の炎症とくにジフテリアについて』(1826)[9]を著してこの病気の概念を確立した(図14-7)。

猩紅熱 scarlet fever, scarlatina はA型溶血性連鎖球菌による感染症で，5～15歳に好発する。上気道に感染して発熱，頭痛を起こし，毒素によりリンパ節腫脹，苺状舌，全身の発疹が急速に生じる。しばしば急性糸球体腎炎やリウマチ熱を合併する。イタリアの医師イングラシア(1510～1580)が『反自然的な腫瘤』(1553)[10]で猩紅熱に特徴的な緋色の発疹を記載している(図14-8)。17世紀には表皮剝離，腎炎，水腫といった猩紅熱の症状も知られるようになったが，決まった名称はなかった。シデナムは『急性病の病記と治療についての医学的観察』(1676)の中で「猩紅熱

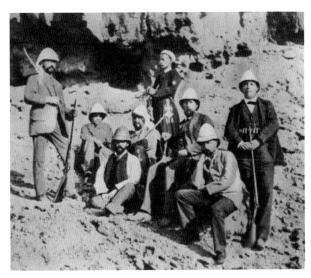

図14-9　エジプトでのコッホとコレラ調査隊　1884年

febris scarlatina」という名前を与えている。猩紅熱は18世紀末から19世紀中葉まで各地で大流行を起こし，小児の感染性疾患の中で死亡原因の筆頭であった。

　コレラ cholera はグラム陰性桿菌 *Vibrio cholerae* の感染症で，1～3日の潜伏期間を経て激しい水性下痢と嘔吐，それによる脱水症とアシドーシスを起こす。コレラはインドに土着の病気で16世紀にインドを訪れたヨーロッパ人に知られるようになり，19世紀に入って世界各地に広まり流行を起こすようになった。コレラ菌は1883年にコッホ（1843～1910）により分離培養された（図14-9）。

■健康を保持し病気を予防する方法

　古代のヒポクラテスとガレノス以来の医学では，気候や飲食物などの影響で体液のバランスが崩れて病気になると考えられていたので，健康を保持するための養生法 hygiene は医学における重要なテーマであった。19世紀末に病原体が発見され流行病の原因が特定される以前の時代においては，養生法による体力の回復は流行病に対する予防・治療法の1つでもあった。

　『ヒポクラテス集典』[11]にも養生法に関する文書がいくつか含まれている。「健康時の摂生法について」では，健康を保つために，季節・年齢・体質に応じた食餌法，さらに入浴・運動・衣服などが指示されている。「食餌法について」4巻では，人体の生理機能を火（熱・乾）と水（冷・湿）の働きによって説明し（第1巻），穀物，肉類，魚介類，野菜，果物，各種飲料など100種以上の飲食物の人体に及ぼす効力や害を4つの基本

性質(熱・冷・乾・湿)と関連づけて説明し，沐浴・睡眠・各種運動の効能や害について述べ(第2巻)，季節ごとの理想的な摂生法と，便秘・下痢・胸焼け・悪寒などの症状に対処する方法を示し(第3巻)，魂の活動状況を反映する夢の内容によって健康状態が把握できること，食餌や運動面での注意を述べる(第4巻)。

ケルススの『医学論』[12]では第1巻で養生法が扱われ，飲食物のとり方，運動や散歩や旅行の際の注意，入浴や塗油や休息の仕方，吐瀉は下剤の用い方，季節と病気との関係および予防法など，日常生活で心がけるべきさまざまな注意が述べられる。教養があり，時間や経費や行動を自分で決めることのできるローマの自由市民を念頭に書かれている。

ガレノスにも養生法に関する著作がいくつかある。『養生法について』全6巻[13]は若い医師が学ぶべき養生法について書かれており，養生法に4つの手段(①飲食物の摂取，②排出，③マッサージや運動，④空気や入浴)があることを述べ(第1巻)，運動とマッサージの技術について述べ(第2巻)，疲労した状態について述べ(第3巻)，疲労に対する処置について述べ(第4巻)，さまざまな疾患の診断，治療について述べ(第5巻)，病的状態を予防する方法について述べる(第6巻)。『食物の諸力について』3巻[14]では食物についての総論に続いて，さまざまな食品(第1巻で36種，第2巻で68種，第3巻で41種)の特徴・効能について述べている。

アヴィケンナの『医学典範』[15]では第1書の医学総論の第3教説で健康の保持を扱っており，健康と病気の原因および死の必然性(序論)，育児(第1論)，成人の養生法(第2論)，高齢者の養生法(第3論)，体液不均衡に対する養生法(第4論)，季節や旅行での養生法(第5論)について述べている。

『サレルノ養生訓』[16]は養生法について述べた韻文集で，サレルノ医学校の影響の下に13世紀後半以後に成立したと考えられている。最初期のものは364編の詩で6つの非自然的事物(空気，飲食物，運動と休養，睡眠と覚醒，充満と排出，感情)を扱っている。元はラテン語で書かれ手写本として広まり，1480年にアルナルドゥス・ドゥ・ヴィラノヴァ(1235頃～1311)の注釈をつけて出版されて広まった。ラテン語で少なくとも107版，ドイツ語訳(16版)，フランス語訳(19版)，イタリア語訳(7版)，英語訳(10版)，オランダ語訳，ボヘミヤ語訳，ポーランド語訳などが出版されている(図14-10)。

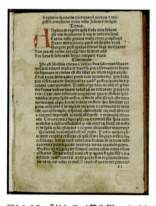

図14-10 『サレルノ養生訓』 1480年，パリ刊

16世紀から18世紀初頭にかけて多数の医学理論書が出版されたが，その多くは5書からなり養生学を含んでいる。ゼンネルトの『医学教程5書』(1611)[17]では第4書が「養生学 De $\upsilon\gamma\iota\varepsilon\iota\nu\eta$」で2部からなり，健康の保持に必要な事物(空気，食物，飲料，感情と運動，睡眠と覚醒，入浴，排出と保持)と健康を保持する方法(妊娠中，幼児期，成人期，高齢期，病気)を述べている。

フーフェラントは19世紀初頭のドイツで最も名声の高い医師で，『人生を長くする技術』(1797，第3版1805から『長命法 Makrobiotik』と改題)[18]を著している。3部からなり，第1部は総論で養生法の歴史，生命力，植物と動物と人間の寿命，長命の徴候とその方法について述べ，第2部は寿命を縮める手段，第3部は寿命を延ばす手段を述べている。ドイツ語版で多数の版を重ね，英語(1797)，フランス語(1799)，スウェーデン語(1798)，オランダ語(1799)，イタリア語(1799)にも訳されて多くの人に読まれた(図14-11)。

■流行病への社会的対策

　都市での生活においては，清潔な水の供給は衛生環境を保ち，病気を防ぐために不可欠である。古代ローマ帝国ではどのような大都市にも十分な水を供給するために，遠距離の水源から山や谷を越えて都市まで水を運ぶ水路が整備された。途中にはしばしば水道橋が建設され，その遺跡は現在でもローマ帝国領内の各地に見ることができる。水道で運ばれた水は，飲用の噴水や浴場，公共施設などに供給された。不潔な水を都市から運び出すために下水道も整備された。ローマではテヴェレ川に排水を運ぶ大下水道 Cloaca maxima が建設され，現在も残っている。またローマ帝国の各都市には都市の住民へのサービスとして，大規模な公衆浴場が建設され，都市の住民の健康維持に役立った。ローマにはディオクレティアヌス浴場やトラヤヌス浴場が遺跡として残っている。しかしこれらの施設は，ローマ帝国の崩壊とともにほとんどが放棄されて，中世には都市の生活環境は悪化し衰退した(図14-12)。

　腺ペストの流行が1346～1347年にクリミアとコンスタンティノープルで始まって7年間にわたって中東とヨーロッパ中に猛威を振るった。ヴェネツィアでは1348年に3人の市民からなる臨時の委員会が設けられ，公衆の健康保護のための対策を検討した。1440年にも臨時の委員会が設けられ，1486年からは毎年貴族から3人の公衆衛生委員が選ばれて伝染病の発生と蔓延を防ぐ方策を検討した。イタリアの諸都市にもほぼ同じ時期から公衆衛生委員会が作られた。腺ペストへの対策の1つとして，疑わしい船，物品，人を隔離する制度すなわち検疫が行われた。最初の検疫はアドリア海東岸のドゥブロヴニクで1377年に初めて行われ，ペスト流行地からきた人たちに30日間の隔離を強制した。その後隔離期間は40日に延長され，この日数を意味するイタリア語 quarantena から検疫(英 quarantine，仏 quarantaine，独 Quarantäne)の語が生まれた。1383年にはマルセイユに入港した船舶を検査し船客と船荷を抑留して大気と日光にさらす最初の検疫所が設けられた。

　地域や国民の健康を保持・増進するための組織的な活動は，現在では

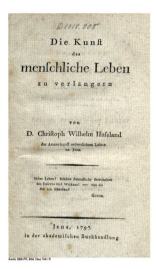

図14-11　フーフェランド『長命法』(1797)

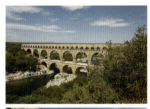

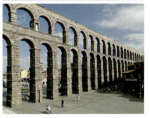

図14-12　ローマ時代の水道橋
(上)フランス，ポン・デュ・ガール，(下)スペイン，セゴヴィア

表14-1 フランク『完全な医事警察体系』(1779～1819)の内容

第1・2巻	人間の生殖と結婚制度。妊娠女性と胎児および産褥女性の共同体での保護と配慮。
第3巻	食料, 飲料, 容器。摂生の規則。不健康な着衣。娯楽。住居の配置, 構造, 必要な清潔さ。
第4巻	公衆衛生に関わる公衆安全対策。
第5巻	公衆衛生に関わる安全対策, 死者の埋葬。
第6巻	医事問題。
第1部	医科学と医学教育制度全般。
第2部	医事制度各論。
第3部	学習の医事制度, 医療者の試験と確認。
医事警察補遺, この科学に関する各論の集成	

公衆衛生 public health と呼ばれるが, これを初めて学問として体系化したのはドイツの医師フランク(1745～1821)である。フランクはシュパイヤー司教の侍医を務め, 『完全な医事警察体系』[19～21]の最初の3巻をマンハイムで出版し(1779～1783), 以後ゲッティンゲン, パヴィア, ウィーンの各大学へと移りながら, 第4巻(1788)はマンハイムで, 第5巻(1813)はチュービンゲンで, 第6巻3部(1817～1819)はウィーンで出版した。この著作は人生の始まりの出産から終末の死体処理に至るまで, 人間の生活のあらゆる面での社会衛生を網羅する大きな構想のもとに書かれ, 衛生行政の多岐にわたる問題について扱い, 公衆衛生学の原点と評されている(図14-13, 表14-1)。

19世紀に入ってイギリスを始めヨーロッパ各国では産業革命と都市化が進み, 社会的な困窮と衛生環境の悪化が進み, その社会状況の調査が行われるようになった。フランスではヴィレルメ(1782～1863)が統計学を駆使して数多くの衛生調査を行い, とくに織物工場労働者の状況を調査して『綿, 羊毛, 絹工場労働者の身体的, 精神的状態表』(1840)[22]を発表し, 大きな影響を与えた。この報告により世論が喚起されて少年労働制限法(1841)が制定された。またイギリスではヴィレルメの手法を踏まえてチャドウィック(1800～1890)が労働者の衛生状態を調査して『イギリス労働者群の衛生状態報告』(1843)[23]を発表し, 衛生環境の改善を提言した(図14-14)。チャドウィックの提言は「公衆衛生法 Public Health Act」(1848)の制定と総合保健委員会 General Board of Health の設立に結びつき, イギリスの衛生環境は次第に改善されていった。これらの動きに影響を受け, ドイツの医師たちも衛生改革の必要性を訴えるようになった。フィルヒョウ(1821～1902)は1847～1848年にシレジアで流行した発疹チフスの調査に派遣され, 飢餓に苦しむ住民たちの悲惨な現実を目の当たりにして医療の社会性に目覚めた。「上シレジアに起こったチフス流行の報告」(1848～1849)[24]を発表し, 仲間たちとともに医事改革 Medicin Reform を主張するようになった。ノイマン(1819～1908)は「プロイセン国の医事統計について」(1849)[25]を発表して, 公衆衛生が国家の義務であること, 医学は社会医学であることを訴えた。その後ドイツ

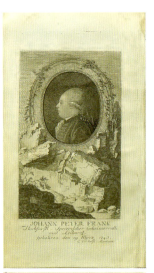
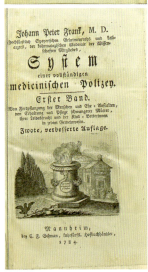

図14-13 フランク『完全な医事警察体系』第1巻第2版(1784)

278　第14章　伝染病克服への道のり

の保健改革は，ビスマルク首相のもとにプロイセンによるドイツ統一の過程の中で進められた。

個人および社会の健康の保持・増進と疾患の予防を目的とする衛生学 hygiene という新しい学問分野は，ドイツの医師ペッテンコーフェル（1818～1901）により創始された。ペッテンコーフェルはリービヒのもとで医化学を学び，ミュンヘン大学の医学教授になった（1847）。環境条件の化学的な研究を行い，コレラ調査委員会に加わって疫学調査を行った。1865 年には衛生学の教育プログラムをバイエルンの文科大臣に提言し，3 大学に衛生学教授が置かれることになり，ペッテンコーフェルはミュンヘン大学の衛生学教授に就任した。ペッテンコーフェルはツィームセン（1829～1902）とともに大著『衛生学と職業病提要』全 3 巻 7 冊（1882）[26]を編纂した（表 14-2）。

都市の衛生環境を改善するにあたって，下水道の普及は最重要の課題であった。1848 年にロンドンにコレラが流行した時に，スノー（1813～1858）は汚水の侵入した特定の井戸を使用したことがコレラ発生の原因になったことを疫学的に証明している（1855）[27]。フランスではナポレオン 3 世がパリの大改造を構想し，それに伴って 1850 年からパリに大規模な下水道の増設が行われ，1870 年までに 500 km の下水道が新たに建設された。パリの下水道の一部は下水道博物館として公開されている。イギリスでは 1858 年の夏にロンドンで発生した大悪臭 Great Stink がきっかけとなって，下水道の必要性を議会が理解して建設が始まり，1867 年にテムズ川沿いに大下水管が完成した。ドイツではフィルヒョウがベルリン市評議会に加わって（1859），ベルリンの下水道建設を推進

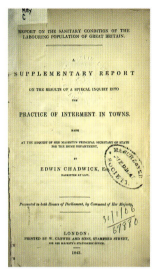

図14-14　チャドウィック『イギリス労働者群の衛生状態報告』（1843）

医学史上の人と場所
People and Place in Medical History

フランク　Frank, Johann Peter（1745～1821）

フランクはドイツの医師で，イタリアで衛生行政を担当し，『完全な医事警察体系』（1779～1819）を著して近代衛生学の基礎を築いた。ドイツ西部の小村で商人の子として生まれメッツ大学で哲学を（1760～），ハイデルベルク大学で医学を（1763～）学び，郷里で開業した。シュパイヤー司教の侍医を務め（1774），住民の衛生管理に関心を持つようになり，『完全な医事警察体系』の最初の 3 巻（1779～1783）をマンハイムで出版した。その業績が認められてゲッティンゲン（1784）とパヴィア（1785）の教授になり，ロンバルディー公国の医事総監にも任ぜられて衛生行政を担当し（1786），第 4 巻（1788）をマンハイムで刊行した。その後ウィーンで総合病院長（1795），ウィーン大学教授（1804）を務め，ロシアに呼ばれて皇帝アレクサンドル 1 世の侍医を務め（1805），健康の問題で辞して（1809）フライブルクとウィーンで過ごし，第 5 巻（1813）をチュービンゲンで，第 6 巻 3 部（1817～1819）をウィーンで出版した。臨床家としても著名で，『人の病気の治療綱要』ラテン語版全 5 巻をマンハイム（1792～1794）[P2]，ヴェネツィア（1794, 1805），ウィーン（1810～1811, 1821, 1832）で刊行し，ドイツ語訳，フランス語訳も刊行されている。

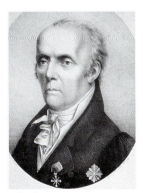

フランク

表14-2　ペッテンコーフェルによる衛生学教育プログラム　(1865)

1) 大気の構成
2) 物理的，化学的な大気の変化，空気という環境
3) 衣服とその手入れ，生活術の訓練
4) 空気，水，温度などに対する建築資材の関与
5) 換気
6) 暖房
7) 照明
8) 家を建てる場所の立地条件
9) 地下の空気と地下の水
10) 疾病の発生や流行拡大に作用する立地条件，予防手段，部分的な環境
11) 条件を満たした飲料水を得られる住居
12) 栄養とその基本的な構成要素
13) ミルク，肉，パン，野菜その他の栄養素，アルコール飲料，酢，嗜好品(塩，砂糖，茶，タバコなど)など，これらはすべて食品管理検察官の管理下におく
14) さまざまな階層の人々の栄養と看護法の調整
15) 排泄物および一般家庭あるいは職場から出るゴミの収集，下水道
16) 消毒
17) 検死と死体の埋葬方法
18) 市民に健康障害を与えるような職場や工場と対策
19) 学校，兵舎，養護施設，病院，介護施設，監獄
20) 交通や商業の場での有毒物質とその取り扱い方法
21) 医学的な統計

した。ミュンヘンではペッテンコーフェルが下水道建設に貢献した(図14-15)。

■流行病の原因についての考え方

　流行する病気があることは古代から知られていたが，流行を引き起こす特定の原因があるとは考えられていなかった。ヒポクラテスとガレノスは，病気は気候や飲食物などの影響を受けて体液の不均衡によって生

医学史上の人と場所
People and Place in Medical History

ペッテンコーフェル　Pettenkofer, Max Josef von (1818〜1901)

　ペッテンコーフェルはドイツの衛生学者で，実験衛生学を創始してミュンヘン大学に衛生学講座を開いた。南ドイツのノイブルクで農家の子として生まれ，薬剤師の叔父の援助によりミュンヘン大学で哲学を学び，叔父の意向によって薬学と医学を学んで卒業した(1843)。しかしどちらにも関心が向かずヴュルツブルク大学のシェラー(1814〜1869)とギーセン大学のリービヒ(1803〜1873)のもとで化学を学んだ。王室造幣局に勤め(1845)，化学者としての才能を認められてミュンヘン大学医学部の化学教授になった(1847)。食物，空気，土壌，水，衣服，住居など健康に関わる環境条件の研究を行い，コレラ調査委員会に加わって疫学調査を行った。ペッテンコーフェルの提言によりバイエルンに新設された3つの衛生学教授の1つとしてミュンヘン大学の衛生学教授に就任した(1865)。ベルリンに新設された衛生学研究所所長に招かれたが就任を断り(1876)，ミュンヘンの衛生学研究所長(1879)になった。

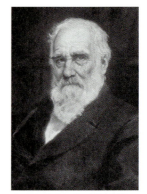

ペッテンコーフェル，1901年頃

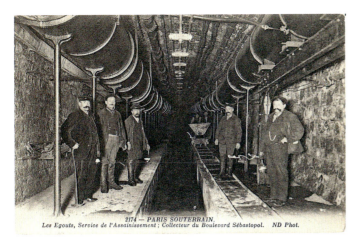

図14-15　20世紀初頭のパリの下水道

じるとし，病気が伝染するとはあまり考えていなかった。『ヒポクラテス集典』には，「流行病」全7巻が含まれているが，気候の条件によって病気が流行すると考えられている。ガレノスも『疾患の原因について』[28]で，疾患の原因として体液の不均衡，器官の形や数や大きさや配置の異常，連続性の破断を挙げるが，外来の病原の存在は考慮されていない。

　流行する病気に特定の原因があり，その原因が伝染することを初めて想定したのは，16世紀のイタリアの医師フラカストロである。フラカストロは『シフィリスあるいはフランス病』(1530)[29]という詩を著し，これが梅毒 syphilis の病名の起源となっている。病気の伝染について論じたのは『伝染と伝染病と治療』(1546)[5]である。この著作は3書からなり，第1書は伝染の理論を扱い，伝染の性質，種類，原因，伝染病と非伝染病と毒の違い，伝染の徴候を論じる。第2書ではさまざまな伝染病，すなわち伝染熱，天然痘，麻疹，伝染熱，発疹チフス，疫病，伝染性瘰癧，狂犬病，梅毒，象皮病，癩病，疥癬，皮膚感染症を扱う。第3書ではそれぞれの伝染病の治療を述べる。フラカストロは何らかの病原が伝搬することを想定して，「伝染 contagion」という新しい概念を創出した。しかし伝染による病気という考え方が広まることはなく，体液の不均衡により病気が生じるという古代以来の考え方が18世紀まで広く受け入れられていた(図14-16)。

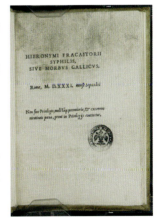

図14-16　フラカストロ『シフィリスあるいはフランス病』(1531年版)

　19世紀初頭にドイツのシェーンライン(1793〜1864)は『一般特殊病理学と治療』(1832)[30]の総論で，伝染病の概念と区分について説明している。

　「有害な潜在力であり，動物体の中で生じ，他に伝搬し，常に基本的に同じ病気を引き起こす。常に偶発的な病気で1人ないし数人から

生じる。(中略)個体において特定の潜在力の影響下で，疥癬症や梅毒のような特定の伝染病 Contagien だけが生じる。これに対する一般的なもの(瘴気病 Miasmata)は，複数の個体から高度に広まった流行病で同時に生じ，たとえば猩紅熱のように再び解消する。一時的な性質である。」(坂井建雄訳)

伝染病とその原因についてのこの頃の通念は，このように漠然としたものであった。この頃にヘンレは『病理学的研究』(1840)[31]を著し，その第1部で瘴気と伝染について理論的な考察をしている。ヘンレは流行病を①瘴気により生じる流行病(マラリアなど)，②瘴気で始まり伝染源を生じて伝染する瘴気的伝染病(天然痘，麻疹，猩紅熱，コレラ，ペストなど)，③始めから伝染源により生じる(梅毒，疥癬，狂犬病など)，の3種類に分けた。伝染源の本態について考察して，「生きた伝染源 contagium animatum」に違いないと結論した。また伝染源が個体の中で病気を生じる原因であって，病気そのものに発展する病気の種子ではないと強調した(図 14-17)。

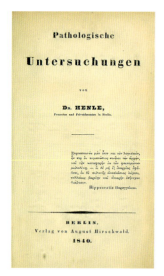

図14-17　ヘンレ『病理学的研究』(1840)

■病原菌の発見

17世紀に初期の顕微鏡を用いて，自然界の事物や動物の組織の観察が行われた。ネーデルラントのレーウェンフク(1632〜1723)はロンドンの王立協会に多数の書簡を書いて，その観察結果を報告した。その中にたしかに酵母など微生物の観察が含まれているが，それが発酵や病気の原因と結びつけて考えられることはなかった(図 14-18, 19)。

発酵 fermentation は，古くからパン，ワイン，ビールなどを造る時に

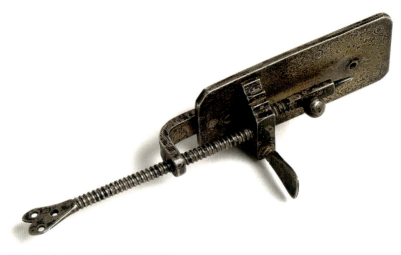

図14-18　レーウェンフクの顕微鏡　複製

図14-19　レーウェンフクによる細菌の図

起こる現象として知られていた。体内での食物の消化や吸収の過程も，しばしば発酵になぞらえられていた。微生物の存在とその働きは，19世紀に発酵が突破口となって明らかにされた。まずドイツのシュヴァン（1810～1882）は，顕微鏡で酵母を発見しその作用で発酵が起こると発表した（1837）[32]。しかしこの発酵の酵母説は，有力な化学者のベルセリウス（1779～1848）とリービヒによって非難され，シュヴァンはその後の研究を断念した。フランスのリール大学の化学教授パストゥール（1822～1895）は，ビート糖の発酵の障害について相談を受けて研究し，アルコー

医学史上の人と場所
People and Place in Medical History

パストゥール　Pasteur, Louis（1822～1895）

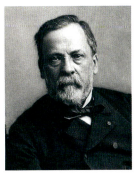
パストゥール

　パストゥールはフランスの化学者・微生物学者で，腐敗や発酵の原因が微生物であることをつきとめ，コッホとともに近代細菌学の祖と評される。フランス東部のドルで革なめし工の子に生まれ，パリの高等師範学校で化学を学んで学位を得て（1847），ストラスブール大学（1849），リール大学（1854）の化学教授，パリで高等師範学校の理科科長（1857），同生理化学研究所長とソルボンヌ大学の化学教授（1867）になった。最初は酒石酸の分子構造を研究したが（1848），アルコール製造所から依頼を受けて発酵の研究を開始し（1856），乳酸菌を発見して発酵が微生物の働きで起こることを示し，生物の自然発生を否定する決定的な実験を行った。またワインの腐敗を防ぐための低温殺菌法（pasteurisation）を考案してフランスのワイン製造業の隆盛に貢献し，養蚕業に大被害を与えたカイコの流行病を研究して蔓延をくいとめた。また伝染病についての研究も行い，菌の純培養法を開発して各種の菌の発見し，狂犬病の予防接種を人体に初めて応用して多くの人命を救った。パリ科学院の提案によって狂犬病治療のためにパストゥール研究所を設立し（1888）その所長を務めた。

病原菌の発見　283

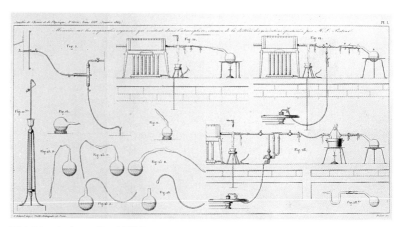
図14-20　パストゥールの実験装置

ル発酵が微生物の作用により起こることを明らかにした(1860)[33]。パストゥールはその微生物を酵母 levure と呼んだ。また空気中に存在する微生物が腐敗の原因であり，微生物が自然発生的に生じないことを実験的に証明した(1862)[34]。発酵についての研究を発展させ，ワインの醸造(1866)[35]およびビールの醸造(1876)[36]の研究を発表し，パリのソルボンヌ大学教授になった。パストゥールの研究は，リスターによる外科手術の防腐法の開発に大きなヒントを与えた(図14-20)。

　病気の原因となる微生物は，ドイツのコッホ(1843～1910)によって発見された。コッホはゲッティンゲン大学で医学を学び，地方の小都市で医官として働きながら炭疽の研究を行い，炭疽菌の芽胞形成と病原性を明らかにした(1876)[37]。創傷感染症についての研究に取り組んで，創傷に続いて起こる敗血症や膿血症が，微生物の感染によって起こることを動物実験と細菌学的検索によって示した(1878)[38]。1880年にベルリンの帝国衛生院に職を得て研究を開始し，細菌の染色法や培養法を開発して細菌学の発展に大きく貢献し，当時の重大な感染症であった結核の原因菌を発見した(1882)[39]。ドイツの調査隊を率いてエジプトとインドでコレラの調査・研究を行い，コレラ菌を発見した(1884)[40]。ベルリン大学の衛生学教授に任じられ(1885)，新たに設立された感染症研究所の初代所長になった(1891)。結核菌の培養濾液からツベルクリンを生成し，これを結核の特効薬として発表したが，これに治療効果がないことがわかり，現在では結核菌の感染の診断に用いられている。1905年にノーベル生理学・医学賞を受賞した(図14-21, 22)。

　微生物が感染症の病原体として特定できる条件を示した指針として「コッホの原則 Koch's postulate」がよく知られている。コッホ自身が明確な形で述べたものではないが，コッホの弟子のレフレル(1852～1915)がジフテリアの病原体についての論文(1884)[41]の中で，「1)疾患部位において微生物が典型的に証明される，2)疾患部位で病変に意味のある

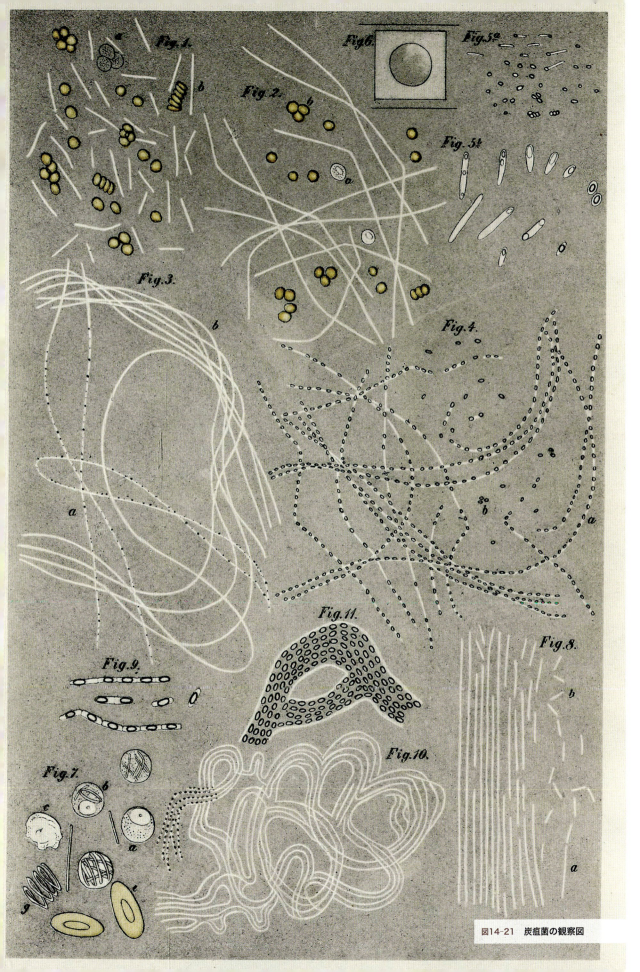

図14-21 炭疽菌の観察図

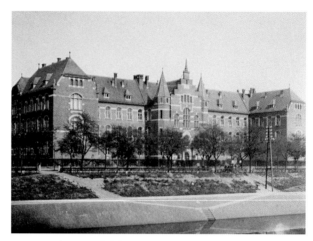

図14-22　プロイセン感染症研究所　1900年頃

微生物が分離され純粋に培養される，3）（培養した微生物を）接種して病気が再び発生する．」という3条件を挙げた．コッホはコレラの病因についての論文(1884)でこれを補足して，微生物が病原体であることを証明するために「接種した動物から得た微生物を再び健康な動物に接種して同じ病気が生じる」ことが必要であると述べた．これを加えた4項目が，コッホ原則として広く知られている．

　コッホの衛生学教室および感染症研究所では，多くの研究者が集まり病原菌の研究を行った．ベーリング(1854～1917)と北里柴三郎(1852～1931)はジフテリア菌(1883)と破傷風菌(1889)を発見した．北里は日本に

医学史上の人と場所　People and Place in Medical History

コッホ　Koch, Heinrich Hermann Robert（1843～1910）

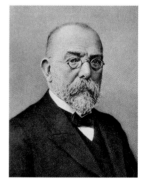

　コッホはドイツの細菌学者で，重大な感染症の原因菌である結核菌とコレラ菌を発見し，近代細菌学の祖と評される．ドイツ東部の小村で鉱山技師の子として生まれ，ゲッティンゲン大学で医学を学び学位を得た(1866)．ヴォルシュタイン(現ポーランド)で地方保健技師および開業医となり，仕事の余暇に研究を行い炭疽菌についての論文を発表し(1876)，さらに創傷感染症の病原菌についての論文を発表した(1878)．これらの研究が認められて新設された帝国衛生院に採用されて研究に専念した．細菌の染色法や平板培養法など細菌研究の基本的な技術を開発して，結核菌を発見して結核の病原菌として同定し(1882)，コレラ研究のためにエジプトとインドで調査旅行を行い(1883)コレラ菌を発見した(1884)．ベルリン大学の衛生学教授と衛生学研究所所長になり(1885)，ベルリンに新設された感染症研究所の初代所長になり(1891)，北里柴三郎(1852～1931)，ベーリング(1854～1917)，エールリヒ(1854～1915)など数多くの優秀な弟子を育てた．結核治療の目的でツベルクリンを開発したが(1890)，現在では結核感染の判定に用いられている．辞職(1904)した後は世界各地を訪ねて感染症対策の普及に尽力し，日本にも訪れた(1908)．ノーベル生理学・医学賞を受賞した(1905)．

コッホ

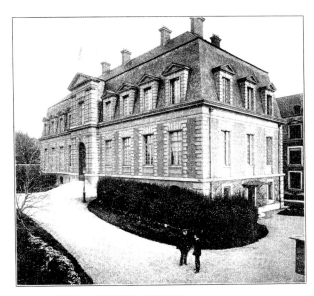
図14-23　**パストゥール研究所**　1900年頃

帰国してから香港でペストの調査をしてペスト菌を発見した(1894)。エールリヒは細菌の染色法を開発し，後に抗体の特異性を研究して免疫学の基礎を築いた。ガフキー (1850〜1918) はコッホの後任として伝染病研究所所長を務め，結核の等級分類表であるガフキー表を開発した。病原体の発見によって感染症に対する治療と予防への道が拓かれた。赤痢菌は志賀潔(1870〜1957)によって発見され(1897)，マラリアを引き起こすマラリア原虫はロス(1857〜1932)によって発見された(1898)。病原体の発見によって，病気は特定の原因によって生じるという確信が生まれ，その原因を解明するための研究が進められていった。

　感染症の予防のために最初に編み出された方策は，牛痘 Variolae vaccinae の接種による天然痘の予防，すなわち種痘 vaccination である。19世紀末に病原菌が発見されるよりも前の1796年に，イギリスのジェンナー (1749〜1823)により始められた。パストゥールは病原体を弱毒化して接種し，その病原体による病気の発症を予防・治療する方法を開発し，ジェンナーの栄誉を称えてワクチン vaccine と呼んだ。パストゥールは炭疽菌を弱毒化して羊に接種し，炭疽の予防に成功した(1881)。狂犬病のワクチンを用いて，狂犬に噛まれた少年の治療に成功した(1885)。狂犬あるいは疑いのある動物に噛まれた多くの患者が治療のためにパストゥールのもとを訪れ，1886年10月までに2,490人以上がワクチン接種を受けた。パリ科学院の提案によって狂犬病治療のためにパストゥール研究所が1888年にパリに作られ，パストゥールはその所長になった(図14-23)。

　しかし病原菌を特異的に死滅させる抗菌薬が本格的に使用され，多く

病原菌の発見　287

の感染症が克服されるのは，第二次世界大戦以後のことである。最初に実用化された抗菌薬はエールリヒと秦佐八郎(1873～1938)が開発したサルバルサン salvarsan (1910) で，これは化学的に合成された化学療法剤 chemotherapeutic で，梅毒に対する画期的な治療薬になった。しかし一般の細菌に対する抗菌薬として有効な薬剤の化学合成はなかなか成功しなかった。フレミング(1881～1955)が青カビから抗菌物質を発見してペニシリン penicillin と名付け，1940年代になって製品化と大量生産が実現した。これが端緒となって微生物由来の抗菌薬である抗生剤 antibiotics が次々と開発されて，ほとんどの感染症が治療できるようになった。20世紀後半になってようやく，感染症は死亡原因の第一位ではなくなった。

第15章
明治期の日本の医学
——西洋医学の移植

Medicine in Japanese Meiji era — transplantation of the Western medicine.

　江戸幕府は17世紀以来長らく鎖国を続けていたが，ペリー提督の率いるアメリカの黒船の来航（1853〔嘉永6〕）を機に諸外国と条約を結んで開国に転じた（1858〔安政5〕）。大政奉還（1867.11.〔慶応3.10.〕），戊辰戦争（1868.1.～1869.6.〔慶応4.1.～明治2.5.〕），東京遷都（1869〔明治2〕）を経て新政府が成立し，欧米列強の植民地となる危機を免れた。明治政府は廃藩置県を行って地方統治制度を一新し（1871.8.〔明治4.7.〕），学校制度を定めた学制（1872.9.〔明治5.8.〕）を公布した。また岩倉使節団を欧米に派遣して欧米の文明や制度を徴したが（1871.12.～1873.9.〔明治4.11.～6.9.〕），これに加わった長与専斎（1838～1902）は，帰国後に文部省医務局長（1873）となって医療制度を定めた医制を制定し（1874），内務省衛生局長（1875～1891）として長年にわたり医療・衛生行政を統括した。西南戦争（1877）を最後に国内の内戦は終息したが，その戦費調達で生じたインフレ対策として緊縮財政がとられ不景気が生じた（松方デフレ，1881～）。朝鮮半島（李氏朝鮮）をめぐる日清戦争（1894.7.～1895.3.）で勝利して賠償金を獲得し，日露戦争（1904.2.～1905.9.）に勝利して国際的評価を高めた。関税自主権を回復（1911）するなど不平等条約の改正に成功し，非白人国として唯一列強諸国に加えられるようになった（表15-1）。

　1872年12月31日（明治5.12.2.）に旧暦（天保暦）が西暦（グレゴリオ暦）に切り替えられた。それ以前の日付については，適宜旧暦と西暦を並記して示す。

■ポンペの医学教育

　黒船来航の翌年（嘉永7〔1854〕）幕府はアメリカ合衆国に続いてイギリス，ロシアと和親条約を締結して鎖国を解くとともに，オランダに蒸気船2隻を発注し，幕府海軍を養成するために海軍伝習を始めた（1855〔安政2〕）。オランダからの第2次海軍派遣隊の一員としてポンペ（1829～1908）が来日し，西洋医学を体系的に日本人に教授した。

　ポンペはオランダの軍艦ヤパン号（後の咸臨丸）に乗船して1857年9月21日〔安政4.8.4.〕に長崎に来港した。長崎奉行所西役所（現在の長崎県庁）において1857年11月12日〔安政4.9.26.〕に授業を始め，12月頃までに大村町の高島秋帆邸（現在の長崎地方裁判所）を医学伝習所としてそこに移り，1862年10月15日〔文久2閏.8.22.〕までの4年11ヶ月の間，多くの日本人医師に医学の講義を行った。その授業内容は物理学・化学・解剖学・生理学・病理学・薬学・内科学・外科学を含む体系的な

表15-1 幕末から明治期の年表

1853(嘉永6)	ペリー率いる黒船が浦賀沖に来航
1857〜1862(安政4〜文久2)	ポンペによる長崎での医学伝習
1867(慶應3)	大政奉還
1868〜1869(慶應4〜明治1)	戊辰戦争
1871(明治4)	廃藩置県
1872(明治5)	学制の公布
1874(明治7)	医制の公布
1875(明治8)	第1回医術開業試験
1877(明治10)	西南戦争
1882(明治15)	医学校通則
1886(明治19)	諸学校令(帝国大学令,師範学校令,小学校令,中学校令,諸学校通則)
1887(明治20)	勅令第48号「府県立医学校の費用は明治21年度以降地方税を以て之を支弁することを得す」
1889(明治22)	大日本帝国憲法公布
1890(明治23)	第1回帝国議会
1894〜1895(明治27〜28)	日清戦争
1903(明治36)	専門学校令
1904〜1905(明治37〜38)	日露戦争
1906(明治39)	医師法の制定

色字は医療と医学教育に関わる出来事

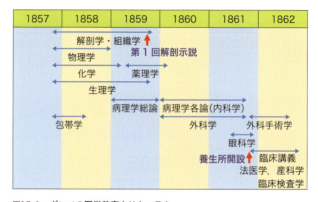

図15-1 ポンペの医学教育カリキュラム
相川忠臣:出島の医学.p.118,長崎文献社,2012より一部改変

ものであった。ポンペの生徒の筆頭は松本良順(1832〜1907)であり,彼を通してポンペの下で学んだ生徒の名前が残されており,その人数は135名に上る(図15-1)。

ポンペは解剖実習の必要性を長崎奉行や幕府に上申したが,外国人が日本人の死体を腑分けするのは,日本の慣習からも宗教観からも難しいことであった。1858年10月〔安政5.8.〕に幕府からの許可が出て,本蓮寺に近い西坂の上で1859年9月9日〔安政6.8.13.〕から初めての死体解剖示説が行われた。解剖は3日間をかけて行われ,45名の医師と1名の女医学者が立ち会った。ポンペはこれを含めて少なくとも3度,刑死体を用いての解剖示説を行った。解剖に際して民衆の暴動も懸念されたが,解剖された刑死者に対してお経を上げ,懇ろに葬るなどの配慮をして無事に解剖を行うことができたことをポンペは帰国後に回想している[1]。

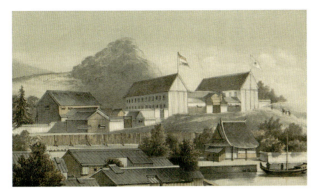

図15-2　小島養生所

　ポンペはまた洋式病院の設立を建議し，幕府からの許可が出て小島郷（現在の佐古小学校）に土地を確保し，洋式病院の養生所と医学教場の医学所が建設され1861年8月6日〔文久元.7.1.〕に完成した。養生所は平屋で15床の8部屋と個室4部屋の計124床を備え，診療と臨床実地教育が行われた。養生所は日本で最初の西洋医学教育病院であった(図15-2)。

　すべての講義を終えた1862年10月15日〔文久2閏.8.22.〕に，ポンペは受講者を3級に分けて修了証書を与えた。第1級は学業成績優秀にして開業の資格が充分にある者で21名，第2級は学業よろしく必要な援助を与えることができる者で16名，第3級は講義に出たるも成果上がらず，独り立ちして診療を行うのに不充分なもの23名であった。ポンペの門下生からは，明治期の医学教育や医療行政を支える人たちが多数輩出した(表15-2)。

医学史上の人と場所
People and Place in Medical History

ポンペ　Pompe van Meerdervoort, Johannes L. C.（1829～1908）

　ポンペはオランダの医師で，幕末に日本に訪れ体系的な西洋医学教育を日本で初めて行った。ブルージュで陸軍士官の子として生まれ，ユトレヒト陸軍軍医学校で学び(1845～1849)，軍医となって東インドで勤務し(1851～1855)，帰国してデン・ヘルダーの海軍病院に勤務した。幕府の要請による第2次海軍伝習の教官の一人として日本に派遣されることになり，日本に供与するために新造された軍艦ヤパン号に乗船して来日した(1857)。長崎では松本良順を筆頭の弟子として数多くの日本の医師たちに，4年11ヶ月にわたって自然科学・基礎医学・臨床医学からなる体系的なカリキュラムで医学教育を行った。その間に刑死体を用いた死体解剖示説を行い，小島郷に西洋式病院(養生所)を建設して診療と臨床実地教育を行った。帰国(1862)した後に海軍を退役して結婚し(1864)，ブレダで開業医となりオランダ赤十字の活動も行った。日本での経験の回想録を執筆し『日本における5年間』(1867～1868)として出版した。普仏戦争(1870～1871)の際には野戦病院に勤務し，市会議員を務め(1872～1874)，また日本の外交使節の顧問としてロシアに滞在した(1874～1876)。帰国後には若死にした弟の後を受け継いでカキ養殖業に専念したが(1880)，事業の失敗(1890)もあり晩年は不遇のうちに過ごした。

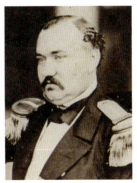

ポンペ

表15-2 ポンペのおもな弟子

松本良順	(1832～1907)	佐藤泰然の次男，幕府医官，後に陸軍軍医部の創設，貴族院議員
司馬凌海	(1840～1879)	東京医学校教授，名古屋公立医学校教師
緒方惟準	(1843～1909)	緒方洪庵の次男，典薬寮医師，大阪医学校の創設，陸軍軍医学校の創設
入沢恭平	(1831～1874)	陸軍軍医，池田謙斎(東京医学校長)の兄，入沢達吉(東京帝大教授)の父
岩佐純	(1836～1912)	佐藤尚中門下，医学校取調御用掛，ドイツ医学採用を建議，宮中顧問官
長與専斎	(1838～1902)	緒方洪庵門下，長崎医学校校長，東京医学校校長，内務省衛生局長
橋本綱常	(1845～1909)	東京大学医学部教授，軍医総監，日本赤十字社監督，貴族院議員
佐々木東洋	(1839～1918)	東京大学医学部教授，杏雲堂病院の創設，東京医会を創設
関寛斎	(1830～1912)	佐藤泰然門下，徳島藩医，官軍軍医，山梨県立病院長，北海道開拓
橋本綱常	(1845～1909)	福井藩藩医，東京陸軍病院長，博愛社病院長，貴族院議員
佐藤尚中	(1827～1882)	佐藤泰然の養子，大学東校の大博士，順天堂医院の創設
戸塚文海	(1835～1901)	戸塚静海の養嗣子，適塾門下，徳川慶喜侍医，海軍大医監，海軍医務局長
伊東玄伯	(1831～1898)	伊東玄朴の養嗣子，大典医，宮中顧問官

■幕末から明治初頭にかけての医療

　ポンペによってもたらされた西洋医学は，漢方と蘭学を折衷したそれまでの日本の医学とはまったく異質のものであった。植物学や動物学といった自然界についての認識，物理学と化学といった分析的な方法論，解剖学と生理学を通した人体についての理解の上に，疾患の診断と治療が成り立っている。患者は自宅で医師の往診を待つのではなく，ベッドを配置した病院に収容されて治療を受ける。ポンペの帰国後にも，外国人医師やポンペの弟子たちを通して，西洋医学の教育と西洋式の病院は，幕末から明治初頭の日本に少しずつ広まっていった。また適塾門下の福沢諭吉(1835～1901)は幕末に欧米に計3回派遣され，西洋の病院の事情についても詳しく観察し，『西洋事情』10冊(1866～1870)や『福翁自伝』(1899)などの著述を通して報告している。

　幕末の開国(1858〔安政5〕)の直後から，欧米諸国は日本に滞在する自国民のために病院を開設した。そのうち最も早いものは函館のロシア海軍病院(1859〔安政6〕)である。横浜では各国の居留者のためにYokohama Public Hospital(1863〔文久3〕)が開設され，オランダ海軍病院(1866〔慶応2〕)の他，アメリカ，イギリス，フランスも海軍病院を開設した。また戊辰戦争の最中に，横浜に政府軍により仮軍陣病院が作られ(1868〔慶応4〕)，これは間もなく江戸に移転して大病院となり，現在の東京大学医学部附属病院へとつながる。

　ポンペの帰国後，ボードイン(1820～1885)が後任として着任し(1862〔文久2〕)，養生所と医学所は統合されて精得館となった(1865)。化学教室の分析窮理所が館内に新設され，専任教員としてハラタマ(1831～1888)が招聘された。明治維新後に精得館は新政府に接収され，長崎府医学校・病院として再出発し，長與専斎が初代の校長になった(1868〔明治元〕)。戊辰戦争(1868～1869〔慶応4～明治2〕)の際には軍陣病院が開設され，ポンペ

に学んだ医師たちが傷病兵の治療を行い，西洋外科の有用性が多くの人に認識されるようになった。ウィリス(1837～1894)はイギリス公使館附医官として来日し(1862)，戊辰戦争などで戦傷者の治療にあたった。東京の大病院で医療と教育に携わったが(1869〔明治2〕)，新政府がドイツ医学を採用することとなって，鹿児島に招かれて鹿児島医学校で医療と医学教育を行った(1870～1874〔明治3～7〕，1876～1877)。これ以外にも数多くの外国人医師が，明治初期に各地の病院や医学校で診療と医学教育に携わり，西洋医学の普及に貢献した。

幕末から明治初期にかけて欧米式の病院が各地に広まり作られるようになった。その最も早い例の1つとして，山口藩が医学校の好生堂に病院を設置した(1865)。西日本の雄藩が次々と病院を開設し，1867〔慶応3〕年には福岡藩が医学校の賛生館を開設して附属病院を置き，1869〔明治2〕年には静岡藩の駿府病院と沼津兵学校病院，松江藩の病院，福山藩の病院兼医学校，鹿児島藩の医学校附属病院が開設されている。1870〔明治3〕年には金沢藩の医学館附属病院，福井藩の病院兼医学校，岡山藩の医学館大病院，熊本藩の医学校兼病院，1871〔明治4〕年には松本藩の病院，名古屋藩の仮病院，高知藩の吸江病院，佐賀藩の好生館附属病院，岡藩の医学校兼病院が開設された。これら諸藩の病院は廃藩置県(1874)により存立基盤を失って多くは廃止されたが，一部は地元の医師たちの尽力やその後の県の支援により存続した。これらの藩病院からは後に公立医学校が生まれ，また現在の医科大学や公的病院の礎となっている。

政府による病院の初期のものとしては，養生所の後身である長崎府病院医学校(1868)の他に，1869〔明治2〕年には文部省により大阪の浪華仮病院，開拓使により函館病院と札幌の仮病院が作られ，1871〔明治4〕年には兵部省により東京の軍医療本病院と仙台鎮台病院が作られた。

廃藩置県以後には府県による病院として，白河県の白河仮病院(1871〔明治4〕)，京都府の療病院(1872〔明治5〕)，東京府の養育院に設置された病室(1873)と東京府病院(1875)，岐阜県公立病院(1874)，群馬県の衛生局(1874)，埼玉県医学校の衛生局(1876)，石川県病院富山分院(1876)が早い時期に作られた。

共同出資による共立あるいは個人による病院としては，兵庫県で伊藤博文知事のときに寄付を募ってできた神戸病院が作られ(1869〔明治2〕)，初代の院長はアメリカ人のヴェダー（1830/31～1870）であった。1870〔明治3〕年には新潟と山梨に共立病院が作られ，1871〔明治4〕年には長野に医学研究所附属病院が，1872〔明治5〕年には仙台に私立共立社病院が，1873年には長岡会社病院，浜松病院，青森の済衆社，千葉に共立病院が作られた。私立の病院としては，松本良順が東京早稲田に蘭疇医院を設立したが(1870〔明治3〕)翌年に仕官のために中止した。早矢仕有的(1837～

1901)は漢方医で慶應義塾で学び，横浜に仮病院を設立した(1871〔明治4〕)．大学東校の大博士を辞した佐藤尚中(1827～1882)は順天堂を設立し(1873〔明治6〕)，現在の順天堂大学医学部附属順天堂医院につながっている(表15-3)．

表15-3 明治初期の主な病院

設立者	所在地	当初の名称	設立	変遷
〔関東地方〕				
埼玉県	埼玉県さいたま市	埼玉県医学校衛生局	1876	埼玉県医学校診察所(1877)，埼玉県立病院(1879)，廃止(1890)
共立	千葉県千葉市	共立病院	1874	公立千葉病院(1876)，県立千葉医学校附属病院(1882)，県立千葉病院(1888)，千葉医学専門学校附属医院(1922)，千葉医科大学附属医院(1923)，千葉大学医学部附属病院(1949～現在)
松本良順	東京都，早稲田	蘭疇医院	1870	仕官のため中止(1871)
兵部省	東京都	軍医療本病院	1871	陸軍本病院(1873)，東京衛戍病院(1888)，東京陸軍第一病院(1936)，国立東京第一病院(1945)，国立病院医療センター(1974)，国立国際医療センター病院(1993)，国立国際医療研究センター(2010～現在)
佐藤尚中	東京都，下谷練塀町	順天堂	1873	起源：和田塾(江戸，1838)，順天堂(佐倉，1843)，博愛社医院(1872)順天堂医院(湯島，1875)，順天堂医学専門学校附属順天堂医院(1943)，順天堂医科大学附属順天堂医院(1947)，順天堂大学医学部附属順天堂医院(1952)
東京府	東京都	養育院病室	1873	府下病院附属養育院病室(1875)，医療施設として認可(1934)，養育院附属病院(1947)，東京都養育院附属病院(1972)，東京都老人医療センター(1986)，東京都健康長寿医療センター(2009)
東京府	東京都港区	東京府病院	1875	閉鎖(1881)，有志共立東京病院(1882)，東京慈恵医院(1887)，東京慈恵会医院(1907)，東京慈恵会医科大学附属病院(1922～現在)
各国	神奈川県横浜市	Yokohama Public Hospital	1863	Yokohama General Hospital(1867)，横浜一般病院(1943)，国際親善病院(1946)，国際親善総合病院(1967～現在)
オランダ	神奈川県横浜市	海軍病院	1866	火災で全焼，廃院(1868)
政府軍	神奈川県横浜市	仮軍陣病院	1868	江戸に移転，大病院(1868)，医学所と合併(1869)，東京大学医学部附属病院(1877)，帝国大学医科大学附属第一医院(1886)，帝国大学医科大学附属医院(1893)，東京帝国大学医学部附属医院(1919)，東京大学医学部附属病院(1947～現在)
早矢仕有的	神奈川県横浜市	仮病院	1871	横浜中病院(1872)，横浜共立病院(1873)，県立十全病院(1874)，横浜市十全病院(1891)，横浜市立医学専門学校附属十全病院(1944)，横浜医科大学病院(1949)，横浜市立大学医学部病院(1952)，横浜市立大学医学部附属市民総合医療センター(2000～現在)
〔北陸甲信〕				
共立	新潟県新潟市	共立病院	1870	私立新潟病院(1873)，県立新潟病院医学所(1876)，県立新潟医学校附属病院(1879)，市立新潟病院(1889)，官立新潟医学専門学校附属医院(1910)，官立新潟医科大学附属医院(1922)，新潟大学医学部附属病院(1949)，新潟大学医歯学総合病院(2003～現在)
共立	新潟県長岡市	長岡会社病院	1873	日本赤十字社新潟支部長岡病院(1931)，長岡赤十字病院(1943～現在)
石川県	富山県富山市	石川県病院富山分院	1876	石川県富山病院(1877)，富山県富山病院(1883)，日本赤十字社富山支部病院(1907)，富山陸軍病院赤十字病院(1937)，富山赤十字病院(1943～現在)
金沢藩	石川県金沢市	医学館附属病院	1870	私立として存続(1872)，石川県病院(1875)，石川県金沢病院(1877)，金沢医学専門学校附属病院(1922)，金沢医科大学附属病院(1923)，金沢大学医学部附属病院(1949)，金沢大学附属病院(2008～現在)

(つづく)

(表 15-3 のつづき)

設立者	所在地	当初の名称	設立	変遷
福井藩	福井県福井市	病院兼医学校	1870	私立病院(1871), 福井私立病院(1876), 公立福井病院(1877), 日本赤十字社福井支部病院(1925), 福井赤十字病院(1943〜現在)
共立	山梨県甲府市	共立病院	1870	山梨県病院(1876), 山梨医学研究所附属病院(1950), 山梨県立中央病院(1962〜現在)
松本藩	長野県松本市	病院	1871	公立松本病院(1872), 廃止
共立	長野県長野市	医学研究所附属病院	1872	長野県公立病院(1875), 長野町外4ヵ町村公立病院(1886), 長野市立病院(1897), 日本赤十字社長野支部病院(1904), 長野赤十字病院(1943〜現在)
〔東海地方〕				
岐阜県	岐阜県岐阜市	岐阜県公立病院	1874	岐阜県医学校附属病院(1882), 岐阜県病院(1886), 岐阜県立女子医学専門学校附属病院(1944), 岐阜県立大学医学部附属病院(1950), 岐阜県立医科大学附属病院(1954), 岐阜大学医学部附属病院(1964〜現在)
静岡藩	静岡県静岡市	駿府病院	1869	閉鎖(1872), 公立静岡病院(1876), 市立静岡病院(1905〜現在)
静岡藩	静岡県沼津市	沼津兵学校病院	1869	私立沼津病院(1872), 沼津市立病院(1928〜現在)
共立	静岡県浜松市	浜松病院	1873	浜松県立浜松病院(1874), 静岡県立浜松病院(1876), 郡立浜松病院(1882), 廃止(1891)
名古屋藩	愛知県名古屋市	仮病院	1871	愛知県病院(1875), 愛知病院(1881), 愛知医科大学病院(1922), 愛知医科大学附属医院(1924), 名古屋医科大学附属医院(1931), 名古屋帝国大学医学部附属病院(1939), 名古屋大学医学部附属病院(1949〜現在)
〔近畿地方〕				
京都府	京都府京都市	療病院	1872	京都府立医学専門学校附属療病院(1903), 京都府立医科大学附属療病院(1921), 京都府立医科大学附属医院(1924), 京都府立医科大学附属病院(1951〜現在)
文部省	大阪府大阪市	浪華仮病院	1869	府立大阪病院(1880), 大阪医科大学病院(1919), 大阪帝国大学医学部附属医院(1931), 大阪大学医学部附属病院(1949〜現在)
共立	兵庫県神戸市	神戸病院	1869	公立神戸病院(1877), 県立神戸病院(1882), 県立医学専門学校附属医院(1944), 県立医科大学附属医院(1946), 神戸大学医学部附属病院(1967〜現在)
〔中国四国地方〕				
松江藩	島根県松江市	病院	1869	閉鎖(1872), 公立松江病院(1876), 島根県医学校(1884), 県立松江病院(1886), 日本赤十字社に移管(1936), 松江赤十字病院(1943〜現在)
岡山藩	岡山県岡山市	医学館大病院	1870	岡山県病院(1873), 岡山県公立病院(1876), 岡山県病院(1879), 岡山医学専門学校附属医院(1921), 岡山医科大学附属医院(1922), 岡山大学医学部附属病院(1949), 岡山大学病院(2007〜現在)
福山藩	広島県福山市	病院兼医学校	1869	起源:誠之館洋学所(1837), 閉鎖(1871)
山口藩	山口県山口市	好生堂	1865	起源:医学所済生堂(萩, 1840), 好生館(1850), 好生堂(1856), 病院設置(1865), 山口に移転(1866), 県立医学校(1871), 華浦医学校(三田尻, 1874), 廃止(1877)
高知藩	高知県高知市	吸江病院	1871	閉鎖(1872)
〔九州地方〕				
福岡藩	福岡県福岡市	賛生館附属病院	1867	閉鎖(1872), 福岡病院(1877), 県立福岡医学校附属病院(1879), 京都帝国大学福岡医科大学附属病院(1903), 九州帝国大学医学部附属医院(1911), 九州大学医学部附属病院(1947), 九州大学病院(2003〜現在)
佐賀藩	佐賀県佐賀市	好生館附属病院	1871	起源：医学寮好生館(1836), 県立病院(1873), 佐賀県立病院好生館(1896), 佐賀県医療センター好生館(2013〜現在)
幕府	長崎県長崎市	養生所	1861	精得館(1865), 長崎府病院医学校(1868), 長崎病院(1875), 官立長崎医学専門学校附属病院(1922), 長崎医科大学附属病院(1923), 長崎大学医学部附属病院(1949), 長崎大学病院(2009〜現在)
熊本藩	熊本県熊本市	治療所	1870	起源：再春館(1756), 官立医学校兼病院(1871), 通町病院(1875), 県立医学校附属病院(1882), 私立熊本病院(1888), 熊本県立医学専門学校附属病院(1921), 熊本医科大学附属病院(1924), 熊本大学医学部附属病院(1949〜現在)
岡藩	大分県竹田市	医学校兼病院	1871	閉鎖(1872)

(つづく)

(表 15-3 のつづき)

設立者	所在地	当初の名称	設立	変遷
鹿児島藩	鹿児島県 鹿児島市	医学校 附属病院	1869	県立鹿児島医学校附属病院(1880)，民営・市営病院(1888)，県立鹿児島病院(1907)，県立鹿児島医学専門学校附属病院(1943)，県立鹿児島大学医学部附属病院(1949)，鹿児島大学医学部附属病院(1958)，鹿児島大学病院(2003〜現在)
〔北海道東北地方〕				
ロシア	北海道函館市	海軍病院	1859	火災で焼失(1861)，再建(1863)，火災で焼失，廃止(1866)
開拓使	北海道函館市	函館病院	1869	公立函館病院(1891)，市立函館病院(1922〜現在)
開拓使	北海道札幌市	仮病院	1869	公立札幌病院，市立札幌病院(1922〜現在)
共立	青森県青森市	済衆社	1873	公立病院(1876)，県立青森病院(1877)，町立青森病院(1887)，県立青森病院(1910)，青森医学専門学校附属病院(1945)，戦災で焼失(1945)
兵部省	宮城県仙台市	仙台鎮台病院	1871	仙台衛戍病院(1890)，仙台陸軍病院，宮城野原分院創設(1937)，国立仙台病院(1945)，国立病院機構仙台医療センター(2004〜現在)
共立	宮城県仙台市	私立共立社病院	1872	起源：仙台藩医学校施薬所(1817)，県立宮城病院(1879)，県立宮城医学校附属医院(1884)，県立宮城病院(1888)，東北帝国大学医学専門部附属医院(1913)，東北帝国大学医科大学附属医院(1915)，東北帝国大学医学部附属医院(1919)，東北大学医学部附属病院(1947)，東北大学医学部附属病院(1949)，東北大学病院(2003〜現在)
私立	山形県天童市	天童病院	1873	官立仮病院(山形市，1873)，山形県公立病院(1874)，済生館(1879)，山形市立病院済生館(1904〜現在)
白河県	福島県白河市	白河仮病院	1871	須賀川病院(須賀川，1872)，公立岩瀬病院(現在)

■東京大学医学部の始まり

東京大学医学部は，1858〔安政5〕年に設立されたお玉ヶ池の種痘所に由来し，1868〔明治元〕年6月に明治政府の医学所として再出発した。以後7年間の間に所在地が2回変わって現在の本郷加賀屋敷跡に落ち着き，10年間の間に名称が6回変わって東京大学医学部になった(表15-4)。

明治の新政府にとって，西洋医学を取り入れて医学・医療を刷新することは急務であった。明治政府は1869〔明治2〕年に大学東校(現在の東京大学医学部)でドイツ医学を採用することを決定した。ポンペの下で学び名声の高い佐藤尚中が佐倉から招かれ，大学大博士として大学東校の長となった。その後政府はプロイセンとの間に契約を交わしてドイツ人教師を招聘し，佐藤尚中は大学東校を辞して順天堂医院を創設した。最初のドイツ人教師のミュラー（ミュルレル）(1824〜1893)とホフマン(1837〜1894)は1871〔明治4〕年8月下旬に着任し，医学教育の全権を委ねられた。着任した2人が目にした大学東校の状況は，江戸時代の蘭学塾そのものであったようだ。

我々に紹介された生徒は，約300名ほどいた。彼らは，ずらりと並んだいくつかの大部屋に，10人ないし16人ずつ大きな机を囲み，各自火鉢を抱え，キセルを傍らに置き，各自の前に拡げられた本を大声を張り上げて読んでいた。大体同じ分野の医学書であったが，読んで

表15-4　東京大学医学部の名称と所在地の変遷　（『東京大学医学部百年史』による）

年月日	年号	名称	所在地	備考
1858.5.7.	安政5	種痘所(第1次)	神田お玉ヶ池松枝町元誓願寺前川路聖謨宅	1858.11.15 類焼
1858.12.28.	安政5	種痘所(第2次)	下谷大槻・伊東宅に仮種痘所	下谷和泉橋通の伊東宅付近に翌年9月新築
1860.10.14.	万延1	種痘所(第3次)	下谷和泉橋通	これより幕府直轄
1862.10.25.	文久2	西洋医学所	同	
1863.2.25.	文久3	医学所(第1次)	同	1868.6.9. 閉鎖
1868.6.26.	明治1	医学所(第2次)	同	新政府が復興
1869.2.	明治2	医学校兼病院	下谷和泉橋通旧藤堂邸	
1869.12.17.	明治2	大学東校	同	大学，大学南校に対し
1871.7.18.	明治4	東校	同	
1872.8.3.	明治5	第1大学区医学校	同	
1874.5.7.	明治7	東京医学校	同　本郷旧加賀屋敷跡	1876.12. 本郷移転まで　1876.12. 移転
1877.4.12.	明治10	東京大学医学部(第1次)	同	
1886.3.1.	明治19	帝国大学医科大学	同	帝国大学令による
1897.6.18.	明治30	東京帝国大学医科大学	同	帝国大学令による
1919.4.1.	大正8	東京帝国大学医学部	同	帝国大学令による
1947.10.1.	昭和22	東京大学医学部(第2次)	同	国立総合大学官制による

医学史上の人と場所
People and Place in Medical History

ミュラーとホフマン　Müller, Benjamin Carl Leopold（1824〜1893），Hoffmann, Theodor Eduard（1837〜1894）

　ミュラー（ミュルレル）とホフマンは，明治政府が雇い入れた最初のドイツ人教師で，東京大学医学部で医学生の教育を行い，日本の医学教育の基礎を築いた。

　ミュラーはマインツに生まれ，ボン大学，次いでベルリン大学で外科を学び（1844〜1847），軍医学校の講師となり，ハイチに招かれて陸軍病院の医務総監督を務め（1856〜1868），衛生行政の仕事に就いた。大学東校（現在の東京大学医学部）での初代ドイツ人教師としてホフマンとともに1871〔明治4〕年8月に着任し，医学教育の体制と内容を一新した。文部省との再契約を拒絶して1874年8月から宮内省直属の医師となり，1875年11月にその契約も終えて帰国した。帰国後はベルリン廃兵院の院長となり，回想録『東京―医学』(1888)を著した。ミュラーの三回忌(1895)に，銅像が東大構内に設置されて戦後の混乱期に失われたが，1975年に復元されている（図15-3）。

　ホフマンはフリーデベルク（現ポーランドStrzelce Krajeńskie）に生まれ，ブレスラウ大学と陸軍軍医学校で医学を学び，学位(1862)と医師免許(1863)を得た。普墺戦争(1866)で軍医を務め，海軍に転じ，軍医学校の教官となった。ミュラーとともに1871〔明治4〕年に来日し，1875年に帰国した。帰国後はラシュタットの守備隊で上級2等軍医を務め(1882)，退役(1885)した後は開業し，ベルリンで死去した。

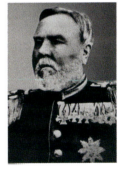
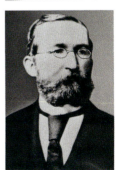

ミュラー（上）とホフマン（下）
『東京大学百年史』から

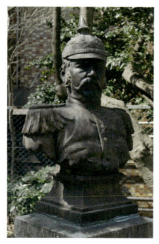
図15-3　ミュラーの銅像
東京大学本郷キャンパス構内，坂井建雄撮影

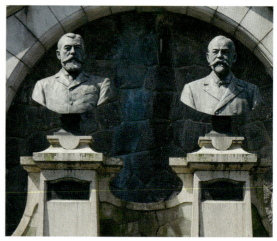
図15-4　ベルツとスクリバの銅像
東京大学本郷キャンパス構内，坂井建雄撮影

いる章はまちまちであり，その上書かれている用語は同じからず，しかもみんなが一斉に発声して周知の東洋的な単調な吟唱法で朗読するので，まるでユダヤ教会へ足を踏み入れたかの如き印象を受けた。（ミュルレル；石橋長英；小川鼎三；今井正（訳）『東京－医学』（1975）から）[2]

東校は一時閉鎖され，規則が大改革された。ドイツの大学の形式を採用して予備教育を充実させ，本科5年と予科3年（翌年に改正して2年）とし，本科生約40人，予科生約60人とし，入学は毎年1回9月，入学時の年齢は14〜19歳と定められた。それまでの生徒は全員退学となり，試験を行って優秀な生徒だけが入学を許された。

人体解剖第1号は，美幾女の特志解剖により1869年に行われた。これを機に医学教育のために解剖体が供給されるようになった。解剖学は，1871年からミュラー，1873年からデーニッツ，1877年からギールケ，1880年からディッセが担い，最初の日本人の解剖学教授には小金井良精が1885年にドイツ留学から帰って着任した。日本語で教育する別課の解剖学教授には，1876年に田口和美が着任した。生理学は1877年からチーゲルが担当し，1882年から大沢謙二が教授になった。

内科学は1871年からホフマンが，1874年からヴェルニヒが，1876年から1902年までベルツが担当し，1884年に佐々木政吉が内科教授になった。外科学は1871年からミュラーが，1874年からシュルツェが，1881年から1901年までスクリバが担当し，1884年に宇野朗が外科教授になった（図15-4，表15-5）。

1874年には学制の改正に伴い東京医学校と名称が変わり，前年6月に新設されていた製薬学教場が併設された。1875年5月には，医師を速成するために通学生教場（後の別課）が設けられ，日本人教師により3

表15-5 東京大学医学部のドイツ人教師

氏名	生没年	着任	退任	教授科目
ミュラー Müller, Benjamin Carl Leopold	1824〜1893	1871	1874	外科，婦人科，眼科
ホフマン Hoffmann, Theodor Eduard	1837〜1894	1871	1874	内科，病理学，薬物学
ニーウェルト Niewerth	?〜?	1872	1875	薬学
デーニッツ Dönitz, Friedrich Karl Wilhelm	1838〜1912	1873	1876	解剖学，病理学，法医学
ヴェルニヒ Wernich, A. L. Agathon	1843〜1896	1874	1876	内科，婦人科
シュルツェ Schultze, Emil A. W.	1844〜1925	1874	1881	外科，眼科
マルチン Martin, Georg	?〜?	1874	1879	製薬学
ランガールト Langgaard, Alexander	1847〜1917	1875	1881	製薬化学
ギールケ Gierke, Hans Paul Bernard	1847〜1886	1875	1881	解剖学
コルシェルト Korschelt, Oskar	1853〜1940	1875	1880	製薬化学
ベルツ Bälz, Erwin von	1849〜1913	1876	1902	内科学，婦人科，病理学
チーゲル Tiegel, Ernst	1849〜1889	1877	1882	生理学，衛生学，法医学
ディッセ Disse, Joseph Hugo Vincent	1852〜1912	1880	1887	解剖学，病理学
スクリバ Scriba, Julius Karl	1848〜1905	1881	1901	外科学，皮膚科

年(後に4年)の課程で教育が行われた。1880年のカリキュラム[3]を見ると，予科(5年間)の1〜2年目では文法，修辞，算術など一般的教養教育，3〜5年目でドイツ語，ラテン語，博物学など外国語と自然学を学ぶ。本科(5年間)の1〜2年目で物理学，化学など自然科学，解剖学，生理学など基礎医学，3〜5年目で臨床医学の総論・各論・臨床講義および薬物学を学ぶ。別課(4年間)では自然科学と基礎医学を1年半で，臨床医学を2年半で学ぶ。本科ではドイツ語で講義が行われ，ドイツや英語の医学書が参考書として用いられ，別課では日本語の教科書が用いられた(表15-6)。

東京大学医学部の最初の卒業生は1876年に31名が卒業して準医学士となり，1879年以後に毎年20〜30名程度が卒業して医学士となった。医学士の多くは，その後に全国の医学校に採用されて医学教育を担うようになった。また東京大学医学部の別課からは，1879年から1889年まで卒業生を輩出し，その総数は1,111名に上る。

■明治10年代までの公立医学校

医事衛生制度を定めた法令として，医制が1874〔明治7〕年に公布された。医制では，医師は医学教育の課程を修めさらに臨床経験を有することが条件とされたが，従来開業の者には実績を考慮して仮免状が与えられ，また試験を受けて開業の免許が与えられることも認められた。医制に基づいて1875年から三府において，1876年からは各府県において医師開業試験が行われることになった。試験科目は①物理，②化学，③解剖学，④生理学，⑤病理学，⑥薬剤学，⑦内科学外科学の7科目であった。

1877年頃までに，全国で27校の公立医学校が開設されていた。関東

表15-6 東京大学医学部, 明治13(1880)年のカリキュラム ( )はコマ数

医学予科課程

第1年 (5等)	下級 (冬学期)	習字 (3)	綴字 (3)	算術 (12)	読方 (6)	訳読 (6)	和漢学 (6)
	上級 (夏学期)	読方 (6)	文法 (4)	作文 (5)	地理学 (3)	分数 (12)	和漢学 (6)
第2年 (4等)	下級 (冬学期)	文法 (5)	作文 (5)	地理学 (2)	分数問題 (6)	分数 (6)	和漢学 (6)
	上級 (夏学期)	文法 (5)	作文 (5)	地理学 (3)	比例 (6)	小数 (6)	和漢学 (6)
第3年 (3等)	下級 (冬学期)	独逸語学 (12)	算術 (5)	地理学 (4)	幾何学 (4)		
	上級 (夏学期)	独逸語学 (12)	算術 (5)	博物学 (2)	地理学 (4)	幾何学 (4)	
第4年 (2等)	下級 (冬学期)	独逸語学 (10)	羅甸語学 (4)	博物学 (3)	代数学幾何学 (7)		
	上級 (夏学期)	独逸語学 (10)	羅甸語学 (4)	博物学 (3)	代数学幾何学 (7)		
第5年 (1等)	下級 (冬学期)	独逸語学 (8)	羅甸語学 (4)	動植鉱物学 (8)	代数学 (4)		
	上級 (夏学期)	独逸語学 (8)	羅甸語学 (4)	動植鉱物学 (8)	代数学対数 三角術(4)		

医学本科課程

第1年 (5等)	下級 (冬学期)	物理学 (4)	化学 (4)	医科動物学 (4)	解剖学 (12)	
	上級 (夏学期)	物理学 (4)	化学 (4)	医科動物学 (4)	各部解剖学 (6)	組織学 (4-6)
第2年 (4等)	下級 (冬学期)	物理学 (4)	化学 (4)	実地解剖学 (12)		
	上級 (夏学期)	物理学 (4)	化学 (4)	顕微鏡用法 (6)	生理学 (12)	
第3年 (3等)	下級 (冬学期)	外科総論 (4)	内科総論 (4)	生理学 (12)	生理学 実地演習(6)	
	上級 (夏学期)	外科総論 (4)	内科総論及 病理解剖(4)	薬物学 毒物学(6)	製剤学 実地演習(6)	分析学 実地演習(6)
第4年 (2等)	下級 (冬学期)	外科各論 (6)	内科各論 (6)	外科臨床講義 (6)	内科臨床講義 (6)	
	上級 (夏学期)	外科各論 (6)	病理各論 (6)	外科臨床講義 (6)	内科臨床講義 (6)	
第5年 (1等)	下級 (冬学期)	外科各論及 眼科学(6)	病理各論 (6)	外科臨床講義 (6)	内科臨床講義 (6)	
	上級 (夏学期)	外科各論及 眼科学(6)	病理各論 (6)	外科臨床講義 (6)	内科臨床講義 (6)	外科手術 実地演習

(つづく)

では栃木, 群馬, 埼玉, 千葉の4校, 北陸甲信越では新潟, 金沢, 福井, 山梨の4校, 東海では岐阜, 浜松, 愛知, 三重の4校, 近畿では京都, 大坂, 堺, 神戸, 和歌山の5校, 中国四国では岡山, 広島, 華浦(山口), 高松の4校, 九州では小倉, 佐賀, 長崎の3校, 北海道東北では青森, 岩手, 済生館(山形)の3校であった。この時期の公立医学校では, 幕末頃に蘭学や英学を学んだ医師, 長崎の精得館で学んだ医師, また外国人医師たちが医学教育に携わっていた。医学教育の教材として

(表 15-6 のつづき)

別課医学課程

第1年	1学期	物理学(9)	動物学(3)	解剖学(9)		
	2学期	無機化学(6)	植物学(4)	解剖学及実地演習(12)	物理学(2)	
第2年	3学期	組織学(4)	生理学(14)	有機化学(6)	(局所解剖学)	
	4学期	薬物学(6)	内科通論(6)	外科通論		
第3年	5学期	内科各論(6)	外科各論(6)	内科臨床講義(3)	外科臨床講義(3)	眼科学(4)
		(病体解剖学)	診断法(2)			
	6学期	内科各論(6)	外科各論(6)	外科臨床講義(3)	眼科臨床講義(3)	内科臨床講義(3)
		処方学(2)	包帯学(2)			
第4年	7学期	産科学(4)	内科臨床講義(6)	外科臨床講義(6)	眼科臨床講義(3)	内外科外来患者臨床講義
		*産科臨床講義	*小児科	皮膚病及徽毒学(2)		
	8学期	内科臨床講義(6)	外科臨床講義(6)	内外科外来患者臨床講義	*産科臨床講義	*裁判医学
		*衛生学	*精神病	*外科手術学	*婦人病論(3)	

*当分欠課

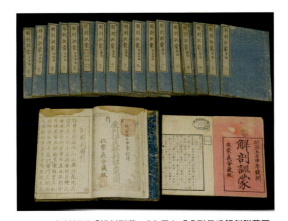

図15-5 松村矩明『解剖訓蒙』20冊と『虞列伊氏解剖訓蒙図』
（1872） 坂井建雄蔵

は，外国人医師の講義録や，オランダ語と英語の医学書からの翻訳書が多く用いられていた（**図15-5〜7**）。

　医師開業試験は当初は地方の実状に合わせて個別に実施されていたが，1879年に内務省から医師試験規則が出されて，試験の水準を確保して全国で統一的な試験が行われるようになった。また1876年に東京大学医学部から最初の卒業生31名が出て準医学士となり，1879年からは東京大学医学部本科の卒業生が医学士となり，また別課から医師が卒

明治10年代までの公立医学校　301

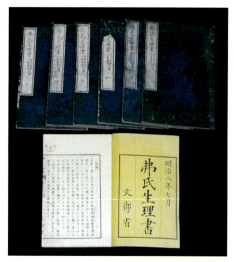

図15-6　坪井為春，小林義直『弗氏生理書』7 冊（1875）坂井建雄蔵

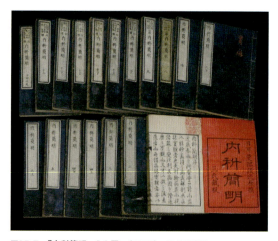

図15-7　『内科簡明』14 冊 （1876） 坂井建雄蔵

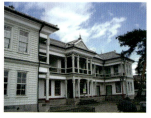

図15-8　旧群馬医学校
1878 年建築，現在は桐生明治館

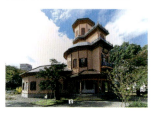

図15-9　旧山形済生館
1878 年建築，現在は山形市郷土館

業するようになった。

　1877 年から 1882 年頃までに，全国で新たに 16 校の公立医学校が開設され，6 校が廃止された。新たにできたのは関東では茨城の 1 校，北陸甲信越では富山と長野の 2 校，中国四国では島根，徳島，松山，高知の 4 校，九州では福岡，熊本，大分，宮崎，鹿児島の 5 校，北海道東北では函館，宮城，秋田，須賀川/福島の 4 校であった。廃止されたのは 6 校で，埼玉，群馬，富山，浜松，堺，華浦（山口）である。これらの医学校と附属する病院では，次第に東京大学を卒業した準医学士・医学士や，別課を卒業した医師たちが診療と教育を担当するようになった（図 15-8, 9）。

　医制の規定に基づいて東京大学医学部（1877 年までは東京医学校）の卒業生は本課と別課ともに無試験で医師の開業免状を下付された。しかし別課と同等の教育を行っている公立医学校にも同じ権利を求める運動が起こり，1882 年の太政官達により一定の条件を具えた医学校の卒業生も無試験で免状を得ることができるようになった。そして同年の医学校通則によって医学校が甲・乙の 2 種に分けられた。甲種医学校は修業年限が 4 年で，東京大学医学部の卒業生（学士）を 3 名以上の教師が必要とされたが，卒業生は無試験で免状を与えられることになった。乙種医学校では必要な学士の教師は 1 名以上，修業年限は 3 年以上で，卒業後に医術開業試験を受ける必要があった。1883 年に医師免許規則と医術開業試験規則が公布され，試験は前期と後期に分けられ，受験するためにはそれぞれ一年半以上の修学履歴が必要となった。この時期には東京大学医学部のドイツ人教師の講義をもとにした医学書がよく用いられるようになった（図 15-10, 11）。

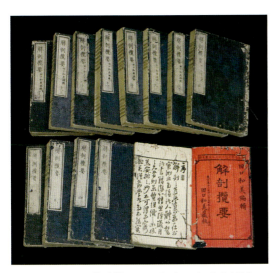
図15-10　田口和美『解剖攬要』14冊　（1882）　坂井建雄蔵

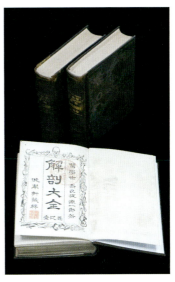
図15-11　奈良坂源一郎『解剖大全』3巻（1883）　坂井建雄蔵

　1883年から1887年までに，公立医学校は多額の費用をかけて医学士を3人以上雇って甲種医学校となるか，評価が下がることを覚悟して医学士1人で済む乙種医学校となるか，それとも廃校するかの選択を迫られるようになった。この時期に新たに開設された公立医学校は鳥取の1校のみであった。甲種医学校となったのは21校で，関東では千葉の1校，北陸甲信では新潟と金沢の2校，中部東海では愛知と三重の2校，近畿では京都，大阪，神戸，和歌山の4校，中国四国では島根，岡山，広島，徳島の4校，九州では福岡，長崎，熊本，大分の4校，北海道東北では岩手，宮城，秋田，福島の4校であった。乙種医学校となったのは9校で，関東では茨城，北陸甲信では福井と長野の2校，中部東海では岐阜の1校，中国四国では鳥取，松山，高知の3校，九州では鹿児島の1校，北海道東北では済生館（山形）の1校であった。そして乙種医学校にもならずに廃止されたのは8校で，栃木，山梨，高松，小倉，佐賀，宮崎，青森，函館であった。

　森有礼文部大臣は医学教育制度の大改革を行い，1886年に諸学校令を公布した。帝国大学令で東京大学は5つの分科大学をもつ帝国大学となり，医学部はその医科大学となって，大学院も設置された。簡易な医学教育を行っていた東京大学医学部の別課は，それに先立って1885年に廃止されていた。中学校令により中学校は高等・尋常の二等に分けられた。高等中学校は文部大臣の管理に属し，全国に5校設置され，帝国大学に入るための予備教育を行うとともに，専門学部をおいて専門教育も行った。

　1887年に，公立医学校の存立基盤を揺るがす大きな制度変更が行わ

れた。勅令第48号により，府県立医学校の費用を，1888年以降，地方税から支弁することが禁止された。その頃，東京大学医学部を卒業した医学士の給料は知事に準じるほどの高給で，医学校の費用は府県の財政を大きく圧迫していた。甲種医学校のうちの5校(千葉，仙台，岡山，金沢，長崎)は官立に移管されて高等中学校の医学専門部になったが，多くは廃校となった。公立の医学校として残ったのは，経営基盤の安定している京都，大阪，愛知の3校のみであった。

明治初期の公立医学校は，44校が開設されたが，1888年以降まで医学校として存続したのは8校のみであった。廃校となった医学校の多くは，地域の中核的な病院としてなお存続した。その後の命運は地域によってさまざまである。公立医学校の流れをくむ公立病院から医学校が再建され，現在の医科大学となったところが8校ある。国立の新潟，岐阜，三重，神戸，九州，熊本，鹿児島の6校と，公立の福島，私立の岩手である。現在でも公立病院として地域の中核的な医療機関であり続けているところは，函館，山形，須賀川(福島)，山梨，広島，小倉，佐賀，大分の8ヶ所である。赤十字病院となったところは，富山，福井，長野，和歌山，鳥取，松江，高松，松山の8ヶ所である。高知病院は払い下げられて私立病院となり，今なお高知病院の名で経営されている(図15-12, 表15-7)。

■明治10年代までの私立医学校

明治初期に民間の個人や共同の出資により各地に病院が作られるようになると，これらの私立病院でも西洋医学の教育が始められるようになった。佐藤尚中は大学東校を辞して有志とともに日本橋本町に博愛舎という診療所を開き(1872〔明治5〕年10月)，翌年に神田練塀町に病院を開設し(1873. 2.)，さらに新しい病院を現在の湯島の地に建設し移転した(1875. 4.)。順天堂医院には学生が集まって医学を学び，1875年から医師開業試験が行われるようになってからは，受験生が臨床医学の修練をするために順天堂に入塾した。また佐藤尚中の意を受けて門人の渡辺泰造(?~?)は，済衆舎開業願を都知事宛に提出し(1873. 11.)，医学校の済衆舎を浅草西鳥越に開いた。

文部省年報は1872年から毎年刊行され，その第4～8年報(1876～1880)には専門学校一覧表がある。多少の遺漏はあるものの，主要な医学校については情報が掲載されている。東京では4校の私立医学校が著名であった。

修文舎は田代基徳(1839~1898)が神田練塀町に開いた家塾で，生徒数は20～30人程度で終始した。田代は緒方洪庵の適塾で蘭学を学び，幕府の医学所で塾頭を務めた。陸軍に出仕し(1874)，師団軍医部長や陸軍

学校名	医学校通則(1882)	後身	現在
金沢医学校	甲種	第四高等中学校医学部	金沢大学医学部
岡山県医学校	甲種	第三高等中学校医学部	岡山大学医学部
京都府医学校	甲種	京都府立医学校	京都府立医科大学
愛知医学校	甲種	愛知県立医学校	名古屋大学医学部
大阪府立医学校	甲種	大阪医学校	大阪大学医学部
新潟医学校	甲種	新潟区病院	新潟大学医学部
小倉医学校	－	小倉病院	北九州市立医療センター
高松医学校	－	高松公共病院	高松赤十字病院
済生館医学校	乙種	私立病院	山形市立病院済生館
浜松医学校	－	県立浜松病院	－
堺県医学校	－	－	－
華浦医学校	－	－	－
福井医学校	乙種	福井県立病院	福井赤十字病院
岐阜県医学校	乙種	岐阜県病院	岐阜大学医学部
佐賀医学校	－	公立佐賀病院	佐賀県医療センター好生館
千葉医学校	甲種	第一高等中学校医学部	千葉大学医学部
長崎医学校	甲種	第五高等中学校医学部	長崎大学医学部
神戸医学校	甲種	県立神戸病院	神戸大学医学部
和歌山医学校	甲種	和歌山県病院	日本赤十字社和歌山医療センター
三重医学校	甲種	三重県立病院	三重大学医学部
岩手医学校	甲種	県立岩手病院	岩手医科大学
山梨学校医学科	－	山梨県病院	山梨県立中央病院
栃木医学校	－	県立栃木病院	－
群馬県医学校	－	－	－
埼玉医学校	－	埼玉県立病院	－
広島医学校	甲種	広島県病院	県立広島病院
青森県医学校	－	公立弘前病院	－
熊本医学校	甲種	県立熊本病院	熊本大学医学部
長野県医学校	乙種	長野町外4ヵ町村公立病院	長野赤十字病院
富山医学所	－	富山病院	富山赤十字病院
宮城医学校	甲種	第二高等中学校医学部	東北大学医学部
福岡医学校	甲種	県立福岡病院	九州大学医学部
高知医学校	乙種	県立高知病院	私立高知病院
須賀川医学校/福島医学校	甲種	県立福島病院	福島県立医科大学
茨城医学校	乙種	茨城済生病院	－
島根県医学校	甲種	県立松江病院	松江赤十字病院
徳島医学校	甲種	徳島医学校	－
秋田医学校	甲種	－	－
大分県立医学校	甲種	大分県立病院	大分県立病院
鹿児島医学校	乙種	民営病院	鹿児島大学医学部
松山医学校	乙種	県立松山病院	松山赤十字病院
宮崎病院附属医学校	－	公立宮崎病院	－
函館医学校	－	公立函館病院	市立函館病院
鳥取病院附属医学校	乙種	県立鳥取病院	鳥取赤十字病院

図15-12　明治初期の公立医学校　青：公立医学校　赤：官立の高等中学校医学部

明治10年代までの私立医学校

表15-7 明治初期の公立医学校

名称	設立	医学校通則	変遷
〔関東地方〕			
茨城医学校	1879.9.	乙種	前身：茨城病院設立(1877)。沿革：茨城医学校兼病院(1879.9.)，廃校(1887)。後身：茨城済生病院，廃止
栃木医学校	1876.9.	—	前身：栃木病院(1874)。沿革：栃木病院附属医学所(1876.9.)，栃木医学校(1878.4.)，栃木県医学校(1879.10.)，焼失し廃校(1882.6.)。後身：県立栃木病院として再建，廃止
群馬県医学校	1876.5.	—	前身：熊谷に衛生局を設置(1874.1.)。衛生所兼熊谷県医学校(1876.5.)，衛生所兼群馬県医学校(1878.8.)，衛生所を廃止(1879.12.)，廃校(1881.6.)。後身：建物を桐生市に移築(桐生明治館)
埼玉医学校	1876.1.	—	沿革：埼玉医学校(1876.1.)，衛生局を設置(1876.4.)，廃校(1879.8.)。後身：埼玉県立病院，廃止(1890)，さいたま市に「発祥の地」碑
千葉医学校	1876.10.	甲種(1882.10.)	前身：共立病院(1874.7.)。沿革：公立千葉病院と改称/医学教場を附設(1876.10.)，県立千葉医学校(1882.7.)。後身：第一高等中学校医学部(1887.9.)，第一高等学校医学部(1894.7.)，千葉医学専門学校(1901.4.)，千葉医科大学(1923.4.)，千葉大学医学部(1949.5.～現在)
〔北陸甲信〕			
新潟医学校	1873.7.	甲種(1883.8.)	前身：共立病院(1870.4.)。沿革：私立新潟病院/医学教育を開始(1873.7.)，県立新潟病院医学所(1876.4.)，県立新潟医学校(1879.7.)，廃校(1888.3.)。後身：区立新潟病院(1888.4.)，新潟医学専門学校(1910.4.)，新潟医科大学(1922.4.)，新潟大学医学部(1949.5.～現在)
富山医学所	1878.11.	—	前身：石川県病院富山分院(1876.10.)。沿革：富山医学所を分設(1878.11.)，廃止(1879)，再興(1880.11.)，廃止(1881.10.)。後身：富山病院(1881.10.)，富山県富山病院(1883)，日本赤十字社富山支部病院(1907.5.)，富山陸軍病院兼赤十字病院(1937.12.)，日本赤十字社富山支部病院(1939.12.)，富山赤十字病院(1943.1.～現在)
金沢医学校	1871.3.	甲種(1884.3.)	沿革：金沢医学館と病院を開設(1870.2.)，開館式(1871.3.)，金沢県医学館(1871.7.)，閉鎖(1872.4.)，石川県病院発足(1875.8.)，石川県医学所(1876.8.)，石川県金沢医学所(1877.2.)，石川県金沢医学校(1879.11.)，第四高等中学校医学部(1887.8.)。後身：第四高等学校医学部(1894.7.)，金沢医学専門学校(1901.4.)，金沢医科大学(1923.4.)，金沢大学医学部(1949.5.～現在)
福井医学校	1875	乙種(1884)	前身：病院兼医学校(1870.9.)。沿革：石川県福井公立医学校(1875.10.)，福井病院附属医学教場(1881)，福井医学校(1884)，廃止(1888)。後身：福井県立病院(1888)，日本赤十字社福井支部病院(1925)，福井赤十字病院(1943～現在)
山梨学校医学科	1876.5.	—	前身：共立病院(1870.4.)。沿革：山梨県病院と医学校(1876.5.)，山梨学校医学科(1881)，廃校(1883.6.)。後身：山梨県病院(1883.6.)，山梨医学研究所附属病院(1950)，山梨県立中央病院(1962～現在)
長野県医学校	1878	乙種(1882.7.)	前身：医学研究所附属病院(1872)，長野県公立病院(1875)。沿革：長野県公立病院医員講習所(1878)，長野県医学校(1880.7.)，廃校(1885.6.)。後身：長野町外4ヵ村公立病院，長野市立病院(1897)，日本赤十字社長野支部病院(1904)，長野赤十字病院(1943～現在)
〔中部東海地方〕			
岐阜県医学校	1875.8.	乙種(1883.6.)	前身：岐阜県公立病院(1874.8.)。沿革：岐阜県病院附属医学校(1875.8.)，岐阜県医学校(1880.3.)，廃校(1886.7.)。後身：岐阜県病院(1886.7.)，岐阜県立女子医学専門学校(1944.4.)，岐阜県立医科大学(1947.6.)，岐阜県立医工科大学医学部(1949.4.)，岐阜県立大学医学部(1950.4.)，岐阜県立医科大学(1954.5.)，岐阜大学医学部(1964.4.～現在)
浜松医学校	1874	—	前身：会社病院(1873.3.)，浜松県立病院(1874.1.)。沿革：医学校(1874.4.)，廃校(1880)。後身：県立浜松病院(1876)，郡立浜松病院(1882)，廃止(1891)
愛知医学校	1873.11.	甲種(1883.1.)	前身：仮病院(1871.5.)。沿革：医学講習所(1873.11.)，公立医学講習場(1876.4.)，公立医学所(1876.6.)，公立医学校(1878.4.)，愛知医学校(1881.10.)。後身：愛知県立医学校(1901.8.)，愛知県立医学専門学校(1903.7.)，愛知医科大学(1920.6.)，名古屋医科大学(1931.5.)，名古屋帝国大学医学部(1939.4.)，名古屋大学医学部(1947.10.～現在)
三重県医学校	1876.9.	甲種(1883.6.)	前身：三重県病院(1876.3.)。沿革：公立三重県医学校(1876.9.)，廃校(1886.3.)。後身：三重県立病院，私立今井病院(1889.9.)，津市立病院(1910.4.)，三重県立医学専門学校(1943.12.)，三重県立医科大学(1947.6.)，三重県立大学医学部(1952.2.)，三重大学医学部(1972.5.～現在)

(つづく)

(表15-7のつづき)

名称	設立	医学校通則	変遷
〔近畿地方〕			
京都府医学校	1872.11.	甲種 (1882.11.)	沿革：療病院(1872.11.)，療病院医学校(1879.4.)，京都府医学校(1881.7.)。後身：京都府立医学校(1901.9.)，京都府立医学専門学校(1903.6.)，京都府立医科大学(1921.10.〜現在)
大阪府立医学校	1873.2.	甲種 (1882.11.)	前身：仮病院(1869.2.)。沿革：大阪府病院教授局(1873.2.)，大阪公立病院教授局(1879.4.)，府立大阪医学校(1880.3.)。後身：大阪医学校(1888.1.)，大阪府立医学校(1901.6.)，大阪府立高等医学校(1903.9.)，大阪医科大学(1915.10.)，大阪帝国大学医学部(1931.5.)，大阪大学医学部(1947.10.〜現在)
堺県医学校	1874.5.	—	沿革：堺県仮医学校(1874.5.)，医学校兼病院(1875.2.)，公立堺県病院医学教授局(1876.9.)，廃校(1880.9.)
神戸医学校	1876	甲種 (1882)	前身：神戸病院に医学伝習所を設置(1869.4.)。沿革：神戸病院附属医学所(1876)，県立神戸医学校(1882.4.)，廃校(1888.3.)。後身：県立神戸病院，県立医学専門学校(1944.4.)，県立医科大学(1946.4.)，県立神戸医科大学(1952.2.)，神戸大学医学部(1964.4.〜現在)
和歌山医学校	1876.2.	甲種 (1883)	沿革：医学校兼小病院(1874.11.)，和歌山病院医学教場(1876.2.)，和歌山医学校(1882.3.)，廃校(1887.3.)。後身：和歌山県病院(1887.3.)，日本赤十字社和歌山支部病院(1905.4.)，和歌山赤十字病院(1943.1.)，日本赤十字社和歌山医療センター(1995.6.〜現在)
〔中国四国地方〕			
鳥取病院附属医学校	1884.1.	乙種 (1884.1.)	前身：県立鳥取病院(1883.11.)。沿革：県立鳥取病院附属医学校(1884.4.)，廃校(1887.1.)。後身：県立鳥取病院，鳥取赤十字病院(1915.4.)，日本赤十字社鳥取支部病院(1938.7.)，鳥取赤十字病院(1945.9.〜現在)
島根県医学校	1879.7.	甲種 (1885)	前身：藩立病院(1869.7.)，閉鎖(1872.11.)，公立松江病院(1876.8.)。沿革：県立松江病院(1879.7.)，島根県医学校(1884.7.)，廃校(1886)。後身：県立松江病院，日本赤十字社島根支部病院(1936.4.)，松江赤十字病院(1943.1.〜現在)
岡山県医学校	1872.7.	甲種 (1883.8.)	前身：岡山藩医学館大病院(1870.6.)。沿革：医学教場(1872.7.)，岡山県医学校(1880.9.)。後身：第三高等中学校医学部(1887.3.)，第三高等学校医学部(1894.9.)，岡山医学専門学校(1901.4.)，岡山医科大学(1922.3.)，岡山大学医学部(1949.5.〜現在)
広島医学校	1877.7.	甲種 (1883.1.)	前身：藩校の修道館に医学所(1870.9.)，閉鎖(1871.10.)，臍寿館(1872.5.)。沿革：県立広島医学校(1877.7.)，広島県立病院附属医学校(1878.3.)，広島医学校(1883.7.)，廃校(1888.3.)。後身：広島県病院(1888.3.)，原子爆弾により壊滅(1945.8.)，県立広島病院(1948.4.〜現在)
華浦医学校	1874.4.	—	前身：萩に仮医学所(1840.9.)，済生堂(1849.1.)，好生館(1850.6.)，好生堂(1856.11.)，病院設置(1865)，山口に移転(1866.9.)，県立医学校(1871)。沿革：三田尻に華浦医学校(1874.4.)，廃止(1877.7.)，防府市松原町に「山口県立華浦病院・医学校跡」碑
徳島医学校	1879.8.	甲種 (1883.8.)	前身：巽浜医学校(1870.11.)，治療所(1871)，徳島共立病院と医生教習所(1872)，徳島公立病院(1878.8.)。沿革：徳島医学校(1879.8.)，廃校(1886.11.)。後身：県立徳島病院，廃院(1891.1.)
高松医学校	1873.5.	—	前身：仮医学所(1870.11.)，廃止(1871.7.)，共立病院(1872.5.)。沿革：医学校と高松公立病院(1873.5.)，廃校(1883.4.)。後身：高松公共病院，愛媛県立高松病院(1883.6.)，香川県立高松病院(1888.12.)，市立高松病院(1894.4.)，日本赤十字社香川支部病院(1907.6.)，高松赤十字病院(1943.1.〜現在)
松山医学校	1880	乙種 (1883.10.)	前身：県立松山病院仮病院と附属医学所(1874.7.)，収養館(1875.12.)。沿革：医学所規則を整備(1880)，県立松山医学校(1883.10.)，廃校(1886.9.)。後身：県立松山病院，日本赤十字社愛媛支部病院(1913.4.)，松山赤十字病院(1943.1.〜現在)
高知医学校	1879.10.	乙種 (1883)	前身：私立興基病院(1872.11.)，公立高知病院(1874.8.)。沿革：高知医学校(1879.10.)，廃校(1887.3.)。後身：県立高知病院，私立高知病院(1893.4.〜現在)
〔九州地方〕			
福岡医学校	1879.7.	甲種 (1883.4.)	前身：藩校賛生館(1867)，福岡病院(1877.6.)。沿革：福岡医学校(1879.7.)，廃校(1888.3.)。後身：県立福岡病院(1888.4.)，京都帝国大学福岡医科大学(1903.3.)，九州帝国大学医科大学(1911.4.)，九州帝国大学医学部(1919.4.)，九州大学医学部(1947.10.〜現在)

(つづく)

(表 15-7 のつづき)

名称	設立	医学校通則	変遷
小倉医学校	1873.3.	—	沿革：小倉医学校兼病院(1873.3.)，廃院(1878.7.)，再開(1878.9.)，廃校(1883)．後身：小倉病院(1883)，小倉市立病院(1900.4.)，福岡県立医学歯学専門学校附属病院(1944.4.)，小倉市立病院(1947.7.)，北九州市立小倉病院(1963.2.)，北九州市立医療センター(1991.7.～現在)
佐賀医学校	1875	—	起源：医学寮好生館(1836)，県立佐賀病院(1873)．沿革：佐賀病院に教場を設置(1875)，廃止(1883.10.)．後身：公立佐賀病院，佐賀県立病院好生館(1896)，佐賀県医療センター好生館(2013～現在)
長崎医学校	1876.6.	甲種 (1882.5.)	前身：医学伝習所(1857.11.)，養生所と医学所(1861.9.)，精得館(1865.4.)，長崎府医学校と病院(1868.11.)，長崎県病院と医学校(1869.8.)，長崎病院・医学校(1871.12.)，学校を廃止し蕃地事務局病院(1874.11.)，長崎病院(1875.4.)．沿革：長崎病院内に長崎医学場(1876.6.)，県立長崎医学校(1878.1.)．後身：第五高等中学校医学部(1887.8.)，第五高等学校医学部(1894.9.)，長崎医学専門学校(1901.3.)，長崎医科大学(1923.3.)，長崎大学医学部(1949.5.～現在)
熊本医学校	1878.5.	甲種 (1882.10.)	前身：再春館(1756.9.)，治療所(1870.8.)，官立医学校兼病院(1871.7.)，医学校を廃止し通町病院(1875.11.)．沿革：熊本県立病院と医学校(1878.5.)，県立医学校(1882.3.)，廃校(1888)．後身：県立熊本病院(1888)，私立熊本医学校(1889.4.)，熊本県立熊本病院(1895.4.)，熊本県立医学専門学校(1921.4.)，県立熊本医科大学(1922.5.)，官立熊本医科大学(1929.5.)，熊本大学医学部(1949.5.～現在)
大分県立医学校	1880.2.	甲種 (1884.6.)	沿革：大分県病院兼医学校(1880.3.)，廃校(1888.3.)．後身：大分県立病院，私立大分病院(1889.4.)，大分県立病院(1899.7.～現在)
宮崎病院附属医学校	1880	—	前身：宮崎仮病院(1874.8.)，鹿児島病院分局(1877.1.)，公立宮崎病院(1879.1.)．沿革：宮崎医学所(1880)，廃止(1885)．後身：公立宮崎病院，公立宮崎町病院(1888)，廃止(1893.3.)
鹿児島医学校	1880.6.	乙種 (1882)	沿革：薩摩藩医学校及び病院(1869.3.)，県立鹿児島医学校及び附属病院(1880.6.)，廃校(1888.3.)．後身：民営・市営の病院として存続，県立鹿児島病院(1907.4.)，県立鹿児島医学専門学校(1943.1.)，県立鹿児島医科大学(1947.7.)，県立鹿児島大学医学部(1949.2.)，鹿児島県立大学医学部(1952.2.)，鹿児島大学医学部(1955.7.～現在)
〔東北北海道地方〕			
函館医学所	1880.9.	—	前身：函館病院(1869.9.)．沿革：函館医学所(1880.9.)，医学講習所と改称し各種学校とする(1884.9.)．後身：公立函館病院(1891)，市立函館病院(1922～現在)
青森県医学校	1877.3.	—	沿革：青森県立弘前医学校(1877.3.)，青森に移転(1878.12.)，弘前に移転(1880)，廃院(1885.3.)．後身：公立弘前病院，廃院(1888)
岩手医学校	1876.7.	甲種 (1884)	沿革：公立盛岡医学校と附属病院(1876.7.)，県立医学校と附属岩手病院(1878)，廃院(1886.2.)．後身：県立岩手病院，閉鎖(1889)，私立稲野病院(1890.4.)，私立岩手病院(1897)，私立岩手医学校(1901～1912)，岩手医学専門学校(1928)，岩手医科大学(1947.6.～現在)
宮城医学校	1879.5.	甲種 (1883.4.)	起源：仙台藩医学校施薬所(1817)，私立共立社病院(1872.5.)．沿革：仙台公立病院と医学校(1879.5.)，宮城病院附属医学校(1879.7.)，宮城医学校(1880.7.)．後身：第二高等中学校医学部(1887.8.)，第二高等学校医学部(1894.6.)，東北帝国大学医科大学(1915.7.)，東北大学医学部(1949.5.～現在)
秋田医学校	1879.7.	甲種 (1883.8.)	前身：秋田医学校(1875.8.)，秋田病院と医学局(1875.12.)．沿革：医学局を拡充(1879.7.)，秋田医学校(1883.8.)，廃校(1888.3.)
済生館医学校	1874.1.	乙種 (1885.1.)	前身：天童病院(1873.6.)，山形に移転し官立仮病院(1873.12.)．沿革：山形県公立病院と医学局(1874.1.)，済生館と医学寮(1879.1.)，廃止(1888.4.)．後身：私立病院となる，山形市立病院済生館(1904～現在)
須賀川医学校/福島医学校	1879.10.	甲種 (1884.6.)	前身：白河仮病院(1871)，須賀川病院と医学講習所(1872)．沿革：医学校(1879.10.)，福島に移転し福島医学校(1881.8.)，廃校(1887.3.)．後身：県立福島病院，共立福島病院(1890)，公立福島病院(1925.4.)，福島県立女子医学専門学校(1944.1.)，福島県立医科大学(1947.6.～現在)

軍医学校長を務めた。

明治医学社は，桐原真節(1839〜1884)が湯島三組町に作った医学校で，1875年に家塾として始まった。一時は6〜8人の教員を雇って多くの学生を集め，1878年には248名の学生が学んだが，1881年に廃校となった。桐原真節は坪井信道から蘭学を学び，長崎でポンペと松本良順から最新の西洋医学を学んで，幕府の西洋医学所教授，東京大学医学部教授になり，東大病院の初代院長を務めた。

慶應義塾医学所は1873年に東京三田に作られた。福沢諭吉(1835〜1901)の発案によるもので，弟子の松山棟庵(まつやまとうあん)(1839〜1919)が校長となった。東京大学医学部で始められたドイツ語での医学教育に対抗し，英語による医学教育を行った。教科書としてはアメリカの医師ハーツホールン(1823〜1897)の『医学の原理と実践要説』(1867)[4]などが用いられ，その翻訳書『華氏内科摘要』全22冊(1872〜1875)[5]と『華氏病理摘要』全5冊(1875)[7]も用いられた。学生数は1877〜1878年には100名を越えたが，設備に多額の費用がかかること，またドイツ医学が主流となって英米の医学を学んで医術開業試験に合格するのが難しいことなどから，1880年に廃校となった(図15-13, 14)。

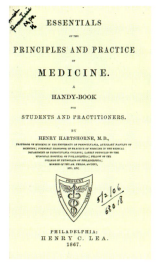

図15-13　ハーツホールン『医学の原理と実践要説』(1867)

済生学舎は長谷川泰(1842〜1912)が1876年に作った医学校である。当初は本郷元町(現在の順天堂大学の一画)にあったが，1882年には湯島(現在の東京ガーデンパレスの場所)に移転して，附属病院を併設した。自由放任主義の校風で，医術開業試験に合格するための準備教育を行い，1903年の専門学校令が出て廃校するまで，約9,600人の医師を育てた。

医学史上の人と場所
People and Place in Medical History

順天堂

順天堂は5学部と6附属病院(3,286床)を有する日本最大規模の医療・医育機関であり，江戸後期の医学塾から明治期からは私立病院として発展した。1838年に佐藤泰然(1804〜1872)が江戸の薬研堀に開いたオランダ医学塾の和田塾として始まり(1838)，佐倉に移って医学塾順天堂を開設した(1843)。養嗣子で第2代堂主の佐藤尚中は長崎に遊学してポンペに師事し(1860〜1862)，佐倉に西洋式病院の佐倉養生所を開設した(1867)。尚中は明治新政府の養成を受けて大学東校(現在の東京大学医学部)の大博士(初代校長)として近代医学教育の確立に尽力したが，ドイツ人教師に医学教育を委ねるとの政府の方針を受けて下野し，私立病院の順天堂を東京下谷に開き(1873)，現在の湯島の地に移転した(1875)。養嗣子で第3代堂主の佐藤進(1845〜1921)はベルリン大学に留学して学位を取得し(1868〜1874)，ウィーン大学のビルロート(1829〜1894)に師事して帰国し(1875)，順天堂医院長となって東洋一と言われる近代的な大病院を建設する(1906)とともに，戦時には陸軍軍医総監として西南の役(1877)，日清戦争(1894〜1895)，日露戦争(1904〜1905)に出仕した。大隈重信の負傷の際の大腿切断(1889)，清国の李鴻章の狙撃事件の治療(1895)などを担当した。第4代堂主佐藤達次郎(1868〜1955)により順天堂医学専門学校(1943)を経て順天堂大学(1951)となった。

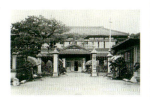

湯島の順天堂医院，明治8年建築

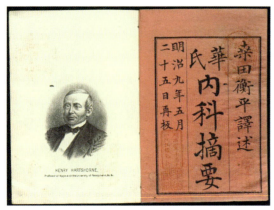
図15-14 ハーツホールン『内科摘要』第2版(1876)

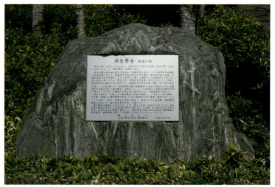
図15-15 済生学舎発祥の地のプレート　坂井建雄撮影

　学生数は1877年には75人であったが，1880年には270人，1884年には506人と増やしていった。1887年頃に全国の公立医学校の多くが廃校になると，勉学の場所をなくした医学生が済生学舎に集まり隆盛を極めた。主要な教員として，東京大学医学部卒(1876)の山崎元脩は新潟医学校校長(1880～1883)と済生学舎附属病院の蘇門病院院長を務めた。長谷川泰の弟で山崎の同級生の長谷川順次郎は，後に栃木県立医学校長，茨城県立医学校長を務めた。石黒宇宙治は東京大学医学部卒(1879)で，海軍軍医となり舞鶴病院長を務めた。初期には東京大学医学部の学生が講義を行ったこともある。長谷川泰は多数の医学書を著訳しており，それらが済生学舎での授業にも用いられた。内科では『内科要略』全8冊(1880～1884)[6]，『華氏病理摘要』上中下(1875)[7]，外科ではシュルツェ著『外科各論』上下(1882)[8]，小児科では『斯泰涅爾小児科』全6冊(1876)[9]，薬物学では『簡明薬物学』上下(1888～1890)[10]などがある(図15-15, 16)。

　成医会講習所は現在の東京慈恵会医科大学の前身で，1881年に発足した。設立者の高木兼寛(1849～1920)は鹿児島藩医学校でウィリスから

医学史上の人と場所
People and Place in Medical History

長谷川泰 (1842～1912)

　長谷川泰は私立医学校の済生学舎を設立し，数多くの医師を養成した。長岡に生まれて佐倉順天堂と江戸の西洋医学所で学び，大学東校で助教となりドイツ人教師からも医学を学んだ。東京医学校長(1872〔明治5〕)，長崎医学校長(1874)を経て，東京に済生学舎を開校した(1876)。学校運営の傍ら，東京府病院長(1876～1881)，内務省衛生局長代理(1885～1886)，衆議院議員(1890～1894)，衛生局長(1898～1902)などを歴任した。済生学舎は明治期の最大の医学校であったが，専門学校令(1903)の基準に対応することができず廃校となり，その間に約9,600名の医師を養成した。廃校により行き場をなくした学生たちを救済するために日本医学校(現在の日本医科大学)が作られた。

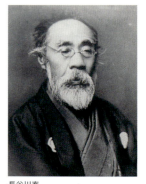
長谷川泰

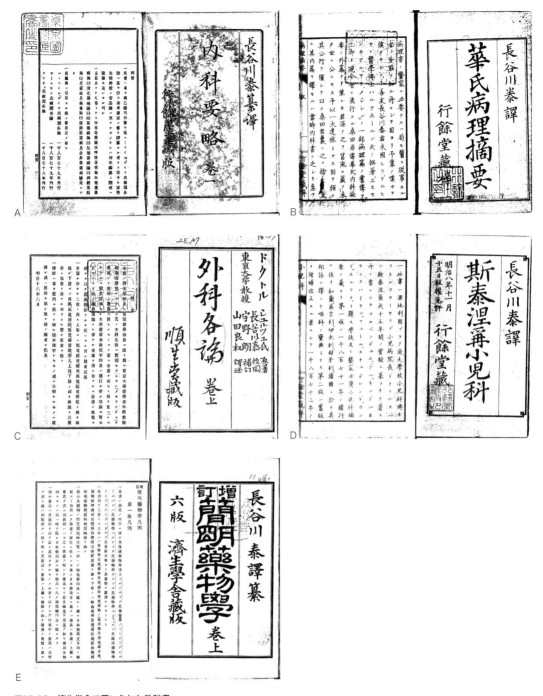

図15-16 済生学舎で用いられた教科書
(A)『内科要略』, (B)『華氏病理摘要』, (C)『外科各論』, (D)『斯泰涅爾小児科』, (E)『簡明薬物学』

イギリス医学を学び, 海軍軍医となり(1872), イギリスに留学した(1875～1880). 松山棟庵とともに成医会講習所を開設し(1881), 1882年から海軍医務学舎で授業を行っていた.

■明治20年以後の医学教育

1888〔明治21〕年の時点で，官公立の医学校としては帝国大学医科大学が1校，高等中学校医学部が5校，公立医学校3校の計9校があり，これらの医学校を卒業すれば無試験で医師になることができた。私立の医学校としては済生学舎と成医会講習所などがあり，医術開業試験に合格すれば医師になることができた。5つの高等中学校は高等学校になり(1894)，その医学部は独立して医学専門学校に改称された(1901)。また京都に第2の帝国大学が設立されると，それまでの帝国大学は東京帝国大学と改称され(1897)，京都帝国大学医科大学が新たに開設された(1899)。私立では，1896年に熊本医学校(後の熊本大学医学部)が開設された。1901年に盛岡に岩手医学校が設立されたが，短命で1912年に閉校する。

1903年に専門学校令が公布された。この勅令では帝国大学・高等学校・高等師範学校以外のすべての高等教育機関を専門学校として位置づけ，私立専門学校にも庇護と統制を及ぼすものであった。同時に公立私立専門学校規定が公布され，認可を得るために適切な校地・校舎などの物的条件の他に，教員資格，学則に規定すべき事項などの条件が細かく定められた。条件を満たさない場合には専門学校を名乗ることが許されず，各種学校として扱われた。1905年には医師免許規則が改正され，私立専門学校にも無試験で医師免許授与の特典が与えられることになった。これにより私立医学校は，官公立の医学校と同様に卒業をすれば医師免許を得られる専門学校になることができるが，そのためには，校地や校舎などの物的条件を満たす他に，学則や教員資格などの条件整備が求められることになった。済生学舎はこの条件を満たすことを断念して廃校し，在校生たちは新たに設立された私立日本医学校(後の日本医科大学など)で勉学を続けた。1903年に福岡に京都帝国大学福岡医科大学が

医学史上の人と場所
People and Place in Medical History

高木兼寛 (1849〜1920)

高木兼寛は海軍軍医で東京慈恵会医科大学の創始者である。宮崎で生まれて鹿児島医学校でイギリス人医師ウィリス(1837〜1894)から医学を学び(1871〔明治4〕)，海軍軍医となり(1872〔明治5〕)，イギリスに留学し(1875〜1880)，海軍軍医総監になった(1885)。また医学の研究会として成医会講習所を設立し(1881)，続いて有志共立東京病院(1882)と付属の看護婦教育所(1885)を開設した。これらは現在の東京慈恵会医科大学の前身となっている。この当時日本のとくに軍隊に蔓延していた脚気の病因を研究し，白米中心の兵食を洋食と麦飯に切り替えて海軍での脚気患者数を激減させた。脚気の原因が食事中のタンパク質不足であるとする栄養障害説を主張し，伝染病説を主張する陸軍の森林太郎(鴎外，1862〜1922)らとの間に脚気論争を戦わせた。

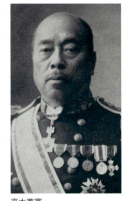

高木兼寛

開設されて，帝国大学医科大学は3校になった。

1906年に医師法が施行され，医師の免許資格が積極的に規定された。医師となるには一定の資格を有し内務大臣の免許を受けることとされた。その資格としては，①帝国大学医学科又は官立・公立もしくは文部大臣の指定した私立医学専門学校の卒業者，②医師試験に合格した者，ただしその受験資格として前記以外の医学専門学校又は外国医学校で4年以上の医学課程を修了すること，③外国の医学校卒業ないし医師免許で一定の要件を備えた者，とされた。また1914年に医術開業試験を廃止しそれに代わって医師試験を行うことが予定されたが，実際には1916年になって廃止された。こうしてどこで医学教育を受けたかを問わず医術開業試験のみで医師になる道はなくなり，医師になるためには国によって認められた医科大学もしくは医学専門学校を卒業することが必要になった。1910年には官立の新潟医学専門学校が設立され，官立の医学専門学校は5校になった(図15-17)。

医制においては医師の資格を得る条件として，医学教育の課程を修めて臨床経験を有することが原則とされ，①大学医学部(東京大学の正規の課程など)ないし②医学専門学校(東京大学医学部の別課，1882年以後の甲種医学校など)を卒業して医師資格を得るか，③試験(1875から府県による医師開業試験，1880年から全国統一の試験)を受けて開業の免許を得ることが認められ，また④従来開業の者には実績を考慮して開業の免許が与えられた。こうして明治時代の医師の資格には4種類のものが混在することになった。当初は従来開業の者が大半で，内訳が初めて明らかになった1884年では83%を占め，次いで試験合格が7.8%，大学卒が1.2%，専門学校卒が0.2%であったが，明治末の1912年では試験合格が36.6%，専門学校卒が29.8%，従来開業が21.7%，大学卒が7.3%になっている(図15-18)。

20世紀以降の日本の医療制度および医学教育の変遷については第24章(p.508)を参照されたい。

■明治期の疾患と医療

漢方を中心とする江戸時代までの医学ではさまざまな病名が用いられていたが，その多くは18世紀までの西洋医学の病名と同様に症状に相当するものであり，現在の病名とは意味や概念がしばしば異なっていた。「卒中」，「癲癇」，「眩暈」，「嘔吐」，「咳嗽」などは現在でも通じるが，「痞癖」は慢性の消化不良で腹が膨らむ状態，「疳熱」は疳の虫による発熱，「腎虚」は性欲減退，「疝癪」は胸や腹の差し込むような痛みを意味していた。

このように疾患の概念が現在と異なっていた江戸時代においても，い

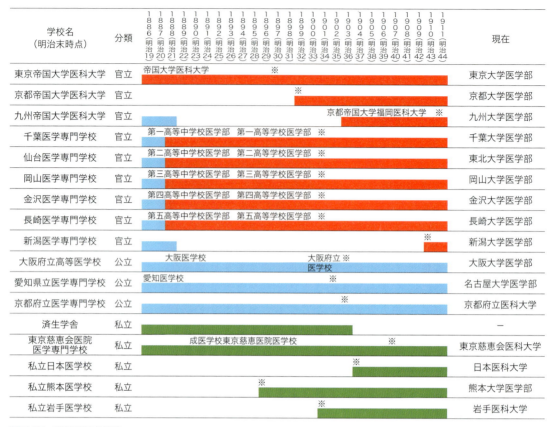

図15-17　明治後期の医学校
※の時期に明治末での学校名に変更される。

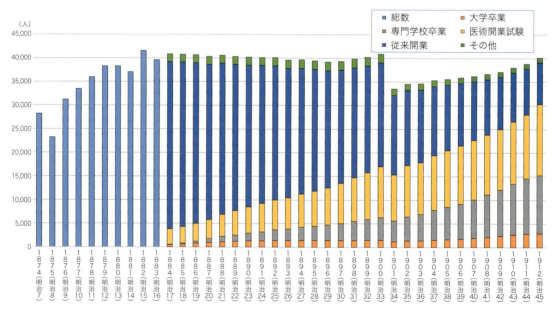

図15-18　明治期医師数の推移

314　第15章　明治期の日本の医学

くつかの伝染病は激しい症状を起こし死の危険があるために，明確に認識され恐れられていた。天然痘は8世紀の『続日本紀』[11]では「豌豆瘡」と呼ばれ，平安時代には「皰瘡」とも呼ばれ，江戸時代からは「痘瘡」と呼ばれていた。麻疹は10世紀の『扶桑略記』[12]に「赤斑瘡」と書かれ，鎌倉時代からは「はしか」と呼ばれるようになり，江戸時代には「麻疹」とも呼ばれた。梅毒は16世紀に日本に入り，「黴瘡」と呼ばれた。コレラは19世紀になって世界的に流行し，日本には1822年に入ってきた。進行が早く2～3日で死亡するために恐れられ，「虎狼痢」と呼ばれた。結核は感染部位によってさまざまな症状を起こすことから単一の疾患とは認識されず，「労咳」や「瘰癧」などと呼ばれていた。

　幕末から明治にかけて日本にもたらされた西洋医学は，伝染病への対策と外傷の治療において，漢方医学よりも優れていた。コレラは1822〔文政5〕年に日本で一度流行したが，幕末の1858〔安政5〕年夏に再び日本を襲い，長崎から侵入してまたたく間に江戸にまで広がった。このとき長崎で医学を教えていたポンペは，コレラの侵入を予測し，キニーネと阿片の配合剤を服用し入湯する治療を行い，長崎奉行に魚類や野菜の食用禁止による対策を提言して，コレラの予防と治療に大いに貢献した。戊辰戦争においては，松本良順や関寛斎などポンペの下で学んだ医師たちや，ウィリスらの外国人医師が戦傷の治療に大いに貢献し，外科治療における西洋医学の優位性は明らかになった。

　明治政府は1869〔明治2〕年に軍事を司る兵部省を設置し，医務・衛生を統括する軍医寮が置かれた。兵部省は1872年に廃止され，陸軍省と海軍省が設置された。陸軍では東京に陸軍本病院，東京以外の5つの鎮台(仙台，名古屋，大阪，広島，熊本)に合わせて鎮台病院が整備され，後に衛戍病院，陸軍病院と改称された。海軍では1871年に海軍病院が芝高輪御殿山に開設され，場所を高輪西台町に移し，海軍本病院(1876)，東京海軍病院(1880)と改称された。東京以外では横浜海軍仮病院が一時的に設置された(1870～1871)他に，横須賀海軍病院(1880)，佐世保・呉海軍病院(1889)，舞鶴海軍病院(1901)が開院した。

　明治初期にはまず官立と公立の病院が全国に作られて，西洋医学による医療を全国に広めていった。1877年頃には，ほぼすべての府県に病院が行き渡った。1876年以後に東京大学医学部の卒業生が各地の医学校と病院に赴任して，全国の公立病院はさらに充実し数も増えていった(表15-8)。

　1881年頃から松方大蔵卿による緊縮財政によって，官公立の病院数は減少傾向になり，とくに1887年の勅令第48号により府県立医学校の多くが閉鎖され，公立病院も大きな影響を受けて，明治末までその数は次第に減少していった。それに代わって私立の病院が次々と設立され，日本の医療需要をまかなうようになった。それらの病院の院長など

表15-8 明治11年の全国の病院数

	本病院				支病院				総計
	計	官	公	私	計	官	公	私	
開拓使	3	1	2	—	17	13	4	—	20
東京府	18	8	1	9	7	5	2	—	25
京都府	3	—	3	—	0	—	—	—	3
大阪府	3	—	1	2	0	—	—	—	3
神奈川県	3	—	1	2	0	—	—	—	3
兵庫県	8	—	4	4	2	—	2	—	10
長崎県	5	—	5	—	0	—	—	—	5
新潟県	8	—	6	2	2	—	2	—	10
埼玉県	3	—	1	2	0	—	—	—	3
千葉県	4	—	1	3	3	—	3	—	7
茨城県	3	—	1	2	0	—	—	—	3
群馬県	2	—	1	1	3	—	3	—	5
栃木県	1	—	1	—	2	—	2	—	3
堺県	1	—	1	—	1	—	1	—	2
三重県	1	—	1	—	2	—	2	—	3
愛知県	1	—	1	—	1	—	1	—	2
静岡県	5	—	3	2	0	—	—	—	5
山梨県	1	—	1	—	2	—	2	—	3
滋賀県	1	—	1	—	0	—	—	—	1
岐阜県	1	—	1	—	0	—	—	—	1
長野県	6	—	4	2	0	—	—	—	6
宮城県	1	—	—	1	2	—	—	2	3
福島県	6	—	3	3	4	—	4	—	10
岩手県	3	—	1	2	3	—	2	1	6
青森県	2	—	2	—	4	—	4	—	6
山形県	1	—	1	—	0	—	—	—	1
秋田県	2	—	1	1	0	—	—	—	2
石川県	4	—	3	1	2	—	2	—	6
島根県	4	—	1	3	0	—	—	—	4
岡山県	1	—	1	—	1	—	1	—	2
廣島県	1	—	1	—	1	—	1	—	2
山口県	1	—	—	1	0	—	—	—	1
和歌山県	1	—	1	—	0	—	—	—	1
愛媛県	7	—	2	5	0	—	—	—	7
高知県	1	—	1	—	1	—	1	—	2
福岡県	2	—	2	—	2	—	2	—	4
大分県	1	—	1	—	0	—	—	—	1
熊本県	4	—	4	—	0	—	—	—	4
鹿児島県	1	1	—	—	1	1	—	—	2
合計	124	10	66	48	63	19	41	3	187

の役職は，東京大学医学部を卒業した医学士や外国で学位をとった医師たちが務めるようになった(図15-19, 表15-9, 10)。

　明治期の医療においては，伝染病の流行を抑えることが重要な課題であった。とくにコレラは1877年にアモイで流行して同年に日本にも広まって13,816人が罹患し8,027人が死亡した(死亡率58%)。さらに1879年の大流行では患者162,637人，死亡者105,786人に達した。これを契機に伝染病予防規則(1880)が布告され，コレラ，腸チフス，赤痢，

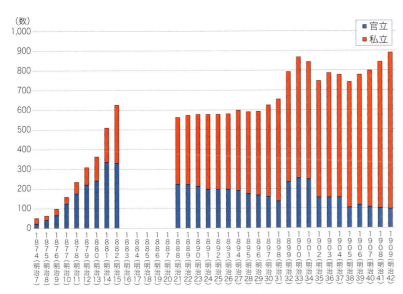

図15-19　明治期病院数推移　1883〜1887年は統計データの欠落

ジフテリア，発疹チフス，天然痘の6疾患が法定伝染病と定められた。コレラはその後も1882年，1886年，1890年，1895年と数年おきに流行を繰り返し，他の伝染病に比べて死亡率が著しく高い(67.5%)のが大きな脅威であった。赤痢は1883年頃から患者数が増えて，明治期において最も患者数の多い法定伝染病であった。それに次いで患者数の多いのは腸チフス，第3位はコレラであった（図15-20）。

　法定伝染病の6疾患以外に，明治期の日本人の健康と生命を脅かしたさらに重要な疾患は，結核と脚気であった。日本帝国人口動態統計および日本帝国死因統計から1899年以後の主要疾患による死亡数が報告されているが，これによると1899〜1912年の14年間で最大の死亡原因は肺結核であり，毎年70,000人以上が肺結核で亡くなっている。結核菌は1882年にコッホによって発見されたが，1944年に抗生剤のストレプトマイシンが発見されるまで，結核に対する効果的な治療法はなく，昭和20年代まで国民病として恐れられた（表15-11）。

　脚気は19世紀に軍隊や刑務所などでよく見られ，また日本，マレー諸島，ブラジルの一部に頻発する風土病であった。とくに日本では明治になってから都市部や港町など，また海軍と陸軍で流行した。海軍軍医の高木兼寛は英国留学中(1875〜1880)にヨーロッパに脚気がないことを目撃して脚気について研究し，脚気の発生状況が食物と関係することから，海軍の兵食を洋食あるいは麦飯に変更して脚気を消滅させることに成功した(1884〜1885)。高木は食物中のタンパク質の不足が脚気の原因であると考え自説を発表したが，根拠が少なく理論が粗雑であることから批判を受けた。その一方陸軍軍医総監の石黒忠悳(1845〜1941)は，脚気が伝染病であると思い込んで麦飯に反対し，そのため陸軍では兵食改

表15-9　1898年の著名な府県立病院

名称	所在地	役職	氏名	学位	学歴
東京帝国医科大学	本郷区元富士町	長	濱田玄達	医学博士	東大 M13
附属病院	—	長	青山胤道	医学博士	東大 M15
巣鴨病院	小石川区駕籠町	医長嘱託	片山國嘉	医学博士	東大 M12
京都医学校	上京区御車通清和院口上る	学校長	猪子止戈之助	医学士	東大 M15
府立療病院	—	院長	猪子止戈之助	医学士	東大 M15
大阪医学校	北区常安町	学校長	清野勇	医学士	東大 M12
大阪医学校病院	—	院長	清野勇	医学士	東大 M12
神戸病院	—	院長	江馬賤男	医学士	東大 M20
姫路病院	—	院長	鈴木徳男	医学士	東大 M23
駒込病院	本郷区駒込動坂町	医長	入澤達吉	医学士	東大 M21
千葉病院	千葉県千葉町	院長	長尾精一	医学士	東大 M13
宮城病院	仙台市東三番町	院長	柏村貞一	医学士	東大 M18
岡山病院	岡山市内山下	院長	菅之芳	医学士	東大 M13
金沢病院	金沢市	院長	高安右人	医学士	東大 M20
愛知医学校	名古屋市天王崎町	学校長	熊谷幸之輔	医学士	東大 M14
愛知病院	—	院長	熊谷幸之輔	医学士	東大 M14
岐阜病院	岐阜市今泉	院長	小阪慶三	—	—
岡崎支病院	愛知県	院長	村山恒太郎	医学士	東大 M25
福井病院	福井市佐佳枝上町	院長	河野衢	医学士	東大 M12
和歌山病院	—	院長	西廣吉	医学士	東大 M26
松山病院	愛媛県松山市小唐人町	院長	津下壽	医学士	東大 M24
広島病院	広島市水主町	院長	匹田復次郎	医学士	東大 M20
松江病院	島根県松江市母衣	院長	田村貞策	医学士	東大 M22
鳥取病院	鳥取市西町	院長	伊藤愛造	医学士	東大 M25
米子病院	鳥取県西伯郡米子町大字	院長	高橋貞碩	医学士	東大 M28
山口病院	山口県吉敷郡山口町	院長	奥田道有	医学士	東大 M18
県立病院好生館	佐賀市水ヶ江町	館長	澁谷周平	医学士	東大 M21
熊本病院	熊本市手取本町	院長	谷口長雄	医学士	東大 M22
宇都宮病院	宇都宮町	病院長	栗本庸勝	医学士	東大 M20
山梨病院	甲府市錦町	—	近藤拙三	医学士	東大 M22
長崎病院	長崎市小島	院長	村上安藏	医学士	東大 M20
福岡病院	筑紫郡千代村	院長	大森治豊	医学博士	東大 M12
〔台湾〕					
台北病院	—	院長	山口秀高	医学士	東大 M22
新竹病院	—	院長心得	河田守恭	—	—
台中病院	—	院長	原勇四郎	—	—
埔里社分院	—	院長	田中喜一	—	—
台南病院	—	院長	鈴木文雄	—	—
嘉義病院	—	院長事務取扱	藍澤直方	—	—
鳳山医院	—	院長	馬嶋珪之助	医学士	東大 M25
宜蘭医院	—	院長心得	米田昌英	—	—
澎湖医院	—	院長事務取扱	高桑範成	—	—

革が進まず，日清戦争と日露戦争で大量の脚気患者が発生するに至った。石黒の部下である森林太郎(鷗外)(1862〜1922)も高木の説を批判するなど，脚気についての論争は日本の医学界を巻き込んで激しく混乱した。オランダ人の医師エイクマン(1858〜1930)はニワトリの脚気が貧弱な食事によって生じることを証明し(1897)，イギリスの化学者ホプキンスは食物中に含まれるビタミン vitamin が不可欠な栄養素であると提唱

表15-10　1898年の著名な郡私立病院

病院名	所在地	役職	氏名	学位	学歴
〔東京〕					
順天堂医院	本郷湯島	院長	佐藤進	医学博士	ベルリン大学
蘇門病院	本郷湯島	院長	長谷川順治郎	医学士	東大 M9
耳科病院	本郷元町	院長	小此木信六郎	ドクトル	チュービンゲン大学
東洋内科病院	神田区駿河台鈴木町	院長	高田耕安	医学士	東大 M22
井上眼科医院	神田区駿河台東紅梅町	院長	井上達七郎	ドクトル	ベルリン大学
杏雲堂病院	神田区駿河台西紅梅町	院長	佐々木政吉	医学博士	東大 M12
東京産科婦人科医院	神田区駿河台袋町	院長	増田知正	医学士	東大 M23
耳鼻咽喉科医院	神田区南甲賀町	院長	金杉英五郎	ドクトル	東大別課 M20 ヴュルツブルク大学
山龍堂医院	神田区小川町	院長	樫村清徳	医学博士	ドイツ留学
耳科院	神田区小川町	院長	賀古鶴所	医学士	東大 M14
神保院	神田区北神保町	—	鈴木萬次郎	—	—
東洋内科医院	神田区錦町	院長	橋田茂重	医学士	東大 M25
告成堂病院	日本橋区蠣売町	院長	岩佐新	ドクトル	ドイツ留学
日本橋病院	日本橋区青物町	院長	岡本武次	医学士	東大 M23
産科婦人科櫻井医院	日本橋区矢之介町	院長	櫻井郁次郎	医学士	東大 M9
楠田産科婦人科医院	日本橋区濱町	院長	楠田謙三	—	—
治肺医院	日本橋区濱町	院長	吉松齣蔵	医学士	東大 M21
天祐堂病院	日本橋区濱町	院主	松山秀雄	—	—
中洲養生院	日本橋区中洲	院長	原田貞吉	—	—
石越病院	京橋区銀座大時計横町	院長	八島九皐	—	—
外科皮膚病婦人科加藤医院	京橋区出雲橋際	院長	加藤時次郎	ドクトル	エアランゲン大学
外科林病院	京橋区築地	院長	林曄	医学士	東大 M25
内科山田病院	京橋区築地	院長	山田鐵蔵	医学士	東大 M25
宮下眼科病院	京橋区因幡町	院長	宮下俊吉	医学士	東大 M17
胃腸病院	麹町区内幸町	院長	長与稱吉	ドクトル	ドイツ留学
回生病院	麹町区下二番町	院主	木澤敏	—	—
愛生病院	麹町区一番町	院長	中村重治	—	—
養生院	芝区三光町	院長	北里柴三郎	医学博士	東大 M16
東京病院	芝区愛宕町	院長	高木兼寛	医学博士	ロンドン大学
楽山堂病院	浅草区小島町	院長	宇野朗	医学博士	東大 M9
明治病院	浅草区須賀町	院長	鳥居春洋	医学士	東大 M20
好生堂病院	—	院長	二宮誠一郎	医学士	東大 M19
東京田代病院	下谷区上野桜木町	院長	丸茂文良	医学士	東大 M22
近藤病院	本所区小泉町	院長	近藤常次郎	医学士	東大 M21
江東病院	本所区南二葉町	院長	瀬川昌耆	医学士	東大 M15
産科婦人科十岐病院	下谷区稲荷町	院長	土岐政次郎	ドクトル	—
鶯渓医院	下谷区上野桜木町	院長	高松凌雲	—	ポンペ
明々病院	小石川区須田町	院長	須田卓爾	ドクトル	—
加藤瘋癲院	本郷区田町	院長	加藤照業	—	—
水原産科婦人科病院	神田区猿楽町	院長	水原慚	—	—
尊生堂医院	芝区三田	院長	松山棟庵	—	—
本所医院	本所区横綱町	院長	神谷龍太郎	—	—
〔地方〕					
十全病院	横浜市	院長	廣瀬佐太郎	医学士	東大 M20
横浜病院	横浜市若葉町	院長	須藤鑛作	—	—
杏雲堂分院	神奈川県中郡平塚海岸	院長	佐々木政吉	医学博士	東大 M12
青松園病院	神奈川県中郡大磯	院長	吉松文治	—	—
足柄病院	神奈川県足柄下郡小田原町	院長	岡田小三太	医学士	東大 M20

（つづく）

(表 15-10 のつづき)

病院名	所在地	役職	氏名	学位	学歴
緒方病院	大阪市	院長	緒方惟準	—	ポンペ
山縣眼科病院	大阪市東区北浜	院長	山縣正雄	医学士	東大 M23
杉田病院	神戸市坂本町	院長	杉田雄	医学士	東大 M13
高橋病院	神戸市元町	院長	高橋盛寧	医学士	東大 M16
須磨療病院	—	—	鶴崎平三郎	医学士	東大 M16
静岡病院	静岡県静岡市	—	遠田清	医学士	東大 M23
浪越療病院	名古屋市南円町	—	小倉開治	医学士	東大 M15
奈良病院	奈良県奈良町	—	常持為治	医学士	東大 M19
小濱病院	福井県小濱町	—	武田坦	医学士	東大 M19
桑名病院	三重県桑名町	—	藤原道雄	医学士	東大 M21
館山病院	千葉県安房郡館山町	—	川名博夫	医学士	東大 M21
津私立病院	三重県津市	—	今川通	医学士	東大 M21
浦和病院	埼玉県浦和町	—	山村直次郎	医学士	東大 M20
加西病院	埼玉県熊谷町	—	笠井銀之助	医学士	東大 M21
茨城済生病院	茨城県水戸市	—	液多野惇	医学士	東大 M20
渡邊病院	橡木県足利町	—	渡邊泰	医学士	東大 M22
福島病院	福島県福島町	—	渡邊雷	医学士	東大 M24
石巻病院	宮城県桃生牡鹿郡石町町	院長	福島守雄	医学士	東大 M21
桃李園	宮城県仙台市東一番町	—	木村達	—	—
盛岡病院	青森県盛岡市	院長	杉立義郎	医学士	東大 M27
本宮病院	福島県	院長	馬島琢	—	—
大館病院	秋田県秋田市	院長	山田種助	—	—
小出町病院	新潟県北魚沼郡小出町	院長	大村秀畝	医学士	東大 M22
郡立高田病院	新潟県中頸城郡高田町	院長	鈴木豊治	医学士	東大 M28
知命堂病院	新潟県中頸城郡高城村	外科	瀬尾玄弘	医学士	東大 M20
長岡病院	新潟県長岡町	—	高畑挺三	医学士	東大 M19
高島病院	長野謙上諏訪町	—	小池豪琢	医学士	東大 M20
山形済生館	山形県山形市	館長	武田坦	医学士	東大 M19
新負病院	富山県	—	山田岩次郎	医学士	東大 M20
札幌病院	北海道	—	荒井保吉	医学士	東大 M28
峡東病院	山梨県東山梨郡日川邑	—	野中清人	—	—
柄崎病院	佐賀県杵島郡柄崎	—	木下元策	—	—

した(1912)。2人は1929年にノーベル生理学・医学賞を受賞した。

■明治期の医師の動向

医制の制定(1874)により，従来から開業していた医師には申請により一代限りの開業資格が認められたが，新たに医師になる者は医術開業試験を受けて合格するか，大学で医学を学んで卒業することが必要になった。医師試験規則(1879)によって試験の内容が全国で統一され，試験科目は①理学，②化学，③解剖学，④生理学，⑤病理学，⑥薬物学，⑦内科学，⑧外科学と定められた。この医師資格制度により，医師になるためには西洋医学を学ぶことが求められ，漢方医が新たに育つことは困難になった。

この状況に危機感をもった漢方医たちは，漢方医学を存続させるため

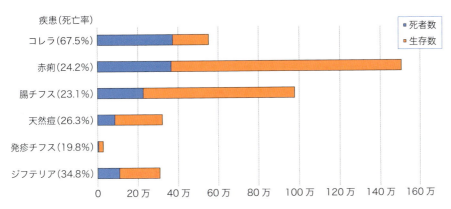

図15-20　明治後期の伝染病による患者数と死亡数

表15-11　主要感染症と脚気による死亡数, 1899〜1912(明治32〜45)年の平均

疾患名	死亡数/年
肺結核	72,308
脚気	9,336
赤痢	8,829
腸チフス	6,192
ジフテリア	4,963
百日咳	2,951
麻疹	2,716
流行性感冒	2,572
コレラ	1,002
マラリア	926
天然痘	378
猩紅熱	106
発疹チフス	8

　の運動を始めた。当代の名医といわれた浅田宗伯(1815〜1894)など6人の漢方医が1875年に集まって漢方六科を選定し，これを医術開業試験の科目とするよう運動を行った。1879年3月に，東京在住の漢方医4人の発起により60人の漢方医が集まって温知社を結成し，毎月集会を開き『温知医談』という雑誌を発行することになった。また名古屋では同年に旧尾張藩医の浅井樺園と国幹の親子らが中心となって愛知博愛社が結成され，翌年に官許を得て愛知専門皇漢医学校を設立し，漢方医学の授業を始めた。漢方医は皇室の信頼が厚かったことから，明治天皇の内意により脚気病院を作り，そこで西洋医と漢方医が治療して成績を比較することも行われた。しかし医師免許規則と医術開業試験規則(1883)などにより医師資格制度はさらに整備されて漢方医の存続は困難になり，温知社は解散して(1887)，漢方医学の存続運動は挫折した。

　帝国議会が開設された(1890)のを機に，漢方医に味方する議員たちが医師免許規則を改正する運動を始めて，第7臨時帝国議会(1894)に漢方医側から出された「医師免許改正法案」が提出された。この法案は第一

読会を通過したものの、翌年の第8通常議会で否決された。宮廷医を務め、漢方医のリーダーと目された浅田宗伯も1894年に死去して、漢方医学の存続運動は終えることとなった。

西洋医学を学んだ医師たちも帝国議会が開設された頃には数が増えてきて、政治的な発言力を確保するために結社を作ろうとする動きが始まった。その嚆矢となる大日本医会は1893年に結成され、高木兼寛を理事長として長谷川泰、長與専斎、佐藤進ら医事衛生の近代化に取り組んできた医師たちが理事となり、毎年大会を開いて医政問題について決議や建議を行った。第4回大会では「医士法案」を決議し、第10回帝国議会(1897)に提出したが、会期末で審議未了となった。この法案は法的団体として医士会を各地に置いて、医師社会を取り締まりかつ権利擁護を目指すものであった。政府はこの法案に対して肯定的で、中央衛生会に「医師会法案」という政府案を諮問したが、大学を代表する青山胤通や森林太郎(鴎外)らは医師の水準がいまだに低いことを理由に反対して、政府案は却下された。

大日本医会では法案の名称を「医師会法案」に変えて、第13回議会に提出した(1898)。一方、大学で教育を受けた医師たちは、医術開業試験に合格した医師たちを学問水準が低いと批判しており、大日本医会の法案に対して激しい反対運動を行った。その結果、法案は大幅に修正されて衆議院を通過したものの貴族院で否決され、廃案となった。法案が否決されたために、大日本医会は会員が離反して衰退した。これに対して医師会法案に反対した大学派の医師たちは、明治医会を発足させた(1899)。また関西聯合医会が新たに結成され、東京医会の会長に北里柴三郎が就任して、大日本医会に代わる政治勢力となった(1901)。この3つの勢力は結集し、北里柴三郎を議長として帝国聯合医会を結成し

医学史上の人と場所
People and Place in Medical History

北里柴三郎 (1852〜1931)

北里柴三郎は日本の細菌学の創設者で、北里研究所を創設し、日本医師会の初代会長を務めた。肥後の北里村の庄屋の子として生まれ、熊本古城医学校でマンスフェルトに学び(1871〜1874)、東京大学医学部を卒業し(1883)、内務省衛生局と東大衛生学に務めた。ドイツに留学してベルリン大学のコッホ(1843〜1910)のもとで破傷風菌の純粋培養などの業績を挙げた(1885〜1892)。帰国後に福沢諭吉(1835〜1901)らの援助を得て伝染病研究所を創立して所長となり(1892)、研究所の内務省移管、さらに東京帝大移管のために退官し、北里研究所を設立した(1899)。慶應義塾大学医学部の設立に尽力して初代医学部長となり(1917)、日本連合医学会(日本医学会の前身)の設立(1902)に参画し、日本結核予防協会の設立(1913)と初代理事長(1923)、大日本医師会(現在の日本医師会)の設立と初代会長(1916)などを務めて日本の医学・医療の発展に大きく貢献した。

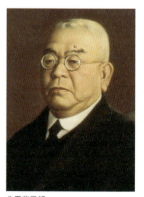

北里柴三郎

(1903),「医師法案」の作成に取り組むことになった。

　日露戦争と戦後処理のために世情が騒然となり，議会への法案提出は滞ったが，第22回通常議会(1906)に明治医会と帝国聯合医会からそれぞれ医師法案が提出された。両案はほぼ同内容であり，すりあわせと修正を行って，両議院を通過し成立した。医師法の主眼は，①医師の資格を一定の医学校の卒業生のみに与え，不完全な医師を養成する医術開業試験を8年後に廃止すること，②医師会を設立するが，強制加入ではないこと，③医師の品位および懲罰の規定を設けること，であった。

　医師法に基づいて，道府県の医師会と郡市区の医師会が全国に設立されるようになった(1907〜1908)。全国の開業医の組織となる大日本医師会が1916年に設立され，現在の日本医師会の前身となった。また医師法で予定された医術開業試験の廃止は，予定より2年遅れて1916年に行われた。これ以後医師になるためには，医科大学と医学専門学校で学んで卒業することが必要になった。

第 3 部

20 世紀からの近代医学の発展

Part 3. Development of the modern medicine in the 20th century and after.

第3部　20世紀からの近代医学の発展
Part 3. Development of the modern medicine in the 20th century and after.

■20世紀以後の世界の動き

19世紀からヨーロッパ諸国は軍事力を背景に，アジア・アフリカ各地を侵略して植民地を支配し，日本は明治維新後に朝鮮・中国を侵略し支配した。列強諸国の勢力均衡が破れて第1次世界大戦(1914-1918)が勃発し国力を消耗する総力戦となった。ヨーロッパ諸国は疲弊し，社会主義国のソビエト連邦が成立(1922)する一方，旧来の諸帝国が崩壊した。戦後処理と戦争の再発を防ぐために国際連盟が成立したが(1920)，1929年から始まる世界恐慌で経済が低迷し，行き詰まった枢軸国とこれに対抗する国力の豊かな連合国との間で第2次世界大戦が勃発した(1939-1945)。

第2次大戦後に再度の大戦を防げなかった反省を踏まえて国際連合が結成された(1945)。アジア，アフリカで独立運動が高まり，かつての植民地は次々に独立した。資本主義のアメリカ合衆国と社会主義のソビエト連邦が超大国となり，両国は対立して冷戦の時代に入った。

1989年に東西ベルリンを隔てる壁が崩壊したのに始まってドイツが統一し(1990)，東欧諸国では革命で社会主義体制が崩壊し，ソビエト連邦が崩壊した(1991)。冷戦は終了してヨーロッパでは欧州連合が発足して(1993)安定したが，世界では紛争・内戦が絶えず，ユーゴスラビア内戦(1991-2000)，湾岸戦争(1991)が勃発した。2001年のアメリカ合衆国での同時多発テロから，世界各国はテロの脅威にさらされている。

1960年代以降には経済が成長して多くの国が豊かになり，人口が急激に増加したが，その一方で地球上の食料生産とエネルギー資源の限界が意識されるようになった。1980年代以降には環境保護と反核が政治運動として広がっていくようになった。1990年代以降にアメリカ合衆国の主導により経済的・社会的活動が国境を越えて地球規模に拡大してグローバル化 globalization の時代に入り，2000年以後にはインターネットの普及で情報化社会 information society となり経済・社会・文化の動きはますます加速している(表)。

■20世紀以後の医学の歴史

19世紀から始まった実験室での生理学研究により，栄養の消化・吸収，呼吸，尿の生成，血液循環などに関わる主要臓器の機能が解明され，20世紀には自律神経やホルモンなど，生命維持機能を調節する仕組みも明らかになった(第16章)。20世紀に入って，光学顕微鏡と電子顕微鏡などの形態学，電位測定などの生理学，生体物質を分析する生化学の技術により，細胞の構造と機能についての理解が深まった。(第17章)。19世紀初頭あたりから植物から薬効成分が抽出されるようになり，19世紀後半には薬理学により薬効を科学的に検証されるようになり，19世紀末からは化学合成薬が開発されるようになった。20世紀中葉には抗生剤が生まれて感染症が克服され，20世紀後半からは新薬が次々と開発されている(第18章)。19世紀末には病原菌が発見され，生体防御の機構が研究されるようになった。1980年代以降には免疫学が進歩して，病態の理解が大いに深まった(第19章)。19世紀に入って医療の変容とともに，脳の機能異常を扱う精神医学と脳の病変を扱う神経学が成立した。19世紀末には脳の組織にニューロンが見いだされ，脳とその神

表　20世紀以後の歴史年表

1903 年	ライト兄弟が飛行機を発明
1904〜1905 年	日露戦争
1911〜1912 年	中国の辛亥革命
1914 年	パナマ運河開通，第 1 次世界大戦開始
1917 年	ロシア革命
1918 年	第 1 次世界大戦終結，パリ講和会議
1920 年	国際連盟創設
1922 年	イタリアでファシスト政権成立
1923 年	トルコ共和国の誕生
1929 年	世界恐慌の始まり
1933 年	ヒトラーが政権を獲る
1934〜1935 年	中国共産党の長征
1936〜1939 年	スペイン内戦
1937 年	日中戦争
1939 年	ポーランド分割，第 2 次世界大戦勃発
1941 年	太平洋戦争が始まる
1945 年	第 2 次世界大戦終結，国際連合の成立
1947 年	インドとパキスタンの独立
1948 年	イスラエルの建国，第 1 次中東戦争
1950 年	朝鮮戦争勃発
1956 年	第 2 次中東戦争（スエズ戦争），ソ連軍のハンガリー侵攻
1959 年	キューバでカストロ政権が発足
1963 年	ケネディ大統領暗殺
1964〜1975 年	ベトナム戦争
1968 年	ソ連軍のチェコスロバキア侵攻
1969 年	人類初の月着陸
1973 年	オイルショック
1976 年	中華人民共和国で文化大革命の終結
1979 年	米中国交回復，ソ連軍のアフガニスタン侵攻
1980 年	イラン・イラク戦争
1986 年	チェルノブイリ原発事故
1989 年	ベルリンの壁崩壊，東欧革命
1990 年	ドイツ統一
1991 年	ソ連の消滅，ユーゴスラビア連邦の崩壊
1993 年	欧州連合（EU）の発足
2001 年	アメリカ合衆国で同時多発テロ
2002 年	ユーロ貨幣の流通開始
2003 年	イラク戦争
2008 年	リーマンショック

経回路に焦点を当てた神経科学が発展した。20世紀には抗精神病薬が開発され，精神病の患者が解放されて治療されるようになった（第20章）。19世紀終盤以降から，生きている妊婦での帝王切開や子宮頸癌の手術が安全に行えるようになった。19世紀後半以降にさまざまな避妊法が用いられるようになり，排卵誘発剤や生殖補助医療による不妊症の治療は20世紀後半以降にはじまった（第21章）。臨床医学は細分化されて，内科系では小児科学と皮膚科学，外科系では眼科学，整形外科学などがある。腫瘍に対する診断・治療は，20世紀に入って大きく進歩した（第22章）。20世紀から新しい医療技術が開発されて，診断と治療の能力は大きく向上した。代表的なものとして，輸血と血液製剤，X線撮影と血管造影などの応用技術，心臓と大血管の病気を治療するさまざまな技術，人工関節と人工透析などの人工器官，臓器移植と再生医療，内視鏡とCTとMRIなどの画像診断，マイクロサージャリーと内視鏡手術などの外科手術の進歩があげられる（第23章）。

　日本の医学・医療は明治初期にドイツから移入され，日本流にアレンジされて発展していった。第2次大戦後の連合軍の占領下に医学教育と医療の制度は大きく改革された。寿命の延長に伴う社会の高齢化への対応，1990年代半ば以降の情報化とグローバル化の中で，日本の医学・医療は新しい時代に進もうとしている（第24章）。

第16章
生命維持機能とその調節
――臓器の生物学
Visceral function and its regulation — biology of the vital organs.

古代ギリシャ・ローマでは人体解剖が行われ，その知見をもとにガレノスは3大臓器と脈管に注目して，人体の生命維持機能を説明する理論を作り上げた。この理論は17世紀のハーヴィーの血液循環論により崩れ，18世紀のブールハーフェは人体器官の主要な機能を列挙して機械論的に説明することを試みた。19世紀から始まった実験室での生理学研究により，栄養の消化・吸収，呼吸，尿の生成，血液循環などに関わる主要臓器の機能が解明され，20世紀には自律神経やホルモンなど，生命維持機能を調節する仕組みも明らかになった。

■ガレノス説とその継承

人体解剖は紀元前3世紀頃に，アレキサンドリアのヘロフィロスとエラシストラトスによって初めて行われた。その後も人体や動物の解剖を積み重ねられ，2世紀のガレノスは詳細な解剖学書を著した。ガレノスの『身体諸部分の用途について』全17巻[1]は，解剖学の知見をもとに人体の器官がそれぞれ果たしている役割と，それによって人体の生命が維持される仕組みについて論じた。3大臓器と脈管を中心にしたこの理論は，中世からルネサンス期までの医師たちに広く受け入れられていた。この理論の骨子は以下のようなものである。

①腸で吸収された栄養が門脈を通して肝臓に運ばれて静脈血が作られる。静脈血は栄養を豊富に含み，肝臓から静脈を通して全身に配分される。

②静脈血の一部が右心室から心室中隔を通り抜けて左心室に達し，外界から吸い込まれた大気中の精気が肺と肺静脈を通って加わり動脈血が作られる。動脈血は生命精気を豊富に含み，動脈を通して全身に配分される。

③動脈血の一部が頸動脈を通って脳底の血管まで運ばれ，鼻を通して吸い込まれた大気中の精気が加わって神経液が作られる。霊魂精気を豊富に含んだ神経液は脳室に蓄えられて脳の機能を営むとともに，末梢神経を通って全身に運ばれ，随意運動と感覚の働きをする（図16-1）。

3大臓器と脈管の理論を含む『身体諸部分の用途について』はアラビアに伝えられ，その前半部分に相当するアラビア語版『器官の用途』全

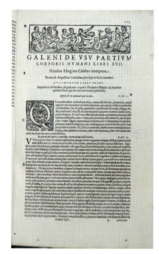

図16-1 ガレノス『身体諸部分の用途について』，ガレノス全集(1625)から 坂井建雄蔵

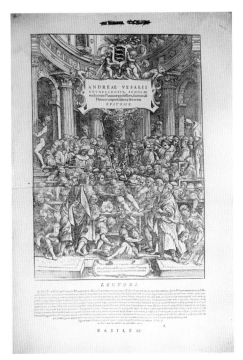

図16-2 ヴェサリウス『エピトメー』(1543)，複製
坂井建雄蔵

10巻[2]が編まれた．この著作は12世紀にラテン語に訳されてヨーロッパに広まった．また『身体諸部分の用途について』は14世紀初頭にギリシャ語原典からラテン語に訳され，15世紀末以降には出版されたラテン語訳ガレノス全集に収録されて広まった．

　ガレノスの3大臓器と脈管の理論は，16世紀以後の解剖学書の記述の中でよく取り上げられた．ヴェサリウスの『エピトメー』(1543)[3]は，6章からなり，第1章の骨格と第2章の筋肉に続いて，第3章では腹部内臓を中心に肝臓と全身の静脈，第4章では胸部内臓を中心に心臓と全身の動脈が，第5章では頭部の器官を中心に脳と全身の末梢神経が扱われ，第6章では生殖器が扱われており，全体がガレノス説にしたがって構成されている．ラウレンティウスの『解剖学誌』(1600)[4]では，総論(第1～5巻)に続いて，腹部内臓(第6～8巻)，胸部内臓(第9巻)，頭部の器官(第10～11章)，四肢(第12章)が扱われるが，ガレノス説を踏まえて人体の機能について既存の多数の解剖学書の記述についての議論が展開されている(図16-2)．

　ハーヴィーは血液循環論(1628)[5]を発表し，動物の生体解剖での実験や，皮静脈の弁が血液を逆流させない観察，さらに定量的な考察により，心臓から拍出された血液が全身を循環して心臓に還流することを論証した．この血液循環論により，ガレノスの3大臓器と脈管の理論は根幹部分が否定され，17世紀後半からは，血液が循環することを前提

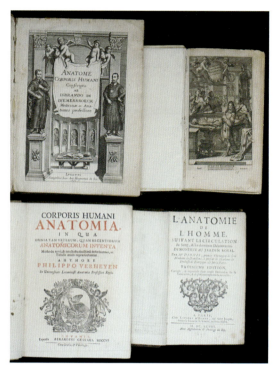

図16-3 17世紀末の解剖学書．左上：ディーメルブリュック（1679年版），**右上：ブランカールト**（1695年版），**左下：フェアハイエン**（1706年版），**右下：ディオニス**（1698年版）
坂井建雄蔵

にして人体の臓器の機能をどのように説明するかが，解剖学の議論の重要なテーマになった．その頃に出版された解剖学書では，人体の構造の記述だけでなく，血液循環に基づく人体の機能についての推論が大きく取り扱われている．ディーメルブリュックの『人体解剖学』（1672），ブランカールトの『改新解剖学』（1678），フェアハイエンの『人体解剖学』（1693），ディオニスの『人体解剖学』（1690）などが例としてあげられる（**図16-3**）．

　18世紀初頭にブールハーフェは『医学教程』（1708）を著し，その生理学の部分で人体のさまざまな器官の機能を取り上げ，機械論に基づく新しい説明を試みた．その弟子のハラーはその生理学を継承・発展させて『生理学初歩』（1747）という簡明な教科書と『人体生理学原論』全8巻（1757〜1766）という浩瀚な全書を著して，人体の機能を扱う学問として生理学を独立させた．

■栄養の消化と吸収

　食物が胃腸で消化・吸収される過程を医師たちは古くから調理になぞらえて，さまざまな想像を巡らせていた．消化について注意深い実験を

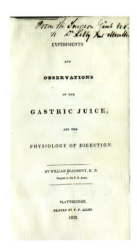 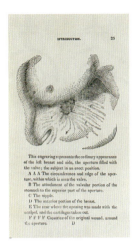 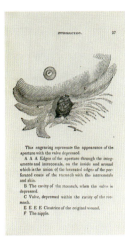 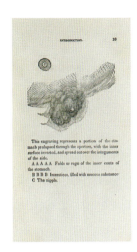

図16-4　ボーモント『胃液と消化の生理学と観察』(1833)から，表紙と付図

　最初に行ったのは，フランスのレオミュール(1683～1757)で，科学アカデミーで「鳥類の消化」(1752)[6]を発表した。レオミュールは自分が飼っていたトビが不消化物を口から吐き出す習性を利用し，肉を入れた細い金属管を胃に押し込んで時間をおいてその変化を観察したところ，肉は次第に溶解していた。食物が機械的に粉砕されるのではなく，胃液の作用で化学的に溶解したと考えられた。しかし海綿を使って胃液を採取し，食物と混ぜても変化が起きなかったので，消化には胃の特別な性質が必要であると誤って結論した。イタリアのスパランツァニ(1729～1799)は，飼っていた鷹を用いてレオミュールの実験を注意深く再現し，さらに採取した胃液と肉を混ぜ3日間保温したところ，肉片が消化されたのを確認して，胃液に消化作用があることを明らかにした(1780)[7]。

　アメリカの医師ボーモント(1785～1853)は，散弾銃の事故で腹部を負傷したサン＝マルタンという若者の治療を行い，胃に開いた孔が皮膚に開口して食物の消化の様子が観察できることを見いだした。その観察と研究の結果をまとめて『胃液と消化の生理学の実験と観察』(1833)[8]を発表した(図16-4)。

　食物の栄養素の中で糖質，タンパク質，脂肪は，炭素と水素と酸素を骨格とする化合物で3大栄養素とみなされ，燃焼して身体に必要なエネルギーを産生することができる。イギリスのプラウト(1785～1850)は栄養素の化学分析を行って，糖質 saccharinous，油状 oily，卵白様 albuminous を3大栄養素として提唱した(1827)[9]。ドイツの生化学者リービヒ(1803～1873)は化学分析の方法を発展させて，『動物化学』(1842)[10]ではこれらを糖 sugar，脂肪 fat，タンパク質 protein と名付けて広まった(図16-5)。消化管の液には栄養素を分解する消化酵素が含まれる。デンプンを分解するアミラーゼは，フランスの化学者パイヤン(1795～1878)が1833年に発見した。胃液に含まれるタンパク質分解酵素

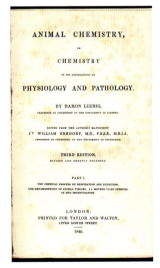

図16-5　リービッヒ『動物化学』(1846) 坂井建雄蔵

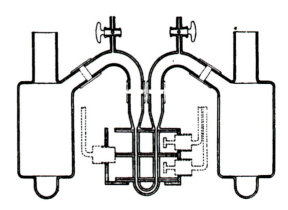

Fig. 1. Apparatus for electrophoretic analysis.

図16-6　ティセリウスの電気泳動装置

のペプシンはドイツのシュヴァン(1810〜1882)が1836年に発見した。脂肪分解酵素のリパーゼはフランスのベルナール(1813〜1878)が1848年に発見した。膵液に含まれるタンパク質分解酵素のトリプシンはドイツのキューネ(1837〜1900)が1877年に発見した。

　糖質のうちでブドウ糖は，体内でエネルギー源として広く用いられる栄養素である。ベルナールは，糖質のうちでもブドウ糖が体内で利用されること(1843)，腸から吸収されたブドウ糖が肝臓にグリコーゲンとして一時的に蓄えられること(1850)を明らかにした。

　タンパク質はアミノ酸がペプチド結合によりつながってできた巨大分子である。オランダのムルダー(1802〜1880)はタンパク質の構成元素を分析して炭素，水素，酸素の他に窒素を含むことを明らかにした(1838)。ドイツのフィッシャー(1852〜1919)は1899年からタンパク質の構造を研究し，アミノ酸がペプチド結合をすることおよびアミノ酸の構造を決定した。スウェーデンの生化学者ティセリウス(1902〜1971)は電気泳動法を開発して(1937)[11]，タンパク質を分子の大きさによって分類し，それまで知られていたアルブミンに加えて，α, β, γグロブリンを区別できるようになった(図16-6)。

■呼吸と血液

　人体や動物が空気を出し入れする動作をすること，それが生命に不可欠であることは，古代から知られていたに違いない。古代ギリシャ・ローマでは人体解剖が行われて内臓の構造が明らかになり，ガレノスは肺と呼吸の役割を3大臓器と脈管の説の中に位置づけて説明した。ガレノス説は17世紀初頭にハーヴィーの血液循環論により否定されたが，呼吸についての新たな説明には至らなかった。17世紀には肺の構造と

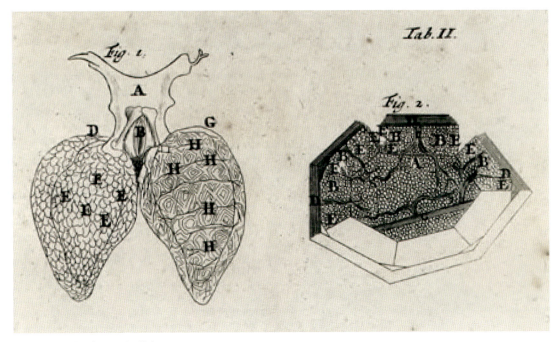

図16-7　マルピーギによる肺の構造

空気について新たな知見がいくつか得られた。マルピーギ(1628〜1694)は顕微鏡を用いて生体のさまざまな構造を観察して，肺の中に肺胞という小さな袋を見いだした。ボイル(1627〜1691)などオックスフォードの生理学者たちはさまざまな実験を行って，燃焼と呼吸に必要な成分が空気中に含まれることを示した。18世紀には燃焼と空気についての研究が進んだ。ハレ大学の教授シュタール(1660〜1734)は燃焼の際に可燃性の物質から燃素 phlogiston と提唱して大きな影響を与えた。イギリスの牧師プリーストリー(1733〜1804)は酸素など10種類のガスを分離してその性質を調べた(1775)[12]。スウェーデンの薬剤師シェーレ(1742〜1786)は『空気と火の化学論文』(1777)[13]を著し，実験的に酸素を生成しそれが燃焼に必須であることを報告した。イギリスのキャヴェンディッシュ(1731〜1810)は，可燃気(水素)と無燃素気(酸素)を混合して発火させると水が生じることを示した。最終的に18世紀末にフランスのラヴォアジェ(1743〜1794)が酸素を同定し，燃焼と呼吸がともに酸素と化合する現象であることを明らかにした(図16-7〜9)。

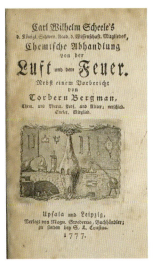

図16-8　シェーレ『空気と火の化学論文』(1777)

体内で酸素は循環する血液によって全身に運搬される。17世紀には初期の顕微鏡学者たちが血液を観察して，小さな丸い球状物が含まれることに気づいていた。18世紀になると，イギリスの医師ヒューソン(1739〜1774)はさまざまな動物の血液を観察して，血液中の球状物が普遍的に見いだされ有用なものであると主張した(1773)[14]。19世紀には血液と病気の関係が注目されるようになった。フランスの医師アンドラル

呼吸と血液　333

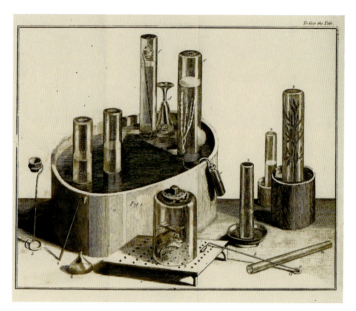

図16-9 プリーストリーが用いた実験装置

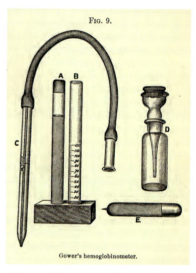

図16-10 ヒューソンによる血球の観察図　　図16-11 ガワースのヘモグロビン計

　(1797〜1876)は『血液病理学試論』(1843)[15]を著して，さまざまな疾患で血球の変化を報告した。ドイツの生理学者フィアオルト(1818〜1884)は血球数を数える方法を開発したが実用化には至らず，イギリスの医師ガワース(1845〜1915)は「血球の計算について」(1877)[16]という論文で赤血球数が貧血の正確な指標であると主張し，正確な計算装置を開発した(図16-10, 11)。

　赤血球中のヘモグロビンが酸素を運ぶ役割については，19世紀にドイツ生理学者たちが明らかにした。ボン大学のプリューガー(1829〜

1910)は，酸素の消費と炭酸ガスが全身の組織で産生されること，血液中のヘモグロビンが酸素を運搬することを主張した．ストラスブール大学のホッペ＝ザイラー（1825〜1895）は，赤血球に含まれる色素を分離してヘモグロビンと命名して多くの研究を行い，この物質が酸素や一酸化炭素と結合すること，鉄を含むことなど重要な発見をした．ホッペ＝ザイラーの『生理学病理学化学分析提要』（1858）[17]は生化学実験の手引書として版を重ね，『生理化学』（1881）[18]は生化学の教科書として広く読まれ，また『生理化学雑誌』（1877〜）[19]を創刊して生化学の発展に大きく寄与した．

■尿の生成と内部環境

古代においては腎臓が尿を産生するということは自明ではなかった．アリストテレスは膀胱が尿を生成すると考えており，ガレノスは腎臓が尿を生成する器官であることを証明するために行ったイヌの生体解剖の実験を『自然の諸能力について』[20]の第1巻13章で述べている．『身体諸部分の用途について』[1]の第5巻7章では，腎臓に太い動脈と静脈が入っており，腎臓の中で血液から尿が分離され，尿管を通して膀胱に運ばれると説明している．16世紀にヴェサリウスは『ファブリカ』（1543）[21]の第5巻10章で，ガレノスの説明に基づく尿の生成過程を図示している（図16-12）．

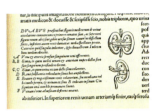

図16-12　ヴェサリウスによる腎臓での尿生成の説明図，『ファブリカ』（1543）から，複製　坂井建雄蔵

17〜18世紀には，初期の顕微鏡により腎臓内部の構造が少しずつ明らかにされた．イタリアのベッリーニ（1643〜1704）は『腎臓の構造と用途についての解剖学的研究』（1662）[22]を著し，腎乳頭に開口する集合管の末端部（乳頭管）を観察した．乳頭管はベッリーニ管と呼ばれる．マルピーギは『内臓の構造についての解剖学的研究』（1666）[23]の「腎臓について」の中で，腎臓の血管に墨汁を注入してから断面を観察し，枝分かれた血管の末端に腺（糸球体）がぶら下がることを発見した．糸球体を含む腎小体は現在でもマルピーギ小体と呼ばれる．ロシア出身の医師シュムランスキー（1748〜1795）はストラスブール大学での学位論文『腎臓の構造について』（1782）[24]で，3種類の実験を行って腎臓の皮質と髄質での尿細管の走行の違いを明らかにして明快な模式図を描いた（図16-13, 14）．

19世紀には性能の向上した顕微鏡により腎臓の組織構造が明らかにされ，尿の生成過程の理解が進んだ．イギリスの医師ボーマン（1816〜1892）は「腎臓のマルピーギ小体の構造と用途」（1842）[25]を発表し，糸球体と糸球体包の構造を明らかにした．糸球体包は現在でもボーマン嚢と呼ばれる．ゲッティンゲン大学の解剖学教授ヘンレ（1809〜1885）は「腎臓の解剖について」（1862）[26]を発表し，皮質から髄質の中までループ状に下る尿細管を発見し，現在でもヘンレループと呼ばれる．これらの発

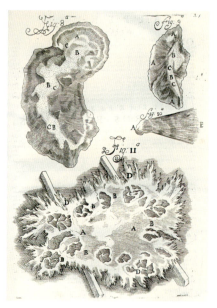
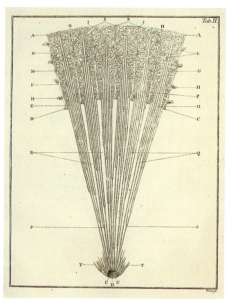

図16-13 ベッリーニ「腎の構造と用途について解剖学的研究」の腎臓の観察図，ベッリーニ『全集』（1732年版）から　坂井建雄蔵

図16-14 シュムランスキー『腎臓の構造について』（1782）から腎臓の構造の模式図

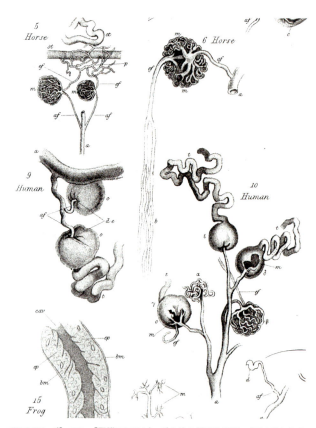

図16-15 ボーマン「腎臓のマルピーギ小体の構造と用途」（1842）からウマとヒトの糸球体の観察図

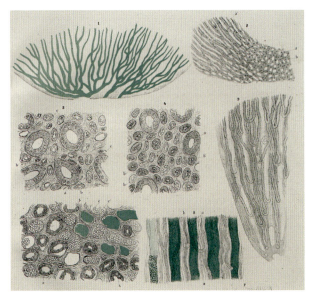

図16-16　ヘンレ「腎臓の解剖について」(1862)からヘンレループの観察図

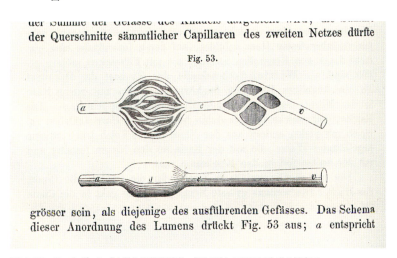

図16-17　ルートヴィヒ『人体生理学教科書』(1861)から腎の尿生成の概念図
坂井建雄蔵

見により，糸球体の構造と尿細管の腎臓内の走行が明らかになった。ライプツィヒ大学の生理学教授ルートヴィヒ(1816～1895)は「尿分泌機構の学説についての寄稿」(1843)[27]では尿が糸球体で濾過されることを論じ，『人体生理学教科書』の第2版(1858～1861)[28]では，尿細管での尿の再吸収を考察した(図16-15～17)。

　フランスのベルナールは体外の変動する環境に対して体内の安定した「内部環境 milieu interieur」という概念を提唱した(1857)が，アメリカのキャノン(1871～1945)は内部環境の安定性を「ホメオスターシス homeostasis」と呼んで『身体の知恵』(1932)[29]という著書で広めた。尿

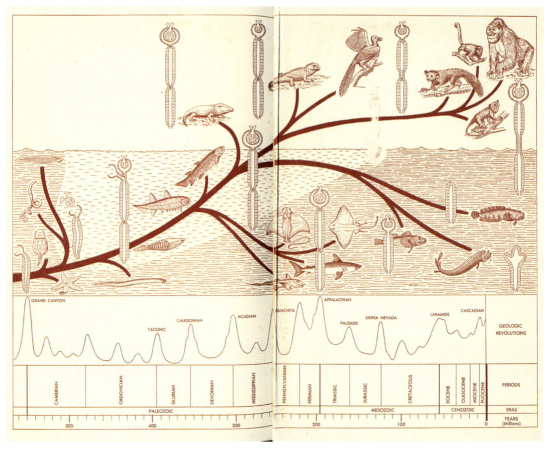

図16-18　スミス『魚から哲学者へ』(1953)から腎臓の進化の模式図
坂井建雄蔵

を濃縮し調節する機能はホメオスターシスの中心であるが，その機構は20世紀に明らかにされた。アメリカの生理学者スミス(1895～1962)らの研究によってクリアランス法が導入され，腎機能を非侵襲的に測定できるようになった。腎臓の進化を扱った『魚から哲学者へ』(1953)[30]や

医学史上の人と場所 People and Place in Medical History

キャノン　Cannon, Walter Bradford（1871～1945）

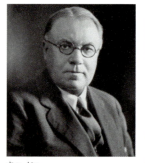

キャノン

　キャノンはアメリカの生理学者で，ホメオスタシス homeostasis という言葉を作り，体液成分の恒常性の考え方を広めた。ウィスコンシン州で鉄道員の父と学校教員の母の子として生まれ，ハーバード大学で医学を学び(1892～1896)，同校で教鞭を執り，生理学の教授になった(1902～1942)。消化機構の研究を通して自律神経の作用に注目し，交感神経系が緊急時に反応して副腎髄質からの内分泌を刺激することを明らかにした。一般向けに書かれた『身体の知恵』(1932)[P1]は，「ホメオスタシス」の概念を広めるのに大きく寄与した。

『腎生理学原理』(1956)[31]は大きな影響を与え，アメリカ腎臓学会では「ホーマー・スミス賞」を制定し，傑出した研究者を毎年表彰している。腎臓が濃縮した尿を作って体液の浸透圧を一定に保つが，スイスのキューン(1899〜1963)らは尿の濃縮機構に注目して対向流増幅系という概念を提唱し(1951)[32]，アメリカのコッコらは受動輸送と尿素の再回収を軸にした尿の濃縮機構を提唱した(1972)[33](図16-18)。

■心拍動の自律性

ガレノス説において心臓は内在熱 innate heat を生成する器官であり，心臓と動脈の拍動は動脈血が含む生命精気の性質であると説明されていた。心室だけが心臓であり，右心房は肝臓を中心とする静脈系の一部，左心房は静脈から心臓に向かう静脈性動脈(肺静脈)の一部と見なされていた。16世紀のレオナルド・ダ・ヴィンチの解剖手稿[34]に描かれる心臓は，心房を取り除かれた心室だけであり(図16-19)，ヴェサリウスの『ファブリカ』(1543)[21]の第3巻6章の直前の全身の静脈の図では，右心房は静脈の一部として描かれている。心耳は大静脈と肺静脈から張り出した心臓の付属物と考えられていた。

17世紀のハーヴィーの血液循環論(1628)[5]によってガレノス説の核心部分が否定され，心臓は血液を拍出するポンプと見なされ，心臓の壁は筋肉でできており，収縮力により血液を拍出すると考えられるようになった。17世紀末のディオニス『人体解剖学』(1690)[35]の第5示説では心房はまだ大静脈の一部と考えられており，18世紀前半のクルムス『解剖学表』(1722)[36]では心房の存在は認められておらず，大静脈は心臓か

医学史上の人と場所
People and Place in Medical History

スミス　Smith, Homer William（1895〜1962）

スミスはアメリカの生理学者で，種々の動物の腎機能を研究して，腎生理学の基礎を築いた。デンヴァーで生まれ，デンヴァー大学を卒業し(1917)，ジョンズ・ホプキンス大学で生理学の研究に従事して学位を得た(1921)。ハーバード大学のキャノンのもとで研究し(1923〜1925)，ヴァージニア大学医学部の生理学教授(1925)，ニューヨーク大学医学部の生理学教授となった(1928〜1961)。1930年代に糖の一種のイヌリンが糸球体で濾過されて尿細管で吸収も分泌もされていることを見いだし，これを用いて糸球体濾過量(GFR)の正確な測定を行った。さらにクリアランスの概念を用いて，クレアチニン，尿素，マンニトール，ナトリウム，インスリンなど種々の物質が腎臓で取り除かれる過程，さらに腎臓が高血圧の発症に関わることを研究した。スミスの研究成果は臨床にも直ちに応用され，研究室は腎生理学研究の国際的な拠点となった。スミスの腎生理学の著作は大きな影響を与え，アメリカ腎臓学会では傑出した研究者に「ホーマー・スミス賞」を授与している。

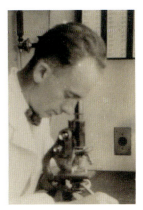

スミス

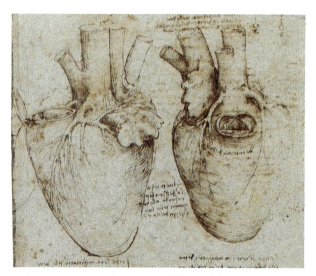

図16-19　レオナルド・ダ・ヴィンチの解剖手稿から心臓の図

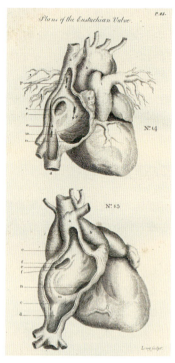

図16-20　ベル『人体解剖学』(1809)から心臓の図　坂井建雄蔵

ら出て上下に2分岐するように扱われている。18世紀末のベル『人体解剖学』(1797～1804)[37]でようやく心房が心臓の独立の部屋として認められるようになった(図16-20)。

　心臓が規則的に収縮する原因については，長らく謎であった。ゲッティンゲン大学のハラー(1708～1777)は心臓内の血液が心筋の被刺激性を生じると推測し，フランスのルギャロワ(1770～1814)は脊髄を挫滅する実験から心拍動が神経により支配されると考えた。19世紀前半に自律神経と心臓内外の神経節が発見され，神経と心臓を電気刺激する実験

医学史上の人と場所
People and Place in Medical History

田原淳　(1873～1952)

　田原淳は明治～昭和期の病理学者で，ドイツ留学中に房室結節を発見し，心臓の刺激伝導系の存在を明らかにした。大分の国東の中島家に生まれ，中津の医師田原春塘の養子となり(1892)，第一高等学校と東京帝国大学医科大学を卒業した(1901)。皮膚科と内科に入局し，私費でドイツに留学して(1903)マールブルク大学病理学のアショフのもとで心臓の研究を行い，房室結節を発見して報告し，刺激伝導系の全容を明らかにして発表した(1906)。帰国して(1906)京都帝国大学福岡医科大学の助教授(1906)，同病理学教授(1908)，官制変更により九州帝国大学教授(1911)となった。帝国学士院恩賜賞を授与され(1914)，九州帝国大学医学部長を務めた(1930)。

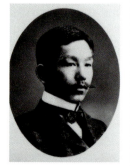

田原淳

から，心拍動の神経説が支持された。その一方，チェコのプルキンエ（1787〜1869）は心筋内に特殊な線維（プルキンエ線維）を発見してチェコ語（1839）とドイツ語（1845）で発表した[38]。ドイツのヒス（1863〜1934）は房室束（ヒス束）を発見（1893）[39]していた。マールブルク大学の病理学者アショフ（1866〜1942）のもとに留学した田原淳（1873〜1952）は『哺乳類心臓の刺激伝導系に』（1906）[40]を発表し，房室結節（アショフ・田原結節）を発見するとともに，それまでに発見されていた刺激伝導系の要素を整理し，心拍動が心筋よって生じるとする筋原説を確証した（図16-21）。その後にキース（1866〜1955）らは洞房結節（キース・フラック結節）を発見し（1906）[41]，刺激伝導系のすべての要素が見いだされた。刺激伝導系の構造は，アイントホーフェン（1860〜1927）が開発した心電計により測定された波形と見事に一致するものであった。

■自律神経の発見

　古代ローマのガレノスは末梢神経について詳しい解剖を行っていて，7対の脳神経を区別して迷走神経と交感神経幹に相当するものを記述していた。16世紀のヴェサリウスの『ファブリカ』[21]の第4巻は末梢神経を扱い，ガレノスの記述が解剖図として表現され，迷走神経と交感神経幹も描かれている（図16-22）。17世紀のウィリス（1621〜1675）は脳と末梢神経を詳細に解剖して『脳の解剖学』（1664）[42]を著し，交感神経幹を「肋間神経 intercostal nerve」と呼んだ。18世紀のウィンスロー（1669〜1760）は『人体構造の解剖学示説』（1732）[43]で3種類の「交感神経 sympathetic nerve」を区別し，小交感神経は顔面神経，中交感神経は迷走神経，大交感神経は交感神経幹に相当する。

　生命を維持する植物機能と生命を活用する動物機能の区別は古代にまで遡り，アリストテレスは『動物部分論』[44]で動物の魂は動の始原と成長の始原をもち，成長の始原は植物にも備わると述べている。18世紀フランスのビュフォン（1707〜1788）は『一般と個別の博物誌』[45]の中で，内臓が行う植物性機能と身体の外壁が行う動物性機能とを区別した。ビシャ（1771〜1802）は『一般解剖学』[46]の中で動物の身体が動物的部分と植物的部分に分かれること，末梢神経もそれに対応して2部に分かれると説明した。自律神経節が小さな脳であり，そこから内臓性の神経が出ると考えた。

　19世紀末から20世紀にかけて，イギリスの2人の解剖学者が内臓性の神経を詳細に解剖してその構造と機能を明らかにした。ガスケル（1847〜1914）は交感神経幹と脊髄が白交通枝を介してつながることを明らかにし（1886）[47]，『非随意神経系』（1916）[48]を著した（図16-23）。ラングレー（1852〜1925）は，心臓，胃，血管などへの自律神経の作用を調べ，

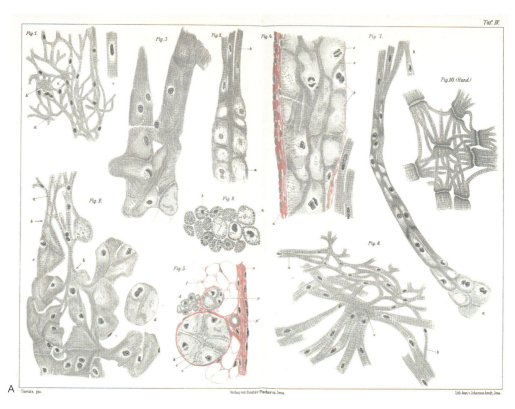

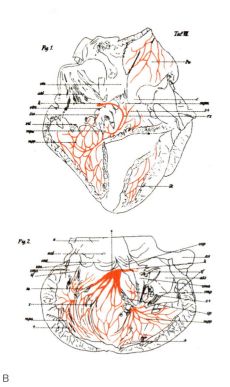
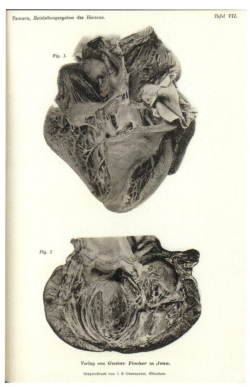

図16-21　田原淳による刺激伝導系の組織像(A)と心臓での分布(B)，複製
坂井建雄蔵

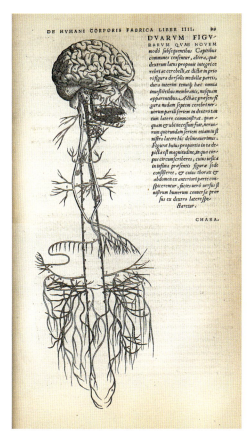

図16-22 ヴェサリウス『ファブリカ』(1543)から脳神経の図，複製　坂井建雄蔵

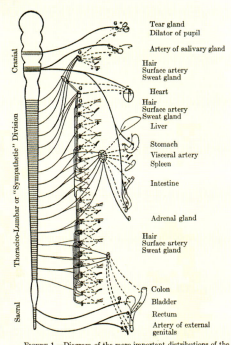

図16-24 キャノンによる自律神経の模式図

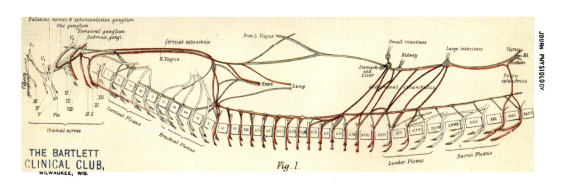

図16-23 ガスケルによる自律神経の模式図

ニコチンを用いて神経節での伝達を遮断する実験を行った。内臓性の神経を「自律神経系 autonomic nervous system」と呼び(1903)[49]，『自律神経系』(1921)[50]を著して交感神経系と副交感神経系が対立的に働くと提唱した。

アメリカのキャノン(1871〜1945)は，交感神経系と副腎髄質が対してストレスに対応して働くことを明らかにした(図16-24)。クッシング

自律神経の発見　343

(1869～1939)は視床下部と下垂体の結合を明らかにし，神経系とホルモンがともに内臓機能を調節することを示した．スイスのヘス(1881～1973)は数々の実験を通じて視床下部が自律神経系に影響を及ぼすことを明らかにし，ノーベル生理学・医学賞を受賞した(1949)．

■内分泌腺とホルモン

今日内分泌腺として知られる臓器のいくつかは，古代から知られていた．古代のガレノスの解剖学では，膵臓，リンパ節など内臓領域の柔らかな物体は「腺 $άδήν$」と呼ばれており，血管などの間の詰め物ないしクッションのような役目をすると考えられていた．16世紀のヴェサリウスの『ファブリカ』(1543)[21]では，膵臓，リンパ節，前立腺，松果体が腺と呼ばれていた．17世紀のワルトン(1614～1673)は腺と見なされていたものを解剖して『腺学』(1656)[51]を著し，その多くのものが導管を有することを報告した．それ以後，腺は液を分泌する機能を有すると考えられるようになった．しかし甲状腺，胸腺，副腎，リンパ節など導管をもたない腺も知られていた(図16-25)．

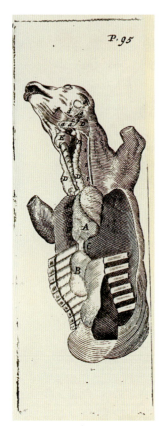

図16-25 ワルトン『腺学』からイヌのさまざまな「腺」，胸腺，甲状腺，顎下腺，耳下腺を示す．(1659年版)

19世紀には顕微鏡の性能が向上し，臓器の組織構造が詳しく観察されるようになった．ドイツのヘンレは『一般解剖学』(1841)[52]を著し，甲状腺，胸腺，脾臓，副腎などを「血管腺 Blutgefäßdrüsen」と呼び，何らかの物質を血液中に放出すると考えた．血管腺はヘンレの『人体系統解剖学提要』(1855～1871)[53]の第2巻(1866)では内臓領域の主要項目の1つに挙げられていたが，ケリカー(1817～1905)の『人体組織学提要』(1852)[54]では第2版(1855)[55]まで基本組織の一種として認められ，第3版(1859)[56]以後では基本組織から外された．ドイツのランゲルハンス(1847～1888)は学位論文(1869)[57]で，膵臓組織内に点在する内分泌細胞集団の膵島(ランゲルハンス島)を報告した．今日知られている内分泌腺の多くは，19世紀までに肉眼的あるいは顕微鏡的に観察されていたが，その機能は不明なままであった．フランスのベルナールは『実験生理学講義』(1865)[58]において肝臓が糖を血液中に「内分泌 sécrétion interne」すると述べたが，これは胆汁の外分泌に対応させたもので今日のホルモンの内分泌とはとくに関係がない(図16-26)．

最初に発見されたホルモンは十二指腸粘膜から放出されて膵液の分泌を刺激するセクレチンで，ベイリス(1860～1924)とスターリング(1866～1927)により1902年に報告[59]された．スターリングは1905年の講演[60]で，血中に分泌されて遠隔の器官に作用する物質をホルモン hormone と呼ぶことを提案した．それ以後新たなホルモンが次々と分離されて化学構造が同定された(表16-1)．

糖尿病 diabetes mellitus は膵臓からのインスリン産生の不足や感受性

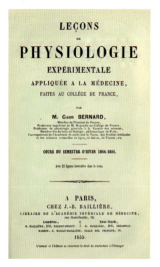

図16-26 ベルナール『実験生理学講義』(1865)

表16-1 おもなホルモンとその発見史

ホルモン	発見
消化管ホルモン	
セクレチン secretin	Bayliss WM, Starling EH(1902)
ガストリン gastrin	Gregory RA, Tracy HJ(1964)
パンクレオザイミン pancreozymin コレシストキニン chloecystokinin	Mutt V, Jorpes JE.(1968)
甲状腺ホルモン	
チロキシン thyroxine	Kendall EC(1919)
膵島ホルモン	
インスリン insulin	Banting FG, Best CH(1922)
グルカゴン glucagon	Staub A, Sinn L, Behrens OK(1954)
副腎皮質ホルモン	
エストロゲン estrogen	Butenandt A(1929)
プロゲステロン progesterone	Allen WM(1935)
テストステロン testosterone	Laqueur E(1935)
コーチゾン cortisone	Kendall EC(1949)
アルドステロン aldosterone	Simpson S, Tait JF(1954)
下垂体ホルモン	
甲状腺刺激ホルモン TSH	Allen BM(1916); Smith PE(1916)
卵胞刺激ホルモン FSH 黄体化ホルモン LH	Fevold HL Hisaw FL, Leonard SL(1931)
副腎皮質刺激ホルモン ACTH	Li CH et al.(1954)
成長ホルモン GH	Li C, Papkoff H(1956)

医学史上の人と場所
People and Place in Medical History

ベイリスとスターリング
Bayliss, William Maddock（1860〜1924），**Starling, Ernest Henry**（1866〜1927）

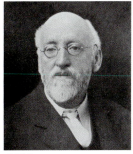

ベイリス

　ホルモン hormone を初めて発見してその後の内分泌学の礎を築いたのは，イギリスの生理学者のベイリスとスターリングの功績である。

　ベイリスはスタッフォード州に生まれてロンドン大学に入って医学を学び(1881)，オックスフォード大学に移って生理学を専門にし(1885)，卒業してロンドン大学に戻り(1888)，心臓と血管系を中心に生理学の研究を行い，助教(1903)，教授(1912)となった。『一般生理学原理』(1915)[P2]は生理化学の視点から書かれた教科書で，20世紀初頭の代表的な生理学書と評価されている。ベイリス効果 Bayliss effect（平滑筋は急に伸展されると収縮反応をする）は血管生理学の基本的な概念である。

　スターリングはロンドンで生まれ，ロンドン大学とガイ病院で学び学位を得て(1889)，ガイ病院の生理学講師(1889〜1899)，ロンドン大学の教授(1899〜1923)となった。その間にドイツのハイデルベルクでキューネ(1837〜1900)の研究室(1885)とブレスラウでハイデンハイン(1834〜1897)の研究室(1892)を訪ねて研究を行い，またベイリスと知り合って(1890)生涯にわたって共同研究を行った。スターリングの心臓法則 Starling's law（心臓収縮時の出力は拡張期の心筋線維の長さによって決まる）とスターリングの仮説 Starling's hypothesis（毛細血管での濾過量は静水圧差と膠質浸透圧差によって決まる）は循環生理学の基礎として有名である。

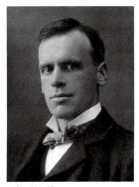

スターリング

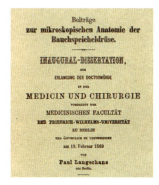

図16-27 ランゲルハンスの学位論文「膵臓の顕微解剖学の寄稿」(1869)

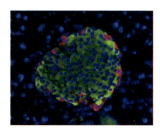

図16-28 マウスのランゲルハンス島の蛍光顕微鏡像

の異常による病気で，多尿で尿に糖が含まれて甘い味がするのが特徴である。多尿を意味する diabetes の語は，カッパドキアのアレタイオス（50～100/150～200頃に活躍）とガレノスが用いている。17世紀にイギリスのウィリス（1621～1675）は，糖尿病患者の尿が甘いことを始めて記した（1674）[61]。膵臓組織内に点在する内分泌細胞集団の膵島はドイツのランゲルハンスが学位論文で報告した（1869）[57]。ドイツの内科医ミンコフスキー（1858～1931）とメリング（1849～1908）は，イヌの膵臓を摘出すると糖尿病を発症することを報告した（1890）[62]。カナダの医師バンティング（1891～1941）はイヌの膵管を結紮して膵臓を膵液で消化させて残存した膵組織からインスリンを抽出することに成功した（1922）[63]。インスリンはタンパク質であり，その構造はイギリスの生化学者サンガー（1918～2013）によって解明された（1952）[64]（図16-27, 28）。

バセドウ病（グレーヴス病）は，甲状腺刺激ホルモン受容体に対する抗体によって甲状腺が刺激されて腫大し，甲状腺ホルモンを多量に分泌する病気で，しばしば眼球突出を伴う。甲状腺腫 goiter は古くから知られていたが，甲状腺腫に眼球突出を伴う症例をアイルランドの医師グレーヴス（1796～1853）が1835年に[65]，ドイツの医師バセドウ（1799～1854）が1840年に報告[66]した。甲状腺ホルモンはアメリカのケンドール（1886～1972）が1919年に分離・同定した（図16-29）。

下垂体は中枢神経と内分泌をつなぐリンクであり，他の内分泌腺（甲状腺，副腎皮質，性腺）を制御するとともに視床下部の支配下にある。視床下部の神経内分泌細胞からの刺激/抑制因子は，下垂体門脈系を介して下垂体前葉に到達して前葉の内分泌細胞を支配する。ケンブリッジのハリス（1913～1971）は1950年代の一連の研究で下垂体門脈系の存在を明らかにし，『下垂体の神経調節』（1955）[67]を著した（図16-30）。一方，視床下部の別の神経内分泌細胞は下垂体後葉に軸索を伸ばし，そこで血液中

医学史上の人と場所
People and Place in Medical History

バンティング　Banting, Frederick Grant（1891～1941）

　バンティングはカナダの生理学者で，膵臓からインスリンが分泌されること，その欠乏が糖尿病を引き起こすことを発見した。オンタリオ州で農家の子として生まれ，トロント大学で医学を学んで学位を得て（1916），軍医を務めた（1916～1919）。イヌの膵管を結紮して膵外分泌部を壊死させ，膵島を単離して糖尿を治療するホルモンを得られるという着想を得て，トロント大学生理学のマクラウド（1876～1935）教授の実験室を借り，医学生のベスト（1899～1978）の協力を得て実験を行い，糖尿病を治療する物質の抽出に初めて成功した。この業績を認められてバンティングはトロント大学の生理学教授となり，またマクラウドとともにノーベル生理学・医学賞を受賞した（1923）。バンティングはインスリンの発見にマクラウドの功績を認めず，自分の賞金をベストと分け合った。

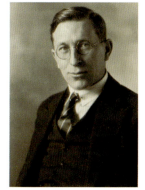

バンティング

に下垂体後葉ホルモンを放出する。下垂体後葉の神経内分泌の仕組みは，アメリカのシャラー（1905～1965）夫妻が1920～1930年代にさまざまの脊椎動物の視床下部で神経分泌細胞の存在を明らかにし，ドイツのバルクマン（1906～1978）が1950年頃に視床下部と下垂体後葉の連絡を明らかにした一連の研究によって切り拓かれた。

　血圧を調節する仕組みとして，腎臓の傍糸球体装置から分泌されるレニンという酵素とそれによって血液中に生成されるアンジオテンシンIIおよび副腎皮質ホルモンのアルドステロンからなる系がある。レニンは腎臓に含まれる昇圧物質としてスウェーデンのティーゲルシュテット（1853～1923）によって1898年に発見され命名[68]された。アメリカのゴールドブラット（1891～1977）は1934年に腎動脈を狭窄して高血圧を発症させるモデルを作成し[69]，このモデルを用いたアルゼンチンとアメリカのグループの研究により，腎臓から分泌されるレニンがタンパク分解酵素であること，血漿中の基質を分解して昇圧物質を生成することが1940年前後に発見された。昇圧物質の名前は混乱していたが，1958年にアンギオテンシンangiotensinに統一された。

図16-29　バセドウ「眼科内細胞組織肥大による眼球突出」（1840）

■ビタミンの発見

　ポーランド生まれの生化学者フンク（1884～1967）は，食品に含まれ欠乏すると脚気の原因となる微小栄養素（ビタミンB_1）を分離し，その構造がアミン類であることから「vitamine」と名付けた（1912）[70]。さらに『ヴィタミーネ』（1914）[71]を著して，壊血病，ペラグラ，くる病などの

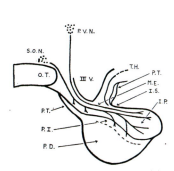 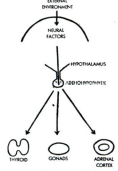 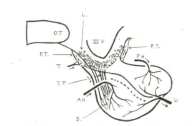

図16-30　ハリスによる下垂体の説明図，(A)神経下垂体，(B)下垂体による調節，(C)下垂体前葉

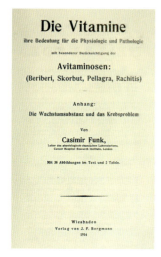

図16-31　フンク『ヴィタミーネ』(1914)

疾患が，微量栄養素の欠乏により生じるという学説を提唱した(図16-31)。アメリカのマッカラム(1879〜1967)は脂溶性と水溶性の微量栄養素(ビタミンAとB)を発見して「脂溶性A因子」および「水溶性B因子」と名付け(1914)[72]，『栄養知識の新知識』(1918)[73]を著した。イギリスの生化学者ドラモンド(1891〜1952)は微量栄養素がアミン類と限らないことから「ビタミン vitamin」と呼ぶことを提唱し，ビタミンをA(脂溶性A因子)，B(抗脚気因子)，C(抗壊血病因子)の3種類に区別した(1920)[74]。ビタミンの名称は広く受け入れられ，新たなビタミンがさらに発見されていった(表16-2)。

　壊血病 scorbutus, scurvy はビタミンC(アスコルビン酸)の欠乏によりコラーゲンの生合成が障害され，微小血管の損傷で出血が多発し，外傷の治癒が阻害され，衰弱し死亡する。15〜17世紀の大航海時代以後の船員に多発し，多くの生命が失われた。イギリスの医師リンド(1716〜1794)は壊血病の患者に異なる飲食物を与える臨床実験を行い，柑橘系の果実とサイダーが壊血病を防ぐことを証明した(1753)[75](図16-32)。19世紀以後にも，クリミア戦争や南北戦争の捕虜収容所などで壊血病が発生し，また1870年代から第一次世界大戦まで欧米諸国の上流社会で乳児壊血病が発生した。20世紀になってオスロのホルスト(1860〜1930)らは抗壊血病因子が抽出することに成功した(1907〜1912)。その成分はビタミンCと名付けられ，セント=ジェルジ(1893〜1986)によって副腎か

表16-2　おもなビタミンとその研究史

	物質名	研究	機能・欠乏症
ビタミンA	レチノール retinol	McCollum(1913)抽出	欠乏症：夜盲症
ビタミンB$_1$	チアミン thiamine	鈴木梅太郎(1911)抽出 Funk(1912)抽出	欠乏症：脚気(beriberi)
ビタミンB$_2$	リボフラビン riboflavin	Györgyi(1933)分離	フラビン酵素の補欠分子
ビタミンB$_3$	ナイアシン niacin	Elvehjem(1937)分離	欠乏症：ペラグラ
ビタミンB$_5$	パントテン酸 pantothenic acid	Williams(1933)発見 Williams(1938)分離	補酵素Aの構成要素
ビタミンB$_6$	ピリドキシン pyridoxine	Györgyi(1934)発見 Lepkovsky(1938)分離	補酵素
ビタミンB$_7$	ビオチン biotin	Wills(1931)発見 Mitchell et al.(1941)分離	カルボキシラーゼの補酵素
ビタミンB$_9$	葉酸 folic acid	Willis(1931)発見 Mitchell(1941)分離	欠乏症：巨赤芽球性貧血，胎児の二分脊椎
ビタミンB$_{12}$	コバラミン cyanocobalamin	Minot, Murphy(1926)発見 Folkers, Todd(1948)分離	欠乏症：萎黄病，悪性貧血
ビタミンC	アスコルビン酸 ascorbic acid	Holst, Frölich(1912)抽出 Szent-Györgyi(1928)分離 Svirbely, Szent-Györgyi(1932)同定	欠乏症：壊血病
ビタミンD	カルシフェロール calciferol	McCullum(1922)抽出	欠乏症：くる病，骨軟化症
ビタミンE	トコフェロール tocopherol	Evans et al.(1922)発見 Emerson(1935)分離	抗酸化作用，酵素の調節
ビタミンK$_1$	フィロキノン phylloquinone	Dam(1929)発見 Doisy(1939)分離	血液凝固因子

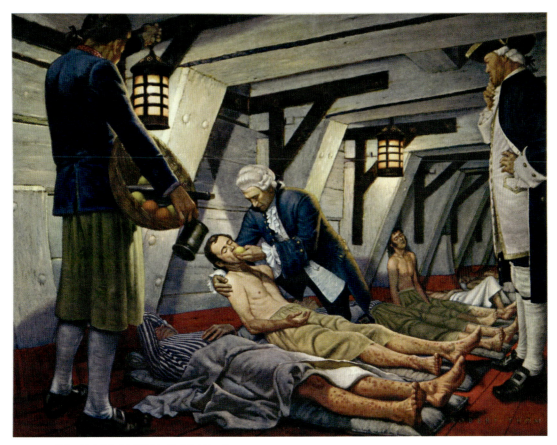

図16-32　船中の壊血病患者を柑橘類で治療するリンド

ら単離され(1928)[76]，同定された(1932)[77]。

　脚気 beriberi はビタミン B_1（チアミン）の欠乏により生じる病気で，全身の末梢神経が障害されて感覚麻痺や運動障害を生じ，重症例では衰弱して死亡する。浮腫を伴う湿性脚気と伴わない乾性脚気がある。脚気は米を主食とする東アジアと南米によく見られ，軍隊や刑務所などでも発生した。とくに日本では平安時代には上層階級の病気であったが，江戸時代から庶民に広まり，明治になってから陸軍軍人に多発して国家的な大問題になった。高木兼寛(1849〜1920)は海軍軍医としてイギリスに留学し，食事中の栄養が脚気の原因であると考え兵食を改革して洋食と麦飯を採用し，海軍での脚気撲滅に成功した。陸軍の石黒忠悳(1845〜1941)は脚気が伝染病であって麦飯は脚気に効かないという信念をもち，それに同調した森林太郎（鴎外）(1862〜1922)と高木を中心に脚気についての論争が持ち上がった。オランダのエイクマン(1858〜1930)はインドネシア赴任中にニワトリの脚気が白米食で発生し玄米食で予防・治療できることを発見した。抗脚気因子は東京帝国大学の鈴木梅太郎(1874〜1943)が米糠から分離してアベリ酸(のちにオリザニンと改称)と名付け(1911)[78]（図16-33），フンクは酵母などから分離して vitamine と名付けた

ビタミンの発見　349

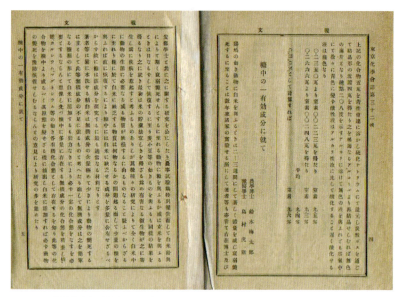

図16-33　鈴木梅太郎「糠中の一有効成分に就て」（1911）　東京大学農学生命科学図書館蔵

(1912)[70]。その化学構造はウィリアムズ（1886～1965）によって1936年に構造が決定され合成された[79,80]。

くる病 rickets は小児期の成長中の骨に石灰化不全が生じて，成長が遅延し骨が変形（O脚，X脚）する病気で，おもにビタミンDの不足や代謝異常が原因になる。同様の骨の石灰化不全が成人で生じたものは骨軟化症 osteomalacia と呼ばれる。古代ローマのガレノスの著作に，くる病でよく見られる外反膝，内反膝，漏斗胸，鳩胸についての記述が含まれている。くる病 rickets という病名は1634年のロンドンの死亡統計報告で初めて用いられ，17世紀にイギリスのグリソン（1597～1677）は『くる病』（1650）[81]を著し，くる病の症例を多数報告した。ビタミンDはマッカラムによって1922年にくる病を予防する因子としてタラの油から分離された[82]（図16-34）。

ペラグラ pellagra はアメリカ原産のトウモロコシを主食としたときに生じる栄養欠乏疾患で，皮膚炎，下痢，痴呆を生じて死に至る病として恐れられた。ペラグラはコロンブスの新大陸発見からトウモロコシがヨーロッパで栽培されるようになって広まった。スペインの医師カサル（1681～1759）が1735年にこの病気に気づき，その手稿をみたフランスの医師ティエリ（1719～?）が1755年に著作[83]の中で報告した。イタリアの医師フラポッリ（1738～1773）が1771年に酸っぱい agra 皮膚 pelle の意で「ペラグラ」と名付けた[84]。アメリカの医師ゴールドバーガー（1874～1929）はトウモロコシを中心とした食事がペラグラの原因であることを明らかにした。ペラグラの予防に効果的な栄養素ナイアシン niacin はエルヴィヘム（1901～1962）によって分離された。

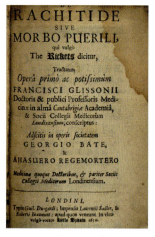

図16-34　グリソン『くる病』（1650）

第17章
人体を作るミクロの素材
——細胞と遺伝子の生物学
Microscale components of the human body
— biology of the cells and genes.

　人体のさまざまな器官はそれぞれ固有の素材からできている。古代ギリシャのアリストテレスは器官の素材にあたるものを同質部分，固有の形をもつ器官を非同質部分と呼び，ガレノスはその区別を疾患の原因と関連づけた。16世紀のヴェサリウスは等質部分と異質部分として区別し，この区別はその後の多くの解剖学書に受け継がれた。19世紀初頭のビシャは器官の素材を組織と呼び，22種の系統を区別した。19世紀中葉に顕微鏡の改良と細胞説の登場により，組織の顕微鏡的な構造を体系的に扱う組織学が成立した。

　20世紀に入って，光学顕微鏡と電子顕微鏡などの形態学，電位測定などの生理学，生体物質を分析する生化学の技術により，細胞の構造と機能についての理解が深まった。細胞の生命活動の基本となる細胞小器官とそれを構成する単位膜，エネルギーを獲得する代謝過程，遺伝情報を貯蔵するDNAの構造とタンパク質合成の過程が解明された。また多数の細胞が集まって組織を構築するのに必要な細胞骨格，細胞間結合，細胞外基質などの構造が明らかになり，細胞膜を物質が透過する仕組み，細胞膜を通して細胞が情報を受け取る仕組みについての研究が進んでいる。

■人体を作る素材

　人体のさまざまな器官は，形に違いがあるだけでなく，その材質にも違いがある。たとえば肝臓と筋肉は，その一部を同じサイコロ形に切り出しても，焼き肉のレバーとロースのように区別できる。そのような器官の形と材質の違いを，アリストテレスは意識的に取り上げた。『動物誌』[1]第1巻の冒頭で，動物の諸部分には非合成的で同質の部分に分けられる同質部分（ὁμοιομερῆ）と，合成的で同質でない部分に分けられる非同質部分（ἀνομοιομερῆ）があると述べている。また『動物部分論』[2]第2巻では，動物体の構成物に3段階があり，第1は土，空気，水，火のような構成要素，第2は骨，肉などの同質部分，第3は顔や手などの非同質部分であると述べている。

　ガレノスは同質部分の語がアナクサゴラスに由来すると示唆し（『ヒポクラテスとプラトンの学説について』[3]第5巻第3章），同質部分にあたるものとして，動脈，静脈，神経，骨，軟骨，膜，靱帯，被膜を挙げている（『自然の諸能力について』[4]第1巻第7章）。またガレノスは同質部分と非

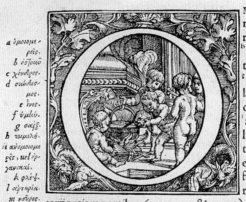

図17-1 ヴェサリウス『エピトメー』(1543)第1章冒頭部分　坂井建雄蔵

同質部分の違いを疾患の原因との関連で重視しており，体液不均衡 dyscrasia は等質部分に関わり，数や大きさや形の異常は非同質部分に関わり，連続性の破断は同質部分と非同質部分の両方に関わると述べている（『疾患の種類について』[5]第3巻第1章）。同質部分と非同質部分の区別は，ガレノス以後の医師たちに広く受け入れられた。

アヴィケンナの『医学典範』[6]では，第1書第1教説（医学の定義と主題）の第5論（器官）の冒頭で同質部分と非同質部分にあたるものを，単純器官 simplicia と複合器官 composita として扱っている。単純器官の例としては，骨，軟骨，神経，腱，靭帯，動脈，静脈，被膜，肉の9種類が挙げられている。

ヴェサリウスは『エピトメー』(1543)[7]の冒頭で等質部分 similares と異質部分 dissimilares の区別について扱っている。等質的な部分は，感覚にとって単純であり，骨，軟骨，靭帯，線維，膜，肉，脂肪などを含む。異質的な部分は道具的であり，静脈，動脈，神経，筋，指，その他人体すべての器官を含む。ヴェサリウスでは血管と神経が異質的部分とされており，その点がガレノスやアヴィケンナの扱いと異なっている（図17-1）。

ラウレンティウスは『解剖学誌』(1600)[8]の第1巻で解剖学の総論を扱い，その第20章で等質部分と異質部分の区別について古代の著者たちを紹介して議論している。これ以後の解剖学書において，等質部分と異質部分の区別は，総論ないし序論でよく取り上げられている。デンマークのバルトリンの『改新解剖学』(1651)[9]では序論で，オランダのディーメルブリュックの『人体解剖学』(1672)[10]では第1巻の第1章で，ベルギーのフェアハイエンの『人体解剖学』(1693)[11]では序論で，フラ

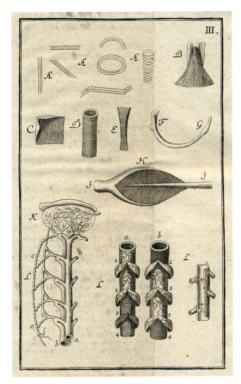

図17-2 クルムス『解剖学表』(1741年版)，第3表「身体の本質的部分」の図　坂井建雄蔵

ンスのディオニスの『人体解剖学』(1690)[12]では骨学示説に続く解剖示説の第1で，等質部分と異質部分の区別について述べている。オランダのブランカールトの『改新解剖学』(1678)[13]では第1章で，単純部分 simplices と道具部分 organicas として扱っている。クルムスの『解剖学表』(1722)[14]では第3表「身体の本質的部分」で固体部分と液体部分を扱い，固体部分として線維，神経，膜，被膜，靱帯，骨，軟骨，筋，腱，腺，脈管(動脈，静脈，リンパ管)を列挙している(図17-2)。

肉眼解剖による器官の材質の区別は，19世紀初頭にフランスのビシャ(1771-1802)で頂点に達した。ビシャは『諸膜論』(1799)[15]で人体を構成するさまざまな膜を区別してその解剖・生理学的にその特性を述べ，『一般解剖学』(1801)[16]で人体の素材を組織 tissu と呼び，組織を22の系統 système に分類してその形態，構築，特性，発生などを記述した(図17-3)。

19世紀中葉以降には顕微鏡の性能向上を用いて器官の構造が詳しく観察され，シュライデンとシュヴァンの細胞説(1838～1839)により，細胞が生命の単位と認められるようになった。人体の材質は組織(独 Gewebe；英 tissue；仏 tissu)と呼ばれ，組織の構造と構成細胞を体系的に扱う組織学(独 Gewebelehre, Histologie；英 histology；仏 histologie)が成立した。ケリカーは『人体組織学提要』(1852)[17,18]を著して組織学を体系化し，4種類の基本組織を区別した。

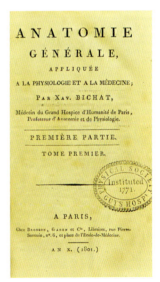

図17-3 ビシャ『一般解剖学』第1巻(1801)

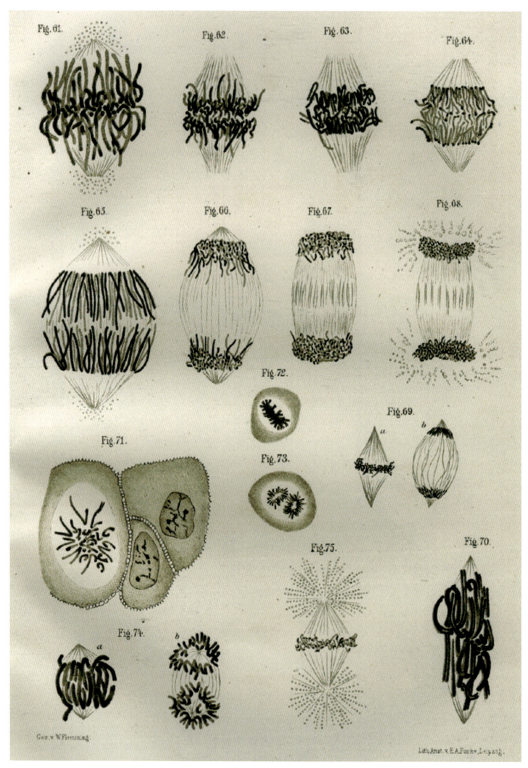

図17-4 フレミング『細胞質,核および細胞分裂』(1882)から細胞分裂の図

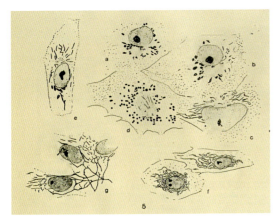

図17-5 ルイスによる培養心筋細胞のミトコンドリアの図

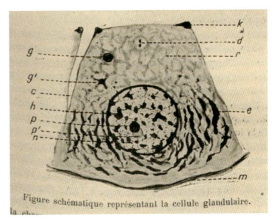

図17-6 ギャルニエによるエルガストプラズムの図

■細胞小器官と細胞膜

　細胞の内部構造は，光学顕微鏡の観察でもある程度識別されていた。細胞核は19世紀初頭から観察されており，シュライデンとシュヴァンの細胞説では形成途上の新しい細胞であると考えられていた。1870年代の後半に，核分裂が細胞分裂に先行して起こることが明らかになった。フレミング(1843〜1905)は『細胞質，核および細胞分裂』(1882)[19]を著して，核の分裂過程を明らかにした。ワルダイエルは1888年に染色体 chromosome の名称を提案した(図17-4)。

　ベルリン大学のベンダ(1857〜1932)は精母細胞の細胞質封入体について研究し(1898, 1899)，ミトコンドリア mitochondria と名付けその存在を明らかにした。アメリカのルイスらは培養した線維芽細胞でミトコンドリアの形状とその動きを見事に示した(1914)[20](図17-5)。フランスのギャルニエは細胞質に好塩基性の構造を見いだしてエルガストプラズム ergastoplasm と名付けた(1900)[21]が，これは今日の電子顕微鏡で見いだされる粗面小胞体に相当する(図17-6)。イタリアのゴルジ(1843〜1926)は脊髄神経節のニューロンを観察して細胞内に網状構造を見いだした(1898)[22]。これは，今日の電子顕微鏡で見いだされるゴルジ装置に相当する。

　電子顕微鏡は1931年にドイツのルスカ(1906〜1988)によって開発され，1950年代から試料の作成法(グルタルアルデヒドとオスミウムの二重固定法)，薄切法(ウルトラミクロトームとダイヤモンドナイフ)，電子染色法(ウランと鉛による染色)が開発されて，生物試料に応用されるようになった。電子顕微鏡で観察すると細胞膜は厚さ7.5〜10 nmの二重層として見え，細胞内にも同様の膜系でできた小器官が観察された。ハーバード大学のロバートソン(1923〜1995)は細胞膜と小器官を構成する膜

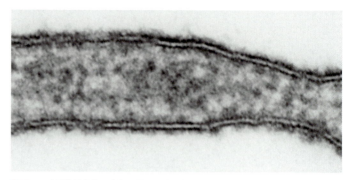

図17-7　糸球体足細胞足突起の電子顕微鏡像　坂井建雄撮影

を単位膜 unit membrane と呼んだ(1963)[23]（図17-7）。

　19世紀末頃から，多くの麻酔剤が水と油の両方に親和性があることから，細胞膜の成分がリン脂質ないしコレステロールではないかと推測されていた。ロンドン大学のダニエリ(1911～1984)らは，脂質分子の2重層の両側を球状のタンパク質が覆うという細胞膜モデルを提唱した(1935)[24]。カリフォルニア大学のシンガー(1924～2017)らは脂質2重層の中にタンパク質が埋め込まれ横方向に流動するという「流動モザイクモデル fluid mosaic model」を提唱し(1972)[25]，広く受け入れられている（図17-8）。

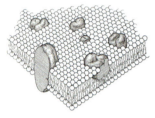

図17-8　シンガーによる流動モザイクモデルの図

■細胞のエネルギー代謝

　栄養素が酸素と結合して生命活動のエネルギーを生み出すことは，19世紀初頭にはすでに理解されていたが，エネルギー代謝の過程とそのエネルギーを運ぶ分子は，20世紀になって明らかにされた。

　骨格筋が収縮のエネルギーをグルコースから得るための仕組みの説明として，1920年頃に「乳酸学説」が華々しく登場した。肝臓のグリコーゲンが血流を通して骨格筋にグルコースを供給し，骨格筋はグルコースを分解してエネルギーを獲得して乳酸を生成し，乳酸は肝臓に戻ってグリコーゲンになる，というものである。乳酸学説によりドイツのマイヤーホフ(1884～1951)とケンブリッジ大学のヒル(1886～1970)が1922年にノーベル生理学・医学賞を受賞した。しかし10年も経たないうちにこの学説は誤りであることが判明した。

　アデノシン3リン酸(ATP)は筋収縮を始め細胞内のあらゆる生活活動のエネルギー源である。ATPの発見は1929年に，ハーバード大学のフィスケ(1890～1978)らとドイツのローマン(1898～1978)によって報告された。発表はローマンの方が早かったが，発見はフィスケの方が早く，マイヤーホフがフィスケの研究内容をローマンに教えて出し抜いたので

はないかと示唆されている(図17-9)。

　グルコースが酸素と結合して完全に分解されてエネルギーを放出する過程は，大きく3段階に分かれる。第1は解糖系で，細胞質内でグルコースが2分子のピルビン酸などに分解される。その全貌は1930年代に解明され，フランクフルト大学のエムデン(1874～1933)とハイデルベルク大学のマイヤーホフが大きく貢献したのでエムデン・マイヤーホフ経路とも呼ばれる。第2はクエン酸回路で，ミトコンドリア内でクエン酸が少しずつ代謝されながらエネルギー分子を生成してオキサロ酢酸に変化し，ピルビン酸に由来するアセチルCoAがこれに結合して再びクエン酸を生成する。その全貌は1937年にシェフィールド大学のクレブス(1900～1981)によって解明され，クレブス回路とも呼ばれる。クレブスは1953年にノーベル生理学・医学賞を受賞した。第3は電子伝達系で，ミトコンドリア内で水素イオンと電子から酸化還元反応によってATPが生成される。ミトコンドリアの研究においては，ロックフェラー研究所で研究をしたベルギー出身のクロード(1899～1983)が開発した細

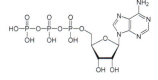

図17-9　ATPの分子構造

医学史上の人と場所
People and Place in Medical History

マイヤーホフとクレブス
Meyerhof, Otto Fritz（1884～1951），　**Krebs, Hans Adolf**（1900～1981）

　グルコースは細胞にとって最も利用しやすい栄養素であり，第1段階の解糖系，第2段階のクエン酸回路，第3段階の電子伝達系を経て酸素と結合し，水と二酸化炭素にまで分解されて大量のエネルギーを生成する。この過程は多数の生化学者の競争と協力により明らかにされた。

　解糖系(エムデン・マイヤーホフ経路)に名を留めるマイヤーホフはドイツのハノーファーで生まれてハイデルベルク大学で医学を学び，キール大学教授(1918～1924)，ベルリンの生物学研究所長(1924～1929)，ハイデルベルク大学教授(1930～1938)となったが，ナチス・ドイツからの亡命を余儀なくされてフランス(1938)そしてアメリカに移住し(1940)，ペンシルバニア大学教授を終生務めた。骨格筋のエネルギー代謝についての乳酸学説によりノーベル生理学・医学賞を受賞した(1922)が，これは後に誤りであることが明らかになった。糖が分解する過程について詳しく研究して解糖 glycolysis という語を導入し，解糖系の全容解明に大きく貢献した。

　クエン酸回路(クレブス回路)に名を留めるクレブスは，ドイツのヒルデスハイムで生まれ，ドイツのいくつかの大学で医学を学びハンブルク大学で学位を得た(1925)。ベルリンの生物学研究所とフライブルク大学で研究と教育に従事したが，ナチス・ドイツを避けてイギリスに移り(1933)，ケンブリッジ大学で研究員と生化学講師(1933～1935)，シェフィールド大学の薬理学と生理学で講師(1935～1945)，生化学教授(1945～1954)となり，オックスフォード大学の生化学教授(1954～1967)を務めた。クレブスはアミノ酸代謝を研究して尿素サイクルの重要なステップを解明した(1932)。解糖系で生成したアセチルCoAがオキサロ酢酸と結合してクエン酸を生成し，代謝されて再びオキサロ酢酸を生成するクレブス回路を提唱して，1953年にノーベル生理学・医学賞を受賞した。

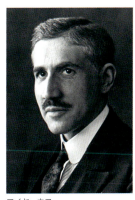

マイヤーホフ

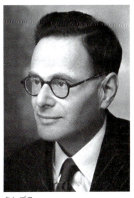

クレブス

細胞のエネルギー代謝　357

胞分画法と，ルーマニア出身のパラディー（1912~2008）による電子顕微鏡の研究が強力な武器となり，2人は1974年にノーベル生理学・医学賞を受賞した。ATPの生成は最終的にミトコンドリア内での水素イオンの濃度差を利用して行われるが，イギリスのミッチェル（1920~1992）は1961年にこれを仮説（化学浸透圧説）として発表した。1970年代に化学浸透圧説は実証され，ミッチェルは1978年にノーベル化学賞を受賞した。

■遺伝情報とタンパク質合成

遺伝は親の形質が子孫に引き継がれる現象で，古代から気づかれていた。遺伝の法則性は19世紀のオーストリアの修道士メンデル（1822~1884）によって明らかにされた（1865）[26]。メンデルの法則には，①優性の法則，②分離の法則，③独立の法則が含まれる。メンデルの報告は長らく埋もれていたが，1900年にオランダのド・フリース（1848~1935），ドイツのコレンス（1864~1933），オーストリアのチェルマック（1871~1962）の3人によって別々に再発見された。イギリスのベイトソン（1861~1926）はメンデルの法則を英語圏に広め，「遺伝学 genetics」という語を考案した。アメリカのサットン（1877~1916）は「遺伝における染色体」（1903）[27]を発表して，遺伝が染色体の挙動に従うと提唱した。モーガン（1866~1945）はショウジョウバエを用いた実験で，遺伝子が染色体に存在するという染色体説を実証し，1933年にノーベル生理学・医学賞を受賞した（図17-10）。

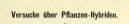

図17-10 メンデル「植物雑種についての研究」（1865）

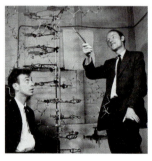

図17-11 DNAモデルを前にしたワトソンとクリック，キャヴェンディッシュ研究所にて1953年
(C)Science Photo Library/amanaimages

アメリカのアヴェリー（1877~1955）らは，細菌を用いた実験でDNAが形質変換を引き起こすことを見いだし（1944）[28]，ハーシー（1908~1997）らは大腸菌と放射性標識を用いた実験でDNAが遺伝物質であることを証明した（1952）[29]。世界中でDNAの構造解析が進められ，ケンブリッジ大学のワトソン（1928~）とクリック（1916~2004）がX線解析写真の助けを借りてDNAの二重ラセン構造を再構成することに成功した（1953）[30]。さらにクリックは，DNAの3個の塩基からなる遺伝暗号がタンパク質のアミノ酸配列を決定するという「セントラルドグマ」を提唱した（1958）[31]。2人は1962年にノーベル生理学・医学賞を受賞した（図17-11）。

その後，遺伝子を扱うさまざまな技術が開発された。鋳型DNAに依存してDNA鎖を合成するDNAポリメラーゼが発見され（1956），タンパク質合成の遺伝的制御機構が解明され（1959），DNAを切断する制限酵素が発見され（I型 1962; II型 1970），RNAをもとにDNAを合成する逆転写酵素が発見された（1970）。これらの技術をもとにスタンフォード大学のバーグ（1926~）は組み換えDNA法の基本技術を開発し，ハーバー

ド大学のギルバート(1932～)とケンブリッジ大学のサンガー(1918～2013)はDNA塩基配列の決定法を開発した。これらの技術は現在の分子生物学発展の基礎をなすもので，3人は1980年にノーベル化学賞を受賞した。

■筋収縮と細胞骨格

骨格筋の収縮タンパク質はミオシンとアクチンである。筋細胞の中でミオシンは太いフィラメントを作り，アクチンは細いフィラメントを作り，規則的に配列して骨格筋細胞の横紋を作っている。ドイツのキューネ(1837～1900)は，高濃度の塩類液を使って骨格筋から粘り気のあるタンパク質を抽出し，「ミオシン myosin」と名付けた(1864)[32]。ロシアのエンゲルハルト(1894～1984)はミオシンにATPを分解する作用(ATPase活性)があることを報告した(1939)[33]。ハンガリーのセント＝ジェルジ(1893～1986)は抽出方法を変えて粘性の低いミオシンAと高いミオシンBの2種類を区別し(1942)，シュトラウプ(1914～1996)の協力を得て，ミオシンの粘性を高める別のタンパク質を見いだし，ミオシンを活性化するという意味から「アクチン actin」と名付けた。イギリスのハクスリー(1917～2012)はX線解析と光学・電子顕微鏡の観察を元に，アクチンとミオシンのフィラメントが一部重なって配列して筋節 sarcomere を作り，

医学史上の人と場所
People and Place in Medical History

ワトソンとクリック
Watson, James Dewey（1928～）, Crick, Francis Harry Compton（1916～2004）

細胞核は細胞分裂の際に染色体を形成して，遺伝情報を子孫の細胞に伝える。遺伝情報をコードするDNAが二重ラセン構造をもつことを明らかにして，その後の細胞生物学と分子生物学が発展する礎を築いたのはワトソンとクリックである。

ワトソンはアメリカの生物学者で，シカゴに生まれてシカゴとインディアナの大学で動物学を学び学位を取得した(1950)。ウイルスのDNAを研究し，ケンブリッジ大学に移ってクリックと出会い(1951)，DNAの分子構造の発見に向けて協力して研究を行った。

クリックはイギリスの生物学者で，ノッチンガムに生まれてロンドン大学とケンブリッジ大学で物理学を学び，生物分子に関心を持ち，ケンブリッジ大学でタンパク質の分子構造の研究を始めた(1949)。ワトソンと出会ってDNAの分子構造解明のための共同研究を始めた。

ワトソンとクリックはDNAを構成する4種類の塩基が組み合わさって作るさまざまな立体構造モデルを試みて，最終的にX線回折のデータに一致する二重ラセンモデルを見いだして発表した(1953)。この業績により2人は1962年にノーベル生理学・医学賞を受賞した。ワトソンによる『二重らせん』(1968)[P1]はDNAの構造解析に至る過程を描いた自伝的な記録で，ベストセラーになった。

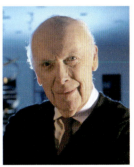
ワトソン

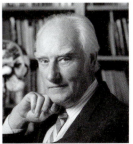
クリック

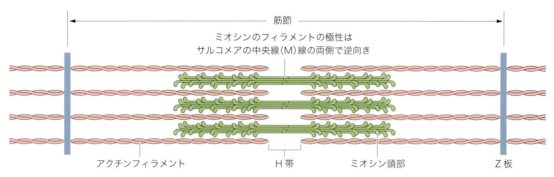

図17-13　筋節の構造　藤田尚男他：標準組織学 総論 第5版, p.217, 医学書院, 2015 より

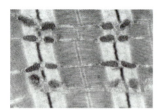

図17-12　骨格筋の電子顕微鏡写真
坂井建雄撮影

線維間の架橋により筋節が短縮するという滑り説 sliding filament theory を提唱した(1954)[34]（図17-12, 13）。

線維状のタンパク質は筋細胞以外の細胞にも広く見いだされるようになり、細胞骨格 cytoskeleton と呼ばれている。主要な細胞骨格として、径5〜9 nm ほどのミクロフィラメント microfilament（アクチンフィラメント）、径10 nm の中間径フィラメント intermediate filament、径25 nm ほどの微小管 microtubule が知られている（図17-14）。

微小管はハーバード大学のポーター（1912〜1997）らによって発見され、微小管と命名された(1963)[35]。微小管の構成タンパク質であるチューブリン tubulin はハーバード大学のテイラーらによって発見され(1968)、東京大学の毛利秀雄(1930〜)がアミノ酸組成を決定し、チューブリンと命名した(1968)[36]。微小管は細胞分裂の際に紡錘糸を形成したり、線毛や鞭毛の中軸を作ったりして、真核細胞に広く見られる（図17-15）。

中間径フィラメントはペンシルバニア大学のホルツァー（1922〜2014）

医学史上の人と場所
People and Place in Medical History

セント＝ジェルジ　Szent-Györgyi, Albert（1893〜1986）

セント＝ジェルジはハンガリー出身のアメリカの生化学者で、ビタミンCを発見し、筋フィラメントを構成するアクチンとミオシンの発見にも貢献した。ブダペストで科学者の家庭に生まれ、ブダペスト大学で医学を学び(1911〜1917)、その間に叔父の実験室で研究も行った。1920年代に欧米各国の大学で研究し、ケンブリッジ大学で博士の学位を得て(1927)、ハンガリーに戻りセゲド大学の教授(1930)、ブダペスト大学の教授(1931)になったが、第2次大戦後にアメリカに移住して(1947)ウッズホールの海洋生物学研究所、国立筋研究所長を務めた。ケンブリッジでの研究で副腎から炭素原子6個を含むヘクスウロン酸を抽出し(1928)、セゲドでパプリカがこの物質を多量に含むことを見いだし、壊血病を予防することを発見した(1932)。この物質はアスコルビン酸（ビタミンC）と名付けられた。1937年にノーベル生理学・医学賞を受賞した。また筋から抽出されたタンパク質を2種類に分離することに成功し、アクチンおよびミオシンと名付け、ATPを加えることで筋収縮が起こることを発見した。

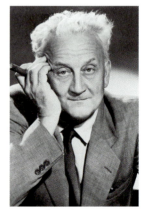

セント＝ジェルジ

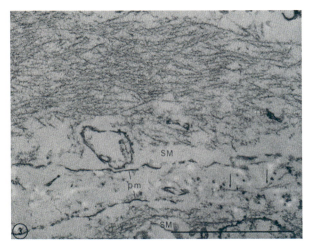

図17-16　heave meromyosin で修飾して矢尻構造を作った平滑筋のアクチンフィラメント

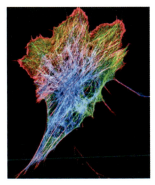

図17-14　ゼブラフィッシュ線維芽細胞の細胞骨格の共焦点顕微鏡像．微小管（緑），中間径フィラメント（青），ミクロフィラメント（赤）を示す．

と石川春律（1935～2008）らによって新しい細胞骨格として発見された（1968）[37]．中間径線維の構成タンパク質は多様で，主要なものに角化細胞に多いケラチン keratin，筋細胞に多いデスミン desmin，神経の軸索に多いニューロフィラメント neurofilament，線維芽細胞や内皮細胞などに広く見られるヴィメンチン vimentin などがある．

　筋細胞以外の細胞にもアクチンのフィラメントが広く見られることは，ミオシンの断片（heavy meromyosin）がアクチンに結合する現象を利用して，ホルツァーと石川らによって明らかにされた（1969）[38]．細胞骨格の細いフィラメントはミクロフィラメント microfilament と呼ばれ，構成分子はアクチンである．アクチンは筋細胞では細いフィラメントを作ってミオシンとともに収縮を行うが，筋以外の細胞ではフィラメント状になって運動や支持に役立つだけでなく，細胞質内に網目状に広がり，とくに細胞膜直下に集まって膜内タンパク質と結合する．また細胞分裂にあたっては，細胞質を分裂するのに役立つ（図17-16）．

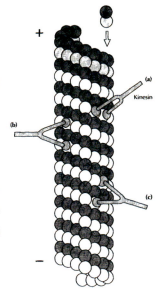

図17-15　微小管の分子構造

■細胞間結合と細胞外基質

　人体の細胞は，細胞膜の間を結ぶ細胞間結合 intercellular junction と，細胞間の隙間を埋める細胞外基質 extracellular matrix によってつながれて人体を構成している．

　細胞間結合の主要なものとして，上皮細胞によく見られる①デスモソーム desmosome，②アドヘレンス結合 adherens junction，③タイト結合 tight junction と，さまざまな細胞に見られる④ギャップ結合 gap junction がよく知られている．これらの細胞間結合は，電子顕微鏡によりまず発見され，その後に主要な構成分子が同定された（図17-17）．

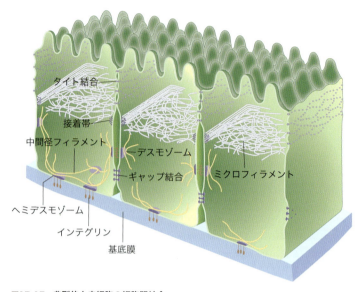

図17-17　典型的上皮細胞の細胞間結合
坂井建雄他編：カラー図解 人体の正常構造と機能．p.349，日本医事新報社，2017 より

　上皮細胞によく見られる3つの細胞間結合は，ファーカー（1928〜）とパラディー（1912〜2008）が電子顕微鏡を用いて上皮細胞の結合複合体 junctional complex の構成要素として同定した（1963）[39]。デスモソーム desmosome は隣接する細胞の間で中間径フィラメントをつなぎ，アドヘレンス結合 adherens junction は隣接する細胞間でミクロフィラメントをつなぐ。両者の主要な結合タンパク質であるカドヘリン cadherin は，理化学研究所の竹市雅俊（1943〜）らによって発見された（1986）[40]。タイト結合は隣接する細胞膜を密着させて，細胞間を分子が通過しないようにする。主要な膜タンパク質であるオクルーディン occludin とクローディン claudin は，京都大学の月田承一郎（1953〜2005）らによって発見された（1993，1998）[41,42]（図17-18）。

　ギャップ結合は，隣接する細胞を連絡し，小分子やイオンの移動を可能にする結合である。ハーバード大学のカルノフスキーらによって発見され（1967）[43]，グッドイナフによってギャップ結合 gap junction と名付けられ（1970）[44]，構成タンパク質であるコネキシン connexin もグッドイナフにより分離された（1974）[45]（図17-19）。

　腱や靱帯などが丈夫な線維からできていること，水で煮ると膠を生み出すことは，古くから知られていた。ケリカー（1817〜1905）は組織学を体系的に整理して『人体組織学提要』（1852）[17]を著し，第2版（1855）[18]以降では骨組織，軟骨組織なども含めて結合物質組織 Gewebe der Bindesubstanz としてまとめ，そこに含まれる線維が膠を生成すると述べている。これらの線維はコラーゲン collagen と呼ばれるが，この語は19世紀半ばに膠 κόλλα と由来 γένος を意味するギリシャ語から作られ

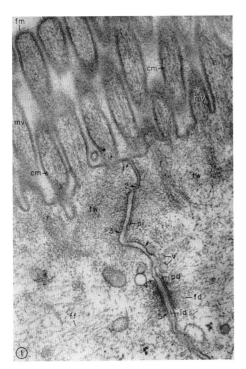

図17-18 腸上皮細胞の結合複合体の電子顕微鏡像

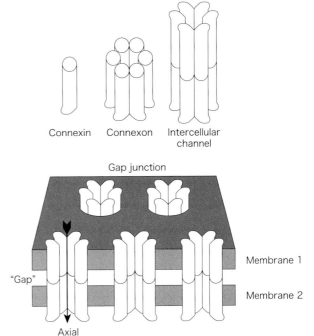

図17-19 ギャップ結合の構造の模式図

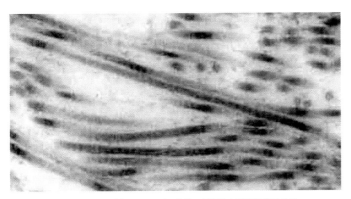

図17-20 膵臓外分泌部間質のコラーゲン線維，周期的な縞模様が見える
坂井建雄撮影

た。1950年頃から生物試料が電子顕微鏡で観察されると，コラーゲン線維に67 nm周期の縞模様が認められるようになった(図17-20)。

コラーゲンの生化学的分析は1930年代から始まり，コラーゲンの単体分子(トロポコラーゲン)の構造が明らかになり，1950年代にインドのラマチャンドラン(1922〜2001)は3本のラセンが絡み合って長さ約300 nmの複合分子(プロコラーゲン)を作るモデルを提唱した(1955)[46]。プロコラーゲンが重なり合いながらフィラメントを作ることで67 nm周期の縞模様も説明された。

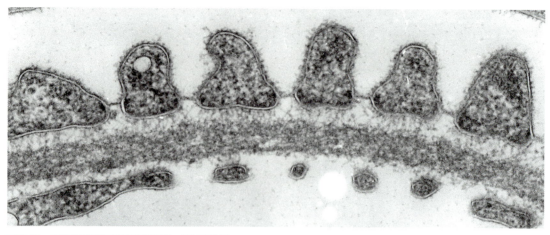

図17-21　糸球体基底膜の電子顕微鏡写真　坂井建雄撮影

　1970年代から古典的なコラーゲン線維を作るコラーゲン分子に加えて、新しい種類が知られるようになった。とくにIV型コラーゲンは、ティンプル(1936〜2003)により発見された(1981)[47]。これは上皮細胞と間質の間などに見られる基底膜 basement membrane を形成するコラーゲンで、基底膜のもう一つの構成要素である糖タンパク質のラミニン laminin もティンプルにより発見されている(1979)[48]。ラミニンやフィブロネクチン fibronectin といった細胞外基質タンパク質に対する細胞膜上の受容体として、マサチューセッツ工科大学のハインズ(1944〜)は、インテグリン integrin を発見した(1987)[49]（図17-21）。

■イオンチャネルと輸送体

　細胞膜は細胞の内外を分ける隔壁であるが、細胞内の液の成分や電位を一定に保ち、生命活動に必要な物質の出し入れを行っている。そのために選択的に物質を透過させる役割を担っているのが、細胞膜内にあるイオンチャネルや輸送体などのタンパク質である。

　神経細胞と筋細胞に見られる興奮という現象は、電位依存性ナトリウムチャネルにより行われている。その発見の端緒となったのは18世紀のイタリアのガルヴァーニ(1737〜1798)による実験で、カエルの脚の標本を作製し、神経線維に金属を押し当てると筋肉が収縮することを発見し、その効果を動物電気と名付けた(1791)[50]。19世紀にはドイツのデュボア＝レモン(1818〜1896)は神経線維の電位変化を測定して活動電位を発見し(1843)[51]、ヘルムホルツ(1821〜1894)は活動電位の伝導速度を測定した(1850)[52]。20世紀にはドイツのベルンシュタイン(1839〜1917)は細胞膜のイオン透過性の変化により活動電位が生じるという仮説を提唱した(1912)[53]。イギリスのホジキン(1914〜1998)、カッツ(1911〜2003)、ハ

クスリーは，電位固定法 voltage clamp を開発して，活動電位におけるナトリウムイオン透過性の変化を証明した(1952)[54]。ホジキンとハクスリーは1963年に，カッツは1970年にノーベル生理学・医学賞を受賞した。ドイツのネーアー(1944〜)とザクマン(1942〜)は単一チャネルの測定を可能にするパッチクランプ法 patch clamp を1970年代に開発した[55]。パッチクランプ法を用いて，さまざまなイオンチャネルと輸送体の研究が行われ，興奮性細胞の活動電位や上皮細胞での輸送の仕組みが明らかにされた。ネーアーとザクマンは1991年にノーベル生理学・医学賞を受賞した(図17-22)。

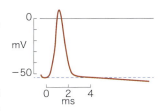

図17-22　ネコ運動ニューロンの活動電位
本間研一，他：標準生理学　第9版, p.66, 医学書院

人体の細胞ではナトリウム-カリウムポンプの働きで細胞内にカリウムイオンが集積し，さらにカリウムチャネルによって細胞内が陰性の静止電位が形成され，これが細胞の生命と活動の基礎になっている。ナトリウム-カリウムポンプはデンマークのスコウ(1918〜)により発見された(1957)[56]。スコウは1997年にノーベル化学賞を受賞した(図17-23)。

細胞膜は脂質2重層でできており，水の透過性は高くない。しかし腸の上皮細胞や腎の尿細管細胞などでは著しく水透過性が高く，水の吸収や分泌を行っている。水分子を選択的に透過させる膜内タンパク質はアクアポリン aquaporin で，アメリカのアグレ(1949〜)により発見され命名された(1992, 1993)[57,58]。アグレは2003年にノーベル化学賞を受賞した(図17-24)。

医学史上の人と場所
People and Place in Medical History

ホジキンとハクスリー
Hodgkin, Alan Lloyd (1914〜1998), Huxley, Andrew Fielding (1917〜2012)

神経や骨格筋などの興奮性細胞における興奮の仕組み，すなわちナトリウムイオンの透過性変化により活動電位が発生することは，イギリスのホジキンとハクスリーにより初めて明らかにされた。

ホジキンはイギリス南東部で生まれ，ケンブリッジ大学で学び(1932〜1936)，アメリカのロックフェラー研究所とウッズホール海洋生物学研究所でイカの研究を行い(1937〜1938)，ケンブリッジ大学に戻って(1938)第2次大戦後にハクスリーとの共同研究を始め，王立協会の研究教授(1951)，ケンブリッジ大学の生物物理学教授(1970)となった。

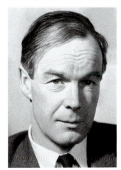

ホジキン

ハクスリーは，進化論の普及に寄与したハクスリー(1825〜1895)の孫で，ロンドンで生まれ，ケンブリッジ大学で学び(1935〜1938)，第2次大戦中は軍事研究に従事したが，戦後にケンブリッジ大学に戻りホジキンとの共同研究を始めた。ケンブリッジ大学の研究助手(1941)，生理学講師(1946)，ロンドン大学の生理学教授(1960)になった。

電位固定法による活動電位の研究は1952年に発表され，2人は1963年にノーベル生理学・医学賞を受賞した。

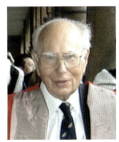

ハクスリー

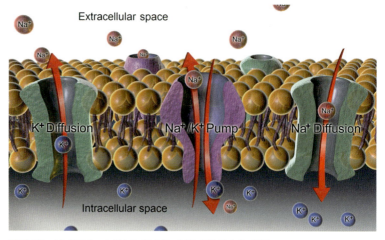

図17-23　ナトリウム – カリウムポンプとイオン拡散のイメージ図

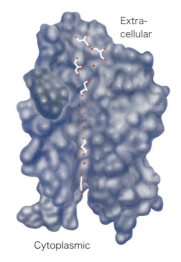

図17-24　アクアポリン分子の水の通路

■受容体と細胞内情報伝達

　細胞膜を通して細胞の外から中に運ばれるのは物質だけではない。細胞の機能を調節する情報も，細胞膜の受容体を通して細胞内に伝えられる。細胞に情報を伝える分子とその受容体で最も早くから知られているのは，神経伝達物質のアセチルコリンとその受容体である。20世紀初頭にイギリスのデール（1875～1968）は神経伝達物質の候補としてアセチルコリンを発見し（1914）[59]，オーストリアのレーヴィ（1873～1961）は，アセチルコリンが迷走神経の伝達物質であることを証明した（1921）[60]。デールとレーヴィは1936年にノーベル生理学・医学賞を受賞した。

　細胞膜の受容体には，興奮性細胞に見られるイオンチャネル型と，非興奮性細胞に見られる代謝調節型とがある。代謝調節型の受容体は，神

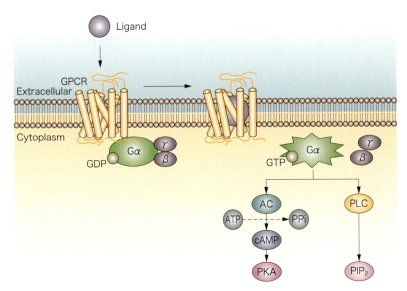

図17-25 受容体とGタンパク質を介する情報伝達の模式図

経伝達物質や水溶性ホルモンを受容し，細胞内に情報伝達物質を生成して細胞の機能を調節する．細胞内情報伝達物質の代表的なものはサイクリックAMPであり，アメリカのサザーランド(1915〜1974)が1956年に発見した[61]．サザーランドは1971年にノーベル生理学・医学賞を受賞した．

代謝調節型の受容体の多くは，Gタンパク質を介して他の酵素を活性化し，サイクリックAMP(cAMP)やイノシトールトリスリン酸(IP_3)などのセカンドメッセンジャーを生成し，細胞の機能調節を行う．Gタンパク質はアメリカのロッドベル(1925〜1998)とギルマン(1941〜2015)により1970年代に明らかにされた．ロッドベルとギルマンは1994年にノーベル生理学・医学賞を受賞した(**図17-25**)．

オートファジーは真核細胞が自身の小器官や細胞内のタンパク質を分

医学史上の人と場所
People and Place in Medical History

大隅良典 （1945〜）

大隅良典は酵母でのオートファジーを発見して，オートファジーに不可欠な遺伝子群を同定した．福岡で鉱山学者の大隅芳雄(九州大学教授)の子として生まれ，東京大学の教養学部を卒業し(1967)，理学部の大学院でタンパク質の生合成を研究し理学博士の学位を得た(1974)．アメリカ留学後に東京大学理学部で助手(1977〜1986)，講師(1986〜1988)，教養学部助教授(1988〜1996)，基礎生物学研究所教授(1996〜2009)を務め，東京工業大学の特任教授(2009〜)に就任した．オートファジーに関する業績により，日本学士院賞(2006)，京都賞(2012)，ノーベル生理学・医学賞(2016)を受賞している．

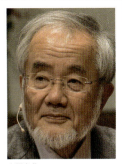

大隅良典

解・再利用する仕組みで，細胞内の異常なタンパク質の蓄積や病原微生物の排除に役立っており，その異常によってさまざまな疾患が発生することが知られている。ベルギーのド・デューヴ(1917～2013)はオートファジーを行う細胞小器官であるlysosomeを発見し(1955)，オートファジーを造語し(1963)，ノーベル生理学・医学賞を受賞した(1974)。大隅良典(1945～)らが酵母でのオートファジーを形態学的に発見して，オートファジーに不可欠な遺伝子群を同定して，1990年代からオートファジーの研究が爆発的に進んだ。大隅は2016年にノーベル生理学・医学賞を受賞した。

第18章
植物薬から現代の新薬まで
―― 医薬の歴史

From herbals to the modern drug development
― history of pharmacy.

　古代以来，病気の治療のために用いられる医薬の多くは植物性で，その材料となる植物すなわち薬草が注目されてきた。古代ローマのディオスコリデスの『薬物誌』は，中世・ルネサンス期まで広く用いられた。16世紀以後に図入りの新たな薬草書が出版され，ヨーロッパ各地に薬草園・植物園が作られ，植物学は大学医学部の主要な授業科目の1つとなり，標準的な調剤法を記した薬局方が都市によりまた国により編纂されるようになった。19世紀初頭あたりから植物から薬効成分が抽出されるようになり，19世紀後半には薬理学により薬効が科学的に検証されるようになり，19世紀末からは化学合成薬が開発されるようになった。20世紀中葉には抗生剤が生まれて感染症が克服され，20世紀後半からはさまざまな病気を治療する新薬が次々と開発されている。

■古代から中世までの医薬

　古代に世界のいくつかの地域で文明が生まれ，そこで医療が行われた。古代の医療ではおもに植物性などの医薬が用いられたことが知られている。メソポタミア文明では，アッシュールバニパル王（在位紀元前668～627頃）の図書館の粘土板から，250種の植物薬と120種の鉱物薬が同定されている。エジプト文明では第18王朝（紀元前15世紀）頃に書かれたエーベルス・パピルスに815項目もの薬剤の処方が書かれており，700種の植物性，動物性，鉱物性の薬剤が記載されている。中国文明では後漢代（1～2世紀）に成立した『神農本草経』が散逸し，明・清代の学者により復元され，365種の漢方薬が収載され，うち植物薬が252種，動物薬が67種，鉱物薬が46種である。古代ギリシャのヒポクラテス（紀元前460～375頃）と弟子たちによる『ヒポクラテス集典』では，270種ほどの植物薬，90種類ほどの動物薬，395種類ほどの鉱物薬が記載されている。しかしこれらの古代文明の医薬は，通常の飲食物とみなせるものが多く，医薬による治療と飲食物による養生との境界は明確なものではなかった。

　アリストテレスの弟子のテオフラストゥス（紀元前371～287）は，師の自然学研究を受け継いで植物の研究を行った。『植物誌』全9書[1]はギ

表18-1 ディオスコリデス『薬物誌』の内容

第1書：芳香類，油類，香油・香膏類，樹木の露滴あるいは樹脂，木の実類
第2書：動物類，乳および乳製品，獣脂あるいは脂肪，穀物，煮野菜，刺激性のある薬草類
第3書：根類，アザミ類およびトゲのある植物類
第4書：薬草類と根類
第5書：つる植物とブドウ酒，酒類，他の果実酒，すべての鉱石類

リシャ語で書かれ，生活に役立つ植物を幅広く扱い，植物を樹木，低木，亜低木，草に分類した。第1書の総論に続いて，樹木の栽培法と利用法(第2〜5書)，低木(第6書)，草(第7〜8書)，樹液と薬草(第9書)を扱っている。植物は医薬として広く用いられていた。『植物誌』は15世紀末にラテン語訳で出版(1483)されてから広く知られるようになった。

古代ローマの著述家ケルスス(25頃に活躍)は百科全書の1つとして『医学論』全8書[2]をラテン語で著した。その第5書で約300種の医薬とその処方を扱っている。15世紀末に北イタリアで写本が発見され，1478年に印刷出版されて広く知られるようになった。

医薬に関する古代の著作で，中世以後のヨーロッパに大きな影響を与えたのは，ディオスコリデスとガレノスの著作である。

ディオスコリデス(50〜70に活躍)はローマ帝国の軍医として皇帝に仕えて帝国内を広く旅行し，薬草と植物の知識を蓄えて医薬についての著作『薬物誌』全5巻[3]を著した。約600種の植物薬，約90種の鉱物薬，約35種の動物薬を含め，1,000種近い自然の生薬を報告している。『薬物誌』はローマ世界に広く浸透し，彩色図も添えられて数多くの写本が作られ，権威ある医薬書としてヨーロッパで広く用いられ続けた。印刷本としてはラテン語訳が1478年に，ギリシャ語原典が1499年にヴェネツィアで出版され，16世紀にラテン語訳が繰り返し出版され，イタリア語訳，スペイン語訳，ドイツ語訳，英語訳も出版された(表18-1，図18-1，2)。

ペルガモン生まれのガレノスは，古代の医学文書を集大成するとともにサルなどの動物の解剖を行って，多数の著作を著して医師の君主として尊敬された。ガレノスの多数の医薬に関する著作のうちで『単純医薬の混合と諸能力について』11書[4]は11世紀末にコンスタンティヌス・アフリカヌス(?〜1087?)によりアラビア語訳から訳され，ギリシャ語原典からゲントのゲラルドゥスにより訳された。『部位による複合医薬について』10書[5]は14世紀初頭にニコロ・ダ・レッジョ(1280頃〜1350頃)により，『種類による複合医薬について』7書[6]は16世紀にヨハネス・ギュンター(1505〜1574)によりラテン語に訳されて広まった。また7〜8世紀頃にガレノス以前の著作を元に編まれた『ガレノスのアルファベット』[7]という医薬冊子は，300種類の医薬(植物薬220種，鉱物薬61

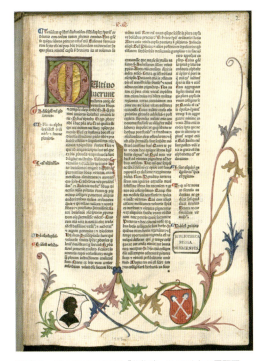 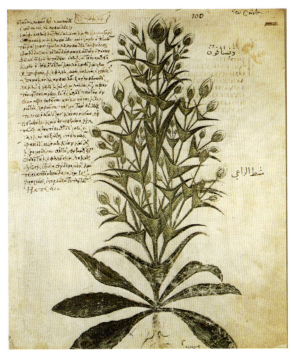

図18-1　ディオスコリデス『薬物誌』(1478)から冒頭頁　　図18-2　ディオスコリデス『薬物誌』写本からディプサクス Dipsacus の図

種，動物薬 19 種）を ABC 順に収めている。この冊子は写本として流布し，最初のラテン語訳ガレノス全集(1490)以後，多くのガレノス全集にガレノスの偽作という扱いで収録された。

　ディオスコリデスとガレノスの医薬書はアラビアに伝えられ，それを元に新たな医薬書がいくつも編まれた。最も影響力の大きなものに，アヴィセンナとセラピオンの著作がある。

　アヴィケンナ（イブン・スィーナーのラテン名）（980～1037）はガレノスの医学を集大成して『医学典範』[8]という医学百科全書を著した。この著作は医学の権威とみなされて，アラビアおよび中世・ルネサンス期のヨーロッパで医学教科書として広く用いられた。その第 2 巻で単純医薬を扱い，第 5 巻で複合医薬を扱っている。『医学典範』は 12～13 世紀にクレモナのゲラルドゥスによってラテン語に訳され，1473 年以後に繰り返し出版された。

　11 世紀のセラピオン（11 世紀以後に活躍）はギリシャとアラビアの文書を元にアラビア語の医薬書を書き，そのラテン語訳の『単純医薬誌』(1473)[9]がヨーロッパでよく読まれた。

　10 世紀後半に南イタリアのサレルノに，医学教師の緩やかな共同体としてサレルノ医学校が生まれた。その医学教師たちは，伝存したギリシャ・ローマの医学書や 11 世紀末以後に翻訳されたアラビア語の医学書をもとに，数々の医学書を著し，その中に医薬書も含まれている。と

古代から中世までの医薬　　371

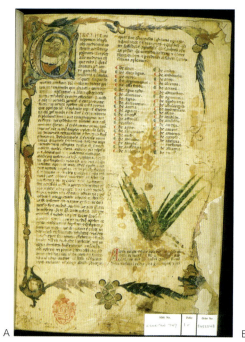
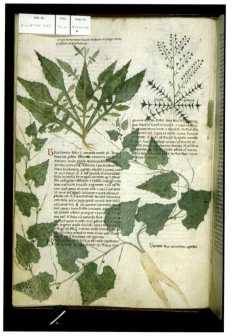

図18-3　プラテアリウス『単純医薬書』(1280～1310年頃写本)
(A)冒頭頁，(B)スイバ，ナズナ，白ブリオニヤ

くにニコラウス(1150頃に活躍)による『ニコラウスによる解毒薬』[10]はとくに有名で写本として広く流布し，1471年に印刷出版された。またプラテアリウス(12世紀半ば頃に活躍)が著者として想定されている『単純医薬書』[11]は，書き出しの語句から"Circa instans"と呼ばれ広く普及し，1497年にセラピオンの医学実地書などと合冊して，1512年に単独で出版されている(図18-3)。

■ルネサンス期以後の薬草書と植物学

アルプス以北のヨーロッパでは15世紀から図入りの本草書がいくつも出版されるようになった。アルプス以北の植物相は，古代のディオスコリデスが記載した地中海沿岸と異なるために，図によって植物を同定しなおす必要があったためと考えられる。

15世紀末にマインツで出版された『健康の園』(1485)[12]はドイツ語の本草書で，多数の薬草に加えて，獣類，鳥類，魚類，石を図入りで掲載している。著者はヨハネス・デ・クーバ(1430～1503)とされる。1491年からラテン語版が繰り返し出版され，ドイツ語版とフランス語版(1500以降)もよく出版された(図18-4)。

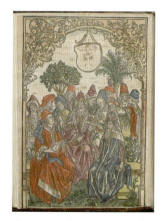

図18-4　ヨハネス・デ・クーバ『健康の園』1485年版の扉

16世紀のドイツには，優れた本草書を出版した3人の植物学者がいた。ブルンフェルス(1488～1534)はマインツで生まれてストラスブール近くの修道院で植物の研究に没頭した。『薬草写生図譜』(1530)[13]はラ

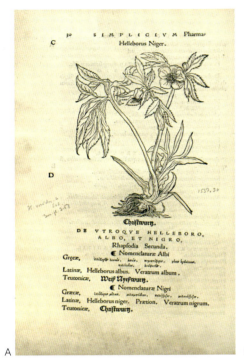
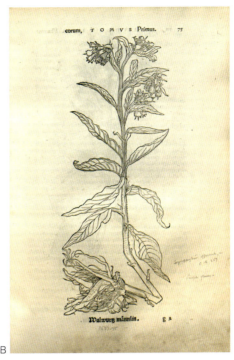

図18-5　ブルンフェルス『薬草写生図譜』(1530年版)から，(A)クリスマス・ローズ，(B)ヒレハリソウ

テン語で書かれ，既存の図を模写していたそれまでの本草書とは異なり，ライン川左岸で実際に観察された植物の写生図を多数掲載している(図18-5)。

　ボック(1498〜1554)はハイデルベルク大学で学び，ツヴァイブリュッケンで教師，ホルンバッハ近くのルター派教会の牧師になった。『新薬草書』(1539)[14]をドイツ語で図版なしで出版し，自ら観察した植物の特徴や生育方法を生き生きと述べている。1546年以降の版では多数の図版を収録しているが，その多くはブルンフェルスないしフックスの本草書からとったものである。

　レオンハルト・フックス(1501〜1566)はチュービンゲン大学の医学教授を務め，『薬草誌』(1542)[15]の他に，医学教育のために医学実地書(1539)，解剖学書(1551)，医学理論書(1555)を著した。『薬草誌』はラテン語で書かれた本草書で，ドイツ原産の植物を約400種，外国産の植物を約100種扱っている。図版においてはブルンフェルスの本草書に匹敵し，記載された植物種数でははるかにしのいでいる。翌1543年にはドイツ語版の『新薬草書』[16]が出版され，スペイン語訳(1557)，フランス語訳(1560)も出版されている(図18-6)。

　ネーデルランドではメヘレンの医師ドドエンス(1517〜1585)がオランダ語で『薬草書』(1554)[17]を著し，1563年に改訂版，1583年には植物学の集大成となる『薬草誌』(1583)[18]をラテン語で出版している。フラ

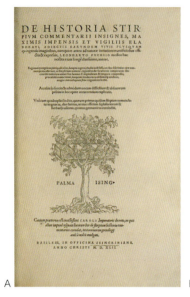 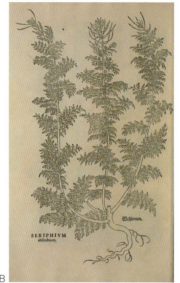 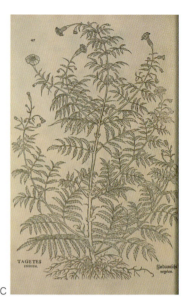

図18-6 フックス『薬草誌』(1542年版)から，(A)扉，(B)クジラグサ(アブラナ科)，(C)マリーゴールド

ンス語訳が1557年に，英語訳が1578年に出版されている。

　医薬に役立つ薬草だけに注目するのではなく，自然界に見られる植物すべてを扱う植物学は16世紀頃から徐々にではあるが芽生えてきた。イタリアのチェザルピノ(1519～1603)はイタリアの植物を調査して『植物について16書』(1583)[19]を著し，植物を形態に基づいて統一的に分類する方法を考究した。これは植物を実用的に医薬の材料として利用するのでなく，自然界の植物を理解しようとする科学的な植物学の始まりとされる。

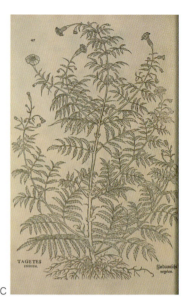

図18-7 ボーアン『植物劇場目録』(1623年版)

　17世紀にはスイスのバーゼル大学のボーアン兄弟が植物学の著作を著した。兄のジャン・ボーアン(1541～1613)は5,000種の植物を記載した『普遍植物誌』[20]を書いたが，没後の1650～1651年に出版された。弟のガスパル・ボーアン(1560～1624)は兄に影響を受けて『植物劇場序説』(1620)[21]と『植物劇場目録』(1623)[22]を著した。『植物劇場目録』は6,000種の植物名を扱い，体系的な植物名索引を作って古代と同時代の著者たちによる植物名の混乱を整理した(図18-7)。

　イギリスのレイ(1627～1705)はヨーロッパを広く旅行して植物を採集し，『植物誌』(1686～1688)[23]を著した。レイは植物を単純な二分法により分類するのではなく，観察によって明らかにされた類似点と相違点に基づいた分類法を考案した。

　スウェーデンのリンネ(1707～1778)は自然界の事物を鉱物，植物，動物の3界に分けて体系的に分類し，『自然の体系』(1735)[24]を著し，改訂を積み重ねて第10版(1758～1759)[25]では学名の基本となる二名法を確立した。『植物の種』(1753)[26]では生殖器官である雄しべの数と配置に

表18-2 ヨーロッパの薬草園・植物園

名称	国	開設年
ピサ大学植物園	イタリア	1544
パドヴァ植物園	イタリア	1545
フィレンツェ植物園	イタリア	1545
ヴァレンシア植物園	スペイン	1567
ボローニャ大学植物園	イタリア	1568
ライプツィヒ大学植物園	ドイツ	1580
イェナ植物園	ドイツ	1586
シエナ大学植物園	イタリア	1588
バーゼル大学植物園	スイス	1589
ライデン植物園	オランダ	1590
ハイデルベルク植物園	ドイツ	1593
モンペリエ植物園	フランス	1593
コペンハーゲン植物園	デンマーク	1600
ギーセン植物園	ドイツ	1609
フライブルク植物園	ドイツ	1620
オックスフォード大学植物園	イギリス	1621
王立薬用植物園, パリ	フランス	1635
アムステルダム植物園	オランダ	1638
ユトレヒト大学植物園	オランダ	1639
ボン大学植物園	ドイツ	1650
ウプサラ植物園	スウェーデン	1655
チュービンゲン旧植物園	ドイツ	1663
キール旧植物園	ドイツ	1669
エジンバラ王立植物園	イギリス	1670
チェルシー薬草園, ロンドン	イギリス	1673
カイサニエミ植物園, ヘルシンキ	フィンランド	1678
ベルリン植物園	ドイツ	1679
ルント植物園	スウェーデン	1690
ヴュルツブルク大学植物園	ドイツ	1696
ハレ植物園	ドイツ	1698
サンクトペテルブルク植物園	ロシア	1714
トリノ大学植物園	イタリア	1729
ゲッティンゲン大学旧植物園	ドイツ	1736
ルーヴァン植物園	ベルギー	1738
マドリード王立植物園	スペイン	1755
キュー王立植物園, ロンドン	イギリス	1759
ウォーケリアン植物園, ケンブリッジ	イギリス	1760〜1763
フランクフルト大学植物園	ドイツ	1763
ブダペスト薬草園	ハンガリー	1771
コインブラ大学植物園	ポルトガル	1772
プラハ大学理学部植物園	チェコ	1775
ミラノ大学ブレラ植物園	イタリア	1777
パレルモ植物園	イタリア	1779
ヤギェウォ大学植物園, クラクフ	ポーランド	1783
マールブルク旧植物園	ドイツ	1786
ストックホルム植物園	スウェーデン	1791
ダブリン植物園	アイルランド	1795
ケーニヒスベルク植物園, カリーニングラード	ロシア (旧プロイセン)	1809
ミュンヘン旧植物園	ドイツ	1812
グラスゴー植物園	イギリス	1817
バスチオン植物園, ジュネーブ	スイス	1817
チューリヒ旧植物園	スイス	1837

基づいて24綱に分ける分類体系を提唱した。リンネによって植物を含む生物界の系統分類の基礎が築かれた(図18-8)。

■薬草園から植物園へ

16世紀からヨーロッパの各地に薬草園が作られるようになった。薬草園はしばしば大学に付属して植物学の教授によって監督されていた。その多くは現在でも植物園として残されている(表18-2)。

ヨーロッパで最も早い時期の薬草園はイタリアに作られた。ピサ大学植物園はトスカナ大公のコシモ1世の指示によって植物学者のギーニ(1490〜1556)が1544年に設立した。1563年に兵器庫の拡張のために移転し,1591年に市の中心部の現在の場所に移転した。翌1545年にはパドヴァ植物園がヴェネツィア政庁により作られて,大学の南800 mほどの当初の場所に現存している(図18-9)。また同年12月にはフィレンツェ植物園が,コシモ1世がドミニコ会から購入した土地に芸術家のニコロ(1500〜1550)の設計により作られ,当初は「単純医薬園」と呼ば

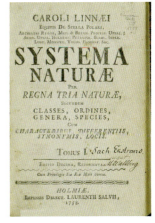

図18-8 リンネ『自然の体系』 第10版(1758)

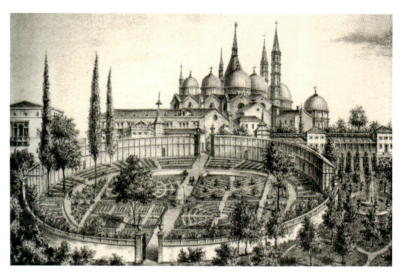

図18-9 パドヴァ植物園の石版画(1842)

れた。やや遅れてヴァレンシア植物園が1567年に，ボローニャ大学植物園が1568年に作られている。

アルプス以北ではライプツィヒ大学植物園が最も早く，1580年に薬草園としての存在が確認されるが，1542年に大学がドミニコ修道会から取得した頃から薬草園として使われた可能性がある。ドイツで2番目に古いのはイェナ植物園で，1586年に設立された。ハイデルベルク，ギーセン，フライブルク，ボン大学などの植物園がそれに続く。チュービンゲンでは医師で植物学者のフックスが1535年から女子修道院の近くで薬草を育てていたが，1663年にヴュルテンベルク公のエーベルハルト3世の下で薬草園が設立された。

スイスで最も古いのはバーゼル大学植物園で，大学教授で植物学者のボーアンにより1589年に設立された。チューリヒではヨハネス・ゲスナー（1709〜1790）が1746年にチューリヒ自然研究協会を設立して植物園を1749年に作ったがその後解消され，現在の植物園は1837年に要塞の跡地に作られた。

オランダではライデン植物園が最も古く，ライデン大学が1590年に設置し，植物学教授のクルシウス（1526〜1604）により薬草園に変えられ，チューリップなどの球根植物も栽培された（図18-10）。デンマークではコペンハーゲン植物園が1600年に作られた。

フランスではモンペリエ植物園が最も古く，アンリ4世から命じられて解剖学と植物学教授のリシェ・ド・ベルヴァル（1564〜1632）が1593年に設立した。パリの王立植物園は1626年に医学教育機関として設立され，1635年に薬草園が作られた。18世紀には医療との関連が薄れて博物学者のビュフォン（1707〜1788）が管理者に任命されて博物学の研究で名声を高めた。フランス革命の際に自然史博物館が設立されてその一

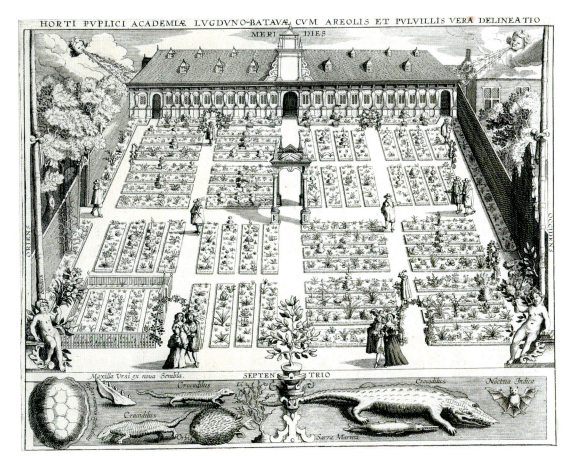

図18-10　ライデン大学植物園の銅版画(1610)

部となっている。

　イギリスでは1621年に作られたオックスフォード大学植物園が最も古い。ロンドンの有名なチェルシー薬草園は1673年の設立，キュー王立植物園は1759年の設立である。

■薬局方の成立

　医薬の処方の仕方を記した処方集は古くから書かれているが，公的な機関が作成したものは薬局方（英 pharmacopoeia，独 Arzneibuch，仏 Pharmacopée）と呼ばれる。ヨーロッパでは16世紀から都市による薬局方が作られるようになり，その最初期のものにフィレンツェ医師協会 Collegio dei Dottori di Firenze による『新処方書』(1498)[27]がある。各都市で処方集が作られる大きな契機となったのは，ドイツの医師コルドゥス(1515〜1544)による『薬品注解』[28]である。コルドゥスはニュルンベルク市から報酬を得て著作を提供し，イタリア旅行中に病死したが，市はこれを1546年に出版した。コルドゥスの薬局方注解書は人気を博し，

表18-3 主要な都市薬局方

著者・監修者	書名	国	発行年
フィレンツェ医師協会	新処方書	イタリア	1498
バルセロナ薬剤師協会	バルセロナ医薬目録	スペイン	1535
ニュルンベルク医師協会	全医薬	ドイツ	1546
マントヴァ医師会	解毒薬	イタリア	1559
アウグスブルク医師協会	薬品注解	ドイツ	1564
ケルン医師協会	薬品注解	ドイツ	1565
ベルガモ医師協会	薬局方	イタリア	1580
ローマ医師協会	ローマ解毒薬	イタリア	1583
ヴァレンシア	医薬著作	スペイン	1601
ボローニャ大学医師協会	ボローニャ解毒薬	イタリア	1615
ロンドン王立医師協会	ロンドン薬局方	イギリス	1618
リヨン医師協会	リヨン薬局方	フランス	1628
メッシーナ	薬局方,メッシーナ解毒薬	イタリア	1629
アムステルダム医師協会	アムステルダム薬局方	オランダ	1636
パリ大学医学部	パリ薬局方	フランス	1638
ブリュッセル医師協会	ブリュッセル薬局方	ベルギー	1641
トゥールーズ大学医学部	トゥールーズ薬局方	フランス	1648
コペンハーゲン	コペンハーゲン薬局方	デンマーク	1658
ハーグ医師協会	ハーグ薬局方	オランダ	1659
アントウェルペン	アントウェルペン医薬	ベルギー	1660
ストックホルム医師協会	ストックホルム薬局方	スウェーデン	1686
ブルージュ	ブルージュ薬局方	ベルギー	1697
エディンバラ王立医師協会	エディンバラ王立医師協会薬局方	イギリス	1699
ロッテルダム	ロッテルダム薬局方	オランダ	1709
ライデン	ライデン薬局方	オランダ	1718
ストラスブール	ストラスブール薬局方	フランス	1725
レーゲンスブルク	レーゲンスブルク薬品注解	ドイツ	1727
ウィーン医薬協会	オーストリア-ウィーン薬品注解	オーストリア	1729
トリノ	トリノ薬局方	イタリア	1736
マドリード	マドリード薬局方	スペイン	1739
バーゼル医師協会	スイス薬局方	スイス	1771
ジュネーヴ	ジュネーヴ薬局方	スイス	1780
ベルリン医師協会	ベルリン薬局方	ドイツ	1799

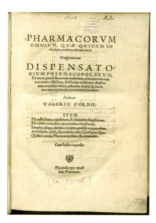

図18-11 コルドゥス『薬品注解』(1546年版),扉

ニュルンベルク以外にパリ,ヴェネツィア,リヨン,ストラスブール,アントワープ,ライデンでも出版され,イタリア語訳とオランダ語訳も出された(図18-11,表18-3)。

「薬局方 Pharmacopoeia」という表題は,フランスのシルヴィウス(1478〜1555)が『薬局方3書』(1548)[29]で初めて用いた。またフランスのフェス(1528〜1595)は『全医薬薬局方』(1561)[30]という表題の処方集を出版した。

ニュルンベルクの薬局方に続いて,1564年に医師オッコ(1524〜1606)がアウグスブルク医師協会のための薬局方『必携』[31]を出版(1573年から『薬局方すなわちアウグスブルク協会のための医薬』[32]と改題)して版を重ねた。オッコの没後にはアウグスブルク医師協会が『アウグスブルク薬局方』[33]を1613年に出版し版を重ねた。アウグスブルク薬局方では複合

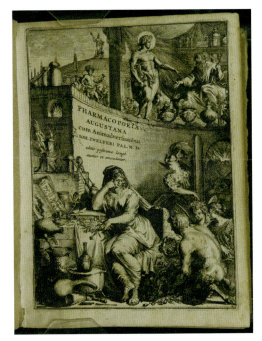 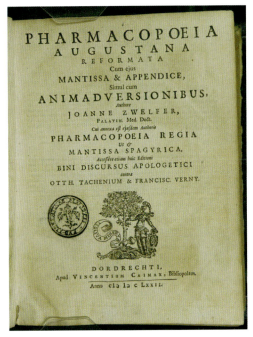

図18-12 『改新アウグスブルク薬局方』(1672年版)

薬を20部類に分けて扱っている。ケルン医師協会による『薬品注解』[34] は1565年に出されている。ドイツの医師ツヴェルファー(1618〜1668)はアウグスブルク薬局方を批判し(1652)，20部類の複合薬のそれぞれに自らの経験による記述を加え，寒冷なドイツの気候に合わせた『改新アウグスブルク薬局方』(1652)[35]を出版した。その附録には独自の処方集『帝王薬局方』を加え，後に単独の著作として出版された(1668)[36](図18-12)。

ドイツ・オーストリアではその後，レーゲンスブルク(1727)，ウィーン(1729)，ベルリン(1799)の各都市から薬局方が出されている。また領邦のブランデンブルク選帝侯国(1698)，ヴュルテンベルク公国(1741)からも薬局方が出されている。

イタリアではフィレンツェ(1498)に続いて，マントヴァ(1559)，ベルガモ(1580)，ローマ(1583)，ボローニャ(1615)，メッシーナ(1629)，トリノ(1736)の各都市から薬局方が出されている。

フランスではリヨン(1628)に続いて，パリ(1638)，トゥールーズ(1648)，ストラスブール(1725)の各都市から薬局方が出されている。パリの薬局方は第5版(1758)まで改訂を重ねている。

ネーデルラントでは，アムステルダム(1636)，ブリュッセル(1641)，ハーグ(1659)，アントウェルペン(1660)，ブルージュ(1697)，ロッテルダム(1709)，ライデン(1718)など多くの都市から薬局方が出されている。

北欧ではコペンハーゲン(1658)，ストックホルム(1686)から，スイス

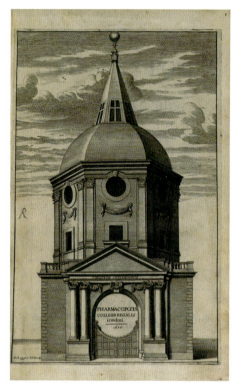
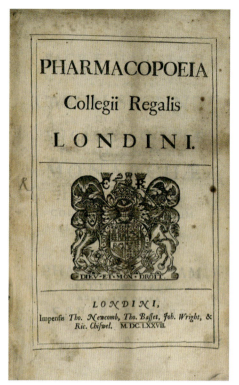

図18-13 『ロンドン薬局方』 第3版(1677)

ではバーゼル(1771), ジュネーヴ(1780), イベリア半島ではバルセロナ(1535), ヴァレンシア(1601), マドリード(1739)から薬局方が出されている。

イギリスではロンドン(1618), エディンバラ(1699)から薬局方が出された。『ロンドン薬局方』[37]はロンドン王立医師協会 Royal College of Physicians of London の編纂で1618年に初版がラテン語で出された。その後も改訂が行われて第2版が1650年に出され, 第3版(1677)からは『ロンドン王立協会薬局方』[38]と改題して第10版(1851)までラテン語で出版された。『エディンバラ王立医師協会薬局方』[39]は1699年に初版がラテン語で出され, 改訂されて第11版(1841)までラテン語で出版された。これらの薬局方は, しばしば英語に訳されて出版されている(図18-13)。

17世紀には「薬局方 Pharamacopoea」という表題の私的な薬品書を, とくにパラケルスス派の医師たちが著している。フランスのデュシェーヌ(1544〜1609)による『復元教義薬局方』(1607)[40], スイスのツィーグラー(1584〜1654)による『錬金術薬局方』(1616)[41], ドイツとオランダのグラウバー(1604〜1670)による『錬金術薬局方』(1654)[42]などである。

18世紀に入る頃から, 国の薬局方が作られるようになった。その最初期のものはドイツの領邦であるブランデンブルク選帝侯国(1698)と

表18-4 主要な国定薬局方

編者，国	書名	発行年
ブランデンブルク	ブランデンブルク薬品注解	1698
ヴュルテンベルク	ヴュルテンベルク薬局方	1741
デンマーク	デンマーク薬局方	1772
スペイン宮廷侍医	スペイン薬局方	1794
アイルランド王立医師協会	アイルランド王立医師協会薬局方	1807
オーストリア	オーストリア薬局方	1812
ポーランド	ポーランド国薬局方	1817
フランス	フランス薬局方	1818
フィンランド	フィンランド薬局方	1819
アメリカ合衆国	アメリカ合衆国薬局方	1820
ベルギー	ベルギー薬局方	1823
オランダ	オランダ薬局方	1826
メキシコ医学学会	メキシコ薬局方	1846
ノルウェイ	ノルウェイ薬局方	1854
ルーマニア	ルーマニア薬局方	1862
イギリス	英国薬局方	1864
ドイツ	ドイツ薬局方	1865
スイス医薬協会	スイス薬局方	1865
ロシア	ロシア連邦国家薬局方	1866
ハンガリー	ハンガリー薬局方	1871
ポルトガル	ポルトガル薬局方	1876
日本，内務省	日本薬局方	1886
イタリア公衆衛生総局	イタリア国公式薬局方	1892
アルゼンチン	アルゼンチン国民薬局方	1898

ヴュルテンベルク公国(1741)のものである。18世紀後半にはデンマーク(1772)とスペイン(1794)，19世紀初頭にはアイルランド(1807)，オーストリア(1812)，ポーランド(1817)の薬局方がある(表18-4)。

フランスでは17世紀からいくつかの都市で薬局方が作られていたが，革命後の1818年にパリ大学医学部の編集で『フランス薬局方』[43]がラテン語版として作られ，翌1819年にフランス語版[44]が出された。フランス語の薬局方は改訂を続けて第10版が1982年に出され，第11版は2012年からウェブ公開されている。

イギリスでは17世紀に始まる『ロンドン薬局方』(初版1618)と『エジンバラ薬局方』(1699)が19世紀中葉までラテン語版で改訂を重ね，英語にも訳されて広く用いられた。『アイルランド王立医師協会薬局方』(1807)[45]がラテン語で出されて，第2版(1826)がラテン語で，第3版(1850)が英語で出版されている。1858年に医療法が制定されたのを受けて，これら3つの薬局方を統合した『英国薬局方』[46]が1864年に英語で出版された。

ドイツでは19世紀中葉まで各領邦ごとに薬局方が作られていたが，ドイツ統一(1871)を目前にした1865年にプロイセンにより『ドイツ薬局方』[47]が出版された。

日本では，明治維新後の1886(明治19)年に内務省により『日本薬局

表18-5 コルドゥス『薬品注解』(1546)の内容

アロマ糖剤	Confectiones Aromaticae	糖液	Rob
鎮静糖剤	Confectiones Opiatae	舐薬	Lohoch
ジャム	Condita	薬入り糖菓	Trochisci
砂糖漬	Conservae	膏薬	Emplastra
鎮痛緩下剤	Lenitiua & Solutiva	蝋膏薬	Cerota
錠剤	Pilulae	軟膏	Unguenta
シロップ	Sirupi	油剤	Olea

方』[48]が刊行された。

■薬局方にみる医薬の進化

コルドゥスの『薬品注解』(1546)[28]は，ニュルンベルクの薬局方として採用されるだけでなく，ヨーロッパの各地で繰り返し出版され，その後の薬局方の見本となった。アヴィケンナ，ラーゼス，メスエ，ニコラウスなどの著作を元に書かれたもので，その内容は複合医薬がアロマ糖剤，鎮静糖剤，ジャム，砂糖漬，鎮痛緩下剤，種々の錠剤，シロップ，糖液，舐薬，薬入り糖菓，膏薬，蝋膏薬，軟膏，油剤の14部類に分けられ，さらに単純医薬の調剤法が述べられている(表18-5)。

『ロンドン薬局方』初版[37]では，おもに複合医薬を扱っており，末尾に単純医薬のリストが付属している。複合医薬は18の部類に分かれており，コルドゥスの薬局方による部類を基本的に引き継いで，それを増補したものになっている。単純医薬は15の部類に分かれ大部分が植物性で，動物性と鉱物性の医薬が一部含まれている(表18-6)。第2版ではまず単純医薬，続いて複合医薬と変更された。その構成は第3版(1677)ではそのまま維持されているが，それ以降の版では単純医薬の部分が次第に簡略化され，第4版(1721)では植物薬をひとまとめにして区別せずにABC順に配列するようになった。第5版(1746)では単純医薬の部分が大幅に縮小されてABC順に薬品の名称・異名と簡単な説明だけを列挙するリストになり(表18-7)，第6版(1788)では複合医薬の部分で金属(マグネシウム，硫黄，アンチモン，銀，鉄，水銀，鉛，錫，亜鉛)の項目が増えている。19世紀に入ると化学薬品が多く取り入れられるようになったことを反映して，第7版(1809)と第8版(1824)では複合医薬が化学的な項目(酸，アルカリ，塩類，金属)から始まって伝統的な項目が続いている。第9版(1836)では複合医薬の部分で項目がABC順に配列されるようになった。第10版(1851)では単純医薬の部分がABC順であるのは変わりないが，単なる名称のリストではなく各医薬に説明を加えて拡充している(表18-8)。『英国薬局方』(1864)[46]は『ロンドン薬局方』第10版の方針を踏襲している。

『日本薬局方』(1886)[48]では，生薬(単純医薬)と配合薬(複合医薬)をあ

表18-6 『ロンドン薬局方』初版(1618)の内容

水薬	Aquae
薬用ワイン	Vina medicata
酢	Aceta
煎じ薬	Decocta
シロップ	Syrupi
蜂蜜と酢蜜	Melita & oxymelita
糖液と液汁	Rob sive sapae et succi
舐薬	Lohoch, sive eclegmata
ジャム	Condita
砂糖漬と砂糖	Conservae & sacchara
粉薬	Species sive pulvere
練り薬	Electuaria
錠剤	Pilulae
トローチ	Trochisci
油剤	Olea
軟膏	Unguenta
膏薬と蝋膏薬	Emplastra et cerata
化学的油剤,薬草油剤	Olea chymica. Olea ex herbis.
単純医薬	Simples
根	Radices
樹皮	Cortices
樹木	Ligna
薬草	Folia
花	Flores
果と芽	Fructus et germina
種子	Semina sive grana
樹脂	Lachrimae
液汁	Succi
植物由来物	Plantarum excrementa
動物	Animalia
動物の部分,由来物,痕跡	Animalium partes, excrementa & opera
海産物	Marina
塩	Sales
鉱物	Metallica

わせてラテン語のABC順に配列し，説明が加えられている．現行の『第17改正日本薬局方』(2016)では，掲載される薬品を化学薬品と生薬の2部に分け，それぞれ50音順に配列して製法，性状，確認試験，純度試験，定量法などの説明を加えている．

■植物から分離された医薬

18世紀までは植物薬が広く用いられ，その有効成分を抽出が抽出されて医薬として用いられるようになった．

キツネノテブクロ foxglove, Digitalis purpurea は，ヨーロッパの林地に広く見られる野草で紫色の花を咲かせ，民間療法薬としてよく用いられていた（図18-14）．イギリスの医師ウィザリング(1741～1799)はキツネノ

表18-7 『ロンドン薬局方』第5版(1746)の内容

重量と単位	Pondera et mensurae	ワイン	Vina
薬物	Materia medica	酒性チンキ	Tincturae spirituosae
単純医薬の調合	Praeparationes simpliciores	混合薬	Mixturae
砂糖漬	Conservae	シロップ	Syrupi
ジャム	Condita	蜂蜜と酢蜜	Mella et oxymelita
液汁	Succi	粉薬	Pulveres
抽出物と樹脂	Extracta et resinae	トローチと糖菓剤	Trochisci et tabellae
圧搾油	Olea per expressionem	錠剤	Pilulae
蒸留油	Olea per distillationem	練り薬	Electaria
塩と塩液薬	Sales et salina	薬用水	Aquae medicamentosae
樹脂性と硫黄性薬	Resinosa et sulphurea	浸出・煎じ油	Olea per infusionem et decoctionem
金属薬	Metallica	膏薬	Emplastra
単純蒸留水	Aquae stillatitiae simplices	軟膏と塗膏剤	Unguenta et liniment
酒性蒸留水と酒	Aquae stillatitiae spirituosae et spiritus	蝋膏薬	Cerata
煎じ薬と浸出液	Decocta et infusa	湿布	Epithemata

表18-8 『ロンドン薬局方』第10版(1851)の内容

重量と単位など	**Pondera, mensurae, etc.**		
第1部　薬物	Pars I. Materia medica		
植物薬の摘剤と保存	Vegetabilia decerpenda, et conservanda		
目録	Catalogus		
第2部　調製と調合	Pars II. Praeparata et composite		
酸	Acida	金属薬	Metallica
エーテル	Aetherea	アルミニウムからの調製	Praeparata ex aluminio
アルカリ	Alkalina	アンチモンからの調製	Praeparata ex antimonio
水	Aquae	砒素からの調製	Praeparata ex arsenico
湿布	Cataplasmata	ビスマスからの調製	Praeparata e bismuth
蝋膏薬	Cerata	カルシウムからの調製	Praeparata e calico
砂糖漬	Confectiones	銅からの調製	Praeparata e cupro
煎じ薬	Decocta	鉄からの調製	Praeparata e ferro
膏薬	Emplastra	水銀からの調製	Praeparata ex hydrargyro
浣腸	Enemata	マグネシウムからの調製	Praeparata ex magnesio
抽出薬	Extracta	鉛からの調製	Praeparata e plumbo
浸出液	Infusa	カリウムからの調製	Praeparata e potassio
塗膏薬	Linimenta	ナトリウムからの調製	Praeparata e sodio
蜂蜜	Mellita	亜鉛からの調製	Praeparata e zinco
		混合薬	Misturae
		錠剤	Pilulae
		粉薬	Pulveres
		酒	Spiritus
		シロップ	Syrupi
		チンキ	Tincturae
		植物調剤	Vegetabilia praeparata
		ワイン	Vina
		軟膏	Unguenta

テブクロからの抽出物が水腫の治療薬として有効なことを突き止めて，『キツネノテブクロとその医療利用の説明』(1785)[49]を発表した。これが心臓強壮薬ジギタリス digitalis の始まりである。ジギタリスは心筋に作用して収縮力を増強させ，2次的に血圧上昇，利尿，浮腫の軽減などの作用を有する。当初はその作用が不明であったが，19世紀後半に多

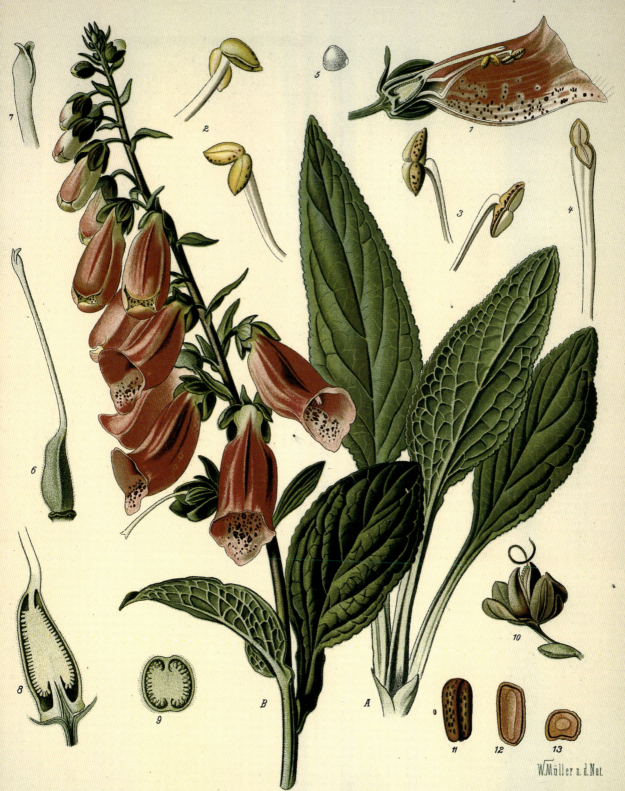

図18-14　キツネノテブクロ

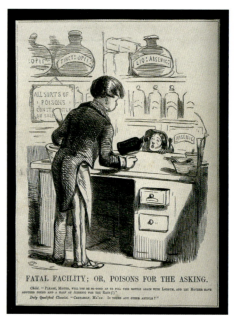

図18-15 John Leech(1817〜1864)による戯画「詮索せずに子供に砒素とアヘンチンキを売る化学者」

くの研究が行われ，イギリスのクシュニーにより心房細動に有効であることが確認され(1897)[50]，心臓疾患の治療に広く用いられるようになった。その有効成分として抽出されたジゴキシン digoxin は現在でも急性心不全の治療と予防によく用いられている。

　アヘンは芥子の実から得た乳汁を乾燥させたもので，鎮痛などの目的で古代から世界各地で利用されていた。ヨーロッパにはアラビア経由でアヘンが復活し，16世紀にはパラケルスス(1493〜1541)がアヘンがアルコールによく溶けることを見出してアヘンチンキ Laudanum を開発した。17世紀末にイギリスのシデナム(1624〜1689)はアヘンチンキの独自の処方を開発し，鎮痛剤として広く用いられるようになった。アヘンには強い依存性がある。中国では明代の末期からアヘンを吸引する習慣が広まり，清代には繰り返しアヘン禁止令が発せられたが，イギリスはアヘン戦争(1840〜1842，第2次：1856〜1860)に勝利してアヘン貿易を合法化させ，これを機に清朝は衰退した。アヘンの有効成分はドイツの薬剤師ゼルチュルナー(1783〜1841)によって初めて抽出され(1804)，ギリシャの夢の神モルフェウス Morpheus にちなんでモルヒネ morphine と名付けられた。モルヒネは最も強力な鎮痛剤として現在でも広く用いられている。ヘロイン heroin はモルヒネを化学処理して作られる麻薬で，イギリスのライト(1844〜1894)により合成された(1874)。バイエル社から鎮咳剤として販売された(1898)が，中枢神経に作用して快感を与え強い依存性を有するために，世界各国で麻薬として規制されている(図18-15, 16)。

　アヘンからはさらに他の有効成分がいくつも抽出されている。コデイ

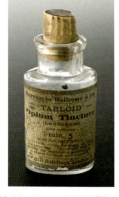

図18-16 アヘンチンキの薬瓶
英国 1880〜1940年頃

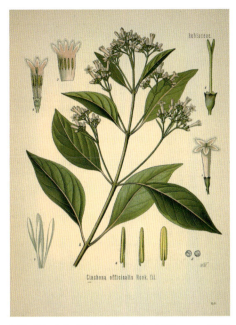
図18-17 キナ，Köhler's Medizinal-Pflanzen.（1883～1897）から

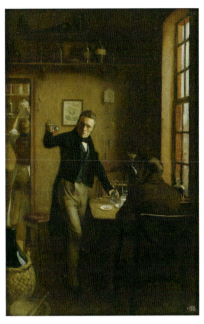
図18-18 ペレティエとカヴェントゥによるキニーネの発見

ン codeine はフランスの薬学者ロビケ（1780～1840）によって単離され（1832），鎮痛，鎮咳，下痢止めの作用がある。現在でも鎮咳剤として利用されているが，中枢神経に作用して依存性があり，劇薬に指定されている。パパベリン papaverine はドイツの化学者メルク（1825～1873）によって単離され（1848），消化管平滑筋を弛緩させる作用がある。現在でも排胆薬や血管拡張薬として用いられている。

　キナは南米のアンデス山脈に自生する樹木で，その樹皮を煎じて熱病の治療に用いられていた。17世紀半ばにヨーロッパにもたらされ，マラリアの治療薬として珍重された。マラリアは古代から地中海周辺に広がり，17～18世紀にはアルプス以北のヨーロッパでも蔓延した。キナ樹皮から有効成分の抽出が18世紀末から試みられ，フランスのペレティエ（1788～1842）とカヴェントゥ（1795～1877）によって抽出されてキニーネ quinine と名付けられた（1820）。マラリアの病原体であるマラリア原虫はロス（1857～1932）により発見され（1898），キニーネが原虫を殺し生殖サイクルを阻害することが明らかにされた。キニーネに対する耐性をもつ原虫が出現して，現在ではキニーネの構造を元にしたクロロキンやプリマキンなどの抗マラリア薬が開発されている。ペレティエとカヴェントゥは，樹木マチン *Strychnos nux-vomica* の種子から毒物を抽出してストリキニーネ strychnine と名付け（1818），現在では殺鼠剤として用いられている（図18-17，18）。

　クラーレ curare は南米のつる植物の樹皮から作られる毒物で，原住民

表18-9　おもなアルカロイド

名称	発見年	由来	作用
キサンチン xanthine	1817	生物体	温和な興奮，気管支拡張
アトロピン atropine	1819	ナス科植物	副交感神経節後ニューロンからの伝達(ムスカリン性アセチルコリン受容体)を抑制
カフェイン caffeine	1820	コーヒー	興奮作用，精神機能亢進
コニイン coniine	1827	ドクニンジン	神経筋接合部(ニコチン性アセチルコリン受容体)を抑制
ニコチン nicotine	1828	タバコ	神経筋接合部，中枢神経(ニコチン性アセチルコリン受容体)を刺激
コルヒチン colchicine	1833	イヌサフランの種子，球根	微小管の形成を阻害(チューブリンに結合)，好中球に作用して疼痛と炎症を抑制，痛風の治療薬
スパルテイン sparteine	1851	エニシダ	ナトリウムチャネルを阻害，抗不整脈
コカイン cocaine	1860	コカノキ	興奮を抑制，電位依存性ナトリウムチャネルに結合，局所麻酔，中枢神経興奮
ムスカリン muscarine	1869	キノコ(アセタケ類，カヤタケ類)	副交感神経節後ニューロンからの伝達(ムスカリン性アセチルコリン受容体)を刺激
テオフィリン theophylline	1888	茶葉	気管支拡張
ツボクラリン tubocurarine	1935	クラーレ(南米産樹皮からの矢毒)	神経筋接合部(ニコチン性アセチルコリン受容体)を抑制
レセルピン reserpine	1952	インドジャボク	交感神経系の抑制，アドレナリン性ニューロン終末での伝達物質取込を抑制

　が狩猟用の矢毒として用いていた。クラーレの存在は18世紀にヨーロッパに紹介され，フランスのベルナール(1813〜1878)はカエルを用いた実験でクラーレが神経筋接合部を抑制することを発見した(1856)。クラーレの主要な成分はツボクラリン tubocurarine で，1935年に分離された。

　植物などの天然物から抽出された有機化合物はアルカロイド alkaloid と呼ばれ，多くの場合塩基性で窒素原子を含んでいる。19世紀にはさまざまなアルカロイドが分離され，現在でも医薬や実験薬として用いられているものが多数ある(表18-9)。

■薬理学の始まり

　薬理学 pharmacology は，医薬の生体に対する作用を研究する学問分野である。薬理学の先駆的な研究として，フランスのマジャンディー(1783〜1855)は，実験動物を用いてさまざまな医薬の作用を実験的に研究した。『多くの新薬の調製と用法の公式』(1821)[51]を著してモルヒネ，青酸，ストリキニーネなどの薬剤を扱い，改訂を重ねて広く用いられた。イギリスのペレイラ(1804〜1853)はよく用いられる医薬の性質と使用法を収載した『薬物誌と治療の基礎』(1839〜1840)[52]を著し，英米で版を重ねて広く用いられた。

　大学医学部で初めて薬理学の研究室を設けたのはドルパト大学(エストニアのタルトゥ)で，1847年にブッフハイム(1820〜1879)が教授に就任した。ブッフハイムは自費で研究設備を整えて薬理学の研究を行い，イ

ギリスのペレイラによる『薬物誌と治療の基礎』をドイツ語に訳し，また『薬物学教科書』(1853〜1856)[53]を著した。

薬理学という学問分野を確立した功績は，ブッフハイムの弟子のシュミーデベルク(1838〜1921)に帰せられる。シュミーデベルクはシュトラスブルク大学の教授に着任し(1872)，薬理学研究室を設立した(1887)。医薬の作用について数々の研究成果をあげ，ドイツおよび欧米各国から留学生を受け入れ150人以上の薬理学者を育成して薬理学を世に広めた。主著として『薬物学基礎』(1883)[54]を出版し，第4版(1902)から『薬理学基礎』[55]と改題した。イギリスではロンドンの医師ブラントン(1844〜1916)による『薬理学，治療，薬物誌教科書』(1885)[56]が，薬理学書として広く愛用された。アメリカではエイベル(1857〜1938)がシュミーデベルクの元に留学して，ジョンズ・ホプキンス大学の薬理学教授になり(1893)，『生物化学雑誌』(1905)[57]と『薬理学実験治療雑誌』(1909)[58]の創刊に携わり，インスリンの単離に成功した(1926)（図18-19, 20）。

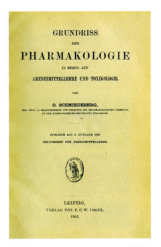

図18-19　シュミーデベルク『薬理学基礎』(1902)

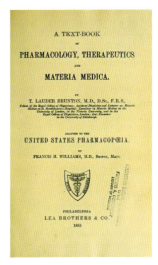

図18-20　ブラントン『薬理学，治療，薬物誌教科書』(1885)

■化学合成された医薬

アスピリンaspirin（アセチルサリチル酸）は19世紀末にドイツで市販された歴史の古い鎮痛剤である。もともとはヤナギの樹皮から抽出されたサリチル酸に由来する。ヤナギの樹皮や種子は，古代から解熱や鎮痛のために用いられた。ディオスコリデス(50〜70に活躍)の『薬物誌』[3]には，ヤナギ属の植物について，「果実，葉，樹皮および絞り汁には，収斂作用がある。葉を細かく砕いて，少量のコショウおよびブドウ酒とともに服用させると，疝痛で苦しんでいる患者に効く」（鷲谷いずみ訳）と述べられている。イギリスの司祭ストーン(1702〜1768)は，ヤナギ樹皮のエキスが悪寒，発熱，腫脹などに効くことを発見し，キナ樹皮の代わりに推奨した(1763)[59]。ドイツの薬剤師ブフナー(1783〜1852)は，ヤナギ樹皮のエキスから苦味成分を分離してサリシンsalicinと名付けた(1828)。ドイツの化学者コルベ(1818〜1884)はサリチル酸の合成に成功し(1853)，後にそれがサリシンと同じ物質であると判明した(1860)。バイエル社のホフマン(1868〜1946)はサリチル酸を酢酸と反応させてアセチルサリチル酸を合成し(1897)，その優秀な鎮痛効果が確認されてバイエル社から販売された(1899)。現在でも代表的な非ステロイド性抗炎症薬NSAIDsとして，関節リウマチその他多くの疾患の疼痛に対して広く用いられている（図18-21）。

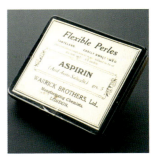

図18-21　アスピリンの薬箱　英国 1949〜1966年頃

19世紀末にドイツのコッホ(1843〜1910)によって炭疽菌(1876)，結核菌(1882)，コレラ菌(1883)といった重要な病原菌が発見され，病原菌を特異的に殺す抗菌剤の開発が強く望まれた。コッホの弟子でフランクフルトの血清研究所の所長エールリヒ(1854〜1915)は，医薬の候補として

化学合成された医薬　389

数々の化学物質を合成し，秦佐八郎(1873〜1938)に命じて抗梅毒作用のある物質をその中から発見し，サルバルサン salvarsan として発表した(1910)。サルバルサンはヘキスト社から発売され，スピロヘータ感染症の特効薬として用いられ多くの患者を救った。しかし砒素を含む化合物で副作用が強いこと，空気中で酸化しやすく失効するために取り扱いが難しく，1940年代にペニシリンが登場すると使われなくなった。

感染症や癌の治療に用いられる医薬で，サルバルサンのように化学合成された化合物は化学療法剤 chemotherapeutics と呼ばれる。サルバルサンは梅毒のみに有効であり，それ以外の細菌に有効な化合療法剤が探し求められたが，ようやく1935年に幅広い細菌に対して有効な抗菌剤サルファ剤が登場した。ドイツの巨大な化学企業 IG・ファルベンの医薬研究部門長ヘルライン(1882〜1954)のもとでドーマク(1895〜1964)が創

医学史上の人と場所
People and Place in Medical History

シュミーデベルク　　Schmiedeberg, Oswald (1838〜1921)

シュミーデベルクはドイツの薬学者で，薬理学という学問分野の建設者と目されている。クアラント(現在のラトヴィア)に生まれ，ドルパト大学(現在のタルトゥ大学)で医学を学び，ブッフハイムのもとで薬理学の研究を行い(1866)，ブッフハイムがギーセン大学に転任したのを受けて教授になった(1869)。ライプツィヒ大学のルートヴィヒ(1816〜1895)の研究室で実験技術を磨き(1871)，シュトラスブルク大学の薬理学教授に転任し(1872)，ここで薬理学を大きく発展させて，新たに作られた薬理学研究所の所長となった(1887)。欧米各国から多くの研究者がこの研究所を訪れて，世界に薬理学を広げていった。

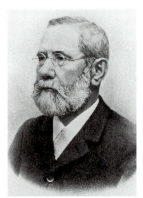

シュミーデベルク

医学史上の人と場所
People and Place in Medical History

エールリヒ　　Ehrlich, Paul (1854〜1915)

エールリヒはドイツの細菌学者で，梅毒の治療薬のサルバルサンを開発し，免疫学においては側鎖説を提唱した。シレジア(現在のポーランド)でユダヤ系の商人の子として生まれ，ブレスラウ，シュトラスブルク，フライブルクで医学を学び，ライプツィヒで学位を得た(1878)。ベルリンのシャリテ病院のフレーリクス(1819〜1885)のもとで医学研究に従事し(1878〜1885)，教授資格を得た(1885)。ベルリンに新設された感染症研究所のコッホのもとで実験室を与えられて免疫学の研究に従事し(1891)，血清研究・血清検査研究所の所長となり(1896)，同研究所はフランクフルトに移って実験治療研究所と改称されその所長を続け(1899)，フランクフルト大学の教授となった(1914)。アニリン色素による組織染色の開発，免疫学においては抗原抗体の特異性について研究し側鎖説を提唱し，トリパノゾーマに対するトリパトロンや梅毒に対するサルバルサンなどの化学療法剤を開発するなど，血清学，免疫学，化学療法の幅広い分野で独創的な研究を行い，1908年にノーベル生理学・医学賞を受賞した。

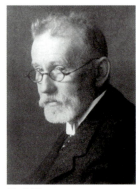

エールリヒ

薬システムを組織して，多数の化合物を合成し病原体への効果と体内での反応を調査し，硫黄を含むスルホンアミド基をアゾ化合物に結合した化合物が抗菌作用をもつことを見出し，プロントジル prontosil の名で1935 年に発表された。プロントジルはそのままでは無効で，体内で分解されて生じた成分のスルホンアミド基が有効なことが後に明らかにされた。スルホンアミド基を含む化学療法剤はサルファ剤 sulfonamide と呼ばれ，第 2 次大戦中に広く用いられてイギリス首相チャーチル(1874～1965)を始め数多くの兵士の生命を救った。サルファ剤はトリメトプリム trimethoprim と合わせて用いると効果が高まり，ST 合剤として現在でも用いられている(図 18-22)。

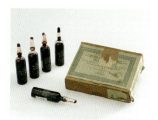

図18-22　バイエル社製のプロントジル

■抗生剤による感染症の克服

サルファ剤に続いて登場した新たな抗菌剤は，化学合成された化学療法剤ではなく，カビから抽出された抗生剤 antibiotics であった。最初の抗生剤は青カビから抽出されたペニシリン penicillin である。ロンドンの聖メアリー病院医学校の医師フレミング(1881～1955)は，培養皿に混入した青カビ *Penicillium notatum* がブドウ球菌の繁殖を阻むことを発見し，青カビの産生する抗菌因子をペニシリンと名付けて発表した(1929)[60]が，不安定なペニシリンを精製することはできなかった。オックスフォード大学の生化学者チェイン(1906～1979)はフレミングの論文に注目してペニシリンの抽出に注力してペニシリンの抽出に成功し(1940)，病理学者のフローリー(1898～1968)は人間の患者に投与してペニシリンの効果を実証した。3 人は 1945 年にノーベル生理学・医学賞を受賞した。ペニシリンは第 2 次大戦中にアメリカの製薬会社により大量生産されて，戦場で多くの生命を救った(図 18-23)。

ペニシリンの発見が契機となり，自然界から新しい抗生剤を探す調査が精力的に行われ，抗生剤のレパートリーを拡げていった(表 18-10)。ス

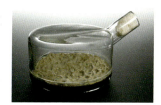

図18-23　ペニシリンの培養瓶，英国 1940～1945 年頃

医学史上の人と場所
People and Place in Medical History

フレミング　Fleming, Alexander(1881～1955)

フレミングはイギリスの医師で，青カビから世界初の抗生剤ペニシリンを発見した。スコットランドで農家の子として生まれ，ロンドンの聖メアリー病院で医学を学び(1901)，学位(1908)と外科資格(1909)を得て病理学者となった。聖メアリー病院病理部で研究に従事し(1906)，細菌に抵抗する酵素リゾチームを発見した(1922)。ブドウ球菌の研究中に青カビが生えると周囲のブドウ球菌が溶かされる現象を発見し，有効成分を抽出してペニシリンと名付けた(1929)。ペニシリンの製造精製を研究したフローリーおよびチェインとともに，ノーベル生理学・医学賞を受賞した(1945)。

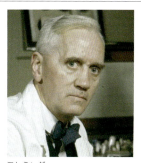

フレミング

表18-10 抗生剤の種類

抗生剤の分類		代表的薬剤名
細胞壁合成阻害薬	βラクタム系	
	ペニシリン系	ベンジルペニシリンカリウム，アンピシリン
	セフェム系	第1世代：セファゾリン，セファレキシン
		第2世代：セフォチアム
		第3世代：セフォタキシム，セフォペラゾン
		第4世代：セフピロム，セフォゾプラン
	カルバペネム系	イミペネム，メロペネム
	モノバクタム系	アズトレオナム，カルモナム
	グリコペプチド系	バンコマイシン
	ホスホマイシン系	ホスホマイシン
タンパク合成阻害薬	アミノグリコシド系	ストレプトマイシン，カナマイシン，ゲンタマイシン
	マクロライド系	エリスロマイシン，クラリスロマイシン，アジスロマイシン
	テトラサイクリン系	テトラサイクリン，ドキシサイクリン，ミノサイクリン
	リンコマイシン系	リンコマイシン，クリンダマイシン
	ストレプトグラミン系	キヌプリスチン・ダルホプリスチン
	オキサゾリジノン系	リネゾリド
	クロラムフェニコール系	クロラムフェニコール
DNA・RNA合成阻害薬	キノロン系	オフロキサシン，シプロフロキサシン，レボフロキサシン
	リファンピシン	リファンピシン
	サルファ剤	スルファジメトキシン
	ST合剤	（スルファメトキサゾール＋トリメトプリム）
細胞膜障害薬	ポリペプチド系	コリスチン，ポリミキシン，バシトラシン
	リポペプチド系	ダプトマイシン

　トレプトマイシン streptomycin は放線菌の一種 *Streptomyces griseus* に由来し，1944年にウクライナ出身のアメリカの微生物学者ワクスマン（1888〜1973）によって発見された。ストレプトマイシンは結核に有効な初めての抗生剤であり，結核の治療に威力を発揮した。クロラムフェニコール chloramphenicol は放線菌の一種 *Streptomyces venezuelae* に由来し，1947年にパーク・デービス社により発見された。広範な抗菌スペクトラムを持つが，再生不良性貧血などの重大な副作用があるため，コレラなど一部の感染症の治療に用いられている。テトラサイクリン tetracycline は放線菌の *Streptomyces* 属に由来し，1947年にアメリカの植物生理学者ダガー（1872〜1956）により発見された。抗菌スペクトラムが広く，とくにリケッチア，クラミジアに有効である。セファロスポリン cephalosporin はサルジニア島の下水で見つかったボタンタケ類の一種 *Cephalosporium acremonium* から見いだされた分子群で，オックスフォード大学のエイブラハム（1913〜1999）らによって分離された。抗菌スペクトラムが広くグラム陰性菌にも有効で，副作用が少なく，また抗菌力・抗菌スペクトラムが改善されて広く用いられている。

　第2次大戦後に抗生剤が普及したことは，死亡の原因に大きな影響を与えた。わが国では戦前まで結核が最大の死亡原因であったが，1945年以後に結核の死亡率が急速に低下し，1950年頃から1980年頃

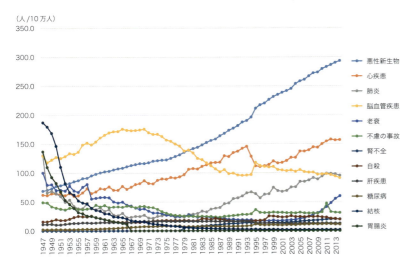

図18-24　死因別死亡率の推移　人口動態統計から坂井建雄作成

までは脳卒中が最大の死亡原因となった。癌の死亡率は着実に増え続け，1980年頃以後には最大の死亡原因となった。死亡原因の変化には，生活環境の改善や医療技術の全般的な向上，平均寿命の向上などさまざまな要因が絡んでいるが，抗生剤による感染症とくに結核の克服が，大きな役割を果たしたことは間違いない（図18-24）。

■さまざまな病気を治療する新薬

　統合失調症 schizophrenia はドイツの精神医学者クレペリン（1856～1926）によって早発性痴呆として概念化され（1896），ブロイラー（1857～1939）によって統合失調症と命名された。家庭や社会での生活が困難になりまた適切な治療法がないために，かつては不治の病と考えられ，隔離されたり脳の外科手術をされたりすることもあった。その治療に画期的な変化をもたらしたのは，クロルプロマジン chlorpromazine を始めとする抗精神病薬である。クロルプロマジンはフェノチアジン系で麻酔を増強する薬として開発されたが，フランスの医師ラボリ（1914～1995）はこの薬が患者の興奮状態を鎮めることを観察し，精神疾患の治療に有用なことを示唆した。その後フランス全土でさらにヨーロッパ全土で用いられるようになり，統合失調症は回復可能な疾患と考えられるようになった。伝統的精神医療を批判する反精神医学の運動もあいまって，統合失調症患者は次第に閉鎖病棟から解放されるようになった。抗精神病薬としてクロルプロマジンを始めとする副作用の多い定型的抗精神病薬に代わって，現在では副作用の少ない非定型的抗精神病薬が広く用いられている。

消化性潰瘍 peptic ulcer は強力な胃酸によって胃ないし十二指腸の粘膜が損傷する病気であり，重症の場合には穿孔して死亡する危険があるので，外科手術をすることがある。1970 年の胃潰瘍および十二指腸潰瘍による死亡率は 10 万人に対して 7.8 人で糖尿病に匹敵するほどであったが，消化性潰瘍治療薬が登場して激減し，現在では 3 分の 1 ほどになっている。最初に登場した消化性潰瘍治療薬はシメチジン cimetidine という H_2 受容体拮抗薬で，胃酸分泌細胞に対するヒスタミンの作用を抑制する。1976 年にイギリスで，1977 年にアメリカで市販され，日本では 1982 年から市販されている。現在ではより強力なプロトンポンプ阻害剤（オメプラゾール，ランソプラゾールなど）が開発されており，これは胃酸分泌細胞が水素イオンを分泌するためのプロトンポンプを特異的に阻害する。また近年では胃粘膜に感染するピロリ菌 Helicobacter pylori が消化性潰瘍を増加させることが判明して，抗生剤による胃粘膜の除菌療法も行われている。

　副腎 adrenal gland の存在は古くから知られていたが，その機能は長らく不明であった。イギリスのアジソン（1793～1860）は 1855 年に原発性慢性副腎皮質機能低下症（アジソン病）の症例を報告した。アメリカのケンダル（1886～1972）とスイスのライヒシュタイン（1897～1996）は 1930～1940 年代にかけて副腎皮質のホルモンの抽出に成功し，大部分の化学構造を決定した。それらはいずれもコレステロールに由来するステロイド骨格をもち副腎皮質ステロイド corticosteroid と呼ばれ，作用の上では糖質コルチコイド glucocorticoid と鉱質コルチコイド mineralocorticoid に分かれる。アメリカ・メルク社では糖質コルチコイドの主要成分であるコルチゾンを合成することに成功し（1946），メイヨー・クリニックのヘンチ（1896～1965）は急性リウマチの少女にコルチゾンを投与して高熱と疼痛を抑えることができた。その後の臨床研究でコルチゾンはリウマチの治療に不可欠な薬剤であることが分かった。ケンダル，ライヒシュタイン，ヘンチの 3 人は 1950 年にノーベル生理学・医学賞を受賞した。副腎皮質ステロイドには多くの生理作用があるが，医療においては免疫抑制作用と抗炎症作用がとくに重要であり，自己免疫疾患など慢性炎症性疾患の治療に不可欠である。現在では生体でも作られるヒドロコルチゾンとコルチゾンの他に，鉱質コルチコイドの作用の少ない合成ステロイドがよく用いられている。

　メタボリックシンドロームは，内臓脂肪型肥満に加えて，高血糖・高血圧・脂質異常症のうちの 2 つ以上を合併した状態で，動脈硬化性疾患とそれによる脳血管疾患と心疾患の死亡リスクが著しく高まる。これらを治療する医薬も開発され，病気の予防と治療に役立っている。高血糖は糖尿病の症状であり，インスリン製剤の投与により改善される。インスリンは 2 鎖のペプチドからなり，ケンブリッジ大学のサンガー

(1918〜2013)はその分子構造を決定して(1956)，1958年にノーベル化学賞を受賞した。ヒト型インスリンは遺伝子工学の手法で大腸菌を用いて製造できるようになり(1978)，アメリカで1982年に，日本で1985年に販売が開始された。分子を加工して作用発現時間と持続時間を調節して，超速効型，速効型，混合型/二相性，持続型の製剤が使われている。

高血圧の治療に用いる降圧薬としては，体液量を減らすことを目標に利尿剤が古くから用いられていた。血管平滑筋の収縮を抑制するカルシウム拮抗薬，レニン・アンジオテンシン系を抑制する薬が開発されて広く用いられている。ドイツの生理学者フレッケンシュタイン(1917〜1992)は，カルシウムチャネルに対する薬剤の作用を実験室で確認し(1964)，カルシウム拮抗薬の開発に道を拓いた。代表的なカルシウム拮抗薬のニフェジピン nifedipine は，1969年に発見され，降圧剤としてはアメリカで1981年に，日本で1985年に認可された。レニン・アンジオテンシン系(RAS)を抑制する降圧薬としては，まずアンジオテンシン変換酵素阻害薬(ACEI)が開発された。これは血液中のアンジオテンシンIを分解してアンジオテンシンIIを生成する過程を抑制する薬で，代表的なカプトプリル captopril は1975年に発見され，アメリカでは1981年に，日本では1982年に承認された。もう一つのアンジオテンシンII受容体拮抗薬(ARB)はアンジオテンシンIIに対する細胞表面の受容体に結合して作用を抑える薬で，代表的なロサルタン losartan は1986年に発見され，アメリカでは1995年に，日本では1998年に承認された。脂質異常症の治療には高脂血症治療薬のスタチンが用いられる。三共製薬の遠藤章(1933〜)はコレステロール合成を阻害する物質を探して，青カビの一種からメバスタチン mevastatin を見いだした(1973)。アメリカのメルク社はコウジカビの一種からロバスタチン lovastatin を分離して製品化し，1987年にアメリカで認可を受けた。一方三共製薬はメバスタチンの代謝産物である強い活性を持つプラバスタチン pravastatin を製品化

医学史上の人と場所
People and Place in Medical History

大村智 （1935〜）

大村智は山梨県の農家の子として生まれ，山梨大学学芸学部を卒業し(1954)，東京都立高校の教員になった。東京理科大学で修士課程を修了し(1963)，山梨大学工学部の助手としてブランデーの製法を研究し(1963〜1965)，北里研究所で抗生物質の研究に従事して(1965)，東京大学から薬学博士の学位を授与され(1968)，北里研究所の抗生物質研究室室長(1973)，北里大学薬学部教授(1975〜1984)を務めた。北里研究所の理事・副所長(1984)として財政危機の同研究所を再建し，同所長(1990〜2008)として学校法人北里学園との統合を果たし，名誉理事長(2008〜2012)となった。女子美術大学理事長(1997〜2003，2007〜2015)も務めた。2015年にノーベル生理学・医学賞を受賞した。

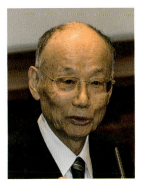

大村智

し，1989年に認可を受けた。

　北里大学の大村智(1935～)は，微生物の生産する有用な天然有機化合物を長年にわたって探索し，数多くの新規化合物を発見し，それらを応用してさまざまな研究試薬や治療薬を開発した。とくに抗寄生虫薬イベルメクチンは，熱帯地方の風土病オンコセルカ症とリンパ系フィラリア症に有効で，これらの感染症の撲滅に貢献した。その業績により2015年にノーベル生理学・医学賞を受賞した。

第19章
病気の原因と生体防御
―― 病理学と免疫学の歴史

Pathogenesis of diseases and defense mechanism
— history of pathology and immunology.

　古代ローマのガレノスが編み出した人体と病気についての理論は，アラビアで整理・体系化されアヴィケンナの『医学典範』などとしてヨーロッパに伝わった。11世紀のサレルノ医学校で編まれた医学実地書は病気についての各論で，局所性の疾患(頭から足まで順に)と全身性の疾患(熱病)を扱っており，同様の形式の医学実地書が18世紀まで数多く著された。16世紀中葉以降にはフェルネルの『医学』などの医学理論書が新たに書かれるようになり，その中の「病理学」で病気の原因や分類が扱われた。18世紀初頭のブールハーフェは医学実地書で病気を症状と病態に基づいて再整理し，18世紀後半には症状と病態を基準に病気を分類する疾病分類学が登場して一世を風靡した。ガレノス以来の病気の原因を体液の不均衡に求める理論に代わって，ルネサンス期以降にさまざまな理論が提唱された。19世紀初頭から病理解剖が盛んに行われ，病気を臓器の病変として検証できるようになり，19世紀後半からは顕微鏡レベルの病理組織学により検証できるようになった。19世紀末には病原菌が発見され，生体防御の機構が研究されるようになった。1980年代以降には免疫学が進歩して，病態の理解が大いに深まった。

■医学理論と「病理学」

　古代ギリシャ・ローマでは4種類の性質(熱・冷・乾・湿)を組み合わせた体液の不均衡により病気になると考えられていた。ガレノスはこの考え方を整理するとともに，疾患・症状を分類しさらに連続性の分断という新たな原因を提唱するなど，病気の原因についての理論を豊富なものにした。

　古代アレクサンドリアではガレノスの著作の一部がとくに重視され(「十六書」)，それを要約し追加説明を加えた『アレクサンドリア集成』[1]という著作群が医学教育に用いられた。アラビアのフナイン・イブン・イスハーク(ラテン名：ヨハニティウス；809〜873)と甥フバイシュはこれを元にして『医学問答集』全10章[2]を著し，アラビア語圏で医学の入門書として広く用いられた。さらに『医学問答集』の第5章途中まで(および第8章の大部分と第9章の一部)がラテン語に訳され『ヨハニティウスの医学入門』としてサレルノ医学校で編まれた教材集『アルティセラ』[3]に組み込まれて，ヨーロッパの医学教育に広く用いられた。『ヨハ

表19-1 『ヨハニティウスの医学入門』の内容

第1論			
§1	医学の区分，理論の区分		
§2	自然要素		
§3	元素		
§4	混合		生理学：身体を構成する自然的要素
§5〜8	体液		
§9	器官		
§10〜12	能力		
§13	機能		
§14	精気		
§15〜21	自然要素の追加分4類の詳細		
第2論			
§1〜4	大気		
§5	運動と静養		
§6	入浴		
§7	食物		健康学：身体に影響する非自然的要素
§8	飲料，飲料・食物・薬品の違い		
§9	睡眠と覚醒		
§10	性交		
§11	精神的現象		
第3論			
§1	自然に反するもの		
§2, 3	熱病		
§4	主要		
§5, 6	病気の3分類		
§7	等質器官の病気		
§8〜10	道具的器官の病気		病理学：病気とその原因
§11, 12	連続性の分断，原因の分類		
§13, 14	健康と病気に共通の6原因，病因の分類		
§15〜19	等質器官の病気の原因		
§20〜26	道具的器官の病気の原因		
§27	連続性の分断の原因		
§28, 29	徴候の分類，徴候と症状の違い		徴候学：診断に役立つ徴候と症状
§30, 31	症状の3分類		
§32	徴候からの診断		
§33	症状の原因		
§34, 35	治療の2区分，健康の一，治療の分類		治療学：病気から回復させる治療
§36, 37	治療の手法の3分類，薬品の使用		

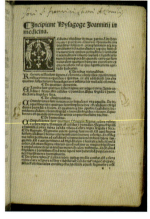

図19-1 『アルティセラ』(パヴィア1506年版)から『ヨハニティウスの医学入門』冒頭

ニティウスの医学入門』は3論に分かれ，その内容は①身体を構成する自然的要素(生理学)，②身体に影響する非自然的要素(健康学)，③病気とその原因(病理学)，④診断に役立つ徴候と症状(徴候学)，⑤病気を回復する治療(治療学)に相当する。その構成は現存する『医学問答集』と内容の順序がかなり入れ替わっているが，フバイシュにより加筆される前の当初のフナインによる『医学問答集』の内容を反映しているのではないかと考えられる(表19-1，図19-1)。

イブン・スィーナー（ラテン名：アヴィケンナ；980〜1037）の『医学典範』[4]もラテン語に訳されてヨーロッパの医学教育に広く用いられた。

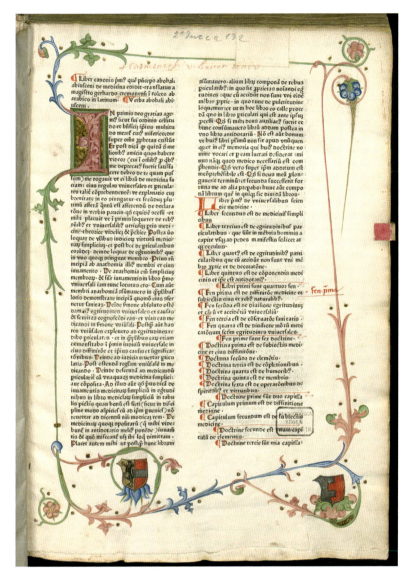

図19-2　アヴィケンナ『医学典範』（ストラスブール1473年版）から第1巻冒頭

とくにその第1巻「医科学の一般的な事物」は4教説に分かれ，『ヨハニティウスの医学入門』と同様に医学理論の中心となる5つのテーマを扱っている。①医学の定義と主題，自然の事物（第1教説），②疾患の分類，原因（第2教説，第1〜2論），③徴候と症状（第2教説，第3論），④健康の保持と養生法（第3教説），⑤治療法の分類（第4教説）である（図19-2）。

アラビア由来ではないヨーロッパ独自の医学理論書として初めて著されたのは，フェルネル（1497〜1558）による『医学』（1554）[5]である。この著作は生理学，病理学，治療学の3部からなる。病気についての理論を扱う「病理学 pathologica」という名称は，この著作で初めて用いられた。序文では医学の理論が5つの部門に分かれるとしている。

すべての内の第1のものは生理学 $\varphi v\sigma\iota o\lambda o\gamma\iota\kappa\eta$ で，それは完全に健康な人間の本性，そのすべての力と機能を探求する。第2は病理学 $\pi\alpha\theta o\lambda o\gamma\iota\kappa\eta$ で，反自然的に人間にのしかかりうる病気の状態と，それらの病気を何の原因が引き起こすか，何の徴候を示すかを探求するものである。第3は予後学 $\pi\rho o\gamma\nu\omega\sigma\iota\kappa\eta$ で，それによって医学者が将来を予知する徴候と，どのような病気の経過とどのような結果が将来起こるかを説明するものである。第4は健康学 $\acute{v}\gamma\iota\varepsilon\iota\nu\eta$ で，それは身体の確固たる状態を生きることのよい規則で保持し，災害を防ぐものである，同様に病人に固有で適切な生活の原理を判断するものである。すべてのものの最後の部分は治療学 $\theta\varepsilon\rho\alpha\pi\upsilon\tau\iota\kappa\eta$ で，身体の病の状態を有益なものの使用と運用によって撃退し，健康を回復するものである。〔フェルネル『医学』(1554)序文から，坂井建雄訳〕

フェルネルの『医学』では，予後学が病理学の中に含まれているが，健康学に相当するものは含まれていない。また医学理論が5つの部門に分かれるという意見は必ずしもフェルネル独自のものではなく，偽ガレノスの文書にも見られる。ただしフェルネルの挙げた5部門とは，名称と内容に若干の違いがあり，『医学の定義』[6]の第11章では，生理学，病理学，健康学，薬物学，治療学の5つが挙げられ，『序論あるいは医療』[7]の第7章では病理学，病因学ないし病理学，健康学，徴候学，治療学の5つが挙げられている。

フェルネルの「病理学」は7書からなり，内容には多彩なものが含まれている。病理学の内容の主要なものは病気についての総論(第1書)であるが，それ以外に診断に役立つ症状と徴候(第2～3書)，および病気の各論(第4～7書)が含まれている。その後の医学理論書では，5つの部門のうちの徴候学の中で症状と徴候が扱われるようになる。また疾患の各論は医学理論書から外れて医学実地書の中で扱われるようになる(表19-2，図19-3)。

チュービンゲン大学のフックス(1501～1566)は，解剖学書，医学理論書，医学実地書，薬草書など数多くの医学教科書を著した。医学理論書の『医学教程』(1555)[8]は生理学，健康学，病理学，徴候学，治療学の5部に分かれているが，その「病理学」には疾患総論(第1～9節)とともに疾患各論(第10～26節)が含まれている(図19-4)。

ライデン大学のヘウルニウス(1543～1601)の『医学教程』(1592)[9]は12書からなり，「病理学」という表題は含まれていないが，その内容は生理学(第1～5書)，疾患総論(第6～8章)，徴候学(第9～11章)，治療学(第12章)からなり，疾患各論の内容は含まれていない。

ヴィッテンベルク大学のゼンネルト(1572～1637)は医学理論と医学実地を集大成して大部の医学書を著した。医学理論書の『医学教程5書』

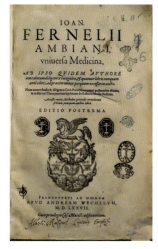

図19-3　フェルネル『普遍医学』
(フランクフルト 1577年版)

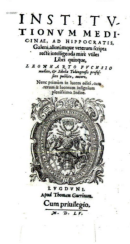

図19-4　フックス『医学教程』
(リヨン 1555年版)

表19-2 フェルネル『医学』(1554)の内容

第1部　生理学について，7書	
第1書　人体の部分の記述	
第2書　元素	
第3書　混合	
第4書　精気と内在熱	
第5書　霊魂の役割	
第6書　体液の機能	
第7書　人の生殖と子種	
第2部　病理学について，7書	
第1書　疾患とその原因	
第2書　症状と徴候	
第3書　脈と尿	
第4書　熱病	
第5書　各部の疾患と症状	
第6書　横隔膜より下の部分の疾患	
第7書　身体の外的な病気	
第3部　治療薬一般，すなわち治療の方法，7書	
第1書　自然の法則は医薬の法則に適う	
第2書　瀉血	
第3書　浄化の方法	
第4書　薬品の種類と効能のまとめ	
第4書　内用薬の通常の材料	
第5書　外用薬	
第6書　複合薬	
事物の隠れた原因	

(1611)[10]は，生理学，病理学，徴候学，健康学，治療学の5書からなる。その病理学は3部に分かれ，第1部は疾患，第2部は疾患の原因，第3部は症状を扱っている(表19-3，図19-5)。

　ライデン大学のブールハーフェ(1668〜1738)は，優れた医学教師として名声を高めてヨーロッパ各国から集まった多数の学生を教え，講義内容をもとに医学理論書と医学実地書を著した。医学理論書の『医学教程』(1708)[11]は伝統的な5部構成であるが，第1部の生理学を大幅に拡充しかつ古代以来の体液説を排除しており，代わりに人体のさまざまな器官が線維や微細な管によって構成されていると考え，その中の液体の流れによって器官の機能を機械論的に説明しようとした。しかし第2部の病理学，第3部の徴候学，第4部の健康学，第5部の治療学については，大きな変革はなされていない(図19-6)。

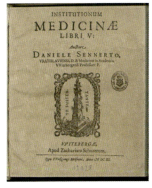

図19-5　ゼンネルト『医学教程』
(ヴィッテンベルク1611年版)

■医学実地書の系譜

　医学の教育においては医学の理論的な基礎を学ぶ総論とともに，個別の疾患をどのように治療するかという各論も重要である。アヴィケンナの『医学典範』の第3巻と第4巻はそのような個別の疾患をまとめて扱っている。第3巻では身体の各部の疾患が頭から足への順に扱われ，

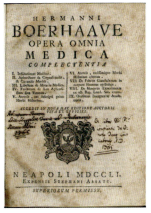

図19-6　ブールハーフェ『全集』
(ナポリ1751年版)　坂井建雄蔵

医学実地書の系譜　401

表19-3　ゼンネルト『医学教程5書』(1611)の内容

第1書　生理学	第3書　徴候学
第1章　医学の本性	第1部　徴候総論
第2章　医学の区分	第1節　徴候の差異と源泉(3章)
第3章　健康	第2節　人体とその各部分の混合の認識(8章)
第4章　混合	第3節　尿(12章)
第5章　内在熱と湿気	第4節　脈(15章)
第6章　精気	第2部　診断的徴候(4章)
第7章　器官的諸部分の自然的構成について，および異質部分ならびに等質部分が共有する統合について	第3部　予知的徴候(17章)
	第4書　健康学
第8章　霊魂の能力と作用一般	第1部　健康の保持に必要な事物
第9章　栄養と成長	第2部　健康を保持する方法
第10章　発生	第5書　治療学
第11章　生命能力	第1部　医薬すなわち補助的物質(22章)
第12章　外的感覚	第2部　治療法
第13章　内的感覚	第1節　保存の適応(23章)
第14章　知的能力	第2節　治療の適応(7章)
第15章　欲求と運動能力	第3節　生活の適応(4章)
第2書　病理学	第3部　薬剤の構成
第1部　疾患(11章)	第1節　薬剤総論(5章)
第2部　疾患の原因(14章)	第2節　薬剤に必要な処理(15章)
第3部　症状	第3節　薬剤の形状(41章)
第1節　症状の差異(11章)	
第2節　症状の原因(8章)	

表19-4　ガリオポントゥス『受難録』(1531)の目次(括弧内は筆者による注記)

第1書(頭部の疾患，24章)	(第44～49章：膀胱の疾患)
(第1～14章：頭と脳の疾患)	(第50～64章：尿の疾患)
(第15～24章：顔面の疾患)	(第65～72章：生殖器の疾患)
第2書(肺，胃，肝臓の疾患，66章)	第4書(体肢の疾患，18章)
(第1～13章：肺の疾患)	(第1～18章：四肢の疾患)
(第14～51章：胃の疾患)	第5書(その他の疾患，45章)
(第52～66章：肝臓の疾患)	(痙攣，皮膚疾患，卒中，麻痺，横痃，癭疽，腫瘤など)
第3書(腹部の疾患，72章)	第6書(熱病，30章)
(第1～4章：脾臓の疾患)	(第1～24章：熱病総論)
(第5～13章：腹の疾患)	(第25～30章：熱病の型)
(第14～31章：腸の疾患)	熱病の型論文(10章)
(第32～43章：腎臓の疾患)	第7書：熱病の症状(10章)

　第4巻では全身性の熱病，体表の疾患と外傷，中毒，皮膚の疾患が扱われる。

　ヨーロッパではサレルノ医学校で疾患の各論を扱う著作がいくつも書かれ，その最初のものはガリオポントゥス(1035頃～1050頃に活躍)による『受難録』[12]である。この著作は，古代から伝存したギリシャ語の文書を元に書かれ，局所的な疾患を頭から足への順に列挙し，全身性の熱病を加えてその治療を扱っている。その後，疾患各論の著作はこの局所性＋全身性の形式で，「医学実地」の表題で数多く書かれるようになった。また12世紀以降に各地に大学医学部が作られ，14世紀頃からは医学理論 theoretica と医学実地 practica が主要な2つの教科として教えられるようになった(表19-4)。

　フェルネルの「病理学」では，疾患総論と徴候学の他に疾患各論も含

表19-5 ロンドレ『人体全疾患治療法』(1567年版)の内容

第1巻	第3書(腹部と四肢の疾患:87章)
第1書(頭部の疾患:76章)	(第1~17章:胃の疾患)
(第1~13章:頭の疾患)	(第18~28章:腸の疾患)
(第14~45章:脳の疾患)	(第29~38章:肝臓と脾臓の疾患)
(第46~62章:眼の疾患)	(第39~53章:腎臓,膀胱,尿の疾患)
(第63~65章:鼻の疾患)	(第54~80章:生殖器の疾患)
(第66~69章:耳の疾患)	(第81~87章:四肢の疾患)
(第70~76章:口の疾患)	第2巻
第2書(胸部の疾患:28章)	疾患の認識について(24章)
(第1~7章:咽喉の疾患)	熱病の治療について(20項)
(第8~15章:肺の疾患)	イタリア病について(6項)
(第16,17章:心臓の疾患)	内用薬
(第18~24章:乳房の疾患)	外用薬
(第25~28章:その他の疾患)	薬局方

まれており,フェルネルの『医学』[5]は医学理論だけでなく医学実地も含む著作であった。またフックスの『医学教程』(1555)[8]は生理学,健康学,病理学,徴候学,治療学の5部に分かれているが,その「病理学」には疾患総論(第1~9節)とともに疾患各論(第10~26節)が含まれている。しかしそれ以後の著者たちは医学理論書から疾患各論を排除し,医学実地書を別の著作として著すようになった。

モンペリエ大学のロンドレ(1507~1566)の著した『人体全疾患治療法』(1566)[13]は,16世紀の代表的な医学実地書である。医学実地書の基本型である頭から足まで局所性の疾患と全身性の熱病に加え,病気の診断法,イタリア病(梅毒),薬剤についての著作を含んでいる(表19-5,図19-7)。

ヴィッテンベルク大学のゼンネルトは,医学理論と医学実地を集大成して大部な医学書を著した。医学実地書では全身性疾患について『熱病について4書』(1619)[14]を著し,局所性疾患については『医学実地』6書(1628~1635)[15]を著した。その第1書は頭部の疾患,第2書は胸部の疾患,第3書は腹部の疾患,第4書は女性と小児の疾患,第5書は表在性の疾患,第6書は隠れた疾患を扱っている(表19-6,図19-8)。

ライデン大学のブールハーフェは,医学理論書と医学実地書を著した。医学実地書の『箴言』(1709)[16]は,それまでの医学実地書に見られた局所性+全身性という構成を止めて,96項に分けて各種疾患を扱っている。疾患の分類はなされていないが,その配列をみると症状と病態をもとに6種類に区分されている。第1は軽微な体質性の疾患(第1~13項),第2は外傷性・体表性の疾患(第14~32項),第3は全身性の熱病(第33~53項),第4は局所性の急性疾患(第54~74項),第5は慢性疾患(第75~87項),第6はその他の疾患(第88~96項)である。

ブールハーフェの『箴言』以後に,症状・病態によって疾患を分類す

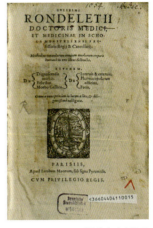

図19-7 ロンドレ『人体全疾患治療法』(パリ1567年版)

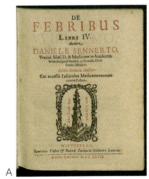

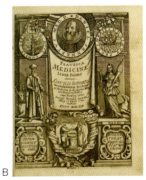

図19-8 ゼンネルト (A)『熱病について4書』ヴィッテンベルク1628年版 (B)『医学実地』ヴィッテンベルク第3版第1巻1654年刊

表19-6 ゼンネルト『熱病について4書』(1619)と『医学実地』全6書(1628～1635)の内容

『熱病について4書』
　第1書　熱病一般，一過性熱病(7章)
　第2書　腐敗熱病(21章)
　第3書　消耗熱病(3章)
　第4書　疫病，疫患性で悪疾性の熱病(18章)

『医学実地』第1書(1628)
　第1部　頭部の疾患(28章)
　第2部　内部感覚と脳に生じる症状(34章)
　第3部
　　第1節　触覚の傷害(3章)
　　第2節　眼の疾患と症状(46章)
　　第3節　耳の不健康(9章)
　　第4節　鼻の疾患と症状(10章)
　　第5節　舌の疾患と症状(7章)

『医学実地』第2書(1629)
　第1部　口とノド，その部分の病気(25章)
　第2部　気管，肺，縦隔，横隔膜，胸部の反自然的疾患(26章)
　第3部　肺と胸部に生じる症状(7章)
　第4部　心臓の疾患と症状(6章)

『医学実地』第3書(1631)
　第1部
　　第1節　食道と胃の疾患(17章)
　　第2節　胃の症状(17章)
　第2部
　　第1節　腸の疾患(10章)
　　第2節　腸に生じる症状(13章)
　　第3節　腸間膜，膵臓，大網の疾患(8章)
　　第4節　脾臓の反自然的疾患(11章)
　第5部
　　第1節　下肢疾患(6章)
　　第2節　壊血病(9章)
　第6部
　　第1節　肝臓疾患(9章)
　　第2節　肝臓に生じる症状(7章)
　第7部
　　第1節　腎臓と尿管の疾患(12章)
　　第2節　腎臓の症状(3章)
　第8部
　　第1節　膀胱の疾患(9章)
　　第2節　膀胱の症状(9章)
　第9部
　　第1節　男性の生殖器部分の疾患(13章)
　　第2節　男性の外陰部と生殖器あたりに生じる症状(8章)
　第10部　臍と腹壁の疾患(11章)

『医学実地』第4書(1632)
　第1部
　　第1節　女性の陰部と子宮頸部の疾患(11章)
　　第2節　子宮の疾患(20章)
　第2部
　　第1節　女性の子宮に生じる症状(4章)
　　第2節　月経流出に生じる症状と，他の子宮からの反自然的流出(14章)
　　第3節　思春期以後のほぼすべての処女と女性の子宮に生じる症状(12章)
　　第4節　妊娠に関して生じる症状(11章)
　　第5節　妊娠の処方と妊娠に生じる反自然的疾患(8章)
　　第6節　分娩の頃に生じる症状(8章)
　　第7節　産褥の処方と，分娩後に生じる反自然的症状(11章)
　第3部　乳房の反自然的疾患
　　第1節　乳房の疾患(11章)
　　第2節　乳房の症状(6章)
　幼児の疾患論文
　　第1部　幼児の食餌と処方(7章)
　　第2部　幼児の疾患と症状(32章)

『医学実地』第5書(1634)
　第1部　腫瘤(46章)
　第2部　潰瘍(19章)
　第3部　皮膚，毛髪，爪の瑕疵
　　第1節　皮膚の瑕疵(9章)
　　第2節　毛髪と爪の瑕疵(10章)
　第4部　外傷(24章)
　第5部　骨折(22章)
　第6部　脱臼(13章)

『医学実地』第6書(1635)
　第1部　隠れた性質の疾患一般(9章)
　第2部　内部の体液の欠陥から生じる悪性で隠れた毒性の疾患(7章)
　第3部　水，空気，伝染から起こる隠れた疾患と伝染疾患一般(4章)
　第4部　梅毒(23章)
　第5部　外部の毒一般(8章)
　第6部　鉱物と金属の毒(28章)
　第7部　植物の毒(22章)
　第8部　動物からの毒(45章)
　第9部　魔術，呪文，魔法薬による疾患(10章)

　る医学実地書が次々と現れるようになった。ヘルムシュテットのハイスター(1683～1758)は『解剖学提要』(1717)，『外科学』(1719)，医学理論書の『医学の基礎』(1736)など人気の高い医学書を数々著した。医学実地書の『医学実地提要』(1743)[17]は20章からなり，症状と病態によって疾患を分類している(表19-7，図19-9)。

　疾患を症状と病態により分類する方法はさらに徹底されて，18世紀後半には症状の類似性によって疾患を植物の種と同様に分類する疾病分

表19-7　ハイスター『医学実地提要』(1743)の内容

第1章	多血症	第11章	悪液質と悪液性疾病
第2章	熱病全般，およびとくに間欠熱	第12章	閉塞
第3章	連続熱，急性熱	第13章	流出，すなわち最大の漿液性の流出
第4章	発疹熱，とくに痘瘡，麻疹，紫斑，点状出血，猩紅熱，など	第14章	特殊感覚疾病
第5章	胃性・腸性急性熱病，腸間膜熱病	第15章	運動の障害
第6章	強靱および消耗熱病	第16章	胃と腸の疾病
第7章	炎症	第17章	女性に特有の疾病
第8章	出血，すなわち血の流出	第18章	幼児と小児の疾病
第9章	出血，すなわち血の流出の抑圧	第19章	中毒
第10章	鬱滞と疼痛	第20章	液体薬の性状と役割

表19-8　ソヴァージュ『方式的疾病分類学』(1763)の概観

	綱	説明
1)	瑕疵 Vitia	ほとんど重要性のない皮膚症候で，外科医の治療を放棄する。
2)	熱病 Febres	頻繁で強い脈，体肢の虚弱を伴う。
3)	炎症 Phlegmasiae	持続性ないし弛張性の熱による病気で，内部に炎症があり，発疹の噴出を伴う。
4)	痙攣 Spasmi	不随意性で不断ないし継続性の筋収縮，局所運動を行う筋であり生命のための筋ではない。
5)	呼吸病 Anhelationes	胸の筋の不随意で疲れる激しい動き，困難で頻繁な呼吸を繰り返し，急性熱はない。
6)	衰弱 Debilitates	習慣的な力を伴う活動の不能。力を分配する能力の数は3つ；認知，欲求，運動の能力。
7)	疼痛 Dolores	定義を与えるよりも自分自身の経験からの方がよく分かる。
8)	狂妄 Vesaniae	その特徴は，想像力，判断力，意志などの頽廃である。
9)	流出 Fluxus	これらの病気の特徴は液体および含まれる物質の排出であり，その量，その質，その新鮮さが注目される。
10)	悪液質 Cachexiae	色，顔貌，身体の習性の量の頽廃。

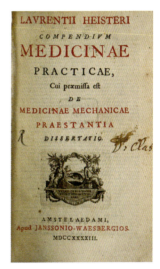

図19-9　ハイスター『医学実地提要』(アムステルダム 1743年版)

類学が登場して一世を風靡した。その嚆矢はモンペリエ大学のソヴァージュ（1706〜1767）による『方式的疾病分類学』(1763)[18]であり，この著作では疾患は症状の類似性にしたがって10綱，43目，295属に分類され，計2,308種の疾患を認めていた。疾病分類学による疾病の分類方式は，18世紀後半から19世紀前半にかけて，ヨーロッパ各国の臨床医学書に広く採用された(表19-8，図19-10)。

■病理解剖学と病理学

人体を解剖して臓器の病変を探索する病理解剖は，17世紀後半には「実地解剖 anatomia practica」と呼ばれ，この頃から人体の構造を探求する正常解剖から意識的に区別されるようになった。病理解剖を扱ったこの時期の著作にボネー（1620〜1689）の『墓，すなわち実地解剖学』(1679)[19]と，ブランカルト（1650〜1702）の『理性的実地解剖学』(1688)[20]がある。人体の病理解剖を初めて系統的に行ったのは，ボローニャ大学

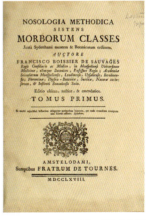

図19-10　ソヴァージュ『方式的疾病分類学』(アムステルダム 1768年版)

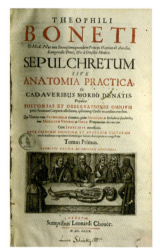

図19-11 ボネー『墓』第1巻（1679年版）

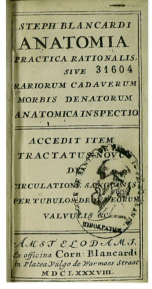

図19-12 ブランカールト『理性的実地解剖学』（アムステルダム 1688年版）

のモルガーニ(1682～1771)で，50年間にわたる多数の病理解剖の報告を『解剖によって明らかにされた病気の座および原因』(1761)[21]として発表した．モルガーニの病理解剖学は大きな反響を呼んだが，観察した病変を古代以来の体液説に基づいて考察しており，また病変を示す図版を用いなかったために，疾患の原因について新たな視点をもたらすには至らなかった．ドイツの医師コンラディ(1767～1798)は『病理解剖学提要』(1796)[22]を著した．この著作はそれ以前の解剖学書から病変についての記述を収集・整理したものであるが，病理解剖学という表題を採用した初めての著作である(図19-11～14)．

臓器の病変を図版で示す病理解剖学書は，18世紀の終盤から出版されるようになった．ライデンのサンディフォルト(1742～1814)は，『解剖病理学的観察』全3巻(1777～1781)[23]を出版し，各巻末に銅版画による先天異常や病変の図を掲載している．ハンター兄弟の甥のベイリー(1761～1823)は『人体の最重要器官の病死解剖学』(1793)[24]を著したが，この著作は24章からなり，心臓，心膜，胸腔，肺，後縦隔，腹腔，胃，腸，肝臓，胆嚢，脾臓，膵臓，腎臓と副腎，胆嚢，精嚢，前立腺，尿道，精巣と精索，子宮，卵巣，卵管，腟，外陰部，脳と髄膜の病変を扱っており，それに付属する銅版画の病変図集『一連の彫版画および説明』(1799～1803)[25]を出版した．ベイリーの病理学書は臓器の病変についての独自の観察所見を図版を用いて解説したもので，ドイツ語，フランス語，イタリア語にも訳されてその後の医学と病理学に大きな影響を与えた(図19-15～17)．

18世紀まで病理学は医学理論の5つの部門のうちの1つであり，疾患の種類や原因など疾患の総論を扱うものであり，疾患の診断に役立つ徴候については徴候学で扱われていた．18世紀末頃から，病理学に2つの部門が区別されるようになり，一般病理学では疾患についての総論が扱われ，特殊病理学では個別の疾患が扱われるようになった．両者を区別したのはハレ大学のシュプレンゲル(1766～1833)で，『病理学提要』(1795～1797)[26]の第1部の「一般病理学 Allgemeine Pathologie」で疾患の総論を，第2～3部では疾病分類学的に疾患を症状・病態によって7綱に分類して扱った．それを発展させた医学理論書の『医学教程』全6巻(1809～1816)[27]では第3巻で「一般病理学 Pathologia generalis」を，第4巻で「特殊病理学 Pathologia specialis」を扱っている．18世紀までの疾患の総論は古代以来の体液説を前提としていたために，19世紀に病理解剖が盛んになって疾患の原因として臓器の病変が注目されるようになると，「一般病理学」という疾患総論の著作はあまり書かれなくなった(図19-18)．

19世紀前半に「病理学」という名称は，個別の疾患を扱う医学書の表題に用いられるようになった．クラクフ大学のライマン(1780～1847)

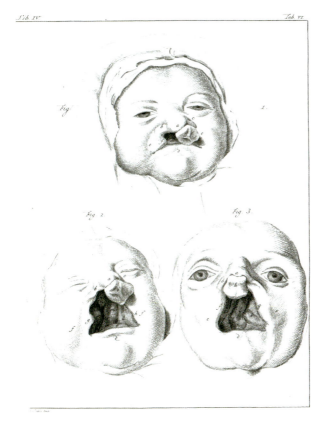

図19-15　サンディフォルト『解剖病理学的観察』第1巻,（ライデン1777年版）から，第4図版，新生児の兎唇と口蓋裂

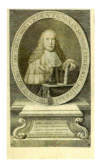

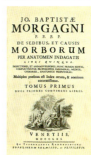

図19-13　モルガーニ『解剖によって明らかにされた病気の座および原因』（ヴェネツィア1761年版）

は疾患の各論書として『特殊医学病理学と治療提要』（1816）[28]を著している。その後の19世紀のドイツでは「特殊病理学 specielle Pathologie」という表題を有する疾患の各論書すなわち現在の内科学書が多数出版されるようになった。フランスではパリ大学のアンドラル（1797〜1876）が疾患の各論書として『内部病理学講義』（1836）[29]を著し，その後に「内部病理学 pathologie interne」という疾患の各論書が多く出版されるようになった（図19-19, 20）。

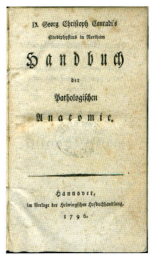

図19-14　コンラディ『病理解剖学提要』（ハノーファー1796年版）

■病気の原因についての種々の理論

　古代ギリシャ・ローマの医学では体液が対立する2対の性質を分け持ち，その不均衡により病気が生じると考えられていた。この体液に基づく生理・病理説はアラビアにもたらされて，体系的に整理されてアヴィケンナの『医学典範』などが著された。体液生理・病理説は再びヨーロッパにもたらされ，中世からルネサンス期以後の医学の標準的な理論として受け入れられ，それをもとにフェルネルの『医学』など多くの医学理論書が著された。

病気の原因についての種々の理論　407

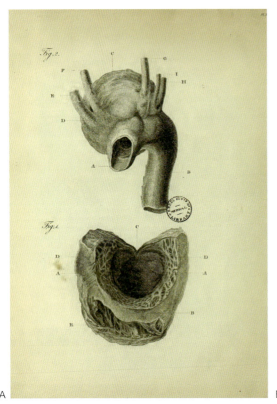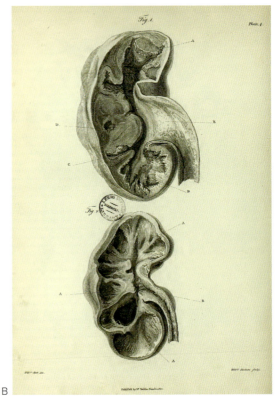

図19-17　ベイリー『一連の彫版画および説明』(ロンドン 1799〜1803)版から，(A)大動脈瘤と心臓瘤，(B)腎嚢胞

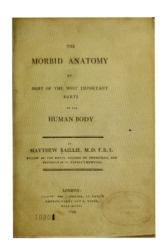

図19-16　ベイリー『人体の最重要器官の病死解剖学』(ロンドン1793年版)

　16世紀以後には，体液生理・病理説は対する批判ないし新しい生理説を提案する医師たちが少しずつ現れ，それに基づくさまざまな治療法を提案した。スイス生まれのパラケルスス(1493〜1541)は，伝統的な医学を激しく攻撃して人体の働きをアルケウスという霊的な気体によって説明し，独自の診断・治療法を唱え，水銀など金属化合物を医薬品に採用した。ブリュッセルの医師ヘルモント(1579〜1644)は，古代以来の体液説もパラケルスス説も批判し，化学に基づいた独自の医学理論を作り上げた。自然界の元素は水であり，発酵素の作用によって種子に変えられてさまざまな物体に変化すると考え，その変化の原理をある種の精気的なガスであるとして，アルケウスと名付けた。ライデン大学のシルヴィウス(1614〜1672)は，パラケルススとヘルモントの影響を受けて化学に強い関心を持ち，生命と病気を酸とアルカリの対立および沸騰する発酵作用により説明し，酸性とアルカリ性の偏りを逆の性質の薬剤で治療した。

　18世紀初頭にライデン大学のブールハーフェは『医学教程』(1708)で機械論的な生理学を提唱し，医学実地書の『箴言』(1709)で疾患を症状・病態別に整理した。古代以来の体液説に代わる新しい病理説が模索されるようになった。スコットランドのカレン(1710〜1790)は『方式的疾病

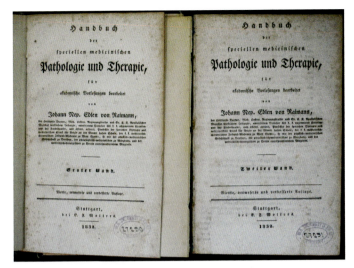

図19-19 ライマン『特殊医学病理学と治療提要』（シュトゥットガルト 1832 年版）
坂井建雄蔵

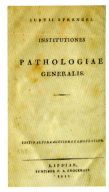

A

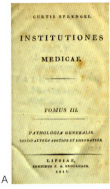

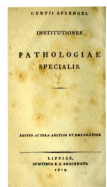

B

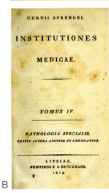

図19-18 シュプレンゲル『医学教程』ライプツィヒ 1819 版, (A) 第3巻「一般病理学」, (B)「特殊病理学」

分類学概要』(1769)[30]で病気を4綱に分類し，熱病 pyrexia は全身の炎症で，神経病 neuroses は運動と感覚の障害で，悪液病 cachexia は全身ないし体肢の消耗で，局所病 locales は器官の病変により生じるとした。フランスのピネル(1745～1826)は『哲学的疾病記述論』(1797)[31]を著して，病気を熱病 fièvres，炎症病 phlegmasies，出血病 hémorrhagies，神経病 nérvroses，器官障害病 lésions organiques の5綱に分類した。ブルッセー(1772～1836)は『慢性炎症の病誌』(1808)[32]を著し，肺と胃腸の炎症が死の主要な原因であると主張した。『医学諸学説と疾病分類諸体系の吟味』第2版(1821)[33]と第3版(1829～1834)[34]では古代以来および同時代のあらゆる医学を批判し，過剰な外的刺激や過敏によって正常な生理機能が逸脱して病気になるとする「生理学的医学」を主張し，とくにほとんどの病気が胃腸炎から生じるとしてヒルを用いた瀉血を推奨した（図19-21～23）。

■細胞病理学説と病理組織学

19世紀に入って顕微鏡の改良が進み，人体のミクロの構造が詳しく観察できるようになった。ドイツのシュライデン(1804～1881)とシュヴァン(1810～1882)が植物でも動物でも細胞から細胞が生じるという細胞説(1838～1839)を提唱し，細胞は生命の単位として一躍脚光を浴びるようになった。人体の組織を顕微鏡によって観察する組織学は，ヘンレ(1809～1885)による『一般解剖学』(1841)によって先鞭をつけられ，ケリカー(1817～1905)の『人体組織学提要』(1852)により体系的な学問分野として確立した。

細胞と組織についての研究が進む中，フィルヒョウ(1821～1902)はベ

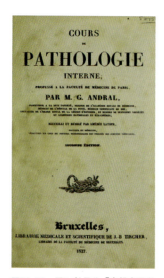

図19-20　アンドラル『内部病理学講義』（ブリュッセル1837年版）

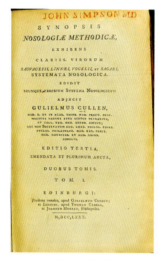

図19-21　カレン『方式的疾病分類学概要』（エジンバラ1780年版）

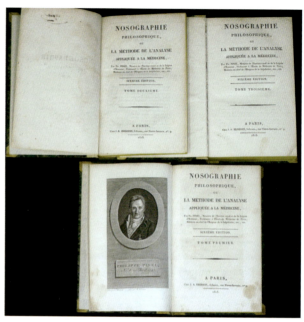

図19-22　ピネル『哲学的疾病記述論』（第6版，パリ1818年版）
坂井建雄蔵

ルリン大学での病理学講義を『細胞病理学』（1858）[35]として出版し，この中で病気が細胞の病的変化によって生じると主張した。この頃から標本を薄切するミクロトーム，パラフィン包埋法，アルコール脱水法，ホルマリンによる固定など顕微鏡の周辺技術が開発され，顕微鏡を用いて臓器の病変を観察する病理組織学の研究が活発に行われ，多くの研究成果が『病理解剖生理学および臨床医学記録』（1847年創刊，1903年から『フィルヒョウ記録』）[36]などの学術誌に報告されるようになった。炎症は病気の過程で重要な役割を果たすが，その実態は長らく謎であった。フィルヒョウ門下のコーンハイム（1839〜1884）は「炎症と化膿について」という論文（1867）[37]を発表し，炎症の際に血管から白血球が漏出すること，白血球が集まって膿を作ることを明らかにした。コーンハイムはライプツィヒ大学教授となり，その著書『一般病理学講義』全2巻（1877〜1880）[38]は，広く読まれて大きな影響を与えた。コーンハイム門下のワイゲルト（1845〜1904）はフランクフルトの病理解剖研究所長となり，組織の連続切片法や特殊染色法を開発し，さまざまな疾患で組織病変を観察して，組織の変性と壊死の過程を明らかにした。ツィーグラー（1849〜1905）はチューリヒ，チュービンゲン，フライブルクの病理学教授を務め，その教科書『一般および特殊病理解剖学教科書』全2巻（1881〜1882）[39]は病理学の標準的な教科書として多くの医師に愛用された（図19-24, 25）。

　アショフ（1866〜1942）は20世紀前半の最も著名な医師で，マールブルクとフライブルクで病理学教授を務め，その『病理解剖学』（1909）[40]は

第8版(1936)[41]まで改訂を続け，20世紀前半の代表的な病理学書として広く用いられた．アショフは貪食性のマクロファージと異物摂取作用をもつ諸器官の間葉細胞を共通の性質をもつ生体防御システムと見なし，「細網内皮系 reticuloendothelial system」(1924)の概念を提唱し，一世を風靡した(図19-26)．

■病原菌の発見と生体防御

人体が病原体の2度目の感染に対して強い抵抗力をもつこと，免疫が生じることはジェンナーの種痘や，パスツールによるワクチンの有効性からも広く知られていた．19世紀末にはドイツのコッホ(1843～1910)によって結核菌(1882)とコレラ菌(1883)が発見され，その弟子たちによってその他の重要な病原菌としてジフテリア菌(1884)，破傷風菌(1889)，ペスト菌(1894)，赤痢菌(1897)などが次々と発見された(→14章 p.282)．病原体に対する免疫がどのような仕組みで生じるのか，注目されるようになった．

ウクライナ出身のメチニコフ(1845～1916)はパリのパストゥール研究所で研究中に，免疫された動物に含まれる物質がマクロファージを活性化して病原微生物を食べるようになる食細胞 phagocytosis を発見し，『感染症の免疫』(1901, 英語訳1905)[42,43]を発表して免疫の食細胞説 phagocytosis theory を提唱した．ドイツのベーリング(1854～1917)はマールブルク大学の衛生学教授を務め，血清中の抗体が毒素と特異的に結合して中和することを見出してジフテリアに対する血清療法を開発した．エールリヒ(1854～1915)はコッホの伝染病研究所を経てフランクフルト実験治療研究所所長になり，血清療法の研究を定量的に行った．抗体産

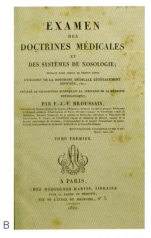

A

B

図19-23 ブルッセーの著作(A)『慢性炎症の病誌』(パリ1816年版) (B)『医学諸学書説と疾病分類諸体系の吟味』(第2版, パリ1821年版)

医学史上の人と場所
People and Place in Medical History

アショフ　Aschoff, Karl Albert Ludwig (1866～1942)

アショフはドイツの病理学者で，病理学研究に多くの業績を挙げ，生体防御について細網内皮系の概念を提唱した．ベルリンで医師の子として生まれ，ボン大学などで医学を学び学位を得て(1889)，ベルリンの衛生学研究所のコッホとヴュルツブルクの解剖学のケリカー(1817～1905)のもとで学び(1890～1891)，シュトラスブルク(1891～1893)とゲッティンゲン(1893～1903)で病理学助手・助教授を務め，ロンドンのジェンナー研究所とパリのパスツール研究所でも学んだ(1901～1902)．マールブルク大学の病理学教授(1903～1906)を経てフライブルク大学の病理学教授を長く務めた(1906～1936)．マールブルク時代には日本の田原淳(1873～1952)が房室結節を発見して刺激伝導系の意義を明らかにした．フライブルク時代には動脈硬化，胆石，静脈塞栓などの研究に取り組み，生体防御システムとして「細網内皮系 reticuloendothelial system」の概念を提唱した(1924)．アショフの『病理解剖学』(1909)は20世紀初頭の標準的な病理学教科書として広く用いられた．

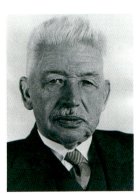

アショフ

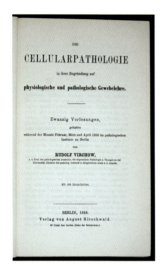

図19-24 フィルヒョウ『細胞病理学』 ベルリン1858年版,複製 坂井建雄蔵

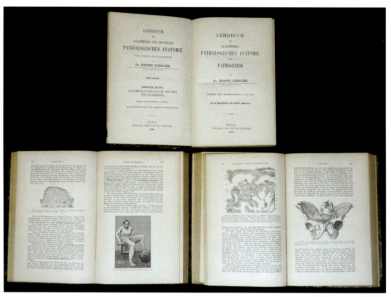

図19-25 ツィーグラー『一般および特殊病理解剖学教科書』（第4版,イェナ1885～1886年版） 坂井建雄蔵

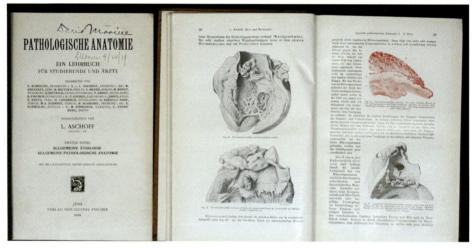

図19-26 アショフ『病理解剖学』（イェナ1909年版） 坂井建雄蔵

医学史上の人と場所
People and Place in Medical History

メチニコフ　Metchnikoff, Elie（1845～1916）

　メチニコフはウクライナ出身の生物学者で，伝染性の微生物を貪食する食細胞を発見した。ウクライナで土地管理者の子として生まれ，ハリコフ大学で生物学を学び（1862～1864），修士論文（1867）と博士論文（1868）をペテルスブルク大学に提出し，ノヴォロシースク大学の動物学と比較解剖学の教授になった（1870～1882）。動乱を避けてイタリアのメッシーナに移り（1882），パリのパストゥール研究所に迎えられて研究生活を送った（1888～1916）。メッシーナではヒトデの幼生の観察から食細胞を発見し（1882），生体防御についての論文を次々と発表した。白血球について小食細胞microphage，大食細胞macrophage，リンパ球lymphocyteの分類を提唱し（1887），免疫系に関するモノグラフ『炎症の比較解剖学講義』（1891)[P1]を発表した。

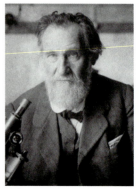

メチニコフ

生機構については，細胞表面の側鎖すなわち受容体があり，抗原がこれと結合することで多量の受容体が産生されて抗体になるという側鎖説 side-chain theory を提唱した(1900)[44]。免疫学の業績によってベーリングは1901年に，メチニコフとエールリヒは1908年にノーベル生理学・医学賞を共同受賞した。これ以後，血清中の抗体が免疫の主役として注目されるようになった(図19-27，28)。

さまざまな抗原に対して特異的な抗体がどのように産生されるかが，解決すべき問題として残されていた。メルボルン医学研究所のバーネット(1899〜1985)はウイルス性疾患について研究を行い，1940年頃から抗体産生機構について文献的な調査と研究を行った。1949年には獲得免疫寛容を説明する理論を提唱し，これにより1960年にノーベル生理学・医学賞を受賞した。バーネットは「クローン選択説 clonal selection theory」を発表し(1957)[45]，あらゆる抗原に対して特異的に反応する抗体を作るリンパ球が先天的に用意されていて，抗原が体内に侵入するとそのリンパ球のクローンが選択されて急激に増殖し，成熟して形質細胞となって抗体を大量に産生すると提唱した。1959年には『獲得免疫のクローン選択説』[46]を著している。クローン選択説は現在でも基本的に正しいと認められている(図19-29)。

多様な抗体を作るリンパ球のクローンが用意される仕組みは，謎のままであった。利根川進(1939〜)がバーゼルの免疫研究所で免疫グロブリンの遺伝子の研究を行い，免疫グロブリンの可変部の4つの領域がそれぞれ複数の遺伝子からなり，リンパ球発生の初期に各領域からそれぞれ1個ずつが選ばれて連結され多様な抗体ができること，すなわち免疫グロブリンの遺伝子再構築による抗体の多様性の仕組みを発見した(1976)[47]。これにより利根川は1987年にノーベル生理学・医学賞を受賞した。

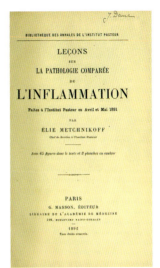

図19-27　メチニコフ『炎症の比較病理学講義』(パリ1892年版)

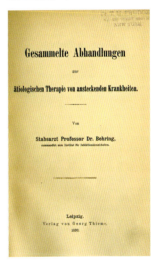

図19-28　ベーリング『伝染性疾患の病因学的治療全論文集』(ライプツィヒ1893年版)

医学史上の人と場所
People and Place in Medical History

バーネット　Burnet, (Frank) Macfarlane (1899〜1985)

　バーネットはオーストラリアのウイルス学者で，免疫寛容について研究し，抗体の多様性についてクローン選択説を提唱した。ヴィクトリア州で銀行家の子として生まれ，メルボルン大学で医学を学んで医師となり(1923)，病院の病理医を務めてからロンドンのリスター研究所で研究をして学位を取得し(1926〜1927)，帰国してメルボルンのホール研究所の副所長(1928)，研究所長とメルボルン大学の実験医学教授になった(1944〜1965)。ニワトリ胚の尿膜を用いたウイルス培養法を開発し(1946)，コレラ菌に含まれる神経末端障害酵素を発見した(1947)。また抗体産生機構に関心をもって徹底した文献調査を行い，獲得免疫寛容を説明するクローン選択説(1957)を発表し，ノーベル生理学・医学賞を受賞した(1960)。

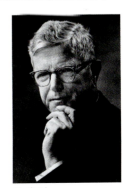

バーネット

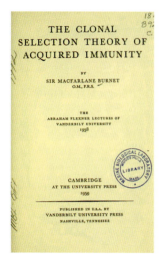

図19-29 バーネット『獲得免疫のクローン選択説』（ケンブリッジ1959年版）

■免疫学による医療の進歩

　病原体に対する生体防御の仕組みは，先天的に備わっている自然免疫と外来異物の侵入に対応して生じる適応免疫とに分けられている。適応免疫では細胞傷害性T細胞と抗体が特異的に抗原を認識して攻撃する。1970年代からその仕組みについての研究が積み重ねられ，現在では次のように理解されている。①樹状細胞が異物を取り込んで分解し，その一部を主要組織適合抗原（MHC）とともに提示する。②さまざまな抗原を認識するT細胞のうち，提示された抗原を認識するものが活性化されて増殖する。③増殖したT細胞のうちCD8陽性の細胞傷害性T細胞は，対応する抗原を有する感染細胞を攻撃して死滅させる。④増殖したT細胞のうちCD4陽性のヘルパーT細胞は，対応する抗原を有するマクロファージに結合して活性化して殺菌能を高め，また同一抗原を認識するB細胞に結合して活性化し，それが形質細胞に分化して対応する抗体を大量に産生する。インターロイキン interleukin はヘルパーT細胞などの白血球から分泌されるさまざまなタンパク質で免疫細胞を活性化し増殖・分化させる働きを持つ。インターフェロン interferon はウイルス感染に対してさまざまな細胞から分泌されるタンパク質で，ウイルス感染を防ぐとともに，マクロファージの貪食能や樹状細胞の抗原提示能を高めて免疫系を活性化する働きを持つ。

　全身に慢性炎症が起こる疾患は，古くから知られており膠原病 collagen disease と呼ばれていた。これらは自己の組織に対する抗体により生じる自己免疫疾患 autoimmune disease の一種であることが明らかになった。全身性エリテマトーデスは20～40歳代の女性に多く，皮膚の特徴的な紅斑が19世紀から知られていた。皮膚と粘膜の異常（蝶形紅斑，円板状皮疹，日光過敏症，口腔潰瘍），関節炎，漿膜炎（胸膜炎，心膜炎），腎症状，神経症状（痙攣，精神病）などを起こす。1950年代に細胞核に抗

医学史上の人と場所
People and Place in Medical History

利根川進　（1939～）

　利根川進は日本の生物学者で，抗体多様性のメカニズムを分子生物学的に解明した。名古屋で繊維技術者の子として生まれ，京都大学理学部で化学を学び（1963），カリフォルニア大学で生物学博士の学位を取得した（1968）。ソーク研究所のドゥルベッコ（1914～2012）のもとでDNA腫瘍ウイルスSV40の転写制御についての研究を行い（1969～1971），スイスのバーゼル免疫学研究所で抗体の多様性メカニズムを分子生物学的に研究し（1971～1981），アメリカでマサチューセッツ工科大学の生物学教授になった（1981）。バーゼルでは免疫グロブリンの可変領域の遺伝子再構築を発見し（1976），この業績によりノーベル生理学・医学賞を受賞した（1987）。脳科学の研究に関心を移し，日本に戻って理化学研究所脳科学総合研究センター長（2009）を務めた。

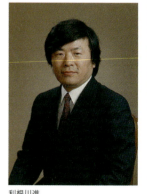

利根川進

表19-9 主要な自己免疫疾患

疾患名	損傷される組織
グッドパスチャー症候群	肺と腎臓
悪性貧血	胃粘膜
自己免疫性溶血性貧血	赤血球
全身性エリテマトーデス	関節，腎臓，皮膚，肺，心臓，脳，血球
関節リウマチ	関節，肺，神経，皮膚，心臓などの結合組織
橋本甲状腺炎	甲状腺
グレーヴス（バセドウ）病	甲状腺
1型糖尿病	膵島のβ細胞
多発性硬化症	脳と脊髄
重症筋無力症	神経筋接合部
水疱性類天疱瘡	皮膚
天疱瘡	皮膚

体が蓄積することが見いだされ，抗核抗体により多量の免疫複合体が生じて組織が障害されることが分かっている．関節リウマチは，リウマチ性痛風や関節結節などと呼ばれていたが，イギリスの医師ギャロド（1819〜1907）により関節リウマチと名付けられた（1859）[48]．25〜55歳に多く，四肢や頸椎の関節に慢性的に炎症が起こり，やがて関節が破壊される．リウマトイド因子と抗CCP抗体は，自己抗体の一種で関節リウマチに特異的によく見られる．1950年代から副腎皮質ステロイドを用いて炎症を抑えることができるようになり，膠原病の治療に大きな恩恵をもたらした．この他にもさまざまな疾患が自己免疫の機序により起こることが明らかにされている（表19-9，図19-30，31）．

アレルギー allergy は，外来の抗原に対して免疫系が過剰・異常な反応を起こす疾患である．アレルギーはクームス（1921〜2006）によって4型に分類することが提案されている（1963）[49]．I〜III型は液性免疫により，IV型は細胞性免疫によるものである．アレルギー疾患は多くの人が罹患しており，日本人に多いものとして気管支喘息は1,177万人，花粉を含むアレルギー性鼻炎は663万人，アトピー性皮膚炎は456万人，食物アレルギーは454万人が罹患している（表19-10）．

免疫学の発展により新たな医薬が開発されている．免疫抑制薬はさまざまな機序で免疫反応を抑えて，拒絶反応の抑制や，自己免疫疾患の治療に，さらには悪性腫瘍の治療にも用いられている．最初に実用化されたのは核酸合成阻害薬（プリン拮抗薬）のアザチオプリンで，1962年から臓器移植の際の拒絶反応抑制に用いられ，1980年代にリンパ球機能阻害薬のシクロスポリンが用いられるようになると，心肺移植の成績が大幅に向上した．近年はモノクローナル抗体を用いた細胞標的薬が次々と開発されている．最初の分子標的薬はマウス抗体を用いたオルトクローン OKT3 で，アメリカで1986年に日本で1991年に承認され，腎移植後の拒絶反応抑制に用いられた．次いでマウス抗体の一部をヒト抗体に

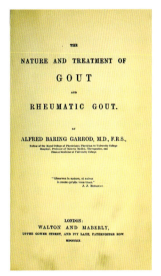

図19-30 ギャロド『痛風とリウマチ性痛風の性質と治療』（ロンドン1859年版） この著作の「第15章 リウマチ性痛風」で関節リウマチと命名した．

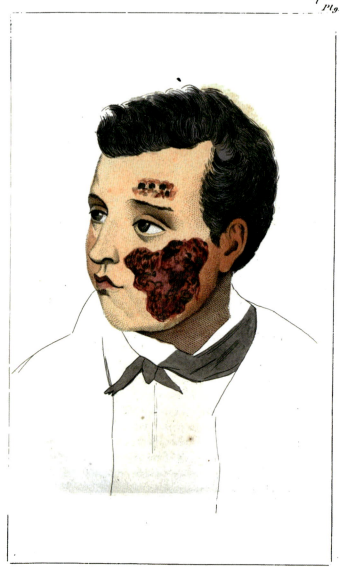

図19-31　ビート，キャゼナヴ『皮膚疾患実地簡明』（パリ1838年版）
エリテマトーデスに特徴的な顔面の蝶形紅斑

変えたキメラ抗体が登場し，リツキシマブ（商品名リツキサン®）はアメリカで1997年に日本で2001年に承認され，B細胞性非ホジキンリンパ腫の治療に用いられている。マウス抗体の部分を最小限に抑えたヒト化抗体ではトラスツズマブ（ハーセプチン®）がアメリカで1998年に，日本で2001年に承認され，HER2陽性の転移性乳癌に大きな効果を上げている。完全なヒト抗体によるものとしては，アダリムマブ（ヒュミラ®）

表19-10　クームスによるアレルギーの分類

型	別名	関与する疾患	反応の主役	機序
I型	即時型	アトピー性皮膚炎，アレルギー性鼻炎，結膜炎，アナフィラキシー，気管支喘息	IgE	抗原が白血球のIgEに結合し，ヒスタミンなどのメディエーターが即時に放出される。
II型	細胞障害型	自己免疫性溶血性貧血，リウマチ性心疾患，グッドパスチャー症候群，グレーヴス病	IgG, IgM	抗体が自己の細胞の抗原を誤って異物として認識し，攻撃する。
III型	免疫複合体型	血清病，関節リウマチ，全身性エリテマトーデス，IgA腎症	IgG, IgM	抗体が可溶性抗原と結合し，生じた免疫複合体が沈着して局所に炎症を起こす。
IV型	遅延型	接触性皮膚炎，多発性硬化症，アレルギー性脳炎，移植拒絶反応	T細胞	感作されたヘルパーT細胞がマクロファージを活性化して炎症を起こす。

表19-11　免疫抑制剤の種類

免疫抑制剤の分類	代表的薬剤名	適応
細胞増殖阻害薬		
核酸合成阻害薬		
プリン拮抗薬	アザチオプリン，ミゾリビン	拒絶反応抑制薬
葉酸阻害薬	メトトレキサート	抗悪性腫瘍薬
アルキル化薬	シクロホスファミド	抗悪性腫瘍薬
リンパ球増殖抑制薬	グスペリムス塩酸塩	拒絶反応抑制薬
細胞増殖シグナル抑制薬	エベロリムス	拒絶反応抑制薬
リンパ球機能阻害薬		
カルシニューリン阻害薬	シクロスポリン	拒絶反応抑制薬
生物学的製剤		
サイトカイン阻害薬	インフリキシマブ	抗リウマチ薬
細胞標的薬	リツキシマブ	抗悪性腫瘍薬

がアメリカで2002年に日本で2008年に承認され，関節リウマチの治療に用いられている。こういった分子標的薬は，特定の疾患に劇的な効果を上げる一方で，開発費用を回収するために薬価がきわめて高く，医療費の高騰を招いて国の財政にも絡む大きな問題となっている。ニボルマブ（オプジーボ®）は悪性黒色腫の治療薬として2014年に承認されたが，当時，1年間の薬剤費が約3,500万円（1年間26回として）もかかることになり，多数の患者のいる非小細胞肺癌や腎細胞癌にも適応が拡げられて，高額な薬価が問題となった（表19-11）。

第20章
脳と心の医学
―神経科学，精神医学，神経学の歴史

Medical science of brain and mentality
— history of neuroscience, psychiatry and clinical neurology.

　古代ギリシャ・ローマのガレノスは脳と神経の機能について，動物精気を含む神経液が脳室の中に蓄えられ脳の機能を営み，また末梢神経を通して運ばれて随意運動と感覚の機能を営むと説明した。16世紀のヴェサリウスから人体解剖が本格的に始まり，17世紀のハーヴィーは血液循環論によりガレノス説の根幹部分を否定した。19世紀に入って医療の変容とともに，脳の機能異常を扱う精神医学と脳の病変を扱う神経学が成立した。19世紀末には脳の組織にニューロンが見いだされ，脳とその神経回路に焦点を当てた神経科学が発展した。20世紀には抗精神病薬が開発され，精神病の患者が解放されて治療されるようになった。中枢・末梢神経の疾患も診断・治療されるようになってきたが，治療法のない疾患も少なくない。

■古代における脳のイメージ

　脳についてのイメージ・理解は，脳の解剖学の深化とともに変化してきた。現代の理解では，脳の働きを「精神」という言葉で代表させることができる。しかし古代においては「精神」に相当するギリシャ語の"ψυχη"やラテン語の"anima"には，脳の働きという意味がなく，生命力の源としての「魂」を意味していた。古代ギリシャの『ヒポクラテス集典』の「神経病について」[1]には，脳の働きについて以下の記述がある。

　人々は，われわれの快楽も喜びも笑いも戯れも，また苦しみも悲しみも不安も泣くことも，脳以外のどこからも生じてこないということを知らなければならない。われわれはとりわけ脳によって思考したり理解したり見聞きしたり，醜いものや美しいもの，わるいものやよいもの，さらに快不快を知るのである。
　脳の異常は粘液と胆汁によっておこる。それぞれの症例はつぎのように区別される。すなわち，粘液によって発狂する者は静かで，叫んだりわめいたりすることはないが，胆汁によって発狂する者はどなったり，危害を及ぼしたり，じっとしていなかったり，つねに何か不都合なことをする。

〔石渡隆司訳「神聖病について」，大槻真一郎(編・訳)『ヒポクラテス全集』から〕

　ヒポクラテス学派においては，喜びや悲しみのような感情，思考や理解，さらに視覚や聴覚などの感覚は，脳の機能として捉えられていた。その一方で脳の機能は体液によって営まれており，粘液や胆汁によって脳の機能の異常が起こると考えられていた。
　ヒポクラテスとほぼ同時代の哲学者プラトン(紀元前427〜紀元前348)は，魂を3つに区分し，その考え方はその後の医学および哲学に大きな影響を与えた。『国家』[2]の中に以下のような記述がある。

　われわれの主張では，魂のひとつの部分は，人間がそれによって物を学ぶところの部分であり，もうひとつは，それによって気概にかられるところの部分であった。そして第3の部分は(中略)食物や飲み物や性愛やその他それに準ずるものに対する欲望の激しさにもとづいて，〈欲望的部分〉と呼んだのであった。
(プラトン著，藤沢令夫訳『国家』第9巻，第7節)

　プラトンによれば人間の魂には3つの部分がある。理知的部分は頭に宿り，気概的部分は胸に宿り，欲望的部分は腹に宿るというものである。
　プラトンの弟子のアリストテレス(紀元前384〜322)は，『魂について』[3]の中で「魂」とは何かについて考察を加えている。

　魂をもっているものが魂をもっていないものから区別されるのは生きているということにおいてである。
　(生きることは，栄養摂取，運動，感覚，思考などの形態をとる。)魂は，上述のはたらきの始原[原理]であり，それらによって，つまり栄養摂取する能力，感覚する能力，思考する能力，動[運動変化]によって，規定されるということである。
(中畑正志訳『アリストテレス　魂について』第2巻，第2章から)

　アリストテレスの定義する「魂」は，人間を含むさまざまな生物において，生命活動を可能にする原理ないし能力のことである。
　古代ギリシャのヒポクラテス，プラトン，アリストテレスの時代には，人間の外傷の治療の際に人体の内部を垣間見たり，動物の解剖をしたりすることはあったが，人体解剖はまだ行われていなかった。人体内部の構造については，骨や器官の名称が挙げられたりはするが，その形状や位置関係についての具体的な記述は見られない。

ガレノスは解剖学の知見をもとに，人体の働きについて体系的な説を作り上げた。人体を解剖すると，静脈と動脈と神経が一緒に走っているのがしばしば観察される。ガレノスはこれらがある種の体液を分配する脈管であると考えたのである。第1の脈管は静脈であり，その中心は肝臓である。腸で吸収された栄養が門脈を通して肝臓に運ばれ，そこで栄養に富む静脈血に仕立て上げられ，静脈を通して全身に分配されるのである。第2の脈管は動脈で，心臓が中心となる。静脈血の一部は右心室から左心室に滴り出て，そこに外界から肺に吸い込まれた精気が肺動脈を通して運ばれてきて加わる。こうしてできあがった生命精気 spiritus vitalis を含む動脈血は，動脈を通して全身に分配される。第3の脈管は神経で，その中心は脳である。動脈血の一部は脳の基底部に達し，そこで枝分かれして海綿静脈洞の中を通過する（動物で見られる）。ここに鼻から吸い込んだ外界の精気が加わって動物精気 spiritus animalis を含む神経液が作られる。神経液は脳室の中に含まれて脳の機能を営むとともに，神経を通して全身に運ばれ，随意運動や感覚の働きを営むのである。この体液を中心としたガレノスの生理学説は，17世紀にハーヴィーが血液循環論を提唱してその根幹部分が否定されるまで，信頼され続けた。

■ルネサンス期における脳のイメージ

　時代は下って15世紀末から16世紀初頭にかけて，イタリアでは人間に焦点を当てたルネサンスの芸術が花開く。この頃，人体の美しく正確な描写を目指して，芸術家たちの一部は人体解剖を行っていた。レオナルド・ダ・ヴィンチ（1452〜1519）は人体解剖に関心を持ち，多数の解剖図を手稿として残している。ダ・ヴィンチの解剖手稿[4]は3期に分けられ，第1期（1487〜1495年頃）の解剖図の中に，脳室を描いた図が含まれている（図20-1）。

　老人の顔をモデルにした迫真の頭部の輪郭の中に，前後に並ぶ3つの脳室が描かれている。これと同じような前後に並ぶ3つの脳室が，当時の百科全書であるライシュの『新哲学の真珠』（1508）[5]の中に描かれている。3つの脳室のうち，前部の脳室では聴覚，視覚，嗅覚の感覚を集めて共通感覚を形成し，中部の脳室では共通感覚を受け取って思考と判断を行い，後部の脳室では記憶を貯蔵するというものである。レオナルドの脳室の図は当時の通説を画像化したものであり，実際の観察に基づくものではない（図20-2）。

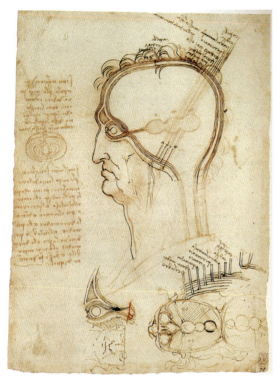 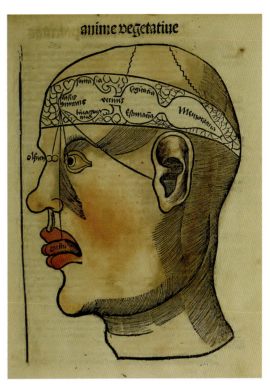

図20-1　レオナルド・ダ・ヴィンチ，脳室と頭皮層　1489〜1490年頃　　図20-2　16世紀初頭に描かれた脳室の働きについての概念図

■ ヴェサリウスによる人体解剖とハーヴィーの血液循環論

16世紀の中葉に，パドヴァ大学教授のヴェサリウス（1514〜1564）は人体解剖を徹底的に行い，『ファブリカ』（1543）[6]という画期的な解剖学書を著した。そこに含まれる精細で芸術的な人体の解剖図は大きな衝撃を与え，権威の書物の中にではなく，人体の中にこそ探求すべき真実があると訴えかけた。『ファブリカ』第7巻では，動物性機能の座である脳と感覚器官を扱い，脳の解剖が8枚の図によって描かれている（図20-3）。脳の働きについて，ヴェサリウスは以下のように述べている。

脳はその機能に適した物質を受け取り，この目的のために作られた領域で，とくにこの目的のために働く器官を使って，最も透明で希薄な精気である動物精気を作り出す。この精気の一部は，魂の首座（訳注：脳）の天与の仕事のために用いる。また一部は，休むことなく感覚と運動の器官に，紐と同様の神経を通して送られる。この精気は，これらの器官の動作の主たる動者であると見なされる。同様に肝臓と心臓は，人が健康である限りけっして休むことなく，それらに特有の物質を，受け取る側の身体の諸部分に送るが，その質と供給は常に同一と

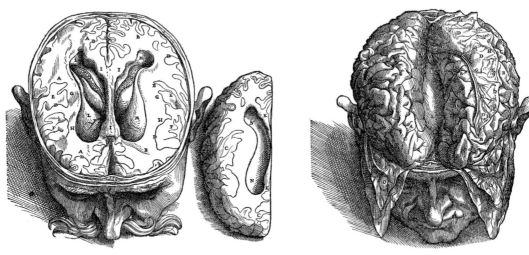

図20-3　ヴェサリウス『ファブリカ』第7巻から，脳の解剖を示す第3図と第4図から　坂井建雄蔵

いうわけではない。
（ヴェサリウス『ファブリカ』第7巻から，坂井建雄訳）

　ヴェサリウスは解剖所見に基づいて，当時の通説による前後に並ぶ3つの脳室のようなものはもはや認めない。とはいえ脳の働きについてはガレノス説を前提に考えていたことが分かる。
　ヴェサリウスおよびその後の解剖学者たちにより，人体解剖に基づいて人体の構造が明らかにされ，ガレノスの生理学説に無理があることが少しずつ気づかれるようになっていた。しかしガレノスの生理学説に決定的な打撃を与えたのは，ハーヴィー(1578〜1657)による『動物の心臓と血液の運動についての解剖学的考察』(1628)[7]であった。ハーヴィーは生きている動物についての観察，人体の皮下に見える静脈についての観察，および定量的な考察によって，心臓が送り出した血液が全身を循環して再び心臓に戻ることを論証した。この血液循環論は，ガレノスの生理学説の核心部分を否定するものであった。血液循環論は賛否両論と激しい論争を巻き起こしたが，20年ほどの間に広く受け入れられるようになった。

■デカルトによる「魂」の再定義

　血液循環論によってガレノスの生理学説の信頼が失われた頃，フランスの哲学者デカルト(1596〜1650)が，「私は考える，ゆえに私はある」を哲学の第一原理にすえて，諸科学を再構築して新しい学問体系を打ち立てることを企図した。デカルトは人体の働きを粒子の運動によって機械

論的に説明しようとした．デカルトは『情念論』(1649)[8]の中で，脳の働きに以下のような説明を与えた．

> われわれの思考は主として二つの種類のものからなっているのである．一は精神(ame)のさまざまな能動であり，他は精神のさまざまな受動である．私が精神の能動とよぶものは，我々の意志のはたらきのすべてである．(中略)これに反して一般に精神の受動とよんでよいものは，われわれのうちにあるあらゆる知覚，いいかえれば認識である．
>
> 精神がその機能を直接にはたらかせている身体部分は，けっして心臓ではなく，また脳の全体でもなく，脳の最も奥まった一部分であって，それは一つの非常に小さな腺であり，脳の実質の中心に位置し，脳の前室にある精気が後室にある精気と連絡する通路の上にぶらさがっていて，その腺のうちに起こるきわめて小さな運動でも，精気の流れを大いに変化させることができ，逆に精気の流れに起こるきわめて小さな変化でも，この腺の運動を大いに変化させることができるようになっているということである．
>
> (野田又夫訳『情念論』から)

ここで「精神」と訳されているフランス語の"ame"は，ラテン語の"anima"に相当し，「魂」と訳されていた語である．デカルトは古代以来使われてきた「魂(anima, ame)」の語を，脳の機能として再定義したのである(図20-4)．

人体を解剖して人体内部の構造を観察する営みは，古代のアレキサンドリアから始まり，古代ローマのガレノスにより集大成されて後世に伝えられた．ガレノスは脳の機能を，動物精気を含む神経液によって説明した．神経液は脳室に蓄えられて脳の機能を営むが，ルネサンス期には前・中・後の3つの脳室が想定された．ヴェサリウスは人体を詳細に解剖して実際の脳室の形を明らかにしたが，脳の機能についてはガレノス説にしたがった．ハーヴィーの血液循環論はガレノス説を根本的に否定した．デカルトは人体の機能を機械論的に説明するとともに，「魂」の語を脳の機能としての「精神」として再定義した．

■ 17〜18世紀における脳の構造と機能

イギリスのウィリス(1621〜1675)は脳を詳細に解剖して『脳の解剖学』(1664)[9]を著した．ウィリスはそれまで重視されていた脳室に代わって脳の実質に注目して詳しく観察し，視床(thalamus opticus)という言葉を新しく作り，大脳基底核に対して線条体(corpus striatum)という言葉を用

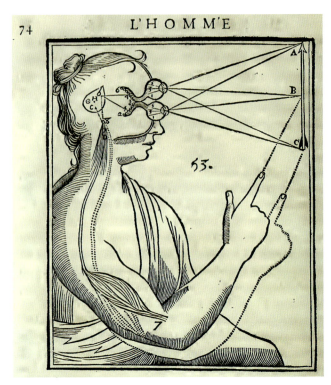

図20-4　デカルトによる心身二元論の原理

いた。脳神経について，古代から知られていた7対の脳神経を再評価し，嗅神経の存在を認め，ファロピオが第8対として発見した滑車神経を第4対として扱い，第8対(旧来の第7対，舌咽神経，迷走神経，副神経に相当)に脊髄から起こる根(副神経の脊髄根)を見いだした。脳の動脈を詳しく観察し，大脳動脈輪を記述している。とくに脳の機能が脳室ではなく実質に宿ると考え，大脳が思考を司り，小脳が生命機能の中心であると考えた(図20-5)。

　ブールハーフェ(1668～1738)はライデン大学の医学教授で，明解な講義により人気が高く，ヨーロッパ中から多くの学生を集めて育てたことで知られる。その初期の主著である『医学教程』(1708)[10]の中の生理学の項目で，ブールハーフェは人体の機能について機械論的な立場から説明を与える。脳の働きについては，以下のように述べている。

§264　(略)これらすべては，脳のこの部分(訳注：皮質)が他の腺と同一の構築をもち，ただより微細で微小であるということを証明すると思われる。

§274　(略)これらを考慮すれば誰でも，髄質の線維は小さな透過性の小管で，きわめて微妙な体液を全身から受けとると判断せざるを得ない。その体液は皮質のすばらしい構築の中で用意され分離され，そ

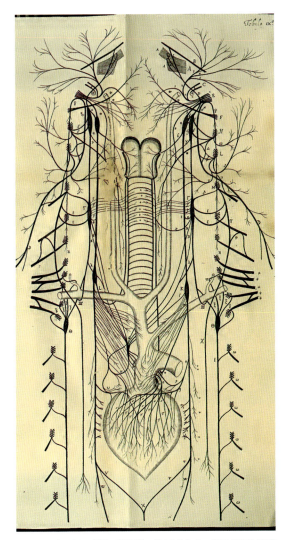

図20-5 ウィリス『脳の解剖学』(1664)から，迷走神経と交感神経幹を示す図　坂井建雄蔵

こであらゆる点からこれらの小管を通って延髄に送られ，そこに集められる。

§284　(略)これらの状況を案ずれば誰でも，神経のこれらの線維ないし小管は髄質の体液を持続的に受けとり，これを特定の通路により全身のあらゆる点に伝え，この体液を運ぶことによってのみ神経としてのすべての作用と用途を果たすと結論できるだろう。

(ブールハーフェ『医学教程』1708から，坂井建雄，澤井直訳)

　ブールハーフェは人体の機能を，微細な管を通る体液の流れによって説明しようとした。脳においては，灰白質を液を分泌する腺であると考え，白質と末梢神経が液を運ぶ微細な管からできていると考えた。

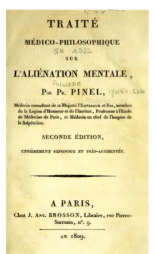

図20-6 ピネル『精神病に関する医学哲学論』第2版(1809)

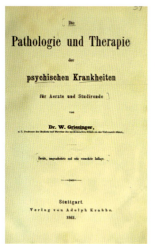

図20-8 グリージンガー『精神病の病理と治療』第2版(1861)

■精神医学の始まり

19世紀には医学が大きく変容し，それを背景に脳の医学が新たに始まった。脳の医学には2種類のものが区別されるが，その第1は脳の機能異常を扱う精神医学 psychiatry である。

精神医学の成立にあたって大きな役割を果たした第1の人物は，フランスのピネル(1745〜1826)である。ピネルはパリ健康学校の病理学教授と，サルペトリエール病院の院長(1795)を務め，精神障害者を拘禁から解放して道徳的な治療を実践したことが特筆される。さらに精神医学の最初の教科書と目される『精神病に関する医学哲学論』(1801)[11]を出版した。この本でピネルは，さまざまな精神病を単一の疾患として捉え，一定の経過をたどる間にさまざまな状態や症状を示すと考えた(図20-6, 7)。

グリージンガー(1817〜1868)は，ドイツに精神医学を根付かせるのに大きな貢献をした。グリージンガーはチューリヒ大学内科学教授(1860)，ベルリンのシャリテ精神病院長(1865)を務め，患者を拘禁から解き放ち，開放的な医療を実践したことでも知られる。主著の『精神病の病理と治療』(1845)[12]はドイツ初の精神医学教科書で，精神病の座が脳であることを明言し，精神病に2種類の病型を区別した(図20-8)。

精神医学を体系的な学問として完成させたのは，ドイツのクレペリン(1856〜1926)である。クレペリンの主著『精神医学』は，『精神医学概要』(1883)[13]として出版され，第2版(1887)[14]で『精神医学』と改題し，改訂を重ねて内容を充実・発展させて，精神医学教科書の決定版とみなされるようになった。精神病を内因性，外因性，心因性に区別し，さらに内因性精神病に躁鬱病(双極性障害)と早発痴呆(統合失調症)を区別して，今日の精神疾患の概念を作り上げた。スイスのブロイラー（1857〜1939）

医学史上の人と場所
People and Place in Medical History

ピネル　Pinel, Philippe（1745〜1826）

ピネルはフランスの医師で，パリの病院で閉鎖病棟に監禁されていた精神病患者を解放して治療し，近代精神医学の祖と言われる。南フランスの床屋外科医の子として生まれ，トゥールーズ大学で神学を学び，25歳から医学を学んで学位を得た(1773)。モンペリエで過ごし(1774〜1778)，パリに移って王立植物園で解剖学を研究し(1778〜)，ビセートル病院の医師になり(1793)，ここで精神病者を閉鎖病棟から解放した。パリの健康学校の助教授(1794)，内科教授(1796)になり，サルペトリエール病院の主任医師になった(1795)。モンペリエ時代にソヴァージュの疾病分類学を学んで内科疾患を扱う『哲学的疾病記述論』(1797)[P1]と『臨床医学』(1802)[P2]を著している。『精神病に関する医学哲学論』(1801)は体系的な精神医学書の嚆矢と見なされている。

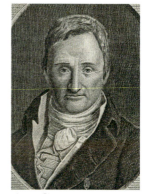

ピネル，『哲学的疾病記述論』1818年版から，坂井建雄蔵

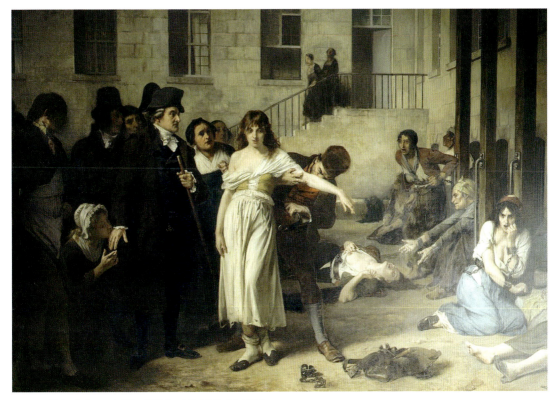

図20-7　サルペトリエール病院で精神病の女性を解放するピネル

は，早発性痴呆の疾患概念を変えてシゾフレニー（統合失調症，旧名：精神分裂病）の名称を学会で提案し(1908)，『早発性痴呆すなわちシゾフレニー群』(1911)[15]を著した（図20-9）。

　精神分析 psychoanalysis はオーストリアのフロイト(1856〜1939)により始められた。フロイトはウィーン大学を卒業後に神経学の診療にあたっ

医学史上の人と場所
People and Place in Medical History

クレペリン　　Kraepelin, Emil (1856-1926)

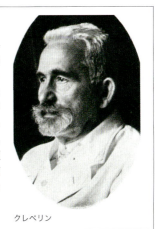

　クレペリンはドイツの精神医学者で，『精神医学』（第6版 1899）を著し，内因性精神病を明らかにした。北ドイツで生まれ，ヴュルツブルク，ライプツィヒ，ミュンヘンで医学を学び，ライプツィヒ大学のヴント(1832〜1920)のもとで実験心理学の研究を行い，ミュンヘン大学のグッデン(1824〜1886)で神経解剖学の研究を行い，ドルパート大学の精神医学教授になった(1886)。ハイデルベルク大学(1891)，ミュンヘン大学(1903)の精神医学教授になった。精神医学書の『精神医学概要』(1883)を出版して精神疾患を分類し，第2版(1887)以降は『精神医学』と改題して版を重ね，第6版(1899)では早発性痴呆(現在の統合失調症)や躁鬱病(現在の双極性障害)といった内因性精神疾患の病像と病態を明らかにした。

クレペリン

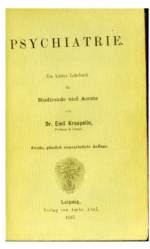

図20-9　クレペリン『**精神医学**』第2版(1887)

たが，パリに留学してシャルコーのもとで催眠によるヒステリーの治療を学び(1885〜1886)，ウィーンに戻って開業医として診療した。その診療経験から人間に抑圧された無意識の領域があること，その無意識の葛藤を解放することでさまざまな神経症状を治療できることを見いだし，『夢判断』(1899)[16]を発表した。フロイトはその治療理論と方法を「精神分析 Psychoanalyse」と名付けた。精神分析学には批判や反対も多かったが，数多くの弟子がフロイトから学び，それぞれ独自の精神分析理論と技法を作り上げて行った。とくにスイス出身のユング(1875〜1961)は国際精神分析協会(1910)の初代会長となったが，フロイトと袂を分かってチューリヒにユング研究所を設立し(1948)，分析心理学を世界中に広めた。精神医学における精神療法 psychotherapy(臨床心理学では心理療法と呼ばれる)は，精神分析から大きな影響を受けており，精神科領域での神経症の治療や予防，学校や職場などでの精神的健康の保持・増進にも役立っている(図20-10, 11)。

■神経学の始まり

19世紀に始まった脳に関わる医学のもう1つは，脳を含む神経系全般の疾患を扱う神経学 neurology である。病理解剖が広く行われるよう

医学史上の人と場所
People and Place in Medical History

フロイトとユング

Freud, Sigmund（1856〜1939），**Jung, Carl Gustav**（1875〜1961）

　フロイトは心理現象における無意識の作用を見出して精神分析学を創始し，弟子のユングは無意識を理論的に整理して分析心理学を広め，精神療法の基礎を築いた。

　フロイトはオーストリア帝国下のチェコで貧しいユダヤ系の商人の子として生まれてウィーンで育ち，ウィーン大学で医学と人文学を学び，医学の学位を得た(1881)。生理学のブリュッケ(1819〜1892)のもとで研究を行ったが，経済的な問題から医療職を目指すことにし，ウィーン総合病院の内科で研鑽して教授資格を得た(1885)。奨学金を得てパリのサルペトリエール病院に留学してシャルコーのもとで学び(1885〜1886)，ウィーンに戻って診療所を開いた。ブロイアー(1842〜1925)とともに催眠術によるヒステリー治療を試みた後，自由連想法を用いた精神分析学を作り上げた。『夢判断』(1899)により人間の中の無意識の領域に光を当てた。

　ユングはスイス東北部で牧師の子として生まれ，バーゼル大学で医学を学び，チューリヒの精神科病院で研修をし(1900〜1905)，上級医となり(1905〜1909)，チューリヒ大学の講師も務め(〜1913)，1906年からフロイトとの交流が始まった。病院を辞して診療所を作り(1909)，フロイトの支援によって国際精神分析学会の初代会長となったが(1910)，理論的対立からフロイトと決別した(1913)。『心理学的類型』(1921)[P3]を出版して内向と外向の2つの型があることを示し，チューリヒにユング研究所を設立して(1948)分析心理学を世界に広めた。

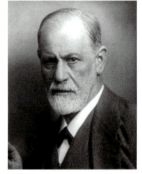

フロイト

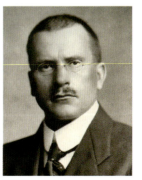

ユング

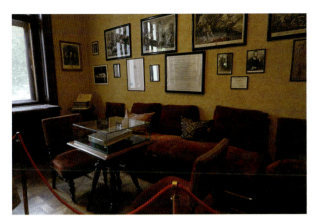

図20-11 ウィーンのフロイト診療所の待合室
坂井建雄撮影

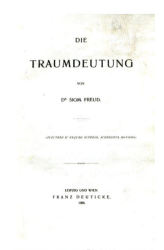

図20-10 フロイト『夢判断』(1899)

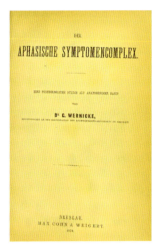

図20-12 ヴェルニッケ『失語症候群』(1874)

になり，生前の神経症状と病理解剖による脳の病変の所見とを対応させることにより，可能となったものである．

　神経学のきっかけとなったのは，失語症の発見である．フランスのブローカ(1824〜1880)は失語と健忘の患者を剖検して，第3前頭回に病巣を有する例を呈示した(1861)[17]．この部位はブローカ野と呼ばれ，運動性言語中枢の場所として知られる．ドイツのヴェルニッケ(1848〜1905)は『失語症候群』(1874)[18]を出版し，聴覚性言語中枢(ヴェルニッケ野として知られる)を第1側頭回に同定するとともに，失語の3型(感覚性，運動性，連合性)を区別して，失語症の概念を確立した(図20-12)．

　脳病変に基づくさまざまな疾患を区別して，神経学の基礎を築いたのは，フランスのシャルコー(1825〜1893)である．サルペトリエール病院医長(1862)，パリ大学病理学教授(1872)，同神経学教授(1882)を務めた．1870年から1890年にかけての20年間，シャルコーはサルペトリエール病院で毎日弟子たちとともに病室を回診し，毎週火曜(後に金曜)に公開で臨床講義を行い，症例示説を行った．その臨床講義の記録は『神経系疾患の講義』全3巻(1872〜1887)[19]として出版され，患者の臨床所見と病理解剖所見から，多数の神経系疾患を明らかにした．シャルコーはさまざまな神経疾患を発見し，シャルコーの名を冠した病気が多数ある(図20-13)．

　イギリスのジャクソン(1835〜1911)はロンドンの国立神経病院の医師で，大脳皮質運動野を焦点とする運動発作を報告し(1869)[20]，癲癇が大脳皮質に由来することを明らかにした．また数多くの神経学的な症状を記載して考察を加えた．クローニアン講義(1884)[21]では進化と解体の2要素から神経症状を説明し，神経学と精神医学に大きな影響を及ぼした．イギリスのガワース(1845〜1915)はロンドン大学医学部の臨床教授で，豊富な臨床経験を持ち，あらゆる神経疾患の最高権威と目された．その主著『神経系疾患手引き』(1886〜1888)[22]は，多数の神経疾患を自

神経学の始まり　429

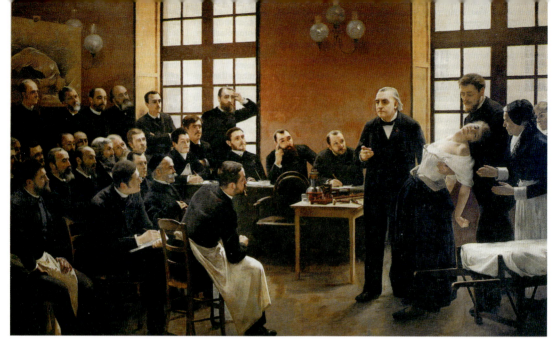

図20-13 サルペトリエール病院におけるシャルコーによる臨床講義

らの観察に基づいて記録したものがもとになっており，神経学の聖書と評されている(図20-14)。

　ドイツのオッペンハイム(1858〜1919)はベルリン大学講師(1886)を務めながら私立の神経科クリニックを設立(1891)し，ベルリン大学教授(1893)になった。主著である『神経疾患教科書』(1894)[23]は，各種神経疾患について詳細な説明と出典となる文献を与えた，神経学史上に残る傑出した教科書とされている(図20-15)。

医学史上の人と場所
People and Place in Medical History

シャルコー　　Charcot, Jean Martin（1825〜1893）

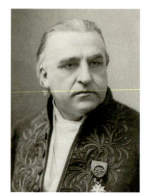

シャルコー

　シャルコーはフランスの神経学者で，患者の臨床所見と病理解剖所見から多数の神経系疾患を明らかにして，神経学の祖と評されている。車大工の子として生まれ，パリ大学で医学を学び(1844)，パリの病院で研修をして(1849〜1852)，サルペトリエール病院の慢性疾患の症例をもとに学位論文を書いた(1853)。しばらく研究に従事してサルペトリエール病院の主任医師となり(1862)，ここで神経学的な研究を積み重ねて，パリ大学の病理解剖学教授(1872)，サルペトリエール病院の神経学研究室長になった。サルペトリエール病院では症例を提示して公開の臨床講義を行い，その記録を『神経系疾患の講義』全3巻(1872〜1887)として刊行した。さまざまな疾患を発見しており，シャルコー病 Charcot disease は筋萎縮性側索硬化症であり，シャルコー－マリー－ツース病 Charcot-Marie-Tooth disease は腓骨筋萎縮症であり，シャルコー症候群 Charcot syndrome は間欠性跛行である。

430　第20章　脳と心の医学

■ニューロンの生物学

ドイツの大学で実験室での生理学的な研究が発展した。その中心的な人物はベルリン大学教授のミュラー（1801〜1858）であり、ドイツの医学を担う多数の弟子を育てた。ミュラーの門下のシュライデン（1804〜1881）とシュヴァン（1810〜1882）が提唱した細胞説は、その後の医学と生物学のあり方を大きく変えた。細胞説は、細胞が増殖して自らと同じ細胞を作り出す生命の単位であり、生物体を構成する基本的な単位であると主張するものである。顕微鏡を用いて人体の構造を探求するミクロの解剖学は、細胞から構成される組織の構造を探求する「組織学」となった。病理学においては、病気が細胞の異常から生じると提唱する「細胞病理学」が提唱された。

脳のミクロの構造の研究においては、神経の細胞とそこから伸び出した神経線維の関係が大きな問題として残っていた。ドイツのゲルラッハ（1820〜1896）は、中枢神経が連続的な線維の網工からなるとする網状説 reticular theory を提唱した（1872）[24]。イタリアのゴルジ（1843〜1926）は1個の神経細胞を染め出すゴルジ染色法を開発し（1873）[25]、中枢神経の灰白質の中に神経線維の網工を見いだして、新たな網状説を主張した。これに対してスペインのカハール（1852〜1934）はゴルジ染色を用いて鳥の脳を観察して神経線維の先端が他の神経細胞に接触することを見いだし（1888）[26]、それぞれの神経細胞が独立しているとするニューロン説 neuron theory を提唱した。カハールの精力的な研究により、最終的にニューロン説が認められ、カハールとゴルジは1906年にノーベル生理学・医学賞を受賞した。ドイツの解剖学者ヴァルダイエル（1836〜1921）は神経単位を意味するニューロン（neuron）の語を提唱し（1891）[27]、イギ

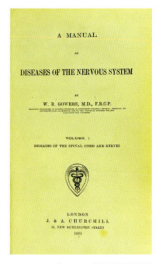

図20-14 ガワース『神経系疾患手引き』（1886〜1888）

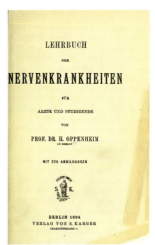

図20-15 オッペンハイム『神経疾患教科書』（1894）

医学史上の人と場所
People and Place in Medical History

カハール　Ramón y Cajal, Santiago（1852〜1934）

カハールはスペインの組織学者で、鍍銀染色法を用いて神経組織を研究し、神経細胞（神経単位 neuron）の形態を明らかにした。アラゴンで医師の子として生まれ、サラゴサ大学で医学を学び、軍医を務めたあと、サラゴサ大学で解剖学の研究をして学位を得た（1877）。ヴァレンシア大学の解剖学教授（1887）、バルセロナ大学の組織学教授（1887）、マドリード大学の組織学と病理解剖学教授（1892）となり、新設された国立衛生学研究所の所長を務めた（1900）。大学を退職（1921）した後は、国王の意で設立されたカハール研究所の所長を終生務めた。イタリアのゴルジが開発した鍍銀染色法を改良して胎児の中枢神経を観察し、神経細胞の軸索が灰白質の中で終わり、他の神経細胞の軸索や細胞体と癒合しないことを観察し、中枢神経内の神経線維が網工を作るというゴルジらの説を否定し、神経系が独立した神経単位（後にニューロン neuron と名付けられる）からなることを主張した。カハールとゴルジは1906年にノーベル生理学・医学賞を受賞した。

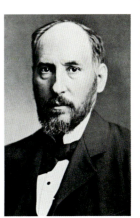

カハール

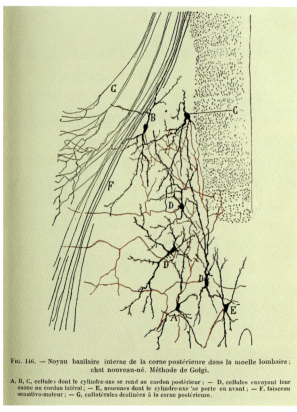

図20-16　脊髄後角のニューロン，カハール『ヒトと脊椎動物神経系の組織学』（1909～1911）から

リスの生理学者シェリントン（1857～1952）は神経線維と神経細胞の接触部を指すシナプス synapse の語をフォスター（1836～1907）の『生理学教科書』第7版第3巻（1897）[28]で初めて用いた（図20-16）。

ニューロンが集まって脳の中でどのように働くかについて，生理学者

医学史上の人と場所　People and Place in Medical History

シェリントン　Sherrington, Charles Scott（1857～1952）

シェリントンはイギリスの生理学者で，神経生理学を研究し，筋運動を協調させる中枢神経の反射機構を明らかにした。ロンドンで医師の子として生まれ，聖トマス病院で医師の修行をして外科医の資格をとり（1878），ケンブリッジ大学の生理学のフォスター（1836～1907）の下で学び，神経生理学の研究で学位を得た（1885）。聖トマス病院の生理学講師，リヴァプール大学の生理学教授（1895），オックスフォード大学の生理学教授（1913～1935）となった。骨格筋の支配神経に25～50%の感覚神経が含まれること，イヌのひっかき反射を研究し，皮膚での触覚が引き金となって多数の筋の運動が順次活動すること，筋の固有感覚が動物の姿勢を保持することを明らかにした。また軸索末端での接続部にシナプス synapse の語を用いた。『神経系の統合作用』（1906）は神経生理学の古典的名著であり，生理学の教育者としても卓越し『哺乳類生理学』（1919）[P4]を著している。1932年にノーベル生理学・医学賞を受賞した。

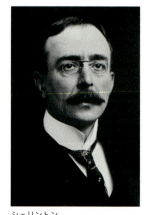

シェリントン

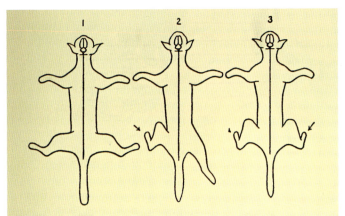

図20-17 ネコの四肢の屈曲反射の説明図，シェリントン『神経系の統合作用』(1906)から

による研究が始まった。シェリントンは動物の反射を研究し，『神経系の統合作用』(1906)[29]を著して，反射が神経系の統合作用における基本的な反応要素であることを明らかにした。さらに1920〜1930年代に脊髄反射機能について広範な研究を行い，伸展反射，中枢の興奮状態と抑制状態，運動単位について明らかにし，1932年にノーベル生理学・医学賞を受賞した(図20-17)。

ニューロンの突起である軸索で，興奮がどのように伝導するかという仕組みは，イギリスのホジキン(1914〜1998)とハクスリー(1917〜2012)の共同研究により解明された。2人はイカの巨大軸索を用いて軸索内外のイオン組成と電位差を測定し，膜電位固定法 voltage clamp という研究法を開発して，電位依存性のナトリウムチャネルを通して一時的にナトリウムが流入することで生じる活動電位が興奮の本体であることを明らかにした(1952)[30]。2人は1963年にノーベル生理学・医学賞を受賞した(図20-18)。

シナプスでの興奮伝達はアセチルコリンなどの伝達物質で行われることが分かっていたが，オーストラリア生まれのエックルズ(1903〜1997)は脊髄のニューロンで興奮を抑制するシナプスを発見し，そのイオン機構を解析した(1952)[31]。エックルズは1963年にノーベル生理学・医学賞を受賞した。『脳の進化』(1989)[32]では，神経科学の知見を基に人の脳と心が進化した道筋を描いている(図20-19)。

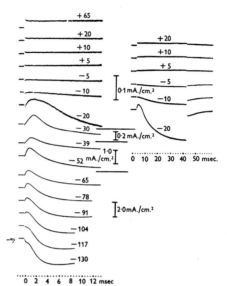

Fig. 12. Records of membrane current under a voltage clamp. The displacement of membrane potential (V) is given in millivolts by the number attached to each record. Inward current is shown as an upward deflexion. Six records at a lower time base speed are given in the right-hand column. Experimental details as in Fig. 11.

図20-18　膜電位固定法による膜電流の記録

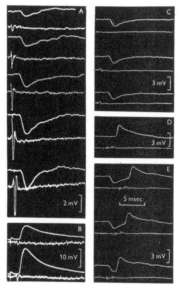

Fig. 12. A and C, intracellular potentials set up in BSt. neurones by single afferent volleys in quadriceps nerve of increasing size from above downwards. Note the sizes of dorsal root spikes in A particularly. B and D, synaptic potentials set up by an afferent volley in BSt. nerve in same neurones as A and C respectively. E, potentials set up by quadriceps and BSt. afferent volleys combined at various intervals, the respective controls being seen in first record of C and in D. Note same time scale for all records, but separate potential scales for each section.

図20-19　運動ニューロンの抑制性シナプス後電位

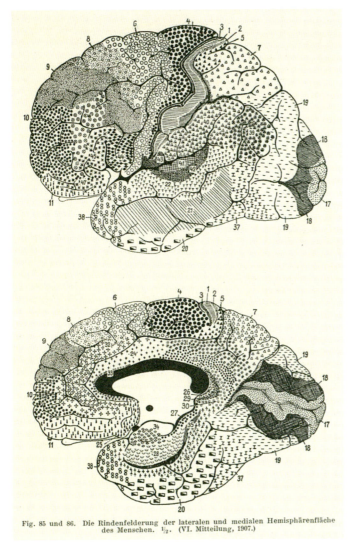

図20-20　ヒト大脳半球の皮質領域，ブロードマン『大脳皮質の比較局在学』(1909)から

■脳の科学

　大脳皮質に機能局在があることは，ブローカやヴェルニッケなど19世紀の神経学者の研究から明らかになっていた。ドイツの解剖学者ブロードマン(1868〜1918)は大脳皮質の神経細胞を染色して組織構造を調べ，『大脳皮質の比較局在学』(1909)[33]を著した。この研究でブロードマンは大脳皮質を52の領野に区分し，ブロードマン領野は大脳皮質の部位を示すために現在でも広く用いられている(図20-20)。
　癲癇(てんかん)は大脳皮質に異常な興奮が発生して，身体の一部ないし全身の激しい痙攣や意識障害などの発作を起こす疾患である。20世紀初頭頃からアメリカを中心に，異常興奮を起こす大脳皮質の部分を切除する外科

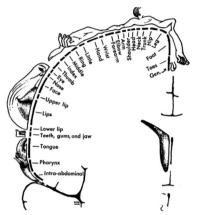
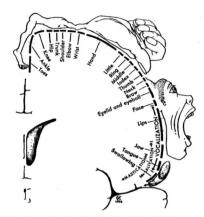

Fig. 17. Sensory homunculus. The right side of the figurine is laid upon a cross section of the hemisphere, drawn somewhat in proportion to the extent of sensory cortex devoted to it. The length of the underlying block lines indicates more accurately the comparative extent of each representation, as in Fig. 9. Compare with Fig. 22.

Fig. 22. Motor homunculus. The right side of the figurine is laid upon a cross section of the hemisphere. Compare with Fig. 17.

図20-21　**大脳皮質のホムンクルス**　体性感覚野(A)と一次運動野(B)．ペンフィールド『ヒトの大脳皮質』1952年版から
坂井建雄蔵

治療が行われるようになった。アメリカの脳外科医ペンフィールド(1891～1976)は，癲癇の治療のために開頭手術をして，その際に脳を電極で刺激して大脳皮質に機能局在があることを明らかにした。とくに『ヒトの大脳皮質』(1950)[34]で描かれた一次運動野と体性感覚野の体部位局在を示すホムンクルス(homunculus)は有名で，現在でも多くの教科書に引用されている(図20-21)。

　ヒトの大脳半球では右脳と左脳が脳梁を通る交連線維によりつながれているが，言語中枢が左脳にのみあるなど，右脳と左脳に機能差があることが19世紀の神経学者により明らかにされていた。アメリカのスペリー(1913～1994)はサルで脳梁を切断する実験を行い，癲癇発作の治療に役立つことを見いだした。脳外科医がスペリーの助言で癲癇の患者に脳梁切断術を行い良好な成績を収めたが，スペリーはこれらの患者で左右の脳の機能を別々に測定して，右脳が空間的認知と動作，非言語的思考の機能を持ち，左脳が読み書き，言語的思考，計算機能を持つことを明らかにした(1962)[35]。スペリーは1981年にノーベル生理学・医学賞を受賞した(図20-22)。

　神経科学 neuroscience は脳と神経回路を中心とする神経系の科学である。クフラー(1913～1980)はハンガリー生まれのアメリカの神経生理学者で，ハーバード大学の神経生理学研究所を設立し，筋紡錘，網膜神経節細胞，甲殻類伸展受容器，抑制性伝達物質のGABA，グリア細胞，シナプス伝達など神経生理学の幅広い領域で独創的な研究を行い，近代神経科学の父と呼ばれている。その弟子のヒューベル(1926～2013)とウィーセル(1924～)は大脳皮質視覚野のニューロンを研究し，視覚情報の処理機構を明らかにした。2人は1981年にノーベル生理学・医学賞

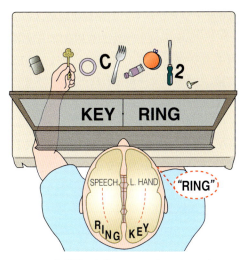

図20-22　分離脳の実験　Sperry：The Neurosciences. 1974 から

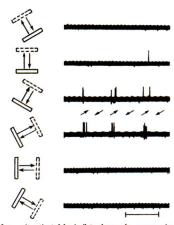

図20-23　運動する視覚刺激に対するネコの視覚野のニューロンの反応

を受賞した(図20-23)。

　スウェーデンのカールソン(1923〜)は，それまでノルアドレナリンの前駆物質として知られていたドーパミンが中枢神経の伝達物質であることを実証し，大脳基底核にドーパミンが多く含まれることを発見した。またドーパミンの前駆物質のL-DOPAがパーキンソン病の治療に有効であることを示した。アメリカのグリーンガード(1925〜)はドーパミンがニューロンに及ぼす作用，すなわちサイクリックAMP(cAMP)を増加させ，プロテインキナーゼA(PKA)を活性化し，さまざまなタンパク質のリン酸化を通して細胞の機能に大きな変化を起こすことを示した。オーストリア生まれでアメリカに移住したカンデル(1929〜)は，アメフラシのニューロンで実験を行い，化学伝達物質によりシナプスの構造が変化し，短期と長期の記憶が形成されること，CREBが長期記憶に関わる分子であることを明らかにした。3人は2000年にノーベル生理学・医学賞を受賞した。カンデルの編集した『神経科学原理』第5版(2013)[36]は，脳科学の現代最高峰の教科書として広く読まれている(図20-24)。

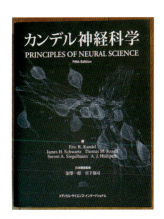

図20-24　カンデル『神経科学』　邦訳，2014　メディカル・サイエンス・インターナショナル

■ 20世紀の精神医学

　クレペリンとブロイラーによって統合失調症という疾患が区別できるようになったが，幻聴・幻覚や激しい異常行動に対しては，患者を収容所asylumに隔離するのみで効果的な治療がなかった。患者の精神状態を改善させるために世界各国で，睡眠剤による持続睡眠療法(1920)，インスリン投与による低血糖昏睡療法(1934)，カンフルによる痙攣療法

(1934),電気ショック療法(1938)などが試みられた。ポルトガルの神経科医エガス・モニス(1874〜1955)はチンパンジーの前頭葉切除術についての学会報告を聞いて,ロボトミーlobotomy(前頭葉白質切截術)を考案して神経外科医の協力で実行した(1935〜1936)。アメリカでは1940〜1950年代に2万人近い患者に対してロボトミーが行われた。ロボトミーは激しい興奮状態の患者に対してある程度の効果が認められたが,倫理的に許されるものではない。

1950年代から,幻覚・妄想など統合失調症の陽性症状を改善する抗精神病薬が開発されて,統合失調症の治療は劇的に変化した。抗精神病薬はドパミンのD_2受容体に結合してドパミンの作用を阻害する働きがある。最初に開発された抗精神病薬は鎮静作用の強いクロルプロマジン(1952)で,後に抗幻覚妄想作用の強いハロペリドール(1957)が開発された。リスペリドン(1984)などの非定型抗精神病薬はセロトニンとドパミンを遮断するために錐体外路症状が少なく,現在最も広く用いられている。

抗精神病薬が登場したのとほぼ同じ頃に,伝統的な精神医学の理論と治療上の処置を批判する反精神医学の運動が広がり,収容所や閉鎖病棟に隔離された患者を解放して地域の中で治療することを主張した。フランスの哲学者フーコー(1926〜1984)は『狂気の歴史』(1961)[37]で,精神疾患の概念は18世紀の社会的・文化的な発明であると論じ,その後の反精神運動の学説の跳躍台となった。イギリスの精神科医レイン(1927〜1989)の『引き裂かれた自己』(1960)[38]は,精神病と診断された人間を理解することは可能であり,患者を異常だと疑わないヒトの視線が患者の精神の病状を促進していると論じた。統合失調症の患者は次第に収容所や閉鎖病棟から解放されるようになったが,それが反精神医学の成果なのか,抗精神病薬の利用によるものか,評価は定まっていない。

■ 20世紀の神経学

神経学が対象とする疾患のうち古代から知られていたものもいくつかある。癲癇epilepsyは痙攣発作が突然に起こり,それを繰り返すのが特徴である。古代ギリシャでは神聖病あるいはエピレープトス ἐπιληπτος (発作)と呼ばれていた。卒中apoplexyは脳血管障害によって意識障害や神経麻痺が突然生じることで,古代ギリシャではアポプレークシア ἀποπληξια と呼ばれていた。19世紀には神経学の成立とともに,数多くの神経疾患が発見されるようになった。

認知症dementiaは,脳の器質的な変化により認知機能が慢性的に障害された状態である。その代表的な疾患であるアルツハイマー病Alzheimer diseaseは,初老期に認知症が発症し,脳に老人斑,神経原線

維変化など特徴的な病理変化を示す疾患で，ドイツの医師アルツハイマー（1864〜1915）によって初めて報告され(1906)，クレペリンの『精神医学』第8版(1909〜1915)[39]でアルツハイマー病と名付けられ広く知られるようになった。

　大脳基底核の変性により，さまざまな運動障害 motor disorder が生じる。その代表的な疾患であるパーキンソン病 Parkinson disease は，運動異常(無動，固縮，振戦，姿勢反射障害)に自律神経障害(便秘，蒼顔)，精神症候(うつ状態，思考緩徐)を伴う疾患で，中年以後に発症する。イギリスの医師パーキンソン(1755〜1824)が『振戦麻痺小論』(1817)[40]の中で初めて発表し，シャルコーの『神経系疾患講義』(1872〜1887)[19]で取り上げられて再評価された。脳幹の黒質緻密層のドパミン含有細胞と青斑核のノルアドレナリン含有細胞が変性脱落することが知られ，L-DOPA製剤により治療できるようになった。ハンチントン病 Huntington disease は舞踏運動と進行性の知能障害，性格変化，精神障害を30〜40歳代から発症する遺伝性疾患で，アメリカの医師ハンチントン(1850〜1916)が1872年にロングアイランドに住む大家族を調査して発見し，舞

医学史上の人と場所
アルツハイマー　　Alzheimer, Alois（1864〜1915）

　アルツハイマーはドイツの精神医学者で，認知症の症例を研究し，「アルツハイマー病」の発見者として名高い。ヴュルツブルク大学医学部を卒業し，フランクフルト市立精神病院に務めて(1888)神経病理学の研究を行い(1895)，ミュンヘン大学のクレペリンの下で神経病理学の研究に従事して(1903)員外教授となり(1909)，ブレスラウ大学の教授になった(1912)。1901年にフランクフルトの精神病院で51歳女性を診察したが，妄想，記憶障害が増悪して読み書きができなくなり，1906年に亡くなった。アルツハイマーはミュンヘンでその知らせを受け，脳標本を調べて大脳皮質の菲薄化，老人斑，神経フィラメントの異常を見いだし報告した。この病態はクレペリンによって「アルツハイマー病」と名付けられた。

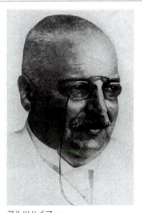

アルツハイマー

医学史上の人と場所
パーキンソン　　Parkinson, James（1755〜1824）

　パーキンソンはイギリスの医師で，振戦麻痺の症例を研究し，「パーキンソン病」の発見者として名高い。ジョン・ハンターの学校などで医学と外科学を学び，家業を継いでロンドンで開業して成功を収めた。多彩な趣味を持ち地質学と古生物学の研究を行い，社会的な弱者を擁護して政治活動にも注力した。『振戦麻痺小論』(1817)で6例の症例で振戦，前屈姿勢，知能の維持といった症状を詳細に報告した。これをシャルコーが見いだし筋強剛の症状を追加して「パーキンソン病」と名付けた。

20世紀の神経学

踏病に類似した他の運動障害から区別した。1932年にはハンチントン病遺伝子のキャリアが1630年にヨーロッパからアメリカに移住し，ロングアイランドの家系につながったことが判明した。1983年にはハンチントン病の遺伝子座が発見された。おもに線条体が障害され，進行すると大脳皮質も萎縮する。

　骨格筋の麻痺は，神経と筋のさまざまな異常が原因となって生じる。筋萎縮性側索硬化症 amyotrophic lateral sclerosis(ALS) では，大脳皮質からの錐体路ニューロンと脳幹・脊髄の運動ニューロンが変性し，全身性の筋萎縮と筋力低下が生じる。シャルコーによって発見され(1869)，命名された(1874)。現在のところ根本的な治療法はなく，発症後数年で死亡することが多い。筋ジストロフィー muscular dystrophy は骨格筋線維が破壊・変性して筋萎縮と筋力低下が進行する遺伝性疾患で，いくつもの型が区別され原因遺伝子が同定されている。最も頻度の高いデュシェンヌ型 Duchenne muscular dystrophy はフランスの医師デュシェンヌ(1806～1875)により詳細に報告された(1868)。重症筋無力症 myasthenia gravis(MG)では，神経筋接合部の伝達物質であるアセチルコリン受容体が自己抗体により破壊され，筋力低下と易疲労感が生じ，とくに夕方に症状が悪化する。この疾患のものと思われる症状は17世紀にイギリスのウィリスが報告している(1672)が，19世紀末にドイツのエルプ(1840～1921)とポーランドのゴールドフラム(1852～1932)の研究により，中枢神経病変と神経症状が関連づけられた。抗コリンエステラーゼ薬と免疫抑制薬により治療され，予後は良好である。

　有髄神経を包む髄鞘が炎症により脱落する脱髄疾患 demyelinating disease では，多彩な症状が生じる。多発性硬化症 multiple sclerosis は感覚低下，脱力，視神経炎などの症状から始まり，中枢神経の脱髄の生じる部位によりさまざまな症状を生じる。多発性硬化症に相当する中枢神経の病理変化は19世紀前半から見いだされ，シャルコーによって独立した疾患として認められた(1868)。発症には髄鞘に対する自己免疫が関わっているが原因は不明であり，予後も多様で予測が難しい。

　末梢神経が障害されるニューロパチー neuropathy には遺伝性のもの，他の疾患に続発するもの，免疫性のものなどさまざまな種類がある。ギラン・バレー症候群 Guillain-Barré syndrome は免疫性ニューロパチーの代表的なもので，上気道などの感染に引き続いて急性に筋力低下と感覚障害が生じる。フランスの医師ギラン(1876～1961)とバレー(1880～1967)により末梢神経変性が報告された(1916)。免疫グロブリンの静注などで治療するが，数ヶ月以内に機能は回復し予後は良好である。

第21章
発生と生殖の医学
——発生学，産婦人科学，生殖医療
Medical science of embryonal development and reproduction
— embryology, gynecology, obstetrics and reproductive medicine.

　次世代の個体を生み出す生殖と発生の仕組みについては古代から考察され，16世紀から肉眼的に，17世紀から顕微鏡的に観察された。18世紀には前成説と後生説が議論され，19世紀には胚葉を含む形態形成の過程が明らかにされ，20世紀には誘導の仕組みが発見され，20世紀末には形態形成に関わる遺伝子が明らかになった。分娩を助ける助産は古くから経験的に行われていたが，18世紀には分娩を補助する産科鉗子がよく用いられ，骨盤の形状を計測して分娩の難易度を評価するなど体系化された産科学が始まった。帝王切開は死んだ妊婦から胎児を取り出すために古くから行われていた。麻酔法と消毒法ができた19世紀終盤以降から，生きている妊婦での帝王切開や子宮頸癌の手術が安全に行えるようになった。19世紀後半以降にさまざまな避妊法が用いられるようになり，排卵誘発剤や生殖補助医療による不妊症の治療は20世紀後半以降にはじまった。

■生殖と発生の理論

　次の世代の個体を生み出す生殖は医療に深く関わっており，新しい個体がどのように作り上げる発生は興味深い問題である。古代ギリシャの『ヒポクラテス集典』[1]にも生殖と発生を扱う文書が含まれている。「生殖について」では，男性と女性がともに精液を作り出し，その混合によって受胎が起こると考えている。さらに精液は身体全体で作られ，脊髄を経て生殖器に運ばれ，それによって両親の形質が子孫に遺伝すると説明する。「子供の自然性について」では，子宮内で混合した男女の精液が，胎児の身体のさまざまな部分を作り上げ，成長を重ねて誕生にまで至る過程を，流産した胎児の観察と想像をもとに述べている。

　アリストテレス（紀元前384〜322）はさまざまな動物の胎児を観察に基づいて発生の仕組みについて考察し，『動物発生論』[2]を著した。第1巻では雄雌の性別と生殖器官を概説し，さまざまな動物の生殖器官と生殖方法を記述する。さらに雌が精液を作ることを否定し，雄の精液が形を与え，雌の月経血が素材を与えると論じる。第2・3巻では生殖方法による動物の分類を提案し，さまざまな動物の発生過程を記述する。また動物の発生について2つの方式を提起し，既存の構造が展開すると考

表21-1　アリストテレスによる発生様式に基づく動物の分類

発生様式		動物の例
胎生	真の胎生	哺乳類
	体外で胎生	ヘビ類のマムシ，軟骨魚類
卵生	完全な卵生	鳥類，爬虫類
	不完全な卵生	魚類，頭足類，甲殻類
蛆生		虫類（昆虫類，クモ類，多足類，扁形動物）
自然的発生		貝類，ウナギ

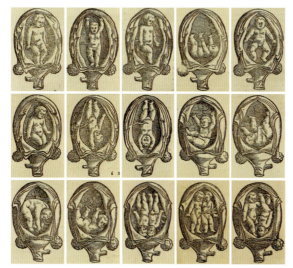

図21-1　リュフ『受胎と人の発生』(1554)から，子宮内の胎児の想像図

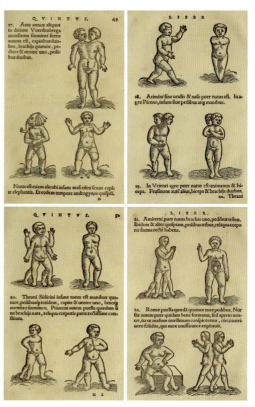

図21-2　リュフ『受胎と人の発生』(1554)から，さまざまな奇形の想像図

える前成説を斥けて新たな形態形成が起こると考える後生説を採用する。第4・5巻では，遺伝，奇形，重複妊娠，身体の各部の形成など，発生に関わるさまざまな話題について述べる。アリストテレスが提起した問題はその後の発生学における重要な議論のテーマになり，前成説と後成説は18世紀に至るまで繰り返し考察された（表21-1）。前成説 preformism では胚の中に最初から成体の構造が何らかの形で存在し，それが展開すると考え，後成説 epigenesis では胚の中で構造が新たに生じ，単純な形から複雑な形に変化すると考える。

　ガレノス（129〜216）もいくつかの文書で発生に関わる考察を述べている。『自然の諸能力について』[3]では，発生が質的変化と形成が合成されたものであること，精子が子宮に蒔かれて一定期間を過ぎると胎児の身

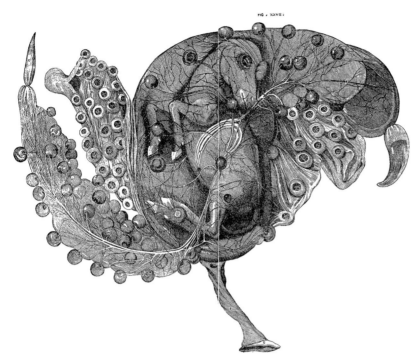

図21-3　ファブリキウス『形成された胎児』（1600）から，ヒツジの胎児

体の諸部分が成立すると述べている（第1巻，第5・6章）。また精子が能動原理であり，月経血が質量原理であると述べて（第2巻，第3章），アリストテレスの説を肯定している。『胚種について』[4]では胎児の形成を4期に分ける。第1期では精液がそのままで形をなしていない。第2期には血液で満たされ，心臓と脳と肝臓が一定の硬さと大きさを持つがつながりを持たず，胎児の材質は肉のようである。第3期には頭部・胸部・腹部が形成され，身体の輪郭が明瞭になる。第4期には四肢が形成されて動物の身体ができあがる。『胎児の形成について』[5]では，器官がつながりすべての部分が完成するときに，骨の周りに肉が成長し，骨の両端に靱帯が形成されると述べている。

16世紀にヴェサリウスの『ファブリカ』（1543）が出版されて人体構造の探求が最重要の研究テーマになると，発生学への関心も一気に高まった。スイスの医師リュフ（1500〜1558）は，『受胎と人の発生』（1554）[6]を出版し，この時代の生殖と発生についての通念を多くの図を用いて示した。ボローニャ大学の解剖学教授アランツィオ（1529〜1589）は『人の胎児』（1564）[7]を著し，この中で人の胎児の動脈管と静脈管を記述し，後者は現在でもアランツィオの名で呼ばれている（図21-1，2）。

パドヴァ大学の解剖学教授ファブリキウス（1533〜1619）は，アリストテレスによる発生学の問題に取り組んで動物の胎児を研究した。『形成された胎児』（1600）[8]ではさまざまな動物の子宮内の胎児と胚膜を観察して図示し，胎盤の形を分類した（図21-3）。『卵とヒヨコの形成』（1621）[9]

生殖と発生の理論　443

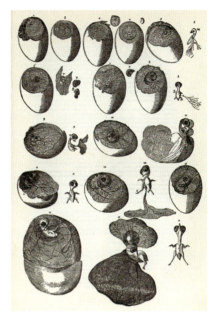

図21-4 ファブリキウス『卵とヒヨコの形成』
(1621)から，ニワトリの発生過程

ではニワトリの胚の発生過程を肉眼的に観察して図示した(図21-4)。イギリスの医師ハーヴィー（1578〜1657）はファブリキウスのもとに留学し，帰国後に発生学の研究を続けて晩年に『動物の発生についての研究』(1651)[10]を出版した。この著作は72論からなり内容は5部に分かれ，①ニワトリの生殖器の解剖学と生理学，卵の生成様式(第1〜10論)，②ニワトリ卵の詳細，その部分と用途(第11〜13，23，26論)，③ニワトリ卵から胎児の生成の過程(第14〜22論)，④アリストテレスの理論とガレノスと以後の医師たちの理論の考察(第25〜62，71，72論)，⑤胎生動物の胚発生，とくに雌シカでの観察(第63〜70論)を扱っている。ハーヴィーの発生学は，アリストテレス以来の肉眼的な発生学の集大成と見なされる。ハーヴィーは後成説を支持して胚が卵から徐々に形成されると考え，扉に「すべては卵から ex ovo omnia」の標語を掲げている(図21-5)。

16世紀末に顕微鏡が開発され，17世紀から自然界のさまざまな事物が顕微鏡で観察されるようになった。イギリスの医師ハイモア(1613〜1685)は，顕微鏡を用いて初めてニワトリ胚の発生を観察し，『発生史』(1651)[11]を著した。イタリアの医師マルピーギ(1628〜1694)は，さまざまな臓器を顕微鏡で観察して毛細血管や腎糸球体など数多くの発見をしたが，発生学でも顕微鏡で重要な観察をしている。『卵の中の胚の形成について』(1673)[12]と『ふ化中の卵の観察』(1675)[13]で，胚盤胞から体節と神経管が作られ，眼胞，心臓と血管の形成など胚の形態形成の過程を詳細に観察し図示している(図21-6)。マルピーギによる初期胚の観察に

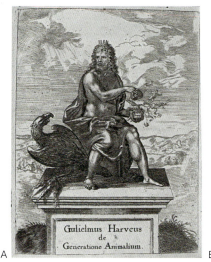
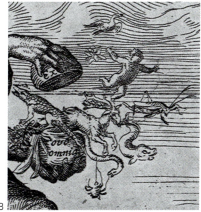

図21-5　ハーヴィー『動物発生の研究』(1651)の扉　(A)全体像，(B)"ex ovo omnia"

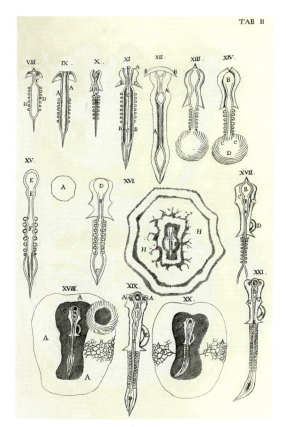

図21-6　マルピーギ『ふ化中の卵の観察』(1675)から，ニワトリ胚の初期発生

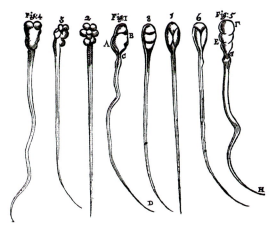

図21-7　レーウェンフクによる精子の観察図

より，後成説と前成説の論争に新たな材料を提供した。オランダのレーウェンフク(1632〜1723)は精巣と精液を顕微鏡で観察して精子を発見し，王立協会秘書ブランカー宛の書簡(1677)[14]で「微小動物 animaliculus」として報告した(図21-7)。オランダの医師グラーフ(1641〜1673)は『女性の

生殖と発生の理論　445

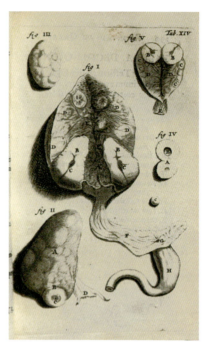

図21-8　グラーフ『女性の生殖器官新研究』から，卵胞を含む卵巣の図

生殖器官新研究』(1672)[15]を著し，この中で卵巣を肉眼的に観察して小胞を発見し卵子として報告したが，これは卵子そのものではなく排卵前のグラーフ卵胞である(図21-8)。

18世紀には前成説と後生説を巡る論争が巻き起こった。論争の当事者の一方はスイス出身でゲッティンゲン大学教授のハラー(1708〜1777)で，もともとブールハーフェの影響を受けて前成説を支持し，顕微鏡でニワトリ胚を観察して後成説に変わり，再度変わって『胚の心臓の形成について』(1758)[16]では前成説を強く主張した。もう一方の当事者はドイツ出身でロシアに移ったヴォルフ(1733〜1794)で，『発生理論』(1759)[17]を著し，初期胚の分化過程を観察して葉状の層から器官が形成されることを報告し後生説を主張した。これは胚葉 germ layer に相当するものである。2人の間の論争は往復書簡の形で交わされヴォルフの死(1794)まで続いた。ヴォルフはまた中腎管を発見し，これは現在もヴォルフ管の名で呼ばれている。スイスの盲目の博物学者ボネ(1720〜1793)は，『生物体についての考察』(1762)[18]で18世紀の発生学を総合し，前成説の立場に立って発生理論を展開し，ハラーとヴォルフの論争にも加わった(図21-9)。

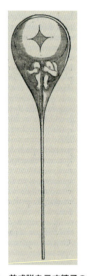

図21-9　前成説を示す精子の図

19世紀になって顕微鏡の性能が大きく向上し，発生過程が詳細に観察されるようになった。ケーニヒスベルク(現ロシアのカリーニングラード)大学のベーア(1792〜1876)は『動物の発生学について，観察と考察』(1828，1837)[19]を著し，初期発生に胚葉が生じそこから器官が形成され

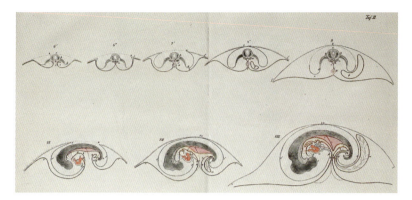

図21-10　ベーア『動物の発生について，観察と省察』第1巻(1828)から胚葉形成の模式図

るという発生学の基本概念を確立した(図21-10)。その後に細胞説(1838～1839)および進化論(1859)を背景に人体の発生過程が詳しく観察され，その成果を集大成してドイツのカイベル(1861～1929)とアメリカのモール(1862～1917)は『人体発生学提要』全2巻(1910～1911)[20]を編纂し，その後の人体発生学の教育と研究の指針となった。

ドイツのシュペーマン(1869～1941)はカエルの胞胚を用いて交換移植の実験を行い，移植片が細胞の分化を誘導することを発見し(1924)[21]，誘導能をもつ物体を形成体 organizer と呼んだ。また両生類の胚で体細胞の核移植を成功させた。シュペーマンは1935年にノーベル生理学・医学賞を受賞し，また胚誘導の理論について『胚発生と誘導』(1938)[22]を著した。形成体の本体は単純な物質ではなく細胞であり，そこから分泌される物質モルフォゲン morphogen の濃度勾配により誘導されることが提唱され(1952)，最も強力なモルフォゲンとして浅島誠がアクチビン activin を報告した(1990)[23](図21-11)。

胚の形態形成や性を決定する遺伝子が1980年代から見つかってきた。ホメオボックス homeobox は真核生物に広く見られる遺伝子で，1983年にバーゼル大学のゲーリング(1939～2014)とインディアナ大学のカウ

医学史上の人と場所
People and Place in Medical History

シュペーマン　　Spemann, Hans（1869～1941）

シュペーマンはドイツの発生学者で，発生における誘導の現象を発見した。シュトゥットガルトで書籍商の子として生まれ，1年間の軍役のあとでハイデルベルク大学で動物学を修了し(1894)，ヴュルツブルク大学で動物学の研究をして講師になり(1898)，ロストック大学の動物学教授(1908)，ベルリンの生物学研究所長(1914)，フライブルク大学の動物学教授(1919～1935)になった。イモリの胚で微細な破壊実験や移植実験を行って，原口背唇部の移植により外胚葉から神経組織を誘導することを見いだし，誘導能の本体を形成体 organizer と名付けた。この研究をきっかけに胚発生のしくみを探る実験発生学が交流し，シュペーマンは1935年にノーベル生理学・医学賞を受賞した。

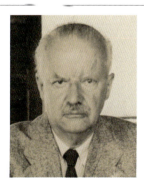

シュペーマン

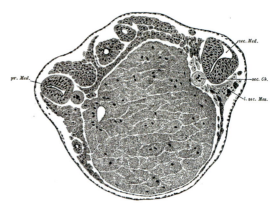

図21-11 シュペーマンの誘導実験により2つの神経管をもつイモリ胚

フマンによって発見され、そのコードするホメオドメインがDNAに結合して転写因子として働き、発生過程を調節することが知られている。ホメオティック遺伝子 homeotic gene はその代表的なもので、動物の胚発生の初期に身体の前後軸や分節的な体節を決める。ドイツのニュスライン-フォルハルト（1942～）とアメリカのヴィーシャウス（1947～）はショウジョウバエでホメオティック遺伝子を同定して1995年にノーベル生理学・医学賞を受賞した。未分化な生殖腺を精巣に分化させる精巣決定

医学史上の人と場所
People and Place in Medical History

ニュスライン-フォルハルトとヴィーシャウス
Nüsslein-Volhard, Christiane（1942～）, Wieschaus, Eric F.（1947～）

　動物の胚発生の際に、身体の前後軸や分節的な体節はホメオドメインにより決定されるが、その代表的なホメオティック遺伝子はドイツのニュスライン-フォルハルトとアメリカのヴィーシャウスにより発見された。2人はそれぞれショウジョウバエの胚を用いて発生過程についての分子生物学的な研究を大規模に展開し、ホメオボックス遺伝子が発生機構を制御する仕組みを明らかにした。その業績により1995年にノーベル生理学・医学賞を受賞した。

　ニュスライン-フォルハルトは建築家の子としてマグデブルクで生まれ、フランクフルトとテュービンゲンで生物学と生化学を学んで修了し（1969）、分子生物学の研究で学位を得た（1973）。ポスドクとして研究を続け、ハイデルベルクの欧州分子生物学研究所（EMBL）の研究リーダー（1978～1980）、テュービンゲンのマックスプランク協会（1981～1984）、マックスプランク発生学研究所長（1985）を務めている。

　ヴィーシャウスはインディアナ州で生まれ、生物学の研究者を目指してノートルダム大学とイェール大学で学んで博士の学位をとり、ハイデルベルクの欧州分子生物学研究所（EMBL）で研究し（1878）、帰国してプリンストン大学教授を務めている（1981）。

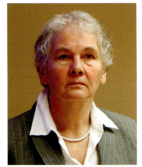

ニュスライン-フォルハルト

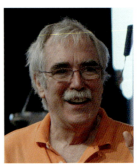

ヴィーシャウス

因子の遺伝子は Y 染色体上にあることが想定され，長年探し求められてきたが，ロンドンのグッドフェロー（1951～）によって 1990 年に突き止められ，SRY（sex-determining region Y）と名付けられた。

■助産と産科学

　女性は思春期以後に月経の出血があること，一生の間に妊娠・出産を経験することなどから，男性にはない特有の病気が少なくない。古代ギリシャの『ヒポクラテス集典』[1]には，女性の疾患と出産を扱った文書が含まれ，クニドス学派の著者によるものと考えられている。「婦人病」第 1 巻では女性の身体の特殊性，出産経験の有無による差異，月経，妊娠と出産，ヒステリー（子宮の移動によると考えられていた）について述べられ，第 2 巻では下り物，子宮と子宮口の疾患，口臭の除去法と化粧法について述べられる。「不妊症について」では，妊娠に関すること，不妊の原因と治療，妊娠のためによい条件，妊娠の徴候，胎児の男女の見分け方が述べられている。

　女性の疾患と出産に関する古代の医学文献では，エフェソス生まれのソラヌス（98～138）の『婦人科学』[24]が伝存している。この本は 4 書からなり，第 1 書ではよい助産師の基準，女性の解剖，避妊について述べ，堕胎に反対する。第 2 書では出産と新生児の手当を扱う。第 3 書では女性の病的状態について扱う。第 4 書では分娩，外科的処置と薬剤について扱う。

　サレルノ医学校ではトロータ（12 世紀第 2 四半期に活躍）という女性医師の存在が，『トロトゥラ』[25]という著作により知られている。この著作には「女性の処置」という文書が含まれ，女性の身体を診察した体験に基づいて書かれている。

　15 世紀末頃から活版印刷が広まって，さまざまな民間医学書が出版されるようになり，出産を助ける技術である助産（英 midwifery；独 Hebammenkunst, Geburtshilfe；仏 Maïeutique）についての書物も現れた。レスリン（1470 頃～1526）の『妊婦と助産婦のバラ園』（1513）[26]はその最初のもので，ドイツ語で書かれて子宮内での胎児の位置について多数の想像図や女性性器の診察法の図を載せ，数多く版を重ね，ラテン語，オランダ語，フランス語にも翻訳されている。この本の内容は独自の経験に基づくものではなく，古代ローマのソラヌスの婦人科書を 5 世紀頃のムスティオ（500 に活躍）がラテン語で要約した『婦人科学』[27]をおもに利用して書かれている（図 21-12）。

　フランスの外科医ギルモー（1550～1613）はパレの弟子で傑出した外科医で，『フランス外科学』（1594）[28]を著し，難産の胎児を引き出す方法について述べている（第 6 論，第 3 章）。また助産と小児の養育について

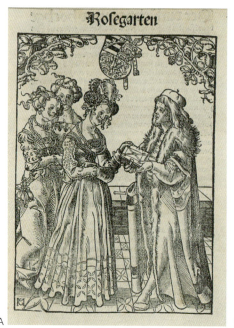
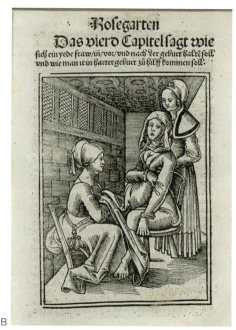

図21-12　レスリン『妊婦と助産婦のバラ園』(1515年版)から，(A)扉図，(B)婦人の診察

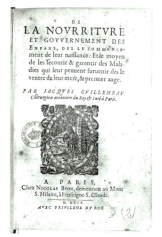

図21-13　ギルモー『出産以後の子どもの食事と管理』(1609)扉

『出産以後の子どもの食事と管理』(1609)[29]をフランス語で著し，英語にも訳されている(図21-13)。イタリアの医師メルクリオ(1540～1615)は『助産婦』(1595～1596)[30]をイタリア語で著した。レスリンの助産書の図が多数収載され，分娩を容易にするために下肢を下垂する体位を図示している(図21-14)。

17世紀には女性の助産師が登場し活躍した。フランスのブルジョア(1563～1636)はパレの著作などから独学で助産術を学び，貧窮者のために助産を行い，試験を受けてパリ市の助産師になり，フランス王室でメディチ家のマリー王妃の助産を行い後のルイ13世を出産させた。その著作『不妊，妊娠中絶，生殖力と出産，女性と新生児の疾患についての様々な観察』(1609)[31]は，助産の知識を確かなものにして産婦が分娩時に適切な処置を得られることを目的にフランス語で書かれ，ドイツ語，オランダ語，英語にも訳された(図21-15)。パリのラ・マルシュ(1638～1706)はオテル・デューで助産術を学び，助産師長となり，助産師養成所で教鞭をとった。自らの経験をもとに助産術の技術書『産婆のための分かりやすく有用な手引き』(1677)[32]をフランス語で著した。この本は3部からなり，第1部は発生，子宮の構成などの基礎知識，第2部は分娩時について，第3部は分娩後について，助産師が知るべき知識を述べている。シレジア出身のジーゲムント(1636～1705)は助産婦への質問と書物から独学で学び，25歳から貧しい農婦の助産を行って名声を得て，リグニッツ市(現在ポーランドのレグニツァ)の助産師になり，さらに

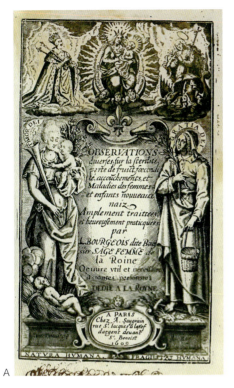 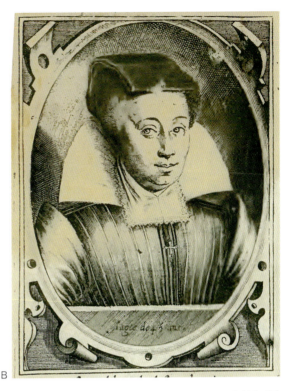

図21-15 ブルジョア『不妊，妊娠中絶，生殖力と出産，女性と新生児の疾患についての様々な観察』(1609)から(A)扉，(B)ブルジョアの肖像

ブランデンブルク選帝侯ヴィルヘルムによりベルリンに呼ばれた。自らの経験に基づいて『ブランデンブルク選帝侯宮廷助産婦』(1690)[33]をドイツ語で著した。内容は子宮の基礎知識，分娩全般，分娩の開始，胎児の位置の異常，難産，後産，破水，家庭薬，難産時の転倒を扱い，子宮内の胎児の解剖図，子宮内の胎児のさまざまな位置，分娩の経過を示す独自の図版が載せられている(図21-16)。

フランスでは17世紀から助産術への関心が高まり，男性の外科医も助産師として活躍した。フランスのモリソー(1637〜1709)はオテル・デューで助産術を学び，『妊婦の病気と出産』(1668)[34]をフランス語で著して名声を博し，17世紀ヨーロッパの代表的な助産師になった。本の内容は序論と3部からなり，序論は女性器の解剖学，第1部(24章)は妊娠女性の疾患とさまざまな体質，受胎から出産まで，第2部(33章)は自然的な分娩，非自然的な分娩，前者の妊婦を助ける方法，後者の妊婦を助ける正しい方法，第3部(36章)は出産後の女性の処置，その期間に生じる疾患と症状，新生児の処置，最も多い病気，看護婦を選ぶのに必要な状態，を扱っている。序論には女性生殖器の解剖図，第2部には子宮内の胎児の位置を示す多数の図が載せられている。この本はフランス語で書かれて多数の版を重ね，ラテン語，ドイツ語，イタリア語，オランダ語，英語にも訳され，標準的な産科学書として愛用された

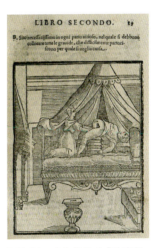

図21-14 メルクリオ『助産婦』(1595〜1596)から，下肢を下垂する分娩の肢位

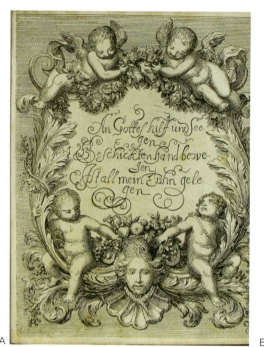
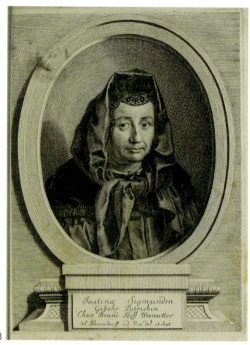

図21-16 ジーゲムント『ブランデンブルク選帝侯宮廷助産婦』(1690)から，(A)扉，(B)ジーゲムントの肖像

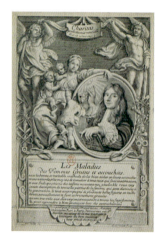

図21-17 モリソー『妊婦の病気と出産』(1668)

(図21-17)。ノルマンディー出身のモット(1655〜1737)はパリのオテル・デューでモリソーから助産術を学び，故郷で50年以上にわたって外科と助産を行い，自らの経験をもとに『自然，非自然，反自然分娩論』(1721)[35]をフランス語で著した。内容は5書からなり，第1書では自然的な分娩(正常分娩)，第2書では非自然的分娩(異常分娩)，第3書では反自然的分娩(人為分娩)，第4書では分娩の差異，第5書では産後の処置を扱っている。多数の版を重ね，ドイツ語，イタリア語，英語にも訳されている(図21-18)。

分娩を補助するために金属製の産科鉗子 obstetric forceps が18世紀からよく用いられるようになった。産科鉗子は17世紀からロンドンのチェンバレン兄弟とその一族の秘伝として伝えられていた。弟の方の息子のヒュー・チェンバレン(1630/34〜1720)は1670年にフランスに渡って秘伝を売ろうとしたが，モリソーにより求められて38歳のくる病の妊婦の分娩を試みて失敗した。チェンバレンの産科鉗子は長らく埋もれていて1813年にチェンバレン一族の旧宅の床下から発見された。2葉がピンで接合されて開閉ができ，鉗子部が児頭に合わせて匙のように弯曲する優れた構造をしている(図21-19)。産科鉗子を世に広めたのはフランドルの外科医パルファン(1650〜1730)で，1721年にパリの科学アカデミーで自ら発明した産科鉗子を披露したが，2本の幅の広い匙の柄を紐で縛りつけた使いにくいものであった。産科鉗子の形状はフランスの外科医たちによって改良されて，接合部で開閉できるようになり，児頭に

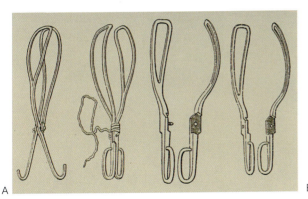
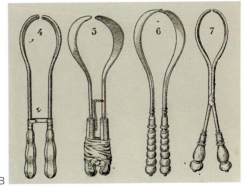

図21-19　歴史的な産科鉗子　(A)チェンバレンの産科鉗子，(B)パルファンの産科鉗子

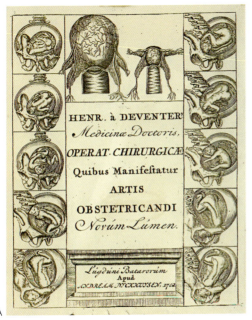
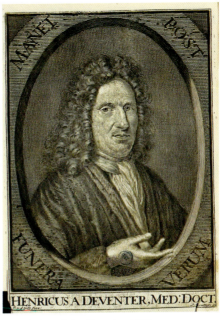

図21-20　デヴェンター『助産術の新しい光』ラテン語版(1701)から，(A)扉，(B)デヴェンターの肖像

合わせた弯曲に加えて，骨盤の形状に合わせた弯曲が付け加えられた。日本の賀川玄悦(1700〜1777)は産科医として経験を積む中で産科鉗子を発明し，また『子玄子産論』(1765)[36]の中で子宮内の胎児が頭を下にしているのが正常胎位であるという発見を述べている。

　産科学(英 obstetrics; 独 obstetrik; 仏, obstétrique)は助産術が科学的に体系化されたものである。オランダのデヴェンター(1651〜1724)は多数の助産の経験をもとに，骨盤の形状，とくに産道の入口となる骨盤上口が分娩の経過に影響する重要な因子であると提唱し，産科学への道筋をつけた。オランダ語版とラテン語版で『助産術の新しい光』(1701)[37,38]を出版し，フランス語，ドイツ語，英語にも訳されて標準的な産科学書として長らく用いられた(図21-20)。イギリスのスメリー(1697〜1763)はスコットランドで外科を開業し，パリとロンドンに遊学した後ロンドンで

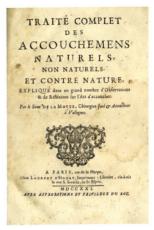

図21-18　モット『自然，非自然，反自然分娩論』(1721)

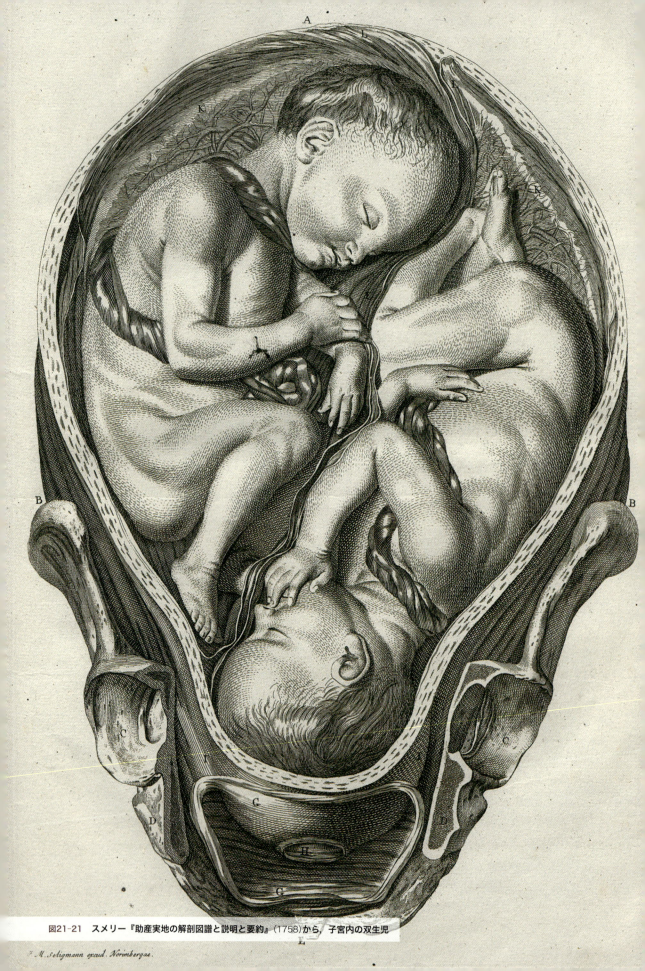

図21-21　スメリー『助産実地の解剖図譜と説明と要約』(1758)から，子宮内の双生児

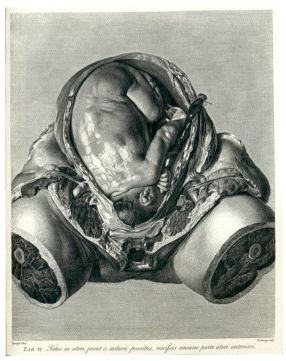

図21-22 ハンター『人妊娠子宮の解剖学図説』(1774)から，子宮内の胎児の解剖図，複製　坂井建雄蔵

助産師を開業した。『助産の理論と実地論考』(1752)[39]と『助産の症例と観察集成』(1754)[40]を出版して産科鉗子を紹介し骨盤計測を勧めた。『助産実地の解剖図譜と説明と要約』(1754)[41]は解剖標本を元に描かれた産科図譜である(図21-21)。スメリーの弟子のウィリアム・ハンター(1718〜1783)はロンドンで医師となり学校を開いて外科学と解剖学を教え，助産を専門に診療して王妃の分娩を担当した。『人妊娠子宮の解剖学図説』(1774)[42]は妊娠満期の解剖体を観察して描いた解剖図譜で，これにより出産直前の胎児の様子が初めて明らかにされた(図21-22)。ドイツのレーデラー(1726〜1763)はシュトラスブルク，パリ，ロンドンで学び，ゲッティンゲン大学の産科学教授になり多くの弟子を育てた。『産科術要綱』(1753)[43]をラテン語で著し，フランス語，イタリア語，ドイツ語に訳されて大きな影響を与えた。フランスのボーデロク(1746〜1810)は『出産の技術』(1781)[44]を著し，骨盤の外形を正確に測定して，分娩の難易度を評価することを提唱した。

■帝王切開と婦人科外科手術

帝王切開(英 Cesarian section；独 Kaiserschnitt；仏 Césarienne；羅 sectio caesarea)の語は，古代ローマにおける遺児法 Lex Caesarea で分娩時に死

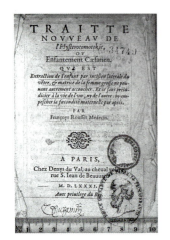

図21-24 ルーセ『子宮切除の新処置すなわち帝王切開』(1581)

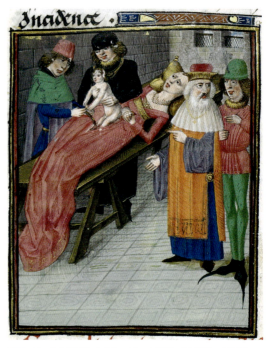

図21-23 帝王切開によるシーザーの出産，15世紀の細密画

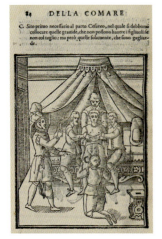

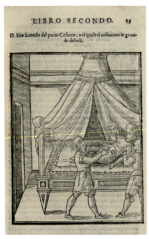

図21-25 メルクリオ『助産婦』(1595～1596)から，帝王切開の図

亡した妊婦で埋葬前に腹部を切り開いて胎児を取り出すことが定められたことに由来する。しかし名前が似ていることから古代ローマのカエサル（紀元前100～紀元前44）が帝王切開で生まれたという誤った伝承が生まれた（図21-23）。

16世紀から助産術の書物が出版され帝王切開がしばしば取り上げられたが，この時代の帝王切開は分娩時に死んだ妊婦から胎児を取り出すのに行われた。フランスのルーセ（1535?～1590?）による『子宮切除の新処置すなわち帝王切開』(1581)[45]は文献上に記録された帝王切開を集めて考察したもので，帝王切開を扱った初めての著作である。イタリアのメルクリオは『助産婦』(1595～1596)[30]の中で難産のときには帝王切開が必要だと述べてその情景を図に描いている。ドイツのフェルター（1616/7～1682頃）による『新設助産学校』(1687)[46]やフランスのメナール（1685～1746）の『助産案内』(1743)[47]にも，生きている妊婦の帝王切開の記述と図がある。しかし19世紀前半まで帝王切開による母体の致死率はきわめて高いものであった（図21-24～26）。

1840年代から麻酔法が始まり，1860年代から消毒法が広まって，帝王切開を安全に行える可能性が高まった。イタリアのポロー（1842～1902）は子宮頸を切断する子宮摘出術に成功し，『帝王切開を補足する子宮・卵巣の切除』(1876)[48]として発表した。ポローの報告は世界に広まり，帝王切開が次々と試みられ生存例が報告されるようになった。ドイ

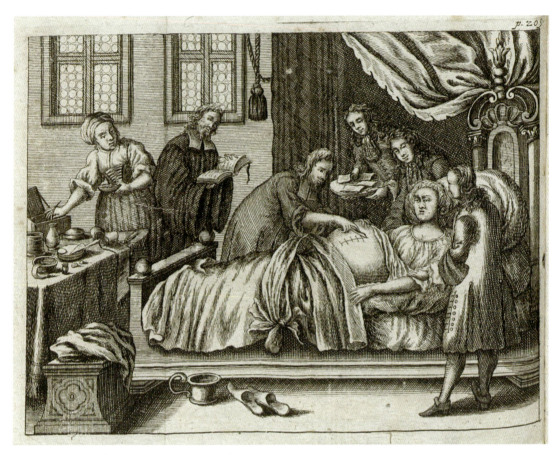

図21-26　フェルター『新設助産学校』(1687)から，帝王切開の図

ツのライプツィヒ大学のゼンガー（1853～1903）は『子宮線維腫での帝王切開』(1882)[49]で帝王切開の際に子宮を縫合することを提唱して広まり，手術の安全性が著しく高まった。ゼンガーによる古典的帝王切開術は，腹膜腔を開き子宮体部を正中で縦切開するものであったが，ドイツのケルンの産科医フランク（1856～1923）は恥骨結合のすぐ上方を横切開する腹膜外帝王切開を発表し（1906），イギリスのグラスゴー大学のムンロー・カール（1868～1960）は深部（子宮頸部）横切開を発表し（1920～1930），これが次第に広まって標準的な帝王切開法となった（図21-27）。

女性生殖器の外科手術で簡単なものは古くから行われていた。パドヴァ大学のファブリキウス（1533～1619）は『外科著作集』(1619)[50]を著し，後半の各種外科手術のところで「処女膜閉鎖」，「小陰唇の癒着」，「腟内の肉増殖，血腫」，「子宮脱」，「死産児の取り出し」，「後産の娩出」など女性の外科手術について述べ，巻末に子宮鏡 speculum uteri の図を掲載している（図21-28）。

子宮頸癌は最も頻度の高い女性生殖器の悪性腫瘍である。その手術療法としてドイツのゲッティンゲン大学のオシアンデル（1759～1822）が子

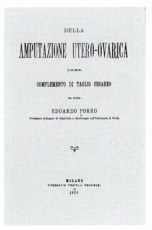

図21-27　ポロー『帝王切開を補足する子宮・卵巣の切除』(1876)

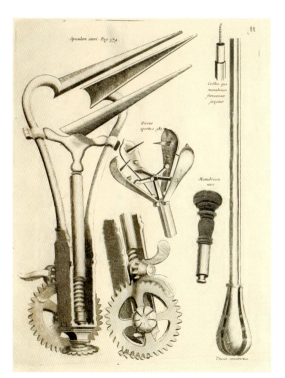

図21-28 ファブリキウス『外科著作集』(1723年版)から，子宮鏡の図

宮腟部切除術を報告し(1803)，ドイツのザウテル(1766〜1840)が腟式単純全摘術を報告したが(1822)，麻酔も消毒法もない時代に行われた悲惨な手術であった。

1840年代から麻酔法が始まり，1860年代から消毒法が広まって，子宮摘出術を安全に行えるようになってきた。ドイツのシュハルト(1856〜1901)は腟からの広範子宮摘出術を報告した(1893)が，リンパ節郭清を行えないために根治手術にはならなかった。オーストリアのヴェルトハイム(1864〜1920)は腹壁からの広範子宮全摘術で骨盤リンパ節と子宮傍組織を切除する術式を考案し(1898)，この手術はヴェルトハイム術式と呼ばれている。オーストリアのラッコ(1863〜1945)はヴェルトハイムの術式を改良して所属リンパ節をすべて郭清して，子宮頸癌手術の根治性を高めることに成功した(1919)。

■避妊

妊娠と出産は子孫を生み出すために不可欠な自然の営為であるが，女性に大きな負担をかけて健康や生命を脅かすこともある。19世紀後半以後に女性の人権意識の高まりとともに，さまざまな避妊法が用いられるようになった。

コンドーム condom は性交時に男性の陰茎を包む袋である。コンドームについての最初の記述はイタリアのファロピオ (1523〜1562) の『フランス病』(1564)[51] に見られ，布製のコンドームを梅毒の予防のために勧めている。その後コンドームはおもに性病予防のために，動物の革や腸で作られたものがよく用いられた。19 世紀にアメリカの発明家グッドイヤー (1800〜1860) は生ゴムに硫黄を混ぜて成形する方法を見出し (1839)，さまざまなゴム製品を開発してゴム製のコンドームも発売された (1855)（図 21-29）。

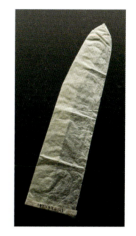

図21-29　20 世紀初頭のコンドーム

ペッサリー pessary は子宮脱などの位置異常の治療や薬剤投与のために子宮内に挿入する器具であるが，受胎調節にも使用される。16 世紀にフランスの外科医パレ (1510〜1590) は銅製や蝋・コルク製で楕円形のペッサリーについて述べている。18 世紀初頭にオランダのデヴェンターは子宮脱の治療のためのためにコルク，木，銀，金製のペッサリーを作り上げた。19 世紀にアメリカのホッジ (1796〜1873) はペッサリーの形状を腟の形に合うように楕円形にして 2 つの弯曲を与えた。ホッジのペッサリーは標準的なものとなり広く普及した。アメリカのサンガー (1879〜1966) は女性自身が受胎・出産を決める権利をもつべきだと主張し，アメリカ産児制限連盟 American Birth Control League を創設した (1921)。『家族制限』(1922)[52] を出版し，受胎調節のためにペッサリーの使用を推し進めた（図 21-30, 31）。

子宮内避妊器具 intrauteric device (IUD) は子宮内に留置する避妊器具で，一度留置すると 5〜10 年に渡って効果があり広く用いられている。古くから大型動物の妊娠予防に用いられていたが，20 世紀にドイツのグレーフェンベルク (1881〜1957) が数本の糸を中央で束ねた IUD を考案した (1928)。日本の太田典礼 (1900〜1985) は金属製のリングを考案した (1931)。IUD は 1930 年代後半から受胎調節に対する批判や副作用のために次第に使われなくなったが，1950 年代の終わりから人口増加が問

医学史上の人と場所
People and Place in Medical History

荻野久作 (1882〜1975)

荻野久作は産婦人科医で，女性の月経周期から排卵時期を推定する方法を提唱した。愛知県で生まれて荻野家の養子となり，東京帝国大学医科大学を卒業して (1909)，産婦人科教室で研究し (1910〜1912)，新潟市の竹山病院で産婦人科部長を務める (1912) とともに，新潟医科大学病理学教室で研究を始め (1922)，黄体についての研究により東京大学から博士の学位を得た (1924)。この基礎的研究に基づいて予定月経の 14 日前の 2 日前から 2 日後までの間に排卵が起こると提唱した。ここから予定月経の 12〜19 日前の 8 日間が受胎期であると推定され，受胎調節にも応用された。晩年に至るまで市中の病院で診療と手術に従事し，市井の名医かつ世界的な学者として尊敬されている。

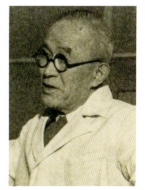

荻野久作

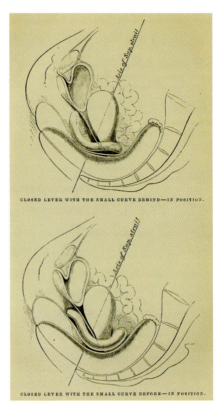

図21-30 ホッジ『女性に特有の疾患』(1860)から，ペッサリーの挿入図

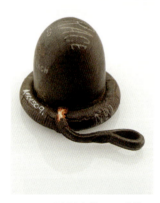

図21-31 1920年代のペッサリー

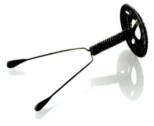

図21-32 1880年代ドイツのIUD

題となって再び注目され，1974年に使用が認可された(図21-32)。

　女性の月経周期のどこかで卵巣からの排卵が起こることは，19世紀からすでに予想されていた．新潟の産婦人科医の荻野久作(1882〜1975)は手術時の卵巣について長年の観察をもとに，排卵の時期が予定月経前12〜16日の5日間であるとの説を『日本婦人科学会雑誌』に発表し(1924)，さらにドイツ語の論文として発表した(1930)．荻野の学説は受精しやすい日を推定するものであったが，カトリック教会によって認められて(1930)受胎調節に広く応用されるようになった．

　経口避妊薬（ピル）oral contraception (OC) は，産児制限運動家のサンガーが確実な避妊法を熱心に求め，アメリカの内分泌学者ピンカス(1903〜1967)が黄体ホルモン剤の内服による避妊を着想したことから生まれた．ピンカスは女性を対象にした臨床試験を国際会議で提案し(1955)，世界的に研究が行われて有効性が認められ，経口避妊薬エナビットが米国で認可された(1960)．その後，含有するエストロゲン量を減らし，また新しい製剤が開発されて副作用が低減し，ピルは最も簡便で確実な避妊法として広く用いられている．

■不妊症治療

卵巣からの排卵は，下垂体前葉から放出されるゴナドトロピン（FSH, LH）が月経中期に急激に上昇して起こる。排卵誘発剤として広く用いられるクロミフェンクエン酸塩（商品名：クロミッド®）は，エストロゲンに拮抗して受容体に結合し，ゴナドトロピン放出因子（Gn-RH）の分泌を促進するもので，1961 年に米国のメレル社で開発され，1967 年に米国で承認された。視床下部に原因のある不妊症の治療に広く用いられている。

イスラエルのルネンフェルト（1927〜）は，閉経後の女性の尿に含まれるゴナドトロピン（hMG）を用いて下垂体性無月経女性の排卵を誘発し妊娠・出産に成功した（1961）。hMG 製剤に含まれる LH により卵巣が過剰に刺激されて多胎妊娠が生じるため，1983 年に FSH 製剤が開発され，現在では遺伝子組換えによる FSH 製剤と LH 製剤を組み合わせて下垂体に原因のある不妊症の治療に用いられている。

不妊のカップルの精子・卵子・受精卵を体外で取り扱う治療は生殖補助医療 assisted reproductive technology（ART）と呼ばれる。イギリスの生理学者エドワーズ（1925〜2013）と産婦人科医ステプトゥ（1913〜1988）は協力して，1978 年に世界初の体外受精児を誕生させた。エドワーズは 2010 年にノーベル生理学・医学賞を受賞した。ART の技術は急速に進歩して不妊症の治療に貢献するとともに，生命倫理にさまざまな問題を生み出してきた。現在では ART によるさまざまな治療法が用意されている。配偶者間人工授精 artificial insemination with husband's semen（AIH）では，夫の精液を培養液と混ぜて遠心機で濃縮し，排卵期の妻の子宮内に注入する。体外受精・胚移植（IVF-ET）では，排卵誘発剤で刺激して経

医学史上の人と場所
People and Place in Medical History

エドワーズ　Edwards, Robert（1925〜2013）

エドワーズはイギリスの生理学者で，産婦人科医のステプトゥとともに世界初の体外受精児を誕生させた。ヨークシャー州で労働者階級の家庭に生まれ，ウェールズ大学で生物学を学び，エディンバラ大学で博士の学位を得た（1955）。アメリカでポスドクとして研究に従事し，帰国してグラスゴー大学，ケンブリッジ大学に勤め（1963），講師となった（1969）。1960 年頃からヒトの受精についての研究を始め，ステプトゥの協力でヒト卵の体外授精に成功した（1968）。批判や反発を受けながらも研究を続け，世界初の体外受精児を 1978 年に誕生させた。ステプトゥの死後の 2010 年にノーベル生理学・医学賞を受賞した。

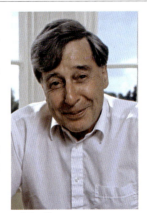

エドワーズ
(C)Science Photo Library/amanaimages

表21-2 生殖補助医療(ART)の歴史

年	報告者	報告内容
1978	エドワーズら	世界最初の体外受精児誕生
1983	トラウンソンら	ヒト胚の凍結・融解による初の児誕生
1984	ポーターら	卵巣刺激法の開発
1990	ハンディサイドら	着床前胚診断による遺伝性疾患の回避
1992	パレルモら	卵細胞質内精子注入法(ICSI)による初の児誕生
1993	ショイスマンら	精巣精子回収法の開発
1998	ガードナーら	胚盤胞移植による良好な治療成績を発表

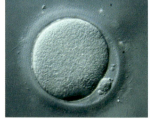

図21-33 人工授精をする2次卵細胞

腟的に卵巣から卵子を採取し，精液中の精子と受精させ，4細胞期～桑実胚ないし胚盤胞になるまで培養してから子宮腔内に注入して胚移植 embryo transfer(ET)を行う。受精の方法には，卵子と精子を培養液内で混ぜる単純な体外受精 in vivo fertilization(IVF)と，微小ガラス管を用いて卵細胞内に精子を注入する卵細胞質内精子注入法 intracytoplasmic sperm injection(ICSI)とがある(図21-33，表21-2)。

第22章
臨床医学のさまざまな領域
―― 小児科学,皮膚科学,眼科学,整形外科学,腫瘍医学

Various fields of clinical medicine
― pediatrics, dermatology, ophthalmology, orthopedics and oncological medicine.

　病気を治療する臨床医学は,身体に侵襲を加えるかどうかで内科系と外科系とに分かれ,さらに現在では内科系と外科系それぞれが臓器毎に区分されている。脳とその機能を扱う分科(神経学,精神医学,脳神経外科)については第20章で,生殖を扱う分科(産婦人科)については第21章で扱った。この章では,それ以外の臨床医学の分科の中でも長い歴史をもつ小児科学,皮膚科学,眼科学,整形外科学の歴史,さらに悪性腫瘍の治療の歴史についても扱う。

■小児科学

　小児期には成人とは異なる特有の病気があり,また小児に適した治療があることは,古代のヒポクラテス,ケルスス,ソラヌス,ガレノスなどの文書にも書かれている。中世・ルネサンス期以降に,小児についての医学書が書かれるようになった。15世紀にはイタリアのバゲラルドゥス(1410/20〜1492/94)が『小児の疾患と治療』(1472)[1]をラテン語で,ドイツのメトリンガー(1440〜1491/92)が『小児の治療』(1473)[2]をドイツ語で著し,16世紀にはイタリアのメルクリアーレ(1530〜1606)が『小児の疾患』(1583)[3]をラテン語で出版しているが,いずれも古代以来の医学書をもとに書かれたものである。ドイツの外科医ヴュルツ(1518〜1575?)による『外科医実地』[4]の1612年版の末尾には「美しく有用な小児冊子」が収録され,新生児と小児の外科治療について述べている。ヴィッテンベルク大学のゼンネルト(1572〜1637)は浩瀚な医学実地書『医学実地』全6書(1628〜1635)[5]を著し,その第4書(1632)の後半で小児について,その第1部では食事と治療,第2部では総論と31の疾患・症状を扱っている。バーゼル大学のツヴィンガー(1658〜1724)が著した『小児科実地』(1722)[6]では,小児の症例について169の観察を報告している(表22-1)。

　18世紀にはブールハーフェによって医学の変革が始まり,医学実地では疾患が症状・病態別に扱われるようになった。スウェーデンのローゼン・フォン・ローゼンシュタイン(1706〜1773)はブールハーフェに師事し,スウェーデン語で『小児疾患の知識と治療』(1764)[7]を著し,小

表22-1　ゼンネルト『医学実地』第4書(1632)，第2部「小児の疾患論考」の内容

第1部	小児の食事と治療	第13章	鷲口瘡，歯肉小胞，扁桃炎
第1章	養育の選択	第14章	歯生
第2章	よい乳の選択	第15章	舌の弛緩，舌下ガマ腫
第3章	乳の欠陥の改善	第16章	カタル，咳，呼吸困難
第4章	新生児の食事と治療	第17章	しゃっくり
第5章	出産から乳離れまでの幼児の食事	第18章	嘔吐
第6章	小児の乳離れ	第19章	腹部の痛み
第7章	乳離れ後の小児の食事	第20章	腹部と肋下部の膨満
第2部	小児の疾患と症状	第21章	腹部流出
第1章	小児の疾患全般	第22章	便秘
第2章	小児の熱病，麻疹，天然痘	第23章	寄生虫
第3章	乳痂，頭痂，黄癬	第24章	ヘルニア
第4章	頭ジラミ	第25章	臍膨隆
第5章	シラミ症	第26章	臍炎症
第6章	水頭症と頭部拡張	第27章	脱肛
第7章	日射病	第28章	膀胱結石
第8章	睡眠中恐怖	第29章	排尿困難と尿閉
第9章	覚醒	第30章	尿失禁
第10章	癲癇と痙攣	第31章	擦過傷
第11章	斜視	第32章	痩せと魅惑
第12章	耳の疼痛，炎症，湿潤，潰瘍，寄生虫		

表22-2　ローゼンシュタイン『小児疾患の知識と治療』(ドイツ語1768年版)の内容

第1章	養育について	第15章	麻疹の接種について
第2章	便秘について	第16章	嘔吐について
第3章	肛門脱出について	第17章	咳について
第4章	傷発生について	第18章	百日咳について
第5章	風邪について	第19章	間欠熱について
第6章	鼻風邪について	第20章	寄生虫について
第7章	身体の疼痛について	第21章	イギリス病について
第8章	歯牙萌出の困難について	第22章	疥癬について
第9章	鷲口瘡について	第23章	頭部の害虫について
第10章	痙攣と悲鳴について	第24章	猩紅熱について
第11章	下痢について	第25章	黄疸について
第12章	天然痘について	第26章	性病について
第13章	天然痘の接種について	第27章	脳水腫について
第14章	麻疹について		

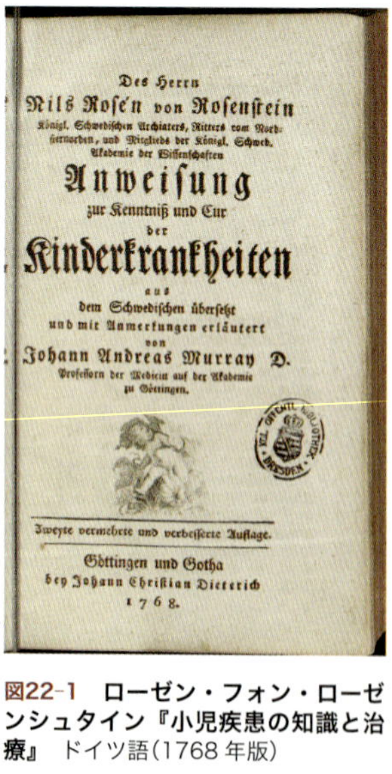

図22-1　ローゼン・フォン・ローゼンシュタイン『小児疾患の知識と治療』ドイツ語(1768年版)

児の養育に続いて小児に特有の27の疾患を扱った(図22-1，表22-2)。この著作は好評を博して1851年まで版を重ね，ドイツ語，オランダ語，デンマーク語，英語，フランス語，イタリア語，マジャール語にも訳され，小児科学の出発点とみなされている。やや遅れてイギリスのアンダーウッド(1737〜1820)による『小児の疾患論考』(1784)[8]もよく読まれ，1842年まで版を重ね，フランス語とドイツ語に訳されている(図22-2)。

19世紀に入ると，病理解剖による臓器病変の観察や組織学・生理学による臓器のミクロの構造・機能の理解の深化により，疾患の原因・病態についての考え方が変わり，個別の疾患の概念と臨床医学書における扱いが変化した。医学教育が再編成されて基礎医学と臨床医学が成立

し，小児病院が開設され大学でも小児科学の講座が設置されるようになった。フランスでは 1802 年にパリに病児病院 Hôpital des Enfants Malades が設立され，現在のネッケル病児病院 Necker-Enfants Malades Hospital に続いている。イギリスでは 1852 年にロンドンに病児病院 Hospital for Sick Children が設立され，現在のグレート・オーモンド・ストリート病院 Great Ormond Street Hospital につながっている。その創設者のウェスト（1816〜1898）が著した『幼児と小児の疾患講義』（1848）[9]は 39 講からなり，1884 年までイギリスとアメリカで版を重ねて広く読まれ，ドイツ語，フランス語，オランダ語にも訳された。アメリカでは 1855 年にフィラデルフィア小児病院 Children's Hospital of Philadelphia が設立され，現在に続いている。ジャコビ（1830〜1919）はドイツ生まれのアメリカの小児科医で 1861 年にニューヨーク医科大学の小児科学教授になり，アメリカの小児科学の発展に大きく寄与した。その著書『幼児期と小児期の治療』（1896）[10]は，小児科学を体系的にまとめた名著である。ドイツでは 1895 年にベルリン大学に小児科学講座が作られ，ホイプナー（1843〜1926）が初代の教授になった。その『小児科学教科書』（1903〜1906）[11]はドイツの代表的な小児科学書である（図 22-3〜5，表 22-3〜5）。

早産などにより身体が未熟な状態で生まれた低出生体重児は，そのまま育てると死亡率が高い。フランスのビュダン（1846〜1907）は未熟児を保育器の中で育てて死亡率を下げることに成功した。『乳児，栄養と衛生』（1900）[12]を著し，周産期学 perinatology の父と呼ばれている。アメリカのヘス（1876〜1955）はシカゴのリース病院で未熟児治療を行い，保育器に保温と加湿と酸素供給ができる改良を加えた。『未熟児と先天疾患児』（1922）[13]を著している。イェール大学のグルック（1924〜1997）は未熟児の保育を無菌で行う改良を加え，胎児肺の成熟度を調べる羊水検査（レシチン/スフィンゴミエリン比 L/S ratio）を開発して新生児学

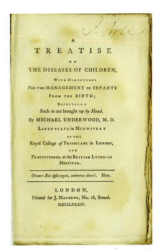

図22-2　アンダーウッド『小児の疾患論考』（1784）

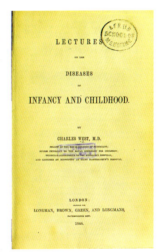

図22-3　ウェスト『幼児と小児の疾患講義』（1848）

医学史上の人と場所
People and Place in Medical History

ジャコビ　Jacobi, Abraham（1830〜1919）

ジャコビはドイツ出身のアメリカの小児科医で，アメリカの小児科学の改善と社会運動を行い，アメリカにおける小児科学の祖と評されている。ヴェストファリアでユダヤ系の労働者の家庭に生まれ，グライフスヴァルト，ゲッティンゲン，ボンの大学で学んで医師になり（1851），革命派に加わって投獄され（1851〜1853），イギリスを経てアメリカに渡り（1853），ニューヨークのドイツ人地区で開業し，アメリカ初の小児科診療所を開いて社会改革の運動を行った。名声を高めてニューヨーク医科大学の小児科学の教授になり（1865〜1870），コロンビア医科大学の小児科学教授（1870〜1892）として小児科学の発展に大きく寄与した。小児科学書として『幼児期と小児期の治療』（1896）を著している。

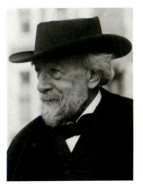

ジャコビ

小児科学　465

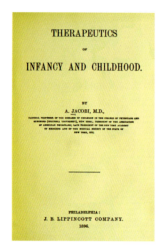

図22-4 ジャコビ『幼児期と小児期の治療』(1896)

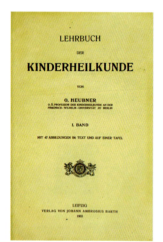

図22-5 ホイプナー『小児科学医教科書』(1903～1906)

表22-3 ウェスト『幼児と小児の疾患講義』(1848)の内容

序講		第19講	クループ
第2講	脳と神経系の疾患	第20講	クループ(承前)/他の器官の刺激による痙攣性咳と喉頭病
第3講	脳の充血		
第4講	脳出血	第21講	声門の痙攣
第5講	脳の炎症性疾患/急性水頭症	第22講	百日咳
第6講	水頭症(承前)	第23講	百日咳(承前)
第7講	脳の単純炎症/耳の疾患から続発する脳の炎症/硬膜洞の静脈炎	第24講	肺労咳/気管支労咳
		第25講	労咳(承前)
第8講	慢性水頭症	第26講	心臓の疾患
第9講	脳の肥大/脳の萎縮	第27講	消化と同化の器官の疾患
第10講	水頭症様疾患/脳の結核/脳の水胞と癌	第28講	幼児の萎縮/歯生
		第29講	口と咽頭の炎症/耳下腺咽喉炎
第11講	脊髄の疾患/脊髄の刺激と充血/脊髄髄膜の炎症/脊髄実質の炎症/牙関緊急	第30講	胃の疾患/胃の軟化/吐血
		第31講	新生児の黄疸/便秘
		第32講	下痢
第12講	夜間恐怖/癲癇/舞踏病/麻痺/新生児の顔面片麻痺	第33講	下痢(承前)
		第34講	腹膜炎/腸間膜癆
第13講	呼吸器の疾患/肺の拡張不全	第35講	腸寄生虫/泌尿器の疾患
第14講	拡張していた肺の虚脱/細胞組織の硬化	第36講	腹部腫瘍/幼児梅毒
		第37講	熱病/単純ないし弛張熱
第15講	呼吸粘膜の病気	第38講	天然痘/水痘
第16講	大葉性肺炎	第39講	麻疹と猩紅熱
第17講	肺炎(承前)		
第18講	肺の浮腫/肺の脱疽/胸膜炎/慢性胸膜炎		

表22-4 ジャコビ『幼児期と小児期の治療』(1896)の内容

1) 病児の食事	9) 循環器の疾患
2) 新生児の処置	10) 神経系の疾患
3) 治療総論	11) 皮膚の疾患
4) 体質性異常	12) 耳の疾患
5) 感染性疾患	13) 眼の疾患
6) 消化器の疾患	14) 筋の疾患
7) 生殖泌尿器の疾患	15) 骨と関節の疾患
8) 呼吸器の疾患	16) 補遺

表22-5 ホイプナー『小児科学教科書』(1903～1906)の内容

第1節	序論	第8節	代謝性疾患
第2節	新生児の疾患	第9節	神経系の疾患
第3節	乳児期の疾患	第10節	呼吸器の疾患
第4節	急性感染性疾患	第11節	小児期の心臓疾患
第5節	慢性感染性疾患	第12節	消化器の疾患
第6節	成長性疾患	第13節	泌尿生殖系の疾患
第7節	血液および関連疾患	第14節	小児のいくつかの皮膚疾患

neonatology の父と呼ばれている。こうして 1970 年代から高度に発展した未熟児治療の設備は新生児集中治療室 neonatal intensive care unit (NICU) と呼ばれ，多くの低出生体重児が生命を救われている。

■皮膚科学

皮膚や頭髪の異常は目につきやすいので，古代からの伝統医学でもしばしば取り扱われている。アヴィケンナ(980～1037)の『医学典範』はガ

表22-6 メルクリアーレ『皮膚疾患』(1572)の内容

第1書	第2書
第1章 序論	第1章 全身の皮膚の瑕疵一般
第2章 頭皮の瑕疵一般	第2章 白斑
第3章 毛の脱落	第3章 痒み
第4章 脱毛と蛇行状脱毛	第4章 疥癬
第5章 禿頭	第5章 癩病
第6章 灰髪	第6章 苔癬
第7章 シラミ症	
第8章 頭垢	
第9章 ふけと黄癬	
第10章 白癬	
第11章 乳児頭部の発疹	

レノスを中心に古代ギリシャ・ローマの医学を体系的に集大成したものである。第4巻で全身性の疾患を扱い、その第7教説で容貌を扱い、その第1論で毛髪、第2論で皮膚の色の異常、第3論で色以外の皮膚を冒すものを扱っている。16世紀のイタリアのメルクリアーレの『皮膚疾患』(1572)[14]は皮膚の疾患について論じた最初の著作である。第1書で総論と頭皮の9種類の病気、第2書で全身の皮膚について総論と5種類の病気を扱っているが、古代ギリシャ・ローマとアラビアの医学書をもとに書かれていて独自の観察所見が乏しい(図22-6、表22-6)。

18世紀初頭にイギリスのターナー(1667～1740)は『皮膚疾患』(1714)[15]を著し、第5版(1736)まで版を重ねフランス語訳(1743)とドイツ語訳(1766)も出版されている。近世の医師たちの著作と自らの診療経験に基づいて、第1部では皮膚と毛と爪の全身性の12の病気、第2部では局所性の12の病気を扱っている。18世紀末にウィーンの医師プレンク(1738～1807)は『皮膚疾患教説』(1776)[16]をラテン語で著した。1796年まで版を重ね、ドイツ語訳(1777)、イタリア語訳(1781)、オランダ語訳(1785)で出版されている。その内容は当時一世を風靡した疾病分類学に則って皮膚疾患を植物の種のように分類し、14綱に分けて115の皮膚

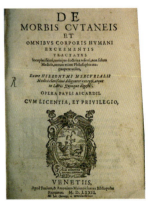

図22-6 メルクリアーレ『皮膚疾患』(1572)

医学史上の人と場所
People and Place in Medical History

ビュダン　Budin, Pierre Constant (1846～1907)

ビュダンはフランスの産科医で、保育器を用いて未熟児を育てて死亡率を下げ、周産期学の父と評されている。北フランスで生まれてパリで医学を学んで学位を得て(1876)、シャリテ病院の産科主任(1882)、マテルニテ病院の産科部長(1895)になった。ここで未熟児のための保育器を用いて、未熟児の死亡率を下げるのに成功した。『乳児、栄養と衛生』(1900)を著している。

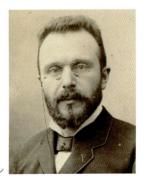

ビュダン

皮膚科学　467

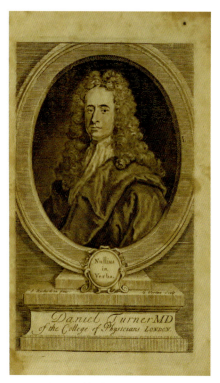
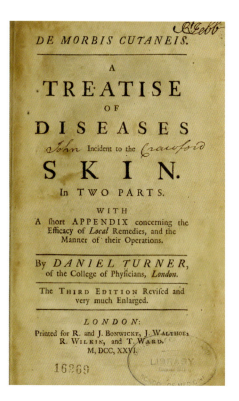

図22-7 ターナー『皮膚疾患』（1726年版）

表22-7 ターナー『皮膚疾患』（1726年版）の内容

第1部		第2部 身体の特定の部位の疾患，頭部から	
序論	皮膚，毛，爪	第1章	脱毛と毛の異常
第1章	アラビアの癩病（*象皮症）	第2章	ふけ
第2章	ギリシャの癩病（*乾癬）	第3章	シラミ症
第3章	痒み	第4章	顔の皮膚の病気
第4章	小児の痂皮	第5章	手と足の皮膚の病気
第5章	疱疹	第6章	包皮の病気
第6章	猩紅熱	第7章	痔疾
第7章	天然痘	第8章	身体の開口部の閉鎖
第8章	癰と癌腫	第9章	皮膚の他の損傷
第9章	他の皮膚疾患	第10章	火傷
第10章	不感蒸泄と発汗	第11章	毒動物による咬傷
第11章	皮膚色の変化	第12章	毒昆虫による傷
第12章	母斑		

＊は筆者注

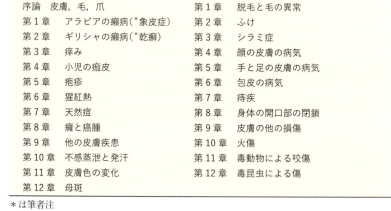

図22-8 プレンク『皮膚疾患教説』（1776）

疾患を扱っている（図22-7, 8，表22-7, 8）。

　イギリスの医師ウィラン（1757〜1812）は皮膚病変の形態を詳細に観察して定義・記述し，それに基づいて皮膚病の新しい分類を作り上げようと『皮膚疾患』（1808）[17]の第1部を著した。ウィランの用語は皮膚病変を記述する基本的な用語として定着した。この本は明快な記載と石版画による皮膚病変の図解で評判となったが，ウィランの急逝のため未完と

468　第22章　臨床医学のさまざまな領域

表22-8 プレンク『皮膚疾患教説』(1776)の内容

第1綱	斑点	第5綱	結節(7種)
	褐色斑(4種)	第6綱	疥癬(11種)
	赤色斑(11種)	第7綱	垢屑(9種)
	鉛色斑(6種)	第8綱	胼胝(3種)
	黒色斑(4種)	第9綱	皮膚腫瘍(5種)
	白色斑(3種)	第10綱	皮膚潰瘍(5種)
	不定色斑(5種)	第11綱	皮膚外傷(6種)
第2綱	膿疱(5種)	第12綱	皮膚昆虫(4種)
第3綱	水胞(6種)	第13綱	爪の疾患(11種)
第4綱	水疱(3種)	第14綱	毛の疾患(7種)

表22-9 ウィラン『皮膚疾患』(1808)で定義された皮膚病変

1)	垢屑	Scurf(Furfura)	7)	斑	Macula
2)	鱗屑	Scale(Squama)	8)	小結節	Tubercle
3)	痂	Scab	9)	膨疹	Wheal
4)	紅斑	Stigma	10)	小胞	Vesicle(Vesicula)
5)	丘疹	Papula	11)	水疱	Bleb(Bulla)
6)	発疹	Rash(Exanthema)	12)	膿疱	Pustule

表22-10 ベイトマン『皮膚疾患の実用要約』(1813)の内容

第1綱	結節(3疾患)
第2綱	垢屑(4疾患)
第3綱	発疹(6疾患)
第4綱	水疱(3疾患)
第5綱	膿疱(5疾患)
第6綱	小胞(7疾患)
第7綱	小結節(9疾患)
第8綱	斑(2疾患)

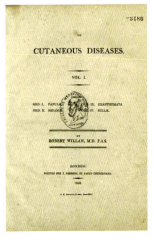

図22-9 ウィラン『皮膚疾患』(1808)

なった。弟子のベイトマン(1778〜1821)はウィランの分類を完成させて『皮膚疾患の実用要約』(1813)[18]を著し，皮膚疾患を8綱39種に分類した。また付属の図譜として『皮膚疾患図譜』(1817)[19]を刊行した。ウィランとベイトマンによる皮膚疾患の形態学的分類は，皮膚科学の基礎として広く受け入れられた(図22-9〜11，表22-9, 10)。

フランスではアリベール(1768〜1837)がパリのサンルイ病院に初めての皮膚科学講座を作り，多くの皮膚科医を育てた。皮膚疾患の症例を紹介する『サンルイ病院で見られた皮膚病記述』[20]を1806年から刊行し，石版画による多色刷りの皮膚病変の図は大きな反響を呼んだ。症例紹介の集大成として『サンルイ病院臨床すなわち皮膚疾患完全論考』(1833)[21]を刊行した。また『皮膚病の理論と治療概論』(1818)[22]という皮膚科学の教科書を著した。弟子のビエット(1781〜1840)はサンルイ病院で皮膚疾患を解剖学的に分類するウィランの方法を発展させた。しかし自身で教科書を執筆することはなく，弟子のキャゼナヴ(1795〜1877)とシェデル(1804〜1856)により『皮膚疾患実地要約』(1828)[23]として刊行された。

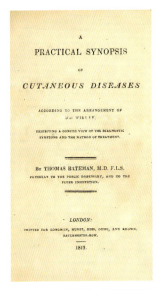

図22-10 ベイトマン『皮膚疾患の実用要約』(1813)

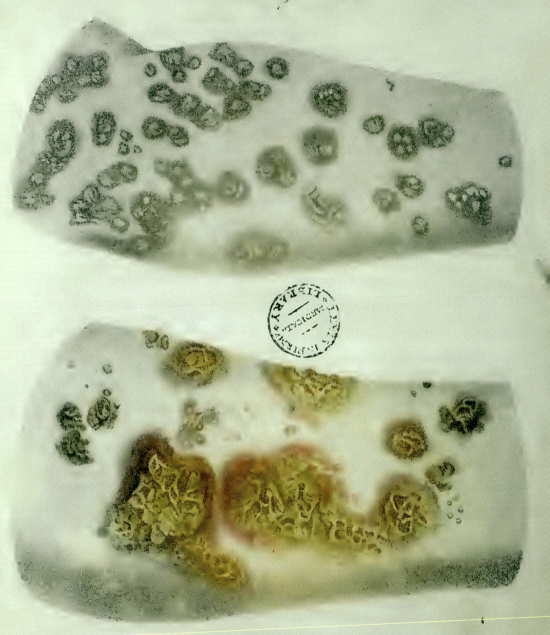

図22-11　乾癬の皮膚病変，ベイトマン『皮膚疾患図譜』(1817)から

表22-11 キャゼナブ，ビエット『皮膚疾患実地要約』(1828)の内容

皮膚疾患を分類し記載のための綱
第1綱　発疹
第2綱　小胞
第3綱　水疱
第4綱　膿疱
第5綱　丘疹
第6綱　鱗屑
第7綱　小結節
第8綱　斑
上記と関係のない性質の疾患
第9綱　狼瘡
第10綱　ペラグラ
第11綱　梅毒
第12綱　紫斑
第13綱　アラビア象皮病
第14綱　汗胞の疾患
第15綱　ケロイド

　この著作を通して，ウィラン・ベイトマンの皮膚疾患の形態学的な分類と診断は，フランスおよびヨーロッパで広く受け入れられるようになった(図22-12, 表22-11)。

　19世紀中葉以後のイギリスではウィルソン(1809～1884)が著名な皮膚科医で，皮膚科学の教科書や一般書を多数著し，『皮膚医学と皮膚疾患雑誌』[24]を創刊した(1868)。医師・医学生向けに書かれた『皮膚疾患の診断病理治療の実用理論論考』(1842)[25]は皮膚疾患の診断・治療のための実用書，『皮膚の疾患』(1847)[26]は皮膚科学の教科書であり，一般向けに書かれた『健康な皮膚の実用論考』(1845)[27]は皮膚科学の大切さを一般の人たちに広めた。ドイツのジモン(1810～1857)は顕微鏡を用いて皮膚疾患の組織学的な観察を行い，『解剖学的研究で明らかにした皮膚疾患』(1848)[28]を著した(図22-13)。

　19世紀後半にはウィーン大学で皮膚科学が飛躍的に発展した。ヘブラ(1816～1880)は病理学者のロキタンスキー(1804～1878)と協力して病理組織学の視点から皮膚疾患の分類を見直し，その弟子たちとともに新たな皮膚疾患をいくつも発見した。弟子のノイマン(1832～1906)は『皮膚疾患教科書』(1869)[29]を著し，標準的な皮膚科学の教科書として広く迎えられて第5版(1880)まで版を重ね，英語，フランス語，イタリア語に訳された。ヘブラは弟子で娘婿のカポジ(1837～1902)とともに皮膚科学の集大成となる『皮膚科学教科書』(1872)[30]を著した。カポジは『皮膚疾患の病理学と治療』(1880)[31]を著し，標準的な皮膚科学の教科書として第5版(1899)まで版を重ね，フランス語と英語にも訳された(図22-14, 表22-12)。

　皮膚疾患は皮膚病変の形態などによって，湿疹 eczema，蕁麻疹 urticaria，紅斑 erythema，紫斑 purpura，水疱症 blister，膿疱症 pustulosis

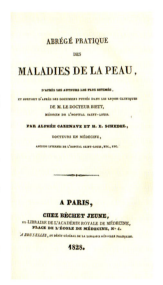

図22-12　ビエット『皮膚疾患実地要約』(1828)

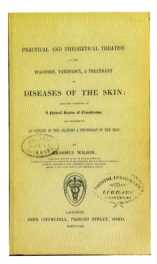

図22-13　ウィルソン『皮膚疾患の診断病理治療の実用理論論考』(1842)

皮膚科学　471

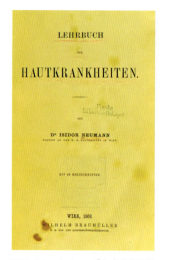

図22-14 ノイマン『皮膚疾患教科書』(1869)

表22-12 ノイマン『皮膚疾患教科書』(1869)の内容

総論	
各論	
第1綱	充血
第2綱	貧血
第3綱	分泌異常
第4綱	浸出過程
第5綱	出血
第6綱	肥大
第7綱	萎縮
第8・9綱	腫瘍
第10綱	潰瘍
第11綱	神経症
第12綱	寄生虫

などに分類されるが，20世紀終盤に免疫学が発展し，皮膚疾患の多くで免疫機序が発症に深く関わることが明らかにされてきた。アトピー性皮膚炎は免疫のアレルギー反応によって生じる湿疹の一種である。アトピー atopy という語は1923年にコカとクックによってギリシャ語の「奇妙な ἄτοπος」をもとに作られ，1933年にアメリカの皮膚科医ザルツバーガー（1895～1983）がアトピー性皮膚炎 atopic dermatitis という病名にした。

医学史上の人と場所
People and Place in Medical History

ヘブラとカポジ
Hebra, Ferdinand Ritter von（1816～1880），Kaposi, Moriz（1837～1902）

19世紀後半にウィーン大学で皮膚疾患が病理組織学に基づいて新たな皮膚疾患が発見され，皮膚科学が大きく発展して体系的な疾患分類が行われた。その立役者となったのは，ヘブラとその弟子のカポジである。

ヘブラはモラヴィアで生まれ，ウィーン大学で医学を学んで卒業し（1841），ウィーン総合病院のスコダ（1805～1881）のもとで病棟を任され，皮膚科学の研究を始めた。総合病院の皮膚科の員外教授（1849），正教授（1869）になり，ウィーンの皮膚科学を隆盛に導き，各国から多くの弟子が集まった。

カポジはハンガリーでユダヤ人の貧しい家庭に生まれ，ウィーンで医学を学び（1856～1861），ヘブラの助手となり（1862～1867），ヘブラの娘と結婚した。教授資格を得て（1866），ヘブラと共著で皮膚科学の教科書を出版し（1872），ウィーン大学の皮膚科学助教授（1872），ヘブラの没後に総合病院皮膚科の正教授（1880）になり，ウィーン大学皮膚科教授（1993）になった。

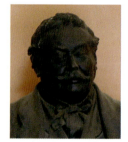

ヘブラの胸像，坂井建雄撮影

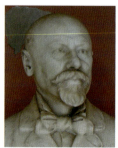

カポジの胸像，坂井建雄撮影

■眼科学

　眼の病気は視覚を障害し，また外部からある程度観察することができるので，古代から医療の対象になってきた。古代ギリシャの『ヒポクラテス集典』[32]の中で，眼炎 ὀφθαλία は季節の変化で起こりやすい病気の1つとして「箴言」の第3章でよく取り上げられ，また白内障 γλαύκωμα（現在では glaucoma は緑内障を指す）についても言及されている。1世紀のケルスス（25頃に活躍）は『医学論』[33]では眼の疾患と治療について，第6書（身体各部の疾患と薬剤を扱う）の第6章と第7書（外科的治療を扱う）の第7章で述べ，白内障 suffusio（ギリシャ語で ὑπόχυσις）の外科治療として黒目と外眼角の間から針を眼球に差し込み水晶体を押し込んで硝子体内に転位させる白内障圧下法 cataract couching について述べている。また眼球内部の構造について解説し，2重の被膜があって外がわのもの（角膜と強膜に相当）が角状 ceratoides（ギリシャ語で κερατοειδής）と呼ばれ，内がわのもの（脈絡膜に相当）が脈絡状 chorioides（ギリシャ語で χοριοειδής）と呼ばれること，後方で2つの被膜が癒合して細くなって（視神経に相当）骨の間を通って脳の膜に達すること，被膜の内がわで瞳孔のところに空所（眼房に相当）があること，被膜の下に薄い膜（網膜に相当）がありヘロフィロスが蜘蛛状 arachnoides（ギリシャ語で ἀραχνοειδής）と呼

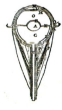
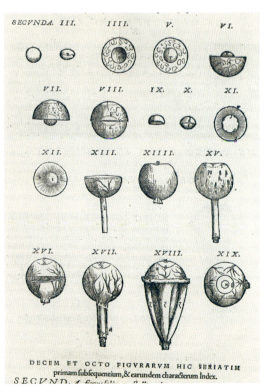

図22-15　ヴェサリウス『ファブリカ』(1543)から眼球の解剖の図　坂井建雄蔵

表22-13 バルティッシュ『眼医療』(1583)の内容

第1部	視覚と眼に関する種類と設備
第2部	眼の先天的な瑕疵と病気
第3部	視覚の衰え，弱さ，暗さ，濁り
第4部	眼の内部の白内障
第5部	よい時期の熟した白内障を手技と道具で動かし突き刺す方法
第6部	黒内障と呼ばれる瑕疵と病気
第7部	眼の有害で悪く古く長引く大きな漏出，滴下，分離，膿，困難，浸出，流出
第8部	外部の邪魔な皮膚で眼に被さり成長して視覚を妨げ眼を痛めるもの
第9部	眼瞼のいくつかの瑕疵，障害，病気
第10部	睫毛と呼ばれる眼の近くの毛のさまざまな瑕疵
第11部	打撲，衝突，投擲，火傷など外がわから起こり生じる眼の瑕疵
第12部	眼の大きな痛み
第13部	魔法，魔女，悪魔の仕業によって人に生じ起こる障害と病気
第14部	神の助けと適切な薬によってよい視覚と健康な眼を持ち保つ方法
第15部	視覚と眼を有用でよくするのに必要で役立つすべての事と物
第16部	眼医師が処方で用いる前に多くのさまざまな種類と部分を有用に修正し，石灰化し，溶解し，処理し，準備する方法

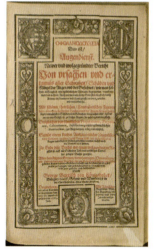

図22-16 バルティッシュ『眼医療』(1583)

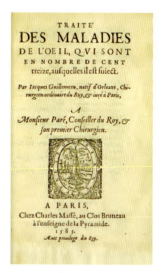

図22-17 ギルモー『眼疾患論考』(1585)

んだこと，それに囲まれた内部にガラスに似たもの(硝子体に相当)があり硝子状 hyaloides(ギリシャ語で ὑαλοειδής)と呼ばれること，その前方に卵白に似た液滴(水晶体に相当)があり水晶状 crystalloides(ギリシャ語で κρυσταλλοειδής)と呼ばれることを述べている。ガレノスは『身体諸部分の用途について』[34]の第10章で網膜を網状 ἀμφιβληστροειδής(ラテン語で retiformis)と呼び，ここから「網膜 retina」の名が生まれた。ヴェサリウス(1514〜1564)は『ファブリカ』(1543)[35]の第7巻(頭部の器官を扱う)の第14章で眼球を扱い，古代以来の眼球構造の説を模式図で図解している(図22-15)。

16世紀終盤には，眼疾患についての最初期の著作が出された。ドイツのバルティッシュ(1535〜1607)は『眼医療』(1583)[36]をドイツ語で著し，多数の挿絵を添えてさまざまな病気の治療法を解説した。フランスのギルモー(1550〜1613)はパレの弟子で『眼疾患論考』(1585)[37]をフランス語で著し，眼治療の知識をギリシャとアラビアの医書に基づいてまとめている(図22-16, 17, 表22-13, 14)。

17世紀には光学の研究に触発されて，眼の構造と機能を光学装置として考察し，オランダのプレンピウス(1601〜1671)は『眼学』(1632)[38]をラテン語で，イギリスのブリッグス(1650〜1704)は『眼学』(1676)[39]を英語で著している(図22-18)。

18世紀には白内障に対する水晶体摘出術が始められた。フランスのサントイヴ(1667〜1731)は『眼疾患の新論考』(1722)[40]の中で水晶体の摘出術について記載し，ダヴィエル(1696〜1762)は水晶体を摘出する手術が有効なことを見出して手術例を重ね，1752年にパリの外科医組合で313例中の282例で成功したことを報告した。ドイツのゲッティンゲン大学のツィン(1727〜1759)は眼の解剖学について肉眼的に詳細な研究を

表22-14 ギルモー『眼疾患論考』(1585)の内容

1) 眼の記述
2) 眼の病気
3) 眼筋の病気
4) 眼瞼の病気
5) 眼の膜の病気
6) 瞳孔の病気
7) 液体に生じる病気
8) 眼角の病気
9) 視神経の病気

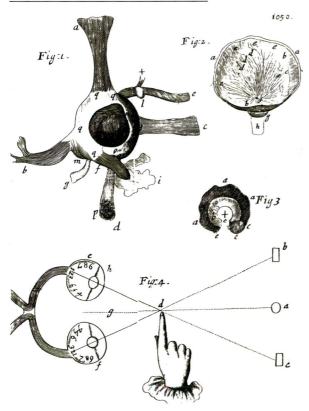

図22-18 ブリッグス『眼学』(1685)から眼の構造と光学の図　坂井建雄蔵

行い,『図説人眼球の解剖学記述』(1755)[41]を著した。オーストリアのベーア(1762-1821)による『眼疾患教説』(初版1792,第2版1813～1815)[42]は19世紀前半の最もよく用いられた眼科教科書であった(図22-19, 20, 表22-15)。

眼科の診断と治療は19世紀半ばの検眼鏡の開発と視覚生理学の発展により大きく変貌した。ドイツの生理学者ヘルムホルツ(1821～1894)は検眼鏡を開発し,『生体眼網膜の検査のための検眼鏡の記述』(1851)[43]を発表した(→12章 p.235)。検眼鏡では瞳孔を通して眼内に光を送りこみ眼底で反射した像を観察して,網膜の病変や動静脈の状態を観察することができる。ヘルムホルツの開発した眼底鏡は視野が狭く倍率の高い直像鏡で,その後に倍率は低いが視野の広い倒像鏡が開発された。検眼

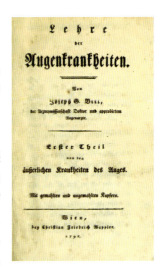

図22-19 ベーア『眼疾患教説』(1792)

眼科学　475

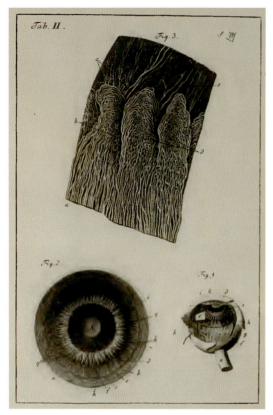
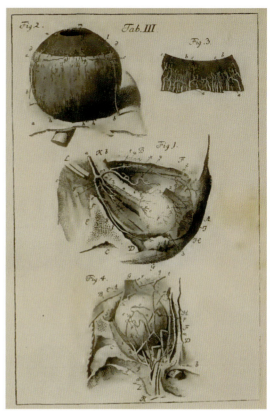

図22-20 ツィン『図説人眼球の解剖学記述』(1755)から眼球と眼窩の解剖図

表22-15 ツィン『図説人眼球の解剖学記述』(1755)の内容

第1章	強膜	第6章	眼房水
第2章	脈絡膜	第7章	眼窩
第1節	脈絡膜本体	第8章	眼球筋
第2節	毛様体	第9章	眼球の神経
第3節	虹彩	第10章	眼球の動脈
第3章	網膜	第11章	眼球の静脈
第4章	硝子体	第12章	眼瞼
第5章	水晶体	第13章	涙路

鏡は直ちに広まって新しい眼疾患が次々と発見された。オランダの生理学者ドンデルス(1818～1889)は視覚生理学を研究してその成果が『眼の遠近調節と屈折の異常』(1864)[44]として出版された。ドイツの眼科医グレーフェ(1827～1870)は検眼鏡の有用性を直ちに認めてその普及に貢献し，ドンデルスとともに『眼科学宝函』[45]を創刊し(1854)，新しい眼疾患を発見するなど数々の研究成果をこの雑誌に発表して眼科学の発展に貢献した。こうして外科の一分野であった眼科学は独立した学問分野という地位を獲得した(図22-21)。

　近赤外線レーザーを用いて断層画像を撮影できる光干渉断層計 optical coherence tomography(OCT)が 1990 年代に考案・開発され，1997 年から

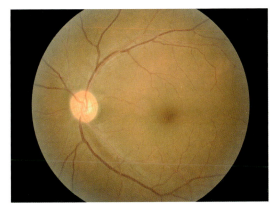

図22-21　現代の眼底鏡による網膜像
順天堂大学眼科学講座撮影，坂井建雄提供

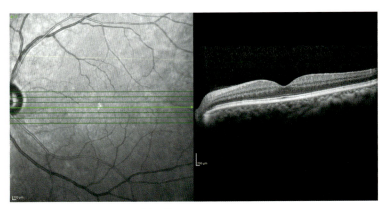

図22-22　現代のOCTによる網膜断面像
順天堂大学眼科学講座撮影，坂井建雄提供

製品化・市販された。この装置により μm オーダーの微細な網膜の断層画像が得られるようになり，網膜疾患の診断能力が大幅に向上した。眼科臨床の場に急速に広まり活用され，眼科の診療に大きなインパクトを与えている（図22-22）。

医学史上の人と場所
People and Place in Medical History

グレーフェ　Graefe, Friedrich Wilhelm Ernst Albrecht von（1827〜1870）

グレーフェは眼科の診断と手術に多くの業績を挙げ，眼科学を外科学から独立させて，眼科学の創設者と評されている。ベルリンで外科学教授の子として生まれ，ベルリン大学で医学を学んで学位を得て（1847），研究を行いながら医師免許を得た。眼科を専門として選び，ロンドンに滞在中にオランダの生理学者ドンデルス（1818〜1889）と交流を深めた。ベルリンで眼科診療所を開き（1851），教授資格を得て（1852）私講師になり，眼科学の分野で最初の正教授になった（1866）。ヘルムホルツの開発した検眼鏡を早くから診断に応用し，虹彩切除術や白内障手術の改良法などを開発した。またドンデルスとともに眼科学の学術誌『眼科学宝函』（1854）を創刊して，眼科学の発展に大きく貢献した。

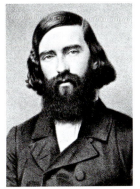

グレーフェ

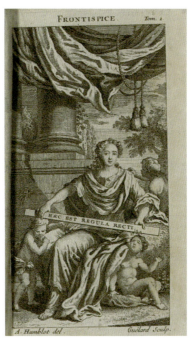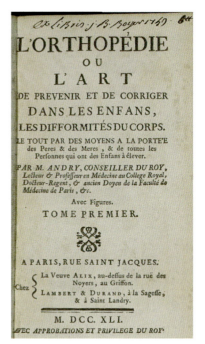

図22-23 アンドリー『オルトペディ』（1741）

■整形外科学

　整形外科 orthopedics は骨・関節・筋肉などの運動器の機能と構造の再建を目指す臨床医学であり，内臓領域を扱う一般外科とは別の診療科になっている．しかし古代から19世紀前半まで外科手術の対象となった疾患は，骨折，脱臼，外傷など現在では整形外科で扱われるものであった．

　整形外科を意味する「オルトペディ」Orthopedie は，フランスの医師アンドリー（1658〜1742）がギリシャ語の「オルトス ὀρθός（真っ直ぐな）」と「パイディオン παιδίον（幼児）」から創った語で，著作『オルトペディ』全2巻（1741）[46]で用いられた．この著作はフランス語で書かれ，副題に「小児の身体の変形を予防，矯正する技術．両親および育児中の人びとに可能なすべての手段」とあるように，小児の身体の形の異常を癒やすことを目的としたもので，医師だけでなく一般の人にも向けて書かれている．第1巻は3書からなり，第1書では身体の正常な外形について，第2書では身体の変形予防と矯正，身体管理法について，第3書では各器官ごとに身体の異常とその治療法を述べる．第2巻の第4書では頭部の変形を扱い，巻末に自身の論文4編と結語が収められている．第3書の「彎曲した下腿」の項に載せられた樹木を矯正する図は，整形外科のシンボルとして世界的に用いられている．『オルトペディ』は英語訳とドイツ語訳も出され，小児の外形の異常に注意し，予

防と矯正の必要性を強調する理念はその後に影響を与えた(図22-23, 24)。

「オルトペディ」の語はすぐに受け入れられたわけではなく，後には種々の同義語が提唱されている。フランスのデルペシュ(1777~1832)は「オルトモルフィーorthomorphie」の語を提唱し，『オルトモルフィー』(1828)[47]を出版した。イギリスのビッグ(1826~1881)は『オルトプラクシー』(1865)[48]を出版している。

オルトペディでは小児の四肢の異常が保存的に矯正されていたが，19世紀になって手術的な治療法が導入された。ドイツのシュトローマイヤー(1804~1876)は内反尖足に対してアキレス腱の皮下切断術を行い，その実績をまとめて『手術的オルトペディク論集』(1838)[49]を出版した。この手術法はイギリスとアメリカにも広まった。またギプス包帯の発明も整形外科治療に大きな革新をもたらした。オランダの軍医マテイセン(1805~1878)は，石膏の粉末を水と混ぜると数分で硬化することを発見し，ギプス包帯を考案して骨折の固定に用いた。その成果をオランダ語の論文で出版(1852)[50]すると，ただちに各国語に翻訳されギプス包帯は各国の整形外科治療に広く用いられた(図22-25)。

1840年代から麻酔法，1860年代から消毒法が用いられるようになり，外科手術の適用範囲は大きく広がった。四肢の筋・腱・関節の疾患でも保存的治療の他に外科手術が積極的に行われ，オルトペディは外科の中の特別な分野と見なされるようになった。整形外科の学会は，アメリカ整形外科学会 American Orthopaedic Association が1887年に初めて設立された。ドイツ整形外科学会 Deutsche Gesellschaft für Orthopädische Chirurgie は1901年に設立されたが，外科学会の重鎮が整形外科の独立に反対するという経緯があった。イギリスでは伝統ある王立外科医師会 Royal College of Surgeons の影響力が大きく，英国整形外科協会 British Orthopaedic Society が1894年に設立されたものの4年で解散した。第一次大戦末の1918年にアメリカ整形外科協会からオスグッド(1873~1956)がイギリスに派遣されて外傷治療にあたり，その提案によって英国整形外科学会 British Orthopaedic Association が設立された。日本では田代義徳(1864~1938)がドイツ留学から帰り，「整形外科」の語を作って東京大学医学部に整形外科学教室を開設した(1906)。

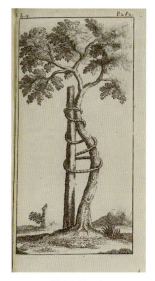

図22-24 樹木を矯正する図，アンドリー『オルトペディ』(1741)から

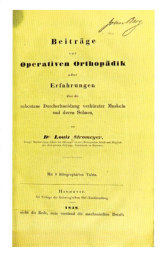

図22-25 シュトローマイヤー『手術的オルトペディク論集』(1838)

■腫瘍医学

体表に見える腫瘍は，古代から知られていた。『ヒポクラテス集典』[32]では単なる腫瘍「ピューマ $φῦμα$」と致死的な悪性腫瘍「カルキノス $καρκίνος$」を区別していた。カルキノスは元々「蟹」を意味する語である。「婦人病第2巻」の第133章には，出産後の乳房にできた硬い浸蝕性の腫瘍が生じ，全身が衰弱して死亡する例が述べられている。1世紀

のケルスス(25頃に活躍)の『医学論』[33]では，悪性腫瘍をラテン語で「カルキノマ carcinoma」と表記した。

ガレノスは『反自然的な腫瘍について』[51]で身体の病的な腫瘍「オンコス ὄγκος」を扱い，その冒頭の部分で，肥満などの自然な腫瘍，体液の貯留による中間的な腫瘍の他に反自然的すなわち病的な腫瘍を区別した。『医術』[52]第20章では，反自然的腫瘍に炎症，発赤，硬化，腫瘍を区別している。ガレノスが「カルキノス」としたものは必ずしも悪性腫瘍ではなく，体表の腐食ないし潰瘍であり，黒胆汁が過剰になって生じると考えた。ギリシャ語の「オンコス」は「腫瘍学 oncology」の語源になっている。

16世紀には解剖学の理解が深まり，外科医は体表の腫瘍の切除術を積極的に行うようになった。フランスのパレ(1510～1590)は自らの外科手術の経験を集大成して『著作集』(第2版1579)[53]をフランス語で著し，その第6・7章で「反自然的な腫瘍 Tumeurs contre nature」を扱っている。反自然的な腫瘍は①大きさにより，②偶有的性質(色，痛み)により，③原因物質(自然的な温と例の体液，非自然的な血液，胆汁，粘液，黒胆汁)，④部位により区別される。黒胆汁の過剰により生じるのが硬腫「スキル Scirrhe」で，その中で周囲に広がっていく悪性のものが癌「シャンクル Chancre」である。癌が生じる部位で最も多いのは乳房であり，体内の器官では腸と子宮にも生じると述べている(図22-26)。フランスのディオニス(1650～1718)は『外科手術講義』(1707)[54]の第5示説「胸と頸で行われる手術」の乳房の手術のところで癌を扱っている。

ドイツのハイスター(1683～1758)の『外科学』(1719)[55]は18世紀の最も人気のある外科学書であった。その第1部では外科的な疾患として外傷，骨折，脱臼，腫瘍を扱い，腫瘍の第15章で硬腫「スキルス Scirrhus」，第16章で癌「クレブス Krebs」を扱い，次のようなことを述べている。硬腫は炎症の結果生じる硬い腫瘍で身体のさまざまな場所に生じ，痛みがなく，腺に含まれる液が濃厚になり硬化したものである。硬癌が分散したり軟化したりせず，また切り取ることができず，悪化したり外科治療が失敗したりすると，激しい痛みが生じ，腫瘍が不均一に広がる。この硬癌の悪化した状態が癌と呼ばれ，その部の静脈が拡張し弯曲し，蟹の爪に似た様子になる。癌が最も多く生じる部位は女性の乳房であり，その他には口唇，歯肉，口峡，舌，鼻，子宮を挙げており，腹部消化器や肺など内臓領域の癌はほとんど対象になっていなかった。

我が国の華岡青洲(1760～1835)は蔓陀羅華を主体とした漢方の麻酔薬「麻沸散」を改良して独自の処方を開発し，ハイスターの外科学書のオランダ語訳を参考にして，世界に先駆けて全身麻酔による乳癌摘出術を成功させた(1804)。青洲の医院・医学塾は紀州の春林軒(現：和歌山県紀の川市)で，その患者名簿『乳嵓姓名録』には177人の名前が記されて

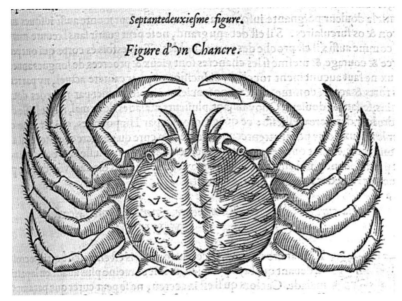

図22-26　癌の形を意味する蟹の図，パレ『著作集』(第2版 1579)から

いる。そのうち青洲が治療したのは156人で(手術拒否3人)，153回の手術を143人に対して行った(再発手術6人，3発手術2人)。松木明知氏の調査によれば33名の死亡日が特定され，平均術後生存期間は47ヶ月であった。これは当時の西洋の外科事情を勘案すると圧倒的に優秀な治療成績である。青洲の春林軒および青洲の弟鹿城の家塾である大阪の合水堂(現：大阪市北区中之島)には全国から多数の弟子が入門した。その人数は1883人であり，青洲の外科術と麻酔法を学んで，全国に広めた(図22-27)。

　1840年代から麻酔法，1860年代から消毒法が用いられるようになり，外科手術が時間をかけて安全に行えるようになり，手術の適用範囲が大幅に広がった。乳癌についてはアメリカの外科医ハルステッド(1852～1922)が，幅広い乳腺組織に加えて大胸筋と小胸筋を切除し，腋窩リンパ節を徹底的に切除する乳癌根治手術を開発して(1889)，治療成績を大幅に向上させた[56]。また胸腹部の内臓領域の癌も外科手術の対象になった。ドイツの外科医ビルロート(1829～1894)は胃癌での幽門切除術(1881)と胃切除術(1885)を成功させ，胃を切除して小腸と吻合する2つの術式は，現在でもビルロートの名で呼ばれている。肺癌のための肺全摘術は，アメリカの外科医グラハム(1883～1957)が1933年に初めて成功させた。

　癌の原因については，古代以来さまざまな説が考えられてきた。ガレノスは黒胆汁の滞留が原因になると考えた。17世紀初頭にリンパ管が発見されると，リンパ液の鬱滞が原因になると考えられるようになった。18世紀末にフランスのペリル(1737～1804)はリヨンの科学文芸学会

腫瘍医学　481

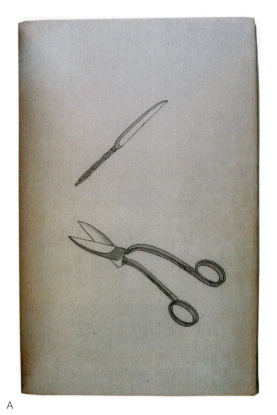
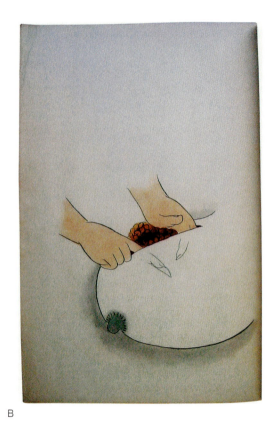

図22-27 『青洲先生療乳嵒図記全』から，(A)手術器具，(B)乳癌手術の図

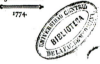

図22-28 ペリル『癌の学術論文』(1774)

の検証問題「癌とは何か」に対して『癌の学術論文』(1774)[57]を提出して賞を獲得した。ペリルは癌が伝染性の癌毒によって生じるかをさまざまな実験を行って検証したが，決定的な証拠を得ることはできなかった(図22-28)。

19世紀初頭から病死体の病理解剖が行われ，臓器の癌病変が観察されるようになった。フランスのベール(1774〜1816)は3,000体ほどの解剖を行い，その知見が没後に『癌性疾患論』全2巻(1833〜1839)[58]として出版された。この著作は4部からなり，第1部は癌の総論，第2部は各論で34臓器の癌を扱っている(図22-29)。オーストリアの病理学者ロキタンスキーはウィーン大学医学部の病理解剖学の初代教授になり，病理解剖学の体系化に尽力した。『病理解剖学教科書』全3巻(1855〜1861)[59]の第1巻で病理学の総論を扱い，その第9章「新生物」の有機的新生物(＝腫瘍)の中で癌を扱った。癌の種類は組織像から①線維癌 Faserkrebs，②髄様癌 Medullarkrebs，③表皮様癌 Epidermidalkrebs，④膠様癌 Gallerkrebs，⑤小束癌 Carcinoma fasciculatum が区別された。

1838〜1839年のシュライデンとシュヴァンによる細胞説により，生命の単位としての細胞が認識され，器官の素材である組織の顕微鏡的構造を扱う組織学は，ケリカー(1817〜1905)の『人体組織学提要』(1852)

482 第22章 臨床医学のさまざまな領域

により体系的に整理された。フィルヒョウ(1821～1902)は『細胞病理学』(1858)[60]で，病気の原因を細胞の病的変化によって説明することを主張した。それ以後，顕微鏡を用いた病理組織学の研究が活発に行われ，組織構造によって癌の由来と悪性度が判定され，分類されるようになった。リントフライシュ(1836～1908)は『病理学的組織学教科書』(1867/69)[61]を著し，癌では間質細胞の間に腫瘍細胞が進入していることから，癌は上皮細胞から由来すると見なした。コーンハイム(1839～1884)は『一般病理学講義』全2巻(1877～1880)[62]の第2部「栄養の病理学」の中で腫瘍を扱い，良性と悪性の腫瘍の違いを述べ，悪性の腫瘍では癌 Carcinoma が上皮由来で肉腫 Sarkome が非上皮由来であると定義した。それ以後の病理解剖学書では腫瘍は非上皮性と上皮性とに分類され，その中の悪性のものが肉腫と癌であると記述されるようになった。この区分は現在でも用いられているが，悪性腫瘍は全般に「がん cancer」と呼ばれ，上皮性の悪性腫瘍は癌 carcinoma，非上皮性の悪性腫瘍は肉腫 sarcoma と呼ばれ，悪性の白血病などもがんに含められている。

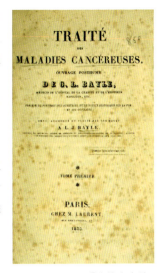

図22-29　ベール『癌性疾患論』(1833～1839)

悪性腫瘍では組織を構成している細胞が本来の性質を失い(脱分化)，急速に増殖し，周囲に浸潤し，遠方に転位する。こういったがん細胞への変化を引き起こす発がんの原因が探求されてきた。化学物質が発がんの原因になることについては，18世紀にイギリスのポット(1713～1788)が煙突掃除人に陰嚢癌が多発することを報告し，煤が発がんの原因であると推論していた(1775)[63]。20世紀初頭に東京大学医学部の山極勝三郎(1863～1930)はウサギの耳にコールタールを繰り返して塗布し，化学物質による人工的発がんに成功した(1916)[64]。アメリカのラウス(1879～1970)は鶏の肉腫細胞の移植を研究し，細胞から抽出した因子が悪性腫瘍を発生させることを発見した(1911)[65]。ラウスは1930年代から発がんの研究を再開し，ウイルスによる発がん説を主張し，1966年にノーベル生理学・医学賞を受賞した。X線がレントゲン(1845～1923)によっ

医学史上の人と場所
People and Place in Medical History

山極勝三郎 (1863～1930)

山極勝三郎は東京帝国大学の教授で，ウサギの耳にコールタールを繰り返して塗布し，人工癌を発生させた。上田藩の士族の子として生まれ医家の山極家の養子となり，東京大学医学部で学び(1880～1888)，病理学の助手となった。ベルリンに留学して伝染病研究所のコッホとフィルヒョウのもとで研究をして(1891～1894)，東京帝国大学の病理学教授になった(1895～1923)。日本病理学会を創立し初代会長となった(1911)。フィルヒョウからの影響で発癌に関心をもち，研究生の市川厚一(1888～1948)とともにウサギの耳に長期間コールタールを塗布する実験を行い，世界で初めての発癌実験に成功した(1915)。著書に『病理総論講義』(1895)[P1]がある。

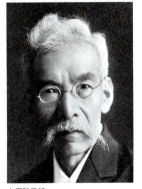

山極勝三郎

て医療に応用され(1896)，放射性元素のラジウムがピエール・キュリー(1859〜1906)とマリー・キュリー(1867〜1934)夫妻によって発見され(1898)，1910年代以降にX線と放射線による発がんも報告された。ドイツのヴァールブルク(1883〜1970)は細胞呼吸に関する研究でノーベル生理学・医学賞を受賞したが(1931)，がん細胞の呼吸が障害されていることを見いだし，酸素の欠乏が発がんの原因になると主張して(1956)[66]大きな議論になった。

　悪性腫瘍の治療には，外科手術による切除の他に，さまざまな抗がん剤や放射線などさまざまな治療法が組み合わせて用いられる。

　抗がん剤にはさまざまな種類があるが，アルキル化剤はDNA複製を阻害するもので，毒ガスのマスタードから派生した。その代表的なシクロホスファミド Cyclophosphamide は1959年にアメリカで認可され，日本では1962年から販売されている。代謝拮抗剤は核酸や蛋白合成過程の代謝産物と類似の物質で，核酸合成などの代謝を阻害する。その代表的なメトトレキサート Methotrexate は葉酸の代謝を阻害するもので，1950年代に固形がんへの治療効果が報告され，1953年に国際的に誕生し，日本では1968年から販売されている。

　放射線による悪性腫瘍の治療は，1895年にレントゲンがX線を発見した直後から試みられ，またキュリー夫妻の発見したラジウムによる治療も試みられたが，放射線による障害が早くから指摘されて広まらなかった。1930年代からイギリスのパターソン(1897〜1981)が安全な放射線治療の研究を進めて，1950年代から放射線治療が普及した。現在ではX線や陽子線などによる外部放射線治療とラジウムなどの小線源による内部放射線源が治療に用いられている。

　1980年代から分子生物学と免疫学が発展し，がん発生の仕組みが大きく解明され，分子標的薬などの新しい治療薬が開発されている。増

医学史上の人と場所
People and Place in Medical History

ラウス　Rous, Peyton（1879〜1970）

　ラウスはアメリカの病理学者で，ニワトリ肉腫を生じる発癌ウイルスを発見した。ボルティモアで穀物輸出商の子として生まれ，ジョンズ・ホプキンス大学で医学を学んで卒業し(1905)，ミシガン大学で病理学を教えたのち，ロックフェラー研究所に勤め(1909)，教授になった(1930)。ロックフェラー研究所で早々に，ニワトリに生じる悪性腫瘍がウイルスから生じることを証明したが(1909)，同様の発癌ウイルスはその後見つからなかった。1934年に研究所の同僚のショウプ(1901〜1966)が野生ウサギの皮膚に巨大腫瘤を生じるウイルスを発見したのをきっかけに，ラウスの発癌ウイルスは脚光を浴びるようになり，1966年にノーベル生理学・医学賞を受賞した。

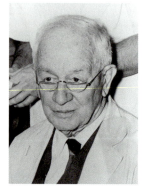

ラウス
(C)Science Photo Library/amanaimages

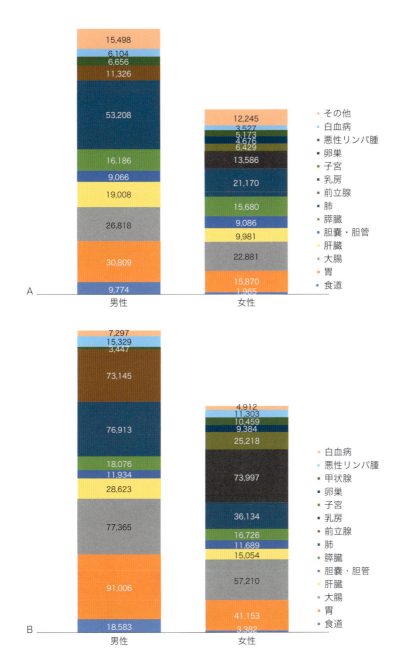

図22-30 日本の悪性腫瘍の(A)部位別死亡数 2015年, (B)部位別罹患数 2012年
国立がん研究センターがん対策情報センターの資料に基づき, 坂井建雄作成

殖・浸潤・転移をするがん細胞が生じるまでには, 放射線・化学物質・ウイルスなどさまざまな外的要因により, また細胞内で生じた活性酸素によりDNAが損傷され, DNAの損傷が蓄積して細胞の増殖・分化を調節する機構が障害されて, がん細胞が生じる。一方身体にはがん細胞が生じないようにする機構が備わっており, 活性酸素を減らす抗酸化機能, DNAの損傷を修復する機能, 障害が生じた細胞を自死(アポトーシス)させる機能, さらにがん細胞を排除する免疫監視機能が備わってい

腫瘍医学 485

る。モノクローナル抗体を利用した分子標的薬としては，乳癌に対するトラスツズマブ(商品名：ハーセプチン®)，非小細胞肺癌に対するニボルマブ(商品名：オプジーボ®)などが開発されている。

　日本を含む先進国では第二次大戦後から，衛生環境の改善と抗生剤の使用によって，感染症による死亡が激減し，平均寿命が急速に向上した。それとともに悪性腫瘍による死亡が着実に増加し，我が国では1981年以降，悪性腫瘍が死亡原因の第1位になった。2015年の日本人の悪性腫瘍による死亡は37万人で，死亡総数(129万人)の28.7%を占めており，悪性腫瘍の予防と治療は医療上の大きな課題となっている。悪性腫瘍が生じる部位は男女による差はあるが，大腸，胃，肺，男性では前立腺，女性では乳房が多い。悪性腫瘍による死亡数では，肺，大腸，胃，膵臓，肝臓の順となる(図22-30)。

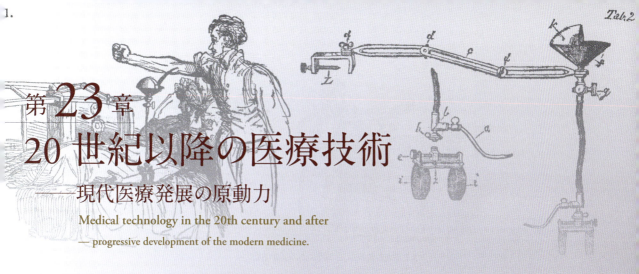

第23章
20世紀以降の医療技術
──現代医療発展の原動力
Medical technology in the 20th century and after
— progressive development of the modern medicine.

　20世紀から新しい医療技術が開発されて、診断と治療の能力は大きく向上した。ここではその医療技術のいくつかを紹介する。血液型の発見により輸血が安全にできるようになり、血液の成分を用いた血液製剤が用いられている。19世紀末に発見されたX線撮影技術は急速に広まり、血管造影や消化管造影などの応用技術も生まれて病気の診断に広く用いられている。循環器系の疾患に対しては、心臓ペースメーカー、冠状動脈バイパス術・形成術・ステント術、人工心臓弁、人工血管などの技術で多くの生命が救われている。失われた器官の機能を代替する方法としては、人工関節と透析療法などが広く用いられている。臓器移植は腎臓・肝臓・心臓・肺・膵臓などで行われ、また未分化な細胞を用いた再生医療の研究も進んでいる。人体内部を観察する方法として、内視鏡では体内の管腔が観察され、超音波検査法は安全で簡便な検査法として用いられ、CTとMRIは分かりやすく診断に有用な断面画像を撮影できることから広く用いられている。外科の技術も、顕微鏡を用いたマイクロサージャリー、侵襲の少ない内視鏡手術、さらに手術支援ロボットの登場で、精度と安全性が著しく高まっている。

■輸血と血液製剤

　輸血 blood transfusion は、不足した血液成分を補うために自他の血液を補う治療法である。輸血の実験を始めて成功させたのは、イギリスのローワー（1631〜1691）で、『トマス・ウィリスの熱病についての検証』（1665）[1]の中で、イヌを失血させて別のイヌからの輸血で回復させた実験について述べている。動物の血液を人間に輸血する試みは、フランスの医師ドニ（1643〜1704）が行い、ヒツジの血液を若者に輸血したことを1667年の手紙で報告している。

　イギリスの産科医ブランデル（1791〜1878）は、出産の大出血で妊婦が死亡することを経験し、輸血により救命することを試みた（1828）[2]。第1例は嘔吐が激しい男性患者で12オンス（約340g）の血液を注入して回復したが、56時間後に死亡し、剖検をしたところ噴門部に硬腫があった。ブランデルはその後も分娩時の大出血の妊婦などに輸血を行い、計10人のうち2人はすでに瀕死で救命できず、残り8人のうち5人で治療に成功した。他の医師たちも輸血を試みたが激しい副作用が高率に生じ、輸血は広まらなかった（図23-1）。

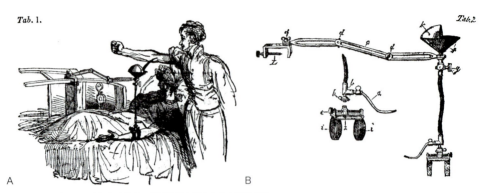

図23-1　ブランデルによる輸血の情景(A)と輸血の為の装置(B)

表23-1　ABO式血液型と凝集反応

(A)ABO式血液型

	A型	B型	AB型	O型
赤血球の抗原	A	B	A, B	―
血清中の抗体	抗B	抗A	―	抗A, 抗B
遺伝子型	AAまたはAO	BBまたはBO	AB	OO
日本人での割合	40%	20%	10%	30%

(B)凝集反応

		赤血球			
		A型	B型	AB型	O型
血清	A型	―	凝集	凝集	―
	B型	凝集	―	凝集	―
	AB型	―	―	―	―
	O型	凝集	凝集	凝集	―

　輸血による激しい副作用は，異なる人の血液が混ざると血球が凝集するために生じる。オーストリアのラントシュタイナー(1868〜1943)はこの血球凝集が血球と血清の組合せにより生じる場合と生じない場合があることを発見した(1901)[3]。その後も実験を続けて血液を3型に分類し，A型の血清はB型の血球を凝集させ，B型の血清はA型の血球を凝集させ，C型(現在のO型)の血清はA型とB型の血球を凝集するという関係を見いだした。翌1902年にはミュンヘンの研究者により血球を凝集させない血清をもつ第4の血液型(現在のAB型)が見いだされた。ラントシュタイナーは血液型の発見が輸血療法にとって重要な意義を持つことを認識していたが，臨床医から評価されるまでにはまだ10年以上の歳月が必要であった。ラントシュタイナーは血液型の発見により1930年のノーベル生理学・医学賞を受賞した。1940年にラントシュタイナーはヒトの第2の主要な血液型物質であるRh因子をアカゲザルrhesus monkeyから見いだした(表23-1)。

　血液は身体から取り出すと凝固をするので，人から人へ直接輸血をする必要があった。19世紀末頃から血液の流動性を保つためにシュウ酸やクエン酸が動物実験で用いられていたが，ベルギーのユスタン(1882〜1967)は抗凝固剤としてクエン酸ナトリウムを血液に加えて輸血したことを報告した(1914)[4]。アルゼンチンのアゴーテ(1868〜1954)とアメリカのルイソン(1875〜1961)も同じ方法を独自に開発し発表した(1915)[5,6]。第

488　第23章　20世紀以降の医療技術

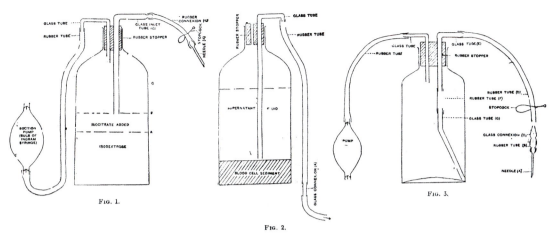

図23-2 ロバートソンによる採血装置(Fig 1),上澄み除去装置(Fig 2),輸血装置(Fig 3)

1次世界大戦が勃発して戦地での輸血の必要が生じ,アメリカ陸軍軍医のロバートソン(1886〜1966)はクエン酸ナトリウムを抗凝固剤として用いて血液を2〜3週間まで保存し輸送して輸血を行い,その方法の詳細を報告した(1918)[7]。抗凝固保存液の処方が開発され,1937年に報告されたACD液(acid-citrate dextrose solution)と1957年に報告されたCPD液(citrate phosphate dextrose solution)が広く用いられている(図23-2)。

輸血のために血液を採取・保管する血液センターは,1937年にシカゴのクック・カウンティ病院にファンタス(1874〜1940)によって設立され,「血液銀行 blood bank」と名付けられた。我が国では1952年に日本赤十字社が保存血液の製造・提供の事業を始めたが,民間の商業血液銀行が各地に設立されて売血が広まった。貧血や肝障害を無視して売血が繰り返されて輸血後肝炎が頻発し,アメリカのライシャワー駐日大使が刺傷され輸血後肝炎になったことを契機に(1964),献血が政府によって

医学史上の人と場所
People and Place in Medical History

ラントシュタイナー　Landsteiner, Karl (1868–1943)

ラントシュタイナーはオーストリアとアメリカの免疫学者で,人間の血液型を発見した。ウィーンでジャーナリストの子として生まれ,ウィーン大学で医学を学んで学位をとり(1885〜1891),さらにヨーロッパ各地の大学で学んだ。ウィーンの病理学研究所の研究助手(1898),ヴィルヘルミーネン病院の病理学教授(1908)となったが,研究環境に不満で退職し(1919),ハーグの病院を経てアメリカに渡り,ロックフェラー研究所に勤めた(1922)。ウィーン時代にヒトの赤血球が他人の血清によって凝集することを確認し(1901),ABO式の血液型を発見した。1940年にはアカゲザルの血液をウサギとモルモットに注入してRh因子を発見した。血液型物質の発見により1930年にノーベル生理学・医学賞を受賞した。

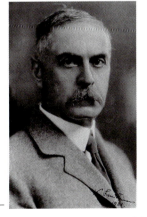

ラントシュタイナー

推進され売血は終息した(1969)。

現在では血液の全成分をそのまま用いる全血輸血はほとんど行われず、血液成分を分離した血液製剤が広く用いられている。アメリカのコーン(1892〜1953)は血漿からアルブミン濃縮液やγグロブリンなどの成分を分離しその医療的な意義について発表した(1947)[8]。現在用いられている血液製剤としては、血漿タンパク質の成分を分離した血漿分画製剤が広く用いられ、おもに免疫グロブリン製剤、アルブミン製剤、凝固因子製剤の3種類がある。また血球成分を分離した血液成分製剤では赤血球濃厚液と血小板濃厚液が用いられている。1970年代から1985年頃まで、エイズウイルス(HIV)とC型肝炎ウイルス(HCV)が混入した血漿分画製剤によって数多くの血友病患者が感染し、日本では薬害エイズ事件として大きな社会問題となった。世界保健機関(WHO)は12月1日を世界エイズデーに制定し(1988)、エイズに関する啓発活動を行っている(図23-3)。

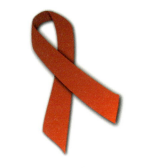

図23-3 世界エイズデーのシンボルマーク「レッドリボン」

■ X線撮影とその応用

ドイツのヴュルツブルク大学の物理学教授レントゲン(1845〜1923)は、実験中に見いだした新しい陰極線が厚紙や木やゴムや薄い金属を透過して蛍光を発することを発見し、X線と名付けて報告した(1896)[9]。この発見は瞬く間に世界に広まり、人体内部を透過して観察できることから医療に応用され、単純X線撮影は骨折や脱臼など整形外科の診断や、胸部内臓の肺結核などの診断に威力を発揮した。

X線発見のニュースは日本でもすぐに反響を呼んだ。物理学者の村岡範為馳(はんいち)(1853〜1929)はX線発見のニュースを聞いてレントゲン本人に詳細を問い合わせ、1896年にはX線発生装置を製作してX線写真を撮影し、『レントゲン氏X放射線の話』(1896)を刊行した。陸軍軍医の芳賀栄次郎(1864〜1953)はドイツ留学中にX線装置の操作・撮影法を学び、私費でX線装置を購入して帰国した(1898)。1899年には東京日本橋の医療器械店田中杢次郎がX線器械の輸入販売を始めている(図23-4)。

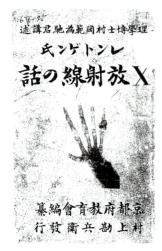

図23-4 村岡範為馳『レントゲン氏X放射線の話』(1896)

X線撮影で体内の構造を観察できることは、社会的にも大きな関心を集めた。1912〜1913年頃のサナトリウムを舞台としたトーマス・マンの小説『魔の山』(1924)では、X線写真に見える骨格の形状や病巣の状態が記述され、それを見せられる登場人物らの興奮と驚きが語られている。

ポルトガルの神経内科医エガス・モニス(1874〜1955)はヨードを含む造影剤を開発して脳動脈の造影に成功し(1927)、『脳腫瘍の診断と脳動脈造影の試み』(1931)[10]を発表した。また二酸化トリウムを含む造影剤(トロトラスト)を開発し(1934)、静脈まで造影できる血管造影が可能に

なった。エガス・モニスは血管造影技術の開発で1928年と1933年にノーベル生理学・医学賞の候補になった。1949年にノーベル生理学・医学賞を受賞したが，その受賞理由は精神疾患に対する前頭葉切除術（ロボトミー）の開発であった。

　心臓の冠状動脈は大動脈の起始部から分岐するので，その造影のためには末梢の動脈からカテーテルを差し込んで心臓近くまで進めることが不可欠である。この心臓カテーテルの技術はドイツの若手医師フォルスマン（1904〜1979）によって実行された。フォルスマンは自分の腕の静脈からカテーテルを挿入して65 cm進め，X線で撮影してカテーテルが心臓に達していることを確認する実験を単独で行い発表した（1929）[11]。フォルスマンの実験は危険で無価値と見なされて長年無視されていた。フランス出身のアメリカの医師クールナン（1895〜1988）とリチャーズ（1895〜1973）は心臓カテーテル法を報告して（1941），カテーテルを用いた血管造影法は1940年代から心臓を始め各種臓器の検査に広く用いられるようになった。フォルスマン，クールナン，リチャーズは1956年にノーベル生理学・医学賞を受賞した（図23-5, 6）。

　消化管などの造影剤として当初はビスマス剤が用いられたが，その毒性が問題となっていた。ボン総合診療所のクラウゼが，硫酸バリウムが毒性の少ない造影剤であることに気づいて報告し（1910），広く用いられるようになった。千葉大学医学部の白壁彦夫（1921〜1994）と市川平三郎（1923〜2014）は，硫酸バリウムに加えて発泡剤を用いて炭酸ガスで胃を膨らませるX線二重造影法を1960年代前半に開発して，胃癌の診断精度を飛躍的に向上させた（図23-7）。

医学史上の人と場所
People and Place in Medical History

レントゲン　　Roentgen, Wilhelm Conrad（1845〜1923）

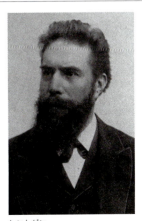

レントゲン

　レントゲンはドイツの物理学者でX線を発見した。ライン地方で織物業の子として生まれてオランダで育ち，チューリヒの工芸学校で学んで学位をとり（1869），チューリヒ大学物理学教授クント（1839〜1894）の助手となって物理学の研究を行い（1869），クントともにヴュルツブルク（1871），シュトラスブルク（1872）に移り，ホーエンハイムの農業アカデミーで物理学数学教授になり（1875），シュトラスブルクで物理学を教え（1876），ギーセン大学（1879），ヴュルツブルク大学（1888）の物理学教授，ミュンヘン大学の物理学教授と物理学研究所長（1900）になった。ヴュルツブルク時代に特定の化学物質が陰極線により蛍光を生じることを調べているうちに，陰極線が木材などの物質を透過することを発見し，X線と名付けた。この発見により1901年に第1回のノーベル物理学賞を受賞した。

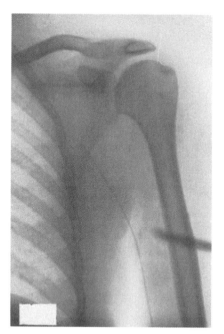

図23-5 フォルスマンの撮影した心臓カテーテルのX線写真

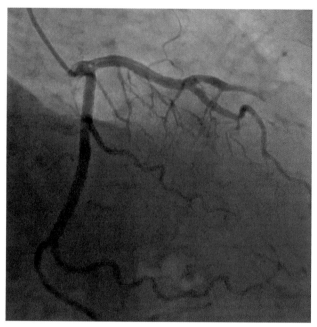

図23-6 冠状動脈造影像
順天堂医院循環器内科撮影，坂井建雄提供

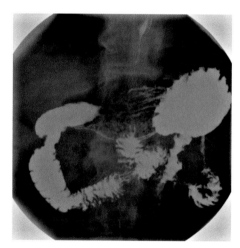

図23-7 胃のX線二重造影像

■循環器系の医療技術

　血液循環が停止すると数分のうちに生命は失われる。心臓と血管の疾患を治療するために、さまざまな医療技術が開発され、数多くの人たちの生命が救われている。

　不整脈 arrhythmia は心臓の拍動が不規則になったり拍数が異常になったりする状態で、おもに刺激伝導系の障害により生じる。めまいや失神など心不全の症状を起こす重症の不整脈を治療するために、心臓ペースメーカー cardiac pacemaker が用いられる。ペースメーカーによる治療を

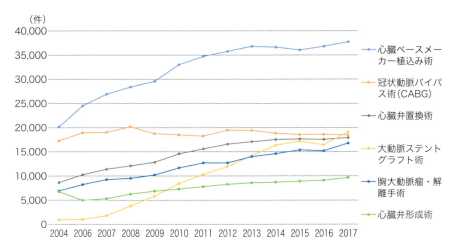

図23-9 日本の循環器系の各種治療法の件数の推移
循環器疾患診療実態調査報告書により坂井建雄作成

最初に行ったのはアメリカの医師ハイマン(1893〜1972)で，1930〜1932年にかけて心臓を規則的に電気刺激する装置を開発して，実験動物とヒトの患者で使用した。アメリカの工学者バッケン(1924〜)は携帯可能な心臓ペースメーカーを開発し，患者は心臓ペースメーカーをつけたまま病院内で移動することが可能になった。スウェーデンのエルムクイスト(1906〜1996)は体内植込み型の心臓ペースメーカーを1958年に試作したが，電源となる水銀電池の寿命が2年ほどで電池の交換に手術が必要で，患者にとっては大きな負担であった。1970年代になって性能のよいリチウム電池が電源として使えるようになり，植込み型心臓ペースメーカーは急速に広まり，我が国のペースメーカー植込み手術の件数は年間38,000件ほどとなった(2017年現在，日本循環器学会調べ)（図23-8，9）。

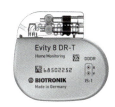

図23-8　心臓ペースメーカー
画像提供：BIOTRONIK

　狭心症や心筋梗塞などの虚血性心疾患は，冠状動脈の動脈硬化によって心筋への血流量と酸素供給が低下するために生じ，生命の危険がある。冠状動脈バイパス術 coronary artery bypass grafting(CABG)は，血管の一部を採取して他の動脈と冠状動脈の間に迂回路を形成する手術で，アメリカのゲッツ(1910〜2000)が内胸動脈を用いて初めて成功・報告した(1961)[12]。この手術は身体に対する侵襲が大きいために，心臓カテーテルを用いたより侵襲の少ない冠状動脈形成術 percutaneous coronary intervention(PCI)がよく用いられるようになってきた。バルーン血管形成術 balloon angioplasty はバルーンのついたカテーテルを用いて冠状動脈の狭窄部を拡張するもので，ドイツの放射線科医グリュンツィヒ(1939〜1985)が1977年に初めて成功した。しかし拡張した部分が再狭窄を起こす問題が解決されていない。冠状動脈ステント coronary artery stent は，金属製・網目状の筒を冠状動脈の狭窄部位に留置・拡張するもので，フランスの心臓内科医ピュエル(1949〜2008)が1986年に初めて

循環器系の医療技術　493

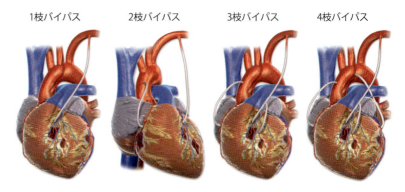

図23-10　冠状動脈バイパス術の説明図

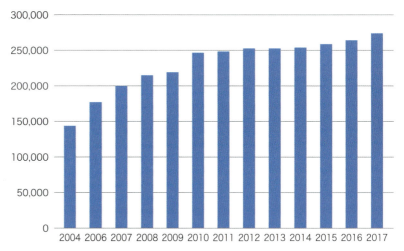

図23-11　日本の冠状動脈形成術の件数　循環器疾患診療実態調査報告書により坂井建雄作成

行い[13]，広く用いられている(図23-10, 11)。

　人工心臓弁 artificial heart valve は，大動脈弁と僧帽弁の狭窄や閉鎖不全といった心臓弁膜症の患者で，弁の機能を代替するために移植される。最初の人工心臓弁はアメリカの外科医ハフネイゲル(1916〜1989)によって開発され，1952年に30歳の女性患者に移植された。初期の人工心臓弁はボール弁で樹脂ガラス製のボールとカゴからできていて雑音を発したが，後にシリコン処理された素材に変更された。1960年代後半には傾斜円板型弁が開発されて血球への障害が減少したが，経年劣化により弁が破断する弱点がある。1979年に二葉弁が開発され，現在も広く用いられているが，わずかに逆流する問題点が指摘されている。機械弁を移植すると血栓の発生を防ぐために抗凝固剤を終生服用する必要がある。近年は，ウシの心膜やブタの心臓弁を加工した生体弁も多く用いられるようになっている。生体弁では抗凝固剤の服用は術後一定期間のみでよいが，耐久性に限界があり15〜20年で20〜30%の割合で再手

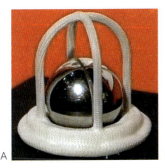 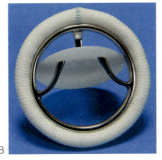 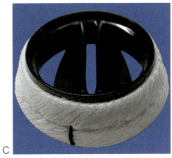

図23-12 人工心臓弁，(A)ボール弁，(B)傾斜円板弁，(C)二葉弁

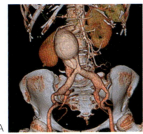 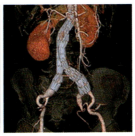 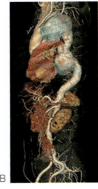 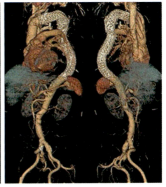

図23-13 大動脈ステントグラフト手術，(A)腹部大動脈瘤に対するステントグラフト治療前(左)と治療後(右)，(B)胸部大動脈瘤(重複瘤)に対するステントグラフト治療前(左)と治療後(右)
慶應義塾大学心臓血管低侵襲治療センター

　術が必要になる。心臓弁を修復する心臓弁形成術 heart valve repair は，腱索と弁尖の形状を矯正したり弁尖を切り開いたり弁口の線維輪を補強したりして弁の機能を回復する手術である。フランスの心臓外科医キャルポンティエ(1933～)は1960年代後半から僧帽弁の形成術を独自に開発して実績を重ね，1983年に「心臓弁外科―フランス方式」[14]を米国の『胸部心臓血管外科雑誌』に発表して大きな反響を呼び，ここから心臓弁形成術が急速に広まった(図23-12)。

　破裂の危険のある大動脈瘤の治療には，人工血管 artificial blood vessel による置換術が行われる。人工血管には合成繊維ポリエステル製(ダクロン®)のものや合成樹脂のテフロンを成型したものが用いられる。人工血管置換術の基礎となる血管吻合の技術は，フランス出身のアメリカの外科医カレル(1873～1944)により開発され，これによりカレルは1912年にノーベル生理学・医学賞を受賞した。ヒトでの人工血管手術に初めて成功したのはアメリカの心臓外科医デバキー(1908～2008)で，1954年にダクロン®製の人工血管を用いて行った。アルゼンチンの外科医パロディ(1942～)は，腹大動脈の大動脈瘤に対して合成樹脂で被覆したステントグラフトを留置する治療法を1991年に初めて行い，低侵襲の大動

脈瘤治療法として注目され広まりつつある(図23-13)。

■器官の機能を代替する医療技術

股関節と膝関節は最も荷重のかかる関節であり，その障害は歩行を不可能にして生活の質を大きく低下させる。高齢者では変形性股関節症・膝関節症に対して人工関節を用いた関節置換術により機能の回復が図られる。人工股関節の最初の成功例はイギリスのワイルズ(1899～1967)によるもので，1938年にステンレス製の人工股関節を作製し，6例に手術を行って寝たきりの患者を歩行可能にした。人工股関節の実用化に貢献したのはイギリスの整形外科医チャーンリー(1911～1982)で，摩擦係数の少ない素材を用いた人工関節を研究し，ポリエチレン製のカップとコバルトクロム製の人工骨頭を組み合わせた人工関節を開発して1970年代以降に世界に急速に広まった。人工股関節の成功を受けて，ニューヨークの特殊外科病院 Hospital for Special Surgery のグループが1970年頃から人工膝関節の研究を続け，1973年に完成した全顆型 total condylar 人工膝関節は長期間の術後成績が優れて急速に広まった(図23-14)。

人体で生命の維持に不可欠な臓器がいくつかある。脳，心臓，肺，肝臓，腎臓，小腸といったところである。これらの臓器の機能が障害されたときには，生命を救うために何らかの方法で機能を代替する必要がある。人工臓器は臓器の機能を代替するための機械であるが，現在よく用いられているのは腎臓の機能を代替する透析療法である。人工心肺は心臓外科の手術などの際に一時的に用いるもので，長期的に使用できるものではない。補助人工心臓は，末期的な重症心不全の患者に対して

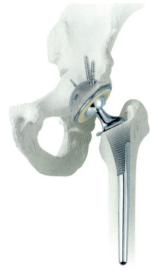

図23-14　人工股関節
画像提供：帝人ナカシマメディカル株式会社

医学史上の人と場所
People and Place in Medical History

カレル　　Carrel, Alexis (1873～1944)

カレルはフランスとアメリカの外科医で，血管吻合の技術を編み出し，実験的な臓器移植を成功させて，外科手術の発展に大きく寄与した。リヨン近郊で生まれ，リヨン大学で文学を学び(1890)，ディジョン大学で科学を学び(1891)，さらにリヨンで医学を学んだ(1900)。外科手術に卓越した技量を示し，微小な血管を吻合する方法を考案した。保守的なリヨンで受け入れられないためにアメリカに渡り(1904)，シカゴで生理学者のガトリー(1880～1963)と協力して血管吻合術の改良，さまざまな臓器の移植の実験を成功させ，ロックフェラー研究所で研究を始め(1906)，研究員となった(1912)。血管吻合と臓器移植の業績により1912年にノーベル生理学・医学賞を受賞した。第一次大戦ではフランス軍に加わり，イギリスの科学者デイキン(1880～1952)とともに消毒液を改良して多くの兵士の生命を救った(1915)。第二次世界大戦とともに退職してフランスに戻り(1939)，ヴィシー政権下で人口問題研究基金を設立してナチス協力者の嫌疑をかけられたが，公式に否定された。

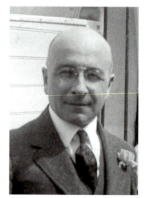

カレル

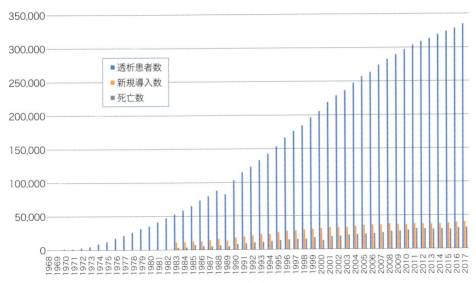

図23-15　日本の人工透析患者数，新規導入数，死亡数の推移。日本透析医学会「わが国の慢性透析療法の現況」から
坂井建雄作成

2011年から用いられている。

　透析療法 dialysis therapy は，半透膜を用いて血液を透析し，水分や不要な溶質を取り除いて血液を浄化するもので，腎機能を失った腎不全の患者の治療に用いられる。我が国で透析療法を受けている患者は32万5千人ほどで，3万1千人ほどが亡くなり，新たに3万9千人ほどが新たに透析を開始し（2015年末現在），透析患者数は毎年着実に増加している（図23-15）。透析療法が開発される以前には，腎機能を失った患者は死に直面するしかなかったので，透析療法は多くの患者の生命を平均して10年ほどは延長していることになる。現在広く行われている透析療法には，血液透析と腹膜透析の2種類がある。

　血液透析 hemodialysis（HD）では，血液を患者の身体から抜き出して透析器（いわゆる人工腎臓）に通して，浄化した血液を体内に戻す。20世紀初頭から血液透析装置がいくつか試作されて動物に用いられ，また人体にも用いられたが，尿素を取り除く効率が低く生命を救うことができなかった。透析器での血液凝固を防ぐ抗凝固剤としては肝臓で産生・分泌されるヘパリンというタンパク質が用いられているが，これは1916年に発見され1935年頃から臨床に用いられるようになった。臨床的に有用な透析器を開発して患者の生命を救ったのは，オランダの医師コルフ（1911～2009）であり，1945年のドイツ占領下という状況でのことである。コルフは戦後にアメリカに移住し，透析器の小型化，人工心臓，人工心肺の研究・開発を行い，米国人工内臓学会 American Society for Artificial Internal Organs（ASAIO）を創設した（図23-16）。

　腹膜透析 peritoneal dialysis（PD）では，腹腔内に透析液を注入し，溶質

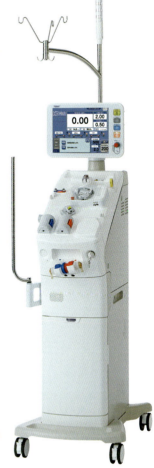

図23-16　血液透析装置

器官の機能を代替する医療技術　497

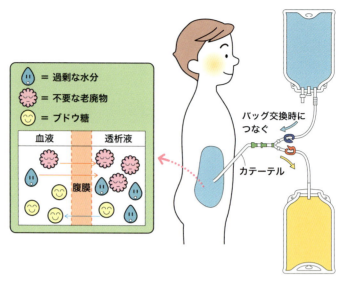

図23-17　腹膜透析の説明図
全国腎臓病協議会

を吸収した透析液を排出する。腹膜透析の研究も20世紀初頭から行われていたが，実用にならなかった。アメリカのボーン(1924～)は腹膜透析を行う機械を開発し，自動腹膜透析 automated peritoneal dialysis(APD)を成功させた(1962)。アメリカのポポヴィッチ(1939～2012)は，腹膜透析で注液量と貯留時間に基づいて尿素を効率的に除去する数式を開発し，必要な透析液の量(2Lを1日に5回交換)を算出し，透析液を持続的に体内に貯留する連続携行式腹膜透析 continuous ambulatory peritoneal dialysis(CAPD)を提唱した(1975)(図23-17)。

エリスロポエチン erythropoietin は腎臓で産生されるホルモンで，骨髄での赤血球産生を促進する働きがある。慢性腎不全の患者は人工透析で生命が維持できても，エリスロポエチンの欠乏で貧血が生じる。エリスロポエチンは宮家隆次らによって再生不良性貧血患者の尿から分離され(1977)，遺伝子が同定され(1985)，1989年に製品化されて人工透析患者の貧血の治療に用いられている(図23-18)。

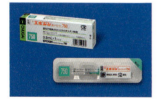

図23-18　遺伝子組み換えヒトエリスロポエチン製剤「エポジン®」
中外製薬

■臓器移植と再生医療

生命に不可欠な臓器が障害されたときに人工的に機能を代替できる方法としては人工透析しかなく，他の臓器の障害に対しては臓器移植しか生命を救う方法がない。臓器移植は腎臓の他に，肝臓，心臓，肺，膵臓でよく行われている。臓器移植の際は免疫抑制剤を用いて拒絶反応を抑える必要がある。免疫抑制剤としてよく用いられるアザチオプリン azathioprine は1962年から，シクロスポリン cyclosporin は1980年から用いられるようになり，臓器移植の成績が大幅に向上した。

臓器移植が成功した最初の例は，1954年にボストンの病院で内科医のメリル(1917～1984)と外科医のマレー(1919～2012)らが行った腎移植である．双生児の間で行われた生体腎移植で，受容者は手術後8年間生存した．日本では1956年に新潟大学の楠隆光(1906～1967)が急性腎不全の患者に対して行った．慢性腎不全に対する生体腎移植は，東京大学の木本誠二(1907～1995)によって初めて行われ，死体腎移植の第1例は京都府立医科大学の四方統男により行われた．

　世界初の肝臓移植はコロラド大学のスターツル(1926～)によって行われた．日本で初めての肝臓移植は，千葉大学の中山恒明(1910～2005)が胆道閉鎖症患者に対して行った死体肝移植である．生体部分肝移植の第1例は，島根医科大学の永末直文(1927～)によって行われた．

　心臓移植は臓器提供者の死を意味するために，倫理的な問題を避けて通れない．世界初の心臓移植は，1967年に南アフリカのバーナード(1922～2001)によって行われた．この手術では交通事故で脳死状態となった24歳の女性の心臓を55歳の男性に移植したが，受容者は術後18日目に肺炎で死亡した．この心臓移植手術は世界的なニュースとなり，賛否を巡って大きな議論が戦わされた．その後バーナードは1983年に勇退するまで49例の心臓移植手術を行った．日本では1968年に札幌医科大学の和田寿郎(1922～2011)が第1例の心臓移植手術を行った．溺死した21歳の男性の心臓を，18歳の男子高校生に移植し，受容者は83日目に死亡した．この心臓移植にあたっては，提供者の死亡判定と受容者の重症度についての発表に虚偽があることが判明し，刑事告発されて嫌疑不十分で不起訴となったが，手術の妥当性についての疑いが残った．その後1999年の大阪大学での心臓移植まで我が国で心臓移植が行われることがなく，また他の臓器の移植もなかなか進まなかった．

　日本での臓器移植に関する法令としては，1980年に角膜及び腎臓の移植に関する法律(角膜腎臓移植法)が施行されたのが最初であり，これにより心臓が停止した死後の角膜と腎臓提供が可能になった．世界各国

医学史上の人と場所
People and Place in Medical History

バーナード　　Barnard, Christiaan Neethling（1922～2001）

　バーナードは南アフリカの外科医で，世界最初の心臓移植を成功させた．南アフリカで牧師の子として生まれ，ケープタウン大学で医学を学び(1941～1946)，修士の学位を取得した(1954)．ケープタウンの病院で外科医として働き頭角を現し，ミネソタ大学の心臓外科の先駆者のリレヘイ(1918～1999)のもとに留学し(1956)，グルート・スキュール病院の心臓外科医でケープタウン大学の外科研究部長を兼ねた(1958)．動物を用いて心臓移植の実験を重ねて，世界最初の心臓移植手術を行い，世界的な大ニュースとなった．

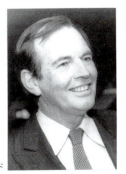

バーナード

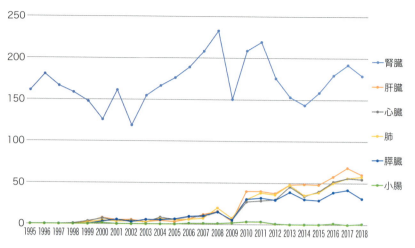

図23-19　日本の臓器移植数の推移
日本臓器移植ネットワーク「移植に関するデータ」から，坂井建雄作成

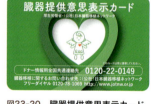

図23-20　臓器提供意思表示カード

で臓器移植が行われて多くの患者が救われ，また日本人が海外で臓器移植を受ける事例が増えてきたなどの事情から，1997年に臓器移植法が施行され，脳死後の心臓，肺，肝臓，腎臓，膵臓，小腸などの提供が可能になった。しかし脳死後の臓器提供には本人の書面による意思表示と家族の承諾を必要としていたために15歳未満の脳死臓器提供ができなかった。そのため2010年に改正臓器移植法が施行され，本人の意思が不明な場合には，家族の承諾で臓器提供ができることになった。この改正により腎臓以外の臓器移植の件数は着実に増加している。1995年に設立された日本腎臓移植ネットワーク(現在の日本臓器移植ネットワーク，1997年に改組)が，臓器提供の希望者の登録，臓器移植を受けようとする患者の登録の他，脳死後の臓器移植に必要となる斡旋業務(移植コーディネーターによる家族への説明，法的脳死判定，移植候補者の選定など)を行っている(図23-19, 20)。

　障害された臓器の機能を代替させる新しい方法として再生医療 regenerative medicine が注目されている。これは未分化な細胞を体外で培養したり加工したりして，臓器や組織を再生させて身体に移植する方法である。1981年にイギリスのエヴァンス(1941〜)はマウスの胚を培養して胚性幹細胞 embryonic stem cell (ES細胞)を樹立することに成功した。ES細胞を樹立するには受精卵ないし初期胚が必要となり，ヒトのES細胞を作成するには生命の萌芽を消滅させてしまうので倫理的な問題がある。2006年に京都大学の山中伸弥はマウスの線維芽細胞に数種類の遺伝子を導入して分化万能性をもつ人工多能性幹細胞 induced pluripotent stem cell (iPS細胞)の作成に成功した。iPS細胞は身体の分化した組織の細胞から作成できるので倫理的な問題は少ないが，癌や奇形腫を発生する可能性がある。加齢黄斑変性，パーキンソン病，脊髄損傷の治療に向

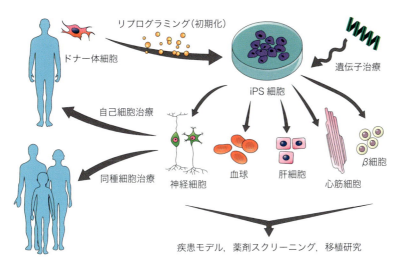

図23-21　iPS細胞の由来と医療応用の説明図

けた臨床研究が進んでおり，また肝臓，腎臓，膵臓などの臓器を作成する研究も進んでいる。エヴァンスは2007年に，山中は2012年にノーベル生理学・医学賞を受賞した（図23-21）。

■内視鏡と画像診断

　内視鏡は体内の腔所を観察する光学器械で，気道，消化管，尿道，体腔などを観察するさまざまな種類がある。フランスのデソルモ（1815〜1894）は『内視鏡とその尿道と膀胱の疾患の診断と治療への応用』(1865)[15]を著して内視鏡 endoscope の語を広めた。

　食道・胃などを観察する上部消化管内視鏡 esophagogastroduodenoscope の始まりは，ドイツのクスマウル（1822〜1902）が考案した硬い通常の硬

医学史上の人と場所　People and Place in Medical History

山中伸弥（1962〜）

　山中伸弥は体細胞に少数の遺伝子を導入して人工多能性幹細胞（iPS 細胞：induced pluripotent stem cell）を作成し，再生医療の発展に道を開いた。大阪で工場経営者の子として生まれ，神戸大学で医学を学び（1981〜1987），整形外科医となった。整形外科の仕事を単調に感じて病院を退職し，大阪市立大学で薬理学の研究を行って博士の学位を得た（1989〜1993）。カリフォルニア大学に留学して iPS 細胞の研究を始め，帰国してから大阪市立大学薬理学助手（1996），奈良先端科学技術大学院大学助教授（1999）となり，iPS 細胞の研究を大きく前進させた。京都大学の再生医科学研究所の教授となり（2004），マウスの胚性線維芽細胞に4つの遺伝子を導入することで分化多能性をもつ細胞が作成できることを発表し（2006）[P1]，翌年にはヒト成人の皮膚から iPS 細胞を作成することに成功した（2007）[P2]。この iPS 細胞開発の業績によりノーベル生理学・医学賞を受賞した（2012）。

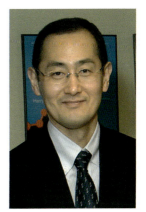

山中伸弥

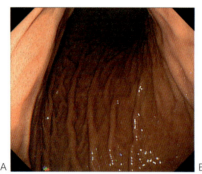 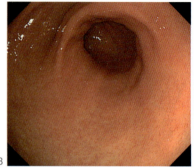

図23-23 内視鏡による胃粘膜像，(A)胃体部を見おろしたところで胃粘膜ヒダが盛り上がっている，(B)幽門部付近で粘膜ヒダが見られない
順天堂大学消化器内科撮影，渡辺純夫・長田太郎提供

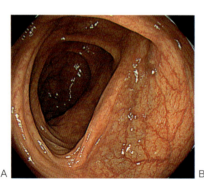 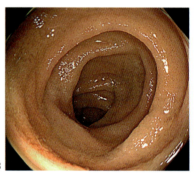

図23-24 内視鏡による腸粘膜像，(A)結腸の粘膜で半月ヒダが盛り上がっている，(B)小腸の粘膜で輪状ヒダが盛り上がっている
順天堂大学消化器内科撮影，坂井建雄提供

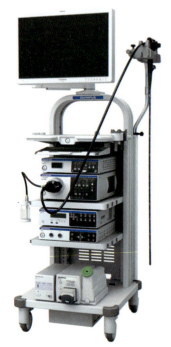

図23-22 内視鏡ビデオスコープシステム
オリンパス提供

性胃鏡で，剣を呑む曲芸師の胃を観察した(1868)。20世紀になってドイツのシンドラー(1888～1968)は多数の鏡を組み合わせて柔軟性のあるガストロスコープ Gastroskope を開発し(1932)，アメリカに移住してこの半軟性鏡を広めた。第2次大戦後に東京大学医学部の宇治達郎(1919～1980)はオリンパス光学工業と協力して，小さなカメラと光源を柔軟な管の先に取り付けた胃カメラを発明した(1950)。胃カメラは東大病院の他の医師たちによって改良されて普及したが，胃の内部を直接観察できないという欠点があった。アメリカのハーショヴィッツ(1925～2013)は細いガラス線維を束にしてファイバースコープを用いて内視鏡を開発し(1957)，胃の内部を直接観察できるようになった。1970年代以降に，CCDカメラを取り付けたり，画像精度と画質を高めたり，内視鏡の径を細くしたりといったさまざまな改良が積み重ねられ，現在では食道・胃・十二指腸の範囲で粘膜の観察・診断と，腫瘍の切除術が行われている(図23-22，23)。

大腸内視鏡 colonoscope も19世紀末頃から硬性鏡を用いて行われていたが，ファイバースコープによる胃内視鏡が実用化されて，東京大学の丹羽寛文(1930～)らが大腸に応用し，東北大学の山形敏一(1913～1998)

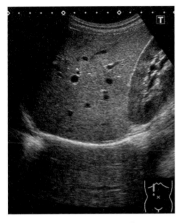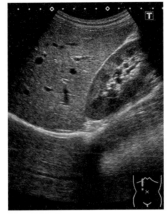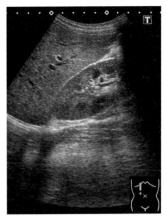

図23-25　超音波検査による画像
丸山憲一他：肝胆膵．種村正編：解剖と正常像がわかる！エコーの撮り方完全マスター．p.22，医学書院，2014 より

が改良して実用的な大腸鏡ができあがった(1970)（図23-24）。

　気管支鏡 bronchoscope の始まりは，ドイツのキリアン(1860～1921)が考案した硬性鏡(1897)である。ファイバースコープを用いた軟性の気管支鏡は国立がんセンターの池田茂人(1925～2001)が1966年に開発した。

　膀胱鏡 cystoscope は尿道から差し込んで膀胱内腔を観察する内視鏡で，その始まりはドイツの軍医ボッツィーニ(1773～1809)が試作した硬性鏡(1805)である。フランスのデソルモ(1815～1894)は反射鏡を使って照明する硬性膀胱鏡を開発した(1853)。ファイバースコープを用いた膀胱鏡はドイツの企業家シュトルツが開発し市販した(1967)。

　胸腔鏡 thoracoscope と腹腔鏡 laparoscope は，胸壁ないし腹壁に孔を開けて胸部・腹部内臓を観察する内視鏡で，スウェーデンのヤコベウス(1879～1937)によって初めて報告された(1910)。

　超音波検査法 ultrasonography は体表の探触子から超音波を送り，体内からの反響を映像化する画像検査法である。超音波による体内の初めての検査は，オーストリアのドゥスィク(1908～1968)が頭部に超音波を当ててその透過像を観察したものである(1949)。1950年代から超音波をパルス状に照射して反射像を観察する方法が研究され，アメリカのワイルド(1914～2009)，順天堂医科大学の和賀井敏夫(1924～)らは臨床に応用できる装置を開発し，1970年代から普及した。超音波診断装置は装置が小型で簡便に使える上に，生体に対する侵襲がほとんどないので，肝臓などの腹部内臓，心臓の弁や血流，頸部の内臓と動脈硬化，妊娠中の胎児などの診断に幅広く使われている(図23-25)。

　コンピュータ断層撮影 computed tomography(CT) では，X線源を人体の周りに回転させ対向する検出器で記録し，X線の吸収結果からコンピュータを用いて解析し断面画像を再構成する。複数の器官の印影の重なった従来のX線像と異なり，身体の一断面を描画できる画期的な技

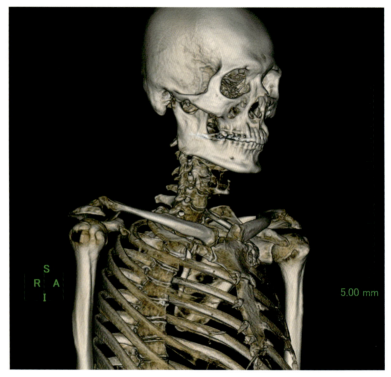

図23-26　CT画像から再構成した胸部と頭部の骨格
順天堂医院放射線科撮影，坂井建雄提供

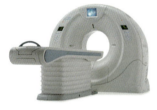

図23-27　CTスキャナー
画像提供：キヤノンメディカルシステムズ(株)

術である。イギリスのEMI研究所のハウンズフィールド(1919〜2004)は1972年にCTを開発し、1979年にノーベル生理学・医学賞を受賞した。CTの技術は急速に進歩し、線源がラセン状に回転して多数の断面を短時間に撮影できるヘリカルCTが1986年に、X線源から扇状に照射して検出器を多列化して広い範囲の撮影ができる多列検出器CT(MDCT)が1998年に開発されている(図23-26，27)。

磁気共鳴撮像 magnetic resonance imaging(MRI)は核磁気共鳴(NMR)を用いた撮像法で、人体に高周波の磁場を与えて水素原子の共鳴現象を検出し、その信号からコンピュータを用いてフーリエ変換により断面画像を再構成する。アメリカの化学者ラウターバー(1929〜2007)がMRIの原理を提案し(1973)、イギリスの物理学者マンスフィールド(1933〜2017)は高速で撮影する方法を開発し(1977)、2人は2003年にノーベル生理学・医学賞を受賞した。MRIはCTと同様に断面画像の撮影が可能であり、CTのようにX線被曝の心配がなく、軟部組織の描出に優れているので、医療画像の撮影に広く用いられている。機能的MRI functional MRI(fMRI)は、神経活動に伴う血流量増加を検出して、脳の機能や活動部位を画像として計測する方法である。この方法の元になるBOLD効果(脱酸化ヘモグロビンの減少)が1992年に報告され、脳科学の新しい研究手法として注目されている(図23-28)。

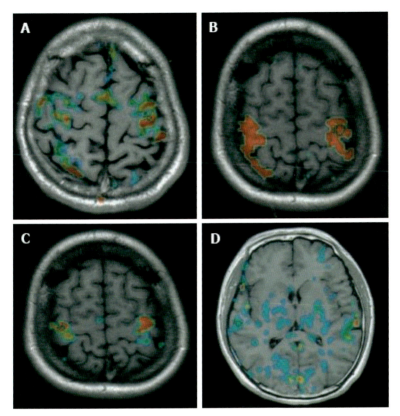

図23-28　さまざまな状態の脳のfMRI画像

医学史上の人と場所

ラウターバーとマンスフィールド

Lauterbur, Paul Christian（1929～2007），Mansfield, Peter（1933～2017）

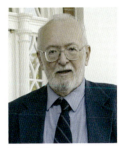

ラウターバー
(C)getty images

　磁気共鳴撮像(MRI)は，コンピュータ断層撮影(CT)とともに人体内部を断面画像で可視化することにより，医療の進歩に大きく貢献している．MRIの開発にはアメリカの化学者ラウターバーとイギリスの物理学者マンスフィールドが大きく貢献している．2人は2003年にノーベル生理学・医学賞を受賞した．
　ラウターバーはオハイオ州で生まれ，ケース工科大学で化学を学んだ．ダウコーニング社の研究所に勤めながら，ピッツバーグ大学で研究をして博士の学位をとり，ニューヨーク州立大学の助教授になり(1962)，MRIの研究を始めた．休暇研究でスタンフォード大学に1年間滞在し(1969～1970)，イリノイ大学の教授になった(1985)．MRIについての最初の論文を『ネイチャー』に発表し(1973)[P3]，最初のMRI装置はニューヨーク時代に作られ，今でも大学に残されている．
　マンスフィールドはロンドンで生まれ，ロンドン大学で物理学を学び(1856～1859)，核磁気に関する研究で博士の学位を得た(1962)．アメリカに渡ってイリノイ大学でポスドクとして研究し，帰国してノッチンガム大学の講師(1964)となってマルチパルスNMRの研究を再開し，上級講師を経て教授になった(1979)．人体でのMRIによる断面画像を世界で初めて撮影するのに成功した(1977)．

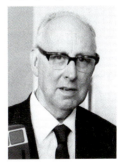

マンスフィールド
(C)getty images

内視鏡と画像診断　505

■外科技術の進歩

マイクロサージャリーmicrosurgeryは，外科手術を双眼の実体顕微鏡で視野を拡大して行う方法で，微細な血管や神経などを扱う幅広い手術で用いられている。スウェーデンの耳鼻科医ニレン(1892～1978)は，単眼の顕微鏡を用いて慢性中耳炎の手術を行い(1921)，これがマイクロサージャリーの第1例である。ホルムグレン(1875～1954)は双眼の実体顕微鏡を開発して耳硬化症の手術を行った(1923)。マイクロサージャリーは1950年代以降に外科のさまざまな領域に急速に広まった。眼科ではドイツのハルムスが実体顕微鏡を用いた手術を初めて行い(1953)，コロンビアのバラケー(1916～1998)は手術用の実体顕微鏡を改良し角膜の手術に応用して，マイクロサージャリーの必要性と有用性を示した(1956)。整形外科では，アメリカのモルト(1932～2002)が10歳男児の切断された上腕の再結合に成功して(1962)大きな反響を呼んだ。奈良県立医大の玉井進は切断された母指の再結合に初めて成功した(1965)。形成外科ではアメリカのバンケ(1922～2008)がサルの指を切断・再結合し(1965)，ウサギの耳を切断・再接着する(1966)など実験的な手術を報告して，形成外科の父と呼ばれている。脳神経外科ではトルコ出身でチューリヒのヤサーギル(1925～)とアメリカのバーモントのドナギー(1910～)は相次いで頭蓋の外と中の動脈枝の吻合に成功した(1967)（図23-29）。

内視鏡手術 endoscopic surgery は，腹部や胸部を大きく切り開くのではなく，腹壁ないし胸壁に小さな孔を数ヶ所開けて，腹腔鏡や胸腔鏡で内部を見ながら，鉗子や電気メスで行う手術である。身体に対する侵襲を大幅に減らして患者の体力を温存し生活の質 quality of life(QOL)を向上させることができる。内視鏡手術の第1例は，ブラジルのタラスコニによって行われた卵管切除術(1975)である。ドイツのゼム(1927～2003)は腹腔鏡を用いて虫垂切除術に成功し(1981)，その後もさまざまな種類の腹腔鏡手術を行って腹腔鏡手術の父と呼ばれている。フランスのモレ(1938～2008)は腹腔鏡での胆嚢摘出術に初めて成功し(1987)，大きな反響を呼んだ。日本での第1例は帝京大学の山川達郎による腹腔鏡下胆嚢摘出術(1990)である。現在では内視鏡手術は，女性生殖器の疾患(子宮内膜症，子宮筋腫など)の治療，消化管の癌(早期胃癌，大腸癌など)による切除術，胆嚢切除術など幅広く用いられている。

手術支援ロボット「ダ・ヴィンチ da Vinci Surgical System」は，内視鏡カメラとロボットアームを備えた手術支援ロボットで，アメリカのインテュイティヴ・サージカル Intuitive Surgical 社が開発し1999年から販売されている。2009年に日本国内での製造販売が承認され，2012年に前立腺癌全摘術に保険適用され，先進医療としては胃切除術，咽喉頭

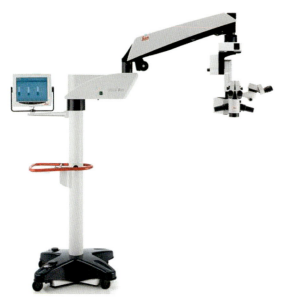

図23-29 眼科手術用顕微鏡システム
ライカマイクロシステムズ

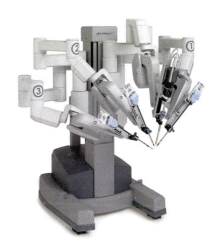

図23-30 手術支援ロボット「ダ・ヴィンチ」
インテュイティヴ・サージカル

切除術,広汎子宮切除術にも認められている。急速に普及しており,日本ロボット外科学会の統計で導入台数は世界で3,803台,日本で237台(2016年9月末現在),手術実績は2014年に米国で449,000件(泌尿器,91,000件,消化器107,000件,婦人科235,000件),2015年に日本で13,228件(泌尿器12,404件,消化器544件,婦人科170件,胸部外科110件)である(図23-30)。

第24章
20世紀以降の日本の医学
―― 戦前，戦後，高度成長と情報化・グローバル化

Medicine in Japan in the 20th century and after
── Before and after the war, Japanese economic miracle, information society and globalization.

　日本の医学・医療は明治初期にドイツから移入され，東京大学医学部の卒業生を通して全国の医学校・病院に広まった。明治時代を通じて官公立の病院は限られており，医学校や医術開業試験で資格を得た医師たちが開業し，民間の病院が医療を担っていた。ドイツから移入した医学・医療は日本流にアレンジされた。

　20世紀初頭の日本は日清戦争に続いて日露戦争に勝利し，非白人国として唯一列強諸国に加えられた。1910年代の第1次世界大戦の頃から工業が発展したが，1920年代末の世界恐慌以後に深刻な不況に陥った。1930年代に日本は大陸に侵攻して満州事変，日中戦争を戦い，さらに1940年代に太平洋戦争を開戦した。国民が疲弊し，国土全体が荒廃し，広島と長崎への原爆投下を経て，ようやく終戦を迎えた。

　終戦後の連合軍占領下に，日本国憲法が公布・施行され，1950年代には朝鮮戦争により経済が回復し，サンフランシスコ講和条約を経て日本は国家主権を回復した。1960年代の東京オリンピック（1964〔昭和39〕）は非白人国家における最初のオリンピックであり，日本が復興し国際社会の中心に復帰するシンボルとなった。医学部のインターン制度反対に端を発して東大紛争が生じ，全国に波及して医師国家試験がボイコットされた。1970年代には日本の成長が実感され，大阪万博が開催され，沖縄が返還されたが，その一方で世界では日本にも影響が大きい第4次中東戦争によるオイルショック，ベトナム戦争終結，中華人民共和国の文化大革命の終結などの動きがあった。

　1980年代からは戦後から続いていた枠組みが大きく動き出し，日本では国鉄が分割民営化され，消費税が導入され，世界ではベルリンの壁の崩壊に続いてソビエト連邦が崩壊し，欧州連合（EU）が発足した。パソコンやワープロ専用機は1970年代から市販されていたが，1980年代にMS-DOS 2.0を搭載したPC-9800シリーズが登場して急速に普及した。

　1990年代半ば以降にはグローバル化 globalization が進む一方で，日本と世界を揺るがす大規模な災害や戦争，テロが相次いだ。日本では阪神・淡路大震災と地下鉄サリン事件と東日本大震災を経験し，アメリカ合衆国での同時多発テロ，イラク戦争，リーマンショックによる世界的な金融危機，IS（イスラミック・ステート）が世界中にテロを頻発させている。

　1990年代半ばにWindows 95が発売され，2000年頃にはインターネットが本格的に使用されるようになって（2000年のパソコン普及率50％，インターネット利用率34％，Google日本語検索とAmazonのサービス開始）情報化社会 information society の時代に入り，スマートフォンの登場（2008年にiPhone 3G発売，2009年にAndroid 2.0搭載機発売）は情報化社会の流れはますます加速している（表24-1）。

表24-1 20世紀から現代の日本の年表

年	出来事
1903〔明治36〕	専門学校令
1904〜1905〔明治37〜38〕	日露戦争
1906〔明治39〕	医師法の制定
1910〔明治43〕	韓国併合
1912〔大正元〕	中華民国成立
1914〔大正3〕	第1次世界大戦(〜1918〔大正7〕)
1916〔大正5〕	医術開業試験の廃止
1918〔大正7〕	大学令(医学専門学校の大学昇格が可能に)
1927〔昭和2〕	健康保険法施行(労働者を対象とした医療保険)
1929〔昭和4〕	世界恐慌(1930〔昭和5〕昭和恐慌)
1931〔昭和6〕	満州事変(1932〔昭和7〕満州国建国)
1937〔昭和12〕	日中戦争
1938〔昭和13〕	国民健康保険法(農民などを対象とした医療保険)
1941〔昭和16〕	太平洋戦争(第2次世界大戦)
1945〔昭和20〕	広島と長崎に原爆投下,終戦
1946〔昭和21〕	インターン制度,医師国家試験制度
1947〔昭和22〕	日本国憲法施行
1948〔昭和23〕	学校教育制度改革(6-3-3-4制の採用,専門学校の廃止),医師法,医療法(公立病院の設置基準を定める),保健婦助産婦看護婦法
1949〔昭和24〕	国立大学設置法(新制大学の設置),死体解剖保存法
1950〔昭和25〕	朝鮮戦争,医療法人制度
1951〔昭和26〕	サンフランシスコ講和条約
1960〔昭和35〕	日米安全保障条約発効,安保反対闘争
1961〔昭和36〕	国民健康保険法の市町村に対する義務化(国民皆保険)
1963〔昭和38〕	老人福祉法(特別養護老人ホームの創設)
1964〔昭和39〕	東京オリンピック,東海道新幹線の開通
1967〔昭和42〕	医師国家試験のボイコット
1968〔昭和43〕	医師法改正(インターン制度廃止,研修医制度の努力義務)
1969〔昭和44〕	東京都と秋田県が老人医療費の無料化(これ以後全国で追随)
1970〔昭和45〕	日本万国博覧会(大阪万博),秋田大学医学部の新設(これ以後1981〔昭和56〕まで国立・私立医科大学の新設が続く)
1971〔昭和46〕	篤志解剖全国連合会の設立
1972〔昭和47〕	沖縄返還,日中国交正常化
1973〔昭和48〕	オイルショック,老人福祉法改正(老人医療費支給制度)
1975〔昭和50〕	ベトナム戦争終結
1976〔昭和51〕	中華人民共和国の文化大革命の終結
1982〔昭和57〕	老人保健法(高齢者の医療費負担の公平化,一定額の自己負担)
1983〔昭和58〕	MS-DOS 2.0日本語版の発売,献体法
1984〔昭和59〕	医学部入学定員の削減(2003年頃まで)
1985〔昭和60〕	第1次医療法改正(2次医療圏ごとの病床数調整)
1986〔昭和61〕	老人保健施設の創設
1987〔昭和62〕	国鉄分割民営化
1989〔平成元〕	ベルリンの壁崩壊,消費税の導入,老人福祉のためのゴールドプラン
1991〔平成3〕	大学設置基準の改正(いわゆる大綱化)
1992〔平成4〕	第2次医療法改正(特定機能病院,療養型病床群)
1993〔平成5〕	欧州連合(EU)の発足
1994〔平成6〕	新ゴールドプラン,新看護体系
1995〔平成7〕	阪神・淡路大震災,地下鉄サリン事件,Windows 95の発売
1997〔平成9〕	第3次医療法改正(地域医療支援病院,インフォームド・コンセントの努力義務),付添看護の禁止
2000〔平成12〕	インターネットの本格的普及,第4次医療法改正(療養病床と一般病床の区別),介護保険制度
2001〔平成13〕	アメリカ合衆国で同時多発テロ,医学教育モデル・コア・カリキュラム
2003〔平成15〕	イラク戦争,医療費の疾病群別包括払い制度(DPC)
2004〔平成16〕	卒後臨床研修の必修化
2006〔平成18〕	第5次医療法改正(医療情報提供の促進,医療計画制度の見直し),7対1看護体制による入院基本料の導入
2008〔平成20〕	リーマンショック,スマートフォンの普及,医学部入学定員の増加(2017年まで)
2011〔平成23〕	東日本大震災
2014〔平成26〕	IS(イスラミック・ステート)独立宣言,第6次医療法改正(臨床研究中核病院,地域医療構想)
2016〔平成28〕	日本医学教育評価機構(JACME)による医学部の認証評価

色字は医学と医療に関わる出来事

表24-2　1905〔明治38〕年の医学校

官立大学	官立医学専門学校	公立医学専門学校	私立医学校
東京帝国大学医科大学	千葉医学専門学校	京都府立医学専門学校	東京慈恵医院医学校
京都帝国大学医科大学	仙台医学専門学校	大阪府立高等医学校	私立熊本医学校
九州帝国大学医科大学	岡山医学専門学校	愛知県立医学専門学校	
	金沢医学専門学校		
	長崎医学専門学校		

■明治末から終戦まで

(1) 医学教育と医師資格

　1903〔明治36〕年に専門学校令が公布された。この勅令では帝国大学・高等学校・高等師範学校以外のすべての高等教育機関を専門学校として位置づけ、私立専門学校にも庇護と統制を及ぼすものであった。同時に公立私立専門学校規定が公布され、認可を得るために適切な校地・校舎などの物的条件の他に、教員資格、学則に規定すべき事項などの条件が細かく定められた。条件を満たさない場合には専門学校を名乗ることが許されず、各種学校として扱われた。1905〔明治38〕年には医師免許規則が改正され、私立専門学校にも無試験で医師免許授与の特典が与えられることになった(表24-2)。

　1906〔明治39〕年に医師法が施行され、医師の免許資格が積極的に規定された。医師となるには一定の資格を有し内務大臣の免許を受けることとされた。その資格としては、①帝国大学医学科又は官立・公立もしくは文部大臣の指定した私立医学専門学校の卒業者、②医師試験に合格した者、ただしその受験資格として前記以外の医学専門学校又は外国医学校で4年以上の医学課程を修了すること、③外国の医学校卒業ないし医師免許で一定の要件を備えた者、とされた。

　医師法によって医術開業試験の廃止と医師試験の導入は予告されていたが、医術開業試験は予定よりも遅れて1916〔大正5〕年に廃止された。これ以後、医師の資格を得るためには、官立、公立および文部大臣の指定を受けた私立の医学専門学校を卒業するか、それ以外の私立の医学専門学校を卒業して医師試験を受けて合格する必要があった。私立の医学校は専門学校の認可をまず受けて卒業生の医師試験受験資格を確保する必要があり、さらに文部大臣の指定を受けて試験免除の指定資格を得ることが目標となった。

　この頃大阪医学校長の佐多愛彦(1871〜1950)はドイツ留学の経験をもとに、医師養成は学問の府たる大学で一元化して行われるべきであるとして医育一元論を主張した。1909〔明治42〕年には東京帝大医科大学教授の大澤岳太郎、入沢達吉らとともに医育統一を求める建議を文部大臣に提出した。1918〔大正7〕年に大学令が公布されて、帝国大学以外の官

表24-3 1919〔大正8〕年の医学校

帝国大学医学部	官立医学専門学校	私立医学専門学校
東京帝国大学医学部	千葉医学専門学校	慶應義塾医学科
京都帝国大学医学部	仙台医学専門学校	東京慈恵会医院専門学校
九州帝国大学医学部	岡山医学専門学校	日本医学専門学校
東北帝国大学医学部	金沢医学専門学校	東京女子医学専門学校
公立医科大学	長崎医学専門学校	私立熊本医学校
大阪医科大学	**公立医学専門学校**	
	京都府立医学専門学校	
	愛知県立医学専門学校	

表24-4 1939〔昭和14〕年の医学校

帝国大学医学部	官立医科大学	私立医学専門学校
東京帝国大学医学部	千葉医科大学	東京女子医学専門学校
京都帝国大学医学部	岡山医科大学	東京医学専門学校
九州帝国大学医学部	金沢医科大学	帝国女子医学専門学校
東北帝国大学医学部	長崎医科大学	日本大学専門部医学科
大阪帝国大学医学部	新潟医科大学	昭和医学専門学校
名古屋帝国大学医学部	熊本医科大学	岩手医学専門学校
北海道帝国大学医学部	**公立医科大学**	大阪女子医学専門学校
	京都府立医科大学	大阪医学専門学校
	私立医科大学	九州医学専門学校
	慶應大学医学部	
	東京慈恵会医科大学	
	日本医科大学	

立・公立・私立の大学や，総合大学ではない単科の大学も認められることになった。これにより医学専門学校が大学に昇格する道が開かれた。それに先立って大阪府立医学校は1915〔大正4〕年に大阪医科大学と改称することを許され，大学令により正式に大阪医科大学となった(表24-3)。

大学での医学教育を主張する医育一元論に対して，私立の医学校の関係者たちは実践的な医師の育成を医学専門学校で行うことを主張した。1930〔昭和5〕年頃までに，帝国大学医学部が増設され，医学専門学校が大学に昇格する一方，私立医学専門学校の創設も行われて，わが国の医学校が量的にも質的にも充実していった(表24-4)。

1937〔昭和12〕年の日華事変の勃発と戦域の拡大によって軍医として応召されるものが増加し，医師の増員が急務となった。1939〔昭和14〕年に陸軍省・海軍省・厚生省の発起により，各帝国大学医学部と官公立医科大学宛に3ヶ年の期限つきで臨時附属医学専門学校の設置が要請された。1939〔昭和14〕年5月に，帝国大学7校と官立医科大学6校に臨時附属医学専門部が附置された。1942〔昭和17〕年頃より1945〔昭和20〕年の終戦の直前までの間に，公立と私立の医科大学に附属医学専門部が附置された。また医学専門学校が各地に新設され，国立の医学専門学校6校と公立の医学専門学校18校が設立された。私立では順天堂医学専門学校が1944〔昭和19〕年に開校した。また医学教育の教育年限にも若

表24-5　1945（昭和20）年の内地の医学校

帝国大学医学部	公立医科大学	公立医学専門学校
東京帝国大学医学部（および附属医学専門部）	京都府立医科大学（および附属医学専門部）	北海道女子医学専門学校
京都帝国大学医学部（および附属医学専門部）	私立医科大学	福島県立女子医学専門学校
九州帝国大学医学部（および附属医学専門部）	慶應義塾大学医学部（および附属医学専門部）	横浜市立医学専門学校
東北帝国大学医学部（および附属医学専門部）	東京慈恵会医科大学（および附属医学専門部）	名古屋市立女子医学専門学校
大阪帝国大学医学部（および附属医学専門部）	日本医科大学（および附属医学専門部）	三重県立医学専門学校
名古屋帝国大学医学部（および附属医学専門部）	日本大学医学部（および附属医学専門部）	岐阜県立女子医学専門学校
北海道帝国大学医学部（および附属医学専門部）	官立医学専門学校	大阪市立医学専門学校
官立医科大学	青森医学専門学校	奈良県立医学専門学校
千葉医科大学（および附属医学専門部）	前橋医学専門学校	和歌山県立医学専門学校
岡山医科大学（および附属医学専門部）	東京医学歯学専門学校	兵庫県立医学専門学校
金沢医科大学（および附属医学専門部）	松本医学専門学校	広島県立医学専門学校
長崎医科大学（および附属医学専門部）	米子医学専門学校	山口県立医学専門学校
新潟医科大学（および附属医学専門部）	徳島医学専門学校	鹿児島医学専門学校
熊本医科大学（および附属医学専門部）		秋田県立女子医学専門学校
		山梨県立医学専門学校
		山梨県立女子医学専門学校
		高知県立女子医学専門学校
		福岡県立医学歯学専門学校
		私立医学専門学校
		東京女子医学専門学校
		東京医学専門学校
		帝国女子医学専門学校
		昭和医学専門学校
		順天堂医学専門学校
		岩手医学専門学校
		大阪女子医学専門学校
		大阪医学専門学校
		九州医学専門学校

干の短縮が行われた（表24-5）。

　日本の海外進出に伴って，その統治下に入った台湾，朝鮮，樺太にも医学校が設置された。実質的に日本の支配下にあった満州・関東州にも5校の医科大学があり，また官立旅順医学専門学校も日本人を含む卒業生を送りだしていた。これら外地の医学校を卒業した者は，戦後になってそのままでは日本の医師免許を得られなかった。朝鮮・台湾・満州で地域や期間を限定しない医師免許を得た者には，医師試験委員の銓衡によって医師免許が与えられたが，そうでない者には医師国家試験予備試験に合格した上で1年以上の実地修練を受け，医師国家試験を受験する道が開かれた（表24-6）。

(2) 医療の提供体制

　明治の後半期から第2次大戦終了まで，日本の病院の大多数は私立病院であり，官公立の病院はきわめて少なかった。1909〔明治42〕年の病院890院の内訳は，官立5院，公立92院，私立793院であった。これ以外に陸軍医学校と内地の18師団に計77の衛戍病院と，海軍の4つの鎮守府にそれぞれ海軍病院があった。戦前期の医療提供はおもに民

表24-6　1945〔昭和20〕年の外地の医学校

台湾	樺太
台北帝国大学医学部	官立樺太医学専門学校
同附属医学専門部	**満州，関東州**
朝鮮	満州医科大学
京城帝国大学医学部	盛京医科大学
朝鮮総督府京城医学専門学校	新京医科大学
平安南道立平壌医学専門学校	哈爾浜医科大学
慶尚北道立大邱医学専門学校	佳木斯医科大学
京城女子医学専門学校	官立旅順医学専門学校
セブランス聯合医学専門学校	

間の医師の手に委ねられており，国は市民の医療にほとんど財源をかけていなかった。医制(1874〔明治7〕)では，自由開業制が規定されており，戦前期には医師が制約なく自己の採算によって医療を提供していた。

1906〔明治39〕年に医師法が制定され，郡市および道府県の医師会が設置できるようになった。全国的な医師会は1916〔大正5〕年に大日本医師会として発足し，初代会長に北里柴三郎が就任した。1923〔大正12〕年には医師法が改正されて公法人としての日本医師会が発足した。日本医学会は医学系の学会が分科会となって組織する学術団体で，1902年に日本聯合医学会として出発し，1948年に日本医師会と合体した(図24-1)。

■日本医師会と日本医学会

(1)医療の費用負担

民間病院の運営は患者が支払う治療費でまかなわれ，診療代金は自由価格であるが医師会が決めた規定報酬に準じていた。第1次世界大戦(1914〔大正3〕～1918〔大正7〕)の好景気で工業が発展し労働者が急増して，労働者を対象とした健康保険法(1922〔大正11〕制定)が1927〔昭和2〕年に施行された。また1930年代から東北地方の大凶作や農村の窮乏が深刻化し，農民などを対象とした国民健康保険法が1938〔昭和13〕年に制定・

医学史上の人と場所
People and Place in Medical History

日本医師会と日本医学会

日本医師会は全国の医師約167,029人(平成27年末現在)を会員とする公益社団法人で，医道の高揚，医学教育の向上，医学と関連科学の総合進歩，生涯教育などの事業を行っている。開業医と勤務医の割合はほぼ半々である。関連団体として各都道府県に47の都道府県医師会，さらに郡市区および医科大学にも医師会が組織されて連携している。

日本医学会は日本医師会に関連する団体で，分科会として位置づけられる128の学会が会員となり組織されている(2017年現在)。4年ごとの日本医学会総会とシンポジウムの開催，医学・医療に関する種々のガイドラインの策定，医学用語辞典による標準的な医学用語の公開などの事業を行っている。

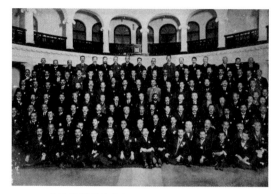

図24-1　大日本医師会発会式　大正5年11月10日
日本医師会創立50周年記念事業推進委員会記念誌編纂部会編：日本医師会創立記念誌―日本医師会戦後五十年のあゆみ，p.6，日本医師会，1997

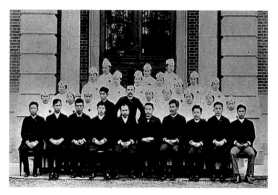

図24-2　日本赤十字社病院，看護婦養成第1・2回生卒業式
1892(明治25)年5月　日本赤十字看護大学史料室

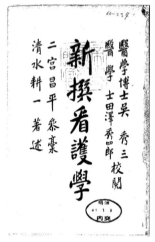

図24-3　清水耕一『新撰看護学』
1908(明治41)

施行された。しかし健康保険の適用除外である零細企業の労働者とその家族や，国民健康保険を実施していない市町村の住民は，公的保険のない状態に置かれていた。

(2) 看護師とコ・メディカル

日本での最初の看護婦養成は，有志共立東京病院看護婦教育所で高木兼寛(1849～1920)が招いたアメリカ人看護婦リード(1860～1902)によって始められた(1885〔明治18〕)。それに続いて京都の同志社病院京都看病婦学校(1886〔明治19〕)，東京の櫻井女学校付属看護婦養成所(1886〔明治19〕)，帝国大学医科大学附属第一医院看病法講習科(1889〔明治22〕)でも始められ，日本赤十字社が看護婦養成規則を定めて1890〔明治23〕年から日赤病院で看護婦養成を開始し，全国の支部にも看護婦養成を広げていった。戦前には産婆規則(1899〔明治32〕)，看護婦規則(1915〔大正4〕)，保健婦規則(1941〔昭和16〕)が定められたが，いずれも法的根拠のない規則であった。国民医療法(1942〔昭和17〕)では，保健婦・看護婦・産婆は，医

医学史上の人と場所
People and Place in Medical History

日本赤十字社

赤十字はスイスの慈善家デュナン(1828～1910)が提唱した「人の命を尊重し，苦しみの中にいる者は，敵味方の区別なく救う」ことを目的とする国際的な運動で，1864年のジュネーヴ条約によって誕生した。日本赤十字社は世界各国に組織された赤十字社の一つで，佐野常民(1823～1902)が1877年に設立した博愛社が前身となり，日本政府がジュネーヴ条約に加入した(1886)ことに伴って日本赤十字社と改称した(1887)。個人12.3万人と法人6.8万法人(2018年3月現在)が社員となり，医療事業として92病院，5診療所，6老人保健施設，病床総数36,317床(2018年3月現在)を運営し，血液事業として47地域センター，173付属施設，移動採血車284台で473万人の献血を集め，1,770万本の輸血用製剤の供給(2017年度)を行い，乳児院・特別養護老人ホームなどの社会福祉施設を運営している。

師や歯科医師と並んで医療関係者と規定された（図 24-2, 3）。

■終戦から 1980 年頃まで

(1) 医学教育と医師資格

　終戦後に連合軍総司令部（GHQ）公衆衛生福祉局長サムス（1902～1994）の指導により衛生行政の広範な改革が行われた。医師の制度に関しては，実地修練制度（インターン制度）と国家試験制度が実施された。これは戦時中に行われた医学校の急増設，教育機関の短縮などにより教育内容が低下したことおよび欧米諸国の資格水準の向上といった状況に対処するものであった。①医師国家試験を新たに設け，新たに医師となる者はすべてこの試験に合格することが必要とされた。②従来の医師試験は医師国家試験予備試験に代えられ，その受験資格は文部大臣の指定を受けない私立の医学専門学校の卒業者，外国の医学校卒業者又は外国の医師免許取得者で厚生大臣が適当と認めた者であった。③医師国家試験の受験資格として，大学または官公立および文部大臣の指定した私立の医学専門学校を卒業，または国家試験予備試験合格の後に，1 年以上の診療および公衆衛生に関する実地修練を経ることが要件とされた。医師国家試験の第 1 回は 1946〔昭和 21〕年に部分的に行われ，1947〔昭和 22〕年に全国的な医師国家試験が始まった。

　学校教育も戦後になって改革された。1947〔昭和 22〕年に教育基本法と学校教育法が公布され，小学校 6 年・中学校 3 年・高等学校 3 年・大学 4 年（医学部は 6 年）の新しい学制が始まった。それまでの専門学校は新制の大学に含められることになった。医学専門学校は施設・設備お

医学史上の人と場所
People and Place in Medical History

サムス　Sams, Crawford F.（1902～1994）

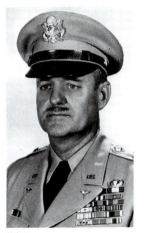

サムス

　サムスはアメリカの軍人で，第 2 次世界大戦後に GHQ の公衆衛生福祉局長として日本の医療福祉政策を大幅に改革した。セントルイスでの法律家の子として生まれ，苦学して高校を出て（1918）一時軍人になったが除隊し（1919），化学会社に実験助手として勤めながらワシントン大学で化学を学んだ。退職してカリフォルニア大学理学部に入学し（1922），軍に勤めながら勉学し，予備役となってワシントン大学医学部に入学し（1925），卒業して脳神経外科の研究で博士の学位を得て（1929），陸軍に戻る決断をした。陸軍病院でのインターンと軍医学校教官，パナマなどの外地勤務の経験を経て，太平洋陸軍総司令部軍政局の衛生教育福祉主任としてマニラのマッカーサー司令部に派遣され（1945），終戦と進駐後に 6 年間にわたって日本の医療福祉政策の全面的な改革に携わった。マッカーサー元帥の退任後に辞任・帰国し（1951），医学校副校長などを務めて退職した（1955）。占領下での日本での回想録を執筆し，没後に『メディク』（1998）[P1] として出版されている。

表24-7　1952（昭和27）年の医科大学

国立医科大学	公立医科大学	私立医科大学
東京大学医学部	広島医科大学	慶應義塾大学医学部
京都大学医学部	鹿児島県立大学医学部	東京慈恵会医科大学
東北大学医学部	県立神戸医科大学	日本医科大学
九州大学医学部	岐阜県立大学医学部	日本大学医学部
北海道大学医学部	山口県立大学医学部	東京女子医科大学
大阪大学医学部	三重県立大学医学部	東京医科大学
名古屋大学医学部	京都府立大学医学部	東邦大学医学部
新潟大学医学部	札幌医科大学	昭和医科大学
岡山大学医学部	福島県立大学医学部	順天堂大学医学部
千葉大学医学部	横浜市立大学医学部	大阪医科大学
金沢大学医学部	名古屋市立大学医学部	久留米医科大学
長崎大学医学部	大阪市立大学医学部	岩手医科大学
熊本大学医学部	和歌山県立大学医学部	大阪女子医科大学
東京医科歯科大学医学部	奈良県立医科大学	
弘前大学医学部		
徳島大学医学部		
鳥取大学医学部		
群馬大学医学部		
信州大学医学部		

よび医学教育の水準が多様であったために，大学昇格の可能性を調査・判定されることになり，旧制の医科大学ないし医学部に昇格し，次いで新制大学に転換したものが多いが，一部は大学に昇格できずに廃止された．

1948〔昭和23〕年に医師法が公布され，医師国家試験の受験要件として文部大臣の認定した大学を卒業し1年以上の実地修練を行うことが定められた．1949〔昭和24〕年の国立大学設置法により新制国立大学が発足した．医師の資格を得るためにはこれまで複数のコースがあり，医学教育の水準や資格の要件も多様であったが，ここで初めて医科大学での六年間の学習を経て，医師国家試験に合格するという共通の基準によって，医師の資格が付与されることになった（表24-7）．

1960年代から大学医学部を卒業後1年間の実地修練生（インターン）の地位と身分の不明確さが問題となった．実地修練病院の指導体制が整っておらず，実地修練生に対し生活基盤を保障する措置がなかった．1967〔昭和42〕年にはインターン制度完全廃止を求める学生運動が活発になり，その年の医師国家試験では80％ほどの学生が受験をボイコットするなど大きな社会問題となった．1968〔昭和43〕年に医師法が改正されてインターン制度は廃止され，大学の医学部を卒業した者は直ちに医師国家試験を受験することができるようになった．これに代わって研修医制度が始まり，医師は免許を受けた後も2年以上臨床研修を行うよう努めることとなった（表24-8）．

戦後に医学専門学校が新制大学に昇格して以後，医師数が過剰であるとの認識のもと，医科大学の新設は抑制されていた．1961〔昭和36〕年

表24-8 1969〔昭和44〕年の医科大学

国立医科大学	公立医科大学	私立医科大学
東京大学医学部	三重県立大学医学部	慶應義塾大学医学部
京都大学医学部	京都府立医科大学	東京慈恵会医科大学
東北大学医学部	札幌医科大学	日本医科大学
九州大学医学部	福島県立医科大学	日本大学医学部
北海道大学医学部	横浜市立大学医学部	東京女子医科大学
大阪大学医学部	名古屋市立大学医学部	東京医科大学
名古屋大学医学部	大阪市立大学医学部	東邦大学医学部
新潟大学医学部	和歌山県立医科大学	昭和大学医学部
岡山大学医学部	奈良県立医科大学	順天堂大学医学部
千葉大学医学部		大阪医科大学
金沢大学医学部		久留米大学医学部
長崎大学医学部		岩手医科大学
熊本大学医学部		関西医科大学
東京医科歯科大学医学部		
弘前大学医学部		
徳島大学医学部		
鳥取大学医学部		
群馬大学医学部		
信州大学医学部		
広島大学医学部		
鹿児島大学医学部		
神戸大学医学部		
岐阜大学医学部		
山口大学医学部		

の国民皆保険制度発足から医療需要が急速に拡大し，1963〔昭和38〕年度から医科大学の定員増が図られるようになった。1970〔昭和45〕年の秋田大学医学部の開設をきっかけとして，その後10年ほどの間に国立および私立の医科大学が急激に新設され，最後に琉球大学医学部が1981〔昭和56〕年に開学した。

医学教育の基礎となる人体解剖は，戦前までは関連病院での病死体などを解剖学教室が隠密裏に入手して行われていたが，1949〔昭和24〕年の死体解剖保存法により初めて人体解剖に法的な裏付けが与えられた。この法律では，解剖は遺族の承諾を受けて行うべきこと（遺族がいない場合には市町村長から交付を受ける），および解剖を行う条件として適切な目的（医学の教育又は研究に資する），資格（医学に関する大学の解剖学・病理学・法医学の教授又は助教授），場所（医学に関する大学のとくに設けた解剖室），取扱い上の注意（死体への礼意を失わない）が定められた。1955〔昭和30〕年頃から自らの死後の身体を医学の解剖のために提供しようという献体篤志家が全国各地に献体団体を結成した。日本解剖学会と全国の大学は献体団体と協力して篤志解剖全国連合会を設立し（1971〔昭和46〕），献体の普及啓発の運動を行っている。

(2) 医療の提供体制

第2次世界大戦中に多くの医療施設が破壊・閉鎖されて，戦後の医

療状況は悲惨なものであった。占領軍から旧日本軍の陸海軍病院が返還され(1945〔昭和 20〕)，厚生省はこれを国立病院・国立療養所として国民一般に開放して医療施設の不足を補った。都道府県や市町村による公立病院については，医療法(1948〔昭和 23〕)で施設基準が定められ，設置費用に対して国庫補助が行われるようになった。国庫補助の対象は，日本赤十字社，済生会，厚生連(厚生農業協同組合連合会)などの公的医療機関にも拡大された。昭和 20 年代後半には朝鮮戦争を契機として経済が回復して，公的な医療機関は徐々に復興していった。民間病院については，1950〔昭和 25〕年の医療法の改正により医療法人制度が設けられて資金調達が容易になり，都市部を中心に民間病院の開業が進んだ。

病院の開設が進む一方で 1960 年代から医療機関の濫立と偏在が問題となった。1960〔昭和 35〕年に発足した医療金融公庫は，医療機関が不足している地域での病院・診療所の新築に低利融資を行った。1962〔昭和 37〕年の医療法の改正では，医療機関不足地域における国と地方公共団体による病院・診療所整備の努力義務が定められるとともに，公的病院の病床規制の制度が導入された。

(3) 医療の費用負担と老人福祉

戦前に発足した国民健康保険制度では，健康保険に加入できない人たちが存在した。国民健康保険法の全面改正(1958〔昭和 33〕)では国民健康保険への強制加入が規定され，1959〔昭和 34〕年に施行，1961〔昭和 36〕年に市町村に対して義務化され，国民誰もが一定の自己負担で必要な医療を受けられる国民皆保険制度が確立した。当初の患者の自己負担率はおおむね 5 割であったが，1973〔昭和 48〕年には 3 割負担が原則となり，また高額療養費支給制度が創設されて自己負担分の一定額〔月額 3 万円(当時)〕以上を超える額が支給されるようになった。

1960 年代には高齢者が増加し，また社会・家族形態の変化もあって，高齢者の福祉を推進するために老人福祉法(1963〔昭和 38〕)が制定された。ここで新たに作られた特別養護老人ホームでは，経済的な状況に関わらず心身の障害のために常時介護を必要とする高齢者を養護した。1969〔昭和 44〕年から東京都と秋田県が老人医療費の無料化を行いそれがほぼ全国で追随されたのを受けて，老人福祉法が改正されて老人医療費支給制度が始まった(1973〔昭和 48〕)。これにより 70 歳以上の高齢者では医療保険の自己負担分が公費から支給されるようになり高齢者の受療率は大幅に増えたが，介護サービスを必要とする高齢者が入院を選択するという社会的入院の問題も生じた。

(4) 看護師

1947〔昭和 22〕年に政令として保健婦助産婦看護婦(甲種・乙種)令が交付され，看護婦などを独立の神聖な業務に携わる人と規定した。1948〔昭和 23〕年の保健婦助産婦看護婦法(現在は「保健師助産師看護師法」)で

は，看護の教育機関は文部・厚生両大臣の指定を必要とし，組織的教育の後に国家試験に合格して資格免許が与えられることとされた。この法律では正規の看護婦(甲種看護婦)の他に乙種看護婦が規定され，これは簡略な課程を学んで都道府県知事から免許を受け業務に制限があった。1951〔昭和26〕年の法改正で乙種看護婦は廃止されたが，看護婦の需要が高く人員を確保するために中卒後に2年の課程で資格の取れる准看護婦が発足し，准看護婦から看護婦への道を拓く2年課程の進学コースが開設された(1957〔昭和32〕)。

　戦前から戦後にかけての病院看護では，家族が入院患者の寝具・食事を調達し付添を雇って世話をするのが実態で，看護婦はおもに医師の診療介助を担当していた。このような状態を改善するために厚生省保険局は1950〔昭和25〕年に完全看護を導入し，看護婦が看護補助者の協力を得て患者の看護を行い，家族などの付き添いを不要にすることとした。しかし医療法で定められた看護要員数(患者4対看護職員1)では過重な負担となること，また「完全看護」という言葉からの誤解も生まれていた。1958〔昭和33〕年に社会保健医療制度の標準的入院サービスの導入に伴って「基準看護」と名称を変更したが，基準看護の承認を受けた保健医療機関は27%であった。

◼ 1980年代以降

(1) 医学教育と医師資格

　医学教育に関わる制度変更として，1991〔平成3〕年の大学設置基準の改正により，授業科目の開設や教育課程の編成が自由化され，大学の責任のもとに行われることになった(いわゆる大綱化)。文部科学省主催の医学・歯学教育の在り方に関する調査研究協力者会議から，2001〔平成13〕年に医学教育モデル・コア・カリキュラムが提示され，各医科大学でカリキュラム改革が進められた。またモデル・コア・カリキュラムの到達目標に準拠した臨床実習開始前の全国的に共通な標準評価試験である共用試験(CBTおよびOSCE)が，2002〔平成14〕年から試行され，CBTは2005〔平成17〕年から正式実施されている。卒後の臨床研修は2004〔平成16〕年度から必修化され，多くの新人医師が大学病院を離れて一般病院で臨床研修を行うようになった。共用試験の合格者がスチューデント・ドクターと認定されるようになり(2014〔平成26〕)，これが医学生が臨床実習を行うための要件となり，共用試験は実質的に第1段階の医師資格試験となった。米国医師免許取得の第一段階である米国医師免許試験(USMLE)の受験に際しアメリカ医科大学協会(AAMC)または世界医学教育連盟(WFME)の基準により認証を受けた医学部を卒業することが2023年から必須となった。これに合わせて日本医学教育評価機構

(JACME)が発足し，医科大学の認証評価が始まった(2016〔平成28〕)。

医師の不足が社会的な問題となり，2008〔平成20〕年から医学部の定員増が図られている。2008〔平成20〕年には医師不足が深刻な10県に168人，2009〔平成21〕年には693人が増員された。2010〔平成22〕年から2017〔平成29〕年まで地域の医師確保(地域枠)のために602人，研究医養成(研究医枠)のために40人が増員されている。さらに2016〔平成28〕年と2017〔平成29〕年の新医学部増設も含めて，定員総数は2007〔平成19〕年までの7,625人から，2017〔平成29〕年には9,420人となった(表24-9, 10)。

篤志解剖全国連合会による献体の普及・啓発活動が実って，1982〔昭和57〕年度から献体者に対して文部大臣(現在は文部科学大臣)からの感謝状が贈呈され，1983〔昭和58〕年には「医学及び歯学の教育のための献体に関する法律」(献体法)が成立・施行された。この頃から献体登録者が急速に増加し，解剖体に占める献体の比率は99%(2016年3月現在)に達している。献体による解剖体を用いて人体解剖実習を行えることは，社会に役立とうという献体者の意思やそれを許諾する遺族の寛容を医学生が学ぶことになり，倫理的な教育にも役立っている。献体による解剖体の利用は，コ・メディカルによる解剖見学・実習，臨床医による手術手技の修練にも広げられている(図24-4, 5)。

(2) 医療の提供体制

我が国の病床数は1980年代半ばまでにほぼ量的に確保されていたが，地域的に偏在するとか，医療施設の機能分担が不明確であるという問題があった。そのため1985〔昭和60〕年に第1次医療法改正が行われ，都道府県毎に医療計画を策定し，地域における体系だった医療体制を目指すことになった。この改正では，それまでの公的病院の病床規制に加えて，都道府県知事は二次医療圏(人口20万人未満，全国に344圏，2013〔平成25〕年現在)単位で必要病床数を設定し，それを上回る病床の開設点増床に対して勧告ができるようになった。これにより病床数の伸びに歯止めがかかった。

1992〔平成4〕年の第2次医療法改正では，特定機能病院と療養型病床群が制度化された。特定機能病院は高度の医療サービスの提供，高度の医療技術の開発能力などの機能を有し主に大学病院が指定され，他の病院や診療所からの紹介患者を受け入れることとされた。療養型病床群は，主として長期にわたり療養を必要とする患者のための療養環境をそなえた病床群である。

1997〔平成9〕年の第3次医療法改正では，地域医療支援病院が制度化され，地域医療の体系化が図られた。インフォームド・コンセントが努力義務とされた。

2000〔平成12〕年の第4次医療法改正では，その他の病床(精神病床，

表24-9 2007～2017(平成19～29)年医学部入学定員の推移

		入学定員				増員				
		合計	国立	公立	私立	総数	地域枠	研究医枠	学部増設	その他
2007	平成19	7,625	4,090	655	2,880					
2008	平成20	7,793	4,165	728	2,900	168	0	0	0	168
2009	平成21	8,486	4,528	787	3,171	693	0	0	0	693
2010	平成22	8,846	4,793	812	3,241	360	313	17	0	30
2011	平成23	8,923	4,843	817	3,263	77	59	6	0	12
2012	平成24	8,991	4,857	834	3,300	68	65	3	0	0
2013	平成25	9,041	4,887	839	3,315	50	39	9	0	2
2014	平成26	9,069	4,905	839	3,325	28	24	4	0	0
2015	平成27	9,134	4,924	844	3,366	65	64	1	0	0
2016	平成28	9,262	4,934	844	3,484	128	28	0	100	0
2017	平成29	9,420	4,936	844	3,640	158	18	0	140	0
累計						1,787	602	40	240	240

表24-10 2018(平成30)年の医科大学

国立医科大学		公立医科大学	私立医科大学
東京大学医学部	浜松医科大学	京都府立医科大学	慶應義塾大学医学部
京都大学医学部	滋賀医科大学	札幌医科大学	東京慈恵会医科大学
東北大学医学部	富山大学医学部	福島県立医科大学	日本医科大学
九州大学医学部	島根大学医学部	横浜市立大学医学部	日本大学医学部
北海道大学医学部	高知大学医学部	名古屋市立大学医学部	東京女子医科大学
大阪大学医学部	大分大学医学部	大阪市立大学医学部	東京医科大学
名古屋大学医学部	佐賀大学医学部	和歌山県立医科大学	東邦大学医学部
新潟大学医学部	福井大学医学部	奈良県立医科大学	昭和大学医学部
岡山大学医学部	山梨大学医学部		順天堂大学医学部
千葉大学医学部	香川大学医学部		大阪医科大学
金沢大学医学部	琉球大学医学部		久留米大学医学部
長崎大学医学部	防衛医科大学校		岩手医科大学
熊本大学医学部			関西医科大学
東京医科歯科大学医学部			北里大学医学部
弘前大学医学部			杏林大学医学部
徳島大学医学部			聖マリアンナ医科大学
鳥取大学医学部			帝京大学医学部
群馬大学医学部			埼玉医科大学
信州大学医学部			獨協医科大学
広島大学医学部			東海大学医学部
鹿児島大学医学部			愛知医科大学
神戸大学医学部			藤田医科大学
岐阜大学医学部			金沢医科大学
山口大学医学部			兵庫医科大学
三重大学医学部			近畿大学医学部
秋田大学医学部			川崎医科大学
筑波大学医学専門学群			福岡大学医学部
山形大学医学部			自治医科大学
愛媛大学医学部			産業医科大学
宮崎大学医学部			東北医科薬科大学[a]
旭川医科大学			国際医療福祉大学[b]

*a 2016(平成28)年新設, *b 2017(平成29)年新設

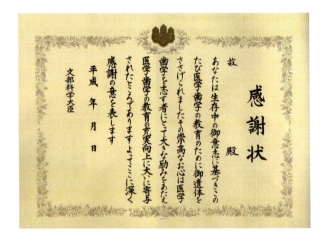

図24-4 献体者への感謝状

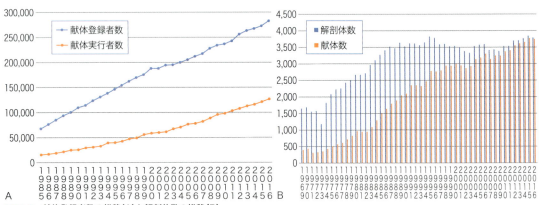

図24-5 献体登録者数の推移（A）と解剖体数の推移（B）
篤志解剖全国連合会現況調査をもとに，坂井建雄作成

医学史上の人と場所
People and Place in Medical History

篤志解剖全国連合会

　篤志解剖全国連合会は，献体の普及と啓発を目的に，全国の献体団体57と医学歯学の大学91を会員とする（2016年3月現在）任意団体である。献体登録をした篤志家の数は279,648人，献体を実行した人数は125,628人（2016年3月現在）であり，1年間の解剖体3,810体のうち3,770体（99.0％）が献体により提供されている（2015年度）。篤志解剖全国連合会では，献体についての情報を提供するリーフレット，献体登録者や解剖実習をした学生の感想文を集めた文集などの広報資料を作成・頒布し，献体実務担当者のためには年1回の研修会の開催と実務者のためのマニュアルの提供，献体の現況についての調査，日本解剖学会と協力して年1回の総会と関連集会の開催などの事業を行っている。

感染症病床，結核病床以外)を慢性期の患者の療養に適した療養病床と医師・看護師の配置を厚くした一般病床とに区分した。

2006〔平成18〕年の第5次医療法改正では，医師不足問題に対応するために医療に関する情報提供の促進，医療計画制度の見直し(基準病床数)を行った。

2014〔平成16〕年の第6次医療法改正では，医薬品・医療機器の開発を促進するための臨床研究中核病院を定め，増加する高齢者の医療・介護を確保するために地域医療構想を策定した。

(3) 医療費と老人福祉

老人医療費の無料化以後に老人医療費が著しく増大し，オイルショックを契機に日本経済の成長が鈍化してきたことを背景に，高齢者の医療費負担の公平化を目指して老人保健法が成立した(1982〔昭和57〕)。これにより国庫および地方財政からの公費負担が増加するとともに，老人医療費の自己負担も数次にわたって引き上げられていった。

2003〔平成15〕年から特定機能病院などでの急性期入院医療を対象として，疾病群別包括払い制度 Diagnosis Procedure Combination(DPC)が導入され，その後大規模な病院の多くに広がっている。DPCでは診療報酬をそれまでのように出来高払い方式で支払うのではなく，診断群分類点数表と医療機関別係数と在院日数に基づいて支払うもので，過剰な医療の削減や医療費の抑制が期待されている。

高齢者の社会的入院の問題の解決することを目指して，高齢者に医療ケアと日常生活サービスと提供するために1986〔昭和61〕年に老人保健施設が創設された。1989〔平成元〕年12月には高齢者保健福祉推進十か年戦略(ゴールドプラン)が策定され，ホームヘルプ，デイサービス，ショートステイなど在宅福祉を充実する対策が取られた。1994〔平成6〕年にはゴールドプランを見直して新・高齢者保健福祉推進十か年戦略(新ゴールドプラン)が策定され，在宅・施設両面で高齢者ケアの基盤整備が進められた。

2000〔平成12〕年に導入された介護保険制度は，介護サービスを利用者が自ら施設を選択し契約して利用する制度で，これにより国民全体で高齢者の介護を支える仕組みが生まれた。

2006〔平成18〕年の健康保険法改正により2008〔平成20〕年から後期高齢者医療制度が発足した。これは75歳以上の者が加入する医療制度を独立させ，都道府県ごとの広域連合に一元化して運営するものである。

(4) 看護師とコ・メディカル

基準看護の承認を受けた保健医療機関の割合は順調に増加せず(1993〔平成5〕年で47%)，基準看護をとらない医療機関における付添看護料の患者負担が増加する(1991〔平成3〕年で1,100億円超)ことが問題となり，1994〔平成6〕年の健康保険法改正により付添看護の廃止が明示され，す

べての医療機関が付き添いのない「新看護体系」の下に一本化された（1997〔平成9〕）。女性の看護婦に対して男性は看護士と呼ばれていたが，法律改正により2002〔平成14〕年から男女ともに看護師という名称に統一された。2006〔平成18〕年の診療報酬の改定で看護師配置を手厚くして入院患者7人に対して看護師1人（7対1看護）を達成すると高額な入院基本料が得られることになり，7対1看護を導入する病院が急増し，その後に算定要件を厳格化するなどの対策が行われている。

看護師の養成はおもに高等学校卒業生を対象にして専門学校ないし短大の3年間の課程で行われ（2017〔平成29〕現在で843校，1学年定員52,863人），中学校卒業生を対象にして5年一貫教育校（同78校，1学年定員4,199人）があり，この他に准看護師を経てさらに2年間の課程で看護師を目指す途もある。さらに4年生大学の看護学部・学科が1990年代から多数新設されて255校，1学年定員22,486人（2017〔平成29〕現在）に達している。

昭和40年代から病院での診断・治療の業務が高度に分化し，また医学的リハビリテーションの需要が増加して，看護師以外にもコ・メディカルと呼ばれるさまざまな種類の医療職員が医師と共同してチーム医療を行っている。医療系の国家資格には，医師，歯科医師，看護師を含めて23職種がある。

医療施設での診療を支援するために，さまざまな種類の臨床検査，X線などの画像診断装置，生命維持装置などが用いられている。臨床検査技師 medical technologist（MT）は病院などの医療機関で種々の臨床検査を行い，診療放射線技師 radiology technologist は医療機関で放射線を用いた検査・治療を行い，臨床工学技士 medical engineer（ME）は医療機関で用いられる生命維持装置の保守点検を行う。臨床支援系3職種の人数は13.9万人ほどである。

医療においては単に疾患を治療するだけでなく，社会で人間らしく生きるために失われた身体の機能を回復するリハビリテーション rehabilitation が不可欠である。理学療法士 physical therapist（PT）は運動障害のある人に対して運動療法や物理療法を用いて日常的な動作を回復・維持を図り，作業療法士 occupational therapist（OT）は身体や精神に障害のある人に対して日常生活の動作や作業活動を通して身体と心の回復を図る。視能訓練士 orthoptist（ORT）は眼科で視覚の検査や視覚障害者の矯正訓練を行い，言語聴覚士 speech-language-hearing therapist（ST）は難聴・失語症などの聴覚・言語障害とコミュニケーション能力障害の回復をするための訓練や検査を行う。義肢装具士 prosthetist and orthotist（PO）は医師の処方の下に義肢・装具の採型・製作・身体への適合を行う。リハビリテーション系5職種の人数は14.1万人ほどである。

薬剤と食事の供給は医療施設の重要な業務である。薬剤師 pharmacist

は調剤や医薬品の供給を行い，医師から独立して薬局で仕事を営むが，病院では薬剤部に勤めて使用する薬剤の調剤・製剤などを行っている。管理栄養士 registered dietitian は学校や医療施設などで栄養指導と給食管理を行い，医療機関では配置が義務づけられている。供給業務系の2職種の人数は48.3万人であるが，その一部が医療施設で働いている。

歯科医療に関する職種として，歯科技工士 dental technician は歯科医師が作成した指示書に基づいて義歯や補填物などの製作・加工を行い，歯科衛生士 dental hygienist は歯科医師の指導の下に歯科の予防処置，診療補助，保健指導を行う。歯科医療系2職種の人数は15.1万人ほどである。

医療は医療施設の中で完結するものではなく，社会との連携も重要である。救急救命士 emergency life-saving technician は救急車などで病院への搬送途上に救急救命処置を施す。保健師 public health nurse は保健所や自治体の保健センターなどに勤めて，地域住民の健康教育・保健指導などの公衆衛生活動を行う。助産師 midwife は助産と妊婦の保健指導を行い，助産所を開業することができる。社会連携3職種の人数は14.8万人ほどである。

伝統医療に根ざした医療系の職種は，病院での医療に関わることはないが，開業して施術を行うことができる。柔道整復師 Judo therapist は骨折・脱臼・捻挫などを徒手により整復し，整骨院や接骨院を開業する。あん摩マッサージ指圧師 masseur は按摩・マッサージ・指圧の施術を行い，はり師 acupuncturist は鍼術の施術を行い，きゅう師 moxibutionist はお灸の施術を行い，いずれも業務独占が認められ，鍼灸院などを開業する。伝統医療系4職種の人数は39.2万人ほどである(表24-11)。

■ 医学史から見た日本の医学・医療

日本は古代から繰り返し外国から医学を輸入してきた。外来の医学は，その都度大きな驚きを与えたが，日本の医師と社会はそれを日本流にアレンジして独自の医療を作り出してきた。

7世紀から9世紀にかけて遣隋使・遣唐使を通してもたらされた中国医学は，丹波康頼(912〜995)の『医心方』30巻(984)[1]に集大成され，秘伝書として子孫に伝えられ，現在に伝わっている。鎌倉時代に伝わった北宋時代の医学をもとに，梶原性全(1266〜1337)は『頓医抄』[2]と『万安方』[3]を著した。南宋時代の李朱医学を学んだ曲直瀬道三(1507〜1594)は，自らの治療経験をもとに『啓迪集』8巻(1574)[4]を編述し，その医学の流れは後世方派と呼ばれる。古代の『傷寒論』を重視する清代の医学は，後藤艮山(1659〜1733)によって取り入れられて古方派の医学となり，

表24-11　医療職の国家資格

資格の名称	根拠法令	開業権	資格	国家試験	人数[*a]
医師	医師法	あり	1874	1946	311,205[*b]
歯科医師	歯科医師法	あり	1883	1947	103,972[*b]
看護師	保健師助産師看護師法	なし	1915	1950	1,142,319[*c]
准看護師	保健師助産師看護師法	なし	1951	(−)[*g]	364,061[*c]
保健師	保健師助産師看護師法	なし	1941	1952	59,156[*c]
助産師	保健師助産師看護師法	あり	1899	1952	37,572[*c]
薬剤師	薬剤師法	あり	1889	1949	288,151[*b]
臨床検査技師	臨床検査技師等に関する法律	なし	1958	1958	64,080[*d]
診療放射線技師	診療放射線技師法	なし	1951	1968	50,960[*d]
臨床工学技士	臨床工学技士法	なし	1988	1988	23,741[*d]
理学療法士	理学療法士及び作業療法士法	なし	1965	1966	77,140[*d]
作業療法士	理学療法士及び作業療法士法	なし	1965	1966	42,136[*d]
視能訓練士	視能訓練士法	なし	1971	1971	7,733[*d]
言語聴覚士	言語聴覚士法	なし	1997	1997	14,252[*d]
義肢装具士	義肢装具士法	なし	1987	1987	104[*d]
歯科技工士	歯科技工士法	なし	1955	1982	34,495[*e]
歯科衛生士	歯科衛生士法	なし	1948	1992	116,299[*e]
管理栄養士	栄養士法	なし	1962	1987	194,445[*f]
救急救命士	救急救命士法	なし	1991	1991	51,369[*c]
あん摩マッサージ指圧師	あん摩マツサージ指圧師，はり師，きゅう師等に関する法律	あり	1947	1988	113,215[*e]
はり師	あん摩マツサージ指圧師，はり師，きゅう師等に関する法律	あり	1947	1988	108,537[*e]
きゅう師	あん摩マツサージ指圧師，はり師，きゅう師等に関する法律	あり	1947	1988	106,642[*e]
柔道整復師	柔道整復師法	あり	1920	1993	63,873[*e]

[*a] 2014年現在，[*b]「平成26年医師・歯科医師・薬剤師調査」による，[*c] 厚生労働省医制局調べ，[*d]「平成26年医療施設調査・病院報告」による，[*e]「平成26年衛生行政報告例」，[*f] 厚生労働省健康局健康課栄養指導室調べ，[*g] 都道府県による試験

その影響を受けた吉益東洞（1702〜1773）の実用的で簡明な医学は江戸期の医学界を風靡した。

　西洋医学は16世紀にポルトガル人によってもたらされ，おもに外科学が伝えられ南蛮医学と呼ばれる。17世紀から18世紀にかけてオランダ人が長崎の出島で通詞を通しておもに外科学を伝えて，紅毛医学と呼ばれる。オランダ語の解剖学書を翻訳した『解体新書』（1774）[5]の出版を機にオランダ語の著作を翻訳・研究する蘭学が始まり，シーボルト（1796〜1866）の来日（1823〜1829）は蘭学を盛んにした。中国由来の漢方医学に対して，オランダ渡来の医学は蘭方医学と呼ばれる。江戸時代の多くの医師にとって漢方と蘭方は対立するものではなく，遊学修行をしながら両者を学んで漢蘭折衷の医学を行っていた。江戸末期の緒方洪庵（1810〜1863）の適塾（1838）は，塾生が学力別に分かれて原書を講読するという，医学の新しい学習方法を編み出した。

　幕末にはオランダ軍医ポンペ（1829〜1908）が長崎で医学伝習（1857〜1862）を行い，基礎医学と臨床医学に再編成された新しい西洋医学を伝

えた。明治政府によって雇われたドイツ人医師ミュラー（ミュルレル）(1824〜1893)とホフマン(1837〜1894)は，基礎医学と臨床医学を体系的に講義する新しい学習方法をもたらした。西洋医学と医療は医学校と病院を通して日本全国に広まった。医学校で研究・教育される医学は欧米諸国と共通であり，日本人医師たちは世界的な業績を挙げたが，医療施設で行われる医療は個人の医師と民間病院が中心となり，日本の社会秩序を反映するものになった。

　第2次大戦後の連合軍占領下にアメリカのサムス(1902〜1994)は日本の医学教育と医療の体制を再構築した。そこで作り替えられたのは，日本流にアレンジされた医学教育・医療のシステムであり，この時代のドイツとアメリカの医学に本質的な相違や対立があったわけではない。戦後の新しい体制の下でも，医学教育と医療は日本の実情に合わせてアレンジされ，医学の発展と時代の状況に合わせて変化してきた。

　21世紀に入ってコンピュータとインターネットの発達によって大量の情報が流通し処理できるようになり，情報化社会が到来している。また社会・文化・経済的活動が国家や地域の境界を越えて地球規模に拡大するグローバル化も進行している。大学での医学教育や病院での医療が，国際的な基準により評価され，医学の研究・医薬品や医療機器の開発も国際的な競争にさらされている。その一方で，日本人の生命と健康を守る医療とそれを担当する医師・医療者を育成する医学教育は，日本の社会の実情に合わせて日本語の医学用語を用いて行っていかなくてはならない。

　日本の医療者と社会は，生命と健康を守るための医学・医療をこれからも作り続けなければならない。よりよい医学・医療を生み出すために，現代の医学を作り上げてきた西洋医学の歴史と，それを日本流にアレンジしてきた日本の医学の歴史は，数多くの知恵を与えてくれるに違いない。

第 4 部

医史学について

Part 4. On the history of medicine.

第4部　医史学について

Part 4. On the history of medicine.

　医史学 history of medicine は医学の歴史を扱う学問である。しかしその医学という和語およびそれに対応する欧語（英 medicine, 独 Medizin, 仏 médecin）は多義的であり，意味にかなりの広がりがある。欧語にはおおむね①医学，②医療，③医薬という3つの意味がある。医学と医療は密接な関係があり，どちらが主とも従とも言えないが，どちらかというと医学は学問的部分であり医療は実践的な部分にあたる。歴史的にはまず病気や外傷を癒やすために実践としての医療が始まり，その知識が積み重なって学問としての医学が生まれたのであろう。現在では医学が学問領域として確立され，医療はその実践的応用と位置づけることができる。両者を合わせてしばしば医学・医療と表記するが，一語で「医」あるいは「医学」と呼ばれることもある。すなわち医学は狭義には医の学問的部分であり，広義には医の全体を指し示すこともある。

　医史学は「医の史学」であり，医学・医療の歴史についての学問を意味する。これに対して医学史と医療史は学問ではなく描き出された「史」，すなわち医学と医療についての歴史記述を意味する。日本語であれば医史学，医学史，医療史にはこのような意味の違いがあるが，これにあたる欧語（英 history of medicine, 独 Geschichte der Medizin, 仏 histoire de la médecine）にはこのような区別がなく多様な意味を内包している。

　西洋医学の中で医学の歴史を意識するようになったのは18世紀が始まる頃である。18世紀末には医学史のストーリーの輪郭が漸進的な過程として描かれ，19世紀後半には医学の発展段階が時代別に区別されて学問分野としての医史学が確立した。20世紀後半には，医学の発展段階が類型的に区別されるようになり，とくに1960年代から19世紀が西洋医学の大きな転換点であることが明らかにされ，また物理学を中心とした科学史では17世紀の科学革命が注目され，医学史と科学史の関係が注目されるようになった。1980年代からは医療と社会の関係が重視されるようになり，さまざまな視点から医学の歴史が描かれるようになった。歴史上の同じ時代を扱っていても，古い時代に描かれた医学史と現在の時点で描かれる医学史では，描き方に大きな違いが生じる。歴史家の生きている時代の医学と社会の状況によって，医学史も進化し変化するのである（第25章）。

　現代の医学・医療は，社会との関わりが大きく，進歩の速度が激しく，世界的な広がりを持つようになっている。医学史の名著とされる小川鼎三著『医学の歴史』の書かれた1960年代，あるいは川喜田愛郎著『近代医学の史的基盤』の書かれた1970年代とは，医学・医療の状況は大きく変わっている。その頃には医学・医療は不確かなものであり，診断できない病気や治療できない患者が数多くあり，重篤な病気が治癒すれば感謝されるものであった。現代の医学・医療はどのような病気も診断し治療できると社会の側は信頼しており，その期待に応えることが当然のように求められている。このような時代において描かれる医学の歴史は，医学・医療を開拓してきた先人たちの業績や言説を，あるいは医学・医療に対する社会からの眼差しを，その時代の医学・医療の水準や社会の状況から切り離し，現代の視点に引き寄せてよいものであろうか。何よりもまずなすべきことは，現代および歴史上のそれぞれの時代における医学・医療の有効性，すなわち病気を

# 第25章
医史学の歴史
——医学史のさまざまなあり方
Historiography of medicine — various types of history of medicine.

医史学は医学の過去の研究や著作を歴史の歩みの中に位置づけて客観的に見る営みであり，その成果としてさまざまな医学史や医療史が書かれる。医史学の意識は18世紀が始まる頃から芽生え，18世紀末頃には漸進的な過程として描かれるようになり，19世紀後半には時代別に整理されて記述されるようになった。20世紀後半には医学の発展段階が類型的に区別されるようになったり，医学の様々な側面を分野別に取り上げたり，多様な描き方が行われるようになった。とくに物理学を中心とした科学史では17世紀の科学革命が注目され，1980年代からは医学・医療の発展に伴って医療と社会の関係が重視され，医学の歴史がさまざまな視点から描かれるようになった。日本における医史学研究は明治期の西洋医学の移入とともに始まり，1927年に発足した日本医史学会を中心に発展し，多様な広がりを見せている。

現在の我々にとって，医学に歴史があること，過去の医学と現在の医学に大きな違いがあることは，あまりにも当たり前のことである。しかしそのような医学に歴史があるという意識は，古くからあった訳ではない。16世紀のヴェサリウス(1514〜1564)の『ファブリカ』(1543)[1]は古代ローマのガレノス(129〜216)の解剖学を最大の情報源としており，17世紀のゼンネルト(1572〜1637)の『医学教程5書』(1611)[2]はガレノスの体液論を基礎として書かれている。また17世紀末のシデナム(1624〜1689)にとって古代ギリシャのヒポクラテス(紀元前460〜紀元前370)の医学は依拠すべき規範であった。

■医史学の始まり：18世紀〜19世紀前期

最初の医学史書と目されるのは，17世紀末のルクレール(1652〜1728)による『医学史』(1696, 1723)[3,4]と目されるが，扱う範囲はほぼ古代に限られている。1696年版は第1部のみで世界の始まりからヒポクラテスまでの伝承を扱い，1723年版ではこれに加えて第2部で1世紀のケルススまで，第3部で2世紀のガレノスまでの歴史を扱い，巻末で2世紀から17世紀までの医学史の構想を述べている(表25-1)。

医学理論書では，序論で医学の概論がしばしば述べられるが，18世紀初頭のブールハーフェ(1668〜1738)の『医学教程』(1708)[5]では過去と

表25-1　ルクレール『医学史』(1696, 1723)の内容

第1部
第1書：医学の起源，世界の最初ないし世界の始まりから28世紀，あるいは世界の始まりからトロイ戦争まで。
第2書：この技芸に関して28～36世紀，あるいはトロイ戦争からペロポネソス戦争までに起こったこと。
第3書：ヒポクラテスがこの技芸を，ペロポネソス戦争から36世紀の大部分の時期に進めたこと。まだ同時代の数人の医師について述べる。
第4書：ヒポクラテスの死からクリュシッポスより前まで，あるいは36世紀末から37世紀初頭まで。
第2部
第1書：37世紀の続きと38世紀初頭に何が起こったか，そこでクリュシッポスとその門人が見いだした革新，エラシストラトスとヘロフィロスによる解剖学の革新，最後に医学の3つの専門への分離。
第2書：経験学派の歴史，38世紀から始まる。
第3書：アラハガトゥスが世界の38世紀にローマに医学を導入，アスクレピアデスが39世紀にこの技芸を改革，クレオパトラでは女性による医療の実施。
第4書，第1節：テミソンが40世紀初頭に作った方法学派の確立と進歩。
第4書，第2節：方法学派と共通性があり少し後に作られたよく知られていない学派，とくにケルススの医学。
第3部
第1書：40世紀初頭から40世紀のキリスト生誕まで，シーザー，アウグストゥス，ティベリウス，カリグラ皇帝治下の医師たち。
第2書：40世紀初頭の西暦140年まで，ネロ，ガルバ，オト，ウィッテリウス，ウェスパシアヌス，ティトゥス，トミティアヌス，ネルウァ，トラヤヌス，ハドリアヌス皇帝治下に生きた医師たちについて述べる。おもにこれらの医師たちによる医薬の材料と組成，宮廷主治医の資質と称号，解剖学について。
第3書：おもにガレノスの医学，西暦140年から200年まで，アントニヌス・ピウス，マルクス・アウレリウス，ルキウス・ウェルス，コンモドゥス，セウェルス皇帝治下に著述し，医学を完成させた。同時期の他の医師についても。
2世紀末から17世紀中葉までの医学の歴史の続きの構想。

現在の医学が意識的に区別され医学の歴史が述べられている。医学の始まり，古代の医学，アラビアの医学，16世紀と17世紀の医学に触れて，経験の集積からなる古い医学と原因について理性的に探求する新しい医学を対比している(表25-2)。

18世紀にはイギリスの医師フライント(1675～1728)が『医療の歴史』全2巻(1725～1726)[6]を著し，古代から16世紀までの医学の歴史を扱っている。しかしその内容は医学の発展を時系列に沿って記述するものではなく，さまざまな疾患の歴史上の文献を各論的に紹介したものである(図25-1)。

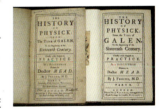

図25-1　フライント『医療の歴史』(1725～26)　坂井建雄蔵

18世紀には，歴史上の医学文献についての関心が次第に高まり，校訂版の出版や資料調査が行われるようになった。ブールハーフェは『ヴェサリウス解剖学外科学全集』全2巻(1725)[7]を出版している。弟子のハラー(1708～1777)は医学文献を集成して『植物学文献目録』全2巻(1771～1772)[8]，『外科学文献目録』全2巻(1774～1775)[9]，『解剖学文献目録』全2巻(1774～1777)[10]，『医学実地文献目録』全4巻(1776～1788)[11]を著している(図25-2)。

18世紀末のドイツではロマン主義の潮流の中で歴史への関心が高まっていた。ハレ大学のシュプレンゲル(1766～1833)は『実用的医療史試論』全5巻(1792～1803)[12]を著し，近代医史学の父と呼ばれている。この著作は16節からなり，医学の理論が次第に進歩してきた過程を記述して，学生たちが医学をよりよく理解するのに役立つことを目指して

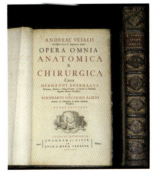

図25-2　『ヴェサリウス解剖学外科学全集』(1725)　坂井建雄蔵

医史学の始まり：18世紀～19世紀前期　533

表25-2　ブールハーヴェ『医学教程』(1708)の医学史，澤井直訳

1	空気の害，食べ物や飲み物の性質，体を襲う力，生命の作用，最後に人間の構造の組成は，我々と同じ則によって生活を送るようになったのと同じくらいに古い時代から，死すべき者どもたちに，病をもたらしてきた。
2	何らかの自発的な衝動による病気の表れは，体自体が助けを受けることを余儀なくする。人間でも動物でもである。さて，ある体肢において運動を妨げるような苦しみを知覚することや，傷つけられた部分を悩ます痛みに苦悶することは，治療法が与えられるように求めることを精神に促した。
3	このことから，最初の治療法が生まれた。それは感覚に明らかであり，常に，いたるところに存在していた。
4	古代の記念すべき歴史と寓話は，カルデア，バビロニア，東方の博士達において，現在の病気を取り除き，未来のものを避けようと意図して，最初に洗練させたもの［訳注：治療法］があったことを教える。ここから，エジプト，リビア，キュレネ，クロトンへと運ばれ，これらからギリシャへと導かれたものは最初にクニドス半島，ロードスとコスの島，エピダウロスで花開いた。
5	創始された技の習い始めは，幸運な場合や，自然な誘因，予見されない出来事に依存していた。
6	α．観察したものの結末の記憶，β．神々の寺院の床板に留められた病気と助けの記述，γ．公道と広場における病気の人々の陳列，δ．類似したものからの推論，から進歩が起こった。
7	この技芸がより完全になったのは，α．医者達の整理，β．病気の正確な記載，γ．治療法の正確な観察と適用と投与，によってである。それで特定の家族に受け継がれ，名誉と報酬を得ていた。
8	実際，死体を切り開くことによって，健康な者の組成や病気の隠れた諸原因，しかしまた近接原因も求められた。健康と病気の明白な原因は多大な勤勉さによって熟考された。これら〈病気〉の起り，発達，状況，衰弱，終焉，変化について記された。薬剤についての選択，調剤，投与，効力，結果が観察された。もちろん，デモクリトスは生きている動物を切開することによって生涯を費やし，同時代のヒッポクラテスはエジプト，クニドス，ロードス，コスからの，そして自分で築いた前述のすべてを集めてギリシアの医学集成を作った。 これは長く地位を保ち，ついには様々な地域において，様々な成果によって，様々な技芸者によって，様々な時代によってより正確に改良され，最後にはガレノスによって学派の形へとより正確に編集され，それ以前にもアレタエウスによって為されている。 アラビアの時代まではほぼ同じまま残り，彼らはアフリカにおいて医学学校を建てた。彼らはそこではガレノス的なものだけを説明し，続く時代は〈*ガレノス的なものに〉従順であった。
9	彼らの教説の修正と反駁は，二つの仕方でされていた。1．フランスの学校において復興されたヒッポクラテスの学派によって，2．化学，特にパラケルスス，後にはヘルモント(父)やその他の者による経験によって。
10	ついには機械学，自然学，化学，植物学，解剖学によって推進され，あらゆる学派から解放されたものが今日では大切にされている。
11	以下のことに基づいているのである。 1．かなり古い医学は，経験されたものの信頼のおける集積のみからなっていること。 2．後に，これらの原因について理性的な方式によって考えられていること。 3．前者の部分は，必然性，用途，証拠について常に同じであり，後者は不確かで，変化しやすく，ほとんどの部分においても異なっている。

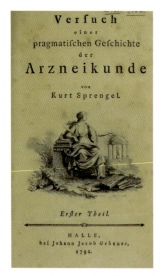

図25-3　シュプレンゲル『実用的医療史試論』第1巻　(1792)

いた。このように医学が徐々に進歩してきた過程として描かれる歴史は，漸進的医学史 stepwise history of medicine と見なすことができる。理論の進歩を中心とした漸進的医学史は継承・発展され，ドイツのイゼンゼー（1807～1845）は『医学と補助科学の歴史』2部5巻(1840～1845)[13]を著している。ライプツィヒ大学のヴンダーリッヒ（1815～1877）による『医学史』(1859)[14]は，その前年に行った医学史の講義録で，19世紀前半の医学の発展まで取り入れ，簡潔で分かりやすい医学史として評判になった（表25-3，4，図25-3，4）。

フランスではルヌアール（1798～1888）が『医学の歴史，起源から19世紀まで』全2巻(1846)[15]を著して，古代から現在までの医学の進歩を3つの時代と7つの時期に分けて記述している。英語にも翻訳されている（表25-5，図25-5）。

表25-3　シュプレンゲル『実用的医療史試論』(1792～1803)の内容

第1節	医学の起源
第2節	エジプト医学，プサメティコス1世以前
第3節	古代ギリシャ医学の歴史
	①医神，②神殿での医療，③哲学者による理論の始まり，④運動と医学の結合
第4節	ヒポクラテスから方法学派までの医学史
	①ヒポクラテス医療の歴史，②最初の独断学派，③解剖と自然誌，④経験学派，⑤ローマの医療文化，⑥中国医学とインド医学，⑦スキタイとケルトの医学
第5節	方法学派から学問の衰退までの医学史
	①方法学派，②この時期の解剖学の状況，③薬物誌と自然誌，④精気学派と折衷学派，⑤ガレノス，⑥東洋の浅知恵の医学への影響，⑦ローマ法による公衆衛生
第6節	学問の衰退からアラビアによる医学文化の受容まで
	①ガレノスの模倣者と後期経験学派，②アラビアでの医学文化の歴史
第7節	アラビア学派からギリシャ医学の復興まで
	①修道士による医療の実施，②カール大帝による博学採用の努力，③サレルノ医学校の歴史，④十字軍の医療への影響，⑤医学におけるスコラ哲学の影響，⑥13世紀における学問復興の端緒，⑦13世紀の医学と外科学の歴史，⑧14世紀，⑨15世紀，⑩新しい疾患，⑪ヒポクラテス的医療の開始，
第8節	16世紀におけるヒポクラテス学派の歴史
	①人文学者，②スペインの後期スコラ学，③ヒポクラテス医学の医学実地への影響
第9節	パラケルスス改革
	①準備期，②パラケルススの生涯と意見，③パラケルスス体系の拡張と洗練
第10節	16世紀の外科学の歴史
第11節	重要な解剖学的発見の歴史，ハーヴィーまで
第12節	解剖学的発見の歴史，ハーヴィーからハラーまで
	①血液循環説の歴史，②肺の構造と機能の発見，③リンパ管と腺についての発見，④脳と神経の学説における発見，⑤生殖についての発見と理論，⑥この時期の解剖学と生理学に有利な一般的状況
第13節	17世紀の化学派の歴史
	①唯心論者，②調停者と折衷者，③ヘルモントの体系，④デカルト体系，⑤シルヴィウス体系，⑥化学体系のさらなる形成
第14節	医数学派の歴史
第15節	前世紀の力動学派の歴史
	①シュタール体系，②ホフマン体系，③ハラーの被刺激性
第16節	最近の経験学派の歴史
	①後期ヒポクラテス派，②経験学派の拡張に有利な状況，③経験的研究の現状，④医学的奇跡論と狂信

表25-4　ヴンダーリッヒ『医学史』(1859)の内容

第1部	古代ギリシャの医学
第2部	ローマ帝国の医学
第3部	中世の医学
第4部	ルネサンス期の医学
第5部	17世紀の医学
第6部	啓蒙期の医学
第7部	新時代の準備
第8部	医科学の最近の変革と現在の発展

■学問領域としての医史学の成立・発展：19世紀後期～20世紀前期

　19世紀に入って医学史への関心が高まって，歴史上の医学・医療について実証的な調査・研究が行われるようになった．フランスでは医師・言語学者のリトレ(1801～1881)とその友人でパリ大学医学史教授のダランベール(1817～1872)が，古典の医学書を中心に医史学研究を行っ

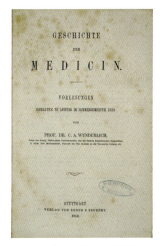

図25-4　ヴンダーリッヒ『医学史』
(1859)　坂井建雄蔵

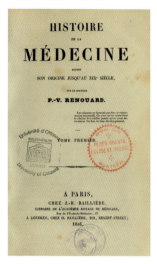

図25-5 ルヌアール『医学の歴史』(1846)

表25-5 ルヌアール『医学の歴史』(1846)の時代構成

基礎の時代
第1期　原始期，直感の時期：トロイの陥落(紀元前1184年)まで
第2期　神聖期，神話の時期：ピタゴラス教団の解散(紀元前500年)まで
第3期　哲学期：アレキサンドリア図書館設立(紀元前320年)まで
第4期　解剖期：ガレノスの死(200年)まで
移行の時代
第5期　ギリシャ期：アレキサンドリア図書館の火災(600年)まで
第6期　アラビア期：学問の復興(1400年)まで
変革の時代
第7期　学問期：15〜16世紀
第8期　変革期：17〜18世紀

た。ドイツでは19世紀中葉以降にいくつもの大学に医史学講座が作られて，医史学が独自の研究分野として発展した。19世紀の医史学研究にはいくつかの側面を挙げることができる。その第1は歴史上の医学文書の校訂と翻訳，第2は歴史上の疾患・医療についての研究，そして第3は歴史上の医師や医学文献についての研究である。

　ヒポクラテスやガレノスなどギリシャ・ローマの医学文書は16世紀初頭あたりから，ギリシャ語原典あるいはラテン語訳として繰り返し出版されていた。19世紀に入って，厳密な校訂を経た著作集や現代語訳が出版されるようになり，今日でも信頼され広く用いられている。ライプツィヒ大学の医学教授のキューン(1754〜1840)は，ギリシャ語原典とラテン語訳を対応させた形で古代の医師の著作集を編纂した。とくに有名なのは『ガレノス全集』全20巻22冊(1821〜1833)[16]で，ガレノスの著作の標準的な出典としてキューン版ガレノス全集の巻と頁が広く参照されている。その他に『ヒポクラテス全集』全3巻(1825〜1827)[17]と『カッパドキアのアレテウス全集』(1828)[18]も出版している。フランスのリトレの編纂した『ヒポクラテス全著作』全10巻(1839〜1861)[19]はギリシャ語原典とフランス語訳を対応させたもので，ヒポクラテス集典の標準的な出典としてリトレ版ヒポクラテス全著作の巻と頁数が広く参照されている。ダランベールは，古代の医学文書のフランス語訳を行い，『オリバシウス著作集』全6巻(1851〜1876)[20]，『ガレノス解剖学・生理学・医学著作集』全2巻(1854〜1856)[21]，『ヒポクラテス著作選集』(1855)[22]，ケルススの『医学論8書』(1859)[23]を出版している(図25-6, 7)。

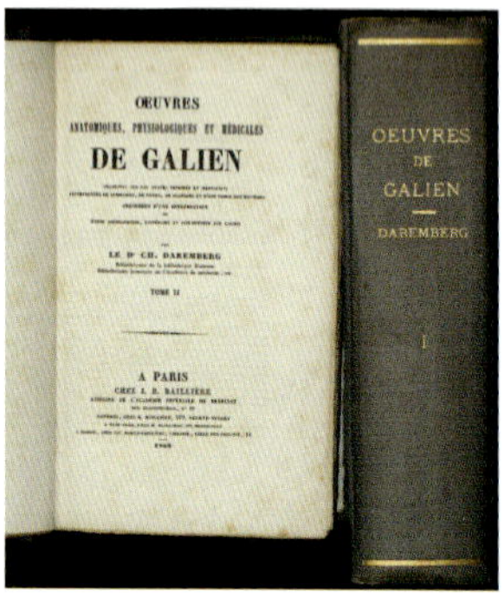

図25-6　ダランベール『ガレノス解剖学・生理学・医学著作集』(1854〜1856)　坂井建雄蔵

　古代と中世にさまざまな疫病や疾患が生じたことが歴史上の文書の中に記されている。歴史病理学 historical pathology はそういった歴史上の疫病・疾患とその治療についての研究である。ベルリン大学の医史学教授ヘッカー(1795〜1850)は，『舞踏病，中世の民間疾患』(1832)[24]，『14世紀の黒死病』(1832)[25]，『イギリス発汗病』(1834)[26]などを著し，歴史病理学の創始者と見なされている。ヘッカーの歴史病理学はベルリン大

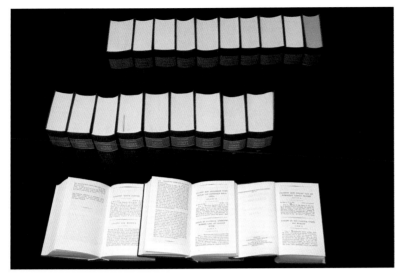

図25-7 キューン版『ガレノス全集』（1821〜1833） 複製，坂井建雄蔵

学の病理学と医史学教授のヒルシュ（1817〜1894）により『中世の大きな民間疾患，歴史病理学的研究』（1865）[27]として集大成された。ヒルシュは歴史病理学についての独自の研究を行い，『歴史地理病理学提要』全2巻（1860〜1864）[28]を刊行し，その第2版全3巻（1881〜1886）と英語訳（1883〜1886）も出されている。イエナ大学のヘーゼル（1811〜1884）は『歴史病理学研究』全2巻（1839〜1841）[29]，『流行病学文献目録』（1843；第2版1862）[30]を刊行し，その研究成果をもとに『医学と民間疾患の歴史教科書』（1845）[31]を刊行し，改訂版を『医学と流行病の歴史教科書』第2版全2巻（1853）[32]および第3版全3巻（1875〜1882）として刊行した（図25-8）。

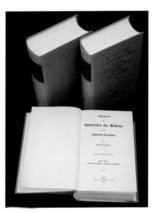

図25-8 ヘーゼル『医学と流行病の歴史教科書』 第3版（1875〜1882） 複製，坂井建雄蔵

歴史上の膨大な医学文献の書誌および医師の伝記の詳細な調査・研究が19世紀から始まっている。ドレスデンの医学教授のシューラン（1791〜1861）は，『古い医学の書誌学提要』（1828，第2版1841）[33]，『医学歴史文献目録』（1842）[34]を刊行しており，『解剖図の歴史と書誌』（1852）[35]とその英訳（1920）は，解剖学書と解剖図の歴史の基本的な文献として今日もよく参照されている。ヒルシュによる『すべての時代と民族の傑出医師の伝記事典』全6巻（1884〜1888）[36]は，今日でも医師の伝記についての情報源としてしばしば参照されている。ヒルシュの弟子のパーゲル（1851〜1912）はその続編となる『19世紀の傑出医師伝記事典』（1901）[37]を著している（図25-9）。

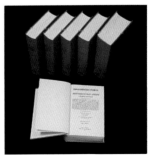

図25-9 ヒルシュ『すべての時代と民族の傑出医師の伝記事典』 （1884〜1888） 複製，坂井建雄蔵

■年代順に書かれた医学史

19世紀後半から，学術的な調査・研究の成果に基づいた医学史が書

表25-6　ダランベール『医科学の歴史』(1870)の内容

I. パリの医学史の教説の変遷。教説の有用性。歴史家を導くべき原理の提示。医学史の時期を決めるこれらの原理の適用。付録：医学史の時期のさまざまな分類の研究。

II. 科学的医学の起源。それらは東洋人の間にではなく，ギリシャとホメロスに求めるべきである。リグ・ヴェーダ以後のインドの原始的医学。それはギリシャ医学の発展に寄与したとは思われない。神殿，哲学派，体育は，医学の進歩にどのような影響を与えたか。哲学の医学への不都合な影響。生理学，解剖学，病理学の相互の作用。ホメロスとヒポクラテスの間から現存する古典文献に続く医学の伝統。

III. ヒポクラテスとヒポクラテス集典の医学史に占める位置。この文書の著者たちは，医師，医学，患者，病気について何を考えたか。ヒポクラテスの解剖学はどのようなものか。

IV. コス学派における一般病理学(病因学，症候学，治療学)はどのようなものか。ヒポクラテス集典のどの文書に原理と適用を探し求めるべきか。ヒポクラテスの自然療法および自然療法一般について我々は何を知るべきか。この主題についてのガレノスの見解。

V. クニドス派の原理の提示。ヒポクラテスの外科。女性の疾患。ヒポクラテスの病理学と現代の病理学の比較。

VI. ヒポクラテス集典における疾患の原因と性状についての主要な体系。このすべては，体液に固有の性質，および4つの基本的な体液の存在に依拠する流出の学説により説明される。その他のすべては空気に由来する。他の文書では2次的にではあるが，食事と環境がすべてに優先する。

VII. ヒポクラテスとそのギリシャとエジプトへの移植までの医学の状況。アレクサンドリアの医学校の創設。医学はギリシャに留まり，エジプトの知恵からは何も得なかった。アレクサンドリア学派の代表者，とくにヘロフィロスとエラシストラトスの手による科学の指導。アレクサンドリアの医師の年表と，その著作についての考察。

VIII. アレクサンドリアで医学の基本的原理が議論された。経験論の誕生。その特徴。この歴史上の経験論と経験論一般について何を考えるべきか。エジプトとギリシャからローマへの医学の第2の移動。アスクレピアデスが来る前のローマの医学はどのようなものであったか。イタリアの土地に生まれた学説である方法論の起源，発展，変容，存続。

IX. ケルススと医学における彼の役割。彼の著作の特徴。古代全体を要約している。医学の区分に関するこの著作の文書をどのように解釈するか。薬理学，薬剤学，薬根採取の間の区別。プリニウスはギリシャとローマの民間医療の最も重要な医学歴史家の一人であり，医科学の歴史を補うものと見なさなければばらない。

X. ガレノス，その特徴。著作。影響。古代の医学で何を体現するのか。記述解剖学と哲学的解剖学をどのように考察すべきか。最終原因の学説。

XI. ガレノス，承前と結論：その病理学とくに疾患部位の文書。ガレノス以後に医学はどうなったか。科学的文化はその後しばらく活発であった。精気論派と折衷学派。編集者たち：オリバシウス，アエティウス，アイギナのパウルス。オリバシウス以後の医学のさまざまな経路。ラテン医学と新ラテン医学の始まり。次の時代の一瞥。

XII. 中世初期を通じた医学伝統の存続。ギリシャの著者とくに方法学派の翻訳による新ラテン医学の発展。サレルノ医学校の起源。サレルノ教師たちの著作の特徴。サレルノ医学の他の西洋地域への伝播。アラビア医学の始まり。その発展，西洋にどの時期にまたどのような状況で進入したか。その影響。

XIII. アラビアの著作が到来したときの西洋の医学の状況。その時期のさまざまな医学校。13世紀と14世紀の医学と外科著作の特徴。医学の方法の違い：民間医学，科学的医学。百科全書派。

XIV. 14世紀の医学著作家たちを分類できるさまざまな群。アバノのピエトロ，実地医療者，外科医，専門家たちとくにブルヌス，ギ・ド・ショーリアク，アーダーンのジョン，ベネヴェントゥス・グラッスを強調する。14世紀の要約。次の2世紀に一般的考察。

XV. 保守的時代の終焉。変革の真剣な努力。最初にアラビアを捨ててギリシャへの回帰，次にギリシャそのものの権威への疑問。15世紀は最後の保守的世紀である。医学の独特の主題を提供する：医学相談。16世紀には精神が考証学から解放され始め，解剖学の研究によって相変わらず勇気づけられている。観察が相談に続き，古い時代に続いて新しい時代が来るには，生理学の偉大な発見を待つのみである。パラケルススの無益で危険な試み。16世紀の独特の疾患。17世紀と18世紀の歴史の概観。

XVI. パラケルスス。病理学と生理学一般。実地医学。梅毒。外科。

XVII. ファン・ヘルモント。彼の教育と特徴。彼の学説の一般的判断。パラケルススとの比較。彼の著作に溢れる神秘主義。一般と特殊病理学。薬剤学と治療学。結論。

XVIII. シルヴィウスは医学の歴史でどのような位置を占めるか。彼の学説が生まれた源泉。彼の著作の特徴。彼の体系の提示。この体系が経験よりも先入観に依拠していること。一般と特殊生理学。一般病理学と特殊病理学。酸と苦味の理論。科学の最も祝福された賛同者，ファン・ヘルモントとシルヴィウスの先駆者，同時代人，後継者たち。

XIX. 17世紀の一般的考察。血液の運動についての古代の考えと現代の考えの寄与。ハーヴィーの先駆者(エラシストラトス，ガレノス，ヴェサリウス，アクアペンデンテのファブリキウス，セルヴェトゥス，コロンポ，チェザルピノなど)。血液循環の発見。ハーヴィーの文書によるこの発見の提示。循環に向けられた攻撃(プリムローズ，エミリオ・パリジアノ，C. ヘルモント，C. フォリウス，J. リオラン，ギー・パタン，ヨアネス・トゥッレ，マグナシウス，ホモボヌス・ピソなど)。ハーヴィーの速やかで明白な勝利。

XX. 乳糜管とリンパ管の発見。アセリ。ペケ。ルドベック。バルトリン。栄養の理論：ワルトンとグリソン。

XXI. 被刺激性と感覚性についてのグリソンの理論の提示と議論。

XXII. 17世紀における解剖学と生理学の歴史，承前。ステノの研究。顕微解剖学と注入：ピーチ，レーウェンフク，ルイシュ。記述解剖学。フランスの解剖学者たち。科学アカデミーのフランスの解剖学と生理学の進歩への影響。デカルト。

(つづく)

(表25-6のつづき)

XXIII. シデナム，彼の生涯，性格，学説，医療，影響．
XXIV. 医機械論の起源，発展，普及，変容．イタリア学派：ボレリ，ベッリーニ，バリヴィ，ラマツィニ，ランチシ，デ・サンドリス，グリエルミニ，ミケロッティ，マツィノ，バツィカルヴェ，ベルヌーイ．
XXV. 医機械論学説の歴史，承前．イギリス学派：ピトケイン，W. コール，ケイル，フライント，ミード，ロビンソン，ウィントリンガム，リドリーなど．
XXVI. 医機械論の歴史，承前．オランダとドイツの学派．ブールハーヴェとホフマン．
XXVII. 17世紀における医学と外科学に関する先行論文と観察集成．この世紀の外科の歴史：総論著作：マガトゥス，セヴァロン，ディオニス，ワイズマン，ファン・ソリンゲン，プルマンなど．
XXVIII. 18世紀の一般的考察．この世紀の解剖学，生理学，生物化学の概観(ラヴォアジェ，フルクロワ)．
XXIX. シュタールと精気論．この体系の提示と批判：一般と特殊生理学・病理学．
XXX. モルガーニと病理解剖学．ハラーと被刺激学説．ビシャと組織の特性．ガウプと被刺激学説の病理学への応用．
XXXI. カレン：彼のさまざまな著作；彼の生理学，病理学，治療体系．ブラウン：彼の体系の提示と議論．ブラウンとブルッセーの比較．
XXXII. モンペリエ学派：ボルドーと生物体の連合；バルテスと生気論，グリモーと彼の熱病著作；デュマと疾患体系；ライルとドイツの生気論；エラスムス・ダーウィンとイギリスの生物学的物質論．
XXXIII. 18世紀の臨床医学の歴史．フランス(ピネルと他の重要でない著者たち)；イタリア(トルティ，ブルセリウスなど)；イギリス(ハクサム，プリングル，リンド，フォーダイス，ファザギル，ヘバーデン，チェイン，ジェンナー，ベイリー)；ドイツ学派(ウィーン学派，ファン・スウィーテン，デ・ハエン，シュトル，アウエンブルッガーなど)．パリ王立医学協会．スペインでの医学と外科の状況．
XXXIV. 18世紀の臨床外科の歴史．ドイツと北欧諸国(ハイスター，プラトナー，テデン，ヘンケル，リヒター，H. カリセンなど)．イタリア(モリネッリ，2人のナンノニ，ベルトランディ，ブランビッラ，カラカルネ，パレッタなど)．イギリス(チェセルデン，モンロー，シャープ，グーチ，J. ハンター，ベルなど)．フランス(王立外科協会，この協会員と他のフランス外科医たちの著作の概観)．デュジャルダンとペリエによる『外科の歴史』．ポット，ルイ，ジャン・ルイ・プティ，ドソーについての研究．19世紀初頭の考察．結論．

かれ，その後の医学史に大きな影響を与えた．フランスではダランベールが『医学，歴史と学説』(1865)[38]に続いて，『医科学の歴史』全2巻(1870)[39]を著しており，医学理論の発展に焦点をあてて18世紀末までの医学史を扱っている．とくに17世紀の医機械論が大きく扱われている．ドイツではベルリン大学のパーゲルが『医学史序論』(1898)[40]を著しており，18世紀までの医学理論の展開に加えて，19世紀に登場した医学の諸分野も扱われている．これらの医学史書は時代ごとに医学の状況を整理・記述する時代別医学史 chronological history of medicine であり，そのスタイルはその後の医学史書に大きな影響を与えた(表25-6, 7, 図25-10, 11)．

ウィーン大学の医史学教授プッシュマン(1844〜1899)は，ドイツ語圏の医史学者を結集して浩瀚な『医学史提要』全3巻(1902〜1905)[41]を編纂した．この著作の第1巻は古代と中世の医学史を時代順に扱い，第2〜3巻ではルネサンス以後の医学史を分野別に扱っている．プッシュマンの弟子のノイブルガー(1868〜1955)は『医学の歴史』全2巻(1906〜1911)[42]を著したが，これは古代と中世までの医学史のみを扱っている．ライプツィヒ大学医史学教授のズートホフ(1853〜1938)は『医学史宝函』[43]を1907年に創刊し，ドイツの医史学研究をリードした．ズートホフはパーゲルの『医学史序論』を改訂して第2版(1915)と第3版(1922)を出し，また弟子のマイヤー＝シュタイネック(1873〜1936)との共著で『図で見る医学の歴史』(1921)[44]を著し，第2版(1922)，第3版(1928)，

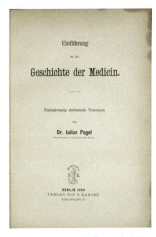

図25-10 パーゲル『医学史序論』(1898) 坂井建雄蔵

表25-7 パーゲル『医学史序論』(1898)の内容

第1講：	導入．医学史の概念，価値，典拠，区分．
第2講：	医学の起源．古代の民族と一部の文明の医学：中国人，日本人，インド人，セム人，エジプト人．
第3講：	古代ギリシャの医療．その発展と秘教的・顕教的性格．アスクレピオス派，自然哲学者，医学派，ヒポクラテス．伝記と書誌．ヒポクラテス派の医学．ヒポクラテス派の医療倫理と方法論，解剖学，生理学，病理学，外科学，産科学．
第4講：	ヒポクラテス主義独断家後のギリシャ医学．プラトン，アリストテレス．アレクサンドリア学派．ヘロフィロスとエラシストラトス．経験学派，ローマの医学．ビテュニアのアスクレピアス派．方法学派．百科全書家，ケルススとプリニウス．
第5講：	承前．精気学派，折衷学派．ディオスコリデス，スクリボニウス・ラルグス，ソラヌス，アレテウス，医学ソフィストのカッシウス，エフェソスのルフス．
第6講：	ガレノス．伝記，書誌，彼の医師・著作家としての意義，その一般的な生物学病理学説，解剖学，生理学，薬剤学，特殊病理学，外科学，眼科学，健康学，結語．
第7講：	ガレノス．
第8講：	中世の医学．医療に対するキリスト教，魔法，他の秘術の影響．修道院の医療．セレヌス・サンモニクス，ガルギリウス・マルティアリス，カエリウス・アウレリアヌス，ルキウス・アプレイウス，カッシウス・フェリックス，テオドルス・プリスキアヌス，イシドルス・ヒスパニクス，アンティムス，ベネディクトゥス・クリスパス，ラバヌス・マウルス，ヴァラフリドゥス・ストラブス，ドンノロなど．ギリシャ期ないしビザンチン期の医学の最後の著者たち．
第9講：	アラビアの医学．
第10講：	サレルノ医学校．アラビア文書の翻訳家．スコラ哲学期．
第11講：	ルネサンス以前の医学．人文主義．ロジャー・ベーコン，ヴィラノヴァのアルナルドゥス，ペトラルカ．12〜15世紀の解剖学と外科学．
第12講：	16世紀の医学の発展．3人の変革者：ヴェサリウス，パラケルスス，パレ．哲学的医学者．ヴェサリウスの前駆者たち．イタリアの解剖学者たち．
第13講：	16世紀の実地医学．ヒポクラテス派．パラケルススとパラケルスス派．
第14講：	16世紀の外科学と産科学．アンブロアス・パレ．
第15講：	17世紀．哲学と自然科学．フランシス・ベーコンと帰納法．デカルト，スピノザ，ハーヴィーとハーヴィー以後の発見者たち．実地医学のさまざまな方向．ファン・ヘルモント，医化学派と医物理派．
第16講：	承前．17世紀の医化学派，医物理派，ヒポクラテス派．シデナム．病理学の各章の個別研究者たち．17世紀の薬剤学，外科学(輸血)，助産術．
第17講：	18世紀の医療の発展．序論．18世紀の政治的・社会的状況，哲学，自然科学(ライプニッツ，ヴォルフ)．3人の偉大な体系家，ホフマン，シュタール，ブールハーフェ．古ウィーン学派：ファン・スヴィーテン，デ・ハエン，アウエンブルッガー，シュテルク，シュトル．
第18講：	アルブレヒト・フォン・ハラーと彼の被刺激性と感覚性学説．ハラーの時期の解剖学と生理学．ハラー学説に依拠した生理学体系，ガウプ，カレン，モンロー．ブラウン学説とその修正派．レシュラウブ，ラソリ，タマシーニ．
第19講：	承前．生気論者たち．モンペリエ学派．ソヴァージュ，ボルドー，バルテス．ピネル，ビシャ．18世紀の実地医学．モルガーニによる病理解剖学の創設．18世紀の外科学，助産学，眼科学．
第20講：	18世紀から19世紀への移行期の医学．化学学説：ガルヴァーニ学説，メスメリスムス．ホメオパシー，ラーデマッヘル，自然哲学，寄生，自然歴史学派，ガルの骨相学．
第21講：	自然科学的・技術的時代としての19世紀の一般的な特徴．その時期の発見と発明の年表．その時代の哲学と自然科学，解剖学と生理学．
第22講：	19世紀の病理学と治療．ブルッセー．パリの病理・解剖学と物理・診断学派，ウィーン学派，実験病理学とフィルヒョーの細胞病理学，細菌学，内科学，薬剤学と鉱泉学．
第23講：	19世紀の外科学と整形外科学，眼科学，耳科学，喉頭・梅毒・皮膚科学と歯科学．
第24講：	19世紀の助産術，婦人科学，小児科学．
第25講：	19世紀の精神医学，法医学，衛生学，軍事医療制度．

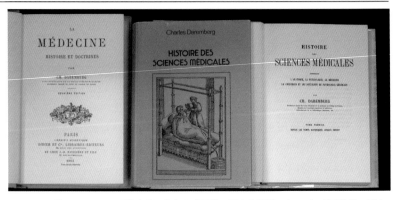

図25-11 ダランベールの医学史書，左から『医学，歴史と学説』(1865)，『医科学の歴史』(1870) 複製，坂井建雄蔵

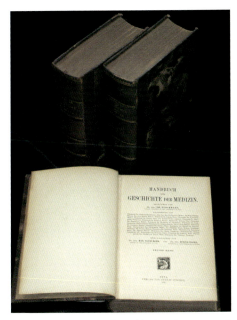

図25-12 プッシュマン『医学誌提要』(1902〜1905)
坂井建雄蔵

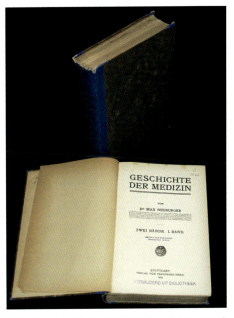

図25-13 ノイブルガー『医学の歴史』(1906〜1911)
坂井建雄蔵

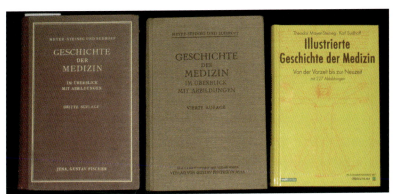

図25-15 マイヤー=シュタイネック,ズートホフ『医学史序論』第3版(1928),第4版(1950),第5版(2006) 坂井建雄蔵

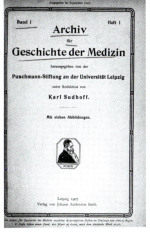

図25-14 『医学史宝函』第1巻 (1907)

第4版(1950),第5版(1965)が刊行されている。この著作は3部からなり,第1部では原始医学,古代オリエントとガレノスまでの古代西洋の医学,第2部ではガレノスの死からベーコンまでの中世時代,第3部ではハーヴィーから現代までを扱うが,19世紀までの医学で終わっている(図25-12〜15)。

アメリカでは20世紀に入ってドイツの医史学から刺激を受けて医史学の研究と著作が始まった。ガリソン(1870〜1935)は米軍図書館に司書として勤め,『医学史概論』(1913)を著し,第2版(1917),第3版(1922),第4版(1929)と改訂を重ね,歴史上の医師の著作と事跡についての詳細な情報により,医学史の金字塔と評価されている。フランス生まれのジ

表25-8　ガリソン『医学史概論』第4版(1929)の内容

I. 古代と原始医学のすべての形の正体
II. 先史時代
III. エジプト医学
IV. シュメールと東洋の医学
V. ギリシャ医学
　I. ヒポクラテス以前
　II. 古典期(紀元前 460〜136)
　III. ギリシャ・ローマ期(紀元前 156〜紀元後 576)
VI. ビザンチン期(紀元後 476〜732)
VII. イスラムとユダヤ期の医学(紀元後 732〜1096)
　イスラム医学の文化的側面
VIII. 中世期(1096〜1438)
　中世医学の文化・社会的側面
IX. ルネサンス期，学問の復興と改革(1453〜1600)
　ルネサンス期の文化・社会的側面
X. 17世紀：個別の科学探求の時代
　17世紀医学の文化・社会的側面
XI. 18世紀：理論と体系の時代
　18世紀医学の文化・社会的側面
XII. 19世紀：組織化された科学進歩の始まり
XIII. 20世紀：組織化された予防医学の始まり
　近代医学の文化・社会的側面
XIV. 世界大戦とその後の医学

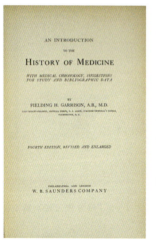

図25-16　ガリソン『医学史概論』
第4版(1929)　坂井建雄蔵

ゲリスト(1891〜1957)はチューリヒ大学(1921〜1924)，ライプツィヒ大学(1925〜1932)で医史学教授を務めてアメリカに移り，ジョンズ・ホプキンス大学(1932〜1947)とイェール大学(1947〜1957)の医史学教授となった。コーネル大学での特別講義を記録した『文明と病気』(1943)[45]では民衆の立場に立って医療と社会の関係について論じた。全8巻からなる医学史を構想したが古代を扱う『医学史』全2巻(1951〜1961)[46]のみで未刊に終わった(表25-8，図25-16, 17)。

イギリスではシンガー(1876〜1960)がオックスフォード大学の医史学教授となり，医学史と科学史全般にわたって多くの研究業績と著作を残した。『解剖学の進化』(1925)[47]，『医学小史』(1928)[48]とその第2版(1962)[49]を刊行した。『医学小史』では医学史を6つの時期に分けて，最後の第6期では1825年頃以降を科学の細分化の時代として扱っている。第2版では第1期に原始医学を追加して他の伝統医学を扱い，また最後の第7期の部分を大幅に拡張している。シンガーはまたヴェサリウスの『6枚の解剖図』の研究(『近代科学の序奏』1946)[50]，ガレノスの『解剖手技』の英語訳(1956)[51]など原典の研究も行っている(表25-9，図25-18)。

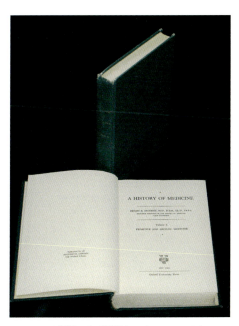
図25-17　ジゲリスト『医学史』（1951〜1961）
坂井建雄蔵

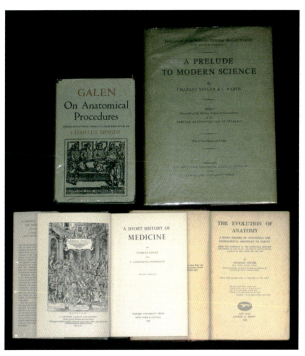
図25-18　シンガーによる医学史の著作，下段左から『医学小史』第2版（1962），『解剖学の進化』（1925），上段左から『ガレノス　解剖手技』（1956），『近代科学の序奏』（1946）　坂井建雄蔵

■医史学の成熟と拡散：20世紀中葉以降

　第2次大戦後の医史学には，新しい潮流が見られるようになった。医学に関する歴史上の事実を集積し記述するだけでなく，医学そのものの構造の変化を見いだそうとする潮流である。その先鞭をつけたのはアッカークネヒト(1906〜1988)である。彼は第2次大戦中にドイツからアメリカに移住し，ジゲリストの下で医学史を学んでウィスコンシン大学(1947〜1957)とチューリヒ大学(1957〜1971)で医史学教授を務めた。アッカークネヒトは『医学小史』(1955)[52]を著し，その中で19世紀に医学の大きな変革が生じたことを強調するとともに，時代による医学の特色の違いを中世の「図書館医学 library medicine」，19世紀以前の「病宅医学 bedside medicine」，19世紀初頭の「病院医学 hospital medicine」，その後の「実験室医学 laboratory medicine」として表現し，次のように述べている。

　中世には医学は図書館を中心としていた。それに続く3世紀間には古典古代と同様に，個人の病床に焦点が当てられた。しかし19世紀には病院が中心となった。病院は19世紀初頭の発展における決定的な要因であり，この特別の時期は「病院医学」の時期と特徴づけてよ

表25-9 シンガー『医学小史』(1928)の内容

I. 古代ギリシャ，紀元前300頃まで	IV. 科学の再生，1500頃から1700頃まで	VI. 科学の細分化の時代，1825頃以降
§1. ギリシャ医学の起源	§1. 解剖学の覚醒	§1. 科学の専門化の起源とその意味
§2. ヒポクラテス派の医師	§2. 外科学への解剖学の反応	§2. 予防医学の革命
§3. ヒポクラテスの医療	§3. 内科学の復興	§3. 生理学的統合への移行
§4. アリストテレス	§4. 最初の物理学的統合	§4. 近代医学の実験的基礎
II. ギリシャの後継者たち，紀元前300頃から紀元後200頃まで	§5. 生理学の再生	§5. 細胞説と細胞病理学
§1. アレクサンドリア学派	§6. 動物体の顕微鏡的観察	§6. 疾患の病原説の確立
§2. ローマ帝国の医学教育	§7. 錬金術から化学へ	§7. 麻酔
§3. ローマ帝国の医療サービス	§8. 医学理論家たち	§8. 外科の革命
§4. ローマの病院	V. 統合の時代，1700頃から1825頃まで	§9. 近代外科のいくつかの進歩
§5. ガレノス	§1. 法則の支配	§10. 細菌学が特別の科学になる
§6. 古代の最後の医学統合	§2. 臨床教育の興隆	§11. 細菌学のいくつかの重要な結果
III. 中世，200頃から1500頃まで	§3. 現代につながる生理学	§12. 免疫学の研究
§1. ヨーロッパの衰退期	§4. 生理学の進歩	§13. 免疫のいくつかの実用的応用
§2. アラビア医学	§5. 空気の性状の発見	§14. 熱帯の征服
§3. 中世の覚醒	§6. 病死解剖学が科学になる	§15. 衛生観の変化
§4. 大学	§7. 臨床的方法と器具	§16. 心理学の新しい動き
§5. 中世の解剖学，外科学，内科学	§8. 外科学と産科学	§17. 看護の革命
§6. 中世の病院と衛生	§9. 生命統計科学の始まり	§18. 臨床上重要な新しいくつかの生理学概念
	§10. 軍陣・海軍・監獄医学	§19. 眼とその異常の知識
	§11. 産業革命	§20. 薬剤の性状と作用の研究
	§12. 伝染病の制圧と認識	§21. 集団的医学データの解釈
		結語

いだろう，そしてそれ以前の「図書館医学」と「病宅医学」から区別され，その後は「実験室医学」と呼ぶのが相応しい。(アッカークネヒト『医学小史』(1955)第12章から坂井建雄訳)

フランスの哲学者フーコー(1926〜1984)は『臨床医学の誕生』(1963)[53]を著し，フランス革命期の社会的変容と医療の組織化を促した政治的状況のもとで臨床医学が誕生したこと，また病気と身体を可視的にする医学の「まなざし」の変化について論じている。この著作により，19世紀の医学の変革が大いに注目されるようになった。アッカークネヒトはまた19世紀の医学の変革の中心となったフランス革命後のパリの医学を研究し，『パリ病院での医学 1794〜1848』(1967)[54]を著している。

ドイツの生理学者のロートシュー(1908〜1984)は『生理学の歴史』(1953)[55]を著し，19世紀中葉以降のドイツで実験室での生理学研究が発展した過程，とくにベルリン大学のミュラー(1801〜1858)とライプツィヒ大学のルートヴィヒ(1816〜1895)とその弟子たちの業績を明らかにした。英語訳(1973)が出版されている。

ウェルカム医史学研究所 Wellcome Institute for the History of Medicine が製薬業で財をなしたウェルカム(1853〜1936)の遺産によって1968年にロンドンに設立されて，ロンドン大学と協力して医史学の研究と資料収集を行っていたが1999年に閉鎖され，現在ではウェルカム図書館とロンドン大学医史学センターが引き継いでいる。ウェルカム研究所のバイナム(1943〜)は『医学史，きわめて短い概論』(2008)[56]を著し，5種類の

表25-10　アッカークネヒト『医学小史』(1955)の内容

1　古病理学と古医学
2　原始医学
3　古代文明の医学
4　古代インドと中国
5　ギリシャ医学：医師，司祭，哲学者
6　ギリシャ医学：ヒポクラテス医学
7　ギリシャ医学：アレクサンドリアとローマ
8　中世医学
9　ルネサンス医学
10　17世紀の医学
11　18世紀の医学
12　19世紀前半の臨床医学派
13　19世紀の基礎科学
14　19世紀後半の臨床医学
15　細菌学
16　19世紀の外科学と婦人科学
17　19世紀の新しい専門化傾向
18　19世紀の公衆衛生と専門職の発達
19　1900年以前のアメリカ合衆国の医学
20　20世紀前半の医学のおもな潮流

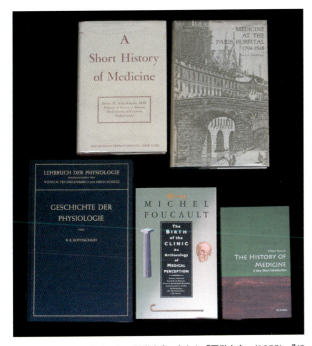

図25-19　アッカークネヒトの医学史書，左から『医学小史』(1955)，『パリ病院での医学 1794〜1848』(1967)，下段左から，ロートシュー『生理学の歴史』(1953)，フーコー『臨床医学の誕生』英語訳(1994)，バイナム『医学史，きわめて短い概論』(2008)　坂井建雄蔵

医学，「病宅 bedside」，「図書館 library」，「病院 hospital」，「共同体 social」，「実験室 laboratory」を区別し，それぞれ異なる時代に始まり現在の医学につながっていると論じている．このように医学の発展段階を区別する類型的医学史 typological history of medicine では，医学の発展過程を分かりやすく示すことができる(表25-10，図25-19)．

医史学の成熟と拡散：20世紀中葉以降　545

表25-11　ダフィン『医学史，不面目にも短い概論』(1999)の内容

1	序論：医学史の英雄と悪者
2	組み立てられた身体：解剖学の歴史
3	生命への質問：生理学の歴史
4	病気の科学：病理学の歴史
5	まずやる，害なく：薬理学の歴史
6	医師であること：医療供給の歴史
7	疫病と市民：歴史上の伝染病
8	なぜ血液は特別なのか？：体液の概念の変遷
9	技術と疾患：聴診器と身体診察
10	手の作業：外科の歴史
11	女性の医学と医学の女性：婦人科学と産科学の歴史
12	悪魔との格闘：精神医学の歴史
13	乳児がないと国もない：小児科の歴史
14	多面の宝石：家庭医療の衰退と再生
15	追跡と科学：医学史における問題をどう探求するか

　ドイツでは20世紀初頭から医学史が大学医学部の学問分野として位置づけられ，当初は古典文献の研究を中心にしていたが，文化史的・社会史的な視点を取り入れて研究の幅を広げながら，第2次大戦後には医学生の教育において必要な人文的要素として地位を確立していた。次第に視野を広げて社会の一部として医学そのものを研究対象とするようになり，1980年代からは幅広い歴史家たちも医史学を研究するようになり，医療社会学，人口統計学も研究されるようになった。1990年代から医療倫理の重要性が高まり，多くの大学で医史学と医療倫理を1つの講座が担当するようになり，2001年に策定された新しい医学教育カリキュラム改革では「歴史，理論，倫理」が必修科目となった。そのためドイツでは新しい医学史研究のあり方が模索されている。

　1990年代から医学の歴史を年代順にではなく，医学史のさまざまな側面を分野別に取り上げる分野別医学史 categorized history of medicine がよく書かれるようになった。その型の古いものにアメリカの女性医史学者メトラー(1909〜1943)による『医学史』(1947)[57]があり，14章に分けて解剖学，生理学，病理学など学問分野ごとに歴史を扱っている。最近の医学史書では，学問分野ではない別の話題が取り上げられている。カナダのクイーン大学の医学史教授ダフィン(1950〜)による『医学史，不面目にも短い概論』(1999)[58]は医学史教育のために書かれた教科書で，基礎医学と臨床医学の分野に加えて医療供給，伝染病，体液など15の話題を扱っている。ノースウェスタン大学の病理学教授ゴンザレス・クルッシ(1936〜)による『医学小史』(2007)[59]では学問分野ではなく医学史上の8つの話題を取り上げている。バイナム編の『医学における偉大な発見』(2011)[60]では7章に分けて70の項目を扱っている(**表25-11**)。

　医学の歴史を幅広く捉えるために，多方面の著者の分担執筆による医学史書も出されている。代表的なものとして，バイナムとポーター編に

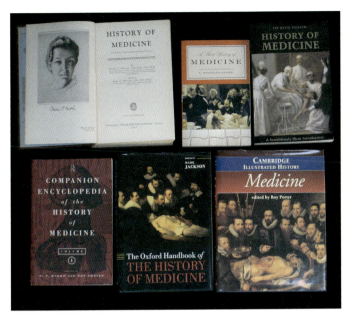

図25-20　分野別医学史の医学史書，上段左から，メトラー『医学史』(1947)，ゴンザレス・クルッシ『医学小史』(2007)，ダフィン『医学史，不面目にも短い概論』(1999)，下段左から，バイナム；ポーター編『医学史必携事典』(1993)，ジャクソン編『オックスフォード医学史提要』(2011)，ポーター編『ケンブリッジ図説医学史』(1996)
坂井建雄蔵

よる『医学史必携事典』全2巻(1993)[61]は，7部(①医学の場所，②身体の体系，③生命，健康，病気の理論，④病気を理解する，⑤臨床医学，⑥社会の中の医学，⑦医学，観念，文化)に分かれ72編の論文を集めた浩瀚な医学史書である。ポーター編の『ケンブリッジ図説医学史』(1996)[62]は10の話題から医学史を扱い，多数のカラー図版を用いている。最近のものではジャクソン編『オックスフォード医学史提要』(2011)[63]は3部(①時代，②場所と伝統，③主題と方法)に分けて，34編の論文を収録している(図25-20)。

■科学史と医学史

ロシア出身のフランスの哲学者コイレ(1892〜1964)は，『ガリレイ研究』(1939)[64]の中で17世紀に生じた理論的な枠組みの変更が古代から現代の科学への大きな転換点になったと主張し，これを科学革命 scientific revolution と名付けた。科学革命の語はイギリスの歴史家バターフィールド(1900〜1979)の『近代科学の起源 1300〜1800』(1952)[65]の中で大きく取り上げられ，広く知られるようになった。アメリカの科学史家クーン(1922〜1996)は『科学革命の構造』(1962)[66]の中で17世紀の科学革命以外にも，たとえばニュートン力学に対するアインシュタイン力学のように科学における理論的な枠組みの変更が他にもいくつかあり，科学革

命とは科学者集団が奉じるパラダイム paradigm の変更であると主張して，大きな反響を呼んだ．科学史家シェイピン(1943〜)は『科学革命』(1996)[67]を著し，17世紀における機械論的な自然観，知識獲得方法の変化，その社会的意義を扱い，科学革命というものはなかったと主張している．これに対し物理学者のワインバーグ(1933〜)は『世界を説明する：近代科学の発見』(2015)[68]を著して，自然を説明するための科学の方法の歴史を古代から現代までたどる科学史書を著し，17世紀のヨーロッパにおける科学革命から現代科学の方法が生まれたと主張している．生物学の領域においても歴史の全体像を俯瞰する生物学史書として，フランスの生物学者モランジュ(1950〜)が『生物学の歴史』[69](2016)を著している．

　アリストテレスの自然学では以下の4種類の原因を想定してあらゆる事物・現象を説明した．①質量 hyle は形式をもたない材料であり，②形相 eidos は質量に一定の形を与える構成原理である．質量は形相と結ぶつく前には可能態 dynamis であり，結びつくと現実態 energeia になる．③始動因は事物や行為を引き起こす原因であり，④目的因は事物や行為がそこにある目的である．

　アリストテレスの天体論では古代ギリシャの自然観にしたがって天上界と地上界を区別し，地上の世界は4つの元素(火，空気，水，土)からなるが天上界では第5元素が存在し天体が円運動をする(天動説)とされていた．地上での運動についての説明はアリストテレスのいくつかの著作に散在しているが，自然的運動すなわち自由に落下もしくは上昇する物体の運動については，速度が物体の重さに比例すること(『天体論』273b30以下)，運動が起こる媒体の密度に反比例すること(『自然学』215b4以下)を述べている．力によって動かされる強制運動については，速度が加えられた力に比例し，物体の重さに反比例すると述べている(『自然学』第7巻5章)．

　17世紀の科学革命では，コペルニクス(1473〜1543)は『天体の回転について』(1543)[70]によって地動説を主張して天動説を否定した．ガリレオは『新科学対話』(1638)[71]での物体の落下実験によってアリストテレスの運動論を否定した．さらにニュートン(1642〜1727)の『自然哲学の数学的諸原理(プリンキピア)』(1687)[72]で物体の運動法則と万有引力の法則を提唱して，古典力学の基礎を築いた．この間にフランス出身の哲学者デカルト(1596〜1650)はアリストテレスの自然学に代わる機械論的な自然学を構想して『方法序説』(1637)[73]，『哲学原理』(1644)[74]などを著した．またハーヴィー(1578〜1657)の血液循環論(1628)をいち早く取り入れ動物の解剖も行って，人体と精神を機械論的に説明する『情念論』(1649)[75]や『人間論』(1664, 執筆1648)[76]を発表した．デカルトの機械論的はとくにオランダの医師たちに影響を与え，ライデン大学のブールハーフェは『医学教程』(1708)[5]の中で機械論的な生理学を展開して

いる。

　物理学を中心とした17世紀の科学革命から19世紀の医学の変容まで，100年以上の歳月がかかっている。19世紀の医学の変革には，病理解剖学による臓器の病変の検証，実験生理学による臓器の機能の探究などによる人体と病気の科学的な探究が深く関わっている。すなわち事実が医学を変えたのであり，自然観の変化とそれによる医学理論の変革は，医学全体の変革に直結したという訳ではない。医学の進歩と他の科学の分野の進歩との間には，厳密な並行関係がある訳ではない。

■医療社会学と医療史

　医療社会学 medical sociology は，医療・保健，健康と病気に関する問題について，社会学的な側面から研究する分野である。医療社会学には2つの潮流があり，1つは医学の実践としての医療を対象とする社会学すなわち「医療についての社会学 sociology of medicine」であり，もう1つは科学・技術としての医学の1分野として医療を社会学的方法で扱う「医学における社会学 sociology in medicine」である。医学の進歩に伴い日常生活での健康増進と疾患予防が医療の対象として重視されるようになり，欧米では1980年代後半頃から健康と病気の社会学 sociology of health and illness が提唱されるようになってきた。医療社会学者の一部はこういった医療の社会への広がりを「医療化 medicalization」と名付け，医療専門家が支配領域を社会に広げるものであるとして批判した。オーストリアの哲学者イリイチ(1926〜2002)は『医学の天罰』(1975)[77]の中で医療専門家の支配領域が現代社会で拡大して，臨床的・社会的・文化的医原病が生じていると批判した。その一方で医療化を医学・医療批判のキーワードとしてではなく，記述的な概念として扱っていこうとする医療社会学者も現れており，コンラッド(1945〜)の『医療化の社会学』(2007)[78]のように広がりを見せている。

　医療社会学者による医史学研究は1980年代から広がってきたが，科学・技術としての医学そのものよりも実践としての医療の歴史が対象となっている。とくに戦争と医学，植民地医学，医学と女性といったテーマで優れた研究が数多くなされている。医療社会学者による医療史の著作として，エクセター大学のエルマー編の『治療する技術，ヨーロッパの健康・疾患・社会1500〜1800』(2004)[79]とオープン大学のブラントン編の『変容した医学，ヨーロッパの健康・疾患・社会1800〜1930』(2004)[80]がある。学習者向けに各章の随所に演習問題と考察を挟み，章末に重要な文献を列挙し，付属する資料集も出版されていて医療史の入門書として高く評価されている(表25-12, 13, 図25-21)。

表25-12 エルマー『治療する技術, ヨーロッパの健康・疾患・社会 1500〜1800』(2004)の内容

第1章	西ヨーロッパ 1500年の医療
第2章	病人とその治療者
第3章	16世紀の医学ルネサンス：ヴェサリウス，医学人文主義，瀉血
第4章	16世紀ヨーロッパの医療と宗教
第5章	化学医学とガレノス主義への挑戦：パラケルススの遺産，1560〜1700
第6章	健康の政策：疾患，貧困，病院
第7章	身体の古いモデルと新しいモデル
第8章	女性と医療
第9章	精神病の保護と治療
第10章	戦争，医学，軍事革命
第11章	環境，健康，人口
第12章	ヨーロッパ植民地主義時代の医療と健康
第13章	18世紀における制度，修練，医療市場

表25-13 ブラントン『変容した医学, ヨーロッパの健康・疾患・社会 1800〜1930』(2004)の内容

第1章	疾患の場所
第2章	病院の変遷する役割，1800〜1900
第3章	近代外科の登場
第4章	実験室医学の興隆
第5章	近代専門職の登場？
第6章	医療における女性：医師と看護師，1850〜1920
第7章	人口における疾患を扱う：公衆衛生，1830〜1880
第8章	植民地医学と帝国医学
第9章	病原説から社会医学へ：公衆衛生，1880〜1930
第10章	優生学の運命
第11章	イギリスにおける収容所の隆盛
第12章	戦時の医療
第13章	医療への入口，1880〜1930

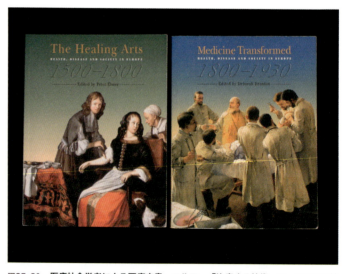

図25-21 医療社会学者による医療史書，エルマー『治療する技術, ヨーロッパの健康・疾患・社会 1500〜1800』(2004)，ブラントン『変容した医学, ヨーロッパの健康・疾患・社会 1800〜1930』(2004)
坂井建雄蔵

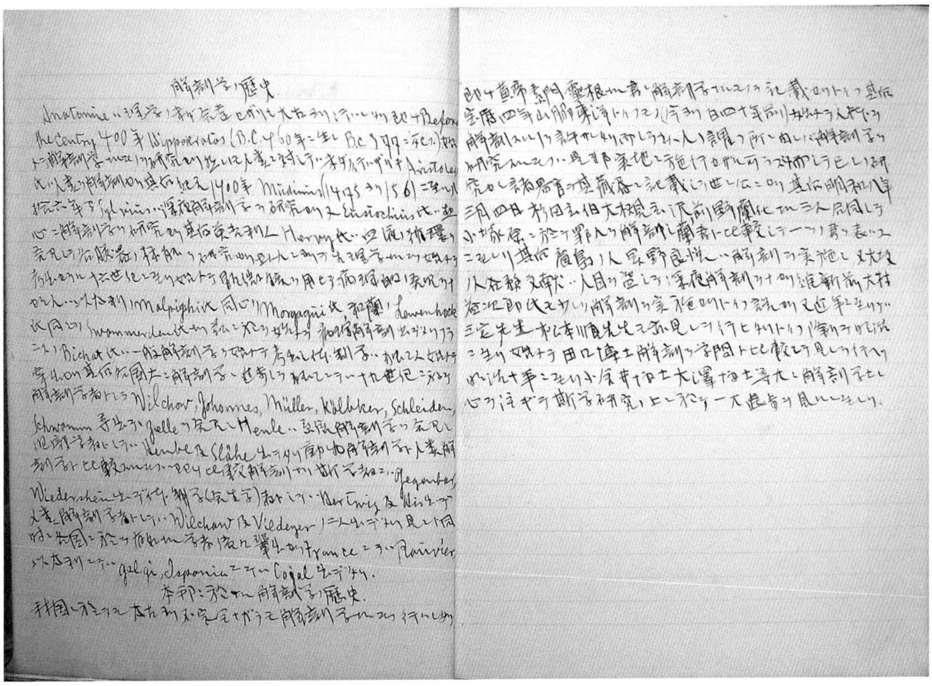

図25-22　仙台医学校における柳澤廣三郎による講義ノート，解剖学史講義　東北大学医学部蔵

■日本の医史学

　明治時代になって東京大学医学部でドイツ人教師による西洋医学の教育が始まってかなり早い時期に，解剖学の歴史は授業の中で教えられるようになっていたと思われる。東京大学医学部を1881年に卒業して愛知医学校で解剖学を担当した奈良坂源一郎(1854〜1934)は，東京大学医学部での講義をもとに『解剖大全』全3巻(1883)[81]を著している。その第1巻冒頭の「沿革略史」の項で20頁にわたって解剖学の歴史を記述している。この時期によく用いられたドイツ語の解剖学書でも同様に解剖学の歴史がよく扱われており，ヒルトル(1810〜1894)の『人体解剖学教科書』(1846)[82]，ゲーゲンバウル(1836〜1903)の『人体解剖学教科書』(1883)[83]，ラウベル(1841〜1917)の『人体解剖学教科書』全2巻(1892〜1894)[84]はそれぞれ冒頭の序論の中で解剖学の歴史を扱っている。少し後の時期になるが，仙台医学校の敷浪重治郎による解剖学の講義を1901年に柳澤廣三郎が，1902年に齋藤龍祥が筆録したノートが東北大学に現存しているが，解剖学の授業の冒頭で解剖学史が講義されていたことが分かる(図25-22)。

　日本における医史学の研究は，日本医史学会から広がっていった。日本医史学会の前身である奨進医会は，広島県出身の医師の富士川游(1885〜1940)が先人の偉業を顕彰して医道の昂揚を図るために興し，杉

表25-14 日本医史学会歴代理事長

	在職時期	氏名	専門	生没年
初代	1927〜1932	呉秀三	精神医学	1865〜1932
2代	1932〜1938	入沢達吉	内科学	1865〜1938
3代	1938〜1940	富士川游	医史学	1865〜1940
4代	1940〜1942	藤浪剛一	放射線科	1880〜1942
5代	1942〜1953	山崎佐	弁護士，医事法制学	1888〜1967
6代	1953〜1960	内山孝一	生理学	1898〜1978
7代	1960〜1984	小川鼎三	解剖学	1901〜1984
8代	1984〜1991	大鳥蘭三郎	医史学	1908〜1996
9代	1991〜2006	蒲原宏	整形外科	1923〜
10代	2006〜2013	酒井シヅ	医史学	1935〜
11代	2013〜2017	小曽戸洋	薬剤師，東洋医学史	1950〜
12代	2017〜	坂井建雄	解剖学	1953〜

田玄白らの小塚原での観臓を記念して1892年3月4日に先哲追薦会を開いたのが端緒とされている。日本医史学会は1927年に奨進医会から改称して発足し，翌1928年3月に会則その他を定めて精神医学者の呉秀三(1865〜1932)が初代理事長(1927〜1932)になった。1880年に創刊されていた『中外医事新報』[85]を1928年から機関誌とし，1941年に『日本医史学雑誌』[86]と改称して現在に続いている。雑誌は季刊で1941年からの巻数と1880年からの通巻号数を表記している。戦時中から戦後にかけてしばらく低迷の時期が続いたが，解剖学者の小川鼎三(1901〜1984)が第7代理事長(1960〜1984)となり順天堂大学に医史学研究室を開いて学会を再興した。その弟子の酒井シヅ(1935〜)は日本を代表する医史学者で第10代理事長(2006〜2013)を務めている。日本医学会の第1分科会に位置づけられ，毎年の総会と8回の例会を開いている。

わが国の漢方医学は浅田宗伯(1815〜1894)の没後に長らく低迷していたが，矢数道明(1905〜2002)と大塚敬節(1900〜1980)らとともに偕行学苑を組織して(1935)漢方医学を広め，東亜医学協会に発展させた。矢数と大塚は北里研究所附属東洋医学総合研究所で漢方の医史学研究を発展させ，日本医史学会では矢数から退職金の寄贈を受けて「矢数医史学賞」を設けている(表25-14)。

医学・医療史に関する学会が日本医史学会の他にいくつかある。①日本歯科医史学会は1967年に歯学史集談会として始まり，1973年に発足した。歯学と歯科医療・保健およびその制度に関する歴史を研究し，それらの進展に寄与することを目的とし，『日本歯科医史学会会誌』(1973年創刊)[87]を年4号刊行している。毎年の総会と9回ほどの例会を開いている。②日本看護歴史学会は1987年に設立された。広く看護の歴史を探究し，人的・知的交流を図ることを目的とし，『日本看護歴史学会誌』(1988年創刊)[88]を毎年刊行し，また『日本の看護のあゆみ—歴史をつくるあなたへ』(2014)[89]を出版している。毎年の大会・学術集会を開いて

表25-15 日本の医史学の著作・研究，主なもの

A）通史
富士川游『日本医学史』(1904)
日本学士院日本科学史刊行会『明治前日本医学史』全5巻(1955〜1964)
酒井シヅ『日本の医療史』(1982)
宗田一『図説・日本医療文化史』(1989)
新村拓『日本医療史』(2006)

B）伝記・評伝
呉秀三『華岡青洲先生及其外科』(1923)
呉秀三『シーボルト先生：其生涯及功業』(1926)
緒方富雄『緒方洪庵傳』(1942)
宮永孝『ポンペ：日本近代医学の父』(1985)
洋学史研究会編『大槻玄沢の研究』(1991)
安井広『ベルツの生涯：近代医学導入の父』(1995)
小野蘭山没後二百年記念誌編集委員会『小野蘭山』(2010)
寺澤捷年『吉益東洞の研究：日本漢方創造の思想』(2012)
中山沃『緒方惟準伝：緒方家の人々とその周辺』(2012)
深瀬泰旦『伊東玄朴とお玉ヶ池種痘所』(2012)
泉孝英『日本近現代医学人名事典：1868-2011』(2012)
松木明知『華岡青洲研究の新展開』(2013)
鳥居裕美子『前野良沢：生涯一日のごとく』(2015)

C）漢方医学史
矢数道明『近世漢方医学史：曲直瀬道三とその学統』(1982)
小曽戸洋『中国医学古典と日本：書誌と伝統』(1996)
小曽戸洋『日本漢方典籍辞典』(1999)
小曽戸洋『漢方の歴史：中国・日本の伝統医学』(1999)
山田慶兒『中国医学の起源』(1999)
真柳誠『黄帝医籍研究』(2014)
小曽戸洋；天野陽介『針灸の歴史：悠久の東洋医術』(2015)
杏雨書屋編；町泉寿郎他執筆『曲直瀬道三と近世日本医療社会』(2015)

D）江戸時代以前医学・医療史
立川昭二『近世病草紙：江戸時代の病気と医療』(1979)
石田純郎『蘭学の背景』(1988)
杉立義一『医心方の伝来』(1991)
宗田一『渡来薬の文化誌：オランダ船が運んだ洋薬』(1993)
深瀬泰旦『天然痘根絶史―近代医学勃興期の人びと』(2002)
酒井シヅ『病が語る日本史』(2002)
酒井シヅ『絵で読む江戸の病と養生』(2003)
遠藤正治『本草学と洋学：小野蘭山学統の研究』(2003)
石田純郎『オランダにおける蘭学医書の形成』(2007)
海原亮『近世医療の社会史：知識・技術・情報』(2007)
杉浦守邦『江戸期文化人の死因』(2008)
W・ミヒェル；鳥井裕美子；川嶌眞人(共編)『九州の蘭学：越境と交流』(2009)
青木歳幸『江戸時代の医学：名医たちの三〇〇年』(2012)
新村拓『日本仏教の医療史』(2013)

E）日本近代医学・医療史
川上武『現代日本医療史：開業医制の変遷』(1965)
立川昭二『明治医事往来』(1986)
山下政三『明治期における脚気の歴史』(1988)

(つづく)

(表 25-15 のつづき)

福田眞人『結核の文化史：近代日本における病のイメージ』(1995)
杉山章子『占領期の医療改革』(1995)
岡田靖雄『日本精神科医療史』(2002)
福田眞人；鈴木則子(編)『日本梅毒史の研究：医療・社会・国家』(2005)
香西豊子『流通する「人体」：献体・献血・臓器提供の歴史』(2007)
山下政三『鴎外森林太郎と脚気紛争』(2008)
青柳精一『近代医療のあけぼの：幕末・明治の医事制度』(2011)
坂井建雄編『日本医学教育史』(2012)
福永肇『日本病院史』(2014)
新村拓『近代日本の医療と患者：学用患者の誕生』(2016)

F）地域の医学・医療史
高浦照明『大分の医療史』(1978)
京都府医師会編『京の医学史』(1980)
酒井シヅ監修；日本医師会編集『医界風土記』(1993〜1994)
相川忠臣『出島の医学』(2012)
今井秀『近世の医療史：京洛・大坂ゆかりの名医』(2015)

G）医育・医療機関の歴史
長崎大学医学部編『長崎医学百年史』(1961)
千葉大学医学部創立八十五周年記念会編集委員会編『千葉大学医学部八十五年史』(1964)
東京大学医学部百年史編集委員会編『東京大学医学部百年史』(1967)
岡山大学医学部百年史編集委員会編『岡山大学医学部百年史』(1972)
金沢大学医学部百年史編集委員会編『金沢大学医学部百年史』(1972)
京都府立医科大学百年史編集委員会編『京都府立医科大学百年史：1872〜1972』(1974)
東京都養育院編『養育院百年史』(1974)
日本赤十字社『人道―その歩み：日本赤十字社百年史』(1979)
順天堂編『順天堂史』(1980〜1996)
東京慈恵会医科大学百年史編纂委員会編『東京慈恵会医科大学百年史』(1980)
新潟大学医学部創立七十五周年記念事業期成会編『新潟大学医学部七十五年史』(1994)

H）世界の医学史，原典の翻訳
小川鼎三『医学の歴史』(1964)
川喜田愛郎『近代医学の史的基盤』(1977)
鷲谷いづみ(訳)；小川鼎三『ディオスコリデスの薬物誌』(1983)
大槻真一郎(編集・翻訳責任)『ヒポクラテス全集』(1985〜1988)
藤田尚男『人体解剖のルネサンス』(1989)
内山勝利(編)；種山恭子(訳)：『ガレノス　自然の機能について』(1998)
松木明知『麻酔科学のルーツ』(2005)
島崎三郎(訳)：アンドレアス・ヴェサリウス『ファブリカ』(2007)
坂井建雄『人体観の歴史』(2008)
小俣和一郎；市野川容孝(訳)：グリージンガー『精神病の病理と治療』(2008)
坂井建雄；池田黎太郎；澤井直(訳)『ガレノス　解剖学論集』(2012)
坂井建雄；池田黎太郎；澤井直(訳)『ガレノス　身体諸部分の用途について I』(2016)
山田弘明；安西なつめ；澤井直；坂井建雄；香川千晶；竹田扇(訳)『デカルト　医学論集』(2017)

いる。③日本薬史学会は 1954 年に設立された。薬に関する歴史の研究を通して日本の薬学の進歩発展に貢献することを目的とし，『薬史学雑誌』(1966 年創刊)[90]を年 1 回，『薬史レター』[91]を年 2 回刊行し，また『薬学史事典』(2016)[92]を刊行している。毎年の年会，柴田フォーラム，公開講演会を開いている。④日本獣医史学会は 1972 年に日本獣医史研究

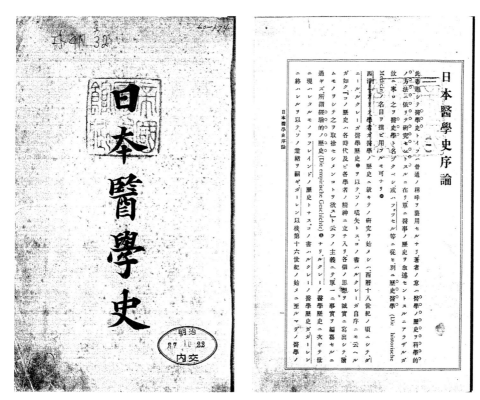

図25-23　富士川游『日本医学史』(1904), (A)表紙, (B)序論

会として設立され，1976年に学会に改組された。獣医史の研究を行ってその普及を図り獣医学の発展に寄与することを目的とし，『日本獣医史学研究会報』(1972年創刊)を1976年に『日本獣医史学雑誌』[93]と改称して毎年刊行し，また『日本獣医学人名事典』(2007)[94]を刊行している。年2回の研究科発表会を開いている。⑤洋学史学会は，蘭学資料研究会(1954発足，1977例会活動終了，1990解散)を継承して1991年に設立された。洋学史の研究と普及・発展を図ることを目的とし，『洋学』[95]を年1回，『洋学史通信』[96]を年2回刊行している。毎年のシンポジウム，大会，および4回の研究会を開いている。日本医史学会を含めて6学会は，毎年合同例会と編集者会議を開いて相互の連携・協力を図っている。

　日本の医史学者たちは，数々の著作と研究を発表してきたが，その嚆矢をなすものは富士川游『日本医学史』(1904)[97]であろう。それ以後，日本の医学・医療の歴史について，通史，個人の伝記・評伝，漢方の医学史，江戸時代以前の医学・医療史，近代日本の医学・医療史，医育・医療機関の歴史が刊行され，また世界の医学史について通史や原典の翻訳が刊行されている(表25-15, 図25-23)。

日本の医史学　555

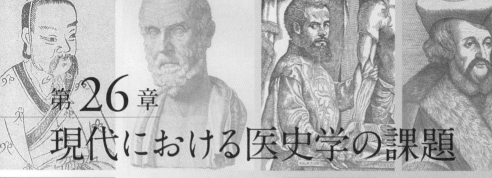

第26章
現代における医史学の課題
——18世紀以前から現在への西洋医学の発展

Mission of the history of medicine in the modern era
— Development of the Western medicine from the 18th century and before to the present era.

　現代の医学・医療は，社会との関わりが大きく，進歩の速度が激しく，世界的な広がりを持つようになっている。西洋医学は19世紀になって大きく変容した。19世紀以後の西洋近代医学が急速に発展し進化し続けるのとは対照的に，それ以前の西洋伝統医学は古代からの伝統に依拠して診断・治療を行っていた。西洋伝統医学では4つの教科（①医学理論，②医学実地，③解剖学/外科学，④薬剤学/植物学/化学）が教えられていた。西洋伝統医学では他の伝統医学（中国伝統医学，インド伝統医学など）と同様に，経験に基づく診断・治療（経験的医療）と人体と病気についての推論（推論的考察）が中心になっていたが，人体構造についての解剖学という観察・実験による事実の検証（科学的探究）という独自の要素を含んでいた。19世紀以後の西洋伝統医学では，人体と病気に関わるさまざまな事象を対象として科学的探究が行われ，それが基礎医学の諸学科を形成するようになった。また内科系と外科系がそれぞれ細分化して臨床医学の諸学科を形成し，科学的探究の成果による新たな医療技術を利用して，診断・治療の水準を高めていった。

　本書では最新の医史学の到達点から，①推量ではなく証拠に基づいて，②各論に留まらず広く地域・時代を俯瞰し比較して，③過去に向かって遡及するのではなく，原初から現在への進化の過程として，現代の医学に相応しい新しい医学史を描くことを心がけた。

■医学・医療の現在

　21世紀に入って医学とその実践としての医療は，社会の中でますます重みを増している。近年の医学・医療の発展によって，疾患の診断精度と治療の効果が高くなり，医療の恩恵を実感することが明らかに多くなっている。我が国の平均寿命が世界トップクラスであることも，我が国の医療水準の高さを物語っている。医療に対する社会の期待と信頼はますます大きくなっているが，そのことは医療を提供する側の責任がより大きくなることを意味している。現代において医療の進歩はますます加速し，その中で医学はもはや社会との関わりを持たない孤高の学問であることはできない。医学・医療と社会の関わりは，これからより一層深まっていくであろう。

　医療現場においては医師の立場が患者よりも強く，両者の間に権力関係が生じることが指摘され，医療パターナリズム medical paternalism と

呼ばれている。かつては医療者が専門家の立場から患者の利益や幸福のために最善と思われる医療行為を行うべしとの観点から，この権力関係が当たり前のことと受け取られていた。しかし1970年代からそれまで正しいと信じられてきた価値観や規範を問い直す公民権運動が高まり，医療においても患者の権利を尊重するために生命倫理bioethicsが強調されるようになってきた。医療を巡っても，臓器移植と死の定義，人工妊娠中絶の是非，尊厳死・安楽死，医学研究，個人情報の保護など社会的な議論を要する問題が次々と生じてきた。弱い立場にある患者の自己決定権を守るためにインフォームド・コンセントinformed consentを行うことが求められ，医療者は患者に対して必要な内容と量の情報を提供して患者の同意を得なければならなくなった。人間を対象とする医学研究の倫理的原則を定めたヘルシンキ宣言は1964年に採択され，1975年の修正においてインフォームド・コンセントが定められている。

医療が発展し高額な医療機器や高価な治療薬が使われるようになって，医療はもはや医師が個人の力で行える生業ではなく，充実した設備と多くの人員を必要とする大型ビジネスに変わってきている。そこには当然，設備投資と人件費・材料費などの支出に対して充分な収入を得て費用を回収する経営の観点が必要になってくる。国全体を考えた場合には，医療の高度化と社会の高齢化によって保健医療費の総額は年々増加する一方である。国民皆保険のもとで支払いのできる保健医療費に限界のあることから，保健医療制度を将来にわたって安定的に運用することは社会的にも政治的にも重要な課題となっている。

日本はある程度の大きな人口と経済力があり，また島国という地理的な障壁と日本語という言語的な障壁があるために，日本の医療は世界の影響を受けにくい位置にある。しかし1990年代からコンピューター技術の発展とインターネットの普及により，情報革命とグローバル化が進んでおり，地球規模での出来事がいくつかの側面で日本の医療にも大きく影響するようになっている。第1に医学教育の国際的標準化の問題がある。医学生が米国医師免許試験(USMLE)の受験資格を得るために，国際基準による医科大学の認証評価が2016年から行われるようになった。第2に外国人に対して医療サービスを提供する医療ツーリズムの問題がある。日本医療教育財団が外国人患者受入れ医療機関認証制度(JMIP)を実施し，2012年から厚生労働省が推進している。また臓器移植を求める日本人の患者が国内に臓器提供者が見つからないために，外国に出かけて移植手術を受ける例が話題になっている。第3に国境を越える国際的な感染症の問題がある。現在，エボラ出血熱，中東呼吸器症候群(MERS)，ジカウイルス感染症，薬剤耐性(AMR)は国際的な脅威として注目されている。またパンデミックpandemic(世界的大流行)を起こす感染症として最近では，重症急性呼吸器症候群(SARS)の流行(2002)，

新型インフルエンザの流行(2009)がある。第4に医療に関わる国際的な競争がある。基礎医学と臨床医学を問わず，医学研究者は優れた研究を発表して国際的な雑誌に投稿し，世界中の研究者と競争関係にある。医療機器メーカーと製薬会社ももはや国内だけでは技術開発や創薬が困難となり，国際的な規模での協調と競争が進んでいる。

　現代の医学・医療は，社会との関わりが大きいこと，進歩の速度が激しいこと，地域や国内に留まらず世界的な広がりを持つようになっている。名著と呼ばれる医学史がこれまで数々書かれているが，対象となる過去の医学が同じであっても，著者の生きる時代によって描こうとする医学史の姿は自ずから違ってくる。21世紀という時代における医学史は，どのように描かれ，またどのような役割を持つのだろうか。

■19世紀から始まる西洋医学の急速な進歩・発展とその起源

　本書の第2部と第3部では，現代の高度な医療をもたらした19世紀と20世紀以後の西洋医学の進歩・発展を扱っている。19世紀以後の医学の進歩は，科学的探究と技術・医薬開発の2つが大きな原動力となっている。人体と病気についての科学的探究と言う側面では，

①病理解剖学・組織学により，臓器の病的変化が肉眼および顕微鏡レベルで明らかにされてきたこと(第10章，第19章)
②病原菌が発見されて，感染症の原因が特定された予防の手段が講じられるようになったこと(第14章)
③薬理学により，医薬の効果が科学的に検証できるようになったこと(第18章)
④免疫学により，生体防御の仕組みと免疫性疾患の病態が明らかになったこと(第19章)

といった点を挙げることができる。診断・治療のための技術と医薬の開発という側面では，

①さまざまな診断技術により，病気の状態を客観的に評価するための情報が生体から得られるようになったこと(第12章)
②麻酔法と消毒法により，外科手術が苦痛なく安全になり，内臓領域を広い範囲に適用できるようになったこと(第13章)
③抗生剤の開発により，感染症が克服できたこと(第18章)
④画像診断技術の開発により，生体内の臓器や病変の形状を把握して診断の精度が向上したこと(第23章)

といった点をあげることができる。

　西洋医学が19世紀になって大きく変容し，そこから急速な医学・医療の進歩が始まったことは，これまでの医学史書においてもよく知られ

表26-1 18世紀以前の医学教育の構造

教科	教授内容		構成・役割
医学理論	医学の理論的基礎		①生理学，②病理学，③徴候学，④健康学，⑤治療学
医学実地	疾患の各論，診断・治療法		局所性疾患（頭〜足）＋全身性（熱病）
解剖学/外科学	解剖学 外科学	人体の構造 外科手術	機能の推定 外傷と体表疾患
植物学/薬剤学	植物学 薬剤学	医薬の材料となる植物 医薬の調製法	薬草園・植物園 薬局方

ている。これに対して18世紀以前の医学・医療についての研究は，解剖学など特定の領域を除いてなおざりにされていた。医学系の医史学者たちは18世紀以前の医学を医療水準が低いとして軽視していたようだし，非医学系の医史学者たちは疾患の概念が異なる時代の医学・医療をどう扱うか途方に暮れていたようだ。しかし19世紀以後の西洋近代医学 Western modern medicine は18世紀以前の西洋伝統医学 Western traditional medicine を土台に発展してきたものである。西洋近代医学の進化・発展の理由を明らかにするためには古代以来の西洋伝統医学の内容を具体的に知ることが不可欠である。

　本書の第1部では18世紀以前の西洋伝統医学の状況とその歴史を詳しく扱った。18世紀以前のヨーロッパの大学医学部においては，①医学理論 theoretica と②医学実地 practica が重要な分野であった。医学理論では自然と人間に関する普遍的な原理を明らかにし議論し，医学実地では健康を保持し回復するための手段を教えた。それに加えて③解剖学/外科学と④植物学/薬剤学もよく教えられていた。これら4つの分野がもとになって，19世紀以後の西洋近代医学における基礎医学と臨床医学の諸分野が生じてきたのである（表26-1）。

■医学理論から生理学へ（第5〜8章，第11章を参照）

　医学理論の教材としては，『アルティセラ』[1]，アヴィケンナ（980〜1037）の『医学典範』[2]，16世紀以降にさまざまな著者により書かれた「医学理論書」が広く用いられた。

　『アルティセラ』はもともとサレルノ医学校で編まれた教材集で，ヨーロッパの医学教育によく用いられた。『アルティセラ』の中核となるのは，アラビアのヨハニティウスの『入門』，ビザンチンの医師による『脈について』と『尿について』，ヒポクラテスの『箴言』，『予後』，『急性病の治療』，ガレノスの『医術』の7編である。

　アラビアのアヴィケンナの『医学典範』のラテン語訳は，『アルティセラ』よりもやや遅れて，医学の理論的教材として用いられるようになった。12世紀のゲラルドゥス（1114〜1187）もしくは13世紀の同名の

人物が訳したとされている。ボローニャ大学では13世紀末までに『医学典範』がカリキュラムに加えられ，北イタリアの大学でとくによく用いられた。ヨーロッパ各地にも広まり，17世紀まである程度使われ続けた。

医学理論書の最初のものは，フランスのフェルネル(1497〜1558)が著した『医学』(1554)[3]である。この書物は3部からなり，第1部は生理学，第2部は病理学，第3部は治療論である。その後に同様の医学理論書が次々と出版され，徴候論と健康論が加わって5部構成になった。その代表的なものはヴィッテンベルクのゼンネルト(1572〜1637)による『医学教程5書』(1611)[4]である。医学理論書の内容は『医学典範』の第1巻ときわめて類似しているが，アラビア医学に拠らずに，ガレノスなど古代の原典を参照して書かれている。

18世紀初頭にライデン大学のブールハーフェ(1668〜1738)は，伝統的な医学教育を少なからず変革した。その『医学教程』(1708)[5]は，①生理学，②病理学，③徴候学，④健康学，⑤治療学からなる伝統的な5部構成であるが，生理学の内容が大きく変更されていた。それまでの生理学では，元素や体液といったガレノスの体液説がおもに論じられていたが，ブールハーフェの生理学では人体のさまざまな器官が線維や微細な管によって構成されていると考え，その中の液体の流れによって器官の機能を機械論的に説明しようとした。また生理学の部分が大幅に拡張され全体の半分近くを占めるようになった。

ブールハーフェの弟子のハラー(1708〜1777)は，生理学の学習書『生理学初歩』(1747)[6]と，出典を整備した浩瀚な『人体生理学原論』(1757〜1766)[7]を著し，生理学を医学理論から分離した。これ以後，医学理論書は次第に廃れ，生理学書が書かれるようになった。ゲッティンゲン大学のブルーメンバッハ(1752〜1840)は形質人類学の研究で著名で，生理学の教科書『生理学教程』(1786)[8]を著した。この著作では，生命現象として形成，運動，感覚の3種類を区別し，それらに関わる生命力として形成を導く形成力 nisus formativus，運動を導く収縮性 contractility と刺激感応性 irritability，感覚を導く感覚性 sensibility を認めている。

19世紀になって，フランスではマジャンディー(1783〜1855)がパリで動物を用いた生理学実験を行い，『生理学基礎概論』(1816〜1817)[9]を著した。ドイツではミュラー(1801〜1858)がベルリン大学の研究室で顕微鏡と実験的な研究を行い，多くの弟子を育てて組織学と生理学を広めた。その生理学書『人体生理学提要』全2巻(1834〜1840)[10]は，細胞説などの最新の知見を含んでいて多くの生理学者を刺激した(表26-2)。

表26-2 医学理論書から生理学書への系譜

書目	構成	生理学説*
サレルノ医学校『アルティセラ』(11世紀)	中核は7書	体液説
アヴィケンナ『医学典範』(ラテン語訳12～13世紀)	医学理論は第1書(全5書)	
フェルネル『医学』(1554)	3書(生理学，病理学，治療学)	
ゼンネルト『医学教程5書』(1611)	5書(生理学，病理学，徴候学，健康学，治療学)	
ブールハーフェ『医学教程』(1708)	5書(生理学，病理学，徴候学，健康学，治療学)	機械論
ハラー『生理学初歩』(1747)	生理学	
ブルーメンバッハ『生理学教程』(1786)	生理学	生命力
マジャンディー『生理学基礎概論』(1816～1817)	生理学	実験生理学
ミュラー『人体生理学提要』(1834～1840)	生理学	

*青色は推論によるもの，橙色は科学的な検証によるものを示す

■医学実地から始まる疾患各論(第10章，第19章を参照)

　医学実地書はサレルノ医学校で生み出され，最初の医学実地書はガリオポントゥス(1035頃～1050頃に活躍)の『受難録』[11]である。サレルノ医学校では多数の医学実地書が書かれている。医学実地書はその後もヨーロッパ各国の大学の医師によってしばしば著されており，その大学はヨーロッパ全体に広がっている。

　初期の医学実地書は，部位別の疾患を頭から足まで(a capite ad calcem)配列し，それに加えて全身性の熱病を取り上げた。この基本形はその後も踏襲され，女性の疾患や小児の疾患を加えたり，また機能別の区分やABC順の配列のものを例外的に生じたりしながら，11世紀後半から18世紀末まで執筆され出版され続けた。その代表的なものはゼンネルトの医学実地書で，『熱病について4書』(1619)[12]と『医学実地』全6書(1628～1635)[13]に分けて出版されている。第1～3書は頭から足へ部位別の疾患を扱い，第4書は女性と小児の疾患，第5書は外科的疾患，第6書は熱病以外の全身性の疾患を扱う。

　18世紀初頭にライデン大学のブールハーフェは『箴言』(1709)[14]という医学実地書を著した。この著作は疾患を分類することを止めて，96の疾患を列挙するに留めたが，配列されている疾患を詳しく見ると，内容が6群に分かれており，疾患の症状ないし病態によって疾患が区分されている。

　18世紀後半にモンペリエ大学のソヴァージュ(1706～1767)は『方式的疾病分類学』(1763)[15]を著し，症状・病態による疾患の分類を極限にまで推し進めて疾病分類学を創始した。この著作では疾患を植物と同様に系統的に分類し，疾患を10綱，43目，295属に分類し，2,308種という膨大な数の疾患を列挙したが，症状と見なされるものが列挙され，特定の原因・病態を有する今日の疾患とは異なっている。18世紀までの医学実地書においても疾病分類学書においても，体液のバランスの乱れが疾患を引き起こすという古代以来の疾病観はなお維持されていた。

表26-3 医学実地書から始まる疾患各論書の系譜

書目	構成	病因論*
ガリオポントゥス『受難録』(11世紀前半)	基本型(局所性＋全身性)	体液説
ゼンネルト『熱病について4書』(1619),『医学実地』全6書(1628〜1635)	基本型(局所性＋全身性)	
ブールハーフェ『箴言』(1709)	症状・病態により配列	―
ソヴァージュ『方式的疾病分類学』(1763)	症状・病態により分類	
カンシュタット『特殊病理学と治療』(1843〜1847)	折衷型	病理解剖学
ニーマイヤー『特殊病理学と治療教科書』(1858〜1861)	器官系統型	
シュトゥリュンペル『内科疾患の特殊病理学と治療教科書』(1883)	感染症重視型	

＊青色は推論によるもの，橙色は科学的な検証によるものを示す

19世紀に入って病理解剖が活発に行われるようになり，臓器の病変によって疾患が生じると考えられるようになった。これに対応して，臨床医学書の様式は，疾病分類学型から，19世紀に入って折衷型(全身性疾患＋器官系別の疾患)，器官系統型(器官系別の疾患)，感染症重視型(感染症＋器官系別の疾患)へと変化していった(表26-3)。

■解剖学と外科学の系譜(第3章，第5〜8章，第13章を参照)

古代ローマの医師ガレノス(129〜216)は，サルなどの動物を自ら解剖して『身体諸部分の用途について』[16]を著し，身体の器官の機能を構造に基づいて推論した。『解剖手技』[17]では全身の解剖の方法を論述し，骨・筋肉・神経・血管についての各論的な解剖学書も著した。ガレノスの解剖学書は12世紀頃からラテン語に翻訳され，ヨーロッパに知られるようになった。ボローニャ大学のモンディーノ・デ・ルッツィ(1275〜1326)は自ら人体を解剖して『解剖学』(1316)[18]を著した。これは腹・胸・頭・四肢の順に人体を解剖する手順を述べた著作である。

16世紀に印刷・出版が広まり，図入りの医学書・解剖学書が出版されるようになった。パドヴァ大学のヴェサリウス(1514〜1564)は『ファブリカ』(1543)[19]を著し，ガレノスの解剖学をもとに本文を記述し，自身の解剖所見と観察に基づく多数の精細な解剖図を加えていた。この著作はガレノスの著作にも誤りがあること，人体そのものが探究すべき対象であることを示して，これにより人体解剖による探究が時代の最先端の科学になり，数々の発見がもたらされた。

ヴェサリウスの解剖学は外科学に大きな影響を与えた。16世紀にフランスの外科医パレ(1510〜1590)は，火器による銃創に対する温和な治療法や血管の結紮術を開発し，ヴェサリウスの解剖学を取り入れてフランス語で外科学書を著して，外科医の地位を向上させた。『著作集』第2版(1579)[20]はパレの外科学の集大成であり，数多く版を重ねてラテン語，ドイツ語，オランダ語，英語にも訳された。

18世紀初頭にパリのディオニス(1650〜1718)はフランス語で『外科手

術講義』(1707)[21]を著した．その内容は10示説からなり，第1示説では外科手術の道具を扱い，第2～9示説で部位別に外科手術の説明を説明する．各国語に訳されオランダ語訳(1710)がある．ヘルムシュテットのハイスター（1683～1758）はドイツ語で『外科学』(1719)[22]を著し，その内容は3部からなり，第1部は外科的治療法を総論的に扱い，第2部は各論的に部位別に手術の方法を述べ，第3部では包帯法を扱っている．各国語に訳されオランダ語訳(1741, 1755, 1776)がある．ディオニスとハイスターはそれぞれ解剖学書も著している．

17世紀までの解剖学は，一つには外科学のための基礎であるとともに，今一つには器官の機能を推定するための手段でもあった．ハーヴィー（1578～1657）による血液循環論(1628)[23]は解剖学に基づく機能研究の最大の成果であった．さらにトマス・バルトリン（1616～1680）によるリンパ管の役割を明らかにする研究(1652)[24]，グリソン（1597～1677）による『肝臓の解剖学』(1654)[25]，ウィリス（1621～1675）による『脳の解剖学』(1664)[26]，ワルトン（1614～1673）による『腺学』(1656)[27]も特筆すべきである．

18世紀には，ダンチヒの教師クルムス（1689～1745）は『解剖学表』(1722)[28]という学生向けの解剖学書をドイツ語で著した．この著作のオランダ語版(1734)が日本にもたらされ，前野良沢と杉田玄白らによって訳されて『解体新書』(1774)[29]となった．フランスのウィンスロー（1669～1760）による『人体構造の解剖学示説』(1732)[30]は，機能についての推論を排して構造のみを正確に記述する解剖学を目指した．

解剖学と外科学は19世紀に入って大きく変貌した．解剖学ではベルリン大学のミュラー（1801～1858）の研究室でシュヴァン（1810～1882）が細胞説(1839)を提唱して大きな衝撃を与えた．器官のミクロの構造を顕微鏡で観察する組織学の研究が盛んになり，ケリカー（1817～1905）は『人体組織学提要』(1852)[31]を著して組織学を体系化した．また実験生理学により器官のミクロの機能が探究され，ヘンレ（1809～1885）は『人体系統解剖学提要』(1855～1871)[32]を著して，人体の構造を器官系という機能システムにより分類する系統解剖学を作り上げた．

外科学では19世紀中葉にアメリカのモートン（1819～1868）がエーテル麻酔による無痛抜歯と外科手術の公開実験に成功して(1846)，麻酔法が急速に広まった．またイギリスのリスター（1827～1912）は消毒によって外科手術後の感染症が抑制できることを示し，防腐/無菌手術法も世界に広まって手術の安全性が高まった．麻酔法と消毒法により外科手術の範囲が大きく広がり，それまでの骨折，脱臼，外傷，体表の腫瘍などの治療だけでなく，内臓領域の外科手術や乳癌の根治手術も行われるようになった（表26-4, 5）．

表26-4 解剖学書の系譜

書目	特徴	機能の推論	観察手段*
ガレノス『身体諸部分の用途について』(2世紀),『解剖手技』(2世紀)	器官の機能を推論	あり	肉眼解剖(動物)
モンディーノ『解剖学』(1316)	実用的な解剖学	あり	肉眼解剖(人体)
ヴェサリウス『人体構造論7書(ファブリカ)』(1543)	精緻な解剖図	あり	肉眼解剖(人体)
ディオニス『人体解剖学』(1690)	血液循環論を前提	あり	肉眼解剖(人体)
クルムス『解剖学表』(1722)	学習者向け	あり	肉眼解剖(人体)
ウィンスロー『人体構造の解剖学示説』(1732)	機能推論を排除	なし	肉眼解剖(人体)
ヘンレ『人体系統解剖学提要』(1855〜1871)	系統解剖学	なし	肉眼解剖(人体)
ケリカー『人体組織学提要』(1852)	組織学	なし	光学顕微鏡

*橙色は科学的な検証を示す

表26-5 外科学の系譜

書目・人物	治療対象・業績
パレ『著作集』第2版(1579)	外傷,体表の疾患
ディオニス『外科手術講義』(1707)	外傷,体表の疾患
ハイスター『外科学』(1719)	外傷,体表の疾患
モートン(1846)	エーテル麻酔
リスター(1867〜1869)	消毒法
ビルロート(1881, 85)	胃切除術
ハルステッド(1889)	乳癌根治手術
クッシング(20世紀初頭)	脳外科手術

■植物学と薬剤学の系譜（第18章を参照）

　古代以来の伝統的な西洋医学の治療では，おもに植物薬が用いられていた。古代ローマのディオスコリデス(50頃〜70頃に活躍)の『薬物誌』全5書[33]が権威ある医薬書として広く流布し，15世紀以後にラテン語訳が繰り返し出版された。アヴィケンナの『医学典範』のラテン語訳は大学の医学教育に広く用いられ，第2書で単純医薬を扱い，第5書で複合医薬を扱っている。16世紀からアルプス以北のヨーロッパでは図入りの薬草書が次々に出版されるようになり，チュービンゲンのレオンハルト・フックス(1501〜1566)による『薬草誌』(1542)[34]やネーデルラントのドドエンス(1517〜1585)による『薬草書』(1554)[35]などがある。

　16世紀からヨーロッパの各地に薬草園が作られるようになった。薬草園はしばしば大学に付属して植物学の教授によって監督されていた。その多くは現在でも植物園として残されている。イタリアのピサ大学植物園(1544)が最も初期のもので，ドイツではライプツィヒ大学植物園(1580)，スイスではバーゼル大学植物園(1589)，オランダではライデン植物園(1589)，フランスではモンペリエ植物園(1593)が古い。

　医薬の処方の仕方を記した処方集は古くから書かれているが，公的な機関が作成したものは薬局方(英 pharmacopoeia，独 Arzneibuch，仏 Pharmacopée)と呼ばれる。ヨーロッパでは16世紀から都市による薬局方が作られるようになり，その最初期のものにフィレンツェ医師協会に

表26-6 植物学と薬剤学の系譜

書目・出来事	薬の種類*
ディオスコリデス『薬物誌』(1世紀)	植物薬
アヴィケンナ『医学典範』(ラテン語訳12〜13世紀)	植物薬
フックス『薬草誌』(1542)	植物薬
ヨーロッパ各都市・大学に薬草園・植物園開設(16世紀〜)	植物薬
ヨーロッパ各都市で薬局方を刊行(16世紀〜)	植物薬
植物から有効成分の抽出(19世紀初頭〜)	成分薬
化学合成による医薬の開発(19世紀末〜)	成分薬
シュミーデベルク『薬理学基礎』第4版(1902)	成分薬

＊青色は科学的評価の不可能なもの，橙色は可能なものを示す

　よる『新処方書』(1498)[36]がある。各都市で処方集が作られる大きな契機となったのは，ドイツの医師コルドゥス(1515〜1544)による『薬品注解』(1546)[37]である。その後ドイツ・オーストリアだけでなく，イタリア，フランス，ネーデルランド，イギリスなどヨーロッパ各地の都市から薬局方が出されている。18世紀に入る頃から，国の薬局方が作られるようになった。

　19世紀に入る頃から，植物薬から有効成分を抽出する試みが行われるようになった。その最初期のものはイギリスの医師ウィザリング(1741〜1799)がキツネノテブクロから抽出した心臓強壮薬ジギタリスdigitalisである(1785)。アヘンは芥子の実から得た乳汁を乾燥させたもので，鎮痛などの目的で古代から世界各地で利用されていた。アヘンの有効成分はドイツの薬剤師ゼルチュルナー(1783〜1841)によって初めて抽出され(1804)，ギリシャ夢の神モルフェウスMorpheusにちなんでモルヒネmorphineと名付けられた。植物などの天然物から抽出された有機化合物はアルカロイドalkaloidと呼ばれ，多くの場合塩基性で窒素原子を含んでいる。19世紀にはさまざまなアルカロイドが分離され，現在でも医薬や実験薬として用いられているものが多数ある。19世紀末からは化学合成により新しい医薬が作られるようになった。その最初のものはアスピリンで，1899年から販売されている。

　薬理学pharmacologyは，医薬の生体に対する作用を研究する学問分野である。シュミーデベルク(1838〜1921)はストラスブール大学の教授に着任し(1872)，薬理学研究室を設立して(1887)，薬理学という学問分野の創設者とみなされる。シュミーデベルクは，医薬の作用について数々の研究成果をあげ，ドイツおよび欧米各国から留学生を受け入れ150人以上の薬理学者を育成して薬理学を世に広めた。主著として『薬物学基礎』〔1883，第4版(1902)から『薬理学基礎』〕[38,39]を出版した(表26-6)。

■西洋伝統医学の3つの要素

　18世紀以前の西洋伝統医学は4つの教科で教えられ，現代の医学とは異なる構造と特徴を有していた。その4教科の内容を吟味すると，性格の異なる3つの要素を見いだすことができる。①経験的医療，②推論的考察，③科学的探究である。

　経験的医療 empiric medicine は患者の病苦を救いたいという人道的な願望から，病気の治療法や医薬を経験的に見いだして行うものである。診断の手がかりとしては患者の主観的な訴えや尿の外観や脈拍の感触が重視されていた。健康を回復するために飲食物・生活習慣・環境が重視されて，医薬としておもに薬草からの植物薬が用いられ，また瀉血が頻繁に用いられた。これらの診断・治療法はいずれも長年の経験に基づいて編み出されたものであり，現代の診断・治療法のように科学的な根拠を持ち有効性が検証されたものではなかった。

　推論的考察 deductive speculation は，知的好奇心に基づいて人体や病気について考察するものである。古代のガレノスによる体液理論では，対立する2組4種類の性質(熱/冷，湿/乾)とその性質を分け持つ4種類の体液(血液＝熱・湿，黄胆汁＝熱・乾，粘液＝冷・湿，黒胆汁＝冷・乾)を重視し，その不均衡により病気が生じると説明していた。ルネサンス期以後もさまざまな医師たちが，とくに科学的な根拠なしに独自の理論を主張していた。

　経験的医療と推論的考察という2つの特徴は，18世紀以前の西洋伝統医学だけではなく，世界の他の伝統医学にも共通して見られる。中国伝統医学では，経験的医療として植物薬を中心とした漢方薬が処方され，鍼灸術が行われた。推論的考察としては陰陽五行説が唱えられ，経絡が重視された。インドの伝統医学はアーユル・ヴェーダ Ayurveda と呼ばれる。経験的医療として保存的なシャマナ療法と排泄的なショーダナ療法が用いられる。推論的考察としてはドゥーシャ dosa と呼ばれる3種類の根本要素(ヴァータ vāta，ピッタ pitta，カパ kapha)が重視され，そのバランスが崩れると病気になるとされる。

　科学的探究 scientific investigation は人体と病気についての事実を探究するもので，事実を知りたいという知的好奇心から行われる。身体を切り開き内部の構造を観察する解剖学が代表的なものであるが，治療にすぐに役立つものではない。人体の構造と機能，病気の原因と病態が一歩ずつ解明され，得られた知識・知見が検証され記録され，医療者の間で共有され世代を超えて継承される。そのため科学的探究で得られた知識・知見は蓄積され，学問が着実に進歩・発展していく(表26-7)。

　18世紀以前の西洋伝統医学の医学教育においては，4つの教科が教えられていた。これら4つの教科に含まれる内容は，経験的医療，推

表26-7 西洋伝統医学の3つの構成要素

	経験的医療 経験に基づく 診断・治療	推論的考察 人体と病気に ついて推論	科学的探究 観察・実験で 事実を検証
西洋伝統医学	植物薬 瀉血	4性質(温/冷，乾/湿) 4体液(血液・粘液・ 黄胆汁・黒胆汁)	解剖学
中国伝統医学	漢方薬 鍼灸	陰陽五行説 (木・火・土・金・水)	—
インド伝統医学	シャマナ(保存) ショーダナ(排泄)	3つのドゥーシャ (ヴァータ・ピッタ・カパ)	—

表26-8 西洋伝統医学の4教科と3つの要素の関係

医学理論		
生理学	推論的考察：人体の機能
病理学	推論的考察：疾患の原因
徴候学	経験的医療：診断の手段
健康学	経験的医療：健康の保持
治療学	経験的医療：治療の手段
医学実地	経験的医療：疾患の診断・治療
解剖学	科学的探究：人体の構造
外科学	経験的医療：手術による治療
薬剤学	経験的医療：医薬の調剤
植物学	経験的医療：植物薬の材料
化学	経験的医療：医薬の化学処理

論的考察，科学的探究のいずれかに対応させることができる(表26-8)。

1) 医学理論は5つの部門からなる。そのうち①生理学(正常な人体の構造と機能について学ぶ)，②病理学(疾患と症状の原因や差異について学ぶ)は推論的考察に該当する。③徴候学(尿や脈拍など診断の手がかりについて学ぶ)，④健康学(健康を保持に役立つ飲食物，生活，環境などについて学ぶ)，⑤治療学(薬剤や瀉血などの治療方法について学ぶ)は経験的医療に相当する。

2) 医学実地は個別の疾患について診断と治療の方法を教えるもので，経験的医療に相当する。

3) 解剖学は，18世紀まで人体を探究するほぼ唯一の手段であり，科学的探究に相当する。18世紀までの外科学は外傷や体表の疾患を手術で治療し，経験的医療に相当する。

4) 薬剤学で扱う薬剤としてはおもに植物薬が用いられ，薬草を知るために植物学が始まった。また錬金術から始まった化学も薬剤を調製するのに役立った。いずれも経験的医療に相当する。

■ 18世紀から19世紀へ医学の再編成

西洋近代医学は基礎医学と臨床医学に分かれる。基礎医学には解剖

学，生理学，生化学(および分子生物学)，薬理学，病理学(および免疫学)，衛生学(および細菌学)などがある。これらはいずれも，人体と疾患に関わる特定の対象について，観察・実験によって事実を検証する科学的探究である。また臨床医学は内科系と外科系に分かれ，内科系の学科(本書では内科学の他に小児科学，精神医学を取り上げた)では手術によらない方法で疾患の診断と治療を行い，外科系の学科(本書では外科学の他に眼科学，産婦人科学，整形外科学を取り上げた)では手術を用いて疾患の治療を行う。

　基礎医学の各学科は，18世紀以前の西洋伝統医学にルーツを求めることができる。解剖学は古代以来，人体内部を解剖・観察して人体の構造という事実を検証する科学的探究であった。しかしそれ以外の基礎医学の学科の18世紀以前のルーツは，科学的探究といえるものではなかった。生理学と病理学はともに医学理論の1部門であり，生理学は人体の機能について，病理学は疾患の原因について，推論的考察をもとにしたさまざまな理論を提唱し教えていた。薬理学のルーツは薬剤学と植物学，生化学のルーツは薬剤学のための化学(および錬金術)，衛生学のルーツは医学理論の1部門の健康学であり，いずれも西洋伝統医学における経験的医療の一部であった。さらに分子生物学は生化学から，免疫学は病理学から，細菌学は衛生学から派生して作りあげられたものである。

　臨床医学の内科学(および内科系の諸学科)のルーツは，西洋伝統医学の医学実地および医学理論の徴候学と治療学に求めることができる。また外科学(および外科系の諸学科)のルーツは，古代以来の外科学に求めることができる。これらのルーツはいずれも，西洋伝統医学における経験的医療の一部であった。

　西洋近代医学における基礎医学は，人体と病気に関わるさまざまな事象を扱う科学的探究として特徴づけられる。基礎医学の諸学科のうち，解剖学のみは古代から科学的探究を継続して行ってきたが，それ以外の諸学科はたとえ西洋伝統医学にルーツがあったとしても，19世紀に再編成され新たに科学的探究を始めたものである。

　これに対して臨床医学は，内科系では手術によらない方法で，外科系では手術的に，個別の疾患の診断・治療を行う。経験的な診断・治療方法を基本としているが，科学的探究の成果による新たな診断・治療技術を利用して，診断精度や治療能力を著しく高めている(表26-9)。

　世界の各地の古代文明にいくつもの伝統医学が生まれたが，その中で西洋医学のみが現代医学を生み出すことができた。しかも西洋医学は古代から順調に発展したわけではなく，18世紀までの医療水準は他の伝統医学と大きな違いはなかった。西洋医学のみが19世紀頃から急に変容して進歩・発展を始めて高度な現代医学を生み出すことができた，そ

表26-9 西洋近代医学の基礎・臨床医学のルーツ

西洋近代医学		西洋伝統医学	
基礎医学			
解剖学〔系統解剖学，組織学〕	科学的探究：人体・細胞の構造	解剖学	科学的探究：人体の構造
生理学〔実験生理学〕	科学的探究：人体・細胞の機能	医学理論の生理学	推論的考察：人体の機能
生化学	科学的探究：人体・細胞の物質	錬金術，化学	経験的医療：医薬の化学処理
分子生物学(生化学から派生)	科学的探究：遺伝物質		
薬理学	科学的探究：医薬の作用	薬剤学，植物学	経験的医療：医薬の調剤，原料
病理学〔病理解剖学・組織学，実験病理学〕	科学的探究：疾患の原因	医学理論の病理学	推論的考察：疾患の原因
免疫学(病理学から派生)	科学的探究：生体防御		
衛生学	科学的探究：環境	医学理論の健康学	経験的医療：健康の保持
細菌学(衛生学から派生)	科学的探究：病原体		
臨床医学			
内科系	経験的医療（＋科学的探究）	医学実地	経験的医療：疾患の診断・治療
内科学	診断・治療：臓器の疾患	医学理論の徴候学	経験的医療：診断の手段
小児科学	診断・治療：小児の疾患	医学理論の治療学	経験的医療：治療の手段
精神医学	診断・治療：精神疾患		
外科系	経験的医療（＋科学的探究）		
外科学	手術的治療：臓器の疾患	外科学	経験的医療：手術による治療
眼科学	手術的治療：眼の疾患		
産婦人科学	手術的治療：女性生殖器の疾患		
整形外科学	手術的治療：運動器疾患		

の理由は何なのだろうか。

　医学が対象とするのは，人体と病気というきわめて多様で複雑な存在である。その人体と病気におけるさまざまな事象のうちで，人体の構造だけが比較的容易に観察し検証できるものであった。実際，古代のガレノスの解剖学書で記述された構造は，現在の解剖学の知識に照らし合わせてほぼ確実に同定することができる。解剖学では，人体の構造が言葉で詳細に記述され，画像を用いて正確に表現された。解剖学は人体の構造についての科学的探究を徹底的に行い，その基礎の上に19世紀になって科学的探究の幅が広がり，医療の水準を上げる原動力となったのである。

　しかし解剖学による人体の科学的探究が19世紀の医療水準の向上に結びつくまで，現存する最古の解剖学書を著した2世紀のガレノスから1700年もの年月がかかってしまった。その間に，構造をもとに人体の機能を推量したこと（医学理論，生理学），病気をとにもかくにも分類したこと（医学実地），外傷と体表の疾患に対して外科手術を行ったこと（外科学），植物薬とその処方を編み出したこと（植物学/薬剤学）は無駄ではなかった。そういった伝統的な経験的医療と人体と病気についての推論の上に，解剖学以外の分野での科学的探究が始まり，19世紀以降の基礎医学の諸分野と臨床医学の進歩・発展が生み出されたのである。解剖学こそは，西洋医学が発展し現代の高度な医学を生み出した胚種で

あった。

　古代ギリシャ・ローマの人たちは，なぜ動物と人体の解剖を徹底的に行い観察・記録して，解剖学という学問分野を生み出すことができたのか。他の伝統医学においては，動物や人体の構造について，そのような徹底的な観察・記録は行われなかった。その違いが生じた理由は分からない。ただ古代ギリシャ・ローマの人たちは，世界と人間について徹底的に考え抜いて，今日につながる哲学の礎を築いた。それと同様のことが医学においても生じていたように思われる。ギリシャ語という言語の特性，あるいはそれを操るギリシャ人の思考様式にその理由を探し求めるのは，本書の視野をはるかに超える課題である。

■現代における医史学の課題と役割

　現代の医学・医療は，社会との関わりが大きいこと，進歩の速度が激しいこと，地域や国内に留まらず世界的な広がりを持つことが大きな特徴である。これまでに数多くの医史学の研究が積み重ねられ，歴史上の医学と医療，それに関わる人々について多くの事実が明らかにされてきた。その研究成果に基づいて名著と呼ばれる医学史書が数々書かれてきた。対象となる過去の医学が同じであっても，著者の生きる時代によって描こうとする医学史の姿は自ずから違ってくる。21世紀という時代に，医学史はどのような役割を持ち，またどのように描かれるべきなのだろうか。私は次のように考えている。

　現代における医学史の役割は何よりも，現在と歴史上の各時代の医学・医療の水準の変化を客観的に評価することである。医学・医療と社会との関係は，その時代の診断・治療の能力がどの程度の水準にあるかに大きく依存する。さまざまな治療法により治癒の見込める現在と，癌に治癒の見込みがない過去の時代とでは，癌患者に告知するかどうかという判断は当然ながら変わってくる。さらに病理組織学で癌の病理診断が始まる19世紀中葉以前には，「癌 carcinos」の実体そのものが不明確であった。インフォームド・コンセントが求められる現在の生命倫理を，歴史上の医師に求めるのは不都合なことである。現在の医療状況に基づく価値観を過去に押しつけることを避けるためには，それぞれの時代の医療水準を客観的に評価することが必要であろう。また医学を学ぶ学生や医師・医療者にとっても医学史を通して，現時点での医学が急速に変化しつつある医学の一断面に過ぎないことを学ぶのは，きわめて有益なことであるに違いない。

　現在と歴史上の医学・医療の水準の変化を客観的に評価し記述するのは，容易なことではない。歴史上の医学・医療の事実についてこれまでに蓄積された膨大な研究成果を利用したうえで，医学の長い歴史を記述

していくことになるが，そこにおいて留意すべき課題がいくつかあると私は考えている．

　第1に，二次文献による過去の歴史記述や評価を援用するような推量による医学史では，医学史上の事実を客観的に評価することはとてもできない．医史学の研究ではしばしば，特定の時代における事象や個人に焦点が当てられる．そのような研究では，対象となる事象・個人をその時代や社会の中に位置づけることに重点が置かれて前後の時代との相違が棚上げにされたり，あるいはそれ以前の時代と比較して相違点ばかりが強調されることが多い．研究によって見いだされた史実は重要なものであるとしても，研究者が与えた史実についての評価をそのまま受け止めることはできない．それぞれの時代の医学・医療を客観的に評価するためには，歴史を記述する者自身が原典資料を解読し，その内容の比較検討をもとに証拠に基づく医学史を記述すべきであると考えている．

　第2には，特定の時代や特定の領域の医学・医療をミクロの視点で掘り下げるような各論的医学史では，医学史上の事実を適切に評価するのは困難であり，適切な方法とは言いがたい．日本という国の文化や社会の特徴が，世界の他の国の文化や社会との比較から明らかになるように，医学史上の特定の時代・領域についての評価は，他の時代・領域と比較することによって初めて了解されるのではないだろうか．西洋医学は，18世紀まで他の伝統医学と同程度の医療水準であったが，19世紀以後に進化・発展を始めて高度な現代医学を生み出すに至った．他の伝統医学とは異なり，西洋医学のみが大きく発展して現代医学を生み出すことができた．このように時代を超えて西洋医学の歴史を俯瞰し，地域を越えて西洋医学を他の伝統医学と比較検討する，幅広い視野の比較医学史の視点から，現代の高度な医学・医療が生み出された理由を初めて明らかにすることができると考えている．独自の発展を遂げた日本の医学の歴史が，その視野に含まれることは言うまでもない．

　第3には，現代医学のルーツやパラダイムの変換点を探し求める遡及的医学史では，医学の発展・進歩の真の姿を描くことはできないだろう．過去の中に現在との接点を求める視点からは，現在にとって意味のある事象・個人のみが取り上げられ評価されることになる．そのような歴史記述はホイッグ史観 Whig historiography としてしばしば批判される．客観的な歴史記述の要点は，ある時代と次の時代の間で共通点と相違点を明らかにし，それを一つ一つ積み上げていくことではないだろうか．現代の医学は原初の医学から始まり，時代を経て進化・発展してきたものである．一つの時代の医学が次の時代へと継承され分化して，さまざまな医学分野に分かれた現代の医学・医療ができあがってきた．その過程は地質時代における生物の系統進化に何ほどか似ている．そういった進化する医学の歴史に相応しい歴史記述は，知見が積み重ねられ

て発展する前向きの過程として描かれる進化論的医学史ではないだろうか。

　現代の医学・医療を見据えた医学史記述におけるこれら3つの課題を，私は新しい医学史を書くに当たって目標としてきた。これまでにも数多くの医学史家によってそれぞれの時代を背景にして医学史書が著されてきた。本書ではそれら先輩諸氏の医学史を踏まえながらも，原典資料の解読や独自の医史学研究の成果を付け加えて，新しい医学史を作り上げることを心がけた。本書で新たに描かれた医学の歴史が，急速に変貌しかつ社会と密接に関わりあう現代の医学・医療についての理解を深めること，医学・医療の専門家および今後の医学・医療のあり方に関心をもつあらゆる人たちに役立つことを願っている。

あとがき

　本書『図説 医学の歴史』ができあがるまでには，私自身の医史学との関わりを含む長い道のりがあった．それについてお話ししておきたいと思う．

　私が医史学の研究を始めたのは，順天堂大学に着任した 1990 年頃であったと思う．最初の著書『からだの自然誌』(東京大学出版会，1993) は解剖学が人体を見るさまざまな視点について論じたものであるが，その中でヴェサリウスとハーヴィーの伝記と業績について若干触れている．また動物形態学の歴史についてのラッセルの著作を翻訳して『動物の形態学と進化』(三省堂，1993) を上梓した．医史学研究室の酒井シヅ先生からは医史学のことを折に触れて教えていただき，アメリカ解剖学会での解剖学の歴史の発表にお誘いいただいた．その後ヴェサリウスについて深く知るためにアメリカの医学史家オマリーによるヴェサリウスの伝記を翻訳して『ブリュッセルのアンドレアス・ヴェサリウス 1514-1564』(エルゼビア・ジャパン，2001) を上梓した．その頃からギリシャ古典の専門家の池田黎太郎先生と古代ローマの医師ガレノスによる解剖学書の解読を始めて，その成果を『ガレノス解剖学論集』(京都大学学術出版会，2011) として上梓した．京都大学の科学史研究室で解剖学史を研究していた澤井直氏 (現，順天堂大学医史学研究室) が 2005 年から教員として解剖学教室に加わって，解剖学史の研究が充実・発展した．また 2005 年から東北大学の魯迅研究プロジェクト (代表：大村泉) に加わって魯迅の解剖学ノートを研究し，日本の解剖学史も研究の対象とするようになった．

　解剖学の歴史の研究とガレノスの解剖学書の解読を通して，私はそれまでの医学史の視点に疑問を感じるようになった．小川鼎三先生の名著『医学の歴史』(中央公論社，1964) や川喜田愛郎先生の重厚な『近代医学の史的基盤』(岩波書店，1977) などどのような医学史書でも，ガレノスの医学は権威ある迷妄であり，ヴェサリウスはそれを打倒した英雄として描かれている．しかしガレノスの解剖学書を実際に読んでみると，ガレノスは自ら解剖を行いその所見を正確かつ精緻に記述していた．ヴェサリウスの解剖学の記述の 99% はガレノスの解剖学そのものであり，脳神経の図や頭蓋の形状と縫合の多様性など，ガレノスの誤った記述をそのまま解剖図として描いているものまで見つかった．ヴェサリウスは人体解剖を通して権威の書物に頼る態度を批判したのであって，ガレノスの解剖学の内容を否定したのではなかった．

　医学史書では数多くの医師が，医学を変革したり発見したりした英雄として紹介されている．医学の歴史はあたかも変革の繰り返しのように見えるが，実際のとこ

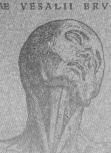

ろは古い医学の礎の上に新しいものが少しずつ付け加えられて発展してきたのである。これまでに書かれた医学史の書物や論文には英雄物語ばかりが書かれていて，そこから医学の歴史の実像を見いだすのは難しい。そのような確信から，二次文献に頼るのではなく，原典を基に新たな医学史を作り上げたいと考えるようになった。古今の解剖学書を蒐集して『人体観の歴史』(岩波書店, 2008)を著し，この本により 2009 年に日本医史学会の矢数医史学賞を受賞することができた。

医史学研究の次なる目標を何にしようかと考えて，医学教育の歴史をテーマに取り上げることにした。私自身が医学部の教員として長年にわたり医学教育の一翼を担っている。また自身が学生であった頃から現在に至るまで，医学生が 6 年間に学ぶ医学の内容が量・質ともに大きく変化しているのを目の当たりにしている。かつて医学は当てにならないもので，病気の診断ができないで治療のしようがないことも少なくなかった。しかし現在の医学では，どんな病気でも診断されて病名が付いて治してもらえると，少なくとも社会から期待されている。その間に画像診断の技術が開発され，免疫学と分子生物学の進歩によって分子レベルでの病態解明・創薬も行われるなど大きな進歩があった。

医学教育の歴史の研究で最初に取り組んだのは，日本の医学教育制度の歴史であった。2011 年の日本医史学会総会を引き受けることになり，医学教育の歴史をテーマにして特別講演とシンポジウムを企画し，その講演者の方たちに執筆をお願いして『日本医学教育史』(東北大学出版会, 2012)を編纂した。私自身はそれまで不明であった明治初期の公立医学校の全貌を明らかにした。

もう一つの重要なテーマとして取り組んだのは，18 世紀以前のヨーロッパの医学教育の状況と，そこから 19 世紀に接続し現在に至るまでの発展の過程である。フーコーの『臨床医学の誕生』(1963)以来，西洋医学が 19 世紀に大きく変容したことはつとに知られているが，それ以前の医学教育や疾患の概念についての研究は乏しいものであった。2010 年頃から歴史上の重要な医師たちを取り上げて伝記と業績を調査してそれぞれの時代の状況を把握し，歴史上の医学書を網羅的に調査・蒐集して医学教育と疾患の概念の 18 世紀以前の状況と，その 19 世紀以後への変化を調査した。その研究成果の集大成となる 2 編の論考を執筆し，『医学教育の歴史—古今と東西』(2019)に収録したが，これは本書で描かれた新しい医学史の裏付けとなっている。最近 20 年ほどの間にコンピュータ技術とインターネットが飛躍的に発展し，世界の重要な図書館の目録がウェブ公開され，16 世紀以後に印刷・

出版された膨大な原典資料が画像データとして提供され，それらを駆使してこれらの研究が始めて可能になったのである。

　本書の執筆を始めたのは，私のもう一つのライフワークとなる解剖学書『標準解剖学』（医学書院，2017）の原稿を書き終えた直後の2015年3月のことである。それから丸2年をかけて本書のほぼ全編を執筆することができた．執筆にあたってはいくつかの工夫をした．第1に医学史の記述に先立って，その時代の歴史状況を簡潔に要約・紹介したことである．科学的医学はそれまでの蓄積の上に発展していくものであり，生物が進化するごとくに独自の進化を遂げてきたが，その一方でそれぞれの時代の社会や経済の状況から大きな影響も受けている．政治・社会の全般的な歴史を知ることが，医学の歴史の理解を深めてくれると考えるからである．第2に歴史上の医学書の内容や目次，あるいは医学書の刊行状況などを調査して数多くの表として掲載したことである．原典資料を解読したり図書館の目録を調査したりしてこれらの表を独自に作成するのに，思いの外に多大の時間を要してしまった．こういった資料に基づく表を一々掲載することはうるさく感じられるかもしれないが，これらはその時代の医学の状況を窺い知るための重要な資料であり，本書がこれまでにない証拠に基づく医学史となる所以である．第3に医史学上の重要な人物の伝記については本文ではなくコラムで取り上げることにした．本書で中心的に扱う医学の歴史の流れを妨げないためである．そして第4に本文に関連する図版を多用して医学の歴史の理解を助け，時代の状況を視覚的に印象づけることにした．本書の表題を『図説 医学の歴史』としたのはそのためである．

　本書の構想・企画から編集・製作に至るまでには長い年月がかかった．本書の意義に深いご理解をいただいた医学書院，粘り強くご協力・ご尽力いただいた編集部・製作部の方々とくに坂口順一氏と川口純子氏に心から御礼申し上げたい．

　この新しく書き下ろした医学の歴史が，医学を学ぶ人たちにとっては医学の歴史的背景を知って現代医学の姿をよりよく理解するのに役立つことを，また医史学を研究する人たちにとっては医学・医療の歴史的発展を評価する新しい視点を提供することを，そして医学や歴史に知的好奇心をもつ幅広い人たちには医学の進化という興味深い物語を楽しんでいただくことを願っている．

2019年4月

八王子にて　**坂井建雄**

文献

(1) 本書の執筆にあたって引用した一次文献および参考にした参照文献は，各章ごとにまとめた．

(2) 本書全体で参考にした世界の歴史，医学の歴史，伝記の辞書類を以下に掲げる．

〔世界の歴史〕
- Roberts, JM: The illustrated history of the world. Oxford University Press, 2000.（『図説 世界の歴史』創元社，2002-03）
- 世界の歴史．全30巻，中央公論社，1996-1999．

〔医学の歴史〕
- Ackerknecht, EH: A short history of medicine. New York, NY : Ronald Press, 1955.（井上清恒；田中満智子訳『世界医療史：魔法医学から科学的医学へ』内田老鶴圃，1983）
- Brunton, D（ed）: Medicine transformed: Health, disease and society in Europe 1800-1930. Manchester : Manchester University Press, 2004.
- Bynum, WF: Great discoveries in medicine / edited by William & Helen Bynum. London : Thames & Hudson, 2011.（鈴木晃仁；鈴木実佳訳『Medicine：医学を変えた70の発見』医学書院，2012）
- Elmer, P（ed）: The Healing Arts: Health, Disease and Society in Europe 1500-1800. Manchester : Manchester University Press, 2004.
- Garrison, FH: An introduction to the history of medicine, with medical chronology, bibliographic data and test questions. Philadelphia, PA : Saunders, 1913.
- Meyer-Steineg, T; Sudhoff, K: Geschichte der Medizin im Überblick mit Abbildungen. Jena : Gustav Fischer, 1921.（小川鼎三監訳『図説医学史』朝倉書店，1982）
- Singer, C: The evolution of anatomy; a short history of anatomical and physiological discovery to Harvey. London : Paul, Trench, Trubner, 1925.（西村顕治；川名悦郎訳『解剖生理学小史．近代医学のあけぼの』白揚社，1983）
- Singer, C; Underwood, A: A short history of medicine. 2nd ed. Oxford : Clarendon, 1962.（酒井シヅ；深瀬泰旦訳『医学の歴史』朝倉書店，1985-86）
- 小川鼎三：医学の歴史．中央公論社，1964．
- 川喜田愛郎：近代医学の史的基盤．岩波書店，1977．
- 梶田昭：医学の歴史．講談社，2003．
- 坂井建雄：人体観の歴史．岩波書店，2008．

〔伝記辞書〕
- Bynum, WF; Bynum, H: Dictionary of medical biography. Westport, CT : Greenwood; 2006.
- Gillispie CG et al, eds: Dictionary of scientific biography. New York, NY : Scribner, 1970-1980.
- Hirsch, A: Biographisches Lexikon der hervorragenden Aerzte aller Zeiten und Völker. Wien und Leipzig : Urban & Schwarzenberg, 1884-88.
- 泉孝英（編）：日本近現代医学人名辞典．医学書院，2012．
- 岩波書店辞書編集部（編）：岩波 世界人名辞典．岩波書店，2013．
- 上川正昭；西澤潤一；平山郁夫；三浦朱門（監修）：講談社 日本人名大辞典．講談社，2001．

(3) 古代のヒポクラテス，ガレノス，プラトン，アリストテレスの著作の引用にあたっては，標準的な著作集の巻・頁を示した．

- Hippocrates; Littré, E: Oeuvres complètes d'Hippocrate : traduction nouvelle avec le texte grec en regard, collationné sur les manuscrits et toutes les éditions. A Paris : Chez J.B. Baillière, 1839-61.（大槻真一郎編『新訂ヒポクラテス全集』全3巻，エンタプライズ，1997）
- Galen; Kühn, KG: Klaudiou Galenou hapanta Claudii Galeni opera omnia. Lipsiae : Cnoblochii, 1821-1833.
- Plato; Stephanus, H: Platonis opera quae extant omnia.［Genevae］: Excudebat Henr. Stephanus, 1578.
- Aristoteles; Bekker, I（ed）: Opera, edidit Academia Regia Borussica. Berolini : Reimer, 1831-70.

第1部　古代から近世初期までの医学

第1章　古代における医療の始まり——さまざまな文明と医療

〔一次文献〕
1) Handcock, P: The code of Hammurabi. London : Society for Promoting Christian Knowledge , 1920.
2) Herodotus: Herodoti Historiae, recognovit breviqve adnotatione critica instrvxit Carolus Hude. Oxonii : e Typographeo Clarendoniano, 1908.（松平千秋訳『歴史』岩波書店，1971-72）
3) Bryan, CP: The papyrus Ebers — translated from the German version. London : Geoffrey Bles, 1930.
4) Breasted, JH: The Edwin Smith Surgical Papyrus: published in facsimile and hieroglyphic transliteration with translation and commentary in two volumes. Chicago, IL : University of Chicago Press, 1930.
5) Ray, P; Gupta, HN: Caraka Samhita（a scientific synopsis）. New Delhi : National Institute of Sciences of India, 1965.
6) Sharma, PV: Caraka Samhita（Text with English translation）. Varanasi : Chaukhambha Orientalia, 2005.
7) Bhishagratna, KKL: An English translation of the Suchruta Samhita based on original Sanskrit text. Calcutta : Kashi Ghose's Lane. 1907-1916.
8) 小川環樹；今鷹真；福島吉彦訳：史記列伝．岩波書店，1975．

577

9) 小曽戸洋；長谷部英一；町泉寿郎：馬王堆出土文献訳注叢書：五十二病方．東方書店，2007．
10) 小竹武夫訳：漢書．筑摩書房，1977-78．
11) 南京中医薬大学編；島田隆司監訳：現代語訳 黄帝内経素問．東洋学術出版社，1991-93．
12) 南京中医薬大学編；石田秀実；白杉悦雄監訳：現代語訳 黄帝内経霊枢．東洋学術出版社，1999．
13) 日本漢方協会学術部編：傷寒雑病論：『傷寒論』『金匱要略』．東洋学術出版社，2000．
14) 浜田善利；小曽戸丈夫：意釈神農本草経．築地書館，1993．

〔参考文献〕
Bannerman, IARC; Bannerman, RH: Traditional medicine and health care coverage: a reader for health administrators and practitioners. Geneva : World Health Organization, 1983.（津谷喜一郎訳『世界伝統医学大全』平凡社，1995）
Retief FP; Cilliers L: Mesopotamian medicine. S Afr Med J. 97: 27-30, 2007.
Sigerist, HE: A history of medicine. New York, NY : Oxford Univ. Press, 1951-61.（大津章訳『医学の歴史 医学の夜明けを尋ねて』三学出版，2009）
小曽戸洋：新版 漢方の歴史―中国・日本の伝統医学．大修館書店，2014．
小曽戸洋；天野陽介：鍼灸の歴史―悠久の東洋医術．大修館書店，2015．
傅維康；呉鴻洲（編）；川井正久；川合重孝；山本恒久（訳）：中国医学の歴史．東洋学術出版社，1997．
真柳誠：黄帝医籍研究．汲古書院，2014．

第2章 古代ギリシャの医学――西洋医学のルーツ
〔一次文献〕
1) Celsus, AC; Spencer, WG: De medicina. The Loeb classical library. London : W. Heinemann ltd. ; Cambridge, MA : Harvard University Press, 1935-38.（石渡隆司訳『ケルスス 医学論』医事学研究．岩手医科大学，1986-2001）
2) Hippocrates; Littré, E: Oeuvres complètes d'Hippocrate : traduction nouvelle avec le texte grec en regard, collationné sur les manuscrits et toutes les éditions. A Paris : Chez J.B. Baillière, 1839-61.（大槻真一郎編『新訂ヒポクラテス全集』全3巻，エンタプライズ，1997）
3) Hippocrates: De morbis popularibus. In: Littré, E: Oeuvres complètes d'Hippocrate. 2: 598-717, 3: 24-149, 5: 72-139, 144-197, 204-259, 266-357, 364-469.（「流行病について」．大槻真一郎編『新訂ヒポクラテス全集』1: 221-251, 253-282, 589-626, 627-654, 655-686, 687-728, 729-784）
4) Hippocrates: Prognosticum. In: Littré, E: Oeuvres complètes d'Hippocrate. 2: 110-191.（岸本良彦訳「予後」．大槻真一郎編『新訂ヒポクラテス全集』1: 131-155）
5) Hippocrates: Aphorismi. In: Littré, E: Oeuvres complètes d'Hippocrate. 4: 458-609.（石渡隆司訳「箴言」．大槻真一郎編『新訂ヒポクラテス全集』1: 515-587）
6) Hippocrates: De aere, aquis et locis. In: Littré, E: Oeuvres complètes d'Hippocrate. 2: 12-93.（「空気，水，場所について」．大槻真一郎編『新訂ヒポクラテス全集』1: 97-129）
7) Hippocrates: De morbo sacro. In: Littré, E: Oeuvres complètes d'Hippocrate. 6: 352-397.（石渡隆司訳「神聖病について」．大槻真一郎編『新訂ヒポクラテス全集』2: 111-132）
8) Hippocrates: De Prisca medicina. In: Littré, E: Oeuvres complètes d'Hippocrate. 1: 570-637.（大槻マミ太郎訳「古来の医術について」．大槻真一郎編『新訂ヒポクラテス全集』1: 69-96）
9) Hippocrates: Jusiurandum. In: Littré, E: Oeuvres complètes d'Hippocrate. 4: 628-633.（「誓い」．大槻真一郎編『新訂ヒポクラテス全集』1: 579-582）
P1) Soranus: Hippocratis genus & vita. In: Hippocrates: Biblia hapanta ... Libri omnes, ad vetustos codices summo studio collati & restaurati. Basileae :〔Hieronymus Frobenius et Nicolaus Episcopius〕1538. i-ii.（岸本良彦訳「エペソスのソラノスによるヒポクラテス伝」．大槻真一郎編『新訂ヒポクラテス全集』1: 61-66）
P2) Hippocrates; Littré, E: Oeuvres complètes d'Hippocrate. Vol. 1, 434ff.
P3) Adams, F: The genuine works of Hippocrates; tr. from the Greek with a preliminary discourse and annotations by Francis Adams. London, Sydenham Society, 1849.

〔参考文献〕
Jouanna, J(au); Debevoise, MB(tr): Hippocrates. Baltimore, MD : Johns Hopkins University Press, 1999.
Lloyd, GER: Early Greek science: Thales to Aristoteles. New York, NY: Norton, 1970.（山野耕治；山口義久訳『初期ギリシア科学：タレスからアリストテレスまで』法政大学出版局，1994）
Lloyd, GER: Greek science after Aristoteles. London : Chatto & Windus, 1973.（山野耕治；山口義久；金山弥平訳『後期ギリシア科学―アリストテレス以後』法政大学出版局，2000）
Von Staden, H: Herophilus: the art of medicine in Alexandria. Cambridge : Cambridge University Press, 1989.

第3章 古代ローマの医学――ガレノスによる古代医学の集大成
〔一次文献〕
1) Plinius Secundus, Gaius: Natural history, with an English translation in ten volumes by H. Rackham. Cambridge, MA : Harvard Univ. Press, 1947-63.（中野定雄；中野里美；中野美代『プリニウスの博物誌』雄山閣，1986）
2) Celsus, AC; Spencer, WG: De medicina. The Loeb classical library. London : W. Heinemann ltd. ; Cambridge, MA : Harvard University Press, 1935-38.（石渡隆司訳『ケルスス 医学論』医事学研究．岩手医科大学，1986-2001）
3) Soranus: Peri gynaikeiōn pathōn. Liber de muliebribus affectionibus, recensuit et Latine interpretatus est Franciscus Zacharias Ermerins. Traiecti ad Rhenum : Kemink, 1869.
4) Aretaeus: Aretaiou Kappadokou peri aitiōn kai sēmeiōn oxeon kai chronion pathon, bibl〔ia〕d. Oxeon kai chronion noudon therapeupka, bibl〔ia〕d. ... De acutorum, ac diuturnorum morborum causis & signis, lib. IIII. De acutorum, ac diuturnorum morborum curatione, lib. IIII. Ex Bibliotheca Regia. Parisiis : Apud Adr. Turnebum, 1554.

5) Dioscorides, Pedanios: Disocorides de materia medica, a Petro Paduano traductus. Colle di Val d'Elsa : Johannes de Medemblick, VII 1478.（鷲谷いづみ訳『ディオスコリデスの薬物誌』エンタプライズ，1983）
6) Galen: Opera. Venice : Philippus Pincius, 1490.
7) Galen: Galeni Opera ex nona Juntarum editione. Venetiis : apud Juntas, 1625.
8) Galen: De anatomicis administrationibus. In: Kühn, KG（ed）: Claudii Galeni opera omnia. II: 215-731.（Singer, C: Galen: On anatomical procedures. De anatomicis administrationibus. Translation of the surviving books. London : Oxford Univ. Press, 1956; Duckworth, WLH: Galen: On anatomical procedures. The later books. Cambridge : University Press, 1962）
9) Galen: De ossibus ad tirones. De venarum arteriumque dissectione. De nervorum dissectione. De musculorum dissection ad tirones. In: Kühn, KG（ed）: Claudii Galeni opera omnia. II: 732-778, 779-830, 831-856, XVIIIB: 926-1026.（坂井建雄；池田黎太郎；澤井直訳『ガレノス 解剖学論集』京都大学学術出版会，2011）
10) Galen: De usu partium. In: Kühn, KG（ed）: Claudii Galeni opera omnia. III: 1-933, IV: 1-366.（May, MT: Galen: On the usefulness of the parts of the body. Ithaca, NY: Cornell University Press, 1968）
11) Galen: De naturalibus facultatibus. In: Kühn, KG（ed）: Claudii Galeni opera omnia. II: 1-214.（種山恭子訳；内山勝利編『ガレノス 自然の機能について』京都大学学術出版会，1998.）
12) Galen: De sanitate tuenda. In: Kühn, KG（ed）: Claudii Galeni opera omnia. VI: 1-452.（Green, RM: A translation of Galen's hygiene（De sanitate tuenda）. Springfield, IL: Charles C Thomas, 1951）
13) Galen: De methodo medendi. In: Kühn, KG（ed）: Claudii Galeni opera omnia. X: 1-1021.（Johnston, I; Horsley, GHR: Galen: Method of medicine. Cambridge, MA: Harvard University Press, 2011）
14) Caelius Aurelianus: De acutis morbis. Lib. III. De diuturnis. Lib. V. Ad fidem exemplaris manuscripti castigati, & annotationibus illustrati. Lugduni : Apud Guliel. Rovillium, 1567.（Caelius Aurelianus: On acute diseases and On chronic diseases, ed. and tr. by I. E. Drabkin. Chicago, IL: Univ. of Chicago Press, 1950）
15) Isidorus Hispalensis: Etymologiarum sive Originvm libri XX recognovit brevique adnotatione critica instruxit W. M. Lindsay. Oxonii: Clarndoniano, 1911.（Barney, SA; Lewis, WJ; Beach, JA; Berghof, O: The etymologies of Isidore of Seville. Cambridge : University Press, 2006）
16) Hildegard: De libris physicis S. Hildegardis, commentatio historico-medica; auctore, F. A. Reuss. Wirceburgi : Stahel, 1835.（井村宏次監訳『聖ヒルデガルトの医学と自然学』ビイング・ネット・プレス，2005）
17) Hildegard: Hildergardis Causae et curae; edidit Paulus Kaiser. Lipsiae : in aedibus B. G. Teubneri, 1903.（臼田夜半編訳『聖ヒルデガルトの病因と治療』ポット出版，2014）
P1) Temkin, O: Galenism: rise and decline of a medical philosophy. Ithaca, NY : Cornell Univ. Press, 1973.
P2) Hankinson, RJ: The Cambridge companion to Galen. Cambridge ; New York : Cambridge University Press, 2008.

〔参考文献〕

Lloyd, GER: Greek science after Aristoteles. London : Chatto & Windus, 1973.（山野耕治；山口義久：金山弥平訳『後期ギリシア科学—アリストテレス以後』法政大学出版局，2000）

Nutton, V: Ancient medicine. Abingdon : Routledge, 2004.

第4章　ビザンチンとアラビアの医学――古代医学の継承と展開

〔一次文献〕

1) Oribasius: Collectorum medicinalium libri XVII. Qui ex magno septuaginta librorum volumine ad nostram aetatem soli pervenerunt, Joanne Baptista Rasario ... interprete. Venetiis : Apud Paulum Manutium, Aldi f. 1554.
2) Oribasius: Anatomia ex libris Galeni. Lugduni Batavorum : Joh. Arn. Langerack, 1735.
3) Aetius: Libri XVI. in tres tomos divisi. Basileae : In Officina Frob., 1533-35.
4) Alexander of Tralles: Libri duodecim. Argentorati : Remigius Guedon, 1549.
5) Paulus Aegineta: Biblia hepta ... Libri septem. Venetiis : In aedibus Aldi et Andreae Asulani soceri, 1528.
6) Articella, seu, Opus artis medicinae. Venice : Bonetus Locatellus, for Octavianus Scotus, 20 Dec. 1493.
7) Walbridge, J: The Alexandrian epitomes of Galen: Vol.1. On the medical sects for beginners; The small art of medicine; On the elements according to the opinion of Hippocrates. Provo, UT : Brigham Young University Press, 2014.
8) Rhazes, MM: Liber ad Almansorem, sive Tractatus medicinae I-X. Venice : Bonetus Locatellus, for Octavianus Scotus, 1497.
9) Rhazes, MM: Liber Elhavi id est Continens artem medicinae. Brescia : Jacobus Britannicus, 1486.
10) Rhazes, MM: De variolis et morbillis, arabice et latine : cvm aliis nonnvllis eivsdem argvmenti / cvra et impensis Iohannis Channing. Londini : Excvdebat Gvilielmvs Bowyer, 1766.
11) Haly Abbas: Liber medicinae, sive, Regalis dispositio. Venice : Bernardinus Rizus, Novariensis, for Johannes de Nigro, 25 Sept. 1492.
12) Avicenna: Liber Canonis, De medicinis cordialibus, et Cantica. Jam olim quidem a Gerardo Carmonensi ex Arabico sermone in Latinum conversa. Basileae : Per Joannes Hervagios, 1556.（Bakhtiar, L: The canon of medicine. In 5 vols. Chicago, IL: KAZI Publications, 1999-2014）
13) Jesu Haly; Wood, CA: Memorandum book of a tenth-century oculist for the use of modern ophthalmologists. Chicago, IL : Northwestern University, 1936.
14) Serapion, J: Breviarium medicinae. Venice : Bonetus Locatellus, for Octavianus Scotus, 1497.
15) Serapion, J: De simplicium medicamentorum historia libri septem. Venetiis : Apud Andream Arrivabenium, 1552.
16) Albucasis: Chirurgia : de cauterio cum igne, & medicinis acutis, per singula corporis humani membra. Argent : apud Io. Schottum, 1544.（Albucasis: La chirurgie d'Abulcasis. Tr. par Lucien Leclerc. Paris : J.B. Bailliére, 1861）
17) Albucasis: Liber servitoris de praeparatione medicinarum simplicium. Venice : Nicolaus Jenson, 1471.
18) Avenzoar: Liber Teisir, sive, Rectificatio medicationis et regiminis : antidotarium. Venice : Joannes and Gregorius de Gregoriis, de Forlivio, 1490/91.

19) Averroes: Colliget. Venice : Laurentius de Rubeis et Socii, 1482.
20) Maimonides: Aphorismi, Rabi Moysis ... ex Galeno medicorum principe collecti. Basileae : Ex Officina Henricpetrina, 1579.
21) Maimonides: De regimine sanitatis ad Soldanum Babyloniae. Florence : Apud Sanctum Jacobum de Ripoli, 1481.
22) Ibn al-Baitar ; Sontheimer, J: Grosse Zusammenstellung über die Kräfte der bekannten einfachen Heil- und Nahrungsmittel. Stuttgart : Hallberger'sche Verlagshandlung, 1840-42.

〔参考文献〕
Afnan, SM: Avicenna; his life and works. London : Allen & Unwin, 1958.
Bannerman, IARC; Bannerman, RH: Traditional medicine and health care coverage: a reader for health administrators and practitioners. Geneva : World Health Organization, 1983.（津谷喜一郎訳『世界伝統医学大全』平凡社，1995）
West: Ibn al-Nafis, the pulmonary circulation, and the Islamic Golden Age. J Appl Physiol. 105: 1877-1880, 2008.
前嶋信次：アラビアの医術．平凡社，1996.
矢口直英：フナイン・イブン・イスハーク『医学問答集』研究．2016年度東京大学大学院文学系研究科博士論文，2016.

第5章　中世ヨーロッパの医学──10〜15世紀，医学教育の始まり
〔一次文献〕
1) Gariopontus: Passionarius Galeni ... egritudines a capite ad pedes usque complectens. Lugduni : In edibus Antonii Blanchardi, sumptu Bartholomei Trot, 1526.
2) Articella, seu, Opus artis medicinae. Venice : Bonetus Locatellus, for Octavianus Scotus, 20 Dec. 1493.
3) Nicolaus: Antidotarium. Venice : Nicolaus Jenson, 1471.
4) Platearius, J: Liber de simplici medicina. Lugdunum, 1512.
5) Ruggero F: The Chirurgia of Roger Frugard / translated from the Latin Venetian edition of 1546 by Luigi Stroppiana and Dario Spallone ; English translation by Leonard D. Rosenman.［Philadelphia, PA］: Xlibris Corp., 2002.
6) Arnaldus: Regimen Sanitatis Salerniranum. Paris : Jean Bonhomme, 1480.
7) Galen: De juvamentis membrorum. In: Galen: Quarta impressio ornatissima, continens omnes Galeni libros. in 3 vols., Pavia : J. de Burgofranco, 1515-16. I: LII-LXVII.
8) Arnaldus: Breviarium practicae medicinae. Venice : Baptista de Tortis, 21 Feb. 1494/95.
9) Bernard de Gordon: Practica; seu, Lilium medicinae. Ferrara : Andreas Belfortis, Gallus, 1486.
10) Henri de Mondeville; Pagel, J: Die Chirurgie des Heinrich von Mondeville (Hermondaville) nach Berliner, Erfurter und Pariser Codices zum ersten Male. Berlin : Hirschwald, 1892.
11) Chauliac, Guy de: Chirurgia magna ... nunc demum suae primae integritati restituta à Laurentio Jouberto. Lugduni : In off. Q. Philip. Tinghi, apud Simphorianum Beraud et Stephanum Michaëlem, 1585.
12) Valescus: De epidemia et peste. Haguenau : Henri Gran, 1497.
13) Valescus: Practica, quae alias Philonium dicitur. Lyons : Mathias Huss, 1490.
14) Lanfranchi: Cyrurgie. Paris : Le Dru, Pierre, 1508.
15) Alderotti, T: Consilia / di Taddeo Alderotti XIII secolo ; a cura di Piero P. Giorgi e Gian Franco Pasini. Bologna : Istituto per la storia dell'Università di Bologna, 1997.
16) Mondino: Anatomia Mundini. Padua : Matthaeus Cerdonis, 1484.
17) Gentile da Foligno: Consilium contra pestilentiam.［Colle di Valdelsa : Bonus Gallus, about 1479］
18) Pietro d'Abano: Conciliator controversiarum, quae inter philosophos et medicos versantur. Venetiis : Apud Juntas, 1565.
19) Pietro d'Abano: De venenis. Padua :［Leonardus Achates de Basilea］, 1473.
20) Montagnana, B: Consilia medica. Padua : M.P. Maufer Norma[n] i Rothomagens[is] ciuis, 1476.
21) Savonarola, M: Practica medicinae; Sive de aegritudinibus. Venetiis : Andreas de Bonetis, 1486.
22) Savonarola, M: Canonica de febribus. Bononiae : Dionysius Bertochus, 1487.

〔参考文献〕
Garcia-Ballester, L; French, R; Arrizabalaga, J; Cunningham, A: Practical medicine from Salerno to the black death. New York, NY : Cambridge University Press, 1994.
Glick, T; Livesey, SJ; Wallis, F（ed）: Medieval science, technology, and medicine: an encyclopedia. New York, NY : Routledge, 2005.
Riesman, D: The story of medicine in the middle ages. New York, NY : P. B. Hoeber, inc., 1935.
Siraisi, NG: Avicenna in Renaissance Italy: the Canon and medical teaching in Italian universities. Princeton, NJ : Princeton University Press, 1987.
Siraisi, NG: Medieval and early Renaissance medicine: an introduction to knowledge and practice. Chicago, IL : University of Chicago Press, 1990.
Siraisi, NG: Medicine & the Italian universities, 1250-1600. Leiden : Brill, 2001.
Verger, J: Les universités au Moyen Âge. Paris : Presses universitaires de France, 1973.（大高順雄訳『中世の大学』みすず書房，1979）
泉彪之助：中世の医学者アルナウ・ダ・ビラノバ．日本医史学雑誌．54: 249-258, 2008.
児玉善仁：イタリアの中世大学：その成立と変容．名古屋大学出版会，2007.
坂井建雄：サレルノ医学校──その歴史とヨーロッパの医学教育における意義．日本医史学雑誌．61: 393-407, 2015.

第6章　16世紀の医学──印刷技術による情報革命
〔一次文献〕
1) Ketham, Jd: Fasciculus medicine : in quo continentur, videlicet. Venice : Joannes and Gregorius de Gregoriis, de Forlivio, 1495.
2) Galen; Niccolò da Reggio: De usu partium corporis humani, Nicolao Regio Calabro interprete. Parisiis : Ex officina Simonis Colinaei, 1528.

3) Galen; Linacre, T: De naturalibus facultatibus libri tres, Tho. Linacro anglo interprete. Londini : In ædibus Richardi Pynsoni regij impressoris, 1523.
4) Galen; Fortolus, A: Galeni Pergameni Dissectionis venarum arteriarumq[ue] commentarium : eiusdem De neruis compendium / Antonio Fortolo Ioseriensi interprete. Parisiis : Ex Officina Sominis Colinaei, 1526.
5) Galen; Guinter, J: De anatomicis administrationibus libri novem. De constitutione artis medicae liber. De theriaca, ad Pisonem commentariolus. De pulsibus, ad medicinae candidatos liber. Basileae : Apud And. Cratandrum, 1531.
6) Galen; Balamius, F: De ossibus. Ferdinando Balamio Siculo interprete. Parisiis : Ex officina Christiani Wecheli, 1535.
7) Galen; Gadaldinus, A: Aliquot opuscula nunc primum Venetorum opera inventa et excusa. Lugduni : Apud Gulielmum Rovillium, 1550.
8) Guinter, J: Institutionum anatomicarum secundum Galeni sententiam ad candidatos medicinae libri quatuor. Basileae : [Per Balthasarem Lasium & Thomam Platterum], 1536.
9) Galen: Librorum pars prima [-quinta]. Venetiis : in aedibus Aldi, et Andreae Asolani soceri mense aprili, 1525.
10) Galen: Omnia opera nunc primum in vnum corpus redacta. Venetiis : Apud haeredes Lucaeantonij Juntae Florentini, 1541-42.
11) Galen; Kühn, KG: Klaudiou Galenou hapanta Claudii Galeni opera omnia. Lipsiae : Cnoblochii, 1821-1833.
12) Hippocrates: Octoginta volumina, quibus maxima ex parte, annorum circiter duo millia Latina caruit lingua, Graeci vero, Arabes, & prisci nostri medici. Romae : Ex aedibus Francisci Minitii Calvi, 1525.
13) Hippocrates: Hapanta ta tou Hippokratous ＝ Omnia opera Hippocratis. Venetiis : In aedibus Aldi, & Andreae Asulani soceri, mense Maii 1526.
14) Hippocrates; Littré, E: Oeuvres complètes d'Hippocrate : traduction nouvelle avec le texte grec en regard, collationné sur les manuscrits et toutes les éditions. A Paris : Chez J.B. Baillière, 1839-61.（大槻真一郎編『新訂ヒポクラテス全集』全3巻、エンタプライズ，1997）
15) Mondino: Anothomia. Papiae : Antonio De Carcano, 1478.
16) Benedetti, A: Historia corporis humani; sive, Anatomice. Venetiis : Impressum a Bernardino Guerraldo, 1502.
17) Achillini, A: Annotationes anatomia / magni Alexandri Achillini Bononiensis. Bonon[iae] : Per Hieronymum de Benedictis, 1520.
18) Berengario da Carpi, J: Carpi Commentaria cum amplissimis additionibus super Anatomia Mundini una cum textu ejusdem in pristinum & verum nitorem redacto. Bononiae : Impressum per Hieronymum de Benedictis, 1521.
19) Berengario da Carpi, J: Isagogae breues, perlucidae ac uberrimae, in anatomiam humani corporis a communi medicorum academia usitatam. Bononiae : Per Benedictum Hectoris bibliopolam Bononiensem, 1523.
20) Massa, N: Liber introductorius anatomiae; sive, Dissectionis corporis humani, nunc primum ab ipso auctore in lucem editus. Venetiis : In edibus Francisci Bindoni, ac Maphei Pasini socios, 1536.
21) Dryander, J: Anatomia capitis humani, in Marpurgensi Academia superiori anno publice exhibita. Marpurgi : Ex officina Eucharii Cervicorni Agrippinatis, 1536.
22) Canano, GB: Musculorum humani corporis picturata dissectio. Ferrara, 1541/43.
23) Estienne, C: De dissectione partium corporis humani libri tres. Parisiis : Apud Simonem Colinaeum, 1545.
24) Vesalius, A: De humani corporis fabrica libri septem. Basileae : ex off. Ioannis Oporini, 1543.（Richardson WF; Carman JB: On the fabric of the human body. In 5 vols. San Francisco, Novato, CA : Norman, 1998-2009）
25) Vesalius, A: De humani corporis fabrica librorum epitome. Basileae : ex off. J. Oporini, 1543.（Lind LR: The epitome of Andreas Vesalius. New York, NY : MacMillan, 1949）
26) Colombo, R: De re anatomica libri XV. Venetiis : Ex typographia Nicolai Bevilacquae, 1559.
27) Fallopio, G: Observationes anatomicae. Ad Petrum Mannam medicum Cremonensem. Venetiis : Apud Marcum Antonium Ulmum, 1561.
28) Eustachius, B: Opuscula anatomica. Venetiis : Vicentius Luchinus, 1564.
29) Fabricius aA: De venarum ostiolis. Patavii : Ex typographia Laurentij Pasquati, 1603.
30) Fabricius aA: De formato foetu. Venetiis : Per Franciscum Bolzettam, 1600.
31) Fabricius aA: De formatione ovi, et pulli tractatus accuratissimus. Patavii : Ex officina Aloysii Bencii, 1621.
32) Bauhin, C: Theatrum anatomicum. Francofurti ad [sic] Moenum : Typis Matthaei Beckeri, 1605.
33) Laurentius A: Historia anatomica humani corporis & singularum ejus partium multis controversiis & observationibus novis illustrata. Parisiis : Apud Marcum Orry, 1600.
34) Fernel, JF: Medicina. Lutetiae Parisiorum : Apud Andream Wechelum, 1554.（Forrester, JM: The physiology of Jean Fernel (1567). Philadelphia, PA : American Philosophical Society, 2003）
35) Fernel, JF: Universa medicina. Lutetiae Parisiorum : Apud Andream Wechelum, 1567.
36) Fuchs, L: Institutionum medicinae, ad Hippocratis, Galeni, aliorumque veterum scripta recte intelligenda mire utiles libri quinque ... Nunc primum in lucem editi. Lugduni : Apud Thomam Guerinum, 1555.
37) Heurnius, J: Institutiones medicinae, exceptae è dictantis ejus ore. Accessit Modus studendi eorum qui medicinae operam suam dicarunt. Lugduni Batavorum : Ex officina Plantiniana, apud Franciscum Raphelengium, 1592.
38) Riolan, J, senior: Universae medicinae compendia. Parisiis : Ex Officina Plantiniana, apud Hadrianum Perier, 1598.
39) Rondelet, G: Methodus curandorum omnium morborum corporis humani. Parisiis : Apud Jacobum Maceum, 1566.
40) Fracastoro, G: Syphilis, sive morbus gallicus. Veronae, 1530.
41) Fracastoro, G: De sympathia et antipathia rerum liber unus. De contagione et contagiosis morbis et curatione libri iii. Venetiis : [Apud heredes Lucaeantonii Juntae Florentini], 1546.
P1) Paracelsus: Werke; besorgt von Will-Erich Peuckert. Basel : Schwabe, 2010.
P2) Pare, A: Les oeuvres ... Avec les figures & portraicts tant de l'anatomie que des instruments de chirurgie, & de plusieurs monstres. Paris : Gabriel Buon, 1575.

〔参考文献〕

Clayton, M; Philo, R: Leonardo da Vinci : the anatomy of man : drawings from the collection of Her Majesty Queen Elizabeth II. Houston, TX : Museum of Fine Arts, 1992. (高橋彬監修『レオナルド・ダ・ヴィンチ人体解剖図：女王陛下のコレクションから』同朋舎出版，1995)

Cunningham, A: The anatomical renaissance : the resurrection of the anatomical projects of the ancients. Aldershot : Scolar Press, 1997.

Lind, LR: Studies in pre-Vesalian anatomy : biography, translations, documents. Philadelphia, PA : American Philosophical Society, 1975.

O'Malley, CD: Andreas Vesalius of Brussels, 1514-1564. Berkeley, CA : Univ. of California Press, 1964. (坂井建雄『ブリュッセルのアンドレアス・ヴェサリウス 1514-1564』エルゼビア・サイエンス・ミクス，2001)

Pagel, W: Paracelsus, an introduction to philosophical medicine in the era of the Renaissance. 2nd, rev. ed. Basel ; New York : Karger, 1982.

Sherrington, C: The endeavor of Jean Fernel. Cambridge : University Press, 1946.

Wear, A; French, RK; Lonie, IM: The medical renaissance of the sixteenth century. Cambridge : Cambridge University Press, 1985.

大橋博司：パラケルススの生涯と思想．思索社，1976．

澤井直；坂井建雄：ガスパール・ボアンにおける筋の名称について．日本医史学雑誌，52: 601-630, 2006.

澤井直；坂井建雄：ラウレンティウスの解剖学書．日本医史学雑誌，51: 3-24, 2005.

第7章　17世紀の医学──古代からの人体観の克服

〔一次文献〕

1) Harvey, W: Exercitatio anatomica de motu cordis et sanguinis in animalibus / Gulielmi Harvei Angli, medici regii, & professoris anatomiae Collegio Medicorum Londinensi. Francofurti : Sumptibus Guilielmi Fitzeri, 1628. (暉峻義等訳『動物の心臓ならびに血液の運動に関する解剖学的研究』岩波書店，1961)

2) Descartes, R: Discours de la methode pour bien conduire sa raison, & chercher la verité dans les sciences : plus la dioptriqve ; les meteores ; et la geometrie ; qui sont des essais de cete methode. A Leyde : De l'imprimerie de Ian Maire, 1637. (谷川多佳子訳『方法序説』岩波書店，1997)

3) Ulstadius, P: Coelum philosophorum seu de secretis naturae liber. Exactum Friburgi Helvetiroum : [s.n.], 1525.

4) Helmont, JBv: Ortus medicinae. id est, initia physicae inaudita. Progressus medicinae novus, in morborum ultionem. ad vitam longam. Amsterodami : Apud Ludovicum Elzevirium, 1648.

5) Sylvius, F: Disputationum medicarum pars prima; primarias corporis humani functiones naturales complectens. Amstelodami : Apud Johannem van den Bergh, 1663.

6) Sylvius, F: Praxeos medicae idaea nova, liber primus [-quartus] ... [Edente Justo Schradero.] Lugduni Batavorum : Va J. Le Carpentier, 1671-1674.

7) Willis, T: Diatribae duae medico-philosophicae. Londini :, Typis Tho. Roycroft, impensis Jo. Martin, Ja. Allestry & Tho. Dicas, 1659.

8) Descartes, R: De homine, figuris, et Latinitate donatus a Florentio Schuyl. Lugduni Batavorum : Petrum Leffen & Franciscum Moyardum, 1662. (三宅徳嘉他訳『デカルト著作集』白水社，1973)

9) Descartes, R: Les passions de l'ame. Paris : Henry Le Gras, 1649. (谷川多佳子訳『情念論』岩波書店，2008)

10) Charleton, W: Natural history of nutrition, life, and voluntary motion. London : Henry Herringman, 1659.

11) Deusing, A: Exercitationes physico-anatomicae, de nutrimenti in corpore elaboratione. Groningae : Typis Francisci Bronchorsti, 1660.

12) Deusing, A: Exercitationes physico-anatomicae de nutrimento animalium ultimo. Groningae : Typis Francisci Bronchorstii, 1661.

13) Deusing, A: Exercitationes de motu animalium ubi de motu musculorum & respiratione; itemque De sensuum functionibus ubi & de appetitu sensitivo, et affectibus. Groningae : Typis Francisci Bronchorstii, 1661.

14) Craanen, R: Oeconomia animalis ad circulationis sanguinis breviter delineata. In duas partes distributa. Goudae : Ex officina Guilhelmi vander Hoeve, 1685.

15) Craanen, R: Tractatus physico-medicus de homine, in quo status ejus tam naturalis, quam praeternaturalis, quoad theoriam rationalem mechanice demonstratur. Lugduni Batavorum : Apud Petrum vander Aa, 1689.

16) Santorio, S: Ars de statica medicina, aphorismorum sectionibus septem comprehensa. Venetiis : Nicolaum Polum, 1614.

17) Borelli, GA: De motu animalium opus posthumum. Romae : Ex typographia Angeli Bernabo, 1680.

18) Baglivi, G : De praxi medica ad priscam observandi rationem revocanda. Libri duo. Accedunt dissertationes novae. Romae : typis Dominici Antomii Herculis, 1696.

19) Aselli, G: De lactibus, sive lacteis venis, quarto vasorum mesaraicorum genere. Mediolani : apud J. B. Bidellium, 1627.

20) Pecquet, J: Experimenta nova anatomica, quibus incognitum hactenus chyli receptaculum & ab eo per thoracem in ramos usque subclavios vasa lactea deteguntur. Parisiis : Apud Sebastianum Cramoisy[etc.], 1651.

21) Bartholin, T: De lacteis thoracicis in homine brutisque nuperrimè observatis, historia anatomica / publicè proposita respondente M. Michaele Lysero. Londini : Impensis Octaviani Pulleyn : Typis Johannis Grismond, 1652.

22) Glisson, F: Anatomia hepatis. Cui praemittuntur quaedam ad rem anatomicam universe spectantia. Londini : Typis Du-Gardianis, impensis Octaviani Pullein, 1654.

23) Willis, T: Cerebri anatome: cui accessit nervorum descriptio & usus. Londini : Typis Tho. Roycroft, impensis Jo. Martyn & Ja. Allestry, 1664.

24) Wharton, T: Adenographia sive glandularum totius corporis descrpitio. Londini : Authoris, 1656. (Freer, S: Thomas Wharton's Adenographia / translated from the Latin by Stephen Freer, with an historical introduction by Andrew Cunningham. Oxford ;

New York : Clarendon Press, 1996）
25）Hooke, R: Micrographia : or, Some physiological descriptions of minute bodies made by magnifying glasses : with observations and inquiries thereupon. London : Printed by Jo. Marten, and Ja. Allestry and are to be sold at their shop, 1665.
26）Malpighi M: De pulmonibus observationes anatomicae. Bononiae : Typis Io. Baptistae Ferronij, 1661.
27）Malpighi M: De viscerum structura exercitatio anatomica ... Accedit dissertatio ... De polypo cordis. Bononiae : Ex typographia Jacobi Montii, 1666.
28）Malpighi M: Dissertatio epistolica de formatione pulli in ovo. Londini : Apud Joannem Martyn, 1673.
29）Vesling, J: Syntagma anatomicum publicis dissectionibus, in auditorum usum, diligenter aptatum. Patavii : Typis Pauli Frambotti, 1641.
30）Bartholin, C: Anatomicae institutiones corporis humani utriusque sexus historiam & declarationem exhibentes. ［Vitebergae］: Apud Bechtoldum Raaben, 1611.
31）Bartholin, T; Bartholin, C: Anatomia, ex Caspari Bartholini parentis Institutionibus, omniumque recentiorum & propriis observationibus tertium ad sanguinis circulationem reformata. Lugd. Batav . : Apud Franciscum Hackium, 1651.
32）Diemerbroeck, I: Anatome corporis humani, plurimis novis inventis instructa, variisque observationibus & paradoxis, cùm medicis, tùm physiologicis adornata. Ultrajecti : Sumptibus & typis Meinardi à Dreunen, 1672.
33）Blankaart, S: Lexicon medicum, Graeco-Latinum, in quo termini totius artis medicae, secundum neotericorum placita, definiuntur vel circumscribuntur. Amstelodami : Ex officina Johannis ten Hoorn, 1679.
34）Blankaart, S: De nieuw hervormde anatomie; ofte, Ontleding des menschen lighaams. Amsterdam : Johannes ten Hoorn, 1678.
35）Verheyen P: Corporis humani anatomia, in qua omnia tam veterum, quam recentiorum anatomicarum inventa methodo nova & intellectu facillima describuntur. Lovanii : Apud Aegidium Denique, 1693.
36）Dionis, P : L'anatomie de l'homme : suivant la circulation du sang, & les dernieres découvertes, démontrée au Jardin royal. A Paris : Chez Laurent d'Houry ..., 1690.
37）Dionis, P: Cours d'operations de chirurgie, demontrées au Jardin royal. Paris : Laurent D'Houry, 1707.
38）Sennert, D: Institutionum medicinae libri V. Witebergae : Apud Zachariam Schurerum, typis Wolfgangi Meisneri, 1611.
39）Sennert, D: Epitome naturalis scientiae. Witebergae : Impensis Caspari Heiden, 1618.
40）Sennert, D: De chymicorum cum Aristotelicis et Galenicis consensu ac dissensu liber I. Wittebergae : Apud Zacharium Schurerum, 1619.
41）Sennert, D: De febribus libri IV. Wittebergae : Apud Zachariam Schurerum ［impressum typis haeredum Johannis Richteri］1619.
42）Sennert, D: Practicae medicinae liber primus ［-sextus］. ［Wittebergae］: Sumtibus viduae et haered. Zachariae Schureri senioris, Typis haeredum Salomonis Auerbach, 1628-1635.
43）Sennert, D: Operum tomus I［-III］. Parisiis : Apud Societatem, 1641.
44）Rivière, L: Praxis medica: Ab autore recognita, aucta & correcta. Lutetiae Parisiorum : sumptibus O. de Varennes, 1641.
45）Rivière, L: Methodus curandarum febrium. Lutetiae Parisiorum : Olivarii de Varennes, 1645.
46）La Calmette, Fd; Rivière, L: Riverius reformatus, sive, Praxis medica, methodo Riverianae non absimili, juxta recentiorum tum medicorum, tum philosophorum principia conscripta. Genevae : Apud Samuelem de Tournes, 1688.
47）Rivière, L: Institutionum medicinae libri quinque vniuersam medicinam : nempe, physiologiam, pathologiam, semeioticem, hygieinen, & terapeuticen docentes. Lypsiae : Matthiam Trinkber, 1655.
48）Rivière, L: Opera medica universa. Lugduni : Sumptibus Antonii Cellier, 1663.
49）da Monte, GB: Consultationum medicinalium centuria prima, à Valentino Lublino Polono quàm accuratè collecta. Venetiis : In Officina Erasmiana, apud Vincentium Valgrisium, 1554.
50）Glisson, F : De rachitide, sive, Morbo puerili : qui vulgo the rickets dicitur, tractatus. Londini : Typis Guil. Du-gardi, impensis Laurentii Sadler & Roberti Beaumont ..., 1650.
51）Willis, T: Pharmaceutice rationalis; sive, Diatriba de medicamentorum operationibus in humano corpore. Oxoniae : E Theatro Sheldoniano, 1674.
52）Morton, R: Phthisiologia; seu, Exercitationes de phthisi tribus libris comprehensae. Londini : Impensis Samuelis Smith, 1689.
53）Sydenham, T: Methodus curandi febres, propriis observationibus superstructa. Londini : Impensis J. Crook ..., 1666.
54）Sydenham, T: Observationes medicae morborum acutorum historiam et curationem. Londini : G. Kettilby, 1676.
55）Sydenham, T: Tractatus de podagra et hydrope. Londini : Typis R. N. impensis Gualt. Kettilby, 1683.
56）Sydenham, T: Processus integri in morbis fere omnibus curandis ... Quibus accessit graphica symptomatum delineatio. Londini : Impensis Sam. Smith, Benj. Walford, & Ja. Knapton, 1693.

〔参考文献〕
　Adelmann HB: Marcello Malpighi and the evolution of embryology. Ithaca, NY : Cornell University Press, 1966.
　Dewhurst, K: Dr. Thomas Sydenham（1624-1689）: his life and original writings. Berkeley, CA : University of California Press, 1966.
　French, R; Wear, A: The medical revolution of the seventeenth century. Cambridge : Cambridge University Press, 1989.
　French, R: William Harvey's natural philosophy. Cambridge : Cambridge University Press, 1994.
　Pagel, W: Joan Baptista Van Helmont: reformer of science and medicine. Cambridge : Cambridge University Press, 1982.
　Rodis-Lewis, G: Descartes: biographie. Paris : Calmann-Lévy, 1995.（飯塚勝久訳『デカルト伝』未来社，1998）
　坂井建雄；澤井直：ゼンネルト（1572-1637）の生涯と業績．日本医史学雑誌，59: 487-502, 2013.
　坂井建雄：トマス・シデナム（一六二四〜一六八九）の処方集約．医譚，114: 16-37, 2013.
　本間栄男：17世紀ネーデルラントにおける機械論的生理学の展開．東京大学大学院総合文化系大学院博士論文，2003.
　山田弘明；安西なつめ；澤井直；坂井建雄；香川千晶；竹田扇：デカルト医学論集．法政大学出版局，2017.

第 8 章　18 世紀の医学——知識と理論の拡散
〔一次文献〕

1) Boerhaave, H: Institutiones medicae : in usus annuæ exercitationis domesticos. Lugduni Batavorum : Apud Johannem vander Linden, 1708.
2) Boerhaave, H ; Haller, Av : Praelectiones academicae in proprias institutiones rei medicae. Edidit et notas addidit Albertus Haller. Göttingen : A. Vandenhoeck, 1739-44.
3) Haller, Av: Primae lineae physiologiae in usum praelectionum academicarum. Gottingae : A. Vandenhoeck, 1747.
4) Haller, Av: Elementa physiologiae corporis humani. Lausannae : Sumptibus Marci-Michael. Bousquet, 1757-66.
5) Cheselden, W: The anatomy of the humane body. London : Printed for N. Cliff, and D. Jackson and W. Innys, 1713.
6) Kulmus JA: Anatomische Tabellen : daraus des gantzen menschlichen Körpers und aller dazu gehörigen Theile Beschaffenheit und Nutzen deutlich zu ersehen. Dantzig : Bey Cornelius von Beughem, 1722.
7) Winslow JB: Exposition anatomique de la structure du corps humain. Paris : Guillaume Desprez, 1732.
8) Boerhaave, H: Aphorismi de cognoscendis et curandis morbis in usum doctrinae domesticae digesti. Lugduni : Johannem vander Linden, 1709.
9) Boerhaave, H: Praxis medica, sive commentarium in aphorismos Hermanni Boerhaave De cognoscendis et curandis morbis. Patavii : Johannem Manfre, 1728.
10) Boerhaave, H; van Swieten, G: Commentaria in Hermanni Boerhaave Aphorismos de cognoscendis et curandes morbis. Lugduni : Johannem et Hermannum Verbeek, 1742-1776.
11) Sauvages, FB: Nouvelles classes de maladies, qui dans un ordre semblable à celui des botanistes, comprennent les genres & les éspeces de toutes les maladies avec leurs signes & leurs indications. Avignon : d'Avanville, 1731.
12) Sauvages, FB: Nosologia methodica, sistens morborum classes, genera et species juxta Sydenhami mentem et botanicorum ordinem. Amstelodami : sumptibus fratrum de Tournes, 1763.
13) Hoffmann, F: Fundamenta medicinae ex principiis naturae mechanicis in usum philiatrorum succincte proposita. Halae Magdeburgicae : Impens. Simon Johan. Hübneri, literis viduae Salfeldianae, 1695.
14) Hoffmann, F: Medicinae rationalis systematicae. Halae Magdeburicae : Rengeriana, 1718-1739.
15) Stahl, GE: Theoria medica vera physiologiam et pathologiam, tanquam doctrinae medicae partes vere contemplativas, e naturae et artis veris fundamentis, intaminata ratione, et inconcussa experientia sistens. Halae : Orphanotrophei, 1708.
16) Gaub, HD: Institutiones pathologiae medicinalis. Leidae Batavorum : Samuelem et Johannem Luchtmans, 1758.
17) Cullen, W: Synopsis nosologiae methodicae. Edinburgi : [s.n.] , 1769.
18) Cullen, W: First lines of the practice of physic, for the use of students in the University of Edinburgh. Edinburgh : William Creech, 1781-84.
19) Brown, J: Elementa medicinae. [Primum volumen] . Edinburgi : C. Elliot, 1780.
20) La Mettrie, JOd: L'homme machine. A Leyde : De l'imp. d'Elie Luzac, fils, 1748.（杉捷夫訳『人間機械論』岩波書店，1957）
21) Barthez, PJ: Nouveaux Éléments de la science de l'homme. Montpellier : J. Martel aîné, 1778.
22) Barthez, PJ: Nouvelle méchanique des mouvements de l'homme et des animaux. A Carcassonne : De l'imprimerie de Pierre Polere, 1798.
23) Blumenbach, JF: De generis humani varietate nativa liber. Goettingae : Apud viduam Abr. Vandenhoeck, 1775.
24) Blumenbach, JF: Über den Bildungstrieb und das Zeugungsgeschäfte. Göttingen : Johann Christian Dieterich, 1781.
25) Blumenbach, JF: Institutiones physiologicae. Gottingae : Jo. Christ. Dieterich, 1786.
26) Reil, JC: Von der Lebenskraft. Arch. Physiol.（Halle）. 1 (Heft 1): 8-162, 1796.
27) Haller, Av: Partibus corporis humani sensilibus et irritabilibus. Commentarii Societatis Regiae Sceientiarum Göttingensis. 2: 114-158, 1752.
28) Glisson, F : Tractatus de ventriculo et intestinis. Cui praemittitur alius, de partibus continentibus in genere ; & in specie de iis abdominis. Amstelodami : Jacobum Juniorem, 1677.
29) Bichat, X: Traité des membranes en général et de diverses membranes en particulier. Paris : Richard, Caille et Ravier, 1799.（梶田昭訳：ビシャ『諸膜論』．科学医学資料研究．145 号〜191 号，1986-1990）
30) Bichat, X: Anatomie générale, appliquée a la physiologie et a la médecine. in 4 vols., Paris : Brosson, Gabon, 1801.
31) Galvani, L: De viribus electricitatis in motu musculari commentarius. Bonon. Sci. Art. Inst. Acad. Comment., Bologna, 7: 363-418, 1791.
32) Lavoisier, AL: Traité élémentaire de chimie. Paris : Chez Cuchet, 1789.（坂本賢三編；柴田和子翻訳『ラヴワジエ：化学原論』朝日出版社，1988）
33) Platter, F: Observationum, in hominis affectibus plerisque, corpori & animo, functionum laestione, dolore, aliave molestia & vitio incommodantibus, libri tres. Basileae : Impensis Ludovici König, typis Conradi Waldkirchii, 1614.
34) Foreest, Pv: Observationum et curationum medicinalium. Antverpiae, Lugduni, Batavorum, Francofurti etc, 1584-1611.
35) Severino, MA: De recondita abscessuum natura libri VII. Neap : Apud Octavium Beltranum, 1632.
36) Tulp, N: Observationum medicarum, libri tres. Amstelredami : Apud Ludovicum Elzevirium, 1641.
37) Bonet, T: Sepulchretum, sive anatomia practica ex cadaveribus morbo denatis. 2 vols., Genevae : L. Chouet, 1679.
38) Morgagni, GB : Adversaria anatomica omnia（Quorum tria posteriora nunc primùm prodeunt）Novis pluribus aereis tabulis, & universali accuratissimo indice ornata.. Patavii : Excudebat Josephus Cominus, Vulpiorum aere, 1719.
39) Morgagni, GB: De sedibus, et causis morborum per anatomen indagatis libri quinque. Venetiis, Ex Typographia Remondiniana, 1761.（Morgagni, GB: The seats and causes of diseases investigated by anatomy; in five books, containing a great variety of dissections, with remarks. London : A. Millar; and T. Cadell, his successor, 1769）
40) Heister, L: Compendium anatomicum veterum recentiorumque observationes et inventa : brevissime complectens : in usum

praecipue auditorum suorum concinnatum. Altorfl Noricorum : Literis Iod. Guil. Kohlesii ..., 1717.
41) Heister, L: Compendium institutionum sive fundamenta medicinae cui adiecta est methodus de studio medico optime instituendo et absolvendo una cum scriptoribus medicinae studioso hodie maxime necessariis. Helmstadii : Christ. Frider. Weygand, 1736.
42) Heister, L : Compendium medicinae practicae, cui praemissa est de medicinae mechanicae praestantia dissertatio. Amsteldaedami : apud Janssonio-Waesbergios, 1743.
43) Heister, L: Chirurgie, in welcher alles was zur Wund = Artzney gehört nach der neuesten und besten Art gründlich abgehandelt und in vielen Kupffer=Tafeln die neuerfundene und dienstchste Instrumenten, nebst den bequemsten Handgriffen der Cirurgischen Operationen und Bandagen deutlich vorgestellet werden. Nürnberg : Bey Johann Hoffmanns seel. Erben, 1719.
44) 大槻玄沢訳：瘍医新書．青藜閣須原屋伊八，1825．（web：慶應義塾大学メディアセンター蔵）
45) Hunter, W: Anatomia uteri humani gravidi tabulis illustrata / auctore Gulielmo Hunter ... = The anatomy of the human gravid uterus exhibited in figures. Birminghamiae : Londini : Excudebat Joannes Baskerville ; Prostant apud S. Baker, T. Cadell, D. Wilson, T. Nichol, et J. Murray, 1774.
46) Hunter, J: The natural history of the human teeth : explaining their structure, use, formation, growth, and diseases. London : J. Johnson, 1771. (高山直秀訳『ハンター 人の歯の博物学』デンタルフォーラム，1994)
47) Hunter, J: A treatise on the blood, inflammation, and gun-shot wounds . To which is prefixed, a short account of the author's life, by his brother-in-law, Everard Home. London : Printed by John Richardson, for George Nicol, bookseller, 1794.
48) Desault, PJ: Oeuvres chirurgicales. Paris : Vve Desault, Méquignon, Devilliers, Deroi, 1798.
49) Auenbrugger, JL: Inventum novum ex percussione thoracis humani ut signo abstrusos interni pectoris morbos detegendi. Vindobonae : Hoannis Tomae Trattner, 1761.
50) Jenner, E: An inquiry into the causes and effects of the variolae vaccinae, a disease discovered in some of the western counties of England, particulary Gloucestershire and known by the name of the cow pox. London : Author, 1798.
51) Frank, JP: System einer vollständigen medicinischen Polizey. Bd. 1-4. Mannheim : Schwan, 1779-88.
52) Frank, JP: System einer vollständigen medicinischen Polizey. Bd. 5. Tübingen : J. G. Cotta'schen, 1813.
53) Frank, JP: System einer vollständigen medicinischen Polizey. Bd. 6. Wien : Carl Schaumburg und Comp., 1817-19.

〔参考文献〕
Cunningham, A; French, R: The medical enlightment of the eighteenth century. Cambridge : Cambridge University Press, 1990.
King, LS: The medical world of the 18th century. Chicago, IL : University of Chicago Press, 1958.
Lindeboom, GA: Herman Boerhaave: the man and his work. 2nd edition. Rotterdam : Erasmus Publishing, 2007.
Risse, GB: Mending bodies, saving souls: a history of hospitals. New York, NY : Oxford University Press, 1999.
坂井建雄：ソヴァージュ（一七〇六〜一七六七）の疾病分類学．医譚，108: 109-123, 2010.
坂井建雄；澤井直：ブールハーフェ（1668-1738）の『医学教程』．日本医史学雑誌，58: 357-372, 2012.

第9章　近世までの中国と日本の医学――漢方医学の発展と西洋医学の受容
〔一次文献〕
1) 丹波康頼撰：医心方．984．（『医心方』日本古医学資料センター，1973）
2) 梶原性全：頓医抄．1302-04．（梶原性全『頓医抄』科学書院，1986）
3) 梶原性全：万安方．1315-27．（梶原性全『万安方』科学書院，1986）
4) 曲直瀬道三：啓迪集．1574．（矢数道明監訳『啓迪集：現代語訳』思文閣出版，1995）
5) 曲直瀬玄朔：医学天正記．1607．（web：早稲田大学図書館蔵）
6) 貝原益軒：養生訓．永田調兵衛，1713．（石川謙校訂『養生訓・和俗童子訓』岩波書店，1961）
7) 吉益東洞：類聚方．林宗兵衛他，1/64.
8) 吉益東洞：薬徴．林宗兵衛他，1785．（web：早稲田大学図書館蔵）
9) 永富独嘯庵：吐方考．圓屋清兵衛，1763．（web：早稲田大学図書館蔵）
10) 永富独嘯庵：漫遊雑記．北田清左衛門，1764．（web：早稲田大学図書館蔵）
11) 賀川玄悦：子玄子産論．須原屋茂兵衛，1765．（web：早稲田大学図書館蔵）
12) Smellie W: A sett of anatomical tables, with explanations, and an abridgment, of the practice of midwifery : with a view to illustrate a treatise on that subject, and collection of cases. London : [s.n.] , 1754.
13) 小野蘭山：本草綱目啓蒙．須原屋善五郎他，1803-06．（『本草綱目啓蒙』平凡社，1991-92）
14) Remmelin, J: Catoptrum microcosmicum, suis aere incisis visionibus splendens, cum historia, & pinace, de novo prodit. Augustae Vindelicorum : Typis Davidis Francki, 1619.
15) Remmelin, J: Pinax microcosmographicus in quo certissimum anatomiae compendium proponitur,.... Dontledingh des kleyne werelds, ofte een konstige vertoning van alle de deelen van't menschelicke lichaem. t'Amsterdam : ghedruckt by J. Broersz, voor C. Danckersz, 1634.
16) 本木了意訳：和蘭全躯内外分合図．西村源六，1772.
17) 山脇東洋：蔵志．1759．（web：早稲田大学図書館蔵）
18) Kulmus JA: Anatomische Tabellen : daraus des gantzen menschlichen Körpers und aller dazu gehörigen Theile Beschaffenheit und Nutzen deutlich zu ersehen. Dantzig : Bey Cornelius von Beughem, 1722.
19) Kulmus JA: Ontleedkundige tafelen : benevens de daar toe behoorende afbeeldingen en aanmerkingen : waarinhet zaamensteldes menschelyken lichaams, en het gebruik van alle des zelfs deelen afgebeeld en geleerd word. Te Amsterdam : By de Janssoons van Waesberge, 1734.
20) 杉田玄白編；熊谷儀克画：解体約図．須原屋市兵衛，1773．（web：東京大学図書館蔵）
21) 杉田玄白訳；小田野直武図：解体新書．1774．（酒井シヅ『解体新書 全現代語訳』講談社，1982）
22) Heister, L: Heelkundige onderwyzingen, waar in alles wat ter heling en genezing der uiterlyke gebreken behoort, benevens de

585

maniere van verbinden, gevonden word, zynde te gelyk met een goed getal werktuigen, tot de heelkonst dienende, voorzien. Amsterdam : Janssoons van Waesberge, 1741.
23) 大槻玄沢訳：瘍医新書．青藜閣須原屋伊八，1825．(web：慶應義塾大学メディアセンター蔵)
24) 杉田玄白訳；大槻玄沢重訂：重訂解体新書．須原屋茂兵衛他，1826．(web：早稲田大学図書館蔵)
25) Gorter, Jd: Gezuiverde geneeskonst, of kort onderwys der meeste inwendige ziekten : ten nutte van chirurgyns, die ter zee of velde dienende, of in andere omstandigheden, zig genoodzaakt vinden dusdanige ziekten te behandelen. Amsterdam : Isaak Tirion, 1744.
26) 宇田川玄随訳：西説内科撰要．1793．(web：早稲田大学図書館蔵)
27) Blankaart, S: De nieuw hervormde anatomie; ofte, Ontleding des menschen lighaams. Na de waarschynelykste en zerkerste ondervindingen, uit verscheide Schryvers, by een gesteld, en met XXIV kopere Platen verciert. Amsterdam : Johannes ten Hoorn, 1678.
28) 宇田川玄真：医範提綱．須原屋伊八，1805．(web：国文学研究資料館蔵)
29) 宇田川玄真訳述：医範提綱内象銅版図．須原屋伊八，1808．(web：国立国会図書館蔵)
30) 宇田川榕庵：理学入門・植学啓原．須原屋伊八，1833．(矢部一郎『植学啓原＝宇田川榕菴：復刻と訳・注』講談社，1980)
31) Henry, W: Chemie voor Beginnende Liefhebbers. Amsterdam : van Vliet, 1803.
32) 宇田川榕庵訳：舎密開宗．須原屋伊八，1837．(田中実校注『舎密開宗：復刻と現代語訳・注』講談社，1975)
33) Swieten, Gv: Verklaaring der korte stellingen van Herman Boerhaave ... over de kennis en geneezing der ziektens. Leyden: Joh. en Herm. Verbeek, 1760-63; Den Haag: Koninklijke Bibliotheek, 1763-91.
34) Siebold, PFv: Nippon. Archiv zur Beschreibung von Japan und dessen Neben- und Schutzländern: jezo mit den südlichen Kurilen, Krafto, Koorai und den Liukiu-Inseln, nach japanischen und europäischen Schriften und eigenen Beobachtungen bearbeitet. Leiden : Siebold, 1832-1852. (岩生成一監修『シーボルト「日本」』雄松堂書店，1977-79)
35) Hufeland, CW ; Hageman, HH (tr): Enchiridion medicum. Handleiding tot de geneeskundige praktijk. Amsterdam : Bij C. G. Sulpke, 1841.
36) 緒方洪庵訳：扶氏経験遺訓．秋田屋太右衛門，1857．(適塾記念会緒方洪庵全集編集委員会編『扶氏経験遺訓』大阪大学出版会，2010)

〔参考文献〕
相川忠臣：出島の医学．長崎文献社，2012．
青木歳幸：江戸時代の医学：名医たちの三〇〇年．吉川弘文館，2012．
石田純郎：オランダにおける蘭学医書の形成．思文閣出版，2007．
石田純郎：蘭学の背景．思文閣出版，1988．
海原亮：江戸時代の医師修業：学問・学統・遊学．吉川弘文館，2014．
緒方富雄：緒方洪庵伝．第2版増補版．岩波書店，1977．
学校法人 順天堂：順天堂史：上巻．学校法人 順天堂，1980．
吉良枝郎：日本の西洋医学の生い立ち：南蛮人渡来から明治維新まで．築地書館，2000．
呉秀三：華岡青洲先生及其外科．吐鳳堂書店，1923．
呉秀三：シーボルト先生：其生涯及功業．吐鳳堂書店，1926．
小曽戸洋：新版 漢方の歴史－中国・日本の伝統医学．大修館書店，2014．
公益財団法人 武田科学振興財団 杏雨書屋編：曲直瀬道三と近世日本医療社会．公益財団法人 武田科学振興財団，2015．
芝哲夫：適塾の謎．大阪大学出版会，2005．
新村拓（編）：日本医療史．吉川弘文館，2006．
宗田一：図説・日本医療文化史．思文閣出版，1989．
傅維康；呉鴻洲（編）；川井正久／川合重孝／山本恒久訳：中国医学の歴史．東洋学術出版社，1997．
鳥井裕美子：前野良沢：生涯一日のごとく．思文閣出版，2015．
日本学士院日本科学史刊行会編：明治前日本医学史第一巻．日本学術振興会，1955．
原三信：日本で初めて翻訳した解剖書．六代原三信蘭方医三百年記念奨学会，1995．
深瀬泰旦：伊東玄朴とお玉ヶ池種痘所．出門堂，2012．
松木明知：華岡青洲と麻沸散：麻沸散をめぐる謎．改訂版．真興交易医書出版部，2008．
W. ミヒェル；鳥井裕美子；川嶌眞人（編）：九州の蘭学：越境と交流．思文閣出版，2009．
洋学史研究会編：大槻玄沢の研究．思文閣出版，1991．

第2部　19世紀における近代医学への変革

第10章　病理解剖と疾患概念の変化──臨床医学の成立
〔一次文献〕
1) Bichat, X: Anatomie générale, appliquée a la physiologie et a la médecine. in 4 vols.,Paris: Brosson, Gabon, 1801.
2) Corvisart, JN: Essai sur les maladies et les lésions organiques du coeur et des gros vaisseaux. Paris : Migneret, 1806.
3) Auenbrugger, JL ; Corvisart, JN: Nouvelle méthode pour reconnaître les maladies de la poitrine par la percussion de cette cavité, par Avenbrugger. Paris : impr. de Migneret, 1808.
4) Laënnec, RTH: De l'auscultation médiate ou Traité du diagnostic des maladies des poumons et du coeur, fondé principalement sur ce nouveau moyen d'exploration. Paris : J.-A. Brosson et J.-S. Chaudé, 1819.
5) Broussais, FJV: Histoire des phlegmasies ou inflammations chroniques. Paris : Gabon, 1808.
6) Broussais, FJV: Examen de la doctrine médicale généralement adoptée et des systèmes modernes de nosologie. Paris : Gabon, 1816.

7) Broussais, FJV: Examen des doctrines médicales et des systèmes de nosologie. 2nd ed. Paris : Méquignon-Marvis, 1821.
8) Louis, PCA: Recherches anatomico-pathologiques sur la phthisie. Paris : Gabon, 1825.
9) Louis, PCA: Recherches anatomiques, pathologiques et thérapeutiques sur la maladie connue sous les noms de gastro-entérite, fièvre putride, adynamique, ataxique, typhoïde, etc. Paris : Baillière, 1829.
10) Louis, PCA: Examen de l'examen de M. Broussais, relativement a la phtisie et a l'affection typhoïde. Paris : J.-B. Baillière, 1834.
11) Louis, PCA: Recherches sur les effets de la saignée dans quelques maladies inflammatoires, et sur l'action de l'hémétique et des vésicatoires dans la pneumonie. Paris : Impr. de Migneret, 1835.
12) Andral, G: Clinique médicale, ou Choix d'observations recueillies à la clinique de M. Lerminier, médecin à l'hôpital de la Charité. Paris : Gabon, 1823-1827.
13) Andral, G: Clinique médicale, ou Choix d'observations recueillies à la clinique de M. Lerminier, médecin à l'hôpital de la Charité. 2e éd. Paris : Gabon（-Deville-Cavellin）, 1831-1833.
14) Andral, G: Précis d'anatomie pathologique. Paris : Gabon, 1829.
15) Andral, G: Cours de pathologie interne professé à la Faculté de médecine de Paris, recueilli et rédigé par Amédée Latour. Paris : Librairie des Sciences Médicales, 1836.
16) Cruveilhier, J: Anatomie pathologique du corps humain, ou Descriptions, avec figures lithographiées et coloriées, des diverses altérations morbides dont le corps humain est susceptible. Paris : Baillière, 1829-42.
17) Cruveilhier, J: Traité d'anatomie pathologique générale. in 5 vols., Paris : J. B. Bailliere, 1849-1864.
18) Baillie M: The morbid anatomy of some of the most important parts of the human body. London : J. Johnson [etc.] 1793.
19) Baillie M: A series of engravings, accompanied with explanations, which are intended to illustrate The morbid anatomy of some of the most important parts of the human body. Fasciculus I[-X]. London : Printed by W. Bulmer and Co., and sold by J. Johnson [etc.] 1799-[1803]
20) Monro, A: The morbid anatomy of the human gullet, stomach, and intestine. Edinburgh : A. Constable and company; [etc.] 1811.
21) Bright, R: Reports of medical cases, selected with a view of illustrating the symptoms and cure of diseases by a reference to morbid anatomy. London : Richard Taylor, 1827.
22) Hodgkin, T: On some morbid appearances of the absorbent glands and spleen. Med Chir Trans. 17: 68-114, 1832.
23) Addison, T: On the constitutional and local effects of disease of the supra-renal capsules. London : Highley, 1855.
24) Stokes, W: The diseases of the heart and the aorta. Dublin : Hodges and Smith, 1854.
25) Graves, RJ: Newly Observed Affection of the Thyroid Gland in Females. London Med Surg J. 7, part II: 516-517, 1835.
26) Rokitansky, C: Handbuch der pathologischen Anatomy. Wien : Braumüller & Seidel, 1842-46.
27) Rokitansky, C: Lehrbuch der pathologischen Anatomie. 3rd ed., in 3 vols., Wilhelm Braumüller, Wien : 1855-61.
28) Skoda, J: Abhandlung über Perkussion und Auskultation. Wien : J. G. Ritter von Mösle Witwe & Braunmüller, 1839.
29) Weikard, MA: Entwurf einer einfachen Arzneykunst oder Erläuterung und Bestätigung der Brown'schen Arzneylehre. Heilbronn sur le Nekar : Class, 1798.
30) Jahrbücher der Medicin als Wissehschaft. 1806-08.
31) Hufeland, CW: Enchiridion medicum; oder, Anleitung zur medizinischen Praxis. Vermächtniss einer fünfzigjährigen Erfahrung. Berlin : Jonas, 1836.
32) Schönlein, JL: Allgemeine und specielle Pathologie und Therapie; nach Vorlesungen niedergeschrieben und hrsg. von einem seiner Zuhörer. Würzburg : Etlinger, 1832.
33) Wunderlich, CRA: Wien und Paris. Ein Beitrag zur Geschichte und Beurteilung der Gegenwärtigen Heilkunde in Deutschland und Frankreich. Stuttgart : Ebner & Seubert, 1841.
34) Archiv für physiologische Heilkunde. 1842-59.
35) Wunderlich, CRA: Handbuch der Pathologie und Therapie. Stuttgart : Ebner & Seubert, 1846-1854.
36) Wunderlich, CRA: Grundriss der speciellen Pathologie und Therapie. Stuttgart : Ebner & Seubert, 1858.
37) Wunderlich, CRA: Das Verhalten der Eigenwärme in Krankheiten. Leipzig : Otto Wigand, 1868.
38) Frerichs, FT: Die Bright'sche Nierenkrankheit und deren Behandlung. Eine Monographie. Braunschweig : F. Vieweg und sohn, 1851.
39) Frerichs, FT: Klinik der Leberkrankheiten. Braunschweig : Friedrich Vieweg, 1858-61.
40) Frerichs, FT: Über den Diabetes. Berlin : August Hirschwald, 1884.
41) Archiv für pathologische Anatomie und Physiologie und für klinische Medizin. 1847-. (Virchows Archiv: The European Journal of Pathology)
42) Virchow, R: Die Cellularpathologie in ihrer Begründung auf physiologische und pathologische Gewebelehre. Berlin : Augst Hirschwald, 1858.
43) Conradi, JWH: Grundriß der Pathologie und Therapie zum Gebrauche bey seinen Vorlesungen entworfen. 2nd ed. Marburg : Johann Christian Krieger, 1817-1820.
44) Canstatt, C: Die specielle Pathologie und Therapie; vom klinischen Standpunkte. Erlangen : Enke, 1841-47.
45) Niemeyer, F: Lehrbuch der speciellen Pathologie und Therapie mit besonderer Rücksicht auf Physiologie und pathologische Anatomie. Berlin : August Hirschwald, 1858.
46) Strümpell, A: Lehrbuch der speciellen Pathologie und Therapie der inneren Krankheiten für Studirende und Aerzte. Leipzig : F. C. W. Vogel, 1883.

〔参考文献〕
Ackerknecht, EH: Rudolf Virchow: Arzt, Politiker, Anthropologe. Stuttgart : Ferdinand Enke, 1957.（舘野之男訳『ウィルヒョウの生涯：19世紀の巨人＝医師・政治家・人類学者』サイエンス社，1984）
Ackerknecht, EH: Medicine at the Paris hospital, 1794-1848. Baltimore, MD : Johns Hopkins Press, 1967.（舘野之男訳『パリ病

院 1794-1848』思索社, 1978)
Hall, TS: Ideas of life and matter; studies in the history of general physiology, 600 B. C.-1900 A. D. Chicago, London : Univ. of Chicago Press, 1969. (長野敬訳『生命と物質：生理学思想の歴史』平凡社, 1990)
Long, ER: A history of pathology. New York, NY : Dover, 1965. (難波紘二訳『病理学の歴史』西村書店, 1987)
Maulitz, RC: Morbid appearances: the anatomy of pathology in the early nineteenth century. Cambridge : Cambridge University Press, 1987.
坂井建雄：ヴンダーリヒ(一八一五〜一八七七)の臨床医学. 医譚, 109: 66-90, 2010.
坂井建雄：19世紀における臨床医学書の進化. 日本医史学雑誌, 57: 19-37, 2011.
坂井建雄：18世紀以前ヨーロッパにおける医学実地書の系譜—起源から終焉まで. 日本医史学雑誌, 61: 235-253, 2015.

第11章　実験的生理学と細胞説の衝撃——基礎医学の成立
〔一次文献〕
1) Cuvier, G: Leçons d'anatomie comparée. Paris : Baudouin, 1800-05.
2) Cuvier, G: Le règne animal distribué d'après son organisation : pour servir de base à l'histoire naturelle des animaux et d'introduction à l'anatomie comparée. A Paris : Chez Déterville ... : De l'imprimerie de A. Belin, 1817.
3) Geoffroy Saint-Hilaire, E: Philosophie anatomique. Paris : Baillière, 1818-22.
4) Magendie, F: Précis élémentaire de physiologie. Paris : Méquignon-Marvis, 1816-1817.
5) Journal de physiologie expérimentale et pathologique. 1821-31.
6) Magendie, F: Expériences sur les fonctions des racines des nerfs rachidiens. J Physiol Exp Path. 2: 276-279, 1822.
7) Flourens, MJP: Recherches expérimentales sur les propriétés et les fonctions du système nerveux, dans les animaux vertébrés. Paris : Crevot, 1824.
8) Goethe, JWv: Dem Menschen wie den Tieren ist ein Zwischenknochen der obern Kinnlade zuzuschreiben. In: Goethes Werke Band XIII: Naturwissenschaftlich Schriften I. München : C. H. Beck, 2002. pp. 184-196. (高橋義人訳「上顎の顎間骨は他の動物と同様人間にもみられること」.『ゲーテ全集』第14巻. 潮出版社, 1980. pp 161-171)
9) Oken, L: Über die Bedeutung der Schädelknochen. Jena : Göpferdt, 1807.
10) Oken, L: Lehrbuch der Naturphilosophie. Jena : Fromann, 1809-11.
11) Oken, L: Allgemeine Naturgeschichte für alle Stände. Stuttgart : Hoffmann, 1833-41.
12) Meckel, JF: Entwurf einer Darstellung der zwischen dem Embryozustande der höheren Thiere und dem permanenten der niederen Statt findenden Parallele. In: Beyträge zur vergleichenden Anatomie. Leipzig : Reclam, 1808-12. Band 2, Heft 1. 1-60, 1811.
13) Baer, KEv: Über Entwicklungsgeschichte der Thiere. Beobachtung und Reflexion. Köningsberg : Bornträger, 1828-37.
14) Reichert, KB: Ueber die Visceralbogen der Wirbelthiere im Allgemeinen und deren Metamorphosen bei den Vögeln und Säugethieren. Arch Anat Physiol wiss Med. 3: 120-222, 1837.
15) Purkyně, JE: Beiträge zur Kenntniss des Sehens in subjectiver Hinsicht. Prag : Wildeubrunn, 1819.
16) Purkyně, JE:〔Neueste Untersuchungen aus der Nerven- und Hirnanatomie〕. In: Bericht über die Versammlung deutscher Naturforscher und Aerzte in Prag im September 1837. Prag : Gottlieb Hasse Söhne, 1838. pp 177-180.
17) Purkyně, JE: Nowe spostrzezenia i badania w przedmiocie Fizyologii i drobnowidzowéj Anatomii udzielone przez naszego Czlonka korrespondenta Dr. J. E. Purkiniego. Rocznik wydzialu lekarskiego w uniwersytecie Jagiellonskim. Krakow. II: 44-67, 1839. (Purkyně, JE: Mikroskopisch-neurologische Beobachtungen. Arch Anat Physiol Wiss Med. 12: 281-295, 1845.)
18) Müller J: Handbuch der Physiologie des Menschen für Vorlesungen. Coblenz : Hölscher, 1834-40.
19) Archiv für Anatomie, Physiologie und wissenschaftliche Medizin. 1834-.
20) Helmholtz H: Ueber die Wärmeentwickelung bei der Muskelaction. Arch Anat Physiol Wissensch. Med. 1848: 144-164, 1848.
21) Helmholtz H: Vorläufiger Bericht über die Fortpflanzungs-Geschwindigkeit der Nervenreizung. Arch Anat Physiol Wissenschaft Med. 1850: 71-73, 1850.
22) Helmholtz H: Die Mechanik der Gehörknochelchen und des Trommelfells. Arch Gesammt Physiol Menschen Tiere. 1: 1-60, 1868.
23) Helmholtz, H: Beschreibung eines Augen-Spiegels zur Untersuchung der Netzhaut im lebenden Auge. Berlin : Förstner, 1851.
24) Helmholtz, H: Ueber die Accomodation des Auges. Arch Ophthalmol. 1(2): 1-74, 1855.
25) Du Bois-Reymond, EH: Untersuchungen über thierische elektricität. Berlin : G. Reimer, 1848-84.
26) Henle FGJ: Zur Anatomie der Niere. Göttingen : Dieterichschen Buchhandlung, 1862.
27) Henle FGJ: Allgemeine Anatomie. Lehre von den Mischungs- und Formbestandtheilen des menschlichen Körpers. Leipzig : L. Boss, 1841.
28) Henle FGJ: Handbuch der systematischen Anatomie des Menschen. Braunschweig : Vieweg, 1855-71.
29) Archiv für die gesamte Physiologie des Menschen und der Tiere. 1858-. (Pflügers Archiv - European Journal of Physiology)
30) Haeckel, E: Generelle Morphologie der Organismen. Allgemeine Gruntzüge der organischen Formen-Wissenschaft, mechanisch begründet durch die von Charles Darwin reformirte descendenz-Theorie. Berlin : Georg Reimer, 1866.
31) Haeckel, E: Natürliche Schöpfungsgeschichte. Gemeinverständliche wissenschaftliche Vorträge über die Entwickelungslehre im Allgemeinen und diejenige von Darwin, Goethe, und Lamarck im Besonderen. Berlin : Reimer, 1868.
32) Haeckel, E: Anthropogenie; oder, Entwickelungsgeschichte des Menschen. Leipzig : Engelmann, 1874.
33) Haeckel, E: Die Welträtsel. Bonn : Emil Strauß, 1899.
34) Haeckel, E: Die Lebenswunder : gemeinverständliche Studien über biologische Philosophie. Stuttgart : A. Kröner, 1905. (戸田裕之訳『生命の驚異的な形』河出書房新社, 2009)
35) Ludwig, C: Lehrbuch der Physiologie des Menschen. Heidelberg : Winter, 1852-56.
36) Stirling, W: A text-book of practical histology. London : Smith, Elder, 1881.

37) Stirling, W: Outlines of practical physiology, being a manual for the physiological laboratory, including chemical and experimental physiology, with reference to practical medicine. London : Griffin, 1888.
38) Tiegerstedt, R: Lehrbuch der Physiologie des Kreislaufes. Achtzehn Vorlesungen für Studierende und Ärzte. Leipzig : Veit & Comp., 1893.
39) Tiegerstedt, R: Lehrbuch der Physiologie des Menschen. Leipzig : Hirzel, 1897.
40) Kühne, WF: Lehrbuch der physiologischen Chemie. Leipzig : Wilhelm Engelmann, 1868.
41) Schleiden, JM: Beiträge zur Phytogenesis. Archiv Anat Physiol Wissenschaftl Med. 1838: 137-176, 1838.
42) Schwann, T: Mikroskopische Untersuchungen über die Uebereinstimmung in der Struktur und dem Wachsthum der Thiere und Pflanzen. Berlin : Sander'schen Buchhandlung, 1839.
43) Kölliker, A: Handbuch der Gewebelehre des Menschen. Leipzig : Wilhelm Engelmann, 1852.
44) Bock, CE: Handbuch der Anatomie des Menschen mit Berücksichtigung der neuesten Physiologie und chirurgischen Anatomie. 3rd ed. Leipzig : Friedrich Volckmar, 1842-43.
45) Gegenbaur, C: Lehrbuch der Anatomie des Menschen. Leipzig : Verlag von Wilhelm Engelmann, 1883.
46) Quain J: Elements of descriptive and practical anatomy. London : W. Simpkin & R. Marshall, 1828.
47) Quain J; Sharpey W; Ellis GV: Elements of anatomy. 6th ed. London : Walton and Maberly, 1856.
48) Schäfer EA; Thane GD: Quain's elements of anatomy. 10th ed. London : Longmans, Green, and Co., 1896-1899.
49) Gray H; Carter HV (drawing): Anatomy descriptive and surgical. London : John W. Parker and Son., 1858.
50) Testut, JL: Traité d'anatomie humaine; anatomie descriptive, histologie, développement, par L. Testut avec la collaboration pour l'histologie et l'embryologie de G. Ferré et L. Vialleton. Paris : Doin, 1889-92.
51) His, W: Die anatomische Nomenclatur. Nomina anatomica, verzeichnis der von der anatomische Gesellschaft auf ihrer IX. Versammlung in Basel angenommenen Namen. Leipzig : Verlag von Veit & Comp. 1895.
52) Wöhler, F: Über künstliche Bildung des Harnstoffs. Annalen der Physik und Chemie. 12: 253-256, 1828.
53) Liebig, Jv: Die organische Chemie in ihrer Anwendung auf Agricultur und Physiologie. Braunschweig : Vieweg, 1840.
54) Liebig, Jv: Animal chemistry, or chemistry in its applications to physiology and pathology. edited from the author's manuscript by Gergory W . London : Taylor and Walton, 1842.
55) Zeitschrift für physiologische Chemie. 1877-.（現：Biological Chemistry）
56) Kühne, WF: Über das Trypsin（Enzym Des Pankreas）. Verhandlung Naturhist-Med Verein Heidelberg. 1: 194-198, 1877.
57) Bernard, C: Introduction à l'étude de la médecine expérimentale. Paris : Baillière, 1865.（三浦岱栄訳『実験医学序説』岩波書店，1970）
58) Bell, C: Idea of a new anatomy of the brain. London : Strahan & Preston, 1811.
59) Foster, M: A text-book of physiology. London : Macmillan, 1877.
60) Journal of Physiology. 1878-.
61) Sharpey-Schäfer, EA: The essentials of histology : descriptive and practical : for the use of students. London : Longmans, Green, 1885.
62) Sharpey-Schäfer, EA: Text-book of physiology. Edinburgh : Pentland, 1898-1900.
63) Dunglison, R: Human physiology. Philadelphia, PA : Lea and Blanchard, 1832.
64) Dunglison, R: The practice of medicine: A treatise on special pathology and therapeutics. Philadelphia, PA : Lea and Blanchard, 1842.
65) Dalton, DC: A treatise on human physiology : designed for the use of students and practitioners of medicine. Philadelphia, PA : Blanchard and Lea, 1859.
66) Aristoteles: Historia animalium. In: Bekker, I（ed）: Opera, edidit Academia Regia Borussica. Berolini : Reimer, 1831-70. pp 486-638.（金子善彦；伊藤雅巳；金澤修；濱岡剛訳「動物誌」. In:『アリストテレス全集』第 8-9 巻．岩波書店，2015）
67) Galen: De anatomicis administrationibus. In: Kühn, KG（ed）: Claudii Galeni opera omnia. Lipsiae : Cnoblochii, 1821-1833. II: 215-731.（Singer, C: Galen: On anatomical procedures. De anatomicis administrationibus. Translation of the surviving books. London : Oxford Univ. Press, 1956）
68) Galen: De naturalibus facultatibus. In: Kühn, KG（ed）: Claudii Galeni opera omnia. Lipsiae : Cnoblochii, 1821-1833. II: 1-214.（種山恭子訳；内山勝利編『ガレノス 自然の機能について』京都大学学術出版会，1998）
69) Darwin, E: Zoonomia; or, The laws of organic life. London : J. Johnson, 1794-96.
70) Lamarck, JBPA: Philosophie zoologique, ou Exposition des considérations relatives à l'histoiré naturelle des animaux. Paris : J.B. Baillière, 1809.（小泉丹；山田吉彦訳『動物哲学』岩波書店，1954）
71) Darwin, C: On the origin of species by means of natural selection, or the preservation of favoured races in the struggle for life. London : John Murray, 1859.（渡辺政隆訳『種の起源』光文社，2009）
P1) Justus Liebigs Annalen der Chemie. 1840-.（現：European Journal of Organic Chemistry）

〔参考文献〕
Appel, TA: The Cuvier-Geoffroy debate : French biology in the decades before Darwin. New York, NY : Oxford University Press, 1987.（西村顯治訳『アカデミー論争―革命前後のパリを揺がせたナチュラリストたち』時空出版，1990）
Bowler, PJ: Evolution : the history of an idea. Berkeley, CA : University of California Press, 1984.（鈴木善次他訳『進化思想の歴史』朝日新聞社，1987）
Hughes, A: A history of cytology. London : Abelard-Schuman, 1959.（西村顕治訳『細胞学の歴史：生命科学を拓いた人びと』八坂書房，1999）
Rothschuh, KE: Geschichte der Physiologie. Berlin : Springer, 1953.
Russell, ES: Form and function: a contribution to the history of morphology. London : John Murray, 1916.（坂井建雄訳『動物の形態学と進化』三省堂，1993）

潮木守一：ドイツの大学：文化史的考察．講談社，1992．

第 12 章　診断技術の開発──臨床検査の始まり
〔一次文献〕
1) Auenbrugger, JL: Inventum novum ex percussione thoracis humani ut signo abstrusos interni pectoris morbos detegendi. Vindobonae : Hoannis Tomae Trattner, 1761.
2) Corvisart, JN: Essai sur les maladies et les lésions organiques du coeur et des gros vaisseaux. Paris : Migneret, 1806.
3) Auenbrugger, JL ; Corvisart, JN: Nouvelle méthode pour reconnaître les maladies de la poitrine par la percussion de cette cavité, par Avenbrugger. Paris : impr. de Migneret, 1808.
4) Laënnec, RTH: De l'auscultation médiate ou Traité du diagnostic des maladies des poumons et du coeur, fondé principalement sur ce nouveau moyen d'exploration. Paris : J.-A. Brosson et J.-S. Chaudé, 1819.
5) Skoda, J: Abhandlung über Perkussion und Auskultation. Wien : J. G. Ritter von Mösle Witwe & Braunmüller, 1839.
6) Santorio, S: Commentaria in primam fen primi libri Canonis Auicennae ... : cum triplici indice, uno quaestionum, altero instrumentorum, tertio rerum notabilium. Venetiis : Apud Iacobum Sarcinam, 1625.
7) Fahrenheit, DG: Experimenta & observationes de congelatione aquae in vacuo factae. Philsoph Trans. 33: 381-391, 1724.
8) Wunderlich, CRA: Die Thermometrie bei Kranken. Archiv Physiol Heilk. 1857: 5-16, 1857.
9) Wunderlich, CRA: Das Verhalten der Eigenwärme in Krankheiten. Leipzig : Otto Wigand, 1868.
10) Chauliac, Guy de: Chirurgia magna ... nunc demum suae primae integritati restituta à Laurentio Jouberto. Lugduni : In off. Q. Philip. Tinghi, apud Simphorianum Beraud et Stephanum Michaëlem, 1585.
11) Fabricius Hildanus: Observationum & Curationum Chirurgicarum Centuriae. Basileae : Rex, 1606.
12) Kramer, W: Die Erkenntniss und Heilkunde der Ohrenkrankheiten. Berlin : Nicolai, 1836.
13) Czermak, JN: Der Kehlkopfspiegel und seine Verwerthung für Physiologie und Medizin. Leipzig : Wilhelm Engelmann, 1860.
14) Helmholtz, Hv: Beschreibung eines Augen-Spiegels zur Untersuchung der Netzhaut im lebenden Auge. Berlin : Förstner, 1851.
15) Helmholtz, H: Ueber die Accomodation des Auges. Arch Ophthalmol. 1(2): 1-74, 1855.
16) Hutchinson, J: On the capacity of the lungs, and on the respiratory functions, with a view of establishing a precise and easy method of detecting disease by the spirometer. Medico-Chirurgical Transactions. 29: 137-252, 1846.
17) Wintrich, MA: Krankheiten der Respirationsorgane. In: Virchow, R（ed）Handbuch der speciellen Pathologie und Therapie. 5. Band, 1. Abtheilung. pp 1-384. Erlangen : Ferdinand Enke, 1854.
18) Snellen, H: Probebuchstaben zur Bestimmung der Sehschärfe. Utrecht : Van de Weijer, 1862.
19) Donders, FC: On the anomalies of accommodation and refraction of the eye: with a preliminary essay on physiological dioptrics. London : The New Sydenham Society, 1864.
20) Galvani, L: De viribus electricitatis in motu musculari commentarius. Bonon. Sci. Art. Inst. Acad. Comment., Bologna, 7: 363-418, 1791.
21) Du Bois-Reymond, EH: Untersuchungen über thierische elektricität. Berlin : G. Reimer, 1848-84.
22) Waller, AD: A demonstration on man of electromotive changes accompanying the heart's beat. J Physiol. 8: 229－234, 1887.
23) Schwencke, T: Haematologia, sive sanguinis historia, experimentis passim superstructa. Hagae Comitum : Joh. Mart. Husson, 1743.
24) Hewson, W: An experimental inquiry into the properties of the blood : with remarks on some of its morbid apperances. London : Printed for T. Cadell, 1771.
25) Andral, G: Essai d'hématologie pathologique. Paris : Fortin, Masson et Cie, 1843.
26) Gowers, WR: On the numeration of the blood corpuscles. Lancet. 2: 797-798, 1877.
27) Ehrlich, P: Farbenanalytische Untersuchungen zur Histologie und Klinik des Blutes. Berlin : A Hirschwald, 1891.
28) Willis, T: Pharmaceutice rationalis; sive, Diatriba de medicamentorum operationibus in humano corpore. Oxoniae : E Theatro Sheldoniano, 1674.
29) Dekkers, F: Exercitationes practicae circa medendi methodum, auctoritate, ratione, observationibusve plurimis confirmatae ac figuris illustratae. Lugduni Batavorum : Apud Cornelium Boutesteyn〔etc.〕1694.
30) Cotugno, DFA: De ischiade nervosa commentarius. Neapoli : Apud Fratres Simonios, 1764.
31) Bright, R: Reports of medical cases, selected with a view of illustrating the symptoms and cure of diseases by a reference to morbid anatomy. London : Richard Taylor, 1827.
32) Rees, GO: On the analysis of the blood and urine, in health and disease; with directions for the analysis of urinary calculi. London : Longman, Orme, Brown, Green & Longmans, 1836.
33) Garrod, AB: The nature and treatment of gout and rheumatic gout. London : Walton and Maberly, 1859.
34) Bang, IC: Chemie und Biochemie der Lipoide. Wiesbaden : Bergmann, 1911.
35) Bang, IC: Der Blutzucker. Wiesbaden : Bergmann, 1913.
36) Folin, O: Recent biochemical investigations on blood and urine; their bearing on clinical and experimental medicine. Pittsburgh, PA : University of Pittsburgh, 1917.
37) Wood, A: New method of treating neuralgia by the direct application of opiates to the painful points. Edinburgh Med Surg J. 82: 265-281, 1855.
38) Landerer A. Ueber Transfusion und Infusion. Virchows Arch. 105: 351-372, 1886.

〔参考文献〕
Barron, SL: The development of the electrocardiograph in Great Britain. Br Med J. 1(4655): 720-725, 1950.
Besterman, E; Creese, R: Waller─pioneer of electrocardiography. Br Heart J. 42: 61-64, 1979.
Cameron, JS: Milk or albumin? The history of proteinuria before Richard Bright. Nephrol Dial Transplant. 18: 1281-1285, 2003.
Cohen of Birkenhead: Richard Caton（1842-1926）Pioneer Electrophysiologist. Proc R Soc Med. 52: 645-651, 1959.

Coley, NG: George Owen Rees, MD, FRS（1813-89）: pioneer of medical chemistry. Med Hist. 30: 173-190, 1986.
Collura, TF: History and evolution of electroencephalographic instruments and techniques. J Clin Neurophysiol. 10: 476-504, 1993.
Doyle, D: William Hewson（1739-74）: the father of haematology. Br J Haematol. 133: 375-381, 2006.
George, CR: William Charles Wells（1757-1815）—a nephrologist of the Scottish enlightenment. Nephrol Dial Transplant. 11: 2513-2517, 1996.
Grzybowski, A; Sak J: Edmund Biernacki（1866-1911）: Discoverer of the erythrocyte sedimentation rate. On the 100th anniversary of his death. Clin Dermatol. 29: 697-703, 2011.
Guttmann, P: A handbook of physical diagnosis comprising the throat, thorax, and abdomen, Tr. from the 3rd German ed. by Alex. Napier. New York, NY : W. Wood & company, 1880.
Keeler, CR: A brief history of the ophthalmoscope. Optometry Pract. 4: 137-145, 2003.
Kernan, JD: Manuel Garcia; the artist and scientist. Bull N Y Acad Med. 32: 612-619, 1956.
Meites, S: Otto Folin's medical legacy. Clin Chem. 31: 1402-1404, 1985.
Nuki, G; Simkin PA: A concise history of gout and hyperuricemia and their treatment. Arthritis Res Ther. 8: S1. doi:10.1186/ar1906, 2006.
Reiser, SJ: Medicine and the reign of technology. Cambridge : University Press, 1978.（春日倫子訳『診断術の歴史—医療とテクノロジー支配』平凡社，1995）
Schmidt, V: Ivar Christian Bang（1869-1918）, founder of modern clinical microchemistry. Clin Chem. 32: 213-215, 1986.
Shevchenko, YL; Tsitlik, JE: 90th Anniversary of the development by Nikolai S. Korotkoff of the auscultatory method of measuring blood pressure. Circulation. 94: 116-118, 1996.
Spriggs, EA: John Hutchinson, the inventor of the spirometer—hisnorthcountrybackground, life in London, and scientific achievements. Med Hist. 21: 357-364, 1977.
Wintrobe, MM: Blood, pure and eloquent : a story of discovey, of people, and of ideas. New York, NY : McGraw-Hill, 1980.（柴田昭監訳『血液学の源流』西村書店，1981）
酒井シヅ：深瀬泰旦：検査を築いた人びと．時空出版，1988．

第13章　麻酔法と消毒法――外科手術の近代化
〔一次文献〕
1) Hippocrates; Littré, E: Oeuvres complètes d'Hippocrate : traduction nouvelle avec le texte grec en regard, collationné sur les manuscrits et toutes les éditions. A Paris : Chez J.B. Baillière, 1839-61.（大槻真一郎『新訂ヒポクラテス全集』全3巻，エンタプライズ，1997）
2) Celsus, AC; Spencer, WG: De medicina. The Loeb classical library. London : W. Heinemann ltd. ; Cambridge, MA : Harvard university press, 1935-38.（石渡隆司訳『ケルスス 医学論』医学史研究．岩手医科大学，1986-2001）
3) Albucasis: Chirurgia : de cauterio cum igne, & medicinis acutis, per singula corporis humani membra. Argent : apud Io. Schottum, 1544.（Albucasis: La chirurgie d'Abulcasis. Tr. par Lucien Leclerc. Paris : J.B. Bailliére, 1861）
4) Chauliac, Guy de: Chirurgia magna ... nunc demum suae primae integritati restituta à Laurentio Jouberto. Lugduni : In off. Q. Philip. Tinghi, apud Simphorianum Beraud et Stephanum Michaëlem, 1585.
5) Paré, A: La méthode de traicter les playes faictes par hacquebutes et aultres bastons à feu. Paris : Gaulterot, 1545.
6) Pare, A: Les oeuvres de M. Ambroise Paré ... Avec les figures & portraicts tant de l'anatomie que des instruments de chirurgie, & de plusieurs monstres. Paris : Gabriel Buon, 1575.
7) Sennert, D: Practicae medicinae liber primus [-sextus] . [Wittebergae] : Sumtibus viduae et haered. Zachariae Schureri senioris, Typis haeredum Salomonis Auerbach, 1628-1635.
8) Dionis, P: Cours d'operations de chirurgie, demontrées au Jardin royal. Paris : Laurent D'Houry, 1707.
9) Heister, L: Chirurgie, in welcher alles was zur Wund = Artzney gehört nach der neuesten und besten Art gründlich abgehandelt und in vielen Kupffer = Tafeln die neuerfundene und dienstchste Instrumenten, nebst den bequemsten Handgriffen der Cirurgischen Operationen und Bandagen deutlich vorgestellet werden. Nürnberg : Bey Johann Hoffmanns seel. Erben, 1719.
10) Bell, J; Bell, C: The anatomy of the human body. Edinburgh : Printed for Cadell and Davies, London; and G. Mudie and Son, Edinburgh, 1797 1804.
11) Bell, J: The principles of surgery. Edinburgh : Cadell and Davies, 1801-08.
12) Bell, C: A system of operative surgery, founded on the basis of anatomy. London : Longman, 1807-09.
13) Hippocrates: Jusiurandum. In: Littré, E: Oeuvres complètes d'Hippocrate. 4: 628-633.（「誓い」．大槻真一郎編『新訂ヒポクラテス全集』1: 579-582）
14) Cheselden, W: A treatise on the high operation for the stone. London : John Osborn, 1723.
15) Snow, J: On the inhalation of the vapour of ether in surgical operations : containing a description of the various stages of etherization, and a statement of the result of nearly eighty operations in which ether has been employed in St. George's and University college hospitals. London : John Churchill, 1847.
16) Hunter, J: A treatise on the blood, inflammation, and gun-shot wounds . To which is prefixed, a short account of the author's life, by his brother-in-law, Everard Home. London : Printed by John Richardson, for George Nicol, bookseller, 1794.
17) Semmelweis, I: Die Aetiologie, der Begriff und die Prophylaxis des Kindbettfiebers. Pest : Hartleben, 1861.
18) Billroth, T: Die allgemeine chirurgische Pathologie und Therapie in fünfzig Vorlesungen. Ein Handbuch für Studirende und Aertzte. Berlin : Georg Reimer, 1863.
19) Petit, JL: Traité des maladies chirurgicales, et des operations qui leur conviennent. Paris : P. Fr. Didot, 1774.
20) Halstead, WS: The results of operations for the cure of cancer of the breast performed at the Johns Hopkins Hospital from June, 1889, to January, 1894. Annal of Surgery. 20: 497-555, 1894.

21) Porro, E: Della amputazione utero-ovarica come complemento di taglio cesareo. Milano : Rechiedei, 1876.
22) Sänger, M: Der Kaiserschnitt bei Uterusfibromen, nebst vergleichender Methodik der Sectio caesarea und der Porro-Operation; Kritiken, Studien und Vorschläge zur Verbesserung des Kaiserschnitts. Leipzig : Engelmann, 1882.
23) Bergmann, Ev: Die chirurgische Behandlung von Hirnkrankheiten. Berlin : Verlag von August Hirschwald, 1888.
24) Cushing, HW: The pituitary body and its disorders. Clinical states produced by disorders of the hypohysis cerebri. Philadelphia & London : J. B. Lippincott, 1912.
25) Cushing, HW: Meningiomas. Their Classification, Regional Behaviour, Life History and Surgical End Results. With the collaboration of Louise Charlette Eisenhardt（1891-1967）. Springfield, IL : Charles C. Thomas, 1938.

〔参考文献〕
Bishop, WJ: The early history of surgery. London : Hale, 1960.（川満富裕訳『外科の歴史』時空出版，東京，2005）
Herr, HW: 'Cutting for the stone': the ancient art of lithotomy. BJU Int. 101: 1214-1216, 2008.
Köckerling, F; Köckerling, D; Lomas, C: Cornelius Celsus—ancient encyclopedist, surgeon-scientist, or master of surgery? Langenbecks Arch Surg. 398: 609-616, 2013.
Missios, S: Hippocrates, Galen, and the uses of trepanation in the ancient classical world. Neurosurg Focus. 23: E11, 2007.
Riches, E: The history of lithotomy and lithotrity. Ann R Coll Surg Engl. 43: 185-199, 1968.
Rushman, GB; Davies, NJH; Atkinson, RS: A short history of anaesthesia : the first 150 years. Oxford ; Boston, MA : Butterworth-Heinemann, 1996.（松木明知監訳『麻酔の歴史——150年の軌跡』克誠堂出版，東京，1998）
Williams, GR: Presidential Address: a history of appendicitis. With anecdotes illustrating its importance. Ann Surg. 197: 495-506, 1983.
アンブロアズ・パレ没後400年祭記念会編：日本近代外科の源流．メディカル・コア，1992.

第14章　伝染病克服への道のり――衛生学と細菌学の始まり
〔一次文献〕
1) Thucydides: Historiae. Recognovit brevique adnotatione critica instruxit Henricus Stuart Jones. Oxonii : E typographeo Clarendoniano, 1898.（Hoobes, T: Eight bookes of the Peloponnesian Warre. London : Richard Mynne, 1634. 久保正彰訳『トゥーキュディデース戦史』岩波書店，1966）
2) 佐伯有義編：続日本紀．朝日新聞社，1940.
3) Rhazes, MM: De variolis et morbillis, arabice et latine : cvm aliis nonnvllis eivsdem argvmenti / cvra et impensis Iohannis Channing. Londini : Excvdebat Gvilielmvs Bowyer, 1766.
4) Sydenham, T: Observationes medicae morborum acutorum historiam et curationem. Londini : G. Kettilby, 1676.
5) Fracastoro, G: De sympathia et antipathia rerum liber unus. De contagione et contagiosis morbis et curatione libri iii. Venetiis : ［Apud heredes Lucaeantonii Juntae Florentini］, 1546.
6) Gerhard, WW: On the typhus fever, which occurred at Philadelphia in the spring and summer of 1836 : illustrated by clinical observations at the Philadelphia Hospital, showing the distinction between this form of disease and dothinenteritis, or the typhoid fever, with alteration of the follicles of the small intestine. Am J Med Sci. 19: 289-322, 1837.
7) Galen: De symptomatum causis. In: Kühn, KG（ed）: Claudii Galeni opera omnia. VII: 85-272.（Johnston, I: Galen: On diseases and symptoms: translated, with inrodruction and notes. Cambridge : University Press, 2006）
8) Sauvages, FB: Nosologia methodica, sistens morborum classes, genera et species juxta Sydenhami mentem et botanicorum ordinem. Amstelodami : sumptibus fratrum de Tournes, 1763.
9) Bretonneau, PF: Des inflammations spéciales du tissu muqueux, et en particulier de la diphthérite, ou inflammation pelliculaire, connue sous le nom de croup, d'angine maligne, d'angine gangréneuse, etc. Paris : Crevot, 1826.
10) Ingrassia, GF: De tumoribus praeter naturam tomus primus. In quo generatim tumorum omnium praeternaturalium species: praesertimque earum nomina & definitiones, atque etiam causae, multaque generalia declarantur.［Neapoli, 1553］
11) Hippocrates; Littré, E: Oeuvres complètes d'Hippocrate : traduction nouvelle avec le texte grec en regard, collationné sur les manuscrits et toutes les éditions. A Paris : Chez J.B. Baillière, 1839-61.（大槻真一郎編『新訂ヒポクラテス全集』全3巻，エンタプライズ，1997）
12) Celsus, AC; Spencer, WG: De medicina. The Loeb classical library. London : W. Heinemann ltd. ; Cambridge, MA : Harvard University Press, 1935-38.（石渡隆司訳『ケルスス　医学論』医事学研究．岩手医科大学，1986-2001）
13) Galen: De sanitate tuenda. In: Kühn, KG（ed）: Claudii Galeni opera omnia. VI: 1-452.（Green, RM: A translation of Galen's hygiene（De sanitate tuenda）. Springfield, IL: Charles C Thomas, 1951）
14) Galen: De alimentorum facutatibus. In: Kühn, KG（ed）: Claudii Galeni opera omnia. VI: 453-748.（Powell, O: Galen; On the properties of foodstuffs. Cambridge : University Press, 2003）
15) Avicenna: Liber Canonis, De medicinis cordialibus, et Cantica. Jam olim quidem a Gerardo Carmonensi ex Arabico sermone in Latinum conversa. Basileae : Per Joannes Hervagios, 1556.（Bakhtiar, L: The canon of medicine. In 5 vols. Chicago, IL: KAZI Publications, 1999-2014）
16) Arnaldus: Regimen Sanitatis Salerniranum. Paris : Jean Bonhomme, 1480.
17) Sennert, D: Institutionum medicinae libri V. Witebergae : Apud Zachariam Schurerum, typis Wolfgangi Meisneri, 1611.
18) Hufeland, CW: Die Kunst das menschliche Leben zu verlängern. Jena : In der Akademischen Buchhandlung, 1797.
19) Frank, JP: System einer vollständigen medicinischen Polizey. Bd. 1-4. Mannheim : Schwan, 1779-88.
20) Frank, JP: System einer vollständigen medicinischen Polizey. Bd. 5. Tübingen : J. G. Cotta'schen, 1813.
21) Frank, JP: System einer vollständigen medicinischen Polizey. Bd. 6. Wien : Carl Schaumburg und Comp., 1817-19.
22) Villermé, LR: Tableau de l'état physique et moral des ouvriers employés dans les manufactures de coton, de laine, et de soie. Paris : Jules Renouard, 1840.
23) Chadwick, E: Report on the sanitary condition of the labouring population of Great Britain. A supplementary report on the

results of a special inquiry into the practice of interment in towns. London : W. Clowes and sons, 1843.
24) Virchow, R: Mittheilungen über die in Oberschlesien herrschende Typhus-Epidemie. Archv Path Anat Physiol Klin Med. 2: 143-322, 1848-49.
25) Neumann, S: Zur medicinischen Statistik des preussischen Staates. Berlin : G. Reimer, 1849.
26) Pettenkofer, MJv; Ziemssen, H（ed）: Handbuch der Hygiene und der Gewerbekrankheiten. Leipzig : F. C. W. Vogel, 1882.
27) Snow, J: On the mode of communication of cholera. 2nd ed., London : John Churchill, 1855.
28) Galen: De causis morborum. In: Kühn, KG（ed）: Claudii Galeni opera omnia. VII: 1-41.（Johnston, I: Galen: On diseases and symptoms: translated, with indroduction and notes. Cambridge : University Press, 2006）
29) Fracastoro, G: Syphilis, sive morbus gallicus. Veronae, 1530.
30) Schönlein, JL: Allgemeine und specielle Pathologie und Therapie; nach Vorlesungen niedergeschrieben und hrsg. von einem seiner Zuhörer. Würzburg : Etlinger, 1832.
31) Henle FGJ: Pathologische Untersuchungen. Berlin : August Hirschwald, 1840.
32) Schwann, T: Vorläufige Mittheilung betreffend Versuche über die Weingährung und Fäulniss. Annal Phys Chem. 41: 184-193, 1837.
33) Pasteur, L: Mémoire sur la fermentation alcoolique. Paris : Mallet-Bachlier, 1860.
34) Pasteur, L: Mémoire sur les corpuscules organisés qui existent dans l'atmosphère, examen de la doctrine des générations spontanées. Annal Chim Phys. 3rd series, 64: 6-110, 1862.
35) Pasteur, L: Etudes sur le vin. Paris : L'imprimerie Impériale, 1866.
36) Pasteur, L: Etudes sur la bière. Paris : Gauthier-Villars, 1876.
37) Koch, R: Ätiologie der Milzbrand-Krankheit, begründet auf die Entwicklungsgeschichte des Bacillus Anthracis. Beitr Biol Pflanz. 2(2): 5-25, 1876.
38) Koch, R: Untersuchungen über die Aetiologie der Wundinfectionskrankheiten. Leipzig : F. C. W. Vogel, 1878.
39) Koch, R: Die Ätiologie der Tuberkulose.（Nach, einem in der Physiologischen Gesellschaft zu Berlin am 24. März 1882 gehaltenen Vortrage）. Aus Berliner Klinische Wochenschrift. 19. Jahrgang, Nr. 15. 10. April 1882. In: Gesammelte Werke von Robert Koch. Leipzig : Verlag von Georg Thieme, 1912. Band 1. pp 428-445.
40) Koch, R: Ueber die Cholerabakterien. Aus Deutsche Medizinische Wochenschrift. 1884, Nr. 45. In: Gesammelte Werke von Robert Koch. Leipzig : Verlag von Georg Thieme, 1912. Band 2. pp 61-68.
41) Loeffler, F: Untersuchung über die Bedeutung der Mikroorganismen für die Entstehung der Diphtherie beim Menschen, bei der Taube und beim Kalbe. Mittheil Kaiserl Gesundheitsamt. 2: 421-499, 1884.
P1) Jenner, E: An inquiry into the causes and effects of the variolae vaccinae, a disease discovered in some of the western counties of England, particulary Gloucestershire and known by the name of the cow pox. London : Author, 1798.
P2) Frank, JP: De curandis hominum morbis epitome praelectionibus academicis dicata. Mannhemii : C. F. Schwan␣et␣C. G. Goetz Bibliop. 1792-94.

〔参考文献〕
Brock, TD: Robert Koch, a life in medicine and bacteriology. Madison, WI : Science Tech Publishers ; Berlin ; New York, NY : Springer-Verlag, 1988.（長木大三；添川正夫訳『ローベルト・コッホ—医学の原野を切り拓いた忍耐と信念の人』シュプリンガー・フェアラーク東京，1991）
Bulloch, W: The history of bacteriology. New York, NY : Dover Publications, 1979.（天児和暢訳『細菌学の歴史』医学書院，2005）
Carter KC: Koch's postulates in relation to the work of Jacob Henle and Edwin Klebs. Med Hist. 29: 353-374, 1985.
Dubos, R: Louis Pasteur, free lance of science. Boston, MA : Little, Brown, 1950.（竹田美文訳『ルイ・パストゥール』講談社，1979）
Kiple, KF: The Cambridge historical dictionary of diseases. Cambridge : University Press, 2003.（酒井シヅ監訳『疾患別医学史』全3巻．朝倉書店，2005-06）
Locher, WG: Max von Pettenkofer（1818-1901）as a pioneer of modern hygiene and preventive medicine. Environ Health Prev Med. 12: 238-245, 2007.
Rosen, G: A history of public health. New York, NY : MD Publications, 1958.（小栗史朗訳『公衆衛生の歴史』第一出版株式会社，1974）
Wieninger, K: Max von Pettenkofer: Das Leben eines Wohltäters. München : Heinrich Hugendubel Verlag,1987.（植木絢子訳『知られざる科学者ペッテンコーフェル』風人社，2007）
蔵持不三也：ペストの文化誌：ヨーロッパの民衆文化と疫病．朝日新聞社，1995．

第15章　明治期の日本の医学——西洋医学の移植
〔一次文献〕
1) Pompe, MJ: Vijf Jaren in Japan.（1857-1863）. In 2 vols. Leiden : van den Heuvell & van Santen, 1867.（沼田次郎；荒瀬進訳『ポンペ　日本滞在見聞記：日本における五年間』雄松堂書店，1968）
2) Müller, L: Tokio-Igaku: Skizzen und Erinnerungen aus der Zeit des geistigen Umschwungs in Japan, 1871-1876. Deutsche Rundschau. 57: 312-329, 441-459, 1988.（石川長英；小川鼎三；今井正訳『東京 - 医学』ヘキスト・ジャパン，1975）
3) 東京大学医学部編：東京大学医学部一覧　明治十三，四年．1881.
4) Hartshorne, H: Essentials of the principles and practice of medicine. A handbook for students and practitioners. Philadelphia, PA : Henry C. Lea, 1867.
5) 桑田衡平訳：華氏内科摘要．島村利助，1872-75.
6) 長谷川泰纂訳：内科要略．島村利助，1880-84.
7) 長谷川泰訳：華氏病理摘要．島村利助，1875.

8) シュルツェ著；山田良叔訳述：外科各論．山田良叔，1882.
   9) 長谷川泰訳：斯泰涅爾小児科．長谷川泰，1883-84.
  10) 長谷川泰：簡明薬物学．長谷川泰，1888-90.
  11) 佐伯有義編：続日本紀．朝日新聞社，1940.
  12) 黒板勝美；国史大系編修会編：国史大系 第12巻 扶桑略記・帝王編年記．吉川弘文館，1932.

〔参考文献〕
相川忠臣：出島の医学．長崎文献社，2012.
青柳精一：近代医療のあけぼの．幕末・明治の医事制度．思文閣出版，2011.
吉良枝郎：幕末から廃藩置県までの西洋医学．築地書館，2005.
吉良枝郎：明治期におけるドイツ医学の受容と普及―東京大学医学部外史．築地書館，2010.
慶応義塾大学医学部六十周年記念誌編集委員会編：慶応義塾大学医学部六十周年記念誌．慶応義塾大学医学部，1983.
厚生省医務局編：医制八十年史．印刷局朝陽会，1955.
坂井建雄編：日本医学教育史．東北大学出版会，2012.
順天堂編：順天堂史．順天堂，1980-96.
新村拓編：日本医療史．吉川弘文館，2006.
宗田一；蒲原宏；長門谷洋治；石田純郎（編著）：医学近代化と来日外国人．世界保健通信社，1988.
東京慈恵会医科大学百年史編纂委員会編：東京慈恵会医科大学百年史．東京慈恵会医科大学，1980.
東京大学医学部百年史編集委員会編：東京大学医学部百年史．東京大学出版会，1967.
福永肇：日本病院史．Pilar Press, 2014.
宮永孝：ポンペ―日本近代医学の父．筑摩書房，1985.
山下政三：鴎外森林太郎と脚気紛争．日本評論社，2008.

第3部　20世紀からの近代医学の発展

第16章　生命維持機能とその調節——臓器の生物学

〔一次文献〕
   1) Galen: De usu partium. In: Kühn, KG (ed): Claudii Galeni opera omnia. III: 1-933, IV: 1-366.（May, MT: Galen: On the usefulness of the parts of the body. Ithaca, NY: Cornell University Press, 1968）
   2) Galen: De juvamentis membrorum. In: Galen: Quarta impressio ornatissima, continens omnes Galeni libros. in 3 vols., Pavia : J. de Burgofranco, 1515-16. I: LII-LXVII.
   3) Vesalius, A: De humani corporis fabrica librorum epitome. Basileae : ex off. J. Oporini, 1543.（Lind LR: The epitome of Andreas Vesalius. New York, NY : MacMillan, 1949）
   4) Laurentius A: Historia anatomica humani corporis & singularum ejus partium multis controversiis & observationibus novis illustrata. Parisiis : Apud Marcum Orry, 1600.
   5) Harvey, W: Exercitatio anatomica de motu cordis et sanguinis in animalibus / Gulielmi Harvei Angli, medici regii, & professoris anatomiae Collegio Medicorum Londinensi. Francofurti : Sumptibus Guilielmi Fitzeri, 1628.（暉峻義等訳『動物の心臓ならびに血液の運動に関する解剖学的研究』岩波書店，1961）
   6) Reaumur, RAF: Sur la digestion des oiseaux. Hist Acad Roy Sci. 1752: 266-307, 461-495, 1756.
   7) Spallanzani, L: Dissertazioni di fisica animale, e vegetabile. Modena : Presso la Societa Tipografica, 1780.
   8) Beaumont, W: Experiments and observations on the gastric juice, and the physiology of digestion. Plattsburgh, NY : F. P. Allen, 1833.
   9) Prout, W: On the ultimate analysis (composition) of simple alimentary substances; with some preliminary remarks on the analysis of organized bodies in general. Phil. Trans. R. Soc. Lond. 117: 355-388, 1827.
  10) Liebig, Jv: Animal chemistry, or chemistry in its applications to physiology and pathology. edited from the author's manuscript by Gregory W . London : Taylor and Walton, 1842.
  11) Tiselius, A: Electrophoresis of serum globulin: Electrophoretic analysis of normal and immune sera. Biochem J. 31: 1464-1477, 1937.
  12) Priestley, J: Experiments and observations on different kinds of air. The second edition corrected. London : Printed for J. Johnson, 1775.
  13) Scheele, CW: Chemische Abhandlung von der Luft und dem Feuer. Nebst einem Vorbericht. Upsala und Leipzig : Magn. Swederus, 1777.
  14) Hewson, W: On the figure and composition of the red particles of the blood, commonly called the red globules. Phil Trans. 63: 303-323, 1773.
  15) Andral, G: Essai d'hématologie pathologique. Paris : Fortin, Masson et Cie, 1843.
  16) Gowers, WR: On the numeration of the blood corpuscles. Lancet. 2: 797-798, 1877.
  17) Hoppe-Seyler, EF: Handbuch der physiologisch- und pathologisch- chemischen Analyse für Aerzte und Studierende. Berlin : Hirschwald, 1858.
  18) Hoppe-Seyler, EF: Physiologische chemie. Berlin : A. Hirschwald, 1881.
  19) Zeitschrift für physiologische Chemie. 1877-.（現：Biological Chemistry）
  20) Galen: De naturalibus facultatibus. In: Kühn, KG (ed): Claudii Galeni opera omnia. II: 1-214.（種山恭子訳；内山勝利編『ガレノス 自然の機能について』京都大学学術出版会，1998）
  21) Vesalius, A: De humani corporis fabrica libri septem. Basileae, ex off. Ioannis Oporini, 1543.（Richardson WF; Carman JB: On the fabric of the human body. In 5 vols. San Francisco, Novato, CA : Norman, 1998-2009）
  22) Bellini L: Exercitatio anatomica ... de structura et usu renum. Florentiae : Ex typographia sub signo Stellae, 1662.

23) Malpighi M: De viscerum structura exercitatio anatomica ... Accedit dissertatio ... De polypo cordis. Bononiae : Ex typographia Jacobi Montii, 1666.
24) Schumlansky, A: Dissertatio inauguralis anatomica de structura renum. Argentorati : Typis Lorenzii & Schuleri, 1782.
25) Bowman, W: On the structure and use of the Malpighian bodies of the kidney with observations on the circulation through that gland. Phil. Trans. 132: 57-80, 1842.
26) Henle FGJ: Zur Anatomie der Niere. Göttingen : Dieterichschen Buchhandlung, 1862.
27) Ludwig, C: Beiträge zur Lehre vom Mechanismus der Harnsecretion. Marburg : Elwert, 1843.
28) Ludwig, C: Lehrbuch der Physiologie des Menschen. in 2 vols., zweite neu bearbeitete Auflage. Leipzig : C. F. Winter'sche Verlagshandlung, 1858-1861.
29) Cannon, WB: The wisdom of the body. New York, NY : W. W. Norton & company, inc. 1932.（舘鄰；舘澄江訳『からだの知恵：この不思議なはたらき』講談社，1981）
30) Smith, HW: From fish to philosopher. Boston, MA : Little, Brown and Company, 1953.
31) Smith, HW: Principles of renal physiology. New York, NY : Oxford Univ. Press, 1956.
32) Hargitay, B; Kühn, W: Das Multiplikationsprinzip als Grundlage der Harnkonzentrierung in der Niere. Z. Elektrochem. 55: 539-558, 1951.
33) Kokko, JP; Rector, FC Jr: Countercurrent multiplication system without active transport in inner medulla. Kidney Int. 2: 214-223, 1972.
34) Clayton, M; Philo, R : Leonardo da Vinci, anatomist . London : Royal Collection Publications, 2012.
35) Dionis, P : L'anatomie de l'homme : suivant la circulation du sang, & les dernieres découvertes, démontrée au Jardin royal. A Paris : Chez Laurent d'Houry, 1690.
36) Kulmus JA: Anatomische Tabellen : daraus des gantzen menschlichen Körpers und aller dazu gehörigen Theile Beschaffenheit und Nutzen deutlich zu ersehen. Dantzig : Bey Cornelius von Beughem, 1722.
37) Bell, J; Bell, C: The anatomy of the human body. Edinburgh : Printed for Cadell and Davies, London; and G. Mudie and Son, Edinburgh, 1797-1804.
38) Purkyně, JE: Nowe spostrzezenia i badania przedmiocie Fizyologii i drobnowidzowéj Anatomii udzielone przez naszego Czlonka korrespondenta Dr. J. E. Purkiniego. Rocznik wydzialu lekarskiego w uniwersytecie Jagiellonskim. Krakow. II: 44-67, 1839.（Purkyně, JE: Mikroskopisch-neurologische Beobachtungen. Arch. Anat. Physiol. wiss. Med. 12: 281-295, 1845）
39) His, W: Die Thätigkeit des embryonalen Herzens und deren Bedeutung für die Lehre von der Herzbewegung beim Erwachsenen. In: Curschmann, H（ed）Arbeiten aus der medicinischen Klinik zu Leipzig. Anatomische, experimentelle und klinische Beiträge zur Pathologie des Kreislaufs. Leipzig : Vogel, 1893. pp 14-49.
40) Tawara, S: Das Reizleitungssystem des Säugetierherzens. Eine anatomisch-histologische Studie über das Atrioventrikularbündel und die Purkinjeschen Fäden. Jena : Gustav Fischer, 1906.
41) Keith, A; Flack, M: The form and nature of the muscular connections between the primary divisions of the vertebrate heart. J Anat Physiol. 41: 172-189, 1907.
42) Willis, T: Cerebri anatome: cui accessit nervorum descriptio & usus. Londini : Typis Tho. Roycroft, impensis Jo. Martyn & Ja. Allestry, 1664.
43) Winslow JB: Exposition anatomique de la structure du corps humain. Paris : Guillaume Desprez, 1732.
44) Aristoteles: De partibus animalium. In: Bekker, I（ed）: Opera, edidit Academia Regia Borussica. Berolini : Reimer, 1831-70. pp 639-697.（濱岡剛訳「動物部分論」. In:『アリストテレス全集』第 10 巻，岩波書店，2015）
45) Buffon, GLL: Histoire naturelle, générale et particuliére, avec la description du cabinet du roy. Paris : L'Imprimerie royale, 1749-1804.
46) Bichat, X: Anatomie générale, appliquée a la physiologie et a la médecine. in 4 vols., Paris : Brosson, Gabon, 1801.
47) Gaskell, WH: On the structure, distribution and function of the nerves which innervate the visceral and vascular systems. J Physiol. 7: 1-80, 1886.
48) Gaskell, WH: The involuntary nervous system. London : Longmans, Green, 1916.
49) Langley, JN: The autonomic nervous system. Brain. 26: 1-26, 1903.
50) Langley, JN: The autonomic nervous system. Cambridge, MA : W. Heffer & sons, ltd., 1921.
51) Wharton, T: Adenographia sive glandularum totius corporis descrpitio. Londini : Authoris, 1656.（Freer, S: Thomas Wharton's Adenographia / translated from the Latin by Stephen Freer, with an historical introduction by Andrew Cunningham. Oxford ; New York : Clarendon Press, 1996）
52) Henle FGJ: Allgemeine Anatomie. Lehre von den Mischungs- und Formbestandtheilen des menschlichen Körpers. Leipzig : L. Boss, 1841.
53) Henle FGJ: Handbuch der systematischen Anatomie des Menschen. Braunschweig : Vieweg, 1855-73.
54) Kölliker, A: Handbuch der Gewebelehre des Menschen. Leipzig : Wilhelm Engelmann, 1852.
55) Kölliker A: Handbuch der Gewebelehre des Menschen. 2nd ed. Leipzig : Wilhelm Engelmann, 1855.
56) Kölliker A: Handbuch der Gewebelehre des Menschen. 3rd ed. Leipzig : Wilhelm Engelmann, 1859.
57) Langerhans, P: Beiträge zur mikroskopischen Anatomie der Bauchspeicheldrüse : Inaugural-Dissertaton, zur Erlangung der Doctorwürde in der Medicin und Chirurgie vorgelegt der Medicinischen Facultät der Friedrich-Wilhelms-Universität zu Berlin. Berlin : Buchdruckerei von Gustav Lange, 1869.
58) Bernard, C: Introduction à l'étude de la médecine expérimentale. Paris : Baillière, 1865.（三浦岱栄訳『実験医学序説』岩波書店，1970）
59) Bayliss, WM; Starling, EH: The mechanism of pancreatic secretion. J Physiol. 28: 325-353, 1902.
60) Starling EH : Croonian Lecture: On the chemical correlation of the functions of the body I. Lancet. 2 : 339-341, 423-425, 501-503, 579-583, 1905.

61) Willis, T: Pharmaceutice rationalis; sive, Diatriba de medicamentorum operationibus in humano corpore. Oxoniae : E Theatro Sheldoniano, 1674.
62) Mering Jv; Minkowski O: Diabetes mellitus nach Pankreasextirpation. Arch Exper Path Pharmakol. 26: 371-387, 1890.
63) Banting, FG; Best, CH; Collip, JB; Campbell, WR; Fletcher, AA: Pancreatic Extracts in the Treatment of Diabetes Mellitus. Can Med Assoc J. 12: 141-146, 1922.
64) Sanger, F; Thompson, EO: The amino-acid sequence in the glycyl chain of insulin. Biochem J. 52: iii, 1952.
65) Graves, RJ: Newly Observed Affection of the Thyroid Gland in Females. London Med Surg J. 7, part II: 516-517, 1835.
66) Basedow, CA: Exophthalmos durch Hypertrophie des Zellgewebes in der Augenhöhle. Wochenschr Gesammt Heilkunde. 13 : 197-204, 14 : 220-228, 1840.
67) Harris, GW: Neural control of the pituitary gland. London : Arnold, 1955.
68) Tigerstedt R, Bergman PG. Niere und Kreislauf. Skand Arch Physiol. 8:223-271, 1898.
69) Goldblatt, H; Lynch, J; Hanzal, RF; Summerville, WW: Studies on experimental hypertension : i. The production of persistent elevation of systolic blood pressure by means of renal ischemia. J Exp Med. 28: 347-379, 1934.
70) Funk, C: The preparation from yeast and certain foodstuffs of the substance the deficiency of which in diet occasions polyneuritis in birds. J Physiol. 45: 75-81, 1912.
71) Funk, C: Die Vitamine; ihre Bedeutung für die Physiologie und Pathologie mit besonderer Berücksichtigung der Avitaminosen : Beriberi, Skorbut, Pellagra, Rachitis. Wiesbaden, Bergmann, 1914.
72) McCollum, EV; Davis, M: Observations on the isolation of the substance in butter fat which exerts a stimulating effect on growth. J Biol Chem. 19: 245-250, 1914.
73) McCollum, EV: The newer knowledge of nutrition; the use of food for the preservation of vitality and health. New York, NY : The Macmillan company, 1918.
74) Drummond, JC: The nomenclature of the so-called accessory food factors (vitamins). Biochem J. 14: 660, 1920.
75) Lind, J: A treatise of the scurvy ... containing an inquiry into the nature, causes, and cure, of that disease. Together with a critical and chronological view of what has been published on the subject. Edinburgh : Printed by Sands, Murray, and Cochran, for A. Kincaid & A. Donaldson, 1753.
76) Szent-Györgyi, A: Observations on the function of peroxidase systems and the chemistry of the adrenal cortex: Description of a new carbohydrate derivative. Biochem J. 22: 1387-1409, 1928.
77) Svirbely, JL; Szent-Györgyi, A: The chemical nature of vitamin C. Biochem J. 26: 865-870, 1932.
78) 鈴木梅太郎；島村虎猪：糠中の一有効成分に就て．東京化学会誌．32: 4-17, 1911.
79) Williams, RR: Structure of vitamin B1. J. Am. Chem. Soc. 58: 1063-1064, 1936.
80) Williams, RR; Cline, JK: Synthesis of vitamin B1. J. Am. Chem. Soc. 58: 1504-1505, 1936.
81) Glisson, F : De rachitide, sive, Morbo puerili : qui vulgo the rickets dicitur, tractatus. Londini : Typis Guil. Du-gardi, impensis Laurentii Sadler & Roberti Beaumont ..., 1650.
82) McCollum EV, Simmonds N, Becker JE, Shipley PG. An experimental demonstration of the existence of a vitamin which promotes calcium deposition. J Biol Chem. 53: 293-298, 1922.
83) Thiery, F: Médecine expérimentale, ou Résultat de nouvelles observations pratiques et anatomiques. A Paris : Chez Duchesne, libraire, 1755.
84) Frapolli, F: Animadversiones in morbum, vulgo pelagram. Mediolani : Galaetius, 1771.
P1) Cannon, WB: The wisdom of the body. New York, NY : W. W. Norton & company, inc. 1932.（舘鄰；舘澄江訳『からだの知恵：この不思議なはたらき』講談社，1981）
P2) Bayliss, WM: Principles of general physiology. London : Longmans, Green, and Co. 1915.

〔参考文献〕

Ackerknecht, EH: The history of the discovery of the vegatative (autonomic) nervous system. Med Hist. 18: 1-8, 1974.
Astrup, P; Severinghaus, JW: The history of blood gases, acids and bases. Copenhagen ; Munksgaard : Distributed by Munksgaard International Publishers, 1986.（吉矢生人，森隆比古訳『生理学の夜明け：血液ガスと酸塩基平衡の歴史』真興交易医書出版部，1989）
Basso, N; Terragno, NA: History about the discovery of the renin-angiotensin system. Hypertension. 38: 1246-1249, 2001.
Cawadias, AP: The History of Endocrinology: (Section of the History of Medicine). Proc R Soc Med. 34: 303-308, 1941.
Deluca, HF: History of the discovery of vitamin D and its active metabolites. Bonekey Rep. 3: 479. doi: 10.1038/bonekey.2013.213, 2014.
Dunn, PM: Francis Glisson (1597-1677) and the "discovery" of rickets. Arch Dis Child Fetal Neonatal Ed. 78: F154-R155, 1998.
Eliška, O: Purkynje fibers of the heart conduction system—history and the present time. Cas Lek Cesk. 145: 329-335, 2006.
Gratzer, WB: Terrors of the table : the curious history of nutrition. Oxford ; New York : Oxford University Press, 2005.（水上茂樹訳『栄養学の歴史』講談社，2008）
Henderson, J: Ernest Starling and 'Hormones': an historical commentary. J Endocrinol. 184: 5-10, 2005.
Hoffbrand, AV; Weir DG: The history of folic acid. Br J Haematol. 113: 579-589, 2001.
Karamanou, M; Tsoucalas, G; Androutsos G: Hallmarks in the study of respiratory physiology and the crucial role of Antoine-Laurent de Lavoisier (1743-1794). Am J Physiol Lung Cell Mol Physiol. 305: L591-L594, 2013.
Karamanou, M; Protogerou, A; Tsoucalas, G; Androutsos, G; Poulakou-Rebelakou, E: Milestones in the history of diabetes mellitus: The main contributors. World J Diabetes. 7: 1-7, 2016.
Rodriguez de Romo, AC; Borgstein J: Claude Bernard and pancreatic function revisited after 150 years. Vesalius. 5: 18-24, 1999.
de Rouffignac, C: The urinary concentrating mechanism: a model of integrative physiology. Nephrol Dial Transplant. 16: 2127-2130, 2001.
Silverman, ME; Grove, D; Upshaw, CB Jr: Why does the heart beat? The discovery of the electrical system of the heart. Circulation.

113: 2775-2781, 2006.
Watts, AG: 60 years of neuroendocrinology: The structure of the neuroendocrine hypothalamus: the neuroanatomical legacy of Geoffrey Harris. J Endocrinol. 226: T25-T39., 2015.
Webber, RH: Some aspects of the historical development of the autonomic nervous system. J Neural Transm. 42: 3-8, 1978.
Wintrobe, MM: Blood, pure and eloquent : a story of discovey, of people, and of ideas. New York, NY : McGraw-Hill, 1980.（柴田昭監訳『血液学の源流』西村書店，1981）
杉晴夫：栄養学を拓いた巨人たち：「病原菌なき難病」征服のドラマ．講談社，2013．
須磨幸蔵；島田宗洋；島田達生：世界の心臓学を拓いた田原淳の生涯．ミクロスコピア刊行会，2003．

第 17 章　人体を作るミクロの素材——細胞と遺伝子の生物学
〔一次文献〕

1) Aristoteles: Historia animalium. In: Bekker, I（ed）: Opera, edidit Academia Regia Borussica. Berolini : Reimer, 1831-70. pp 486-638.（金子善彦；伊藤雅巳；金澤修；濱岡剛訳「動物誌」. In:『アリストテレス全集』第 8-9 巻．岩波書店，2015）
2) Aristoteles: De partibus animalium. In: Bekker, I（ed）: Opera, edidit Academia Regia Borussica. Berolini : Reimer, 1831-70. pp 639-697.（濱岡剛訳「動物部分論」. In:『アリストテレス全集』第 10 巻．岩波書店，2015）
3) Galen: De placitis Hippocratis et Platonis. In: Kühn, KG（ed）: Claudii Galeni opera omnia. Lipsiae : Cnoblochii, 1821-1833. V: 181-805.（De Lacy, P: Galen: On the doctrines of Hippocrates and Plato: edition, translation and commentary. Berlin : Akademie-Verlag, 1978-1984）
4) Galen: De naturalibus facultatibus. In: Kühn, KG（ed）: Claudii Galeni opera omnia. Lipsiae : Cnoblochii, 1821-1833. II: 1-214.（種山恭子訳；内山勝利編『ガレノス　自然の機能について』京都大学学術出版会，1998）
5) Galen: De morborum differentiis. In: Kühn, KG（ed）: Claudii Galeni opera omnia. Lipsiae : Cnoblochii, 1821-1833. VI: 836-880.（Johnston, I: Galen: On diseases and symptoms: translated, with indroduction and notes. Cambridge: University Press, 2006.）
6) Avicenna: Liber Canonis, De medicinis cordialibus, et Cantica. Jam olim quidem a Gerardo Carmonensi ex Arabico sermone in Latinum conversa. Basileae: Per Joannes Hervagios, 1556.（Bakhtiar, L: The canon of medicine. In 5 vols. Chicago, IL: KAZI Publications, 1999-2014）
7) Vesalius, A: De humani corporis fabrica libri septem. Basileae : ex off. Ioannis Oporini, 1543.（Lind LR: The epitome of Andreas Vesalius. New York, NY : MacMillan, 1949）
8) Laurentius A: Historia anatomica humani corporis & singularum ejus partium multis controversiis & observationibus novis illustrata. Parisiis : Apud Marcum Orry, 1600.
9) Bartholin, T: Anatomia, ex Caspari Bartholini parentis Institutionibus, omniumque recentiorum & propriis observationibus tertiùm ad sanguinis circulationem reformata. Cum iconibus novis accuratissimis. Lugd. Batav. : Apud Franciscum Hackium, 1651.
10) Diemerbroeck, I: Anatome corporis humani, plurimis novis inventis instructa, variisque observationibus & paradoxis, cùm medicis, tùm physiologicis adornata. Ultrajecti : Sumptibus & typis Meinardi à Dreunen, 1672.
11) Verheyen P: Corporis humani anatomia, in qua omnia tam veterum, quam recentiorum anatomicarum inventa methodo nova & intellectu facillima describuntur. Lovanii : Apud Aegidium Denique, 1693.
12) Dionis, P : L'anatomie de l'homme : suivant la circulation du sang, & les dernieres découvertes, démontrée au Jardin royal. A Paris : Chez Laurent d'Houry, 1690.
13) Blankaart, S: De nieuw hervormde anatomie; ofte, Ontleding des menschen lighaams. Na de waarschynelykste en zerkerste ondervindingen, uit verscheide Schryvers, by een gestelt, en met XXIV kopere Platen verciert. Amsterdam : Johannes ten Hoorn, 1678.
14) Kulmus JA: Anatomische Tabellen : nebst dazu gehörigen Anmerckungen und Kupffern : daraus des gantzen menschlichen Körpers Beschaffenheit und Nutzen deutlich zu ersehen : welche den Anfängern der Anatomie zu bequemer Anleitung in dieser andern Auflage. Dantzig : Zu finden bey Cornelius von Beughem : Gedruckt, von Thomas Johann Schreiber, 1725.
15) Bichat, X: Traité des membranes en général et de diverses membranes en particulier. Paris : Richard, Caille et Ravier, 1799.（梶田昭訳：ビシャ『諸膜論』．科学医学資料研究　145 号〜191 号，1986-1990）
16) Bichat, X: Anatomie générale, appliquée a la physiologie et a la médecine. in 4 vols., Paris : Brosson, Gabon, 1801.
17) Kölliker, A: Handbuch der Gewebelehre des Menschen. Leipzig : Wilhelm Engelmann, 1852.
18) Kölliker A: Handbuch der Gewebelehre des Menschen. 2nd ed. Leipzig : Wilhelm Engelmann, 1855.
19) Flemming, W: Zellsubstanz, Kern und Zelltheilung. Leipzig : Vogel, 1882.
20) Lewis, MR; Lewis, WH: Mitochondria in tissue culture. Science. 39: 330-333, 1914.
21) Garnier, C: Considérations générales sur l'eragstoplasme protoplasme supérieur des cellules gandulaires. La place qu'il doit occupier en pathologie cellulaire. J Physiol Pathol Gen. 2: 539-548, 1900.
22) Golgi, C: Sur la structure des cellules nerveuses des ganglions spinaux. Arch Italien Biol. 30: 278-286, 1898.
23) Robetson, JD: The occurrence of a subunit pattern in the unit membranes of club endings in mauthner cell synapses in goldfish brains. J Cell Biol. 19: 201-221, 1963.
24) Danielli, J. F.; Davson, H.: A contribution to the theory of permeability of thin films. J Cell Comp Physio. 5: 495-508, 1935.
25) Singer, SJ; Nicolson, GL: The fluid mosaic model of the structure of cell membranes. Science. 175: 720-731. 1972.
26) Mendel, G: Versuche über Pflanzen-Hybriden. Verh Naturforsch Verein Brünn. 4 : 3-47, 1866.
27) Sutton, WS: The chromosomes in heredity. Biol Bull. 4: 231-251, 1903.
28) Avery, OT: Studies on the chemical nature of the substance inducing transformation of pneumococcal types: induction of transformation by a desoxyribonucleic acid fraction isolated from pneumococcus type III. J Exp Med. 79: 137-158, 1944.

29) Hershey AD, Chase M: Independent functions of viral protein and nucleic acid in growth of bacteriophage. J Gen Physiol. 36: 39-56, 1952.
30) Watson, JD; Crick, FH: Molecular structure of nucleic acids; a structure for deoxyribose nucleic acid. Nature. 171: 737-738, 1953.
31) Crick, F: Central dogma of molecular biology. Nature. 227: 561-563, 1970.
32) Kühne, WF: Untersuchungen über das Protoplasma und die Contractilität. Leipzig : Wilhelm Engelmann, 1864.
33) Engelhardt, WA; Lyubimowa, MN: Myosin and adenosinetriphosphatase. Nature. 144: 668-669, 1939.
34) Huxley, AF; Niedergerke, R: Structural changes in muscle during contraction: interference microscopy of living muscle fibres. Nature. 173: 971-973, 1954.
35) Ledbetter, MC; Porter, KR: A "microtubule" in plant cell fine structure. J Cell Biol. 19: 239-250, 1963.
36) Mohri, H: Amino-acid composition of Tubulin constituting microtubules of sperm flagella. Nature. 217: 1053-1054, 1968.
37) Ishikawa H, Bischoff R, Holtzer H: Mitosis and intermediate-sized filaments in developing skeletal muscle. J Cell Biol. 38: 538-555, 1968.
38) Ishikawa, H; Bischoff, R; Holtzer, H: Formation of arrowhead complexes with heavy meromyosin in a variety of cell types. J Cell Biol. 43: 312-328, 1969.
39) Farquhar, MG; Palade, GE: Junctional complexes in various epithelia. J Cell Biol. 17: 375-412, 1963.
40) Hatta, K; Takeichi, M: Expression of N-cadherin adhesion molecules associated with early morphogenetic events in chick development. Nature. 320: 447-449, 1986.
41) Furuse, M; Hirase, T; Itoh, M; Nagafuchi, A; Yonemura, S; Tsukita, S; Tsukita, S: Occludin: a novel integral membrane protein localizing at tight junctions. J Cell Biol. 123: 1777-1788, 1993.
42) Furuse, M; Fujita, K; Hiiragi, T; Fujimoto, K; Tsukita, S: Claudin-1 and -2: novel integral membrane proteins localizing at tight junctions with no sequence similarity to occludin. J Cell Biol. 141: 1539-1550, 1998.
43) Revel, JP; Karnovsky, MJ: Hexagonal array of subunits in intercellular junctions of the mouse heart and liver. J Cell Biol. 33: C7-C12, 1967.
44) Goodenough, DA; Revel, JP: A fine structural analysis of intercellular junctions in the mouse liver. J Cell Biol. 45: 272-290, 1970.
45) Goodenough, DA: Bulk isolation of mouse hepatocyte gap junctions. Characterization of the principal protein, connexin. J Cell Biol. 61: 557-563, 1974.
46) Ramachandran GN; Kartha G: Structure of collagen. Nature. 176: 593-595, 1955.
47) Dixit, SN; Stuart, JM; Seyer, JM; Risteli, J; Timpl, R; Kang, AH: Type IV collagens' isolation and characterization of 7S collagen from human kidney, liver and lung. Coll Relat Res. 1: 549-556, 1981.
48) Timpl, R; Rohde, H; Robey, PG; Rennard, SI; Foidart, JM; Martin, GR: Laminin—a glycoprotein from basement membranes. J Biol Chem. 254: 9933-9937, 1979.
49) Hynes RO: Integrins: a family of cell surface receptors. Cell. 48: 549-554, 1987.
50) Galvani, L: De viribus electricitatis in motu musculari commentarius. Bonon. Sci. Art. Inst. Acad. Comment., Bologna, 7: 363-418, 1791.
51) Du Bois Reymond E: Vorläufiger Abriss einer Untersuchung über den sogenannten Froschstrom und über die elektromotorischen Fische. Annl Phys. 58: 1-30, 1843.
52) Helmholtz H: Messungen über den zeitlichen Verlauf der Zuckung animalischer Muskeln und die Fortpflanzunggeschwindigkeit der Reizung in den Nerven. Arch Anat Physiol Wissenschaft Med. 1850: 276-364, 1850.
53) Bernstein, J: Elektrobiologie, die Lehre von den elektrischen Vorgängen im Organismus auf modernen Grundlage dargestellt. Braunschweig : Friedr. Vieweg, 1912.
54) Hodgkin, AL; Huxley, AF; Katz, B: Measurement of current-voltage relations in the membrane of the giant axon of Loligo. J Physiol. 116: 424-448, 1952.
55) Neher, E; Sakmann, B; Steinbach, JH: The extracellular patch clamp: a method for resolving currents through individual open channels in biological membranes. Pflugers Arch. 375: 219-228, 1978.
56) Skou, JC: The influence of some cations on an adenosine triphosphatase from peripheral nerves. Biochim Biophys Acta. 23: 394-401, 1957.
57) Preston, GM; Carroll, TP; Guggino, WB; Agre, P: Appearance of water channels in Xenopus oocytes expressing red cell CHIP28 protein. Science. 256: 385-387, 1992.
58) Moon, C; Preston, GM; Griffin, CA; Jabs, EW; Agre P: The human aquaporin-CHIP gene. Structure, organization, and chromosomal localization. J Biol Chem. 268: 15772-15778, 1993.
59) Dale, H: The action of certain esters and ethers of choline and their relation to muscarine. J Pharmacol Exp Ther. 6: 147-190, 1914.
60) Loewi, O: Über humorale übertragbarkeit der Herznervenwirkung. Pflügers Arch. Ges. Physiol., 189: 239-242, 1921.
61) Sutherland, EW; Wosilait WD: The relationship of epinephrine and glucagon to liver phosphorylase. I. Liver phosphorylase; preparation and properties. J Biol Chem. 218: 459-468, 1956.
P1) Watson, JD: The double helix; a personal account of the discovery of the structure of DNA. New York, NY : Atheneum, 1968.
（江上不二夫，中村桂子訳：二重らせん：DNA の構造を発見した科学者の記録．タイムライフインターナショナル，1968）

〔参考文献〕

Agre, P: The aquaporin water channels. Proc Am Thorac Soc. 3: 5-13, 2006.
Blumenthal, SA: Earl Sutherland（1915-1974）and the discovery of cyclic AMP. Perspect Biol Med. 55: 236-249, 2012.
Fishman, MC: Sir Henry Hallett Dale and acetylcholine story. Yale J Biol Med. 45: 104-118, 1972.

Franke, WW: Discovering the molecular components of intercellular junctions—a historical view. Cold Spring Harb Perspect Biol. 1: a003061. doi: 10.1101/cshperspect.a003061, 2009.
Goodenough, DA; Paul, DL: Gap junctions. Cold Spring Harb Perspect Biol. 1: a002576. doi: 10.1101/cshperspect.a002576, 2009.
Huxley, HE: Past, present and future experiments on muscle. Philos Trans R Soc Lond B Biol Sci. 355: 539-543, 2000.
Hynes RO: The emergence of integrins: a personal and historical perspective. Matrix Biol. 23: 333-340, 2004.
Mazzarello, P: The hidden structure : a scientific biography of Camillo Golgi. Oxford ; New York, NY : Oxford University Press, 1999.
Milligan, G; Kostenis, E: Heterotrimeric G-proteins: a short history. Br J Pharmacol. 147: S46-S55, 2006.
Schwiening, CJ: A brief historical perspective: Hodgkin and Huxley. J Physiol. 590: 2571-2575, 2012.
丸山工作：生化学の黄金時代．岩波書店，1990．
丸山工作：生化学の夜明け：醗酵の謎を追って．中央公論社，1993．
萬年甫：脳の探求者ラモニ・カハール：スペインの輝ける星．中央公論社，1991．

第18章　植物薬から現代の新薬まで――医薬の歴史
〔一次文献〕

1) Theophrastus: De historia plantarum. Impressum Taruisii : Per Bartholomaeum Confalonerium de Salodio, 1483.（大槻真一郎，月川和雄訳『テオフラストス植物誌』八坂書房，1988）
2) Celsus, AC; Spencer, WG: De medicina. The Loeb classical library. London : W. Heinemann ltd. ; Cambridge, MA : Harvard University Press, 1935-38.（石渡隆司訳『ケルスス 医学論』医事学研究．岩手医科大学，1986-2001）
3) Dioscorides, Pedanios: Disocorides de materia medica, a Petro Paduano traductus. Colle di Val d'Elsa : Johannes de Medemblick, VII 1478.（鷲谷いづみ訳『ディオスコリデスの薬物誌』エンタプライズ，1983）
4) Galen: De simplicium medicamentorum temperamentis et facultatibus. In: Kühn, KG (ed): Claudii Galeni opera omnia. XI: 379-892, XII: 1-377.
5) Galen: De compositione medicamentorum secundum locos. In: Kühn, KG (ed): Claudii Galeni opera omnia. XII: 378-1007, XIII: 1-361.
6) Galen: De compositione medicamentorum per genera. In: Kühn, KG (ed): Claudii Galeni opera omnia. XIII: 362-1058.
7) Everett, N: The alphabet of Galen: pharmacy from antiquity to the middle ages. Toronto : University of Toronto Press, 2012.
8) Avicenna: Liber Canonis, De medicinis cordialibus, et Cantica. Jam olim quidem a Gerardo Carmonensi ex Arabico sermone in Latinum conversa. Basileae : Per Joannes Hervagios, 1556.（Bakhtiar, L: The canon of medicine. In 5 vols. Chicago, IL: KAZI Publications, 1999-2014）
9) Serapion, J: Liber Serapionis aggregatus ex medicinis simplicibus. Milan : Antonius Zarotus, 4 Aug. 1473.
10) Nicolaus: Antidotarium. Venice : Nicolaus Jenson, 1471.
11) Platearius, J: Liber de simplici medicina. Lugdunum, 1512.
12) Johannes de Cuba: Reuwich, Erhard: Und nennen diß Buch zu latin Ortus sanitatis, uff teutsch ein Gart der Gesuntheit . Mentz, 1485.
13) Brunfels, O: Herbarum vivae eicones : ad natur[a] e imitationem, sum[m] a cum diligentia et artificio effigiat[a] e, una cum Effectibvs earundem, in gratiam ueteris illius, & iamiam renascentis Herbariae Medicinae. Quibus adiecta ad calcem, Appendix isagogica de usu & administratione Simplicivm. Argentorati : Apud Joannem Schottum, 1530.
14) Bock, H: New Kreütter Buch von Underscheydt, Würckung und Namen der Kreütter so in Teütschen Landen wachsen. Strassburg : Wendel Rihel, 1539.
15) Fuchs, L: De historia stirpium commentarij insignes : maximis impensis et uigiliis elaborati, adiectis earundem uiuis plusquam quingentis imaginibus, nunquam antea ad naturae imitationem artificiosius effictis & expressis. Basileae : In officina Isingriniana, anno Christi, 1542.
16) Fuchs, L: New Kreüterbuch, in welchem nit allein die gantz Histori, das ist, Namen, Gestalt, Statt und Zeit der Wachsung, Natur, Krafft und Würckung, des meysten Theyls der Kreüter so in teütschen unnd andern Landen wachsen ... beschriben, sonder auch aller derselben Wurtzel, Stengel, Bletter, Blumen, Samen, Frücht ... allso ... abgebildet ... ist, das deszgleichen vormals nie gesehen, noch an Tag kommen. Basell : Michael Isingrin, 1543.
17) Dodoens, R: Cruijde boeck : in den welcken die ghehee le historie · dar es tgheslacht, tfatsoen, naem, natuere, cracht ende werckinghe, van den Cruyden, niet alleen hier te lande wassende, maer oock van den anderen vremden in der medecijnen oorboorlijck, met grooter neersticheyt begrepen ende verclaert es met der seluer Cruyden na tuerlick naer dat leuen conterfeytsel daer by ghestelt. Ghedruckt Tantwerpen : by Jan van der Loe, 1554.
18) Dodoens, R: Stirpium historiae pemptades sex, sive libri XXX. Antverpiae : Ex officina Christophori Plantini, 1583.
19) Cesalpino, A: De plantis libri XVI.. Florentiae : Apud Georgium Marescottum, 1583.
20) Bauhin, J: Historia plantarum universalis, nova, et absolutissima cum consensu et dissensu circa eas. Auctoribus Joh. Bauhino ... et Joh. Hen. Cherlero ... quam recensuit & auxit Dominicus Chabraeus ... Juris vero publici fecit, Franciscus Lud. a Graffenried. Ebroduni, 1650-1651.
21) Bauhin, C: Prodomos theatri botanici Caspari Bauhini, in quo plantae supra sexcentae abipsoprimum descriptae cum plurimis figuris proponutur. Francfurti ad Moenum : typus P. Jacobi, 1620.
22) Bauhin, C: Pinax theatri botanici. Basileae Helvet : Ludovici Regis, 1623.
23) Ray, J: Historia plantarum species hactenus editas aliasque insuper multas noviter inventas & descriptas complectens. Londini : Typis Mariae Clark, prostant apud Henricum Faithorne, 1686-1688.
24) Linné, Cv: Systema naturae. Lugduni Batavorum : apud Theodorum Haak, 1735.
25) Linné, Cv: Systema naturae per regna tria naturae, secundum classes, ordines, genera, species, cum characteribus, differentiis, synonymis, locis. Editio decima. Holmiae : Laurentii Salvii, 1758-59.

26) Linné, Cv: Species plantarum: exhibentes plantas rite cognitas ad genera relatas. in 2 vols., Holmiae : L. Salvii, 1753.
27) Collegio dei Dottori di Firenze: Nuovo Receptario Composto Dal Famossisimo Chollegio Degli Eximii Doctori Della Arte Et Medicina Della Inclita Cipta Di Firenze . Florenz, 1498.
28) Cordus, V: Pharmacorum omnium, quae quidem in usu sunt, conficiendorum ratio. Vulgo vocant dispensatorium pharmacopolarum. Nürnberg : apud Johann Petreius, 1546.
29) Sylvius, J: Pharmacopoeae, Jacobi Sylvii ... libri tres, his, qui artem medicam, & pharmacopoeam tractant exercentque, maxime necessarii. Lugduni :Apud Guliel. Rovillium, 1548.
30) Foës, A: Pharmacopoeia medicamentorum omnium quae hodie ad publica medentium munia officinis extant, tractationem & usum ex antiquorum medicorum praescripto continens, pharmacopoeis omnibus, atque etiam iis quo opus factitant medicum, valde utilis & necessaria. Basileae : Apud Thomam Guerinum, 1561.
31) Occo, A: Enchiridion sive ut vulgo vocant Dispensatorium, compositorum medicamentorum, pro Reipub. Austburgensis pharmacopoeis. Augsburg, 1564.
32) Occo, A: Pharmacopoeia, seu medicamentarium pro. Rep. Augustana / cui accessere simplicia omnia officinis nostris vsitata, & annotationes in eadem et composita ab Adolpho Occone eiusdem Reip. Medico diligenter congesta. Augustae Vindelicorum : Sumptibus Georgij Vvilleri, Bibliopol[a] e, apud Michaëlem Mangerum ..., 1573.
33) Collegium Medicum Augsburg: Pharmacopoeia augustana. Jussu et auctoritate amplissimi senatus a Collegio Medico rursus recognita, ac elaboratior, et auctior, nunc sextum in lucem emissa. Augustae Vindelicorum, [Excudebat Christoph. Mangus, prostant apud Joannem Krugerum] 1613.
34) Collegium Medicum Colonensis: Dispensarium usuale pro pharmacopoeis inclytae Rupublicae Colonensis. Coloniae : heredes Arnoldi Birckmani, 1565.
35) Zwelfer, J: Animadversiones in Pharmacopoeiam augustanam et annexam ejus mantissam cum Dispensatorio novo Joannis Zwelfer. Noribergae : Sumptibus Authoris, 1652.
36) Zwelfer, J: Pharmacopoeia Regia: Seu Dispensatorium Novum, Locupletatum Et Absolutum, annexâ etiam Mantissa Spagyrica ; in quibus Vera Et Accurata Methodo Selectissimorum Medicamentorum Compositiones Et Praeparationes Traduntur .... Cui Accessere Bini Discursus Apologetici. Noribergae : Michaelis & Johan. Friderici Endterorum, 1668.
37) Royal College of Physicians of London: Pharmacopoea Londinensis, in qua medicamenta antiqua et nova usitatissima, sedulo collecta, accuratissime examinata, quotidiana experientia confirmata describuntur. London : Edwardus Griffin, 1618.
38) Royal College of Physicians of London: Pharmacopoeia Collegii Regalis Londini. Londini : Impensis Tho. Newcomb, Tho. Basset, Joh. Wright, & Ric. Chiswel, 1677.
39) Royal College of Physicians of Edinburgh: Pharmacopoea Collegii Regii Medicorum Edinburgensis. Edinburgh : Anderson, 1699.
40) Du Chesne, J: Pharmacopoea dogmaticorum restituta. Pretiosis selectisque hermeticorum floribus abundè illustrata. Parisiis : Apud Claudium Morellum, 1607.
41) Ziegler, A: Pharmacopoea spagyrica : continens selectissima remedia chymica, desumpta ex Basilica chymica Osvvaldi CrollI : pharmacopoea dogmatica restituta Iosephi Quercetani, & ex aliis authorib. chymico-medicis peritissimis : ritè & fideliter praeparata manu ejus propria. Zurich : Venduntur ab eodem Tiguri, typis Hardmejerianis, 1616.
42) Glauber, JR: Pharmacopoea spagyrica; sive, Exacta descriptio, qua ratione ex vegetabilibus, animalibus & mineralibus ... medicamenta fieri praepararique possint. Pars prima [-quinta pars] . Amsterodami : Apud Joannem Janssonium, 1654.
43) Université de Paris Faculté de médecine: Codex medicamentarius; sive, Pharmacopoea gallica jussu regis optimi et ex mandato summi rerum internarum regni administri, ed. a Facultate Medica Parisiensi. Anno 1818. Parisiis : Hacquart, 1818.
44) Université de Paris Faculté de médecine: Code des médicamens; ou, Pharmacopée française, publiée par ordre de Sa Majesté, conformément à l'Ordonnance signée de Son Excellence le Ministre de l'intérieur, par la Faculté de médecine de Paris, l'an 1818. Rev. et corr. par Hallé. Paris : Hacquart, 1819.
45) Royal College of Physicians of Ireland: Pharmacopoeia Collegii Medicorum Regis et Reginae in Hibernia. Dublinii : Typis Gulielmi Porter, 1807.
46) General Medical Council: British pharmacopoeia, pub. under the direction of the General Council of Medical Education and Registration of the United Kingdom, pursuant to the Medical act, 1858. London : Spottiswoode, 1864.
47) Pharmacopoea germaniae. Magdeburgi : Creutz, 1865.
48) 日本薬局方編纂委員：日本薬局方．内務省，1886．
49) Withering, W: An account of the foxglove, and some of its medical uses: with practical remarks on dropsy, and other diseases. London : G. G. J. and J. Robinson, 1785.
50) Cushny, AR: On the action of substances of the digitalis series on the circulation in mammals. J Exp Med. 2: 233-299, 1897.
51) Magendie, F: Formulaire pour la préparation et l'emploi de plusieurs nouveaux médicamens, tels que la noix vomique, la morphine, l'acide prussique, la strychnine, la vératrine, les alcalis des quinquinas, l'iode, etc., etc. Paris : Méquignon-Marvis, 1821.
52) Pereira, J: The elements of materia medica and therapeutics : comprehending the natural history, preparation, properties, composition, effects, and uses of medicines. London : Longman, Brown, Green and Longmans, 1839-1840.
53) Buchheim, R: Lehrbuch der Arzneimittellehre. Leipzig : Verlag von Leopold Voss, 1853-56.
54) Schmiedeberg, O: Grundriss der Arzneimittellehre. Leipzig: F. C. Vogel, 1883.
55) Schmiedeberg, O: Grundriss der Pharmakologie in Bezug auf Arzneimittellehre und Toxikologie. Zugleich als 4. Aufl. des Grundrisses der Arzneimittellehre. Leipzig : F.C.W. Vogel, 1902.
56) Brunton, TL: A text-book of pharmacology, therapeutics and materia medica. Philadelphia, PA: Lea Brothers & Co., 1885.
57) Journal of Biological Chemistry. 1905-.
58) Journal of Pharmacology and Experimental Therapeutics. 1909-.

59) Stone, E: An account of the success of the bark of the willow in the cure of agues. In a letter to the Right Honourable George Earl of Macclesfield, President of R. S. from the Rev. Mr. Edmund Stone, of Chipping-Norton in Oxfordshire. Philosophical Transactions. 53: 195-200, 1763.
60) Fleming, A: On the antibacterial action of cultures of a Penicillium. Br J Exp Pathol, 10: 226-236, 1929.

〔参考文献〕

Arber, A: Herbals, their origin and evolution; a chapter in the history of botany, 1470-1670. Cambridge : The University press, 1938.（月川和雄『近代植物学の起源』八坂書房，1990）

Cartwright, AC: The British pharmacopoeia, 1864 to 2014 : medicines, international standards, and the state. Farnham, Surrey, UK ; Burlington, VT : Ashgate, 2015.

Cowen, DL: The Edinburgh pharmacopoeia. Med Hist. 1: 123-139, 1957.

Diefenbach, WC; Meneely, JK Jr: Digitoxin; a critical review. Yale J Biol Med. 21: 421-431, 1949.

Petrovska, BB: Historical review of medicinal plants' usage. Pharmacogn Rev. 6: 1-5, 2012.

Sonnedecker, G: Kremers and Urdang's history of pharmacy. 3re edition. Philadelphia, PA : J. Lippincott, 1963.

Zebroski, B: A brief history of pharmacy — humanity's search for wellness. New York, NY : Routledge, 2016.

石坂哲夫：くすりの歴史．日本評論社，1979．

高久文麿；矢崎義雄（編）：治療薬マニュアル2018．医学書院，2018．

中島祥吉：薬の生い立ち―モルヒネからインターフェロンまで．薬事日報社，2006．

日本薬史学会編：薬学史事典．薬事日報社，2016．

山川浩司：国際薬学史―東と西の医薬文明史．南江堂，2000．

第19章　病気の原因と生体防御――病理学と免疫学の歴史

〔一次文献〕

1) Walbridge, J: The Alexandrian epitomes of Galen: Vol. 1. On the medical sects for beginners; The small art of medicine; On the elements according to the opinion of Hippocrates. Provo, UT : Brigham Young University Press, 2014.

2) Hunayn ibn-Ishāq al-'Ibādī: Questions on medicine for scholars. Cairo : Al-Ahram Center for Scientific Translations, 1980.（矢口直英：フナイン・イブン・イスハーク著『医学の質問集』．イスラム世界研究．3: 416-477, 2010）

3) Articella, seu, Opus artis medicinae. Venice : Bonetus Locatellus, for Octavianus Scotus, 20 Dec. 1493.

4) Avicenna: Liber Canonis, De medicinis cordialibus, et Cantica. Jam olim quidem a Gerardo Carmonensi ex Arabico sermone in Latinum conversa. Basileae : Per Joannes Hervagios, 1556.（Bakhtiar, L: The canon of medicine. In 5 vols. Chicago, IL: KAZI Publications, 1999-2014）

5) Fernel, JF: Medicina. Lutetiae Parisiorum : Apud Andream Wechelum, 1554.（Forrester, JM: The physiology of Jean Fernel (1567). Philadelphia, PA : American Philosophical Society, 2003）

6) pseudo-Galen: Definitiones medicae. In: Kühn, KG（ed）: Claudii Galeni opera omnia. Lipsiae : Cnoblochii, 1821-1833. XIX: 346-462.

7) pseudo-Galen: Introductio seu medicus. In: Kühn, KG（ed）: Claudii Galeni opera omnia. Lipsiae : Cnoblochii, 1821-1833. XIV: 674-797.

8) Fuchs, L: Institutionum medicinae, ad Hippocratis, Galeni, aliorumque veterum scripta recte intelligenda mire utiles libri quinque ... Nunc primum in lucem editi. Lugduni : Apud Thomam Guerinum, 1555.

9) Heurnius, J: Institutiones medicinae, exceptae è dictantis ejus ore. Accessit Modus studendi eorum qui medicinae operam suam dicarunt. Lugduni Batavorum : Ex officina Plantiniana, apud Franciscum Raphelengium, 1592.

10) Sennert, D; Institutionum medicinae libri V. Witebergae: Apud Zachariam Schurerum, typis Wolfgangi Meisneri, 1611.

11) Boerhaave, H: Institutiones medicae : in usus annuæ exercitationis domesticos. Lugduni Batavorum : Apud Johannem vander Linden, 1708.

12) Gariopontus: Passionarius Galeni ... egritudines a capite ad pedes usque complectens. Lugduni : In edibus Antonii Blanchardi, sumptu Bartholomei Trot, 1526.

13) Rondelet, G: Methodus curandorum omnium morborum corporis humani. Parisiis : Apud Jacobum Maceum, 1566.

14) Sennert, D: De febribus libri IV. Wittebergae : Apud Zachariam Schurerum [impressum typis haeredum Johannis Richteri] 1619.

15) Sennert, D: Practicae medicinae liber primus [-sextus] . [Wittebergae] : Sumtibus viduae et haered. Zachariae Schureri senioris, Typis haeredum Salomonis Auerbach, 1628-1635.

16) Boerhaave, H: Aphorismi de cognoscendis et curandis morbis in usum doctrinae domesticae digesti. Lugduni : Johannem vander Linden, 1709.

17) Heister, L: Compendium medicinae practicae, cui praemissa est de medicinae mechanicae praestantia dissertatio. Amsteldaedami : apud Janssonio-Waesbergios, 1743.

18) Sauvages, FB: Nosologia methodica, sistens morborum classes, genera et species juxta Sydenhami mentem et botanicorum ordinem. Amstelodami : sumptibus fratrum de Tournes, 1763.

19) Bonet, T: Sepulchretum, sive anatomia practica ex cadaveribus morbo denatis. 2 vols., Genevae : L. Chouet, 1679.

20) Blankaart, S: Anatomia practica rationalis; sive, Rariorum cadaverum morbis denatorum anatomica inspectio. Accedit item Tractatus novus de circulatione sanguinis per tubulos, deque eorum valvulis &c. Amstelodami : Ex officina Corn. Blancardi, 1688.

21) Morgagni, GB: De sedibus, et causis morborum per anatomen indagatis libri quinque. Venetiis, Ex Typographia Remondiniana, 1761.（Morgagni, GB: The seats and causes of diseases investigated by anatomy; in five books, containing a great variety of dissections, with remarks. London : A. Millar; and T. Cadell, his successor, 1769）

22) Conradi, GC: Handbuch der pathologischen Anatomie. Hannover, 1796.

23) Sandifort, E: Observationes anatomico-pathologicae. Lugduni Batavorum, 1777-81.
24) Baillie M: The morbid anatomy of some of the most important parts of the human body. London : J. Johnson [etc.] 1793.
25) Baillie M: A series of engravings, accompanied with explanations, which are intended to illustrate The morbid anatomy of some of the most important parts of the human body. Fasciculus I[-X] . London : Printed by W. Bulmer and Co., and sold by J. Johnson [etc.]. 1799-[1803].
26) Sprengel, KPJ: Handbuch der Pathologie. Leipzig : Schäferischen Buchhandlung, 1795-97.
27) Sprengel, KPJ: Institutiones medicae. Amstelodami : Sumptibus Tabernae Librariae et Artium [etc.] 1809-16.
28) Raimann, JNv: Handbuch der speciellen medicinischen Pathologie und Therapie. Wien : Camesina [etc.] 1816.
29) Andral, G: Cours de pathologie interne professé à la Faculté de médecine de Paris, recueilli et rédigé par Amédée Latour. Paris : Librairie des Sciences Médicales, 1836.
30) Cullen, W: Synopsis nosologiae methodicae. Edinburgi : [s.n.], 1769.
31) Pinel, P: Nosographie philosophique ou La méthode de l'analyse appliquée à la médecine. in 2 vols., Paris : Hachette ; Bibliothèque nationale, 1797.
32) Broussais, FJV: Histoire des phlegmasies ou inflammations chroniques. Paris : Gabon, 1808.
33) Broussais, FJV: Examen des doctrines médicales et des systèmes de nosologie. 2nd ed. Paris : Méquignon-Marvis, 1821.
34) Broussais, FJV: Examen des doctrines médicales et des systèmes de nosologie. 3rd ed. Paris : Delaunay, 1829-1834.
35) Virchow, R: Die Cellularpathologie in ihrer Begründung auf physiologische und pathologische Gewebelehre. Berlin : Augst Hirschwald, 1858.
36) Archiv für pathologische Anatomie und Physiologie und für klinische Medizin. 1847-. (Virchows Archiv: The European Journal of Pathology)
37) Cohnheim, JF: Ueber Entzündung und Eiterung. Archiv Pathol Anat Physiol Klin Med. 40: 1-79, 1867.
38) Cohnheim, JF: Vorlesungen über allgemeine Pathologie; ein Handbuch für Aerzte und Studirende. Berlin : Hirschwald, 1877-80.
39) Ziegler, E: Lehrbuch der allgemeinen und speciellen pathologischen Anatomie und Pathogenese. Jena : G. Fischer, 1881-82.
40) Aschoff, L: Pathologische Anatomie. Ein Lehrbuch für Studierende und Ärzte. Jena : Gustav Fischer, 1909.
41) Aschoff, L: Pathologische Anatomie : ein Lehrbuch für Studierende und Ärzte. 8. Aufl. Jena : Fisher, 1936.
42) Mechnikoff, E: L'immunité dans les maladies infectieuses. Paris : Masson, 1901.
43) Mechnikoff, E: Immunity in infective diseases. Cambridge, University press, 1905.
44) Ehrlich, P. Croonian Lecture: On immunity with special reference to cell life. Proc. R. Soc. London. 66: 424-448, 1899/1900.
45) Burnet FM: A modification of Jerne's theory of antibody production using the concept of clonal selection. Australian J Sci. 20: 67-69, 1957.
46) Burnet, M: The clonal selection theory of acquired immunity. Cambridge : University Press, 1959.（山本正訳『免疫理論：クローン選択説』岩波書店，1963）
47) Hozumi, N; Tonegawa, S: Evidence for somatic rearrangement of immunoglobulin genes coding for variable and constant regions. Proc Natl Acad Sci USA. 73: 3628-3632, 1976.
48) Garrod, AB: The nature and treatment of gout and rheumatic gout. London : Walton and Maberly, 1859.
49) Gell PGH; Coombs RRA : The classification of allergic reactions underlying disease. In: Coombs RRA; Gell PGH (ed) Clinical Aspects of Immunology. London : Blackwell Science; 1963.
P1) Mechnikoff, E: Leçons sur la pathologie comparée de l'inflammation : faites à l'Institut Pasteur en 1891. Paris : Masson, 1892.

〔参考文献〕

Bulloch, W: The history of bacteriology. New York, NY : Dover Publications, 1979.（天児和暢訳『細菌学の歴史』医学書院，2005）
Buss, NA; Henderson, SJ; McFarlane, M; Shenton, JM; de Haan, L: Monoclonal antibody therapeutics: history and future. Curr Opin Pharmacol. 12: 615-622, 2012.
Crotty, S: A brief history of T cell help to B cells. Nat Rev Immunol. 15: 185-189, 2015.
Dinarello, CA: Historical insights into cytokines. Eur J Immunol. 37: S34-S45, 2007.
Dinarello, CA: The history of fever, leukocytic pyrogen and interleukin-1. Temperature（Austin）. 2: 8-16, 2015.
Guilliams, M; Ginhoux, F; Jakubzick, C; Naik, SH; Onai, N; Schraml, BU; Segura, E; Tussiwand, R; Yona, S: Dendritic cells, monocytes and macrophages: a unified nomenclature based on ontogeny. Nat Rev Immunol. 14: 571-578, 2014.
Harrison, LC; Campbell, IL: Cytokines: an expanding network of immuno-inflammatory hormones. Mol Endocrinol. 2: 1151-1156, 1988.
Long, ER: A history of pathology. New York, NY : Dover, 1965.（難波紘二訳『病理学の歴史』西村書店，1987）
Masopust, D; Vezys, V; Wherry, EJ; Ahmed R: A brief history of CD8 T cells. Eur J Immunol. 37: S103-S110, 2007.
Oppenheim, JJ: Cytokines: past, present, and future. Int J Hematol. 74: 3-8, 2001.
Parham, P: The immune system. Fourth edition. New York, NY : Garland Science, Taylor & Francis Group, [2015].（笹月健彦監訳『エッセンシャル免疫学』第3版．メディカル・サイエンス・インターナショナル，2016）
Tauber, AI: Metchnikoff and the phagocytosis theory. Nat Rev Mol Cell Biol. 4 : 897-901, 2003.
石田寅夫：ノーベル賞の生命科学入門 免疫のしくみ．講談社，2010．
矢口直英：フナイン・イブン・イスハーク『医学問答集』研究．2016年度東京大学大学院文学系研究科博士論文，2016

第20章　脳と心の医学——神経科学，精神医学，神経学の歴史
〔一次文献〕

1) Hippocrates: De morbo sacro. In: Littré, E: Oeuvres complètes d'Hippocrate. 6: 352-397.（石渡隆司訳「神聖病について」．大槻真一郎編『新訂ヒポクラテス全集』2: 111-132）

2) Plato: De res republica. In: Stephanus, H: Platonis opera quae extant omnia. Genevae : Excudebat Henr. Stephanus, 1578. 2: 327-621.（藤沢令夫訳『国家』岩波書店，1979）
3) Aristoteles. De anima. In: Bekker, I (ed): Opera, edidit Academia Regia Borussica. Berolini : Reimer, 1831-70. pp 402-435.（中畑正志訳『アリストテレス 魂について』京都大学学術出版会，2001）
4) Clayton, M; Philo, R : Leonardo da Vinci, anatomist . London : Royal Collection Publications, 2012.
5) Reisch, G: Margarita philosophica nova. Argentoraco veteri: Joannes Grüningerus, 1508.
6) Vesalius, A: De humani corporis fabrica libri septem. Basileae : ex off. Ioannis Oporini, 1543.（Richardson WF; Carman JB: On the fabric of the human body. In 5 vols. San Francisco, Novato, CA : Norman, 1998-2009）
7) Harvey, W: Exercitatio anatomica de motu cordis et sanguinis in animalibus / Gulielmi Harvei Angli, medici regii, & professoris anatomiae Collegio Medicorum Londinensi. Francofurti : Sumptibus Guilielmi Fitzeri, 1628.（暉峻義等訳『動物の心臓ならびに血液の運動に関する解剖学的研究』岩波書店，1961）
8) Descartes, R: Les passions de l'ame. Paris : Henry Le Gras, 1649.（谷川多佳子訳『情念論』岩波書店，2008）
9) Willis, T: Cerebri anatome: cui accessit nervorum descriptio & usus. Londini : Typis Tho. Roycroft, impensis Jo. Martyn & Ja. Allestry, 1664.
10) Boerhaave, H: Institutiones medicae : in usus annuæ exercitationis domesticos. Lugduni Batavorum : Apud Johannem vander Linden, 1708.
11) Pinel, P: Traité médico-philosophique sur l'aliénation mentale, ou La manie. Paris : Richard, 1801.
12) Griesinger, W: Die Pathologie und Therapie der psychischen Krankheiten : für Aerzte und Studirende. Stuttgart : Adolph Krabbe, 1845.（小俣和一郎；市野川容孝訳『グリージンガー精神病の病理と治療』東京大学出版会，2008）
13) Kraepelin, E: Compendium der Psychiatrie. Leipzig : Ambr. Abel, 1883.
14) Kraepelin, E: Psychiatrie : ein kurzes Lehrbuch für Studirende und Aerzte. Zweite gänzlich umgearb. Aufl. Leipzig : Ambr. Abel, 1887.
15) Bleuler, E: Dementia praecox, oder, Gruppe der Schizophrenien. Leipzig : Franz Deuticke 1911.
16) Freud, S: Die Traumdeutung. Leipzig : F. Deuticke, 1899.（高橋義孝訳『夢判断』新潮社，1957）
17) Broca, P: Nouvelle observation d'aphémie produite par une lésion de la moitié postérieure des deuxième et troisième circonvolution frontales gauches. Bull Soc Anat. 36: 398―407, 1861.
18) Wernicke, C: Der aphasische Symptomencomplex. Eine psychologische Studie auf anatomischer Basis. Breslau : Max Cohn & Weigert, 1874.
19) Charcot, JM: Leçons sur les maladies du système nerveux, faites à la Salpêtrière. Recueillies et pub. par Bourneville. Paris : Delahaye, 1872-87.
20) Jackson JH: A study of convulsions. St Andrews Med Graduates Assoc Trans 1869. London : John Churchill and sons, 1870. pp 162-204.
21) Jackson JH: The Croonian Lectures on Evolution and Dissolution of the Nervous System. Br Med J. 1(1215): 703-707, 1884.
22) Gowers, WR: A manual of diseases of the nervous system. London : Churchill, 1886-88.
23) Oppenheim, H: Lehrbuch der Nervenkrankheiten für Arzte und Studirende. Berlin : S. Karger, 1894.
24) Gerlach J von. Ueber die Structur der grauen Substanz des menschlichen Grosshirns: Vorläufige Mittheilung. Centralblatt für die medicinischen Wissenschaften . 10: 273-275, 1872.
25) Golgi C: Sulla struttura della sostanza grigia del cervello（comunicazione preventiva）. Gazzetta Medica Italiana Lombardia. 33: 244-246, 1873.
26) Cajal SR: Estructura de los centros nerviosos de las aves. Rev Trim Histol Norm Patol. 1: 1-10, 1888.
27) Weldeyer, W: Ueber einige neuere Forschungen im Gebiete der Anatomie des Centralnervensystems. Deutsche medicinische Wochenschrift, Berlin . 17: 1213-1218, 1244-1246, 1287-1289, 1331-1332, 1350-1356, 1891.
28) Foster, M; Sherrington, CS: A text book of physiology. Seventh edition, Part III. The central nervous system. London : MacMillan, 1897.
29) Sherrington, CS: The integrative action of the nervous system. New York, NY: Charles Scribner's sons, 1906.
30) Hodgkin, AL; Huxley, AF; Katz, B: Measurement of current-voltage relations in the membrane of the giant axon of Loligo. J Physiol. 116: 424-448, 1952.
31) Brock, LG; Coombs, JS; Eccles, JC: The nature of the monosynaptic excitatory and inhibitory processes in the spinal cord. Proc R Soc Lond B Biol Sci. 140: 170-176, 1952.
32) Eccles, JC: Evolution of the brain : creation of the self. London ; New York, NY : Routledge, 1989.（伊藤正雄訳『脳の進化』東京大学出版会，1990）
33) Brodmann, K: Vergleichende Lokalisationslehre der Grosshirnrinde in ihren Prinzipien dargestellt auf Grund des Zellenbaues. Leipzig : Barth, 1909.
34) Penfield, W; Rasmussen, T: The cerebral cortex of man. A clinical study of localization of function. New York, NY : Macmillan Company, 1950.
35) Gazzaniga MS, Bogen JE, Sperry RW: Some functional effects of sectioning the cerebral commissures in man. Proc Natl Acad Sci USA. 48: 1765-1769, 1962.
36) Kandel, ER: Principles of neural science. 5th ed. New York, NY : McGraw-Hill Medical, 2013.（金澤一郎；宮下保司監修『カンデル神経科学』メディカル・サイエンス・インターナショナル，2014）
37) Foucault, M: Histoire de la folie à l'âge classique; folie et déraison. Paris : Plon, 1961.（田村俶訳『狂気の歴史：古典主義時代における』新潮社，1975）
38) Laing, RD: The divided self; a study of sanity and madness. London : Tavistock Publications, 1960.（阪本健二；志貴春彦；笠原嘉訳『ひき裂かれた自己：分裂病と分裂病質の実存的研究』みすず書房，1971）
39) Kraepelin, E: Psychiatrie : ein Lehrbuch für Studirende und Aerzte. Achte, vollständig umgearbeitete Auflage. Leipzig : Johann

Ambrosius Barth, 1909-15.
40) Parkinson, J: An essay on the shaking palsy. London : Printed by Whittingham & Rowland ..., for Sherwood, Neely & Jones, 1817.
P1) Pinel, P: Nosographie philosophique ou La méthode de l'analyse appliquée à la médicine. in 2 vols., Paris : Hachette ; Bibliothèque nationale, 1797.
P2) Pinel, P: La médecine clinique rendue plus précise et plus exacte par l'application de l'analyse, ou Recueil et résultat d'observations sur les maladies aiguës, faites à la Salpêtrière. Paris : Brosson, Gabon et Cie, 1802.
P3) Jung, CG: Psychologische Typen. Zürich : Rascher, 1921.（吉村博次訳：心理学的類型．中央公論新社，2012）
P4) Sherrington, CS: Mammalian physiology. A course of practical exercises. Oxford : Claredon Press, 1919.

〔参考文献〕
Clarke, E; Dewhurst, K: An illustrated history of brain function. Oxford : Sanford Publications, 1972.（松下正明訳『図説脳の歴史：絵でみる大脳局在論の歴史』木村書店，1984）
Clarke, E; O'Malley, CD: The human brain and spinal cord : a historical study illustrated by writings from antiquity to the twentieth century. 2nd edition. San Francisco, CA : Norman Pub., 1996.
Clayton, M; Philo, R: Leonardo da Vinci : the anatomy of man : drawings from the collection of Her Majesty Queen Elizabeth II. Houston, TX : Museum of Fine Arts, 1992.（高橋彬監修『レオナルド・ダ・ヴィンチ人体解剖図：女王陛下のコレクションから』同朋舎出版，1995）
Feindel, W; Leblanc, R; de Almeida, AN: Epilepsy surgery: historical highlights 1909-2009. Epilepsia. 50 Suppl 3: 131-151, 2009.
Garrison, FH; McHenry, LC: History of neurology. Rev. and enl. with a bibliography of classical, original and standard works in neurology. Springfield, IL : Thomas, 1969.（豊倉康夫監訳『神経学の歴史—ヒポクラテスから近代まで』医学書院，1977）
Haymaker, W; Schiller, F（ed）: The founders of neurology: one hundred and forty-six biographical sketches by eighty-eight authors. 2 nd edition. Springfield, IL: Charles C Thomas, 1970.
Hippius, H; Neundörfer, G: The discovery of Alzheimer's disease. Dialogues Clin Neurosci. 5: 101-108, 2003.
Hochmann, J: Histoire de la psychiatrie. Paris : Presses Universitaires de France, 2004.（阿部惠一郎訳『精神医学の歴史［新版］』白水社，2007）
Hubel, DH; Wiesel, TN: Receptive fields of single neurones in the cat's striate cortex. J Physiol. 148: 574-591, 1959.
Kandel, E; Schwartz, J; Jessell, T; Siegelbaum, SA; Hudspeth, AJ: Principles of neural science. 5th edition. New York, NY : McGraw-Hill, 2012.（金澤一郎；宮下保司監修『カンデル神経科学』メディカル・サイエンス・インターナショナル，2014）
Shorter, E: A history of psychiatry : from the era of the asylum to the age of Prozac. New York, NY : John Wiley & Sons, c1997.（木村定訳『精神医学の歴史—隔離の時代から薬物治療の時代まで』青土社，1999）
Spillane, JD: The doctrine of the nerves. Oxford : Oxford University Press, 1981.
Wollman, D: A tale of two halves. Nature. 483: 260-263, 2012.
岡田靖雄：日本精神科医療史．医学書院，2002．
小俣和一郎：精神医学の歴史．第三文明社，2005．
坂井建雄：人体観の変遷—脳の働きをめぐって．神経心理学．29: 22-34, 2013．
佐野圭司：脳神経外科の開拓者たち．中外医学社，1995．

第21章　発生と生殖の医学——発生学，産婦人科学，生殖医療

〔一次文献〕
1) Hippocrates; Littré, E: Oeuvres complètes d'Hippocrate : traduction nouvelle avec le texte grec en regard, collationné sur les manuscrits et toutes les éditions. A Paris : Chez J.B. Baillière, 1839-61.（大槻真一郎編『新訂ヒポクラテス全集』全3巻，エンタプライズ，1997）
2) Aristoteles: De Generatione Animalium. In: Aristoteles; Bekker, I（ed）: Opera, edidit Academia Regia Borussica. pp 715-789.（島崎三郎（訳）：アリストテレス全集9．動物運動論，動物進行論，動物発生論．岩波書店，1969. pp 81-418）
3) Galen: De naturalibus facultatibus. In: Kühn, KG（ed）: Claudii Galeni opera omnia. II: 1-214.（種山恭子訳：内山勝利編『ガレノス 自然の機能について』京都大学学術出版会，1998）
4) Galen: De semine. In: Kühn, KG（ed）: Claudii Galeni opera omnia. IV: 512-651.（De Lacy, P: Galen: On semine: edition, translation and commentary. Berlin: Akademie Verlag, 1992）
5) Galen: De foetuum formation. In: Kühn, KG（ed）: Claudii Galeni opera omnia. IV: 652-702.（Singer, PN: Galen: Selected works. Oxford: Oxford University Press, 1997. pp 177-201 .; Nickel, D: Galen: Über die Ausformung der Keimlinge. Berlin: Akademie Verlag, 2001）
6) Rueff, J: De conceptu et generatione hominis, et iis quae circa hęc potissimum consyderantur, libri sex. Tiguri : Christophorus Froschoverus, 1554.
7) Aranzio, GC: De humano foetu libellus. Bononiae : Ex officina Joannis Rubrii, 1564.
8) Fabricius aA: De formato foetu. Venetiis : Per Franciscum Bolzettam, 1600.
9) Fabricius aA: De formatione ovi, et pulli tractatus accuratissimus. Patavii : Ex officina Aloysii Bencii, 1621.
10) Harvey, W: Exercitationes de generatione animalium. Quibus accedunt quaedam De partu: De membranis ac humoribus uteri: & De conception. Londini : Typis Du-Gardianis; impensis Octaviani Pulleyn, 1651.
11) Highmore, N: The history of generation. Examining the several opinions of divers authors, especially that of Sir Kenelm Digby, in his Discourse of bodies. London : Printed by R. N. for John Martin, 1651.
12) Malpighi M: Dissertatio epistolica de formatione pulli in ovo. Londini : Apud Joannem Martyn, 1673.
13) Malpighi M: Anatome plantarum. Cui subjungitur Appendix, iteratas & auctas ... De ovo incubato observationes continens. Londini : Impensis Johannis Martyn, 1675.

14) Leeuwenhoek, Av: Observationes D. Anthonii Lewenhoeck, De Natis E Semine Genitali Animalculis Phil. Trans. 12: 1040-1046, 1677.
15) Graaf, Rd: De mulierum organis generationi inservientibus tractatus novus. Demonstrans tam homines & animalia caetera omnia, quae vivipara dicuntur, haud minus quam ovipara ab ovo originem ducere. Lugduni Batav . : Ex Officina Hackiana, 1672.
16) Haller, Av: Sur la formation du coeur dans le poulet. Lausanne, Marc-Mich. Bousquet, 1758.
17) Wolff, CF: Theoria generationis. Halae ad Salam : Litteris Hendelianis, 1759.
18) Bonnet, C: Considerations sur les corps organisés, où l'on traite de leur origine, de leur développement, de leur réproduction, &c. & ... tout ce que l'histoire naturelle offre ... sur ce sujet. Amsterdam : Marc-Michel Rey, 1762.
19) Baer, KEv: Über Entwicklungsgeschichte der Thiere. Beobachtung und Reflexion. Köningsberg : Bornträger, 1828-37.
20) Keibel, F; Mall, FP: Handbuch der Entwicklungsgeschichte des Menschen. Leipzig : S. Hirzel, 1910-11.
21) Spemann, H; Mangold, H : Induction of embryonic primordia by implantation of organizers from a different species. Roux's Arch Entw Mech. 100:599-638, 1924.
22) Spemann, H: Embryonic development and induction. New Haven, Yale university press; London : H. Milford, Oxford University Press, 1938.
23) Asashima, M; Nakano, H; Shimada, K; Kinoshita, K; Ishii, K; Shibai, H; Ueno, N: Mesodermal induction in early amphibian embryos by activin A (erythroid differentiation factor). Roux Arch Dev Biol. 198(6): 330-335, 1990.
24) Soranus: De arte obstetricia morbisque mulierum quae supersunt. Ex apographo Friderici Reinholdi Dietz, nuper fato perfuncti primum edita. Regimonti Prussorum : Graef et Unzer, 1838. (Soranus: Die Gynäkologie; Geburtshilfe, Frauen- und Kinder-Krankheiten, Diätetik der Neugeborenen. Übers. von H. Lüneburg; commentirt und mit Beilagen versehen von J. Ch. Huber. München : Lehmann, 1894)
25) Trota: Trotulae curandarum aegritudinum muliebrium librer unus. Parisiis : Ioannem Fucherium, 1550.
26) Rösslin, E: Der swangern Frauwen und Hebammen Rosegarten. Argentine : Martinus Flach junior, 1513.
27) Mustio: De mulierum passionibus liber. Viennae, 1793.
28) Guillemeau, J: La chirurgie francoise recueillie des antiens medecins et chirurgiens avec plusieurs figures des instrumens necesseres pour l'operation manuelle. Paris : Nicolas Gilles, 1594.
29) Guillemeau, J: De la nourriture et gouuernement des enfans, des le commencement de leur naissance : et le moyen de les secourir & garantir des maladies qui leur peuuent suruenir dés le ventre de leur mere, & premier aage [sic] . A Paris : Chez Nicolas Buon, 1609.
30) Mercurio, G: La Comare o ricoglitrice. Venetia : Battista Cioti, 1595-96.
31) Bourgeois, L: Observations diverses sur la stérilité, perte de fruict, foecondité, accouchements et maladies des femmes, et enfants nouveaux naiz, amplement traittées et heureusement praticquées. A Paris : chez A. Saugrain 1609.
32) La Marche, MDTd: Instruction familière et très facile, faite par questions et réponses, touchant toutes les choses principales qu'une sage-femme doit sçavoir pour l'exercice de son art. A Paris : chez la dite veuve de la Marche, 1677.
33) Siegemund, J: Die Chur-Brandenburgische Hoff-Wehe-Mutter. Cölln a. d. Spree, 1690.
34) Mauriceau, F: Des maladies des femmes grosses et accouchees. Paris : Jean Henault, 1668.
35) Motte, GMdl: Traité complet des accouchemens naturels, non naturels et contre nature, expliqué dans un grand nombre d'observations et de réflexions sur l'art d'accoucher. Paris : L. d'Houry, 1721.
36) 賀川玄悦：子玄子産論．須原屋茂兵衛, 1765. (web：早稲田大学図書館蔵)
37) Deventer, Hv: Manuale operatien, 1 deel, zijnde een nieuw ligt voor vroed-meesters en vroed-vrouwen : haar getrouwelijk ontdeckende al wat nodig is te doen, om barende vrouwen te helpen verlossen. Graven-Hage : By en voor den auteur, 1701.
38) Deventer, Hv: Operationes chirurgicae novum lumen exhibentes obstetricantibus, quo fideliter manifestatur ars obstetricandi, etquidquid ad eam requiritur instructum pluribus figuris aeri incisis, repraesentantibus multiplices uteri posituras, pravosque infantum situs. Lugduni Batavorum : Andream Dyckhuisen, 1701.
39) Smellie W: A treatise on the theory and practice of midwifery. London : Printed for D. Wilson and T. Durham, 1752.
40) Smellie W: A collection of cases and observations in midwifery / by William Smellie, M.D. to illustrate his former Treatise, or first volume, on that subject ; vol. II. London : Printed for D. Wilson and T. Durham, 1754.
41) Smellie W: A sett of anatomical tables, with explanations, and an abridgment, of the practice of midwifery : with a view to illustrate a treatise on that subject, and collection of cases. London : [s.n.] , 1754.
42) Hunter, W: Anatomia uteri humani gravidi tabulis illustrata / auctore Gulielmo Hunter ... = The anatomy of the human gravid uterus exhibited in figures. Birminghamiae : Londini : Excudebat Joannes Baskerville ; Prostant apud S. Baker, T. Cadell, D. Wilson, T. Nichol, et J. Murray, 1774.
43) Roederer, JG: Elementa artis obstetriciae : in usum praelectionum academicarum. Gottingae : Sumtibus Bibliopolii Acad. Privilegiati, 1753.
44) Baudelocque, JL: L'art des accouchemens. Paris : Méquignon l'aîné, 1781.
45) Rousset, F: Traitté nouveau de l'hysterotomotokie, ou enfantement caesarien. Paris : Denys Du Val, 1581.
46) Völter, C: Neueröffnete Hebammen-Schul; oder, Nutzliche Unterweisung christlicher Hebammen und Wehe-Müttern, wie solche sich vor, in und nach der Geburt, bey Schwangern und Gebährenden, auch sonst gebrechlichen Frauen zu verhalten haben. Stutgart : In Verlegung Johann Gottfried Zubrods, gedruckt durch Melchior Gerhard Lorbern, 1687.
47) Mesnard, J: Le guide des accoucheurs, ou, Le maistre dans l'art d'accoucher les femmes. A Paris : Chez De Bure, l'aîné ... Le Breton, petit-fils d'Houry ... Durand, 1743.
48) Porro, E: Della amputazione utero-ovarica come complemento di taglio cesareo. Milano : Rechiedei, 1876.
49) Sänger, M: Der Kaiserschnitt bei Uterusfibromen, nebst vergleichender Methodik der Sectio caesarea und der Porro-Operatïon; Kritiken, Studien und Vorschläge zur Verbesserung des Kaiserschnitts. Leipzig : Engelmann, 1882.

50) Fabricius aA: Operationes chirurgicae. In duas partes divisae. Quibus adjectum est pentateuchon antea editum, & alia quae in eo desiderari videbantur. Venetiis : Apud Paulum Megliettum, 1619.
51) Fallopio, G: De morbo gallico liber absolutissimus a Petro Angelo Agatho Materate［i. e. Giovanni Bonacci］(eo legente) scriptus. Patavii : Apud Lucam Bertellum & socios, 1564.
52) Sanger, M: Family limitation. New York, NY, 1922.

〔参考文献〕

Adelmann HB: The embryological treatises of Hieronymus Fabricius of Aquapendente. The formation of the egg and of the chick ［De formatione ovi et pulli］. The formed fetus［De formato foetu］. Ithaca, New York, NY: Cornell University Press: 1942.
Baskett, TF; Calder, AA; Arulkumaran, S: Munro Kerr's operative obstetrics. Edinburgh : Saunders Elsevier, 2014.
Boley, JP: The history of caesarean section. Can Med Assoc J. 32: 557-559, 1935.
Clarke, GN: A.R.T. and history, 1678-1978. Hum Reprod. 21: 1645-1650, 2006.
De Roberti,s EM: Spemann's organizer and self-regulation in amphibian embryos. Nat Rev Mol Cell Biol. 7: 296-302, 2006.
Dunn, PM: The Chamberlen family（1560-1728）and obstetric forceps. Arch Dis Child Fetal Neonatal Ed. 81: F232-F234, 1999.
Dunn, PM: Louise Bourgeois（1563-1636）: royal midwife of France. Arch Dis Child Fetal Neonatal Ed. 89: F185-F187, 2004.
Dunn, PM: Paul Portal（1630-1703）, man-midwife of Paris. Arch Dis Child Fetal Neonatal Ed. 91: F385-F387, 2006.
Ingerslev, E: Die Geburtszange. Eine Geburtshülfliche Studie. Stuttgart : Ferdinand Enke, 1891.
Karamanou, M; Poulakou-Rebelakou, E; Tzetis, M; Androutsos, G: Anton van Leeuwenhoek（1632-1723）: father of micromorphology and discoverer of spermatozoa. Rev Argent Microbiol. 42: 311-314, 2010.
Lurie, S; Glezerman, M: The history of cesarean technique. Am J Obstet Gynecol. 189: 1803-1806, 2003.
Mark, M; Rijli, FM; Chambon, P: Homeobox Genes in Embryogenesis and Pathogenesis. Pediatr Res. 42: 421-429, 1997.
Needham, J; Hughes, A: A history of embryology. Second edition. New York, NY : Abelard-Schuman, 1959.
Oliver, R; Thakar, R; Sultan, AH: The history and usage of the vaginal pessary: a review. Eur J Obstet Gynecol Reprod Biol. 156: 125-130, 2011.
Roe, SA: Matter, life, and generation: 18 th-century embryology and the Haller-Wolff debate. Cambridge : Cambridge University Press, 1981.
Russell, ES: Form and function: a contribution to the history of morphology. London : John Murray, 1916.（坂井建雄訳『動物の形態学と進化』三省堂，1993）
Shah, SM; Sultan, AH; Thakar, R: The history and evolution of pessaries for pelvic organ prolapse. Int Urogynecol J Pelvic Floor Dysfunct. 17: 170-175, 2006.
Sheikh, S; Ganesaratnam, I; Jan, H: The birth of forceps. JRSM Short Rep. 4: 1-4, 2013.
Sinclair, A: Eleven years of sexual discovery. Genome Biol. 2: REPORTS4017. 2001.
Speert, H: Obstetrics and gynecology: a history and iconography. New York, NY : Parthenon Publishing, 2004.
van der Weiden, RM; Hoogsteder, WJ: A new light upon Hendrik van Deventer（1651-1724）: identification and recovery of a portrait. J R Soc Med. 90: 567-569, 1997.
Witkowski, GJ: Accoucheurs et sages-femmes célèbres; esquisses biographiques. Paris : Steinheil, ［1891］.
佐藤和雄：先達の轍に学ぶ産婦人科の過去から未来へ．メジカルビュー，2011．

第22章　臨床医学のさまざまな領域──小児科学，皮膚科学，眼科学，整形外科学，腫瘍医学
〔一次文献〕

1) Bagellardus, P: De aegritudinibus et remediis infantium : mit Widmungsbrief des Autors an den Dogen Nicolaus Tronus. Padua : Bartholomaeus de Valdezoccho und Martinus de Septem Arboribus, 1472.
2) Metlinger, B: Ein Regiment der jungen Kinder. Wann nach ansehung götlicher vnd menschlicher ordenung vnnd gesaczt ein yeglich vatter vnd mūter gebrechelicheit so iren kinden besunder die noch in kintlichem alter vunder siben iaren seind, durch iren vnfleiss vnd versaum-nuss zū steen zū verantwurten vnd ze büsse［n］schuldig seind. Augsburg : Günther Zainer, 1473.
3) Mercuriale, G: De morbis puerorum tractatus locupletissimi. Venetiis : Apud Paulum Meietum, 1583.
4) Würtz, F: Practica der Wundartzney. Basel : Sebastian Henricpetrri, 1612.
5) Sennert, D: Practicae medicinae liber primus［-sextus］.［Wittebergae］: Sumtibus viduae et haered. Zachariae Schureri senioris, Typis haeredum Salomonis Auerbach, 1628-1635.
6) Zwinger, T: Paedojatreja practica. Basileae, 1722.
7) Rosén von Rosenstein, N: Underrättelser om barn-sjukdomar och deras bote-medel : tilförene styckewis utgifne uti de små Almanachorna, nu samlade, tilökte och förbättrade. Stockholm : På Kongl. Wet. acad. kostnad : Tryckte hos direct. Lars Salvius, 1764.
8) Underwood, M: A treatise on the diseases of children, with directions for the management of infants from the birth; especially such as are brought up by hand. London : J. Mathews, 1784.
9) West, C: Lectures on the diseases of infancy and childhood. London : Longman, Brown, Green, and Longmans, 1848.
10) Jacobi, A: Therapeutics of infancy and childhood. Philadelphia, PA: J. B. Lippincott, 1896.
11) Heubner, O: Lehrbuch der Kinderheilkunde. Leipzig : Barth, 1903-06.
12) Budin, P: Le nourrisson. Alimentation et hygiène: enfants débiles, enfants nés à terme; leçons cliniques. Paris : Doin, 1900.
13) Hess, J: Premature and congenitally diseased infants. Philadelphia and New York : Lea & Febiger, 1922.
14) Mercuriale, G: De morbis cutaneis, et omnibus corporis humani excrementis tractatus locupletissimi ... Ex ore Hieronymi Mercurialis ... excepti, atque in libros quinque digesti, opera Pauli Aicardii. Venetiis : Apud Paulum & Antonium Meietos fratres, 1572.
15) Turner, D: De morbis cutaneis ＝ A treatise of diseases incident to the skin ; in two parts ; with a short appendix. London : Printed for R. Bonwicke, W. Freeman, Tim. Goodwin, J. Walthoe, M. Wotton,［and 5 others in London］, 1714.

16) Plenck, JJ: Doctrina de morbis cutaneis : qua hi morbi in suas classes, genera and species rediguntur. Viennae : Apud Rudolphum Graeffer, 1776.
17) Willan, R: On cutaneous diseases. Vol. I. Containing Ord. I. Papulae. Ord. II. Squamae. Ord. III. Exanthemata. Ord. IV. Bullae. London : Johnson, 1808.
18) Bateman, T: A practical synopsis of cutaneous diseases according to the arrangement of Dr. Willan, exhibiting a concise view of the diagnostic symptoms and the method of treatment. London : Longman, Hurst, Rees, Orme, and Brown, 1813.
19) Bateman, T: Delineations of cutaneous diseases; exhibiting the characteristic appearances of the principal genera and species comprised in the classification of the late Dr. Willan and completing the series of engravings begun by that author. London : Longman, Hurst, Rees, Orme, and Brown, 1817.
20) Alibert, JLM: Description des maladies de la peau : observées a l'Hôpital Saint-Louis, et exposition des meilleures méthodes suivies pour leur traitement. A Paris : Chez Barrois l'ainé et fils, 1806.
21) Alibert, JLM: Clinique de l'Hôpital Saint-Louis, ou, Traité complet des maladies de la peau, contenant la description de ces maladies et leurs meilleurs modes de traitement. Paris : B. Cormon et Blanc, 1833.
22) Alibert, JLM: Précis théorique et pratique sur les maladies de la peau. Paris, Caille et Ravier, 1818.
23) Cazenave, A; Schedel, HE; Biett, LT: Abrégé pratique des maladies de la peau, d'après les auteurs les plus estimés, et surtout d'après les documents puisés dans les leçons cliniques de M. le docteur Biett. Paris : Béchet Jeune, 1828.
24) Journal of cutaneous medicine and diseases of the skin. 1868-71.
25) Wilson, E: A practical and theoretical treatise on the diagnosis, pathology, & treatment of diseases of the skin; arranged according to a natural system of classification, and preceded by an outline of the anatomy & physiology of the skin. London : Churchill, 1842.
26) Wilson, E: Diseases of the skin. London : John Churchill, [1847].
27) Wilson, E: A practical treatise on Healthy Skin: with rules for the medical and domestic treatment of cutaneous diseases. London : J. Churchill, 1845.
28) Simon, GT: Die Hautkrankheiten durch anatomische Untersuchungen erläutert. Berlin, Reimer, 1848.
29) Neumann, I: Lehrbuch der Hautkrankheiten. Wien : Braumüller, 1869.
30) Hebra, F; Kaposi, M: Lehrbuch der Hautkrankheiten. "Handbuche der speciellen Pathologie und Therapie" von Rud. Virchow, III. Band. Erlangen : Ferdinand Enke, 1872.
31) Kaposi, M: Pathologie und Therapie der Hautkrankheiten in Vorlesungen für praktische Ärzte und Studirende. Wien : Urban & Schwarzenberg, 1880.
32) Hippocrates; Littré, E: Oeuvres complètes d'Hippocrate : traduction nouvelle avec le texte grec en regard, collationné sur les manuscrits et toutes les éditions. A Paris : Chez J.B. Baillière, 1839-61.（大槻真一郎編『新訂ヒポクラテス全集』全3巻，エンタプライズ，1997）
33) Celsus, AC; Spencer, WG: De medicina. The Loeb classical library. London : W. Heinemann ltd. ; Cambridge, MA : Harvard University Press, 1935-38.（石渡隆司訳『ケルスス 医学論』医事学研究．岩手医科大学，1986-2001）
34) Galen: De usu partium. In: Kühn, KG（ed）: Claudii Galeni opera omnia. III: 1-933, IV: 1-366.（May, MT: Galen: On the usefulness of the parts of the body. Ithaca, NY: Cornell University Press, 1968）
35) Vesalius, A: De humani corporis fabrica libri septem. Basileae, ex off. Ioannis Oporini, 1543.（Richardson WF; Carman JB: On the fabric of the human body. In 5 vols. San Francisco, Novato, CA : Norman, 1998-2009）
36) Bartisch, G: Ο $\phi\theta\alpha\lambda\mu o\delta o\upsilon\lambda\epsilon\iota\alpha$, das ist Augendienst. Newer und wolgegründter Bericht von Ursachen und Erkentnüs aller Gebrechen, Schäden und Mängel der Augen und des Gesichtes. Dreszden : Matthes Stöckel, 1583.
37) Guillemeau, J: Traité des maladies de l'oeil : qui sont en nombre de cent treize, ausquelles il est suiect. A Paris : Chez Charles Massé ..., 1585.
38) Plempius, VF: Ophthalmographia; sive, Tractatio de oculi fabrica, actione, & usu praeter vulgatas hactenus philosophorum ac medicorum opinions. Amsterodami : Sumptibus Henrici Laurentii, 1632.
39) Briggs, W: Ophthalmo-graphia, sive Oculi ejusque partium descriptio anatomica. Cantabrigiae : Excudebat Joan. Hayes, typographus, impensis Jon. Hart, bibliopolae, 1676.
40) Saint-Yves, Cd: Nouveau traité des maladies des yeux, les remedes qui y conviennent, & les operations de chirurgie que leurs guérisons éxigent. Avec de nouvelles decouvertes sur la structure de l'oeil, qui prouvent l'organe immédiat de la vûë. Paris : Pierre-Augustin Le Mercier, 1722.
41) Zinn, JG: Descriptio anatomica oculi humani. Gottingae : Apud viduam b. Abrami Vandenhoeck, 1755.
42) Beer, GJ: Lehre der Augenkrankheiten. Wien : Christian Friedrich Wappler, 1792.
43) Helmholtz, Hv: Beschreibung eines Augen-Spiegels zur Untersuchung der Netzhaut im lebenden Auge. Berlin : Förstner, 1851.
44) Donders, FC: On the anomalies of accommodation and refraction of the eye: with a preliminary essay on physiological dioptrics. London : The New Sydenham Society, 1864.
45) Archiv für Ophthalmologie. 1854-.（現：Graefe's Archive for Clinical and Experimental Ophthalmology）
46) Andry, N: L'orthopédie; ou, L'art de prevenir et de corriger dans les enfans, les difformités du corps. Le tout par des moyens a la portée des peres & des meres, & des personnes qui ont des enfans à élever. Paris : La Veuve Alix [etc.] 1741.
47) Delpech, JM: De l'orthomorphie, par rapport à l'espèce humaine; ou, Recherches anatomico-pathologiques sur les causes, les moyens de prévenir, ceux de guérir les principales difformités et les véritables fondemens de l'art appelé: orthopédique. Paris : Gabon, 1828.
48) Bigg, HH: Orthopraxy: the mechanical treatment of deformities, debilities, and deficiencies of the human frame. London : Churchill, 1865.
49) Stromeyer, GFL: Beiträge zur operativen Orthopädik; oder, Erfahrungen über die subcutane Durchschneidung verkürzter Muskeln und deren Sehnen. Hannover : Helwing, 1838.

50) Mathijsen, A: Nieuwe wijze van aanwending van het gips-verband bij beenbreuken. Eene bijdrage tot de militaire chirurgie. Harlaam : Loghem, 1852.
51) Galen: De tumoribus praeter naturam. In: Kühn, KG (ed): Claudii Galeni opera omnia. III: 1-933, IV: 1-366.（Lytton, DG; Resuhr, LM: Galen on abnormal swellings. J Hist Med. 33: 531-549, 1978）
52) Galen: Ars medica. In: Kühn, KG (ed): Claudii Galeni opera omnia. I: 305-412.（Singer, PN: Galen: Selected works. Oxford : Oxford University Press, 1997. pp 345-396）
53) Paré, A: Les Oeuvres d'Ambroise Paré, conseiller et premier chirurgien du roy, divisées en vingt-sept livres : avec les figures et portraicts tant de l'Anatomie que des instruments de chirurgie et de plusieurs monstres. 2nd ed., Paris : Gabriel Buon, 1579.
54) Dionis, P: Cours d'operations de chirurgie, demontrées au Jardin royal. Paris : Laurent D'Houry, 1707.
55) Heister, L: Chirurgie, in welcher alles was zur Wund ＝ Artzney gehört nach der neuesten und besten Art gründlich abgehandelt und in vielen Kupffer ＝ Tafeln die neuerfundene und dienstechste Instrumenten, nebst den bequemsten Handgriffen der Cirurgischen Operationen und Bandagen deutlich vorgestellet werden. Nürnberg : Bey Johann Hoffmanns seel. Erben, 1719.
56) Halstead, WS: The results of operations for the cure of cancer of the breast performed at the Johns Hopkins Hospital from June, 1889, to January, 1894. Annal of Surgery. 20: 497-555, 1894.
57) Peyrilhe, B: Dissertatio academica de cancro : quam duplici proemio donavit illustris Academica Scientiarum, Humaniorum Litterarum & Artium Lugdunensis. Parisiis : Apud de Hansy juniorem ... et P. Fr. Didot juniorem, 1774.
58) Bayle, GL: Traité des maladies cancéreuses. Rev., augm. et pub. par A. L. J. Bayle. Paris : Laurent [etc.] 1833-39.
59) Rokitansky, C: Lehrbuch der pathologischen Anatomie. 3rd ed., in 3 vols., Wilhelm Braumüller, Wien : 1855-61.
60) Virchow, R: Die Cellularpathologie in ihrer Begründung auf physiologische und pathologische Gewebelehre. Berlin : Augst Hirschwald, 1858.
61) Rindfleisch, E: Lehrbuch der pathologischen Gewebelehre zur Einführung in das Studium der pathologischen Anatomie. Leipzig : Wilhelm Engelmann, 1867/69.
62) Cohnheim, JF: Vorlesungen über allgemeine Pathologie; ein Handbuch für Aerzte und Studirende. Berlin : Hirschwald, 1877-80.
63) Pott, P: Chirurgical observations : relative to the cataract, the polypus of the nose, the cancer of the scrotum, the different kinds of ruptures, and the mortification of the toes and feet. London : Printed, by T.J. Carnegy, for L. Hawes, W. Clarke, and R. Collins ..., 1775.
64) 山極勝三郎：市川厚一：癌腫ノ人工的發生ニ就テ．癌 10(4)，249-290，1916.
65) Rous, P: A sarcoma of the fowl transmissible by an agent separable from the tumor cells. J Exp Med. 13: 397-411, 1911.
66) Warburg, OH: On respiratory impairment in cancer cells. Science. 124: 269-270, 1956.
P1) 山極勝三郎：病理總論講義．山口徳次郎，1895.

〔参考文献〕
Crissey, JT; Parish, LC; Holubar, K: Historical atlas of dermatology and dermatologists. Boca Raton : CRC Press, 2002.
Darmon, P: Les Cellules folles : L'homme face au cancer de l'Antiquité à nos jours. Paris : Plon, 1993.（河原誠三郎；鈴木秀治；田川光照(訳)『癌の歴史』1997）
DeVita, VT Jr; Rosenberg SA: Two hundred years of cancer research. N Engl J Med. 366: 2207-2214, 2012.
Furue, M; Chiba, T; Takeuchi S: Current status of atopic dermatitis in Japan. Asia Pac Allergy. 1: 64-72, 2011.
Goihman-Yahr M: History, dermatology, and medicine: another outlook. Clin Dermatol. 2: 170-173, 2014.
Peltier, LF: Orthopedics: a history and iconography. San Francisco, CA : Norman, 1993.
Sulzberger MB: The skin, organ of discovery: yesterday, today, and tomorrow. Bull N Y Acad Med. 54: 823-841, 1978.
Wheeler JR: History of ophthalmology through the ages. Br J Ophthalmol. 30: 264-275, 1946.
小林晶：「オルトペディ」の起源と造語者ニコラ・アンドリ（Nicolas Andry, 1658-1742）―付・以後の整形外科小史．日本整形外科学会雑誌．83: 916-930, 2009.
清水弘一：眼科学の歴史 検眼鏡の発明．臨床眼科．55: 1721-1726, 2001.
高橋孝：胃癌外科の歴史．医学書院，2011.
深瀬泰旦：小児科学の史的変遷．思文閣出版，2010.
松木明知：華岡青洲と麻沸散：麻沸散をめぐる謎．改訂版．真興交易医書出版部，2008.

第23章　20世紀以後の医療技術――現代医療発展の原動力
〔一次文献〕
1) Lower, R: Diatribae Thomae Willisii ... de febribus vindicatio adversus Edmundum de Mear. Londini : Apud Jo. Martyn & Ja. Allestry, 1665.
2) Blundell, J: Observations on transfusion of blood by Dr. Blundell with a description of his gravitator. Lancet. 2: 321-324, 1828.
3) Landsteiner, K: Über Agglutinationserscheinungen normalen menschlichen Blutes. Wien Klin Wochenschr. 14: 1132-1134, 1901.
4) Hustin, A: Principe d'une nouvelle méthode de transfusion muqueuse. J Med Brux. 12: 436-439, 1914.
5) Agote, L: Nueva procedimiento para la transfusion de sangre. An Inst Modelo Clin Med. 1: 25, 1915.
6) Lewisohn, R: Blood transfusion by the citrate method. Surg Gynecol Obstet. 21: 37-47, 1915.
7) Robertson, OH: Transfusion with preserved red blood cells. Br Med J. 1: 691-695, 1918.
8) Cohn, EJ: The separation of blood into fractions of therapeutic value. Ann Intern Med. 26: 341-352, 1947.
9) Roentgen, W: Eine neue Art von Strahlen. Würzburg : Stahel, 1896.
10) Egas Moniz, ACdA: Diagnostic des tumeurs cérébrales et épreuve de l'encéphalographie artérielle. Préface de M. le Dr Babinski. Paris : Masson, 1931.
11) Forssmann, W: Über die Sondierung des rechten Herzens. Berliner Klinische Wochenschrift. 5. November 1929.
12) Goetz, RH; Rohman, M; Haller, JD; Dee, R; Rosnak, SS: Internalmammary-coronary artery anastomosis. A nonsuture method

employing tantalumrings. J Thorac Cardiovasc Surg . 41 : 378-386, 1961.
13) Puel J, Joffre F, Rousseau H, Guermonprez B, Lancelin B, Valeix B, Imbert G, Bounhoure JP: Endo-prothèses coronariennes autoexpansives dans la prévention des resténoses après angioplastie transluminale. Arch Mal Coeur. 8: 1311-1312, 1987.
14) Carpentier, A: Cardiac valve surgery—the "French correction". J Thorac Cardiovasc Surg. 86: 323-37, 1983.
15) Désormeaux, AJ: De l'endoscope et de ses applications au diagnostic et au traitement des affections de l'urèthre et de la vessie. Paris : Baillière, 1865.
P1) Takahashi, K; Yamanaka, S: Induction of pluripotent stem cells from mouse embryonic and adult fibroblast cultures by defined factors. Cell. 126: 663-676, 2006.
P2) Takahashi, K; Tanabe, K; Ohnuki, M; Narita, M; Ichisaka, T; Tomoda, K; Yamanaka, S: Induction of pluripotent stem cells from adult human fibroblasts by defined factors. Cell. 131: 861-872, 2007.
P3) Lauterbur, PC: Image formation by induced local interactions: examples employing nuclear magnetic resonance. Nature. 242: 190-191, 1973.

〔参考文献〕
Buxton, BF; Galvin, SD: The history of arterial revascularization: from Kolesov to Tector and beyond. Ann Cardiothorac Surg. 2: doi: 10.3978/j.issn.2225319X. 2013.
Comitini, S; Tigani, D; Leonetti, D; Commessatti, M; Cuoghi, F; Barca, P; Martucci, A; Bettuzzi, C; Amendola, L: Evolution in knee replacement implant. Single Cell Biol. 4:109. doi: 10.4172/2168-9431.1000109. 2015.
Fravaloro, RG: Landmarks in the development of coronary artery bypass surgery. Circulation. 98: 466-478, 1998.
Furman, S; Szarka, G; Layvand, D: Reconstruction of Hyman's second pacemaker. Pacing Clin Electrophysiol. 28: 446-53, 2005.
Link, TE; Bisson, E; Horgan, MA; Tranmer, BI: Raymond M. P. Donaghy: a pioneer in microneurosurgery. J Neurosurg. 112: 1176-81, 2010.
Mollison, PL: The introduction of citrate as an anticoagulant for transfusion and of glucose as a red cell preservative. Br J Haematol. 108: 13-18, 2000.
Nossaman, BD; Scruggs, BA; Nossaman, VE; Murthy, SN; Kadowitz, PJ: History of right heart catheterization: 100 years of experimentation and methodology development. Cardiol Rev. 18: 94-101, 2010.
Power, C; Rasko, JEJ: Will cell reprogramming resolve the embryonic stem cell controversy? A narrative review. Annal Int Med. 155: 114-121, 2011.
Roper-Hall, MJ: Microsurgery in ophthalmology. Br J Ophthalmol. 51: 408-414, 1967.
Tamai, S: History of microsurgery. Plast Reconstr Surg. 124(6 Suppl): e282-e294, 2009.
Watson, CNE; Dark, JH: Organ transplantation: historical perspective and current practice. Br J Anaesthesia. 108(S1): i29-i42, 2012.
日本透析医学会：図説わが国の慢性透析療法の現況　2017年12月31日現在．日本透析医学会，2018.
丹羽寛文：消化管内視鏡の歴史．日本メディカルセンター，1997.

第24章　20世紀以降の日本の医学——戦前，戦後，高度成長と情報化・グローバル化
〔一次文献〕
1) 丹波康頼：医心方．984.（槇佐知子全訳精解『医心方』全30巻．筑摩書房，1993-2012）
2) 梶原性全：頓医抄．1302-04.（梶原性全『頓医抄』科学書院，1986）
3) 梶原性全：万安方．1315-27.（梶原性全『万安方』科学書院，1986）
4) 曲直瀬道三：啓迪集．1574.（矢数道明監訳『啓迪集：現代語訳』思文閣出版，1995）
5) 杉田玄白訳，小田野直武図・解体新書．1774.（酒井シヅ『解体新書　全現代語訳』講談社，1982）
P1) Sams, CF: Medic : the mission of an American military doctor in occupied Japan and wartorn Korea / Crawford F. Sams ; edited, with an introduction and notes, by Zabelle Zakarian. Armonk, N.Y. : M.E. Sharpe, 1998.（竹前栄治：GHQサムス准将の改革—戦後日本の医療福祉政策の原点．桐書房，2007）

〔参考文献〕
天野郁夫：大学の誕生．中央公論新社，2004-05.
泉孝英：外地の医学校．メディカルレビュー社，2009.
医療法の解説．社会保健研究所，2015.
厚生労働省編：医療構造改革の目指すもの（厚生労働白書平成19年版）．ぎょうせい，2007.
厚生省医務局編：医制八十年史．印刷局朝陽会，1955.
坂井建雄：献体：遺体を捧げる現場で何が行われているのか．技術評論社，2011.
坂井建雄編：日本医学教育史．東北大学出版会，2012.
坂井建雄：近代医学教育のあゆみ．医譚．101:9-25, 2015.
坂井建雄；澤井直；瀧澤利行；福島統；島田和幸：我が国の医学教育・医師資格付与制度の歴史的変遷と医学校の発展過程．医学教育．41: 337-346, 2010.
篤志解剖全国連合会：献体の正しい理解のために．財団法人日本篤志献体協会，2002.
日本医師会創立50周年記念事業推進委員会記念誌編纂部会編：日本医師会創立記念誌：戦後五十年のあゆみ．日本医師会，1997.
日本医師会紹介パンフレット．日本医師会，2016
日本看護歴史学会編：日本の看護のあゆみ—歴史をつくるあなたへ．日本看護協会出版会，2014.
橋本鉱市：専門職養成の製作過程—戦後日本の医師数をめぐって．学術出版会，2008.
福永肇：日本病院史．Pilar Press, 2014.
文部省編：学制八十年史．大蔵省印刷局，1954.
坂井建雄編：医学教育の歴史—古今と東西．法政大学出版局，2019.

第4部　医史学について

第25章　医史学の歴史——医学史のさまざまなあり方

〔一次文献〕

1) Vesalius, A: De humani corporis fabrica libri septem. Basileae, ex off. Ioannis Oporini, 1543.（Richardson WF; Carman JB: On the fabric of the human body. In 5 vols. San Francisco, Novato, CA : Norman, 1998-2009）
2) Sennert, D: Institutionum medicinae libri V. Witebergae : Apud Zachariam Schurerum, typis Wolfgangi Meisneri, 1611.
3) Le Clerc, D: Histoire de la medecine ou l'on void l'origine & le progrès de cet art. Geneve : J. A. Chouët & D. Ritter, 1696.
4) Le Clerc, D: Histoire de la medecine. Amsterdam: aux Depens de la Compagnie, 1723.
5) Boerhaave, H: Institutiones medicae : in usus annuæ exercitationis domesticos. Lugduni Batavorum : Apud Johannem vander Linden, 1708.
6) Freind, J: The history of physick : from the time of Galen, to the beginning of the sixteenth century ; chiefly with regard to practice ; in a discourse written to Doctor Mead / by J. Freind, M.D. London : Printed for J. Walthoe, jun., 1725-26.
7) Boerhaave, H; Albinus, BS（ed）: Andreae Vesalii invictissimi Caroli V. Imperatoris medici Opera omnia anatomica & chirurgica. Lugduni Batavorum : Apud Joannem du Vivie et Joan. Herm. Verbeek, 1725.
8) Haller, Av: Bibliotheca botanica qua scripta ad rem herbariam facientia a rerum initiis recensentur. Tiguri : Orell, Gessner, Fuessli, 1771-1772.
9) Haller, Av: Bibliotheca chirurgica qua scripta ad artem chirurgicam facientia a rerum initiis recensentur. Bernae : Apud Em. Haller〔etc.〕, 1774-1775.
10) Haller, Av: Bibliotheca anatomica, qua scripta ad anatomen et physiologiam facientia a rerum initiis recensentur. Tiguri : Orell, Gessner, Fuessli, 1774-77.
11) Haller, Av: Bibliotheca medicinae practicae qua scripta ad partem medicinae practicam facientia a rerum initiis ad a. MDCCLXXV recensentur. Bernae : Haller, 1776-88.
12) Sprengel, KPJ: Versuch einer pragmatischen Geschichte der Arzneikunde. Halle : Johann Jacob Gebauer, 1792-1803.
13) Isensee, E: Die Geschichte der Medicin und ihrer Hülfswissenschaften. Berlin : Liebmann, 1840-45.
14) Wunderlich, CRA: Geschichte der Medicin. Vorlesungen gehalten zu Leipzig im Sommersemester 1858. Stuttgart : Verlag von Ebner & Seubert, 1859.
15) Renouard, PV: Histoire de la médecine depuis son origine jusq'au XIXe siècle. Paris : J.-B. Baillière, 1846.
16) Galen; Kühn, KG: Klaudiou Galenou hapanta Claudii Galeni opera omnia. Lipsiae : Cnoblochii, 1821-1833.
17) Hippocrates; Kühn, KG: Tou megalou Hippokratous hapanta. Magni Hippocratis opera omnia. Lipsiae : Prostat in officina libraria Car. Cnoblochii, 1825-27.
18) Aretaeus; Kühn, KG: Hapanta. Aretaei Cappadocis opera omnia. Editionem curavit D. Carolus Gottlob Kühn. Lipsiae : Cnobloch, 1828.
19) Hippocrates; Littré, E: Oeuvres complètes d'Hippocrate : traduction nouvelle avec le texte grec en regard, collationné sur les manuscrits et toutes les éditions. A Paris : Chez J.B. Baillière, 1839-61.（大槻真一郎編『新訂ヒポクラテス全集』全3巻，エンタプライズ，1997）
20) Oribasius; Daremberg, C: Oeuvres d'Oribase, texte Grec, en grande partie inédit, collationnée sur les manuscrits; traduit pour la première fois en français ... par les docteurs Bussemaker et Daremberg. Paris : Impr. nationale, 1851-76.
21) Galen; Daremberg, C: Oeuvres anatomiques, physiologiques et médicales de Galien, tr. sur les textes imprimés et manuscrits, accompagnées de sommaires, de notes ... précédées d'une introduction ou étude biographique, littéraire et scientifique sur Galien, par Ch. Daremberg. Paris : Baillière, 1854-1856.
22) Hippocrates; Daremberg, C: Oeuvres choisies: d'Hippocrate; tr. sur les textes manuscrits et imprimes accompagnées d'arguments, de notes, et précédées d'une introduction par Ch. Daremberg. 2. éd. entièrement refondue. Paris : Labe, 1855.
23) Celsus; Daremberg, C: De medicina libri octo / ad fidem optimorum librorum denuo recensuit, adnotatione critica indicibusque instruxit C. Daremberg. Lipsiae : Teubner, 1859.
24) Hecker, JFC: Die Tanzwuth, eine Volkskrankheit im Mittelalter. Nach den Quellen für Aerzte und gebildete Nichtärzte. Berlin : Enslin, 1832.
25) Hecker, JFC: Der schwarze Tod im vierzehnten Jahrhundert, nach den Quellen für Aerzte und gebildete Nichtärzte. Berlin : Herbig, 1832.
26) Hecker, JFC: Der englische Schweiss; ein Beitrag zur Geschichte des fünfzehnten und sechzehnten Jahrhunderts. Berlin : Enslin, 1834.
27) Hecker, JFC; Hirsch, A: Die grossen Volkskrankheiten des Mittelalters; historisch-pathologische Untersuchungen; gesammelt und in erweiterter Bearbetung hrsg. von August Hirsch. Berlin : Enslin, 1865.
28) Hirsch, A: Handbuch der historisch-geographischen Pathologie. Erlangen : Enke, 1860-64.
29) Haeser, H: Historisch-pathologische Untersuchungen : als Beiträge zur Geschichte der Volkskrankheiten. Dresden und Leipzig : G. Fleischer, 1839-1841.
30) Haeser, H: Bibliotheca epidemiographica; sive, Catalogus librorum de historia morborum epidemicorum tam generali quam speciali conscriptorum. Jenae : Mauke, 1843.
31) Haeser, H: Lehrbuch der Geschichte der Medicin und der Volkskrankheiten. Jena : Friedrich Mauke, 1845.
32) Haeser, H: Lehrbuch der Geschichte der Medicin und der epidemischen Krankheiten. 2. völlig umgearb. Aufl. Jena : Mauke, 1853.
33) Choulant, L: Handbuch der Bücherkunde für die ältere Medicin zur Kenntniss der griechischen, lateinischen und arabischen Schriften im ärztlichen Fache und zur bibliographischen Unterscheidung ihrer verschiedenen Ausgaben, Uebersetzungen und Erläuterungen. Leipzig : Leopold Voss, 1828.

34) Choulant, L: Bibliotheca medico-historica; sive, Catalogus librorum historicorum de re medica et scientia naturali systematicus. Lipsiae : Sumtibus Guil. Engelmann, 1842.
35) Choulant, L: Geschichte und bibliographie der anatomischen abbildung nach ihrer beziehung auf anatomische wissenschaft und bildende kunst. Von dr. Ludwig Choulant ... Nebst einer auswahl von illustrationen nach beruehmten kuenstlern, Hans Holbein, Lionardo da Vinci, Rafael ... u. a. ... beigegeben von Rudolph Weigel. Leipzig : R. Weigel, 1852.
36) Hirsch, A: Biographisches lexikon der hervorragenden aerzte aller zeiten und völker. Wien und Leipzig : Urban & Schwarzenberg, 1884-88.
37) Pagel, J: Biographisches Lexikon, hervorragender Ärzte des neunzehnten Jahrhunderts : Mit einer historischen einleitung. Berlin, Wien : Urban & Schawarzenberg, 1901.
38) Daremberg, C: La médecine; histoire et doctrines. Deuxieme edition. Paris : Librairie Academique, 1865.
39) Daremberg, C: Histoire des sciences médicales, comprenant l'anatomie, la physiologie, la médecine, la chirurgie et les doctrines de pathologie générale. Paris : Baillière, 1870.
40) Pagel, J: Einführung in die Geschichte der Medicin. Berlin : S. Karger, 1898.
41) Puschmann, T (ed): Handbuch der Geschichte der Medizin, begründet von Th. Puschmann; bearb. von Dr. Arndt［et al.］Hrsg. von Max Neuburger und Julius Pagel. Jena : Fischer, 1902-05.
42) Neuburger, M: Geschichte der Medizin. Stuttgart, Enke, 1906-11.
43) Archiv für Geschichte der Medizin. Franz Steiner, 1907-.（現：Sudhoffs Archiv: Zeitschrift für Wissenschaftsgeschichte）
44) Meyer-Steineg, T; Sudhoff, K: Geschichte der Medizin im Überblick mit Abbildungen. Jena : Gustav Fischer, 1921.（小川鼎三監訳『図説医学史』朝倉書店，1982）
45) Sigerist, HE: Civilization and disease. Ithaca, N Y : Cornell university press, 1943.（松藤元訳『文明と歴史』岩波書店，1973）
46) Sigerist, HE: A history of medicine. New York, NY : Oxford Univ. Press, 1951-61.（大津章訳『医学の歴史 医学の夜明けを尋ねて』三学出版，2009）
47) Singer, C: The evolution of anatomy; a short history of anatomical and physiological discovery to Harvey. London : Paul, Trench, Trubner, 1925.（西村顯治；川名悦郎訳『解剖生理学小史．近代医学のあけぼの』白揚社，1983）
48) Singer, C: A short history of medicine. Introducing medical principles to students and non-medical readers. Oxford : Clarendon Press, 1928.
49) Singer, C; Underwood, A: A short history of medicine. 2nd ed. Oxford : Clarendon, 1962.（酒井シヅ；深瀬泰旦訳『医学の歴史』朝倉書店，1985-86）
50) Singer, C; Rabin, CB: A prelude to modern science, being a discussion of the history, sources and circumstances of the 'Tabulae anatomicae sex' of Vesalius. Cambridge : University Press, 1946.
51) Singer, C: Galen: On anatomical procedures. De anatomicis administrationibus. Translation of the surviving books, with introd. and notes by Charles Singer. London : Oxford Univ. Press, 1956.
52) Ackerknecht, EH: A short history of medicine. New York, NY : Ronald Press, 1955.（井上清恒；田中満智子訳『世界医療史：魔法医学から科学的医学へ』内田老鶴圃，1983）
53) Foucault, M: Naissance de la clinique; une archéologie du regard médical. Paris : Presses universitaires de France, 1963.（神谷美恵子訳『臨床医学の誕生：医学的まなざしの考古学』みすず書房，1969）
54) Ackerknecht, EH: Medicine at the Paris hospital, 1794-1848. Baltimore, MD : Johns Hopkins Press, 1967.（舘野之男訳『パリ病院 1794-1848』思索社，1978）
55) Rothschuh, KE: Geschichte der Physiologie. Berlin : Springer, 1953.
56) Bynum, WF: History of medicine : a very short introduction Oxford ; New York, NY : Oxford University Press, 2008.（鈴木晃仁；鈴木実佳訳『医学の歴史』丸善出版，2015）
57) Mettler, CC: History of medicine; a correlative text, arranged according to subjects. Philadelphia : Blakiston, 1947.
58) Duffin, J: History of medicine : a scandalously short introduction. Toronto : University of Toronto Press, 1999.
59) González-Crussi, F: A short history of medicine. New York, NY : Modern Library, 2007.（堤理華訳『医学が歩んだ道』ランダムハウス講談社，2008）
60) Bynum, WF: Great discoveries in medicine / edited by William & Helen Bynum. London : Thames & Hudson, 2011.（鈴木晃仁；鈴木実佳訳『Medicine：医学を変えた70の発見』医学書院，2012）
61) Bynum, WF; Porter, R (ed): Companion encyclopedia of the history of medicine / edited by W.F. Bynum and Roy Porter. London ; New York, NY : Routledge, 1993.
62) Porter, R (ed): The Cambridge illustrated history of medicine. Cambridge ; New York, NY : Cambridge University Press, 1996.
63) Jackson, M (ed): The Oxford handbook of the history of medicine. Oxford : Oxford University Press, 2011.
64) Koyré, A: Études galiléennes. Paris : Hermann & Cie, 1939.（菅谷曉訳『ガリレオ研究』法政大学出版局，1988）
65) Butterfield, H: The origins of modern science, 1300-1800. New York, NY : Macmillan, 1952.（渡辺正雄訳『近代科学の誕生』講談社，1978）
66) Kuhn, TS: The structure of scientific revolutions. Chicago, IL : University of Chicago Press, 1962.（中山茂訳『科学革命の構造』みすず書房，1971）
67) Shapin, S: The scientific revolution. Chicago, IL : University of Chicago Press, 1996.（川田勝訳『「科学革命」とは何だったのか：新しい歴史観の試み』白水社，1998）
68) Weinberg, S: To Explain the World: The Discovery of Modern Science. New York, NY : HarperCollins, 2015.（赤根洋子訳『科学の発見』文藝春秋，2016）
69) Morange, M: Une histoire de la biologie. Paris : Édition du Seuil, 2016.（佐藤直樹訳『生物科学の歴史：現代生命思想を理解するために』みすず書房，2017）
70) Copernicus, N: De reuolutionibus orbium coelestium, libri VI. Norimbergae : Apud Ioh. Petreium, 1543.（矢島祐利訳『天体

71) Galilei, G: Discorsi e dimostrazioni matematiche, intorno à due nuoue scienze attenenti alla mecanica & i mouimenti locali. Leida: Elsevirii, 1638.（今野武雄；日田節次訳『新科学対話』岩波書店，1937）
72) Newton, I: Philosophiae naturalis principia mathematica. Londini : Jussu Societatis Regiae ac Typis Josephi Streater. Prostat apud plures bibliopolas, 1687.（中野猿人訳『プリンシピア：自然哲学の数学的原理』講談社，1977）
73) Descartes, R: Discours de la methode pour bien conduire sa raison, & chercher la verité dans les sciences : plus la dioptriqve ; les meteores ; et la geometrie ; qui sont des essais de cete methode. A Leyde : De l'imprimerie de Ian Maire, 1637.（谷川多佳子訳『方法序説』岩波書店，1997）
74) Descartes, R: Principia philosophiae. Amstelodami: Apud Ludovicum Elsevirium, 1644.（山田弘明他訳『哲学原理』筑摩書房，2009）
75) Descartes, R: Les passions de l'ame. Paris : Henry Le Gras, 1649.（谷川多佳子訳『情念論』岩波書店，2008）
76) Descartes, R: L'homme ... et un traitté De la formation du foetus du mesme autheur. Paris : Charles Angot, 1664.（伊藤俊太郎，塩川徹也訳「人間論」：所収『増補版デカルト著作集4』白水社，2001）
77) Illich, I: Medical nemesis : the expropriation of health. London : Calder & Boyars, 1975.（金子嗣郎訳『脱病院化社会：医療の限界』晶文社，1979）
78) Conrad, P: The medicalization of society : on the transformation of human conditions into treatable disorders. Baltimore, MD : Johns Hopkins University Press, 2007.
79) Elmer, P（ed）: The Healing Arts: Health, Disease and Society in Europe 1500-1800. Manchester : Manchester University Press, 2004.
80) Brunton, D（ed）: Medicine transformed: Health, disease and society in Europe 1800-1930. Manchester : Manchester University Press, 2004.
81) 奈良坂源一郎：解剖大全．名古屋新聞社，1883．
82) Hyrtl J: Lehrbuch der Anatomie des Menschen mit Rücksicht auf physiologische Begründung und praktische Anwendung. Wien : Braumüller, 1846.
83) Gegenbaur, C: Lehrbuch der Anatomie des Menschen. Leipzig : Verlag von Wilhelm Engelmann, 1883.
84) Rauber, AA: Lehrbuch der Anatomie des Menschen. 4te. gänzlich neubearbeitete Aufl. von Quain-Hoffmann's Anatomie. Leipzig : E. Besold, 1892-94.
85) 中外医事新報．中外医事新報社，1880-1940．
86) 日本医史学雑誌．日本医史学会，1941-．
87) 日本歯科医史学会会誌．日本歯科医史学会，1973-．
88) 日本看護歴史学会誌．日本看護歴史学会，1988-．
89) 日本看護歴史学会編：日本の看護のあゆみ：歴史をつくるあなたへ．日本看護協会出版会，2014．
90) 薬史学雑誌．日本薬史学会，1966-．
91) 薬史レター．日本薬史学会，2006-．
92) 日本薬史学会編：薬学史事典．薬事日報社，2016．
93) 日本獣医史学雑誌．日本獣医史学研究会，1976-．
94) 日本獣医学人名事典編纂委員会編：日本獣医学人名事典：日本獣医史学会創立35周年記念．日本獣医史学会，2007．
95) 洋学：洋学史学会研究年報．八坂書房，1993-．
96) 洋学史通信．洋学史学会，1991-．
97) 富士川游：日本医学史．裳華房，1904．

〔参考文献〕
Gradmann, C: German medical history since the 1960s: challenges and perpectives. Michael. 3: 103-115, 2006.
Huisman, F; Warner, JH（ed）: Locating medical history: The stories and their meanings. Baltimore, MD: Johns Hopkins University Press, 2004.
Lloyd, GER: Early Greek science: Thales to Aristoteles. New York, NY : Norton, 1970.（山野耕治；山口義久訳『初期ギリシア科学：タレスからアリストテレスまで』法政大学出版局，1994）
坂井建雄：魯迅が仙台で受けた解剖学史の講義について．日本医史学雑誌，54: 359-372, 2008．
坂井建雄：仙台の医学校において1900年と1901年に講義された解剖学史．日本医史学雑誌，54: 393-398, 2008．
佐々木力：科学論入門．岩波書店，1996．
日本医史学会総会百回記念誌編纂委員会編『日本医史学会総会百回記念誌』日本医史学会，2000
村上陽一郎：西欧近代科学：その自然観の歴史と構造．新曜社，1971．

第26章　現代における医史学の課題——18世紀以前から現在への西洋医学の発展
〔一次文献〕
1) Articella, seu, Opus artis medicinae. Venice : Bonetus Locatellus, for Octavianus Scotus, 20 Dec. 1493.
2) Avicenna: Liber Canonis, De medicinis cordialibus, et Cantica. Jam olim quidem a Gerardo Carmonensi ex Arabico sermone in Latinum conversa. Basileae : Per Joannes Hervagios, 1556.（Bakhtiar, L: The canon of medicine. In 5 vols. Chicago, IL: KAZI Publications, 1999-2014）
3) Fernel, JF: Medicina. Lutetiae Parisiorum : Apud Andream Wechelum, 1554.（Forrester, JM: The physiology of Jean Fernel（1567）. Philadelphia, PA : American Philosophical Society, 2003）
4) Sennert, D: Institutionum medicinae libri V. Witebergae : Apud Zachariam Schurerum, typis Wolfgangi Meisneri, 1611.
5) Boerhaave, H: Institutiones medicae : in usus annuæ exercitationis domesticos. Lugduni Batavorum : Apud Johannem vander Linden, 1708.
6) Haller, Av: Primae lineae physiologiae in usum praelectionum academicarum. Gottingae : A. Vandenhoeck, 1747.

7) Haller, Av: Elementa physiologiae corporis humani. Lausannae : Sumptibus Marci-Michael. Bousquet, 1757-66.
8) Blumenbach, JF: Institutiones physiologicae. Gottingae : Jo. Christ. Dieterich, 1786.
9) Magendie, F: Précis élémentaire de physiologie. Paris : Méquignon-Marvis, 1816-1817.
10) Müller J: Handbuch der Physiologie des Menschen für Vorlesungen. Coblenz : Hölscher, 1834-40.
11) Gariopontus: Passionarius Galeni ... egritudines a capite ad pedes usque complectens. Lugduni : In edibus Antonii Blanchardi, sumptu Bartholomei Trot, 1526.
12) Sennert, D: De febribus libri IV. Wittebergae : Apud Zachariam Schurerum［impressum typis haeredum Johannis Richteri］1619.
13) Sennert, D: Practicae medicinae liber primus［-sextus］.［Wittebergae］: Sumtibus viduae et haered. Zachariae Schureri senioris, Typis haeredum Salomonis Auerbach, 1628-1635.
14) Boerhaave, H: Aphorismi de cognoscendis et curandis morbis in usum doctrinae domesticae digesti. Lugduni : Johannem vander Linden, 1709.
15) Sauvages, FB: Nosologia methodica, sistens morborum classes, genera et species juxta Sydenhami mentem et botanicorum ordinem. Amstelodami : sumptibus fratrum de Tournes, 1763.
16) Galen: De usu partium. In: Kühn, KG（ed）: Claudii Galeni opera omnia. III: 1-933, IV: 1-366.（May, MT: Galen: On the usefulness of the parts of the body. Ithaca, NY: Cornell University Press, 1968）
17) Galen: De anatomicis administrationibus. In: Kühn, KG（ed）: Claudii Galeni opera omnia. Lipsiae : Cnoblochii, 1821-1833. II: 215-731.（Singer, C: Galen: On anatomical procedures. De anatomicis administrationibus. Translation of the surviving books. London : Oxford Univ. Press, 1956）
18) Mondino: Anatomia Mundini. Padua : Matthaeus Cerdonis, 1484.
19) Vesalius, A: De humani corporis fabrica libri septem. Basileae : ex off. Ioannis Oporini, 1543.（Richardson WF; Carman JB: On the fabric of the human body. In 5 vols. San Francisco, Novato, CA : Norman, 1998-2009）
20) Paré, A: Les Oeuvres d'Ambroise Paré, conseiller et premier chirurgien du roy, divisées en vingt-sept livres : avec les figures et portraicts tant de l'Anatomie que des instruments de chirurgie et de plusieurs monstres. 2nd ed., Paris : Gabriel Buon, 1579.
21) Dionis, P: Cours d'operations de chirurgie, demontrées au Jardin royal. Paris : Laurent D'Houry, 1707.
22) Heister, L: Chirurgie, in welcher alles was zur Wund ＝ Artzney gehört nach der neuesten und besten Art gründlich abgehandelt und in vielen Kupffer ＝ Tafeln die neuerfundene und dienstchste Instrumenten, nebst den bequemsten Handgriffen der Cirurgischen Operationen und Bandagen deutlich vorgestellet werden. Nürnberg : Bey Johann Hoffmanns seel. Erben, 1719.
23) Harvey, W: Exercitatio anatomica de motu cordis et sanguinis in animalibus / Gulielmi Harvei Angli, medici regii, & professoris anatomiae Collegio Medicorum Londinensi. Francofurti : Sumptibus Guilielmi Fitzeri, 1628.（暉峻義等訳『動物の心臓ならびに血液の運動に関する解剖学的研究』岩波書店，1961）
24) Bartholin, T: De lacteis thoracicis in homine brutisque nuperrimè observatis, historia anatomica / publicè proposita respondente M. Michaele Lysero. Londini : Impensis Octaviani Pulleyn : Typis Johannis Grismond, 1652.
25) Glisson, F: Anatomia hepatis. Cui praemittuntur quaedam ad rem anatomicam universe spectantia. Londini : Typis Du-Gardianis, impensis Octaviani Pullein, 1654.
26) Willis, T: Cerebri anatome: cui accessit nervorum descriptio & usus. Londini : Typis Tho. Roycroft, impensis Jo. Martyn & Ja. Allestry, 1664.
27) Wharton, T: Adenographia sive glandularum totius corporis descrpitio. Londini: Authoris, 1656.（Freer, S: Thomas Wharton's Adenographia / translated from the Latin by Stephen Freer, with an historical introduction by Andrew Cunningham. Oxford ; New York, NY : Clarendon Press, 1996）
28) Kulmus JA: Anatomische Tabellen : daraus des gantzen menschlichen Körpers und aller dazu gehörigen Theile Beschaffenheit und Nutzen deutlich zu ersehen. Dantzig : Bey Cornelius von Beughem, 1722.
29) 杉田玄白訳；小田野直武図：解体新書．1774.（酒井シヅ『解体新書 全現代語訳』講談社，1982）
30) Winslow JB: Exposition anatomique de la structure du corps humain. Paris : Guillaume Desprez, 1732.
31) Kölliker, A: Handbuch der Gewebelehre des Menschen. Leipzig : Wilhelm Engelmann, 1852.
32) Henle FGJ: Handbuch der systematischen Anatomie des Menschen. Braunschweig : Vieweg, 1855-73.
33) Dioscorides, Pedanios: Disocorides de materia medica, a Petro Paduano traductus. Colle di Val d'Elsa : Johannes de Medemblick, VII 1478.（鷲谷いづみ訳『ディスコリデスの薬物誌』エンタプライズ，1983）
34) Fuchs, L: De historia stirpium commentarij insignes : maximis impensis et uigiliis elaborati, adiectis earundem uiuis plusquam quingentis imaginibus, nunquam antea ad naturae imitationem artificiosius effictis & expressis. Basileae : In officina Isingriniana, anno Christi, 1542.
35) Dodoens, R: Cruijde boeck : in den welcken die ghehee le historie : dat es tgheslacht, tfatsoen, naem, natuere, cracht ende werckinghe, van den Cruyden, niet alleen hier te lande wassende, maer oock van den anderen vremden in der medecijnen oorboorlijck, met grooter neersticheyt begrepen ende verclaert es met der seluer Cruyden na tuerlick naer dat leuen conterfeytsel daer by ghestelt. Ghedruckt Tantwerpen : by Jan van der Loe, 1554.
36) Collegio dei Dottori di Firenze: Nuovo Receptario Composto Dal Famossisimo Chollegio Degli Eximii Doctori Della Arte Et Medicina Della Inclita Cipta Di Firenze . Florenz, 1498.
37) Cordus, V: Pharmacorum omnium, quae quidem in usu sunt, conficiendorum ratio. Vulgo vocant dispensatorium pharmacopolarum. Nürnberg :apud Johann Petreius, 1546.
38) Schmiedeberg, O: Grundriss der Arzneimittellehre. Leipzig: F. C. Vogel, 1883.
39) Schmiedeberg, O: Grundriss der Pharmakologie in Bezug auf Arzneimittellehre und Toxikologie. Zugleich als 4. Aufl. des Grundrisses der Arzneimittellehre. Leipzig : F.C.W. Vogel, 1902.

〔参考文献〕
Gradman, C: German medical history since the 1960s: Challenges and perspectives. Michael. 3: 103-115, 2006.

Parens E: On good and bad forms of medicalization. Bioethics. 27: 28-35, 2013.
川喜田愛郎：医学概論．真興交易医書出版部，1981．
桐野高明：医療の選択．岩波書店，2014．
坂井建雄：人体観の歴史．岩波書店，2008．
坂井建雄：19世紀における臨床医学書の進化．日本医史学雑誌．57: 19-37, 2011.
坂井建雄：18世紀以前ヨーロッパにおける医学実地書の系譜―起源から終焉まで．日本医史学雑誌，61: 235-253, 2015.
坂井建雄：サレルノ医学校―その歴史とヨーロッパの医学教育における意義．日本医史学雑誌，61: 393-407, 2015.
高久文麿編：医の現在．岩波書店，1999．
矢崎義雄編：医の未来．岩波書店，2011．

図版出典

※ P で始まる番号は「医学史上の人と場所」の図版を示します。
※ URL は 2019 年 3 月 1 日時点のものです。

第 1 章
図 1-2　　https://commons.wikimedia.org/wiki/File:Ancient_ziggurat_at_Ali_Air_Base_Iraq_2005.jpg
図 1-3　　https://commons.wikimedia.org/wiki/File:P1050763_Louvre_code_Hammurabi_face_rwk.JPG
図 1-4　　https://commons.wikimedia.org/wiki/File:Rosetta_Stone.JPG
図 1-5　　https://commons.wikimedia.org/wiki/File:Papyrus_Ebers.png
図 1-6　　https://commons.wikimedia.org/wiki/File:Edwin_Smith_Papyrus_v2.jpg
P1-1　　 https://commons.wikimedia.org/wiki/File:Imhotep-Louvre.jpg
図 1-7　　https://commons.wikimedia.org/wiki/File:Charak_statue.jpg
図 1-8　　https://commons.wikimedia.org/wiki/File:Shang_dynasty_inscribed_tortoise_plastron.jpg
図 1-9　　https://commons.wikimedia.org/wiki/File:Confucius_Tang_Dynasty.jpg
P1-2　　 https://wellcomecollection.org/works/am6daq96?query=L0039317
図 1-10　 https://commons.wikimedia.org/wiki/File:Mawangdui_LaoTsu_Ms2.JPG
図 1-11　 http://dl.ndl.go.jp/info:ndljp/pid/2569957/3
P1-3a　　http://dl.ndl.go.jp/info:ndljp/pid/2544532/10
P1-3b　　http://dl.ndl.go.jp/info:ndljp/pid/2544532/11
P1-4　　 https://wellcomecollection.org/works/pct7xu6a

第 2 章
図 2-1　　https://commons.wikimedia.org/wiki/File:Akropolis_by_Leo_von_Klenze.jpg
P2-1a　　https://commons.wikimedia.org/wiki/File:Asklepios_-_Epidauros.jpg
P2-1b　　https://commons.wikimedia.org/wiki/File:Rod_of_Asclepius2.svg
図 2-5　　https://commons.wikimedia.org/wiki/File:Hippocrate.jpg
P2-2　　 Pettigrew, TJ: Medical portrait gallery: Biographical memoirs of the most celebrated physicians, surgeons, etc. etc. who have contributed to the advancement of medical science. London: Whittaker and Co, 1838-39 より (坂井建雄蔵)
P2-4　　 https://commons.wikimedia.org/wiki/File:View_of_Pompey%27s_Pillar_with_Alexandria_in_the_background_in_c.1850.jpg
図 2-8　　Joseph F. Doeve による絵画 (テキサス医学センター蔵)

第 3 章
図 3-4　　https://commons.wikimedia.org/wiki/File:Brussels_Koninklijke_Bibliotheek_van_Belgie,_Biblioth%C3%A8que_royale_de_Belgique_ms._3701-15_57.jpg
図 3-5　　ディオスコリデス『薬物誌』ウィーン写本より (オーストリア国立図書館蔵)
図 3-7　　Singer, C: The evolution of anatomy; a short history of anatomical and physiological discovery to Harvey. London, Paul, Trench, Trubner, 1925 より (坂井建雄蔵)
P3-1　　 Pettigrew, TJ: Medical portrait gallery: Biographical memoirs of the most celebrated physicians, surgeons, etc. etc. who have contributed to the advancement of medical science. London: Whittaker and Co, 1838-39 より (坂井建雄蔵)
図 3-9　　https://de.wikipedia.org/wiki/Datei:Rahn_Kloster_Sanct_Gallen_nach_Lasius.jpg
図 3-10　 Bibliotheque Nationale, Paris, Ms. Lat. 8846, fol. 106 より

第 4 章
図 4-1　　http://daten.digitale-sammlungen.de/bsb00034024/image_571
図 4-3　　https://commons.wikimedia.org/wiki/File:Birth_of_Muhammad_from_folio_44a_of_the_Jami%E2%80%98_al-tawarikh.jpg
図 4-4　　https://commons.wikimedia.org/wiki/File:Umayyad_Mosque_Yard.jpg
図 4-5　　The miniature depicting of Rustem's birth by Nursel Uvendire.Shahnama-i Firdawsī, Turk-Islam Exhibits Museum, Istanbul より
P4-01　　https://commons.wikimedia.org/wiki/File:Avicenna_Portrait_on_Silver_Vase_-_Museum_at_BuAli_Sina_(Avicenna)_Mausoleum_-_Hamadan_-_Western_Iran_(7423560860).jpg
図 4-7　　https://commons.wikimedia.org/wiki/File:Avicenna_canon_1597.jpg
P4-2　　 https://en.wikipedia.org/wiki/File:Toledo_Skyline_Panorama,_Spain_-_Dec_2006.jpg
図 4-8　　https://commons.wikimedia.org/wiki/File:Alhambra_-_Granada.jpg
図 4-9　　https://wellcomecollection.org/works/gp8ezux3
図 4-10　 https://commons.wikimedia.org/wiki/File:Maimonides_Memorial-C%C3%B3rdoba-2.jpg

第 5 章
P5-1　　 https://it.wikipedia.org/wiki/File:Salerno-_Panorama_da_castello_di_Arechi_II.jpeg
図 5-2　　http://www.e-codices.unifr.ch/en/fmb/cb-0177/1
図 5-3　　http://www.bl.uk/catalogues/illuminatedmanuscripts/ILLUMIN.ASP?Size=mid&IllID=9886
図 5-5　　http://daten.digitale-sammlungen.de/bsb00045725/image_11
図 5-7　　http://www.biusante.parisdescartes.fr/pare/06-03.htm
図 5-8　　https://commons.wikimedia.org/wiki/File:Laurentius_de_Voltolina_001.jpg
P5-3　　 https://commons.wikimedia.org/wiki/File:Bologna_seen_from_Asinelli_tower.jpg
図 5-10　 http://daten.digitale-sammlungen.de/bsb00068392/image_7

第 6 章
図 6-2　　https://commons.wikimedia.org/wiki/File:Holbein-erasmus.jpg
図 6-8　　https://www.nlm.nih.gov/exhibition/historicalanatomies/berengario_home.html

615

	図 6-9	http://www.biusante.parisdescartes.fr/histmed/image?med05544x02x0017
	図 6-11	https://www.nlm.nih.gov/exhibition/historicalanatomies/estienne_home.html
	図 6-12	レオナルド・ダ・ヴィンチの解剖手稿より（英国ウィンザー城蔵）
	P6-1	Vesalius, A: De humani corporis fabrica libri septem. Basileae, ex off. Ioannis Oporini, 1543 より（坂井建雄蔵）
	図 6-13〜16	Vesalius, A: De humani corporis fabrica libri septem. Basileae, ex off. Ioannis Oporini, 1543. より
	図 6-17	エウスタキウス『解剖学図譜』1714年版より（坂井建雄蔵）
	P6-2	https://openi.nlm.nih.gov/detailedresult.php?img=HMD101407629_B029191&req=4
	P6-3	https://wellcomecollection.org/works/x2b9ux33
	P6-4	https://commons.wikimedia.org/wiki/File:Wenceslas_Hollar_-_Paracelsus_(State_2).jpg
	P6-5	https://commons.wikimedia.org/wiki/File:Par%C3%A9,_Ambroise_(1510-1590)_CIPB1453.jpg
第 7 章	図 7-1	https://en.wikipedia.org/wiki/Geocentric_model#/media/File:Bartolomeu_Velho_1568.jpg
	図 7-2	https://en.wikipedia.org/wiki/Galileo_Galilei#/media/File:Justus_Sustermans_-_Portrait_of_Galileo_Galilei,_1636.jpg
	P7-1	https://commons.wikimedia.org/wiki/File:Portrait_of_William_Harvey_(1578_-_1657),_surgeon_Wellcome_V0017909.jpg
	P7-2	https://commons.wikimedia.org/wiki/File:Frans_Hals_-_Portret_van_Ren%C3%A9_Descartes.jpg
	P7-3	https://commons.wikimedia.org/wiki/File:Jan_Baptiste_van_Helmont.jpg
	図 7-8	https://archive.org/details/lhommeetlaformat00desc
	図 7-12	グリソン『肝臓の解剖』(1581) より（国際日本文化研究センター蔵）
	P7-5	https://commons.wikimedia.org/wiki/File:Thomas_Sydenham_by_Mary_Beale.jpg
	図 7-21	https://archive.org/details/thomaesydenhammd00syde
第 8 章	図 8-1	https://rmda.kulib.kyoto-u.ac.jp/collection/nat-hist
	図 8-2	https://commons.wikimedia.org/wiki/File:British_Museum_from_NE_2.JPG
	図 8-3	Lindeboom, GA: Herman Boerhaave: the man and his work. Second edition. Erasmus Publishing, 2007. より
	P8-1	https://commons.wikimedia.org/wiki/File:Herman_Boerhaave_by_J_Champan.jpg
	P8-2	https://commons.wikimedia.org/wiki/File:Albrecht_von_Haller_1736.jpg
	P8-3	https://commons.wikimedia.org/wiki/File:Sauvages_de_Lacroix_1706-1767.jpg
	図 8-15	https://commons.wikimedia.org/wiki/File:Luigi_Galvani_Experiment.jpeg
	図 8-16	https://wellcomecollection.org/works/y6bnjyyg?query=Lavoisier
	P8-4	Morgagni, GB: The seats and causes of diseases investigated by anatomy. London, A. Millar; and T. Cadell, his successor [etc.] 1769. より（坂井建雄蔵）
	P8-5	https://commons.wikimedia.org/wiki/File:John_Hunter_by_John_Jackson.jpg
	図 8-18	https://commons.wikimedia.org/wiki/File:Gerard_Dou_003.jpg
	図 8-19	https://www.nlm.nih.gov/exhibition/smallpox/sp_vaccination.html
	図 8-20	https://commons.wikimedia.org/wiki/File:Abraham_Bosse,_The_Infirmary_of_the_Hospital_of_Charity,_ca._1639.jpg
	図 8-21	https://commons.wikimedia.org/wiki/File:AAKH-1784.jpg
第 9 章	図 9-3	丹波康頼『医心方』第 1 巻（東京国立博物館蔵）
	P9-1	武田科学振興財団『杏雨書屋所蔵医家肖像集』(2008) より
	図 9-5	http://dl.ndl.go.jp/info:ndljp/pid/2556322
	図 9-6	http://dl.ndl.go.jp/info:ndljp/pid/2555472
	図 9-7	https://commons.wikimedia.org/wiki/File:Namban-13.jpg
	図 9-9	https://commons.wikimedia.org/wiki/File:Caspar_Schamberger_1706.jpg
	P9-2	武田科学振興財団『杏雨書屋所蔵医家肖像集』(2008) より
	P9-3	武田科学振興財団『杏雨書屋所蔵医家肖像集』(2008) より
	図 9-14	http://dl.ndl.go.jp/info:ndljp/pid/2558887
	P9-4	武田科学振興財団『杏雨書屋所蔵医家肖像集』(2008) より
	図 9-16	『青洲先生療乳嵒図記全』より（松本明知蔵）
	P9-5	武田科学振興財団『杏雨書屋所蔵医家肖像集』(2008) より
	図 9-18	http://dl.ndl.go.jp/info:ndljp/pid/2532459
	P9-6	https://commons.wikimedia.org/wiki/File:%E3%82%B7%E3%83%BC%E3%83%9C%E3%83%AB%E3%83%88_%E5%B7%9D%E5%8E%9F%E6%85%B6%E8%B3%80%E7%AD%86.jpg
第 10 章	図 10-1	https://commons.wikimedia.org/wiki/File:Jean-Nicolas_Corvisart.jpg
	図 10-2	https://archive.org/details/delauscultationm01laen
	P10-2	https://wellcomecollection.org/works/u6yxcbya
	図 10-6	静脈と動脈の病変, クリュヴェイエ『人体病理解剖学』第 2 巻, 第 2 部より（ピエール・マリー・キュリー大学蔵）
	図 10-8	https://archive.org/details/b21517381
	P10-3	https://commons.wikimedia.org/wiki/File:Richard_Bright_physician.jpg
	P10-5	フーフェラント『医学必携』(1837) より（坂井建雄蔵）
	P10-6	Ackerknecht, EH: Rudolf Virchow. (1957) より（坂井建雄蔵）
第 11 章	図 11-1	https://commons.wikimedia.org/wiki/File:Jardin_du_roi_1636.png
	P11-1	http://www.biusante.parisdescartes.fr/histmed/image?anmo0325
	図 11-2	http://digi.ub.uni-heidelberg.de/diglit/oken1843abb/0314
	図 11-3	ベーア『動物の発生学について，観察と考察』第 1 巻 (1828) より（ハノーファー大学蔵）

	P11-2	https://commons.wikimedia.org/wiki/File:Johannes_Peter_M%C3%BCller2.jpg
	図 11-5	https://commons.wikimedia.org/wiki/File:DBP_1994_1752_Hermann_von_Helmholtz.jpg
	図 11-6	http://digi.ub.uni-heidelberg.de/diglit/henle1862
	P11-3	Robinson, V: The life of Jacob Henle. New York: Medical Life Company, 1921 から（坂井建雄蔵）
	図 11-7	https://wellcomelibrary.org/item/b2168988x#?c=0&m=0&s=0&cv=286&z=-0.1584%2C0.0434%2C1.3361%2C0.6833
	P11-4	https://wellcomeimages.org/indexplus/image/V0003707.html
	図 11-11	シュライデン「植物発生についての報告」(1838) より
	図 11-12	https://wellcomecollection.org/works/vky7kyd6
	P11-5	https://commons.wikimedia.org/wiki/File:Justus_von_Liebig_NIH.jpg
	P11-6	Olmsted, J: Claude Bernard and the experimental method in medicine. (1952) より（坂井建雄蔵）
	図 11-29	https://archive.org/details/rhetoricachristi00vala
第 12 章	図 12-1A	https://commons.wikimedia.org/wiki/File:Leopold_Auenbrugger_and_his_wife_Marianne.JPG
	図 12-3	https://archive.org/details/delauscultationm01laen
	P12-1	https://commons.wikimedia.org/wiki/File:Rene-Theophile-Hyacinthe_Laennec.jpg
	図 12-4	https://archive.org/details/handbookofphysic1880gutt
	図 12-5	https://gallica.bnf.fr/ark:/12148/bpt6k5728093c/f160.item
	図 12-6	https://archive.org/details/dasverhaltendere00wund
	P12-2	Koelbing, HM: Carl August Wunderlich: Wien und Paris, 1841. (1974) より（坂井建雄蔵）
	図 12-7	https://archive.org/details/hin-wel-all-00000559-001
	図 12-8	https://archive.org/details/ear00itsanatomyphyburnrich
	P12-3	https://commons.wikimedia.org/wiki/File:Hermann_von_Helmholtz.jpg
	図 12-9	喉頭鏡での診察の図，チェルマク『喉頭鏡とその生理学と医学への応用』(1860) より（ローザンヌ大学蔵）
	図 12-10	https://archive.org/details/b22285131
	図 12-11	https://archive.org/details/medicochirurgica29roya
	図 12-12	ヴィントリッヒ『呼吸器疾患』(1854) より
	図 12-13	https://archive.org/details/b2229224x
	図 12-14	https://it.wikipedia.org/wiki/File:Sphygmomanometer_used_by_Korotkoff.jpg
	図 12-15	デュボア＝レモン『動物電気についての研究』第 2 巻第 2 部 (1860) より
	図 12-16	心電図の測定法, Waller, AD: Introductory address on the electromotive properties of the human heart. (1888) より
	図 12-17	http://resource.nlm.nih.gov/101435687
	図 12-18	Barron, SL: The development of the electrocardiograph in Great Britain. Br Med J. 1950 Mar 25; 1(4655): 720–725. より
	P12-04	https://commons.wikimedia.org/wiki/File:Willem_Einthoven.jpg
	図 12-22	https://archive.org/details/clinicaldiagnosi00jaks
	図 12-23	http://reader.digitale-sammlungen.de/resolve/display/bsb11270134.html
	図 12-24	https://commons.wikimedia.org/wiki/File:Justus_von_Liebigs_Labor,_1840.jpg
第 13 章	図 13-1	https://commons.wikimedia.org/wiki/File:Sommer,_Giorgio_(1834-1914)_-_n._11141_-_Museo_di_Napoli_-_Strumenti_di_chirurgia.jpg
	図 13-2	https://commons.wikimedia.org/wiki/File:Albucasis,_Chirurgia_Albucasum._Wellcome_M0004103.jpg
	図 13-9	ブルンシュヴィク『外科医の手技』(1535) より（ゲント大学蔵）
	図 13-10	https://commons.wikimedia.org/wiki/File:A_male_patient_on_a_table_being_held_in_the_lithotomy_positi_Wellcome_V0016770.jpg
	図 13-12	https://commons.wikimedia.org/wiki/File:Ether_Day,_or_The_First_Operation_with_Ether_by_Robert_C._Hinckley.jpg
	P13-1	https://commons.wikimedia.org/wiki/File:WTG_Morton.jpg
	図 13-13	スノー『外科手術でのエーテル蒸気の吸入』(1847) より（イェール大学蔵）
	P13-2	https://commons.wikimedia.org/wiki/File:Ignaz_Semmelweis_1860.jpg
	図 13-16	https://commons.wikimedia.org/wiki/File:Use_of_the_Lister_carbolic_spray,_Antiseptic_surgery,_1882._Wellcome_M0003436.jpg
	P13-3	https://commons.wikimedia.org/wiki/File:Lister_Joseph.jpg
	図 13-17	https://en.wikipedia.org/wiki/File:Seligmann_-_Billroth_operating.jpg
	図 13-18	https://www.ncbi.nlm.nih.gov/pmc/articles/PMC1493925/
	P13-5	https://commons.wikimedia.org/wiki/File:William_Stewart_Halsted.jpg
	図 13-19	Scultetus "Auctarium ad armamentarium chirurgicum" (1669) より
	図 13-20	https://archive.org/details/abbildungenausde1829mayg
	P13-6	https://wellcomecollection.org/works/nzkqj47t?query=V0027585
	図 13-21	https://archive.org/details/diechirurgischeb00berg2
第 14 章	図 14-2	https://www.nlm.nih.gov/nativevoices/timeline/180.html
	図 14-3	https://commons.wikimedia.org/wiki/File:Thetriumphofdeath.jpg
	P14-1	https://wellcomecollection.org/works/nuubruhq
	図 14-4	https://commons.wikimedia.org/wiki/File:Paul_F%C3%BCrst,_Der_Doctor_Schnabel_von_Rom_(Holl%C3%A4nder_version).png?uselang=ja
	図 14-9	https://commons.wikimedia.org/wiki/File:Robert_Koch_(Deutsche_Cholera-Expedition_in_%C3%84gypten_1884).jpg

	図 14-12A	https://commons.wikimedia.org/wiki/File:Pont_du_Gard_FRA_001.jpg
	図 14-12B	https://commons.wikimedia.org/wiki/File:Aqueduct_of_Segovia_08.jpg
	P14-2	https://commons.wikimedia.org/wiki/File:Johann_Peter_Frank.jpg
	P14-3	https://commons.wikimedia.org/wiki/File:Max_von_Pettenkofer5.jpg
	図 14-15	http://www.francegenweb.org/wiki/index.php?title=Fichier:PARIS_SOUTERRAIN_-_Les_%C3%A9gouts,_service_de_l%27assainissement_;_collecteur_du_Boulevard_S%C3%A9bastopol.jpg
	図 14-18	http://www.museedesconfluences.fr/fr/ressources/microscope-simple-de-leeuwenhoek-r%C3%A9plique
	図 14-19	https://archive.org/details/gri_arcananatura00alee
	P14-4	https://commons.wikimedia.org/wiki/File:Louis_Pasteur,_foto_av_F%C3%A9lix_Nadar_Crisco_edit.jpg
	図 14-20	https://wellcomecollection.org/works/f3rjkdgr
	図 14-21	https://commons.wikimedia.org/wiki/File:Aetiologie_der_Milzbrandkrankheit.jpg
	図 14-22	https://commons.wikimedia.org/wiki/File:Robert_Koch_Institut_1900.jpg
	P14-5	https://commons.wikimedia.org/wiki/File:Robert_Koch_BeW.jpg
	図 14-23	https://commons.wikimedia.org/wiki/File:PSM_V72_D022_Pasteur_institute_paris.png
第 15 章	図 15-2	Pompe, MJ: Vijf Jaren in Japan. (1857-1863). Leiden: van den Heuvell & van Santen, 1867-68. より（ベルリン国立図書館蔵）
	P15-1	https://commons.wikimedia.org/wiki/File:Johannes_L_C_Pompe_van_Meerdervoort.jpg
	P15-2	東京大学百年史編集委員会『東京大学百年史』より（坂井達雄蔵）
	図 15-8	https://commons.wikimedia.org/wiki/File:Kiryu-Meijikan-2013012603.jpg
	図 15-9	http://www.pref.yamagata.jp/ou/shokokanko/110001/him/him_15.html
	P15-3	順天堂大学提供
	P15-4	順天堂大学提供
	図 15-16A	http://dl.ndl.go.jp/info:ndljp/pid/834959
	図 15-16B	http://dl.ndl.go.jp/info:ndljp/pid/834150
	図 15-16C	http://dl.ndl.go.jp/info:ndljp/pid/835582
	図 15-16D	http://dl.ndl.go.jp/info:ndljp/pid/835458
	図 15-16E	http://dl.ndl.go.jp/info:ndljp/pid/837394
	P15-5	東京慈恵会医科大学百年史編纂委員会『東京慈恵医科大学八十五年史』より（坂井達雄蔵）
	P15-6	伊原宇三郎画『生誕 150 年記念 北里柴三郎』より（坂井達雄蔵）
第 16 章	図 16-6	https://www.ncbi.nlm.nih.gov/pmc/articles/PMC1267100/?page=1
	図 16-7	https://archive.org/details/mobot31753000818671
	図 16-9	https://archive.org/details/experimentsobser01prie
	図 16-10	Hewson, W. Phil Trans. 63: 303-323, 1773. より
	図 16-11	https://archive.org/details/clinicalpatholog00ewinuoft
	図 16-14	https://archive.org/details/dissertatioinaug00schu
	図 16-15	https://archive.org/details/b22296931
	図 16-16	http://digi.ub.uni-heidelberg.de/diglit/henle1862
	P16-1	https://wellcomecollection.org/works/ps7e2cwq?query=V0026158
	P16-2	https://es.wikipedia.org/wiki/Archivo:Homer_William_Smith_1921.png
	図 16-19	https://commons.wikimedia.org/wiki/File:Leonardo_da_vinci,_Heart_and_its_Blood_Vessels.jpg
	P16-3	https://commons.wikimedia.org/wiki/File:Tawara.jpeg
	図 16-23	Gaskell, WH: J Physiol. 1886 Jan;7(1):1-80.9. より
	図 16-24	https://archive.org/details/bodilychangesinp00cannrich
	図 16-25	https://archive.org/details/adenographiasive00whar
	P16-4	https://wellcomecollection.org/works/zc7knftk?query=M0009998
	P16-5	https://commons.wikimedia.org/wiki/File:Ernest_Starling_portrait.jpg
	図 16-28	Williams, JA: Pancreatic polypeptide. Pancreapedia. 2014. より
	P16-6	https://commons.wikimedia.org/wiki/File:F._G._Banting_1923.jpg
	図 16-30	https://www.ncbi.nlm.nih.gov/pmc/articles/PMC2070089/
	図 16-32	Geroge A. Bender：A History of Medicine In Pictures. Parke, Davis & Company,1965. より
第 17 章	図 17-5	Lewis, MR; Lewis, WH: Mitochondria (and other cytoplasmic structures) in tissue cultures. Am J Anat. 17: 339-401, 1915. より
	図 17-6	Garnier, C: Considérations générales sur l'eragstoplasme protoplasme supérieur des cellules gandulaires. La place qu'il doit occupier en pathologie cellulaire. J Physiol Pathol Gen. 2: 539-548, 1900. より
	図 17-8	Singer, SJ; Nicolson, GL: The fluid mosaic model of the structure of cell membranes. Science. 175: 720-731. 1972. より
	P17-1a	https://commons.wikimedia.org/wiki/File:Otto_Fritz_Meyerhof.jpg
	P17-1b	https://commons.wikimedia.org/wiki/File:Hans_Adolf_Krebs.jpg
	P17-2a	https://commons.wikimedia.org/wiki/File:James_D_Watson_Genome_Image.jpg
	P17-2b	https://commons.wikimedia.org/wiki/File:Francis_Crick.png
	P17-3	https://hu.wikipedia.org/wiki/F%C3%A1jl:Szent-Gy%C3%B6rgyi_Albert,_Nobel-d%C3%ADjas_%C3%A9s_Kossuth-d%C3%ADjas_orvos,_biok%C3%A9mikus._Fortepan_74535.jpg#file
	図 17-14	Fischer, RS; Fowler, VM: Thematic Minireview Series: The State of the Cytoskeleton in 2015. J Biol Chem. 290: 17133-17136, 2015. より
	図 17-15	Mandelkow, E; Mandelkow, EM: Microtubules and microtubule-associated proteins. Curr Opin Cell Biol. 7: 72-81,

		1995 より
	図 17-16	Ishikawa H, Bischoff R, Holtzer H: Formation of arrowhead complexes with heavy meromyosin in a variety of cell types. J Cell Biol. 43: 312-328, 1969. より
	図 17-18	Farquhar MG, Palade GE.: Junctional complexes in various epithelia. J Cell Biol. 17: 375-412. 1963. より
	図 17-19	Goodenough DA, Paul DL: Gap junctions. Cold Spring Harb Perspect Biol. 2009 より
	P17-4a	https://commons.wikimedia.org/wiki/File:Alan_Lloyd_Hodgkin_nobel.jpg
	P17-4b	https://commons.wikimedia.org/wiki/File:Andrew_huxley_trinity.png
	図 17-23	Blausen.com staff. "Blausen gallery 2014". Wikiversity Journal of Medicine. DOI:10.15347/wjm/2014.010. ISSN 20018762. Derivative by Mikael Häggström より
	図 17-24	Gonen, T; Walz, T: The structure of aquaporins. Q Rev Biophys. 39: 361-396, 2006 より
	P17-5	https://commons.wikimedia.org/wiki/File:Nobel_Laureates_1042_(30647248184).jpg
	図 17-25	Neumann E, Khawaja K, Müller-Ladner U: G protein-coupled receptors in rheumatology. Nat Rev Rheumatol. 10: 429-436, 2014 より
第 18 章	図 18-1	http://daten.digitale-sammlungen.de/~db/0006/bsb00066730/images/index.html?seite=9&fip=193.174.98.30
	図 18-2	https://commons.wikimedia.org/wiki/File:Wilde_Karde_(Wiener_Dioskurides).jpg
	図 18-3	プラテアリウス『単純医薬書』(1280-1310 年頃)写本より
	図 18-4	http://daten.digitale-sammlungen.de/bsb00032739/image_6
	図 18-5	https://archive.org/details/mobot31753000978087
	図 18-6	https://www.biodiversitylibrary.org/item/129744#page/7/mode/1up
	図 18-9	https://commons.wikimedia.org/wiki/File:Orto_dei_semplici_PD_01.jpg
	図 18-10	https://commons.wikimedia.org/wiki/File:Woudanus2.jpg
	図 18-14	Köhler's Medizinal-Pflanzen. 1883-97 より(ミズーリ植物園蔵)
	図 18-15	https://wellcomecollection.org/works/hcw9dhst?query=V0011589
	図 18-16	https://wellcomecollection.org/works/pfzy2a4v?query=L0058761
	図 18-17	Köhler's Medizinal-Pflanzen. 1883-97 より
	図 18-18	https://wellcomecollection.org/works/keweyghd?query=L0051296
	図 18-21	https://wellcomecollection.org/works/ek9j2a93?query=L0058543
	P18-1	https://commons.wikimedia.org/wiki/File:Oswald_Schmiedeberg.JPG
	P18-2	https://commons.wikimedia.org/wiki/File:Paul_Ehrlich_1915.jpg
	図 18-22	https://wellcomecollection.org/works/ufjhgrz4?query=L0059028
	図 18-23	https://wellcomecollection.org/works/xtw94ww9?query=L0059171
	P18-3	https://commons.wikimedia.org/wiki/File:Synthetic_Production_of_Penicillin_TR1468.jpg
	P18-4	https://commons.wikimedia.org/wiki/File:Satoshi_%C5%8Cmura_5040-2015.jpg
第 19 章	図 19-2	http://daten.digitale-sammlungen.de/~db/0007/bsb00071240/images/
	P19-1	https://commons.wikimedia.org/wiki/File:Ludwig-aschoff.jpg
	P19-2	https://commons.wikimedia.org/wiki/File:Elie_Metchnikoff_-_Between_ca._1910_and_ca._1915_-_LOC.jpg
	P19-3	https://commons.wikimedia.org/wiki/File:Frank_Macfarlane_Burnet.jpg
	P19-4	https://commons.wikimedia.org/wiki/File:Susumu_Tonegawa_Photo.jpg
	図 19-31	http://mdz-nbn-resolving.de/urn:nbn:de:bvb:12-bsb10471247-6
第 20 章	図 20-1	https://de.wikipedia.org/wiki/Datei:Leonardo_da_vinci,_Comparison_of_scalp_skin_and_onion.jpg
	図 20-2	https://archive.org/details/margaritaphiloso00reis_2
	図 20-4	https://archive.org/details/lhommeetlaformat00desc
	図 20-7	https://commons.wikimedia.org/wiki/File:Philippe_Pinel_%C3%A0_la_Salp%C3%AAtri%C3%A8re_.jpg
	P20-2	https://commons.wikimedia.org/wiki/File:Emil_Kraepelin_1926.jpg
	P20-3a	https://en.wikipedia.org/wiki/File:Sigmund_Freud_LIFE.jpg
	P20-3b	https://commons.wikimedia.org/wiki/File:CGJung.jpg
	図 20-13	https://commons.wikimedia.org/wiki/File:Une_le%C3%A7on_clinique_%C3%A0_la_Salp%C3%AAtri%C3%A8re.jpg
	P20-4	https://commons.wikimedia.org/wiki/File:Jean-Martin_Charcot.jpg
	P20-5	https://commons.wikimedia.org/wiki/File:Cajal-Restored.jpg
	図 20-16	https://archive.org/details/b2129592x_0001
	P20-6	https://wellcomecollection.org/works/b7zjsxtg?query=L0014994
	図 20-17	https://archive.org/details/integrativeactio00sher
	図 20-18	Hodgkin, AL; Huxley, AF; Katz, B: Measurement of current-voltage relations in the membrane of the giant axon of Loligo. J Physiol. 116: 424-448, 1952 より
	図 20-19	Brock, LG; Coombs, JS; Eccles, JC: The recording of potentials from motoneurones with an intracellular electrode. J Physiol. 117: 431-460, 1952 より
	図 20-20	https://archive.org/details/b28062449
	図 20-22	(Sperry RW:Lateral specialization in the surgically separated hemispheres. In: F. Schmitt and F. Worden (Eds.), Neurosciences Third Study Program, Ch. I, Vol. 3, pp. 5-19. Cambridge: MIT Press, 1974) より
	図 20-23	Hubel, DH; Wiesel, TN: Receptive fields of single neurones in the cat's striate cortex. J Physiol. 148: 574–591, 1959. より https://commons.wikimedia.org/wiki/File:Alois_Alzheimer_003.jpg
第 21 章	図 21-1	https://archive.org/details/deconceptuetgene00rf
	図 21-2	https://archive.org/details/deconceptuetgene00rf
	図 21-3	https://wellcomecollection.org/works/agxeyrn7?query=De+formato+foetu

	図 21-4	https://wellcomecollection.org/works/x6xamrxr?query=De+for
	図 21-5	https://archive.org/details/A033039
	図 21-6	https://archive.org/details/anatomeplantarum00malpuoft
	図 21-7	Leeuwenhoek, Av: Monsieur Leewenhoecks Letter to the Publisher, Wherein Some Account is Given of the Manner of His Observing So Great a Number of Little Animals in Divers Sorts of Water, as was Deliver'd in the Next Foregoing Tract: English'd out of Dutch. Phil. Trans. 1677 12 844-846; doi:10.1098/rstl.1677.0009 より
	図 21-8	http://mdz-nbn-resolving.de/urn:nbn:de:bvb:12-bsb11268650-0
	図 21-9	http://www.biusante.parisdescartes.fr/histoire/medica/resultats/index.php?cote=07012&do=chapitre
	図 21-10	https://archive.org/details/b24989794_0001
	P21-1	https://embryo.asu.edu/pages/hans-spemann-0
	図 21-11	Spemann H, Mangold H. Induction of embryonic primordia by implantation of organizers from a different species. Roux's Arch. Entw. Mech 100: 599–638, 1924. より
	P21-2a	https://commons.wikimedia.org/wiki/File:Christiane_N%C3%BCsslein-Volhard_mg_4372.jpg
	P21-2b	https://commons.wikimedia.org/wiki/File:Wieschaus_ecal2011.jpg
	図 21-12	http://daten.digitale-sammlungen.de/bsb00004811/images/index.html?id=00004811&groesser=&fip=193.174.98.30&no=&seite=11
	図 21-15	https://archive.org/details/observationsdiue00bour
	図 21-16	http://digital.slub-dresden.de/werkansicht/dlf/2904/5/
	図 21-17	https://gallica.bnf.fr/ark:/12148/bpt6k6280119b/f11.item
	図 21-19	https://archive.org/details/accoucheursetsa00witk
	図 21-20	https://archive.org/details/henricidevente00deve
	図 21-21	http://digi.ub.uni-heidelberg.de/diglit/smellie1758
	図 21-23	https://commons.wikimedia.org/wiki/File:Birth_of_Caesar.jpg
	図 21-26	http://dfg-viewer.de/show/?tx_dlf%5Bpage%5D=250&tx_dlf%5Bid%5D=http%3A%2F%2Fwww.zvdd.de%2Fdms%2Fmetsresolver%2F%3FPPN%3DPPN755280954&cHash=74db4e9d0287803c8fa740c06dab30ee
	図 21-28	https://archive.org/details/hieronymifabrici00fabr_0
	図 21-29	https://wellcomecollection.org/works/uu8w96rz?query=L0065394
	P21-3	https://commons.wikimedia.org/wiki/File:Ogino_Kyusaku.JPG
	図 21-30	https://archive.org/details/ondiseases00hodg
	図 21-31	https://wellcomecollection.org/works/fzjwbmqv?query=L0065287
	図 21-32	https://wellcomecollection.org/works/ap459v92?query=L0065283
第 22 章	P22-1	http://loc.gov/pictures/resource/ggbain.10803/
	P22-2	https://commons.wikimedia.org/wiki/File:Pierre-Constant_Budin.jpg
	図 22-11	https://archive.org/details/b28191262
	図 22-20	https://archive.org/details/descriptioanatom00zinn
	P22-5	https://commons.wikimedia.org/wiki/File:Albrecht_v_Graefe.jpg
	図 22-26	http://www.biusante.parisdescartes.fr/histoire/medica/resultats/index.php?cote=08773&do=chapitre
	図 22-27	『青洲先生療乳嵓図記全』より（松木明知蔵）
	P22-6	https://commons.wikimedia.org/wiki/File:Yamagiwa.JPG
第 23 章	図 23-1	Blundell, J: Observations on transfusion of blood by Dr. Blundell with a description of his gravitator. Lancet. 2: 321-324, 1828. より
	図 23-2	Robertson, OH: Transfusion with preserved red blood cells. Br Med J. 1: 691-695, 1918. より
	P23-1	Owen, R: Karl Landsteiner and the First Human Marker Locus. Genetics. 155: 995-998, 2000 より
	図 23-3	https://commons.wikimedia.org/wiki/File:Red_Ribbon.svg
	図 23-4	http://dl.ndl.go.jp/info:ndljp/pid/834210
	P23-2	https://commons.wikimedia.org/wiki/File:Roentgen2.jpg
	図 23-5	Forssmann, WTO: Über die Sondierung des rechten Herzens, in: Berliner Klinische Wochenschrift vom 5. November 1929. より
	図 23-7	https://commons.wikimedia.org/wiki/File:Maag.jpg
	図 23-10	https://commons.wikimedia.org/wiki/File:Blausen_0152_CABG_All.png
	図 23-12A	https://commons.wikimedia.org/wiki/File:Starr-Edwards-Mitral-Valve.jpg
	図 23-12B	https://commons.wikimedia.org/wiki/File:Chitra_Valve.jpg
	図 23-12C	https://commons.wikimedia.org/wiki/File:Aortic_Karboniks-1_bileafter_prosthetic_heart_valve.jpg
	P23-3	https://commons.wikimedia.org/wiki/File:Alexis_Carrel_02.jpg
	図 23-17	http://www.zjk.or.jp/kidney-disease/cure/peritoneal-dialysis/dialysis-method/index.html
	図 23-18	https://chugai-pharm.jp/hc/ss/pr/drug/news/details/1402919212449/1.html
	P23-4	Cooper, DKC; Cooley, DA: In memoriam Christiaan Neethling Barnard 1922-2001. Circulation. 104: 2756-2757, 2001. より
	図 23-21	Power, C; Rasko, JEJ: Will cell reprogramming resolve the embryonic stem cell controversy? A narrative review. Annal Int Med. 155: 114-121, 2011. より
	P23-5	https://commons.wikimedia.org/wiki/File:Shinya_yamanaka10.jpg
	図 23-28	Chow MSM, Wu SL, Webb SE, Gluskin K, Yew DT. Functional magnetic resonance imaging and the brain: A brief review. World J Radiol 9: 5-9, 2017. より
第 24 章	P24-1	Hoover Institution Archives より
	図 24-3	http://dl.ndl.go.jp/info:ndljp/pid/834381

索引 — 人物

ア

アイントホーフェン　Einthoven, Willem（1860〜1927）　239, 241, 341
アヴィケンナ　Avicenna（980〜1037）　64, 200, 276, 352, 371, 398, 466, 559
アヴェリー　Avery, Oswald Theodore（1877〜1955）　358
アヴェロエス　Averroes（1126〜1198）　68
アヴェンゾアル　Avenzoar（1094〜1162）　68
アウエンブルッガー　Auenbrugger, Joseph Leopold（1722〜1809）　148, 185, 229
アエティウス　Aetius（530〜560 に活躍）　58
青山胤通（1859〜1917）　322
アキリーニ　Achillini, Alessandro（1463〜1512）　90
アグレ　Agre, Peter（1949〜）　365
アゴーテ　Agote, Luis（1868〜1954）　488
浅井樺園（1828〜1883）　321
浅井国幹（1842〜1903）　321
浅田宗伯（1815〜1894）　321, 552
アジソン　Addison, Thomas（1793〜1860）　191, 394
アショフ　Aschoff, Karl Albert Ludwig（1866〜1942）　341, 410, 411
アスクレピアデス　Asclepiades（紀元前 130 頃〜40 頃）　40
アスクレピオス　Asklepios　25
アセリ　Aselli, Gaspare（1581〜1625）　115
アダムス　Adams, Francis（1796〜1861）　28
アッカークネヒト　Ackerknecht, Erwin Heinz（1906〜1988）　543
アブー・アル゠カースィム・アッ゠ザフラウィー　Abu al-Qasim al-Zahrawi →アルブカシス
アプレイウス　Apuleius　54
アミヤン　Amyand, Claudius（1680 頃〜1740）　265
アランツィオ　Aranzio, Giulio Cesare（1529〜1589）　443
アリ・イブン・イーサー　Ali ibn Isa al-Kahhal ⇒イェス・ハリー
アリ・マルウィン・イブン・ズール　Ibn Zuhr, Abu Marwan 'abd al-Malik →アヴェンゾアル
アリー・イブン・アルアッバース　Alī b.al-Abbās →ハリー・アッバス
アリストテレス　Aristoteles（紀元前 384〜322）　25, 225, 351, 419, 441
アリソン　Alison, Somerville Scott（1813〜1877）　231
アリベール　Alibert, Jean Louis Marie（1768〜1837）　469
アルキマタエウス　Archimatthaeus（12 世紀頃）　72
アルデロッティ　Alderotti, Taddeo（1206/15〜1295）　81
アルツハイマー　Alzheimer, Alois（1864〜1915）　439
アルナルドゥス・ドゥ・ヴィラノヴァ　Arnaldus de Villanova（1235 頃〜1311）　77, 276
アルファヌス 1 世　Alfanus I（1015 頃〜1085）　73
アルブカシス　Albucasis（936〜1013）　68, 250
アルメイダ　Luis de Almeida（1525〜1583）　166
アレクサンドロス　Alexandros（525 頃〜605）　58
アレタイオス　Aretaeus（50〜100/150〜200 頃に活躍）　42, 243, 346
アンダーウッド　Underwood, Michael（1737〜1820）　464
アントニウス・ムーサ　Musa, Antonius（紀元前 23 頃に活躍）　41
アンドラル　Andral, Gabriel（1797〜1876）　187, 232, 242, 333, 407
アンドリー　Andry de Bois-Regard, Nicolas（1658〜1742）　478
アンリ・ド・モンドヴィル　Henri de Mondeville（1260 頃〜1320）　78

イ

イェス・ハリー　Jesu Haly（1010 に活躍）　67
池田茂人（1925〜2001）　503
伊沢蘭軒（1777〜1829）　163
石川春律（1935〜2008）　361
石黒宇宙治　310
石黒忠悳（1845〜1941）　318, 349
イシドールス　Isidorus Hispalensis（?〜636）　54
イゼンゼー　Isensee, Emil（1807〜1845）　534
市川平三郎（1923〜2014）　491
伊東玄朴（1800〜1871）　174
イブン・アル・ナフィス　Ibn al-Nafis（1213〜1288）　69
イブン・スィーナー　Ibn Sina →アヴィケンナ
イブン・バイタール　Ibn al Baytar（1197〜1248）　68, 69
イブン・ルシュド　Ibn Rushd →アヴェロエス
イムホテプ　Imhotep　10
伊良子道牛（1671〜1734）　166
イリイチ　Illich, Ivan（1926〜2002）　549
入沢達吉（1865〜1938）　510
イングラシア　Ingrassia, Giovanni Filippo（1510〜1580）　274

ウ

ヴァールブルク　Warburg, Otto Heinrich（1883〜1970）　484
ヴァイカルト　Weikard, Melchior Adam（1742〜1803）　192
ヴァグバタ　Vagbhata　11

ヴァルダイエル　Waldeyer, Heinrich Wilhelm（1836〜1921）　431
ヴァレスクス　Valescus de Taranta（1380〜1418 に活躍）　78
ヴィーゴ　Vigo, Giovanni da（1450〜1525）　105
ヴィーシャウス　Wieschaus, Eric F.（1947〜）　448
ウィーセル　Wiesel, Torsten Nils（1924〜）　436
ウィザリング　Withering, William（1741〜1799）　383, 565
ウィラン　Willan, Robert（1757〜1812）　468
ウィリアム・ファン・ムベーカ　William van Moerbeke（1215〜1286）　76
ウィリアムズ　Williams, Robert Runnels（1886〜1965）　350
ウィリス　Willis, Thomas（1621〜1675）　113, 243, 341, 346, 423, 563
ウィリス　Willis, William（1837〜1894）　293
ウィルソン　Wilson, William James Erasmus（Sir）（1809〜1884）　471
ヴィレルメ　Villermé, Louis René（1782〜1863）　278
ウィンスロー　Winslow, Jacob（1669〜1760）　135, 202, 341, 563
ヴィントリッヒ　Wintrich, Max Anton（1812〜1852）　235
ヴェーラー　Wöhler, Friedrich（1800〜1882）　221
ヴェサリウス　Vesalius, Andreas（1514〜1564）　94, 251, 329, 341, 352, 421, 474, 532, 562
ウェスト　West, Charles（1816〜1898）　465
ヴェストファル　Westphal, Karl Friedrich Otto（1833〜1890）　237
ヴェスリング　Vesling, Johann（1598〜1649）　120
ヴェダー　Vedder, Alexander M.（1830/31〜1870）　293
ウェルカム　Wellcome, Henry（1853〜1936）　544
ウェルズ　Wells, William Charles（1757〜1815）　244
ウェルチ　Welch, William Henry（1850〜1934）　266
ヴェルトハイム　Wertheim, Ernst（1864〜1920）　458
ヴェルニッケ　Wernicke, Carl（1848〜1905）　429
ウォーラー　Waller, Augustus Desiré（1856〜1922）　239
ヴォルフ　Wolff, Caspar Friedrich（1733〜1794）　446
宇治達郎（1919〜1980）　502
宇田川玄真（1769〜1835）　173
宇田川玄随（1755〜1797）　173
宇田川榕庵（1798〜1846）　173
ウッド　Wood, Alexander（1817〜1887）　246
ヴュルツ　Würtz, Felix（1518〜1575?）　463
ウルスタディウス　Ulstadius, Philippus　112
ウルソ　Urso of Salerno（?〜1225）　73
ヴンダーリッヒ　Wunderlich, Carl Reinhold August（1815〜1877）　194, 232, 233, 534
ヴント　Wundt, Wilhelm（1832〜1920）　427

エ

エイクマン　Eijkman, Christiaan（1858〜1930）　318, 349
エイブラハム　Abraham, Edward Penley（1913〜1999）　392
エイベル　Abel, John Jacob（1857〜1938）　389
エヴァンス　Evans, Martin John（1941〜）　500
エウスタキウス　Eustachius, Bartolomeo（1500/10〜1574）　98
エールリヒ　Ehrlich, Paul（1854〜1915）　243, 286〜288, 389, 390, 411
エガス・モニス　Egas Moniz, Antonio Caetano de Abreu（1874〜1955）　438, 490
エックルズ　Eccles, John Carew（1903〜1997）　433
エティエンヌ　Estienne, Charles（1505〜1564）　91
エドワーズ　Edwards, Robert（1925〜2013）　461
恵日（7 世紀前半）　158
エムデン　Embden, Gustav（1874〜1933）　357
エラシストラトス　Erasistratos（紀元前 315 頃〜240 頃）　10, 35, 36, 47
エラスムス　Erasmus, Desiderius（1467〜1536）　86
エルヴィヘム　Elvehjem, Conrad Arnold（1901〜1962）　350
エルプ　Erb, Wilhelm Heinrich（1840〜1921）　237, 440
エルマー　Elmer, Peter　549
エルムクイスト　Elmqvist, Rune（1906〜1996）　493
エロティアヌス　Erotianus（1 世紀）　28
エンゲルハルト　Engelhardt, Vladimir（1894〜1984）　359
遠藤章（1933〜）　395

オ

王懐隠（982〜992 に活躍）　155
王叔和（210〜280）　154
王燾（670〜755）　155
オーケン　Oken, Lorenz（1779〜1851）　204
大澤岳太郎（1863〜1920）　510
大隅良典（1945〜）　367
太田典礼（1900〜1985）　459
大塚敬節（1900〜1980）　552
大槻玄沢（1757〜1827）　172, 179
大村智（1935〜）　396
緒方洪庵（1810〜1863）　179, 526
緒方春朔（1747〜1810）　176
岡本一抱（1654〜1716）　161
荻野久作（1882〜1975）　459, 460
オシアンデル　Osiander, Friedrich Benjamin（1759〜1822）　457
オスグッド　Osgood, Robert Bayley（1873〜1956）　479
オスラー　Osler, William（1849〜1919）　266
オッコ　Occo, Adolf（1524〜1606）　378
オッペンハイム　Oppenheim, Hermann（1858〜1919）　430
小野蘭山（1729〜1810）　162
オリバシウス　Oribasius（320〜400 に活躍）　58

カ

カーター　Carter, Henry Vandyke（1831〜1897）　220

カールソン　Carlsson, Arvid（1923～）　437
貝原益軒（1630～1714）　161
カイベル　Keibel, Franz（1861～1929）　447
カヴェントゥ　Caventou, Joseph Bienaimé（1795～1877）　387
ガウプ　Gaub, Hieronymus David（1705～1780）　138
カウフマン　Kaufman, Thomas　447
カエサル　Gaius Iulius Caesar（紀元前100～44）　456
カエリウス・アウレリアヌス　Caelius Aurelianus（4～5世紀）
　　　　　　　　　　　　　　　　　　　　　　　　54
賀川玄悦（1700～1777）　162, 453
香川修庵（1683～1755）　161
カサル　Casal, Gaspar（1681～1759）　350
梶原性全（1266～1337）　159, 525
ガスケル　Gaskell, Walter Holbrook（1847～1914）　341
華佗　21
カッツ　Katz, Bernard（1911～2003）　364
ガトリー　Guthrie, Charles Claude（1880～1963）　496
カナーノ　Canano, Giovan Battista（1515～1579）　91
カハール　Ramón y Cajal, Santiago（1852～1934）　431
ガフキー　Gaffky, Georg T. A.（1850～1918）　287
カポジ　Kaposi, Moriz（1837～1902）　471, 472
ガリオポントゥス　Gariopontus（1035頃～1050頃に活躍）
　　　　　　　　　　　　　　　　72, 74, 195, 402, 561
ガリソン　Garrison, Fielding Hudson（1870～1935）　541
ガリレイ　Galilei, Galileo（1564～1642）　108
ガルヴァーニ　Galvani, Luigi（1737～1798）　142, 238, 364
ガルシア　Garcia, Manuel（1805～1906）　234
カルノフスキー　Karnovsky, Morris John（1926～2018）　362
ガレノス　Galen（129～216）
　　　　　　　45, 51, 225, 276, 328, 351, 370, 442, 532, 562
カレル　Carrel, Alexis（1873～1944）　495, 496
カレン　Cullen, William（1710～1790）　139, 188, 408
ガワース　Gowers, William Richard（1845～1915）
　　　　　　　　　　　　　　　　　　　　242, 334, 429
河口良庵（1629～1687）　166
カンシュタット　Canstatt, Karl Friedrich（1807～1850）　196
カンデル　Kandel, Eric Richard（1929～）　437

キ
キース　Kieth, Arthur（1866～1955）　341
ギーニ　Ghini, Luca（1490～1556）　375
北里柴三郎（1853～1931）　286, 322, 513
木本誠二（1907～1995）　499
キャヴェンディッシュ　Cavendish, Henry（1731～1810）
　　　　　　　　　　　　　　　　　　　　　　　　333
キャゼナヴ　Cazenave, Pierre Louis Alphée（1795～1877）　469
キャトン　Caton, Richard（1842～1926）　240
キャノン　Cannon, Walter Bradford（1871～1945）
　　　　　　　　　　　　　　　　　　　337, 338, 343
キャマン　Cammann, George（1804～1863）　230

ギャルニエ　Garnier, C　355
キャルポンティエ　Carpentier, Alain Frédéric（1933～）　495
ギャロド　Garrod, Alfred Baring（1819～1907）　245, 415
キュヴィエ　Cuvier, Georges（1769～1832）　202
キューネ　Kühne, Wilhelm Friedrich（1837～1900）
　　　　　　　　　　　　　　　　213, 222, 332, 345, 359
キューン　Kühn, Karl Gottlob（1754～1840）　536
キューン　Kühn, Werner（1899～1963）　339
キュリー　Curie, Marie（1867～1934）　484
キュリー　Curie, Pierre（1859～1906）　484
ギュンター　Guinter, Johannes of Andernach（1505～1574）
　　　　　　　　　　　　　　　　　　　　　72, 87, 370
龔廷賢（1522～1619）　156
キョウゼン・パウロ　166
ギラン　Guillain, Georges（1876～1961）　440
キリアン　Killian, Gustav（1860～1921）　503
桐原真節（1839～1884）　309
ギルバート　Gilbert, Walter（1932～）　359
ギルマン　Gilman, Alfred Goodman（1941～2015）　367
ギルモー　Guillemeau, Jacques（1550～1613）　449, 474

ク
クインケ　Quincke, Heinrich（1842～1922）　245
クームス　Coombs, Robin（1921～2006）　415
クールナン　Cournand, André Frédéric（1895～1988）　491
クーン　Kuhn, Thomas Samuel（1922～1996）　547
クエイン　Quain, Jones（1796～1865）　219
クシュニー　Cushny, Arthur Robertson（1866～1926）　386
楠隆光（1906～1967）　499
クスマウル　Kussmaul, Adolf（1822～1902）　501
クック　Cooke, Robert A.（1880～1960）　472
クッシング　Cushing, Harvey Williams（1869～1939）
　　　　　　　　　　　　　　　　　　　　　268, 343
グッデン　Gudden, Bernhard von（1824～1886）　427
グッドイナフ　Goodenough, Daniel A.　362
グッドイヤー　Goodyear, Charles（1800～1860）　459
グッドフェロー　Goodfellow, Peter（1951～）　449
クフラー　Kuffler, Stephen（1913～1980）　436
クラーネン　Craanen, Theodorus（1620～1689）　114
グラーフ　Graaf, Regnier de（1641～1673）　445
クライン　Klein, Johann（1788～1856）　261
クラウゼ　Krauze, Paul　491
グラウバー　Glauber, Johann Rudolf（1604～1670）　380
グラハム　Graham, Evarts Ambrose（1883～1957）　481
クラマー　Kramer, Wilhelm（1801～1875）　233
グリージンガー　Griesinger, Wilhelm（1817～1868）　426
グリーンガード　Greengard, Paul（1925～）　437
栗崎道喜（1582～1665）　166
グリソン　Glisson, Francis（1597～1677）　117, 141, 350, 563

623

クリック　Crick, Francis Harry Compton（1916〜2004）　358, 359
クリュヴェイエ　Cruveilhier, Jean（1791〜1874）　187
グリュンツィヒ　Grüntzig, Andreas Roland（1939〜1985）　493
グルーバー　Gruber, Ignaz（1803〜1872）　233
クルシウス　Clusius, Carolus（1526〜1604）　376
グルック　Gluck, Louis（1924〜1997）　465
クルムス　Kulmus, Johann Adam（1689〜1745）　133, 169, 353, 563
グレイ　Gray, Henry（1825〜1861）　219
グレーヴス　Graves, Robert James（1796〜1853）　191, 346
グレーフェ　Graefe, Friedrich Wilhelm Ernst Albrecht von（1827〜1870）　476, 477
グレーフェンベルク　Gräfenberg, Ernst（1881〜1957）　459
クレブス　Krebs, Hans Adolf（1900〜1981）　357
クレペリン　Kraepelin, Emil（1856〜1926）　393, 426, 427
クレンライン　Krönlein, Rudolf（1847〜1910）　265
クロード　Claude, Albert（1899〜1983）　357
クロネッカー　Kronecker, Hugo（1839〜1914）　213
クント　Kunt, August Adolf Eduard Eberhard（1839〜1894）　491

ケ
ゲイ＝リュサック　Gay-Lusac, Joseph Louis（1778〜1850）　220
ゲーゲンバウル　Gegenbaur, Carl（1836〜1903）　218, 551
ゲーテ　Goethe, Johann Wolfgang von（1749〜1832）　204
ゲーリング　Gehring, Walter Jakob（1939〜2014）　447
ゲスナー　Gessner, Johannes（1709〜1790）　376
ケタム　Ketham, Johannes de（1420頃〜1468/70）　85
ゲッツ　Goetz, Robert Hans（1910〜2000）　493
ゲラード　Gerhard, William Wood（1809〜1872）　274
ゲラルドゥス　Gerardus Cremonensis（1114〜1187）　75, 371, 559
ゲラルドゥス　Gerardus, Theodoricus　370
ケリー　Kelly, Howard（1858〜1943）　266
ケリカー　Kölliker, Rudolf Albert von（1817〜1905）　216, 344, 362, 409, 411, 483, 563
ケルスス　Celsus, Aulus Cornelius（25頃に活躍）　40, 249, 256, 276, 370, 473, 480
ゲルラッハ　Gerlach, Joseph（1820〜1896）　431
玄朔（1549〜1631）　178
ケンダル　Kendall, Edward Calvin（1886〜1972）　394
ケンドール　Kendall, Edward Calvin（1886〜1972）　346

コ
コイレ　Koyré, Alexandre（1892〜1964）　547
黄帝　19
高武（1506〜1541活躍）　157
皇甫謐（215〜282）　154

高良斎（1799〜1846）　176
ゴールドバーガー　Goldberger, Joseph（1874〜1929）　350
ゴールドブラット　Goldblatt, Harry（1891〜1977）　347
ゴールドフラム　Goldflam, Samuel（1852〜1932）　440
コーン　Cohn, Edwin Joseph（1892〜1953）　490
コーンハイム　Cohnheim, Julius Friedrich（1839〜1884）　410, 483
コカ　Coca, Arthur F.　472
児玉順三　196
コッコ　Kokko, Juha P.（生年不詳〜）　339
ゴッドリー　Godlee, Rickman（1849〜1925）　267
コッヘル　Kocher, Emil Theodor（1841〜1917）　268
コッホ　Koch, Heinrich Hermann Robert（1843〜1910）　246, 275, 284, 286, 322, 389, 411
後藤艮山（1659〜1733）　161, 525
コトゥーニョ　Cotugno, Domenico Felice Antonio（1736〜1822）　244
コフォ　Copho　72
コペルニクス　Copernicus, Nicolaus（1473〜1543）　107, 548
コルヴィサール　Corvisart, Jean Nicolas（1755〜1821）　185, 229
ゴルジ　Golgi, Camillo（1843〜1926）　355, 431
ゴルテル　Gorter, Johannes de（1689〜1762）　173
コルドゥス　Cordus, Valerius（1515〜1544）　377, 565
コルフ　Kolff, Willem Johan（1911〜2009）　497
コルベ　Kolbe, Adolph Wilhelm Hermann（1818〜1884）　389
コレチュカ　Kokketschka, Jakob（1803〜1847）　261
コレンス　Correns, Carl Erich（1864〜1933）　358
コロトコフ　Korotkoff, Nikolai Sergeyevich（1874〜1920）　237
コロンボ　Colombo, Realdo（1510頃〜1559）　98
ゴンザレス・クルッシ　González-Crussi, Frank（1936〜）　546
コンスタンティヌス・アフリカヌス　Constantinus Africanus（?〜1087?）　73, 74, 370
コンラッド　Conrad, Peter（1945〜）　549
コンラディ　Conradi, Georg Christoph（1767〜1798）　406
コンラディ　Conradi, Johann Wilhelm Heinrich（1780〜1861）　196

サ
ザウテル　Sauter, Johann Nepomuk（1766〜1840）　458
サヴォナローラ　Savonarola, Michele（1385〜1468）　83
ザクマン　Sakmann, Bert（1942〜）　365
サザーランド　Sutherland, Earl（1915〜1974）　367
佐多愛彦（1871〜1950）　510
サットン　Sutton, Walter Stanborough（1877〜1916）　358
佐藤泰然（1804〜1872）　180
佐藤尚中（1827〜1882）　198, 294, 296, 304, 309
ザビエル　Xavier, Francisco de（1506〜1552）　164

サムス　Sams, Crawford F.（1902〜1994）　515, 527
ザルツバーガー　Sulzberger, Marion（1895〜1983）　472
サンガー　Sanger, Frederick（1918〜2013）　346, 359, 394
サンガー　Sanger, Margaret Higgins（1879〜1966）　459
サンディフォルト　Sandifort, Eduart（1742〜1814）　406
サントイヴ　Saint-Yves, Charles de（1667〜1731）　474
サントーリオ　Santorio, Santorio（1561〜1636）　115, 231

シ

ジーゲムント　Siegemund, Justine（1636〜1705）　450
シーボルト　Siebold, Philipp Franz Balthasar von（1796〜1866）　165, 174, 526
シェイピン　Shapin, Steven（1943〜）　548
シェーファー　Schäfer, Edward Albert（1850〜1935）　224
シェーレ　Scheele, Carl Wilhelm（1742〜1786）　143, 333
シェーンライン　Schönlein, Johann Lukas（1793〜1864）　194, 281
シェデル　Schedel, Henri Édouard（1804〜1856）　469
シェラー　Scherer, Johann Joseph von（1814〜1869）　280
ジェラルド　Gerad of Cremona（1114頃〜1187）　68
シェリング　Schelling, Frederick Wilhelm Joseph（1775〜1854）　193
シェリントン　Sherrington, Charles Scott（1857〜1952）　432
ジェンティーレ　Gentile da Foligno（1280頃〜1348）　81
ジェンナー　Jenner, Edward（1749〜1823）　150, 271, 272, 287
志賀潔　274, 287
四方統男　499
ジゲリスト　Sigerist, Henry Ernst（1891〜1957）　541
シデナム　Sydenham, Thomas（1624〜1689）　126, 127, 273, 386, 532
司馬遷（紀元前147頃〜87頃）　16
渋江抽斎（1805〜1858）　163
ジモン　Simon, Gustav Theodor（1810〜1857）　471
シャーピー　Sharpey, William（1802〜1880）　224, 262
ジャクソン　Jackson, Charles Thomas（1805〜1880）　259
ジャクソン　Jackson, John Hughlings（1835〜1911）　429
ジャクソン　Jackson, Mark　547
ジャコビ　Jacobi, Abraham（1830〜1919）　465
シャラー　Scharrer, Ernst（1905〜1965）　347
シャルコー　Charcot, Jean Martin（1825〜1893）　429, 430
シャンベルゲル　Schamberger, Caspar（1623〜1706）　166
朱丹渓（1281〜1358）　156
シュヴァン　Schwann, Theodor Ambrose Hubert（1810〜1882）　208, 283, 332, 409, 431, 563
シュヴェンケ　Schwencke, Thomas（1693〜1767）　242
シューラン　Choulant, Johann Ludwig（1791〜1861）　537
シュヴルール　Chevreul, Michel Eugène（1786〜1889）　243
シュタール　Stahl, Georg Ernst（1660〜1734）　138, 142, 333

シュトゥリュンペル　Strümpell, Ernst Adolf Gustav Gottfried von（1853〜1925）　198
シュトラウプ　Straub, Brunó Ferenc（1914〜1996）　359
シュトルツ　Storz, Karl　503
シュトローマイヤー　Stromeyer, Georg Friedrich Louis（1804〜1876）　479
シュハルト　Schuchardt, Karl August（1856〜1901）　458
シュプレンゲル　Sprengel, Kurt Polycarp Joachim（1766〜1833）　406, 533
シュペーマン　Spemann, Hans（1869〜1941）　447
シュミーデベルク　Schmiedeberg, Oswald（1838〜1921）　389, 390, 565
シュムランスキー　Schumlansky, Alexander（1748〜1795）　335
シュライデン　Schleiden, Jacob Matthias（1804〜1881）　215, 409, 431
ショウプ　Shope, Richard（1901〜1966）　484
ジョフロア　Geoffroy Saint-Hilaire, Etienne（1772〜1844）　202
ショーリアク　Chauliac, Guy de（1290頃〜1368）　78, 90, 233, 251
徐鳳（1390〜1450）　157
白壁彦夫（1921〜1994）　491
ジル・ド・コルベイユ　Gilles de Corbeil（1140頃〜1224頃）　73
シルヴィウス　Sylvius, Franciscus［Boë, Franciscus de le］（1614〜1672）　113, 200, 408
シルヴィウス　Sylvius, Jacobus［Jacques Dubois］（1478〜1555）　378
シンガー　Singer, Charles Joseph（1876〜1960）　542
シンガー　Singer, Seymore Jonathan（1924〜2017）　356
新宮涼庭（1787〜1854）　179
シンドラー　Schindler, Rudolf（1888〜1968）　502
神農　19

ス

スウィーテン　Swieten, Gerard van（1700〜1772）　130, 152, 231
ズートホフ　Sudhoff, Karl（1853〜1938）　539
杉田玄白（1733〜1817）　168
杉田立卿（1787〜1846）　172
スクルテトゥス　Schultetus, Johannes（1595〜1645）　167
スコウ　Skou, Jens Christian（1918〜）　365
スコダ　Skoda, Joseph（1805〜1881）　192, 230, 472
スシュルタ　Susruta　11
鈴木梅太郎（1874〜1943）　349
スタールツル　Starzl, Thomas Earl（1926〜）　499
スターリング　Starling, Ernest Henry（1866〜1927）　344, 345
スターリング　Stirling, William（1851〜1932）　213

625

ステファヌス　Stephanus of Antioch（12世紀前半に活躍）　75	田代三喜（1465～1537）　160
ステプトゥ　Steptoe, Patrick Chrisopher（1913～1988）　461	田代基徳（1839～1898）　304
ストークス　Stokes, William（1804～1878）　191	田代義徳（1864～1938）　479
ストーン　Stone, Edward（1702～1768）　389	田中杢次郎　490
スネレン　Snellen, Hermann（1834～1908）　236	ダニエリ　Danielli, James Frederic（1911～1984）　356
スノー　Snow, John（1813～1858）　260, 279	田原淳（1873～1952）　340
スパランツァニ　Spallanzani, Lazzaro（1729～1799）　331	ダフィン　Duffin, Jacalyn（1950～）　546
スペリー　Sperry, Roger Wolcott（1913～1994）　436	玉井進　506
スミス　Smith, Homer William（1895～1962）　338, 339	タラスコニ　Tarasconi, JC　506
スメリー　Smellie, William（1697～1763）　162, 453	ダランベール　d'Alembert, JLR（1717～1783）　128
	ダランベール　Daremberg, Charles（1817～1872）　535
セ	ダングリソン　Dunglison, Robley（1798～1869）　224
セヴェリノ　Severino, Marco Aurelio（1580～1656）　144	丹波康頼（912～995）　158, 525
ゼム　Semm, Kurt（1927～2003）　506	
セラピオン　Serapion（9世紀後半）　67	**チ**
セラピオン　Serapion the Younger［ibn-Sarafyun］（11世紀以後に活躍）　67, 371	チェイン　Chain, Ernst Boris（1906～1979）　391
ゼルチュルナー　Sertürner, Friedrich Wilhelm Adam（1783～1841）　386, 565	チェーン　Cheyne, John（1777～1836）　191
ゼンガー　Sänger, Max（1853～1903）　267, 457	チェザルピノ　Cesalpino, Andrea（1519～1603）　374
セント＝ジェルジ　Szent-Györgyi, Albert（1893～1986）　348, 359, 360	チェセルデン　Cheselden, William（1688～1752）　133, 147, 258
ゼンネルト　Sennert, Daniel（1572～1637）　122, 125, 252, 276, 400, 463, 532, 560	チェルマク　Czermak, Johann Nepomuk（1828～1873）　234
ゼンメルヴァイス　Semmelweis, Ignaz（1818～1865）　261	チェルマック　Tschermak von Seysenegg, Erich（1871～1962）　358
	チェンバレン　Chamberlen, Hugh［the elder］（1630/34～1720）　452
ソ	チャーチル　Churchill, Winston（1874～1965）　391
ソヴァージュ　Sauvages, François Boissier, de Lacroix（1706～1767）　136, 137, 274, 405, 561	チャールトン　Charleton, Walter（1620～1707）　114
巣元方（550～630）　154	チャーンリー　Charnley, John（1911～1982）　496
倉公（淳于意）　16	チャドウィック　Chadwick, Edwin（1800～1890）　278
ソラヌス　Soranus of Ephesus（98～138）　42, 449	チャラカ　Caraka　11
孫思邈（541～682）　155	張子和（1156～1228）　155
	張仲景（2世紀後半～3世紀初頭）　20
タ	
ダ・モンテ　da Monte, Giovanni Battista（1498～1552）　126	**ツ**
ダーウィン　Darwin, Charles Robert（1809～1882）　227	ツィーグラー　Ziegler, Adrian（1584～1654）　380
ダーウィン　Darwin, Erasmus（1731～1802）　226	ツィーグラー　Ziegler, Ernst（1849～1905）　410
ターナー　Turner, Daniel（1667～1740）　467	ツィームセン　Ziemssen, Hugo Wilhelm von（1829～1902）　247, 279
大カトー　Marcus Porcius Cato（紀元前234～149）　40	ツィン　Zinn, Johann Gottfried（1727～1759）　474
大プリニウス　Gaius Plinius Secundus（22～79）　40	ツヴィンガー　Zwinger, Theodor（der Jüngere）（1658～1724）　463
ダヴィエル　Daviel, Jacques（1696～1762）　474	ツヴェルファー　Zwelfer, Johann（1618～1668）　379
ダガー　Duggar, Benjamin Minge（1872～1956）　392	月田承一郎（1953～2005）　362
高木兼寛（1849～1920）　311, 317, 349, 514	坪井信道（1795～1848）　173
高野長英（1804～1850）　175	坪井信良（1823～1904）　196
多紀元堅（1795～1857）　163	
多紀元悳（1732～1801）　163	**テ**
多紀元簡（1755～1810）　163	デ＝ハエン　de Haen, Anton（1704～1776）　130
竹市雅俊（1943～）　362	ティーゲルシュテット　Tigerstedt, Robert（1853～1923）　213, 347

ディーメルブリュック　Diemerbroeck, Ijsbrand van（1609〜1674）　121, 330
ティエリ　Thiery, François（1719〜）　350
程応旄　157
ディオスコリデス　Dioscorides, Pedanius（50頃〜70頃に活躍）　43, 54, 370, 389, 564
ディオニス　Dionis, Pierre E（1650〜1718）　122, 202, 252, 480, 562
デイキン　Dakin, Henry Drysdale（1880〜1952）　496
ティセリウス　Tiselius, Arne Wilhelm Kaurin（1902〜1971）　332
ティツィアーノ　Tiziano Vecellio（1488/90〜1576）　95
ディドロ　Diderot, D（1713〜1784）　128
テイラー　Taylor, D. Lansing　360
ティンプル　Timpl, Rupert（1936〜2003）　364
デヴェンター　Deventer, Hendrik van（1651〜1724）　453, 459
デール　Dale, Henry（1875〜1968）　366
テオフィロス　Theophilos（7世紀前半に活躍）　58
テオフラストゥス　Theophrastus（紀元前371〜287）　369
デカルト　Descartes, René（1596〜1650）　110, 226, 422, 548
テステュ　Testut, Jean Leo（1849〜1925）　220
デソルモ　Désormeaux, Antonin Jean（1815〜1894）　501, 503
デッカース　Dekkers, Frederick（1644〜1720）　244
デバキー　De Bakey, Michael Ellis（1908〜2008）　495
テミソン　Themison（紀元前2〜1世紀）　41
テムキン　Temkin, Owsei（1902〜2002）　51
デモケデス　Democedes of Croton　26
デュヴェルネ　Duverney, Joseph-Guichard（1648〜1730）　202
デュシェーヌ　Du Chesne, Joseph（1544〜1609）　380
デュシェンヌ　Duchenne de Boulogne, Guillaume（1806〜1875）　245, 440
デュナン（1828〜1910）Dunant, Jean Henri　514
デュボア＝レイモン　Du Bois-Reymond, Emil Heinrich（1818〜1896）　208, 238, 364
テュルク　Türck, Ludwig（1810〜1868）　234
デル・ガルボ　Del Garbo, Dino（?〜1327）　81
デルペシュ　Delpech, Jacques Mathieu（1777〜1832）　479

ト

ドゥーシング　Deusing, Antonius（1612〜1666）　114
トゥキュディデス　Thucydides（紀元前460頃〜395）　270
唐慎微（1056〜1136）　156
ドゥシク　Dussik, Karl Theodore（1908〜1968）　503
トゥルプ　Tulp, Nicholaas（1593〜1674）　144
ドゥルベッコ　Dulbecco, Renato（1914〜2012）　414
ドーマク　Domagk, Gerhard（1895〜1964）　390
ドールトン　Dalton, John Call（1825〜1889）　224
徳川吉宗（将軍在位1716〜1745）　162
ドソー　Desault, Pierre Joseph（1744〜1795）　147, 185

戸塚静海（1799〜1876）　176
ドック　Dock, George（1860〜1951）　247
ド・デューヴ　de Duve, Christian René（1917〜2013）　368
ドドエンス　Dodoens, Rembert（1517〜1585）　373, 564
ドナギー　Donaghy, Raymond MP（1910〜）　506
ドニ　Denis, Jean-Baptiste（1643〜1704）　487
利根川進（1939〜）　413
ドブソン　Dobson, Mather（1735〜1784）　243
ド・フリース　Vries, Hugo de（1848〜1935）　358
ドラモンド　Drummond, Jack（1891〜1952）　348
ドレクセル　Drechsel, Edmund（1843〜1897）　213
トレルチュ　Tröltsch, Anton Friedrich（1829〜1890）　233
トロータ　Trota of Salerno（12世紀第2四半期に活躍）　72, 449
ドンデルス　Donders, Franciscus Cornelis（1818〜1889）　236, 476, 477

ナ

中天游（1783〜1835）　179
永富独嘯庵（1732〜1766）　162
中山恒明（1910〜2005）　499
長與専斎　292
名古屋玄医（1628〜1696）　161
奈良坂源一郎（1854〜1934）　551
楢林宗建（1802〜1852）　176
楢林鎮山（1648〜1711）　167

ニ

ニーマイヤー　Niemeyer, Felix（1820〜1871）　196
ニコラウス　Nicolaus Salernitanus; Nicolaus Praepositus（1150頃に活躍）　72, 372
ニコロ・ダ・レッジョ　Niccolò da Reggio（1280頃〜1350頃）　76, 370
ニコロ　Niccolò Tribolo（1500〜1550）　375
西吉兵衛（?〜1666）　166
西玄甫（?〜1684）　166
ニュートン　Newton, Isaac（1642〜1727）　110, 548
ニュスライン＝フォルハルト　Nüsslein-Volhard, Christiane（1942〜）　448
ニレン　Nylén, Carl-Olof Siggeson（1892〜1978）　506
丹羽寛文（1930〜）　502

ネ・ノ

ネーアー　Neher, Erwin（1944〜）　365

ノイブルガー　Neuburger, Max（1868〜1955）　539
ノイマン　Neumann, Isidor（1832〜1906）　471
ノイマン　Neumann, Salomon（1819〜1908）　278

ハ

ハーヴィー　Harvey, William（1578〜1657）
　　　　　109, 329, 422, 444, 548, 563
パーカー　Parker, Willard（1800〜1884）　265
パーキンソン　Parkinson, James（1755〜1824）　439
バーグ　Berg, Paul（1926〜）　358
パーゲル　Pagel, Julius（1851〜1912）　537
ハーシー　Hershey, Alfred Day（1908〜1997）　358
ハーショヴィッツ　Hirschowitz, Basil（1925〜2013）　502
ハーツホールン　Hartshorne, Henry（1823〜1897）　309
バーナード　Barnard, Christiaan Neethling（1922〜2001）　499
バーネット　Burnet,（Frank）Macfarlane（1899〜1985）　413
ハイスター　Heister, Lorenz（1683〜1758）
　　　　　146, 172, 253, 265, 404, 480, 563
ハイデンハイン　Heidenhain, Rudolf Peter Heinrich（1834〜1897）　345
バイナム　Bynum, William F.（1943〜）　544
ハイマン　Hyman, Albert（1893〜1972）　493
ハイモア　Highmore, Nathaniel（1613〜1685）　444
パイヤン　Payen, Anselme（1795〜1878）　331
ハインズ　Hynes, Richard Olding（1944〜）　364
バウヒン　Bauhin, Gaspard（1560〜1624）　99
パウルス　Paulus（640 に活躍）　58
パヴロフ　Pavlov, Ivan Petrovich（1849〜1936）　213
ハウンズフィールド　Hounsfield, Godfrey Newbold（1919〜2004）　504
芳賀栄次郎（1864〜1953）　490
ハクスリー　Huxley, Andrew Fielding（1917〜2012）
　　　　　359, 364, 365, 433
ハクスリー　Huxley, Thomas Henry（1825〜1895）　227, 365
バゲラルドゥス　Bagellardus, Paulus（1410/20〜1492/94）　463
パストゥール　Pasteur, Louis（1822〜1895）
　　　　　222, 246, 262, 283
長谷川順次郎　310
長谷川泰（1842〜1912）　309, 310
バセドウ　Basedow, Karl Adolph von（1799〜1854）　346
秦佐八郎（1873〜1938）　288, 390
パターソン　Paterson, Ralston（1897〜1981）　484
バターフィールド　Butterfield, Herbert（1900〜1979）　547
バッキウス　Bacchius（紀元前 275 頃〜200）　28
バッケン　Bakken, Earl（1924〜）　493
バッシュ　Basch, Samuel Siegfried Karl Ritter von（1837〜1905）　237
ハッチンソン　Hutchinson, John（1811〜1861）　235
華岡青洲（1760〜1835）　171, 258, 480
馬場佐十郎（1787〜1822）　179
ハフネイゲル　Hufnagel, Charles Anthony（1916〜1989）　494
早矢仕有的（1837〜1901）　293

ハラー　Haller, Albrecht von（1708〜1777）
　　　　　131, 133, 214, 340, 446, 533, 560
バラケー　Barraquer, José Ignacio（1916〜1998）　506
パラケルスス　Paracelsus［Theophrastus Philippus Aureolus Bombastus von Hohenheim］（1493〜1541）　105, 112, 200, 386, 408
ハラタマ　Gratama, Koenraad Wolter（1831〜1888）　292
パラディー　Palade, George Emil（1912〜2008）　358, 362
原三信（?〜1711）　167
ハリー・アッバス　Haly Abbas（994 頃没）　64
バリーヴィ　Baglivi, Georgius（1668〜1707）　115
ハリス　Harris, Geoffrey（1913〜1971）　346
バルクマン　Bargmann, Wolfgang（1906〜1978）　347
ハルステッド　Halsted, William Stewart（1852〜1922）
　　　　　265, 266, 481
バルティッシュ　Bartisch, Georg（1535〜1607）　474
バルテス　Barthez, Paul-Joseph（1734〜1806）　140
バルトリン　Bartholin, Thomas（1616〜1680）　115, 120, 563
バルトロメウス　Bartholomaeus（1150 頃〜1180 に活躍）　73
パルファン　Palfyn, Jan（1650〜1730）　452
パレ　Paré, Ambroise（1510〜1590）
　　　　　105, 106, 167, 251, 459, 480, 562
バレー　Barré, Jean Alexandre（1880〜1967）　440
パロディ　Parodi, Juan Carlos（1942〜）　495
ハンキンソン　Hankinson, Robert J.　51
バング　Bang, Ivar Christian（1869〜1918）　245
バンケ　Buncke, Harry J（1922〜2008）　506
ハンター　Hunter, John（1728〜1793）　147, 260, 272
ハンター　Hunter, William（1718〜1783）　147, 188, 455
ハンチントン　Huntington, George Sumner（1850〜1916）　439
バンティング　Banting, Frederick Grant（1891〜1941）　346

ヒ

ビエット　Biett, Laurent Théodore（1781〜1840）　469
ピエトロ　Pietro d'Abano（1250 頃〜1316 頃）　83
ビシャ　Bichat, Marie François Xavier（1771〜1802）
　　　　　141, 184, 185, 214, 341, 353
ビショフ　Bischoff, Theodor Ludwig Wilhelm（1807〜1882）　211
ヒス　His, Wilhelm（1831〜1904）　220
ヒス　His, Wilhelm Jr（1863〜1934）　341
ビダー　Bidder, Friedrich Heinrich（1810〜1894）　211
ビッグ　Bigg, Henry Heather（1826〜1881）　479
ピネル　Pinel, Philippe（1745〜1826）　409, 426
ヒポクラテス　Hippocrates of Cos（紀元前 460〜370）
　　　　　26, 28, 248, 200, 532
ヒューソン　Hewson, William（1739〜1774）　242, 333
ヒューベル　Hubel, David Hunter（1926〜2013）　436

ピュエル　Puel, Jacques（1949〜2008）　493
ビュダン　Budin, Pierre Constant（1846〜1907）　465, 467
ビュフォン　Buffon, Georges-Louis Leclerc, Comte de（1707〜1788）　128, 341, 376
ヒル　Hill, Archibald（1886〜1970）　356
ヒルシュ　Hirsch, August（1817〜1894）　537
ヒルデガルト　Hildegard von Bingen（1098〜1179）　55
ヒルトル　Hyrtl, Joseph（1810〜1894）　551
ビルナツキ　Biernacki, Edmund（1866〜1911）　242
ビルロート　Billroth, Christian Albert Theodor（1829〜1894）　263, 309, 481
ピンカス　Pincus, Gregory Goodwin（1903〜1967）　460

フ

ファーカー　Farquhar, Marilyn Gist（1928〜）　362
ファーレンハイト　Fahrenheit, Daniel Gabriel（1686〜1736）　231
ファブリキウス　Fabricius ab Aquapendente, Hieronymus（1533〜1619）　98, 109, 443, 457
ファブリキウス　Fabricius Hildanus（1560〜1634）　233
ファロピオ　Falloppio, Gabriele（1523〜1562）　98, 459
ファン・スヴィーテン　van Swieten, Gerard（1700〜1772）　136
ファンタス　Fantus, Bernard（1874〜1940）　489
フィアオルト　Vierordt, Karl von（1818〜1884）　211, 242, 334
フィスケ　Fiske, Cyrus（1890〜1978）　356
フィック　Fick, Adolf Eugen（1829〜1901）　213
フィッシャー　Fischer, Emil Hermann（1852〜1919）　223, 332
フィッツ　Fitz, Reginald Heber（1843〜1913）　265
フィラルトゥス　Philartus（9世紀に活躍）　58
フィルヒョウ　Virchow, Rudolf Carl（1821〜1902）　194, 195, 211, 278, 246, 409, 483
フーコー　Foucault, Michel（1926〜1984）　438, 544
フーフェラント　Hufeland, Christoph Wilhelm（1762〜1836）　179, 193, 277
ブールハーフェ　Boerhaave, Herman（1668〜1738）　129, 130, 330, 401, 424, 532, 560
フェアハイエン　Verheyen, Philippe（1648〜1710）　122, 330
フェス　Foës, Anuce（1528〜1595）　378
フェルター　Völter, Christoph（1616/7〜1682頃）　456
フェルネル　Fernel, Jean François（1497〜1558）　101, 104, 122, 200, 399, 560
フェレイラ　Christóvão Ferreira（1580頃〜1650）　166
フォーレウス　Fåhræus, Robert Sanno（1888〜1968）　242
フォスター　Foster, Michael（1836〜1907）　224, 432
フォリン　Folin, Otto（1867〜1934）　245
フォルスマン　Forssmann, Werner Theodor Otto（1904〜1979）　491

フォレースト　Foreest, Pieter van（1522〜1597）　144
福沢諭吉（1835〜1901）　292
富士川游（1885〜1940）　551
フック　Hooke, Robert（1635〜1702）　118, 214
フックス　Fuchs, Leonhart（1501〜1566）　86, 101, 373, 400, 564
プッシュマン　Puschmann, Theodor（1844〜1899）　539
ブッフハイム　Buchheim, Rudolf（1820〜1879）　388
プティ　Petit, Jean Louis（1674〜1750）　265
フナイン・イブン・イスハーク　Hunayn ibn Ishaq →ヨハニティウス
舟岡英之助（?〜1929）　199
ブフナー　Buchner, Johann Andreas（1783〜1852）　389
フライ　Frey, Maximilian von（1852〜1932）　213
ブライト　Bright, Richard（1789〜1858）　188, 191, 245
フラインド　Freind, John（1675〜1728）　533
プラウト　Prout, William（1785〜1850）　331
ブラウン　Brown, John（1735〜1788）　139, 192, 201
ブラウン−セカール　Brown-Séquard, Charles-Édouard（1817〜1894）　223
フラカストロ　Fracastoro, Girolamo（1478〜1553）　104, 274, 281
ブラックオール　Blackall, John（1771〜1860）　244
プラッター　Platter, Felix（1536〜1614）　144
プラテアリウス　Platearius, Matthaeus（12世紀半ば頃に活躍）　72, 73, 372
プラトン　Plato（紀元前427〜348）　24, 419
フラポッリ　Frapolli, Francesco（d. ca 1773）　350
ブランカールト　Blankaart, Steven（1650〜1702）　122, 173, 330, 405
フランク　Frank, Fritz（1856〜1923）　457
フランク　Frank, Johann Peter（1745〜1821）　152, 191, 278, 279
ブランデル　Blundell, James（1791〜1878）　487
ブラントン　Brunton, Deborah　549
ブラントン　Brunton, Sir Thomas Lauder（1844〜1916）　389
プリーストリー　Priestley, Joseph（1733〜1804）　143, 333
ブリッグス　Briggs, William（1650〜1704）　474
プリューガー　Pflüger, Edward Friedrich Wilhelm（1829〜1910）　210, 334
ブリュッケ　Brücke, Ernst Wilhelm Ritter（1819〜1892）　211, 428
ブルーノ・ダ・ロンゴブルゴ　Bruno da Longoburgo（1200頃〜1286）　73
ブルーメンバッハ　Blumenbach, Johann Friedrich（1752〜1840）　140, 560
フルーラン　Flourens, Marie-Jean-Pierre（1794〜1867）　204, 260
プルキンエ　Purkinje, Jan Evangelista（1787〜1869）　204, 341
ブルグンディオ　Burgundio of Pisa（1110〜1194）　75

629

ブルジョア　Bourgeois, Louise（1563〜1636）　450
ブルッセー　Broussais, François Joseph Victor（1772〜1836）
　　185, 186, 409
ブルトンノー　Bretonneau, Pierre Fidèle（1778〜1862）　274
ブルンフェルス　Brunfels, Otto（1488〜1534）　372
フレーリクス　Frerichs, Friedrich Theodor von（1819〜1885）
　　194, 390
フレッケンシュタイン　Fleckenstein, Albrecht（1917〜1992）
　　395
フレミング　Fleming, Alexander（1881〜1955）　288, 391
フレミング　Flemming, Walther（1843〜1905）　355
プレンク　Plenck, Joseph Jacob（1738〜1807）　467
プレンピウス　Plempius, Vopiscus Fortunatus（1601〜1671）
　　474
ブロイアー　Breuer, Josef（1842〜1925）　428
フロイス　Fröis, Louis（1532〜1597）　160
フロイト　Freud, Sigmund（1856〜1939）　427, 428
ブロイラー　Bleuler, Eugen（1857〜1939）　393, 426
ブローカ　Broca, Paul（1824〜1880）　429
ブロードマン　Brodmann, Korbinian（1868〜1918）　435
フローリー　Florey, Howard Walter（1898〜1968）　391
フロリープ　Froriep, Robert（1804〜1861）　195
フンク　Funk, Casimir（1884〜1967）　347

へ

ベイトソン　Bateson, William（1861〜1926）　358
ベイトマン　Bateman, Thomas（1778〜1821）　469
ベイリー　Baillie, Matthew（1761〜1823）　188, 406
ベイリス　Bayliss, William Maddock（1860〜1924）　344, 345
ヘウルニウス　Heurnius, Johannes（1543〜1601）　103, 400
ヘウルニウス　Heurnius, Otto（1577〜1652）　126
ベーア　Baer, Karl Ernst von（1792〜1876）　204, 446
ベーア　Beer, Georg Joseph（1762〜1821）　475
ヘーゼル　Haeser, Heinrich（1811〜1884）　537
ベーリング　Behring, Emil Adolf von（1854〜1917）　286, 411
ベール　Bayle, Gaspard Laurent（1774〜1816）　482
ペケー　Pecquet, Jean（1622〜1674）　115
ヘス　Hess, Julius（1876〜1955）　465
ヘス　Hess, Walter Rudolf（1881〜1973）　344
ベステゲーン　Westergren, Alf Vilhelm Albertsson（1891〜1968）　243
ベスト　Best, Charles（1899〜1978）　346
ヘッカー　Hecker, Justus Friedrich Carl（1795〜1850）　536
ヘッケル　Haeckel, Ernst Heinrich Philipp August（1834〜1919）　210, 227
ペッテンコーフェル　Pettenkofer, Max Josef von（1818〜1901）
　　279, 280
ペッパー　Pepper, William（1843〜1898）　247
ベッリーニ　Bellini, Lorenzo（1643〜1704）　335
ペトロケルス　Petrocellus Salernitanus　72

ベネデッティ　Benedetti, Alessandro（1450〜1512）　90
ヘブラ　Hebra, Ferdinand Ritter von（1816〜1880）　471, 472
ヘリック　Herrick, James Bryan（1861〜1954）　240
ペリル　Peyrilhe, Bernard（1737〜1804）　481
ベル　Bell, Charles（1774〜1842）　223, 253
ベル　Bell, John（1763〜1820）　253
ベルガー　Berger, Hans（1873〜1941）　240
ベルクマン　Bergmann, Ernest von（1836〜1907）　267
ベルセリウス　Berzelius, Jöns Jacob（1779〜1848）　220, 283
ベルナール　Bernard, Claude（1813〜1878）
　　222, 223, 332, 337, 344, 388
ベルナール・ド・ゴードン　Bernard de Gordon（1258頃〜1330）　77
ヘルムホルツ　Helmholtz, Hermann von（1821〜1894）
　　207, 234, 235, 364, 475
ヘルモント　Helmont, Johannes Baptista van（1579〜1644）
　　112, 200, 408
ヘルライン　Hörlein, Heinrich（1882〜1954）　390
ベルンシュタイン　Bernstein, Julius（1839〜1917）　364
ペレイラ　Pereira, Jonathan（1804〜1853）　388
ペレティエ　Pelletier, Pierre Joseph（1788〜1842）　387
ベレンガリオ・ダ・カルピ　Berengario da Carpi, Giacomo
　　（1460〜1530）　90
ヘロフィロス　Herophilos（紀元前330頃〜260頃）
　　10, 36, 47
ベン・サーリム　ben Salim, Faraj（13世紀後半に活躍）　75
扁鵲　15, 16
ベンダ　Benda, Carl（1857〜1932）　355
ヘンチ　Hench, Philip Showalter（1896〜1965）　394
ペンフィールド　Penfield, Wilder（1891〜1976）　436
ヘンリー　Henry, William（1774〜1836）　173
ヘンレ　Henle, Friedrich Gustav Jacob（1809〜1885）
　　208, 209, 282, 335, 409, 563

ホ

ホイット　Whytt, Robert（1714〜1766）　187
ホイブナー　Heubner, Otto（1843〜1926）　465
ボイル　Boyle, Robert（1627〜1691）　142, 333
ボウディッチ　Bowditch, Henry Pickering（1840〜1911）　213
ボーアン　Bauhin, Gaspard（1560〜1624）　374
ボーアン　Bauhin, Jean the younger（1541〜1613）　374
ポーター　Porter, Keith Roberts（1912〜1997）　360
ボーデロク　Baudelocque, Jean Louis（1746〜1810）　455
ボードイン　Bauduin, Antonius Franciscus（1820〜1885）　292
ボーマン　Bowman, William（1816〜1892）　335
ボーモント　Beaumont, William（1785〜1853）　331
ホール　Hall, Marshall（1790〜1857）　224
ホール　Hall, Richard John（1856〜1897）　265
ポーロ　Porro, Eduardo（1842〜1902）　267
ボーン　Boen, Fred S. T.（1924〜）　498

ホジキン　Hodgkin, Alan Lloyd（1914〜1998）　364, 365, 433
ホジキン　Hodgkin, Thomas（1798〜1866）　191
ボック　Bock, Carl Ernst（1809〜1874）　217
ボック　Bock, Hieronymus［Tragus］（1498〜1554）　373
ホッジ　Hodge, Hugh Lennox（1796〜1873）　459
ボッツィーニ　Bozzini, Philipp（1773〜1809）　503
ポット　Pott, Percivall（1713〜1788）　483
ホッペ＝ザイラー　Hoppe-Seyler, Ernst Felix（1825〜1895）
　　　　222, 335
ボネ　Bonnet, Charles（1720〜1793）　446
ボネー　Bonet, Théophile（1620〜1689）　144, 405
ホプキンス　Hopkins, Frederick Gowland（1861〜1947）　318
ホフマン　Hoffmann, Felix（1868〜1946）　389
ホフマン　Hoffmann, Friedrich（1660〜1742）　137
ホフマン　Hoffmann, Theodor Eduard（1837〜1894）
　　　　296, 297, 527
ポポヴィッチ　Popovich, Robert P（1939〜2012）　498
保利聰（1858〜1899）　199
ホルスト　Holst, Axel（1860〜1930）　348
ホルツァー　Holtzer, Howard（1922〜2014）　360
ボルドゥ　Bordeu, Théophile de（1722〜1776）　140
ホルムグレン　Holmgren, Gunnar（1875〜1954）　506
ボレリ　Borelli, Giovanni Alfonso（1608〜1679）　115
ポロー　Porro, Edoardo（1842〜1902）　456
ポンペ　Pompe van Meerdervoort, Johannes L. C.（1829〜1908）
　　　　289, 291, 526
本間棗軒（1804〜1872）　171

マ

マーティン　Martine, George（1702〜1741）　231
マイモニデス　Maimonides（1138〜1204）　68
マイヤー＝シュタイネック　Meyer-Steineg, Theodor（1873〜1936）　539
マイヤーホフ　Meyerhof, Otto Fritz（1884〜1951）　356, 357
マウルス　Maurus（1130頃〜1214）　73
前野良沢（1723〜1803）　168
マクバーニー　McBurney, Charles（1845〜1913）　265
マクラウド　Macleod, John James Rickard（1876〜1935）　346
マジャンディー　Magendie, François（1783〜1855）
　　　　202, 203, 388, 560
松岡恕庵（1669〜1747）　162
マッカラム　McCollum, Elmer Verner（1879〜1967）　348
マッサ　Massa, Niccolo（1485〜1569）　91
松本良順（1832〜1907）　290
松山棟庵（1839〜1919）　309
マテイセン　Mathijsen, Antonius（1805〜1878）　479
曲直瀬玄佐　163
曲直瀬玄朔（1549〜1631）　160
曲直瀬道三（1507〜1594）　157, 160, 178, 525
マルクス　Markus, Adalbert Friedrich（1775〜1816）　193

マルピーギ　Malpighi, Marcello（1628〜1694）　120, 333, 444
マレー　Murray, Joseph Edward（1919〜2012）　499
マンスフィールド　Mansfield, Peter（1933〜2017）　504, 505

ミ

ミケランジェロ　Michelangelo Buonarroti（1475〜1564）　93
ミゲル＝内田・トメー　166
ミッチェル　Mitchell, Peter Dennis（1920〜1992）　358
宮家隆次　498
ミュラー（ミュルレル）　Müller, Benjamin Carl Leopold
　　（1824〜1893）　296, 297, 527
ミュラー　Müller, Johannes Peter（1801〜1858）
　　　　206, 207, 431, 544, 560, 563
ミンコフスキー　Minkowski, Oskar（1858〜1931）　346

ム

ムサンディヌス　Musandinus, Petrus（12世紀終盤に活躍）
　　　　73
ムスティオ　Mustio（500に活躍）　449
ムハンマド・イブン・ザカリーヤー・アル・ラージー
　　Muhammad ibn Zakariyya al Razi →ラーゼス
村岡範為馳（1853〜1929）　490
ムルダー　Mulder, Gerrit Jan（1802〜1880）　332
ムンロー・カール　Munro Kerr, John Martin（1868〜1960）
　　　　457

メ

メイヨウ　Mayow, John（1641〜1679）　142
目黒道琢（1739〜1798）　163
メスメル　Mesmer, Franz Anton（1734〜1815）　140
メチニコフ　Metchnikoff, Elie（1845〜1916）　411, 412
メッケル　Meckel, Johann Friedrich（1781〜1833）　204
メトラー　Mettler, Cecilia Charlotte（1909〜1943）　546
メトリンガー　Metlinger, Bartholomäus（1440〜1491/92）
　　　　463
メナール　Mesnard, Jacques（1685〜1746）　456
メリル　Merrill, John Putnam（1917〜1984）　499
メリング　Mering, Josef von（1849〜1908）　346
メルク　Merck, Georg（1825〜1873）　387
メルクリアーレ　Mercuriale, Girolamo（1530〜1606）
　　　　463, 467
メルクリオ　Mercurio, Girolamo［Scipione］（1540〜1615）
　　　　450, 456
メンデル　Mendel, Johann Gregor（1822〜1884）　358

モ

毛利秀雄（1930〜）　360
モーガン　Morgan, Thomas Hunt（1866〜1945）　358
モーシェ・ベン＝マイモーン　Mosheh ben Maimon →マイモニデス

モートン　Morton, Richard（1637〜1698）　127
モートン　Morton, Thomas George（1835〜1903）　265
モートン　Morton, William Thomas Green（1819〜1868）
　　　　　258, 259, 563
モール　Mall, Franklin Paine（1862〜1917）　447
モッソ　Mosso, Angelo（1846〜1910）　213
モット　Motte, Guillaume Mauquest de la（1655〜1737）　452
本木良意（1628〜1697）　167
モランジュ　Morange, Michel（1950〜）　548
森立之（1807〜1885）　163
森林太郎（鷗外）（1862〜1922）　318, 322, 349
モリソー　Mauriceau, François（1637〜1709）　451
モルガーニ　Morgagni, Giovanni Battista（1682〜1771）
　　　　　145, 146, 184, 406
モルト　Malt, Ronald A（1932〜2002）　506
モレ　Mouret, Philippe（1938〜2008）　506
モンタニャーナ　Montagnana, Bartolomeo（?〜1460）　83
モンディーノ・デ・ルッツィ　Mondino de'Luzzi（1275〜1326）　81, 562
モンデヴィユ（1260頃〜1320）　90
モンロー1世　Monro, Alexander［Primus］（1697〜1767）
　　　　　130, 187
モンロー3世　Monro, Alexander, tritius（1773〜1859）　188

ヤ

矢数道明（1905〜2002）　552
ヤコベウス　Jacobaeus, Hans Christian（1879〜1937）　503
ヤサーギル　Yasargil, Mahmut Gazi（1925〜）　506
山形敵一（1913〜1998）　502
山川達郎（1935〜）　506
山極勝三郎（1863〜1930）　483
山崎元脩（1845〜1910）　310
大和見立（1750〜1827）　171
山脇玄脩（1654〜1727）　161
山脇東洋（1705〜1762）　161, 167

ユ

熊宗立（1409〜1481）　156
喩嘉言（1585〜1670）　157
ユスタン　Hustin, Albert（1882〜1967）　488
ユング　Jung, Carl Gustav（1875〜1961）　428

ヨ

楊継洲（1522〜1620）　157
吉雄耕牛（1724〜1800）　167
吉益東洞（1702〜1773）　161, 526
吉益南涯（1750〜1813）　171
ヨハニティウス　Johannitius（809〜873）　62, 397
ヨハネス・アフラキウス　Johannes Afflacius　72

ヨハネス・デ・クーバ　Johannes de Cuba（1430〜1503）
　　　　　372
ヨハネス・デ・サンクト・パウロ　Johannes de Sancto Paulo（12〜13世紀初頭に活躍）　72, 73

ラ

ラーゼス　Rhazes（865頃〜925/932）　63, 271
ラード　Leared, Arthur（1822〜1879）　230
ライト　Wright, Charles Romley Alder（1844〜1894）　386
ライヒシュタイン　Reichstein, Tadeus（1897〜1996）　394
ライヘルト　Reichert, Karl Bogislaus（1811〜1883）　204, 211
ライマン　Raimann Johann Nepomuk von（1780〜1847）　406
ライル　Reil, Johann Christian（1759〜1813）　140
ラヴォアジェ　Lavoisier, Antoine-Laurent（1743〜1794）
　　　　　143, 333
ラウス　Rous, Peyton（1879〜1970）　483, 484
ラウターバー　Lauterbur, Paul Christian（1929〜2007）
　　　　　504, 505
ラウベル　Rauber, August Antinous（1841〜1917）　551
ラウレンティウス　Laurentius, Andre du（1558〜1609）
　　　　　99, 329, 352
ラエンネック　Laënnec, René Théophile Hyacinthe（1781〜1826）　185, 229, 230
ラザフォード　Rutherford, John（1695〜1779）　130
ラッコ　Latzko, Wilhelm（1863〜1945）　458
ラボリ　Laborit, Henri（1914〜1995）　393
ラマチャンドラン　Ramachandran, Gopalasamudram Narayana（1922〜2001）　363
ラマルク　Lamarck, Jean-Baptiste-Pierre-Antoine de Monet de（1744〜1829）　226
ラ・マルシュ　La Marche, Marguerite Du Tertre de（1638〜1706）　450
ラ・メトリー　La Mettrie, Julien Offray de（1709〜1751）
　　　　　140
ラングレー　Langley, John Newport（1852〜1925）　341
ランゲルハンス　Langerhans, Paul（1847〜1888）　344
ランゲンブッフ　Langenbuch, Carl August（1846〜1901）
　　　　　265
ランゲンベック　Langenbeck, Bernhard Rudolf Konrad von（1810〜1887）　263
ランデラー　Landerer, Albert（1854〜1904）　246
ラントシュタイナー　Landsteiner, Karl（1868〜1943）
　　　　　488, 489
ランドルト　Landolt, Edmund（1846〜1926）　236
ランフランキ　Lanfranchi（1245頃〜1306）　80

リ

李時珍（1518〜1593）　156, 162
李東垣（1180〜1251）　156
リース　Rees, George Owen（1813〜1889）　245

リード　Reade, Mary Ella Butler（1860〜1902）　514
リービヒ　Liebig, Justus von（1803〜1873）
　　　　　221, 222, 280, 283, 331
リヴァ＝ロッチ　Riva-Rocci, Scipione（1863〜1937）　237
リヴィエール　Rivière, Lazare（1589〜1655）　124
リオラン1世　Riolan, Jean, Primus（1539〜1606）　103
リシェ・ド・ベルヴァル　Richer de Belleval, Pierre（1564〜1632）　376
リスター　Lister, Joseph Lord（1827〜1912）　262, 563
リチャーズ　Richards, Dickinson Woodruff（1895〜1973）　491
リトレ　Littré, Emile（1801〜1881）　28, 535
リナクル　Linacre, Thomas（1460〜1524）　86
劉完素（1120〜1200）　155
リュフ　Rueff, Jakob（1500〜1558）　443
リレヘイ　Lillehei, Clarence Walton（1918〜1999）　499
リンド　Lind, James（1716〜1794）　348
リントフライシュ　Rindfleisch, Eduard（1836〜1908）　483
リンネ　Linnaeus, Carl（1707〜1778）　128, 130, 374

ル

ルイ　Louis, Pierre Charles Alexandre（1787〜1872）　187
ルイス　Lewis, MR　355
ルイソン　Lewisohn, Richard（1875〜1961）　488
ルーセ　Rousset, François（1535?〜1590?）　456
ルートヴィヒ　Ludwig, Carl Friedrich Wilhelm（1816〜1895）
　　　　　211, 212, 246, 337, 390, 544
ルギャロワ　Legallois, Cesar（1770〜1814）　340
ルクレール　Le Clerc, Daniel（1652〜1728）　532
ルスカ　Ruska, Ernst（1906〜1988）　355
ルチアーニ　Luciani, Luigi（1840〜1919）　213
ルッジェロ　Ruggero Frugardo（1140以前〜1195頃）　73
ルドルフィ　Rudolphi, Karl Asmund（1771〜1832）　207
ルヌアール　Renouard, Pierre-Victor（1798〜1888）　534
ルネンフェルト　Lunenfeld, Bruno（1927〜）　461
ルフス　Rufus（紀元前1世紀後半〜紀元後1世紀前半に活躍）　42

レ

レイ　Ray, John（1627〜1705）　374
レイン　Laing, Ronald David（1927〜1989）　438
レーヴィ　Loewi, Otto（1873〜1961）　366
レーウェンフク　Leeuwenhoek, Antoni van（1632〜1723）
　　　　　118, 282, 445
レーデラー　Roederer, Johann Georg（1726〜1763）　455
レオナルド・ダ・ヴィンチ　Leonardo da Vinci（1452〜1519）
　　　　　93, 420
レオニチェノ　Leoniceno, Nicolò（1428〜1524）　86
レオミュール　Réaumur, Réne-Antoine Ferchault de（1683〜1757）　331
レスリン　Rösslin, Eucharius（1470頃〜1526）　449
レフレル　Loeffler, Friedirich（1852〜1915）　284
レマク　Remak, Robert（1815〜1865）　211
レメリン　Remmelin, Johann　167
レントゲン　Roentgen, Wilhelm Conrad（1845〜1923）
　　　　　483, 490, 491

ロ

ローザー　Roser, Wilhelm（1817〜1888）　194
ローゼン・フォン・ローゼンシュタイン　Rosén von Rosenstein, Nils（1706〜1773）　463
ロートシュー　Rothschuh, Karl Eduard（1908〜1984）　544
ローマン　Lohmann, Karl（1898〜1978）　356
ローワー　Lower, Richard（1631〜1691）　487
ロキタンスキー　Rokitansky, Carl Freiherr von（1804〜1878）
　　　　　191, 192, 471, 482
ロゲリウス　Rogerius Frugardi　72
ロス　Ross, Ronald（1857〜1932）　287, 387
ロッドベル　Rodbell, Martin（1925〜1998）　367
ロバートソン　Robertson, James David（1923〜1995）　355
ロバートソン　Robertson, Oswald Hope（1886〜1966）　489
ロビケ　Robiquet, Pierre Jean（1780〜1840）　387
ロング　Long, Crawford Williamson（1815〜1878）　259
ロンドレ　Rondelet, Guillaume（1507〜1566）　103, 403

ワ

ワイゲルト　Weigert, Carl（1845〜1904）　410
ワイルズ　Wiles, Philip（1899〜1967）　496
ワイルド　Wild, John Julian（1914〜2009）　503
ワイルド　Wilde, William（1815〜1876）　233
ワインバーグ　Weinberg, Steven（1933〜）　548
和賀井敏夫（1924〜）　503
ワクスマン　Waksman, Selman Abraham（1888〜1973）　392
和田寿郎（1922〜2011）　499
渡辺泰造（?〜?）　304
ワトソン　Watson, James Dewey（1928〜）　358, 359
ワルトン　Wharton, Thomas（1614〜1673）　118, 344, 563
ワレウス　Walaeus, Johannes（1604〜1649）　121

索引 — 事項

数字・欧文

数字

『14世紀の黒死病』 536
『19世紀の傑出医師伝記事典』 537
『2つの新科学についての対話』 548
3大栄養素 331
3大臓器，ガレノスの 48
『4つの書』 58

A

『Abhomeron』 68
acrimonia 113
actin 359
activin 447
a'da 69
adherens junction 362
af'al 69
akhlat 69
alkaloid 388, 565
allergy 415
Alzheimer disease 438
anatomia practica 405
angiotensin 347
antibiotics 288, 391
apoplexy 438
appendicitis 265
aquaporin 365
archaeus 112
arkan 69
arrhythmia 492
artificial blood vessel 495
artificial heart valve 494
aseptic method 263
ashipu 5
『Ashtanga samgraha』 11
aspirin 389
asthi 13
asu 5
ATP 356
ATPase 活性 359
auscultation 229
autonomic nervous system 343

Ayurveda 11, 566

B

balloon angioplasty 493
baru 5
Basedow disease 191
basement membrane 364
beriberi 349
Biochemie 222
bioethics 557
bronchoscope 503
bubonic plague 271

C

cadherin 362
camp fever 274
cancer 483
captopril 395
Carcinoma 483
carcinoma 480, 483
cardiac pacemaker 492
categorized history of medicine 546
cell 118
cephalosporin 392
Cesarian section 455
chaîne des êtres 225
Charite 152
chemotherapeutics 390
chloramphenicol 392
chlorpromazine 393
cholera 275
chromosome 355
chronological history of medicine 539
cimetidine 394
claudin 362
clonal selection theory 413
codeine 387
collagen 362
collagen disease 414
Collège Saint-Côme 80
colonoscope 502
composita 352
connexin 362
contagion 281

corpus striatum 423
corticosteroid 394
CREB 437
curare 387
Cyclophosphamide 484
cystoscope 503
cytoskeleton 360

D

deductive speculation 566
dementia 438
demyelinating disease 440
dephlogisticated air 143
desmin 361
desmosome 362
dhātu 12
diabetes 243
diabetes mellitus 344
digitalis 384, 565
digoxin 386
dissimilares 352
DNA 358
dosa 14, 566
Duchenne muscular dystrophy 440
dysentery 274

E

electrocardiograph（ECG） 239
electroencephalograph（EEG） 240
electromyograph（EMG） 241
empiric medicine 566
endoscopic surgery 506
Enzym 223
epigenesis 442
epilepsy 438
ergastoplasm 355
erythrocyte sedimentation rate（ESR） 242
erythropoietin 498
esophagogastroduodenoscope 501
ES 細胞 500
ex ovo omnia 444
extracellular matrix 361

F
famine fever 274
fermentation 283
fibronectin 364
fluid mosaic model 356
fMRI 504

G
gap junction 362
Gastroskope 502
General Board of Health 278
genetics 358
germ layer 446
goiter 346
Graves disease 191
Guillain-Barré syndrome 440
Guy's Hospital 151
Gタンパク質 367

H
Haematocrit 242
heart valve repair 495
hematology 242
hemodialysis（HD） 497
heroin 386
historical pathology 536
homeobox 447
homeostasis 337
homeotic gene 448
homunculus 436
hormone 344
Hôpital de la Salpêtrière 151
hospital medicine 543
Hôtel-Dieu 151
Huntington disease 439
hygiene 275, 279

I
iatrochemistry 112
iatrophysics 112
ibeh 8
in vivo fertilization（IVF） 462
informed consent 557
integrin 364
intercellular junction 361
intermediate filament 360
intramuscular injection 246
intrauteric device（IUD） 459
intravenous injection 246
iPS 細胞 500

J
jail distemper 273
junctional complex 362

K
kapha 13, 566
keratin 361
Koch's postulate 284
Korotkoff sound 238
Kymograph 211

L
L-DOPA 437
laboratory medicine 543
laminin 364
laparoscope 503
laryngoscope 233
Laudanum 386
levure 284
『Liber Teisir』 68
library medicine 543
lithotomy 256
lobotomy 438
London Hospital 151
lovastatin 395
lymphocyte 412
lysosome 368

M
macrophage 412
majjā 13
malaria 273
malas 13
māmsa 13
mechanical philosophy 112
meda 13
medical paternalism 556
medical sociology 549
Methotrexate 484
mevastatin 395
microfilament 361
microphage 412
microsurgery 506
microtubule 360
Middlesex hospital 151
midwifery 449
milieu intérieur 223, 337
mitochondria 355
mizaj 69
morbus carcerum 273

morphine 386, 565
morphogen 447
morphologie 204
Müllerschen Gang 207
multiple sclerosis 440
muscular dystrophy 440
myasthenia gravis（MG） 440
myosin 359

N
Necker Hospital 151
neonatal intensive care unit（NICU）
　　　　　　　　　　　　　　　466
neru pehuyt 8
neurofilament 361
neurology 428
neuron theory 431
neuropathy 440
neuroscience 436
niacin 350
NSAIDs 389

O
obstetric forceps 452
obstetrics 453
occludin 362
Oeconomia animalis 114
oncology 480
ophthalmometer 208
ophthalmoscope 208, 234
optical coherence tomography（OCT）
　　　　　　　　　　　　　　　476
oral contraception（OC） 460
organicas 353
organizer 447
orthomorphie 479
orthopedics 478
osteomalacia 350
otoscope 233

P
papaverine 387
Parkinson disease 439
patch clamp 365
pathologica 399
pathologie interne 407
pellagra 350
penicillin 288, 391
peptic ulcer 394
percussion 229

635

pessary   459
pharmacology   388, 565
pharmacopoeia   377, 564
pitta   13, 566
practica   559
pravastatin   395
preformism   442
prontosil   391
psychiatry   426
psychoanalysis   427
psychotherapy   428
Public Health Act   278
public health   278
『Purva-tantra』   12

Q・R
quwa   69

rakta   13
rasa   12
regenerative medicine   500
renin   213
reticular theory   431
reticuloendothelial system   411
retina   474
Rh 因子   488
rickets   350
ruh   69

S
salicin   389
salvarsan   288, 390
sarcoma   483
Sarkome   483
scala naturae   225
scarlatina   274
scarlet fever   274
schizophrenia   393
Schwann cell   210
scientific investigation   566
scientific revolution   547
scorbutus, scurvy   348
ship fever   274
shukra   13
side-chain theory   413
similares   352
simplices   353
simplicia   352
sliding filament theory   360
smallpox   270

sociology of health and illness   549
specielle Pathologie   407
speculum uteri   457
sphygmomanometer   237
spiritus animalis   420
spiritus nitro-aereus   142
spirometer   235
SRY（sex-etermining region Y）   449
St. Bartholomew's Hospital   151
St George's Hospital   151
Starling's hypothesis   345
Starling's law   345
stepwise history of medicine   534
streptomycin   392
strychnine   387
subcutaneous injection   246
sulfonamide   391
『Sushruta samhita』   11
swnw   8
swnw irty   8
swnw khet   8
sympathetic nerve   341
synapse   432
syphillis   104, 281

T
tetracycline   392
thalamus opticus   423
theoretica   559
thermometer   231
thoracoscope   503
tissu   353
trepanation   254
tubocurarine   388
tubulin   360
typhoid fever   274
typological history of medicine   545

U
ultrasonography   503
unit membrane   356
uroscopy   148
USMLE   519

V
vaccination   287
vaccine   287
vāta   13, 566
vatarakta   12
vatavyadhi   11

vimentin   361
vitamin   348
voltage clamp   365, 433

W
wab Sekhmet   8
Wellcome Institute for the History of Medicine   544
Western modern medicine   559
Western traditional medicine   559
Westminster Hospital   151
Wiener Allgemeine Krankenhaus   152

X
X 線   490
X 線二重造影法   491

和文

ア
アーシプ 5
アースー 5
アーユル・ヴェーダ 11, 566
愛知博愛社 321
『アイルランド王立医師協会薬局方』 381
『アヴィケンナ医学典範第1書第1教説注釈』 231
『アウグスブルク薬局方』 378
赤斑瘡 315
アクアポリン 365
悪性腫瘍 483
アクチビン 447
アクチン 359
『アグニヴェーシャ・タントラ』 11
アクラ 69
アクリモニア 113, 201
アザチオプリン 415
アジソン病 394
『アシュターンガ・サングラハ』 11
『アシュターンガ・フリダヤ・サンヒター』 11
アスティ 13
アスピリン 389
アセチルコリン 366
アセチルサリチル 389
アダ 69
『新しい脳解剖学の考え方』 224
アダリムマブ 416
アタルヴァ・ヴェーダ 11
アトピー性皮膚炎 472
アドヘレンス結合 362
アナフィラキシー 203
アニリン色素 243
アファル 69
アヘン 386, 565
アヘンチンキ 386
アミノ酸 223
アミラーゼ 331
アメリカ産児制限連盟 459
アメリカ生理学会 213
アランツィオ 443
アルカロイド 388, 565
アルカン 69
アルケウス 105, 112, 408
アルツハイマー病 438

『アルティセラ』 59, 63, 73, 74, 100, 397, 559
—— の出版状況 101
アルブミン製剤 490
『アルマンソールの書』 63
『アレクサンドリア集成』 59, 397
アレルギー 415
アンギオテンシン 347

イ
『胃液と消化の生理学の実験と観察』 331
イオンチャネル 364
『医戒』 193
『医科学の歴史』 539
『医学』 101, 200, 399, 560
医学改革協会 185
医学館 163
『医学観察と治療』 144
医学教育
　——, 16世紀の 99
　——, 17世紀の 122
　——, 江戸期の 176
　——, ポンペの 289
　——, 明治20年以後の 312
『医学教程』（シュプレンゲル） 406
『医学教程』（ブールハーフェ） 129, 201, 330, 401, 424, 532, 548, 560
『医学教程』（フックス） 400
『医学教程』（ヘウルニウス） 400
『医学教程』（ヨハネス） 103
『医学教程』（リヴィエール） 125
『医学教程』（レオンハルト） 103
『医学教程5書』 123, 276, 400, 560
『医学教程の学術講義』 131
『医学原理』 139
『医学源流』 156
医学史
　——, 時代別 539
　——, 分野別 546
　——, の歴史 533
　——, 類型的 545
『医学史』（ヴンダーリッヒ） 534
『医学史』（ジゲリスト） 542
『医学史』（メトラー） 546
『医学史』（ルクレール） 532
『医学史概論』 541
『医学史, きわめて短い概論』 544
『医学史序論』（パーゲル） 539
医学実地 99, 195, 225, 559, 567

『医学実地』 124
『医学実地』（ゼンネルト） 124, 252, 403, 463, 561
『医学実地』（ミケーレ） 83
医学実地書 76, 122, 401
　——, 16世紀の 103
　——, 17世紀の 124
　——, 18世紀の 136
『医学実地新理念』 113
『医学実地第一線』 139
『医学実地提要』 146, 253, 404
『医学実地文献目録』 533
『医学実地要覧』 77
『医学辞典』（ブランカールト） 122
『医学史必携事典』 547
『医学史, 不面目にも短い概論』 546
『医学史宝函』 539
『医学集成』 58
『医学小史』（アッカークネヒト） 543
『医学小史』（ゴンザレス） 546
『医学小史』（シンガー） 542
『医学諸学説と疾病分類諸体系の吟味』 186, 409
『医学静力学理論』 115
医学専門学校, 明治期 312
『医学叢書』（ケタム） 85
『医学相談』 126
『医学総論』 68
『医学体系』 63
『医学大要7書』 58
『医学著作集』（リヴィエール） 125
『医学的観察』 144
『医学天正記』 160
『医学典範』 64, 65, 100, 102, 200, 276, 352, 371, 398, 401, 559
『医学討論10題』 113
『医学と補助科学の歴史』 534
『医学と民間疾患の歴史教科書』 537
『医学と流行病の歴史教科書』 537
『医学における偉大な発見』 546
『医学について』 370
『医学の基礎』 137, 146, 253, 404
『医学の原理と実践要説』 309
『医学の始原』 113
『医学の実地』 224
『医学の定義』 400
『医学の天罰』 549
『医学の方法』 68, 250
『医学の百合』 77

637

『医学の歴史，起源から19世紀まで』 534
『医学の歴史』 539
『医学必携』 193
『医学病理学教程』 138
医学部，中世ヨーロッパの 76
『医学問答集』 63, 397
医学寮 176
医学理論 99, 225, 559, 567
医学理論書 122
── , 17世紀の 123
『医学臨床』 187
『医学，歴史と学説』 539
『医学論』 41, 43, 254, 256, 276, 473
『医学論8書』 536
胃カメラ 502
「医経」 16
『イギリス発汗病』 536
『イギリス労働者群の衛生状態報告』 278
医師開業試験 299
医史学，日本の 551
医師国家試験 515
医師試験 313
医師試験規則 320
異質部分 352
『医師の質問』 42
医師法 313, 323, 510
医師免許規則 302, 312
医術開業試験規則 302
『医術精要』 173
『医術に関する12書』 58
『医術の鑑』 64
『医書大全』 156
『医心方』 158, 525
医制 299, 313, 320
胃切除術 265
『医宗金鑑』 176
『胃腸論文』 141
『一連の彫版画および説明』 406
一気留滞説 161
『一般および特殊病理解剖学教科書』 410
『一般解剖学』（ビシャ） 141, 184, 214, 341, 353
『一般解剖学』（ヘンレ） 208, 216, 344, 409
『一般外科病理学と治療50講』 263
『一般原理』 36
『一般特殊病理学と治療』 281

『一般と個別の博物誌』 341
『一般に認められている医学学説と現代疾病分類体系の吟味』 186
『一般病理解剖学概論』 187
『一般病理学講義』 410, 483
『医哲学2論』 113
遺伝学 358
「遺伝における染色体」 358
『医範提綱』 173
『医範提綱内象銅版図』 173
イベルメクチン 396
医薬書 369
『医薬と治療の促進』 68
医療化学 112
『医療化の社会学』 549
医療機関認証制度（JMIP） 557
伊良子流外科 166
医療社会学 546, 549
医療ツーリズム 557
『医療の歴史』 533
医療パターナリズム 556
医療物理 112
医療法 518
医療倫理 546
インスリン 346
インスリン製剤 394
インターン制度 516
インテグリン 364
インフォームド・コンセント 557
陰陽五行説（陰陽説） 18

ウ

ヴァータ 13, 566
ヴァタヴァディ 11
ヴァタラタ 11
ウィーン総合病院 152
ウィーン大学医学部 191
ヴィメンチン 361
ヴェーダ 10
植込み型心臓ペースメーカー 493
『ヴェサリウス解剖学外科学全集』 533
「上シレジアに起こったチフス流行の報告」 278
ウェストミンスター病院 151
ウェルカム医史学研究所 544
ヴェルトハイム術式 458
ヴェルニッケ野 429
ヴォルフ管 446
ウッタラ・タントラ 12

エ

『英国薬局方』 381
衛生学 279
『衛生学と職業病提要』 279
『栄養，生命，意志運動の自然誌』 114
『栄養知識の新知識』 348
『エウスタティウス宛要約』 58
『エウナピウス宛』 58
エーテルドーム 258
エーベルス・パピルス 7
液体部分 353
『疫病について』 121
エディンバラ大学 188
『エディンバラ王立医師協会薬局方』 380
エナビット 460
エネルギー代謝 356
『エピトメー』 94, 329, 352
エムデン・マイヤーホフ経路 357
エリスロポエチン 498
エルガストプラスム 355
『炎症の比較解剖学講義』 412
『遠西医範』 173

オ

欧希範五臓図 160
『王の書』 64
オエコノミア・アニマリス（動物的秩序） 114
『多くの新薬の調製と用法の公式』 203, 388
オートファジー 367
オクルーディン 362
お玉が池種痘所 174, 296
『オックスフォード医学史提要』 547
オックスフォード大学 188
乙種医学校 302
オテル・デュー 151
『阿蘭陀外科医方秘伝』 166
『和蘭全躯内外分合図』 167
『オリバシウス著作集』 536
オルトクローン OKT3 415
『オルトプラクシー』 479
『オルトペディ』 478
オルトモルフィー 479
『オルトモルフィー』 479
オンコス 480
『温知医談』 321
温度計 231

カ

壊血病　348
偕行学苑　552
介護保険制度　523
『改新アウグスブルク薬局方』　379
『改新解剖学』（バルトリン）
　　　　　　　　　120, 352
『改新解剖学』（ブランカールト）
　　　　　　　　　122, 330, 353
『改新リヴェリウス』　125
『解体新書』　165, 526, 563
『解体約図』　169
解糖系　357
ガイ病院　151
解剖学　567
　　——の教材　133
　　——の体系化　216
『解剖学』（コロンボ）　98
『解剖学』（モンディーノ）
　　　　　　　　　81, 89, 562
『解剖学，記述と外科』　220
『解剖学教程』　87, 120
『解剖学雑録』　145
『解剖学誌』　99, 329, 352
解剖学書
　　——, ヴェサリウス以前の　90
　　——, 医学教材としての　120
　　——の系譜　564
『解剖学小論』　98
『解剖学生理学科学的医学記録』　206
『解剖学注釈』　90
『解剖学提要』　404
『解剖学的観察』　98
『解剖学的研究で明らかにした皮膚疾患』　471
『解剖学入門書』　91
『解剖学の進化』　542
『解剖学表』　133, 563
『解剖学文献目録』　533
『解剖学用語』　220
『解剖学要論』　219
『解剖学類聚』　120
『解剖劇場』　99
『解剖手技』　47, 225, 562
『解剖図の歴史と書誌』　537
『解剖大全』　551
『解剖哲学』　202
『解剖によって明らかにされた病気の座および原因』　146, 406
『解剖病理学的観察』　406

科学革命　547
『科学革命』　548
『科学革命の構造』　547
化学浸透圧説，ミッチェルの　358
科学的探究　566
『化学についてアリストテレスとガレノスの一致と不一致』　123
『化学要論』　129
化学療法剤　390
『獲得免疫のクローン選択説』　413
角膜曲率計　208
『華氏内科摘要』　309
『華氏病理摘要』　309, 310
『下垂体とその異常』　269
『下垂体の神経調節』　346
ガストロスコープ　502
『家族制限』　459
「華佗挾脊穴」　21
脚気　317, 349
活性力，ブラウン学説の　201
『カッパドキアのアレテウス全集』　536
活版印刷　84
カドヘリン　362
火熱論，劉完素の　155
カパ　13, 566
カプトプリル　395
『ガリレイ研究』　547
カルキノス　479
カルキノマ　480
カルシウム拮抗薬　395
『ガレニズム』　51
『ガレノス解剖学・生理学・医学著作集』　536
ガレノス説　328
『ガレノス全集』　536
　　——の出版状況　88
『ガレノスのアルファベット』　370
『眼医療』　474
『眼科医の覚え書き』　67
眼科学　473
『眼科学宝函』　476
『眼学』（ブリッグス）　474
『眼学』（プレンビウス）　474
関西聯合医会　322
『眼疾患教説』　475
『眼疾患の新論考』　474
『眼疾患論考』　474
『侃斯達篤内科書』　196
『漢書』　17

冠状動脈形成術　493
冠状動脈ステント　493
冠状動脈バイパス術　493
『癌性疾患論』　482
『間接聴診法』　185, 230
間接聴診法　229
関節リウマチ　415
『感染症の免疫』　411
『完全な医事警察体系』　152, 278
肝臓　117
観臓　167
肝臓移植　499
『肝臓の解剖学』　117
『肝臓病の臨床』　194
『眼の遠近調節と屈折の異常』　476
『癌の学術論文』　482
漢方六科　321
『簡明薬物学』　310
寒涼派　155

キ

キース・フラック結節　341
機械論　112, 113
機械論的生理学　201
気管支鏡　503
『器官の用途』　75, 328
飢饉熱　274
『記述実用解剖学要論』　219
基礎医学　567
『基礎化学原論』　143
キツネノテブクロ　383
『キツネノテブクロとその医療利用の説明』　384
基底膜　364
キナ　387
キニーネ　387
キモグラフ　211
ギャップ結合　362
『九巻』　18
『急性病と慢性病』　42, 54
『急性病と慢性病の原因と症状』　42
『急性病と慢性病の治療』　42
『急性病の病記と治療についての医学的観察』　127, 274
『牛痘の原因および作用に関する研究』　150
『狂気の歴史』　438
胸腔鏡　503
凝固因子製剤　490
『胸部心臓血管外科雑誌』　495

局在定位法，クッシングの　268
虚血性心疾患　493
ギラン・バレー症候群　440
キリシタン医学　164
筋萎縮性側索硬化症　440
『筋運動への電気の効果』　238
『金匱玉函要略述義』　163
『金匱要略』　20
『金匱要略輯義』　163
筋ジストロフィー　440
筋節　359
『近代科学の起源 1300～1800』　547
筋電計　241
筋肉人の図，『ファブリカ』の　95
筋肉内注射　246

ク

『空気と火の化学論文』　333
クエン酸回路　357
クラーシス説，ロキタンスキーの
　　　　　　　　　　　　　192
グラーフ卵胞　446
クラーレ　387
グリコーゲン　223, 332
栗崎流　166
くる病　126, 350
『くる病』　126, 350
グレーヴス病　191, 346
クレブス　480
クレブス回路　357
クローディン　362
クローン選択説，バーネットの　413
クロミフェンクエン酸塩　461
クロラムフェニコール　392
クロルプロマジン　393, 438
クロロフォルム麻酔　260
クワ　69
軍医寮　315

ケ

慶應義塾医学所　309
経験的医療　566
経口避妊薬（ピル）　460
『形成された胎児』　99, 443
形成体　447
『形成力と生殖』　140
形態学　204
啓迪院　160, 178
『啓迪集』　160, 525
系統解剖学　217, 563

『系統的理性的医学』　138
「経方」　16
刑務所熱　273
痙攣療法　437
『外科 10 書』　251
『外科 2 書』　251
『外科 5 書』　251
『外科医実地』　463
外科学　248
　　──，18 世紀の　146
　　──の系譜　564
『外科学』（アルブカシス）　250
『外科学』（ジェラルド）　68
『外科学』（ハイスター）
　　　　　147, 172, 253, 404, 480, 563
『外科学』（モンデヴィユ）　78
『外科学』（ランフランキ）　80
『外科学』（ルッジェロ）　73
『外科学原理』　254
『外科学文献目録』　533
『外科各論』（シュルツェ）　310
『外科訓蒙図彙』　252
『外科疾患とその手術論』　265
外科手術　254
『外科手術講義』
　　　　　122, 252, 253, 480, 562
『外科手術体系』　254
『外科手術でのエーテル蒸気の吸入』
　　　　　　　　　　　　　260
『外科著作集』　148, 457
『外科の治療と観察 100』　233
『外科の武器庫』　167
『外科秘訣』　166
下水道の普及　279
『外台秘要方』　155
血圧計　237
血液　333
『血液，炎症，銃創の論文』　147, 261
血液学　242
『血液学』　242
血液型　488
血液銀行　489
血液循環論，ハーヴィーの
　　　　　　109, 226, 329, 421
血液製剤　490
血液センター　489
血液透析　497
『血液と尿の最近の生化学研究』　245
『血液の性状の実験的調査』　242

『血液の組織学と臨床のための染色分析研究』　243
『血液病理学試論』　334
結核　126, 148, 317
血管結紮法，パレの　105
血管造影　490, 491
「血球の計算について」　242, 334
結合複合体　362
血漿分画製剤　490
『結石の高位手術論』　258
『血糖』　245
血糖値　245
ケラチン　361
検疫　277
検眼鏡　208, 234, 475
『健康処方』　68
『健康と疾患での血液と尿の分析』
　　　　　　　　　　　　　245
健康と病気の社会学　549
『健康な皮膚の実用論考』　471
『健康の園』　372
健康保険法　513
献体法　520
顕微鏡　118, 214
『ケンブリッジ図説医学史』　547

コ

『紅夷外科宗伝』　167
『甲乙経』→『黄帝三部針灸甲乙経』
『光学』　112
交感神経　341
攻下派　156
膠原病　414
『公氏医宗玉海』　196
攻邪論，張子和の　155
甲種医学校　302
公衆衛生　278
公衆衛生法　278
考証学派　163
甲状腺腫　346
抗生剤　287, 391
抗精神病薬　393, 438
後成説　442
好生堂　176
硬性膀胱鏡　503
酵素の発見　222
『黄帝三部針灸甲乙経』　154
『黄帝内経』　17
喉頭鏡　233

『喉頭鏡とその生理学と医学への応用』 234
喉頭切除術 263
酵母 284
紅毛医学 526
紅毛流外科 165
公立医学校，明治10年代までの 299
公立私立専門学校規定 312, 510
『合理的薬剤学』 126, 243
呼吸の解明 332
五行説 19
五禽の戯 21
黒死病 148, 271
国民皆保険制度 518
国民健康保険法 514
『語源』 54
『五十二病方』 17
後世方派 161, 525
固体部分，クルムスの 353
骨格人の図，『ファブリカ』の 95
骨軟化症 350
コッホの原則 284
コデイン 386
コネキシン 362
古方派 161, 526
コラーゲン 362
ゴルジ装置 355
コルチゾン 394
コレラ 275, 284, 316
虎狼痢 315
コロトコフ音 238
コンドーム 459

サ
サーマ・ヴェーダ 10
サイクリックAMP 367, 437
『済衆録』 198
再春館 176
再生医療 500
済生学舎 309
済生舎 304
細胞 214
細胞外基質 361
細胞核 355
細胞芽説，ライデンとシュヴァンの 215
細胞間結合 361
細胞骨格 360
『細胞質，核および細胞分裂』 355

細胞生理学説 215
細胞説 210, 214, 353, 431
『細胞病理学』 195, 410, 483
細胞病理学説，フィルヒョウの 201, 409
細胞膜 355
細網内皮系 411
『魚から哲学者へ』 338
『坐骨神経痛注釈』 244
サリシン 389
サリペトリエール病院 151
サルバルサン 288, 390
サルファ剤 391
サレルノ医学校 70, 72, 559
『サレルノ養生訓』 73, 276
産科学 453
産科鉗子 452
『産科術要綱』 455
サン・コーム学院 80
『産褥熱の病因，概念，予防』 261
酸素 143
『産婆術』 36
『産婆のための分かりやすく有用な手引き』 450
『産婦人科学』（ソラノス） 42, 54
サンペトリエール病院 429
『サンルイ病院で見られた皮膚病記述』 469
『サンルイ病院臨床すなわち皮膚疾患完全論考』 469
『産論』 453

シ
『史記』 16
ジギタリス 384, 565
子宮鏡 457
子宮頸癌 457
『子宮切除の新処置すなわち帝王切開』 456
『子宮線維腫での帝王切開』 457
『子宮線維腫における帝王切開』 267
子宮摘出術 456
子宮内避妊器具 459
耳鏡 233
シクロスポリン 415
シクロホスファミド 484
刺激感応性 141
『子玄子産論』 162
ジゴキシン 386
示差聴診器 231

『耳疾患の知見と治療』 233
『脂質の化学と生化学』 245
『斯氏内科全書』 199
視床 423
『自然科学要略』 123
『自然創造史』 211
『自然哲学教科書』 204
『自然哲学の数学的諸原理（プリンキピア）』 110, 548
自然の階梯，アリストテレスの 225
『自然の機能について』 47, 225
『自然の諸能力について』 49, 335, 351, 442
『自然の体系』 374
『自然，非自然，反自然分娩論』 452
持続睡眠療法 437
シゾフレニー 427
死体解剖保存法 517
疾患概念の変遷，西洋医学における 195
『疾患の新しい綱』 137
『実験医学序説』 223
実験衛生学 280
実験室医学 543
実験生理学 202, 223
『実験生理学講義』 344
『実験病理学的生理学雑誌』 203
失語症 429
『失語症候群』 429
『実地医学について』 115
実地解剖 405
『実地研究』 244
『実地要約』 67
疾病群別包括払い制度（DPC） 523
疾病分類学 135, 186, 196, 404
『実用生理学概観』 213
『実用組織学教科書』 213
『実用的医療史試論』 533
自動腹膜透析 498
シナプス 432
『シフィリスあるいはフランス病』 104, 281
ジフテリア 274, 286
シメチジン 394
シャーピー線維 224
社会医学 278
瀉血 187
シャリテ 152
シャンクル 480
儒医一本論 161

シュヴァン細胞　210
重症筋無力症　440
『重訂解体新書』　173
修文舎　304
衆芳軒　162
シュクラ　13
『手術的オルトペディク論集』　479
『受胎と人の発生』　443
『出産以後の子どもの食事と管理』
　　　450
『出産の技術』　455
種痘　174, 272, 287
『受難録』　72, 74, 195, 402, 561
『種の起源』　227
腫瘍医学　479, 480
『寿世保元』　157
『腫瘤の本性について』　144
『種類による複合医薬について』　370
『循環系の生理学教科書』　213
順正書院　179
順天堂　180, 309
順天堂医院　180, 304
春林軒　480
『小宇宙鑑』　167
『小宇宙図目録』　167
消化酵素　222, 331
消化性潰瘍　394
消化と吸収の解明　330
『傷寒雑病論』　20
『傷寒尚論篇』　157
『傷寒論』　20
『傷寒論後条弁』　157
『傷寒論輯義』　163
『傷寒論述義』　163
笑気（亜酸化窒素）　260
条件反射，パヴロフの　213
猩紅熱　126, 244, 274
小食細胞　412
『小序説』　91
奨進医会　551
象先堂　174
消毒法　260
小児科学　463
『小児科学教科書』　465
『小児科実地』　463
『小児疾患の知識と治療』　463
『小児の疾患』　463
『小児の疾患と治療』　463
『小児の疾患論考』　464
『情念論』　113, 423, 548

上部消化管内視鏡　501
静脈内注射　246
『静脈の小さな戸』　98
『証類本草』　156
『症例の報告』　188
『植学啓原・理学入門』　173
『食道，胃，腸の病死解剖学』　188
食道切除術　263
植物園　375
植物学　372
　──の系譜　564
『植物学文献目録』　533
『植物劇場序説』　374
『植物劇場目録』　374
『植物誌』（テオフラストス）　369
『植物誌』（レイ）　374
『植物について16書』　374
『植物の種』　374
「植物発生についての報告」　215
『食物の諸力について』　276
助産　449
『助産案内』　456
『助産実地の解剖図譜と説明と要約』
　　　455
『助産術の新しい光』　453
『助産の症例と観察集成』　455
『助産の理論と実地論考』　455
『助産婦』　450, 456
『初心愛好家のための化学』　173
『女性の生殖器官新研究』　445
『諸病源候論』　154, 155
『処方集約』　127
『諸膜論』　141, 185, 353
『序論あるいは医療』　400
私立医学校，明治10年代までの
　　　304
自律神経系　341, 343
『自律神経系』　343
視力検査表　236
腎移植　499
『新科学対話』　108
神官医師　8
『針灸聚英』　157
『針灸集要』　157
『針灸大成』　157
『針灸大全』　157
『針経』→『霊枢』　18, 154
神経科学　436
『神経科学原理』　437
神経学　428

『神経系疾患講義』　439
『神経系疾患手引き』　429
『神経系疾患の講義』　429
『神経系の統合作用』　433
『神経疾患教科書』　430
『箴言』（ヒポクラテス）　32
『箴言』（ブールハーフェ）
　　　129, 135, 403, 561
人工血管　495
人工股関節　496
人工心臓弁　494
人口統計学　546
人工膝関節　496
『人歯の博物誌』　147
尋常性狼瘡　148
『新処方書』　377, 564
『真正医学理論』　138
新生児集中治療室　466
『腎生理学原理』　339
『人生を長くする技術』　277
『新設助産学校』　456
「神仙」　16
『振戦麻痺小論』　439
心臓移植　499
『心臓および大血管の疾病に関する研究』　185, 229
心臓カテーテル　491
『心臓と血液の運動』→『動物の心臓ならびに血液の運動に関する解剖学的研究』
『心臓と大動脈の疾患』　191
『腎臓と膀胱の疾患』　42
『腎臓の構造と用途について解剖学的研究』　335
心臓の刺激伝導系　341
「腎臓のマルピーギ小体の構造と用途」
　　　335
心臓ペースメーカー　492
心臓弁形成術　495
人体解剖，江戸時代の　167
『人体解剖学概論』　220
『人体解剖学教科書』（ゲーゲンバウル）
　　　219
『人体解剖学教科書』（ヒルトル）　551
『人体解剖学教科書』（ラウベル）　551
『人体解剖学』（ジョン・チャールズ）
　　　254
『人体解剖学』（チェセルデン）
　　　133, 147

『人体解剖学』(ディーメルブリュック)
　　　　　　　　　　　121, 330, 352
『人体解剖学』(ディオニス)
　　　　　　　　122, 252, 330, 353
『人体解剖学』(フェアハイエン)
　　　　　　　　　122, 330, 352
『人体解剖学提要』　217
『人体各部解剖』　91
『人体筋肉図示解剖』　91
『人体系統解剖学提要』　208, 217, 344
『人体構造誌』　90
『人体構造の解剖学示説』
　　　　　　　　　135, 341, 563
『身体諸部分の用途について』
　　　　　47, 328, 329, 335, 474, 562
身体診察法　229
『人体生理学』　224
『人体生理学教科書』　211, 213, 337
『人体生理学原論』　132, 560
『人体生理学提要』　206, 560
『人体生理学要論』　330
『人体生理学論説』　224
『人体全疾患治療法』　104, 403
『人体組織学提要』
　　　　　344, 353, 362, 409, 483, 563
『人体動物総合生理学記録』　210
『人体の感覚性と刺激感応性部分』
　　　　　　　　　　　　　141
『人体の最重要器官の病死解剖学』
　　　　　　　　　　　188, 406
『人体の部分の名称』　42
『人体発生学提要』　447
『人体病理解剖学』　187
心電計　239, 341
心電図　241
人痘接種法　150
『人頭の解剖学』　91
『神農本草経』　156, 369
深部腱反射　237
深部（子宮頸部）横切開　457
『心理学的類型』　428
心理療法　428
『人類の自然変異について』　140
『人類発生史』　211

ス

水晶体摘出術　474
『髄膜腫』　269
推論的考察　566
『ズーノミア』　226

「頭蓋骨の意味について」　204
スキル　480
スキルス　480
スコラ学　80
『スシュルタ・サンヒター』　11, 12
『図説人眼球の解剖学記述』　475
スターリング
　　――の仮説　345
　　――の心臓法則　345
『斯泰涅爾小児科』　310
『図で見る医学の歴史』　539
ストリキニーネ　387
ストレプトマイシン　391
『すべての時代と民族の傑出医師の伝記事典』　537
"すべては卵から"（ハーヴィー）　444
滑り説, ハクスリーの　360
スミス・パピルス　8

セ

成医会講習所　310
生化学　222
生気論, シュタールの　138
整形外科　478
『省察』　110
精子　445
躋寿館　163
正常胎位の発見　162
聖ジョージ病院　151
生殖　441
生殖補助医療　461
精神医学　426
『精神医学』　426
『精神病に関する医学哲学論』　426
『精神病の病理と治療』　426
精神分析　427
精神療法　428
『（西説）医原枢要』　175
『西説内科撰要』　173
『生体眼球膜の検査のための検眼鏡の記述』　235, 475
生体試料　245
精得館　292
聖バーソロミュー病院　151
『生物化学雑誌』　389
『生物学の歴史』　548
『生物体についての考察』　446
『生物体の一般形態学』　210
『舎密開宗』　173
生命原理, バルテスの　140

『西洋事情』　292
『生理化学』　335
『生理化学教科書』　214
『生理化学雑誌』　222, 335
生理学, 医学理論からの分離　129
『生理学基礎概論』　203, 560
『生理学教科書』（シェーファー）　224
『生理学教科書』（フォスター）
　　　　　　　　　　　224, 432
『生理学教程』　140, 560
『生理学初歩』　132, 141, 330
生理学的医学　201
　　――, ブルッセーの　186
『生理学的医術記録』　194
『生理学の歴史』　544
『生理学病理学化学分析提要』　335
『世界論』　110
『世界を説明する：近代科学の発見』
　　　　　　　　　　　　　548
脊髄反射　224
石炭酸による消毒　262
脊椎動物　225
『脊椎動物の神経系の機能に関する実験的研究』　204
赤痢　274, 287
赤血球　242
切石術　256
赤血球沈降速度　242
セファロスポリン　392
腺　118
『全医術』　64
『全医薬薬局方』　378
『全階層の一般博物誌』　204
『腺学』　118, 344
『千金方』　155
『千金翼方』　155
線条体　423
染色体　355
染色体説, モーガンの　358
全身麻酔　171, 258
前成説　442
先哲追薦会　552
穿頭術　254
セントラルドグマ　358
船熱　274
腺ペスト　148, 271
専門学校令　312, 510

ソ

造影剤　490

643

相火論，朱丹渓の　156
臓器移植　498
臓器移植法　500
双極性障害　426
総合保健委員会，イギリスの　278
『蔵志』　161, 167
『早発性痴呆すなわちシゾフレニー群』
　　427
側鎖説，エールリヒの　413
『足臂十一脈灸経』　20
組織　353
組織学　353
　——の体系化　216
『組織学要論』　224
卒中　438
『素問』　17, 154
『素問識』　163

タ
ダートゥ　12
体液説，ガレノスの　49
体液の不均衡　200, 352
体温測定　194, 231
体外受精　462
『大外科学（目録 Inventarium）』
　　78, 90, 233, 251
『胎児の形成について』　443
大食細胞　412
対診録　76
『対診録』（タッデオ）　81
『対診録』（バルトロメオ）　83
大腸内視鏡　502
タイト結合　362
大日本医会　322
大日本医師会　513
大脳動脈輪　117
『大脳皮質の比較局在学』　435
『太平聖恵方』　155
ダ・ヴィンチ（手術支援ロボット）
　　506
打診　185, 229
『打診聴診論集』　230
打診法，アウエンブルッガーの　148
脱髄疾患　440
多発性硬化症　440
『卵とヒヨコの形成』　99, 443
『卵の中の胚の形成について』
　　120, 444
単位膜　356
単純X線撮影　490

『単純医薬誌』　371
『単純医薬書』　73, 372
『単純医薬と食餌提要』　68, 69
『単純医薬の混合と諸能力について』
　　370
単純器官　352
単純部分　353
『男性色情と精漏』　42
胆囊切除術　265
タンパク質　332

チ
チェーン・ストークス呼吸　191
チェルシー薬草園　377
『チャラカ・サンヒター』　11
中間径フィラメント　360
注射器　246
虫垂炎　265
『中世の大きな民間疾患，歴史病理学的研究』　537
『中毒について』　83
チューブリン　360
超音波検査法　503
徴候学　406
聴診　229
聴診器　229
腸チフス　274
『調停者』　83
超然堂　176
『長命法』　277
「鳥類の消化」　331
『著作集』（ゼンネルト）　124
『著作集』（パレ）　252, 480, 562
『治療する技術，ヨーロッパの健康・疾患・社会 1500～1800』　549
『治療法』　36
『治療法について』　50

ツ
『通説への反論』　36
痛風　245
『痛風』　42
『痛風と水腫についての論文』　127
『痛風とリウマチ性痛風の性質と治療』
　　245
ツベルクリン　284
ツボクラリン　388

テ
帝王切開　265, 455

『帝王切開を補足する子宮・卵巣の切除』　456
『帝王薬局方』　379
低温殺菌法　283
低血糖昏睡療法　437
帝国聯合医会　322
適塾　179, 526
デスミン　361
デスモソーム　362
『哲学原理』　110, 548
『哲学者の天国』　112
『哲学的疾病記述論』　409
テトラサイクリン　392
デュシェンヌ型，筋ジストロフィー
　　440
電位固定法　365
癲癇　435, 438
電気ショック療法　438
電気生理学　208, 238
電子顕微鏡　355
伝染　281
『伝染と伝染病と治療』　105, 274, 281
『伝染病と疫病』　78
『天体の回転について』　108, 548
天然痘　148, 176, 270
『天然痘と麻疹』　63, 271

ト
『ドイツ薬局方』　381
東亜医学協会　552
ドゥーシャ　14, 566
套管針　245
東京大学医学部　296
道具部分　353
統合失調症　393, 426
等質部分　352
同質部分　351
透析療法　497
痘瘡　315
東洞流医学　171
糖尿病　126, 243, 344
『動物界』　202
『動物化学』　221, 331
動物機械論　139
『動物誌』　225, 351
動物精気　420
『動物的秩序，血液循環のために短く素描された』　114
『動物哲学』　226
動物電気　364

『動物電気についての研究』 208, 239
「動物と植物の構造と成長における一致についての顕微鏡的研究」 215
『動物の運動について』(ドゥーシング) 114
『動物の運動について』(ボレリ) 115
『動物の栄養付与について』 114
『動物の究極的栄養分について』 114
『動物の心臓ならびに血液の運動に関する解剖学的研究』 109, 422
『動物の発生学について，観察と考察』 204, 446
『動物の発生についての研究』 444
『動物発生論』 441
『動物部分論』 341, 351
『頭部の外傷と骨折の治療法』 105
ドーパミン 437
篤志解剖全国連合会 517, 522
『特殊医学病理学と治療提要』 407
特殊病理学 407
『特殊病理学と治療基礎』 194
『特殊病理学と治療教科書』 196
図書館医学 543
『吐方考』 162
『トマス・ウィリスの熱病についての検証』 487
トラスツズマブ 416, 486
トリプシン 222, 332
トリメトプリム 391
『トロトゥラ』 449
トロポコラーゲン 363
『頓医抄』 159, 525

ナ

ナイアシン 350
内科学 568
『内科疾患の特殊病理学と治療教科書』 198
『内科要略』 310
内視鏡 501
内視鏡手術 506
『内視鏡とその尿道と膀胱の疾患の診断と治療への応用』 501
『内臓の構造についての解剖学的研究』 120, 335
内部環境 223, 337
内部病理学 407
『内部病理学講義』 187, 407
内分泌腺 344
ナトリウム-カリウムポンプ 365

鳴滝塾 174
南蛮医学 164, 526
南蛮流外科 164

ニ

肉腫 483
『ニコラウスの解毒薬』 73, 372
『二重らせん』 359
二重ラセン構造 358
西流外科 166
ニトロ性精気，メイヨウの 142
日本医学教育評価機構（JACME） 519
『日本医学史』 555
日本医師会 323, 513
日本医史学会 551
日本看護歴史学会 552
『日本看護歴史学会誌』 552
『日本歯科医史学会会誌』 552
日本獣医史学会 554
日本赤十字社 489
『日本薬局方』 381
日本薬史学会 554
二名法，リンネの 374
乳癌 265
乳癌根治手術 265
『乳嵓姓名録』 480
乳癌摘出術 480
乳酸学説 356
『乳児，栄養と衛生』 465
『乳糜管』 115
ニューロパチー 440
ニューロフィラメント 361
ニューロン説 431
尿診 148
『尿について』 58
尿の生成 335
「尿分泌機構の学説についての奇稿」 337
『人間科学の新原理』 140
『人間機械論』 140
『人間についての自然学医学的論文』 114
『人間論』 110, 113, 548
『妊娠子宮の解剖学』 147
認知症 438
『妊婦と助産婦のバラ園』 449
『妊婦の病気と出産』 451

ネ

ネカー病院 151
『熱病について4書』 123, 403, 561
『熱病の実地規範』 83
『熱病の治療法』 124
『熱病の治療方法』 127
ネフローゼ症候群 244
燃素説，シュタールの 143
『粘膜組織の炎症とくにジフテリアについて』 274

ノ

『脳疾患の外科処置』 267
『脳腫瘍の診断と脳動脈造影の試み』 490
『脳の解剖学』 113, 117, 341, 423
脳の機能 117
『脳の進化』 433
脳波計 240

ハ

パーキンソン病 439
バールー 5
胚 444
肺活量計 235
配偶者間人工授精 461
『胚種について』 443
肺全摘術 481
黴瘡 315
梅毒 104, 281
『肺について』 120
『胚の心臓の形成について』 446
『胚発生と誘導』 447
胚葉 446
「肺容量と呼吸機能について」 235
『墓，すなわち実地解剖学』 145, 405
博愛舎 304
博済官 176
白内障 474
博物学 226
『博物誌』 40, 128
破傷風菌 286
パストゥール研究所 246, 283
バセドウ病（グレーヴス病） 191, 346
白血球 242, 243
白血病 195
発酵 283
発生学 442
『発生史』 444

645

『発生理論』 446
パッチクランプ法 365
パドヴァ大学 80, 83
パパベリン 387
ハムラビ法典 5
パリ学派 184
パリ大学 78
『パリ病院での医学 1794～1848』 544
バルーン血管形成術 493
ハロペリドール 438
『反自然的な腫瘍』 274
ハンチントン病 439
藩病院 293

ヒ

脾胃論，李東垣の 156
比較解剖学 202
『比較解剖学講義』 202
皮下注射 246
光干渉断層計 476
光の三原色説，ヘルムホルツの 208, 234
『引き裂かれた自己』 438
ピサ大学植物園 375
微小管 360
『非随意神経系』 341
微生物 222, 283
『被造物の種々の精妙なる本性に関する書』 55
ビタミン 348
『必携』 378
ピッタ 13, 566
非同質部分 351
『ヒト胸部打診の新考案』 148, 185, 229
『人と動物の運動の新機構』 140
『人妊娠子宮の解剖学図説』 455
『人の胎児』 443
『ヒトの大脳皮質』 436
『人の病気の観察』 144
『火縄銃その他の火器による創傷の治療法』 105, 251, 254
避妊 458
『皮膚医学と皮膚疾患雑誌』 471
皮膚科学 466
『皮膚科学教科書』 471
『皮膚疾患』（ウィラン） 468
『皮膚疾患』（ターナー） 467
『皮膚疾患』（メルクリアーレ） 467
『皮膚疾患教科書』 471

『皮膚疾患教説』 467
『皮膚疾患実地要約』 469
『皮膚疾患図譜』 469
『皮膚疾患の実用要約』 469
『皮膚疾患の診断病理治療の実用理論論考』 471
『皮膚疾患の病理学と治療』 471
『皮膚の疾患』 471
『皮膚病の理論と治療概論』 469
『ヒポクラテス集典』 26, 29, 31, 89, 248, 275, 281, 369, 441, 449, 473
―― の出版状況 89
『ヒポクラテス全集』 536
『ヒポクラテス全著作』 536
『ヒポクラテス著作選集』 536
『ヒポクラテスとプラトンの学説について』 48
『百科全書』 128
ピューマ 479
病院医学 543
『病因と治療』（『複合医薬の書』） 55
病院
　―― の成立 151
　――，明治初期の 294
『病気における体温の性状』 194, 232
『病気の原因について』 281
病原菌の発見 282
病原微生物 284
病宅医学 543
病理解剖 144, 184, 405
『病理解剖学』 410
『病理解剖学概論』 187
『病理解剖学教科書』 192, 482
『病理解剖学提要』 191, 406
『病理解剖生理学および臨床医学記録』 194
病理学 397, 399
『病理学提要』 406
『病理学的解剖学・生理学と臨床医学宝函』 410
『病理学的研究』 282
『病理学的組織学教科書』 483
『病理学と治療基礎』 196
『病理学と治療提要』 194
『病理血液学試論』 242
病理組織学 409

フ

『ファブリカ』 94, 251, 335, 341, 421, 474, 562

『フィジカ』（『単純医学の書』） 55
『部位による複合医薬について』 370
フィブロネクチン 364
『フィロニウム（実地）』 78
『ふ化中の卵の観察』 444
『福翁自伝』 292
『復元教義薬局方』 380
複合器官 352
副腎皮質ステロイド 394
腹部内臓の手術 263
腹膜外帝王切開 457
腹膜透析 497
『扶氏経験遺訓』 179, 193
『婦人科学』（ソラヌス） 449
『婦人科学』（ムスティオ） 449
不整脈 492
『ブタの解剖学』 73
腹腔鏡 503
ブドウ糖 332
『舞踏病，中世の民間疾患』 536
不妊症治療 461
『不妊，妊娠中絶，生殖力と出産，女性と新生児の疾患についての様々な観察』 450
『普遍医学』 101, 122
『普遍医学提要』 103
『普遍植物誌』 374
ブライト病 191
ブラウン学説 139, 201
ブラウン=セカール症候群 223
プラバスタチン 395
『フランス外科学』 449
『フランス病』 459
フランス薬局方 381
『ブランデンブルク選帝侯宮廷助産婦』 451
『プリンキピア』 110, 548
『古い医学の書誌学提要』 537
『プルヴァ・タントラ』 12
プルキンエ現象 206
プルキンエ細胞 206
プルキンエ線維 206, 341
「プロイセン国の医事統計について」 278
ブローカ野 429
プロコラーゲン 363
プロテインキナーゼA（PKA） 437
プロトンポンプ阻害剤 394
ブロントジル 391
分子標的薬 417, 485

『文明と病気』 542

ヘ
兵営熱 274
ペスト菌 287
ペッサリー 459
ベッリーニ管 335
ペニシリン 288, 391
ペプシン 222, 332
ヘマトクリット 242
ヘモグロビン 334
ペラグラ 350
ヘリカルCT 504
ペルガモン 52
ヘルシンキ宣言 557
ベル・マジャンディの法則 224
ヘロイン 386
『変容した医学，ヨーロッパの健康・
　疾患・社会 1800〜1930』 549
ヘンレループ 208, 335

ホ
『包括』 63
膀胱鏡 503
『方式的疾病分類学』
　　　　　　137, 196, 405, 561
『方式的疾病分類学概要』 139, 408
放射線治療 484
「房中」 16
法定伝染病 317
『方法序説』 110, 548
ボーマン嚢 335
保健師助産師看護師法 518
ホジキン病 191
発疹チフス 273
補土派 156
『哺乳類心臓の刺激伝導系』 341
ホムンクルス 436
ホメオスターシス 337
ホメオティック遺伝子 448
ホメオボックス 447
ホルモン 344
ボローニャ（大学） 80, 81
『本草経集注』 154
『本草綱目』 156, 162
『本草綱目啓蒙』 162
『本草品彙精要』 156

マ
マーンサ 13

マイクロサージャリー 506
『マイモニデス師箴言』 68
膜電位固定法 433
マクバーニー点 265
麻疹 271, 315
麻酔法 258
マチン 387
マッジャー 13
麻沸散（通仙散） 171
マラ 13
マラリア 273, 287
マルピーギ小体 335
『万安方』 159, 525
『慢性炎症の病誌』 185, 409
万病一毒説，吉益東洞の 162
『万病回春』 157
『万病治準』 174
『漫遊雑記』 162

ミ
ミオシン 359
美幾女の特志解剖 298
『ミクログラフィア』 118, 214
ミクロフィラメント 361
ミザジ 69
『未熟児と先天疾患児』 465
ミトコンドリア 355
ミドルセックス病院 151
脈管の生理学説，ガレノスの 48
『脈経』 154
『脈について』 36, 59
ミュラー管 207
『明堂』 154

ム
無菌手術法 263
無脊椎動物 225
無痛手術 258
『胸の乳糜管』 115
無燃素気，プリーストリーの 143

メ
明治医会 322
明治医学社 309
メーダ 13
メソトレキサート 484
めでたい膿，中世の 260
『眼について』 36
『眼の遠近調節と屈折の異常』 236
メバスタチン 395

免疫学 414
免疫グロブリン 413
免疫グロブリン製剤 490
メンデルの法則 358
『綿，羊毛，絹工場労働者の身体的，
　精神的状態表』 278

モ
網状説 431
網膜 474
裳瘡 271
疱瘡 315
モルヒネ 386, 565
モルフォゲン 447
『モンディーノ解剖学』 91
『モンディーノ注解』 91
モンペリエ（大学） 77

ヤ
薬剤学 567
　　——の系譜 564
『薬治通義』 163
薬草園 375
『薬草誌』（ドドエンス） 373
『薬草誌』（レオンハルト） 373, 564
『薬草写生図譜』 372
薬草書 372
『薬草書』（アプレイウス） 54
『薬草書』（ドドエンス） 373, 564
『薬徴』 162
『薬品注解』 377, 379, 382, 565
『薬物学基礎』 389, 565
『薬物誌』 43, 370, 564
『薬物誌』（ディオスコリデス）
　　　　　　　　　　54, 389
『薬物誌と治療の基礎』 388, 389
薬理学 388, 565
『薬理学基礎』 389
『薬理学実験治療雑誌』 389
『薬理学，治療，薬物誌教科書』 389
ヤジュル・ヴェーダ 10
薬局方 377, 564
『薬局方3書』 378

ユ
有機化学 220
『有機化学とその農業と生理学への応
　用』 221
有機化合物 221
幽門切除術 265, 481

647

ユ

輸血　487
輸送体　364
ユナニ医学　69
『夢判断』　428

ヨ

『瘍医新書』　147, 172
養陰派　156
洋学史学会　555
『幼児期と小児期の治療』　465
『幼児と小児の疾患講義』　465
養寿局　176
『養生訓』　161
養生所，小島郷の　291
養生法　275
『養生法について』　49, 276
羊水検査　465
腰椎穿刺　245
『ヨハニティウスの医学入門』
　　　　　　　　　63, 397

ラ

ライプツィヒ大学　211
ラクタ　13
ラサ　12
ラミニン　364
ランゲルハンス島　344
卵細胞質内精子注入法　462

ランドルト環　236
蘭方医学　526

リ

リグ・ヴェーダ　10
リスペリドン　438
『理性的実地解剖学』　405
リツキシマブ　416
リパーゼ　222, 332
流行病　270, 277, 280
『流行病学文献目録』　537
硫酸バリウム　491
劉張医学　156
流動モザイクモデル，シンガーの
　　　　　　　　　356
臨床医学　568
『臨床医学の誕生』　544
臨床検査室　246
『臨床的視点からの特殊病理学と治療』
　　　　　　　　　196
リンパ管　115
リンパ球　412

ル

『類聚方』　162
瘰癧　148, 315
ルー　69

レ

『霊枢』　17
『霊枢識』　163
『歴史地理病理学提要』　537
歴史病理学　536
『歴史病理学研究』　537
「列伝」（『史記』）　16
レニン　213, 347
『錬金術薬局方』　380
『レントゲン氏 X 放射線の話』　490

ロ

労咳　148, 315
『労咳学』　127
老人福祉法　518
老人保健法　523
ロシア海軍病院　292
ロバスタチン　395
ロボトミー　438
『ロンドン王立協会薬局方』　380
ロンドン病院　151
『ロンドン薬局方』　380

ワ

ワクチン　287
和田塾　180, 309
豌豆瘡　270, 315